第 3 版

肌电图与神经肌肉疾病
从临床到电生理学

Electromyography and Neuromuscular Disorders
Clinical—Electrophysiologic Correlations

原　著　David C. Preston
　　　　Barbara E. Shapiro

主　译　朱冬青　黎　鸣　朱　愈

译　者　（按姓氏笔画排序）
　　　　车春晖　福建医科大学附属协和医院神经内科
　　　　冯俊涛　复旦大学附属华山医院手外科
　　　　冯淑艳　河南省人民医院神经电生理科
　　　　朱　愈　美国纽约州立大学上州医科大学康复医学科
　　　　朱冬青　复旦大学附属华山医院神经内科
　　　　刘　芳　浙江省嘉兴市第二医院康复医学科
　　　　陈　劼　复旦大学附属华山医院手外科
　　　　金　翔　复旦大学附属华山医院骨科
　　　　郑超君　复旦大学附属华山医院骨科
　　　　姚　博　中国医学科学院生物医学工程研究所
　　　　聂　梅　云南省普洱市人民医院康复医学科
　　　　聂　聪　复旦大学附属华山医院骨科
　　　　唐枭然　绵竹市人民医院康复医学科
　　　　黎　鸣　佛山市中医院肌电图室

人民卫生出版社
·北　京·

ELSEVIER

Elsevier(Singapore) Pte Ltd.

3 Killiney Road, #08-01 Winsland House I, Singapore 239519

Tel: (65) 6349-0200; Fax: (65) 6733-1817

Electromyography and Neuromuscular Disorders, 3E

Copyright © 2013, Elsevier Inc. All rights reserved.

First edition 1998, Second edition 2005

ISBN: 9781455726721

中文版序

肌电图（electromyography，EMG）是近三十年来迅速发展的一项神经电生理检查方法。从最早的肌电图检查到现在的诸多神经电生理检测方法，积极将其应用到临床，在很大程度上帮助我们临床医生对神经肌肉疾病以及神经损伤后的术前诊断都带来极大的帮助，使得我们的临床医生在治疗之前对神经肌肉的病损有非常精准的了解和掌握，诊断的准确性大大提高，对于治疗方案的选择，也给予了非常有利的支撑。尤其是近些年来术中电生理技术的应用，对诊断及治疗的效果都产生了较大的影响。承蒙临床电生理学家朱愈教授的惠顾，在第一时间就把 Preston 和 Shapiro 教授的这本 *Electromyography and Neuromuscular Disorders：Clinical-Electrophysiologic Correlations* 第 3 版赐我阅习。作为一名周围神经外科的专科医生，深感这么多年来真的缺少一本浅显易懂，很好地把电生理技术和临床诊治紧密结合并能学以致用马上可以应用到临床的专著。我如饥似渴，爱不释手，一口气阅读完了整部专著。"踏破铁鞋无觅处，得来全不费功夫"，深感这是一本贴切于我们临床工作的好书。第一，本书对神经肌肉的解剖学描述紧密结合临床应用解剖，图文并茂，简单明了。相比以往其他专著，临床医生可以更好地了解电生理检查是如何操作的，这样可对检测结果有更感性上的认知。第二，以往的许多专著往往都是就电生理检查而写，较少把肌电图检查与患者的症状体征相结合。而本书作者在编著时本着一切从临床角度出发，以临床问题为导向，将电生理检查技术作为临床诊断神经肌肉疾病的一种补充和延伸的手段及方法，在检测结果描述上与我们临床医生所需要了解和掌握的内容非常贴切，为我们临床医生结合症状体征后做出精准诊断提供了很大的帮助。第三，尽管肌电图及神经电生理检测仪器日新月异，且检测诊断精准性不断提高，但是电生理医生和临床医生都必须在对患者症状和体征进行详尽的检查之后，再结合肌电图检测结果而做出正确的诊断，否则也会造成很多错误和偏差，这也是本书所特别要求的。可以说，强调临床症状体征与电生理检查紧密关联和结合已成为本书的一大特色和亮点。第四，本书以非常简洁的语言清晰地描述了肌电图的检查过程，为临床医生和临床电生理医生提供了可实践、可操作、可互动的方法。这一点对我们周围神经外科医生来说更是大有裨益。第五，本书的大部分译者都是来自神经内科、骨科、手外科、康复科的临床医生。他们在翻译时结合自己在临床工作中的经验和感受，更能准确地把原著的意义和内涵加以呈现，对读者的临床工作指导具有较大的作用。另外本书也探讨了电生理检查过程中可能会出现的一些偏差和错误，以及如何来修正这些错误，这对读者来说又是一个极大的收获。

毫无疑问，本书是近些年来肌电图及神经电生理检查方面最优秀的图书之一，也是对近三十年肌电图技术发展与进步的重要回顾和总结。它不仅对电生理医生提升技术有帮助，对我们临床医生来说是更是一本马上可以学以致用的难得的好书。

复旦大学附属华山医院　手外科教授、
博士研究生导师
上海中医药大学　校长
上海市医学会　会长
上海市医师协会　会长

原 著 序

　　肌电图（electromyography，EMG）是一项较新的检查。1973 年在梅奥诊所，我师从 Ed Lambert 医师和 Jasper Daube 医师，开始住院医师培训时，这项检查还没有被广泛应用，设备也原始而简陋。这种基于电子管技术的仪器需要调整和校准，体积巨大而且笨重，几乎占满整个房间。每位患者每次检查都需要手动设置滤波。检查室里完全不需要加热灯——机器散发出的热量充满了这间小屋，足以让患者保暖，同时也足以让见习新手出汗，尤其是在导师进来的时候。

　　后来，情况发生了很大的变化。新的技术已经能生产出结构紧凑的、基于微芯片的、高精度和高可靠性的仪器，一个按键即可调整增益和滤波。此外，在 Lambert、Daube 以及许多先驱者们的努力推动下，肌电图和临床神经生理学这一领域的知识激增。因此，我们现在知道了很多周围神经病的大量神经生理学表现。在神经肌肉疾病和临床神经生理学的日常临床实践中，肌电图和相关的电生理检查的确能为诊断和治疗提供巨大的帮助。在对尚不明确的神经肌肉疾病进行鉴别诊断时，我们大多数人都认为肌电图是继临床体格检查之后最有效的检查手段。

　　虽然我们都说肌电图是临床体格检查的延伸，并且要与细致的临床体格检查结合运用才能发挥其最佳作用。然而违背这一规则的情况实际上却是时有发生，近来有一些向"临床神经电生理学家"（他们在实验室工作，没有临床经验）发展的趋势。这是一种危险的做法，因为虽然肌电图及相关检查强大且敏感性高，但它们还是有可能会被错误地解释。正因如此，这些检查始终必须由有经验的临床医师，在仔细分析临床发现之后进行评估。

　　对于肌电图检查不恰当地操作或解释，会导致患者接受无效的诊断性检查和危险的治疗。实际上每周都有患者因此而转诊——或是未根据临床情况进行恰当检查，或是出现了错误解释。因此，我们非常需要一本书来继续教授神经生理学的临床方法。

　　尽管已有一些非常优秀的书籍不仅讲授肌电图技术，也在一定程度上涵盖了肌电图临床方面的内容，但是，在强调临床与肌电图的相关性方面，Preston 和 Shapiro 撰写的这本书是独一无二的。这本书充分而清晰地阐述了肌电图的技术，不过它的优势却在于：强调临床和神经生理学的相关性；为读者提供可操作的、互动的方法；向读者呈现一种思维方式——近似于临床神经生理学家面对复杂病例时的思维方式。另外，作者对检查中可能发生的潜在错误的探讨也非常有用。作者告诫：在检查过程中，一旦存疑，检查者应立即停止刺激和针刺，同时回顾病史并重复临床体格检查。这一点值得在每个项目中向每一位受训者反复强调。

　　本书是对肌电图文献积极而重要的补充。它不仅对肌电图的初学者大有裨益，对有经验的肌电图检查人员进一步提高也很有帮助。祝贺 Preston 和 Shapiro 写出了这样一本精彩好书，我都有些妒忌了，我希望这是我写的。

John J. Kelly, Jr., MD
神经内科主任
Cooper 神经病学研究所副主任
卡姆登，新泽西

第 3 版前言

本书的第 1 版出版于 1997 年,第 2 版出版于 2005 年。让我们倍感欣慰的是,我们持续地收到了来自临床医师和受训医师的广泛好评。它已经成为学习电诊断检查和神经肌肉疾病住院医师和专科培训医师最重要的学习资源之一。第 1 版的目标是编写一本教科书,以实用和简明的方式将电诊断检查与神经肌肉疾病有机地整合起来,并始终贯彻神经传导检查与肌电图是临床检查的延伸这条重要原则。在第 2 版中,我们增加了肌电图波形的配套光盘,读者可以看到和听到典型肌电图波形的实例。第 2 版还在内容上进行了扩充,增加了几个新章节,包括儿科肌电图、ICU 肌电图、电学和电子学、电诊断的医源性损害以及肌电图的统计学。

本书的目的一直都是传达最为基本和重要的信息,而这些信息大多数并未改变。于是问题再次出现,为什么要写第 3 版?原因是多方面的。

首先,我们现在使用 iPad 和其他类似的设备阅读了大量的神经病学期刊和越来越多的书籍。我们现在也使用这些设备连接我们的电子病历,查阅药品信息和大量的医学信息。因此,第 3 版推出纸质版和完整的电子版都是有意义的。尽管许多人很难想象以电子媒体替代纸质图书,但无疑世界正在向此发展,而我们的学生、住院医师以及专科培训医师正是先行者。

其次,第 3 版的写作也给了我们一个机会以回顾自 2005 年以来与本书所有主题(特别是那些涉及临床疾病的章节)相关的医学文献。第 2 版出版之后,在遗传学、病理生理学与治疗方面,人们对许多神经肌肉疾病的理解都有了显著进展,这些内容都包含在了第 3 版中。此外,第 3 版还包括了一些对电诊断技术的改良和对其他新技术的描述。

再次,得益于出版业的进步,我们极大地提升了图片的质量,并给其中很多图片增添了色彩,现在大部分照片都是彩色的。我们相信"一图胜千字",因此增加了超过 100 幅新的图片和照片,原有的旧图也已更新。此外,第 3 版最主要的进步是为针肌电图检查添加了肌肉的横断面解剖图。想真正掌握针肌电图,就应学会三维思维——不仅要考虑肌肉在哪里,还要考虑其邻近的肌肉是什么,更重要的是,附近有哪些需要避开的重要血管和神经。为此,我们在 Eycleshymer 和 Schoemaker 于 1911 年出版的经典的横断面解剖图基础上进行了修改。扫描每一张图并将它们朝向适于肌电图检查的位置。把肌肉以红色标记,所有主要的神经、静脉、动脉和肌腱也以不同颜色标记。最后,我们将一张实物大小的常规肌电图针的图片以正确的方向放置于图中。因此,现在每一块用于针肌电图检查的肌肉都配有一张显示正确进针点的照片,以及与进针点相关的该位置横断面解剖图。

与第 1 版和第 2 版一样,本书是为了向电诊断检查的从业医师或受训医师提供一项学习资源。从我们二十多年教学的角度来看,处于毕业后医学继续教育阶段、住院医师阶段,或是专科培训阶段的医师,如果充分掌握了本书的基本要素,就具备了完全理解和解释电诊断检查所需的信息和基本概念。本书提供了大量关于检查操作的信息,但它们不能替代在指导下的实践经验。为了能让肌电图波形的识别和解释能更加易于掌握,我们在网站上发布了在线视频。

本书一直以来的目标都是用易于理解并符合逻辑的方式来呈现内容。我们时常告诉学生,只有结合解剖学、生理学以及神经系统定位诊断等知识,电诊断检查才有意义。我们希望读者能运用本书所包含的信息,坐在患者面前,询问病史,进行体格检查,然后采用恰当的电诊断检查,最终完成诊断。

DCP

BES

第 2 版前言

本书的第 1 版自 1997 年出版后，我们收到的来自临床医师和受训医师的好评如潮，这让我们非常欣慰。第 1 版的目标是编写一本教科书，以实用和简明的方式，将电诊断检查与神经肌肉疾病有机地整合起来，并始终记住神经传导检查与肌电图是临床检查的延伸这条重要原则。由于本书所要传达的是最为基本和重要的信息，于是就有了一个问题，为什么要写第 2 版？作者承认，在过去的六年中，人体内没有发现新的肌肉；同样，PCR 及基因测试也没有发现任何新的神经。虽然电诊断学和神经肌肉疾病领域里的许多基本信息都没有改变，但我们撰写的第 2 版对许多主题进行了改进和扩展。

首先并且最重要的是，针肌电图依赖于对实时波形的正确解释。但即使"阅读"波形到面红耳赤，也难以体会到波形在听觉和视觉上的特征，除非能真正地看到和听到它。在过去的十五年里，我们从各类患者中收集了典型肌电图波形的视频样本。第 1 版出版两年后，我们发行了常见肌电图波形的配套录像带。得益于新的数字化技术，我们现在已经能够把这些波形视频数字化并将其放入随书的配套光盘中。因此，在第 2 版中，读者可以在计算机中打开光盘，看到并听到每一个常见的典型肌电图波形。所有波形都是数字化的，因此读者可以在任何时候暂停或重放任何波形。这张配套光盘大大强化了本书对每个波形的描述和讨论。

第 1 版出版之后，一些神经肌肉疾病的研究有了显著进展，这些进展都包含在第 2 版中。一些新的疾病得以描述，例如由西尼罗河病毒引起的麻痹性脊髓灰质炎。此外，第 2 版还描述和确认了几种用于神经肌肉疾病电诊断的新技术。例如，Guyon 管尺神经病的电诊断在过去的几年中有了显著进展，有助于该疾病诊断的几项新技术就收录于第 2 版。

我们花了大量时间思考如何将各种复杂的资料以符合逻辑并且简洁的方式更好地呈现在本书的第 2 版中。我们坚信"一图胜千字"，因此第 2 版增加了许多新的图片，原有的旧图也已更新。事实上，相较于第 1 版，第 2 版新增或更新了超过 175 张图片。

我们还在另外几个方面进行了改进。首先，我们扩充了许多临床章节，并将其中一些疾病分开成为新的章节，包括腕部正中神经病与近端正中神经病、腕部尺神经病与肘部尺神经病、肌萎缩性侧索硬化症与不典型的运动神经元疾病。所有的临床章节均遵循第 1 版的格式，先是疾病的重要解剖与临床方面的知识，接着讨论相关的电诊断检查。每章的最后部分都是真实的病例，并以此阐明很多临床和电诊断的教学要点。其次，在第三部分我们新增了一章电诊断检查的基础统计学，探讨了一些每位肌电图检查者都应该知道的基本统计学概念，这有助于对电诊断检查作出恰当的解释。

本书的第 1 版分为六篇，新版本已增加至八篇。一个新增的部分涉及特殊临床环境下的肌电图检查，包括重症监护室（ICU）的电诊断检查方法与儿科患者的电诊断检查方法。在过去的几年中，肌电图检查者到 ICU 行肌电图检查以评估极度虚弱患者的情况日益增多。新的临床疾病和评估这些疾病的电诊断技术在过去几年中也被广泛报道，并反映了本书的新版本中。该部分还对儿科肌电图进行了讨论，因为其面临一些独特的挑战，检查技术也不同于成人。

另一个新的部分包括电诊断检查的电学和电子学基础知识，以及电诊断检查的潜在风险和并发症。电学和电子学的一些知识对理解电诊断检查非常有帮助。从实践的角度来看，这些知识同样非常有助于我们理解和纠正在日常电诊断检查中所遇到的许多技术问题。后一章节源自我们的一项医学继续教育课程，该课程根据一次美国电诊断医学会年会的要求而开展，随后我们将之形成一篇综述文章发表在了 *Muscle and Nerve* 上。通常情况下，大多数患者能很好地耐受神经传导和肌电图检查，检查的副作用也非常小，但其仍有潜在的风险和出现并发症的可能，特别是在某些特定的患病人群中。尽管这些潜在的风险和并发症非常罕见，但所有检查者都必须了解它们，遵守简单的规范即可尽量减少其发生。

与第1版一样，本书是为了向电诊断检查的从业医师或受训医师提供一项学习资源。从我们二十多年教学的角度来看，处于毕业后医学继续教育阶段或是住院医师阶段的医师，如果充分掌握了本书的基本要素，就具备了完全理解和解释电诊断检查所需的所有信息和基本概念。本书提供了大量关于检查操作的信息，但它们不能替代在指导下的实践经验。不过有了本书的这张配套光盘，我们希望肌电图波形的识别和解释能更加易于掌握。

最后，本书的目标是用易于理解并符合逻辑的方式来呈现内容。作者时常告诉他们的学生，只有结合解剖学、生理学以及神经系统定位诊断等知识，电诊断检查才有意义。我们希望读者能运用本书所包含的信息，坐在患者面前，询问病史，进行体格检查，然后采用恰当的电诊断检查，最终完成诊断。

DCP
BES

第 1 版前言

本书主要是为操作和解释神经传导和肌电图检查的医师，以及使用这些电诊断结果来评估周围神经病患者的医师而作。神经传导检查和肌电图检查被公认为是临床检查的延伸。的确，如果不知道患者的症状和体征，也无法正确地规划、操作和解释这些检查。人体有许多神经和数以百计的肌肉，但要把它们全部检查完，既非检查者所能，也非患者所愿。在每个病例中，检查者都必须根据患者的临床鉴别诊断来制定个体化的检查方案，并在检查过程中根据不断收集到的信息进行修改。检查者一方面要完成诊断和鉴别诊断所需的检查，另一方面还要尽量减轻患者的不适。大多数情况下，神经传导及肌电图检查可以成功地定位病变部位，进一步提供病理生理学信息，并协助评估疾病的严重程度和病程。

目前有不少非常精彩的电诊断学教科书，也有一些优秀的关于临床神经肌肉疾病的参考书，但尚没有一本书将两者以实用、简洁的方式结合起来。本书提供的方法与我们为两所医院[布里格姆妇女医院（Brigham and Women's Hospital）及麻省总医院（Massachusetts General Hospital），均位于波士顿]神经科住院医师培训和肌电图专科培训制定的教学课程是一致的。

本书分为六篇。第一篇包含两章，一是肌电图室的实用检查方法总览；二是回顾了每位肌电图检查者都应掌握的基础的解剖与神经生理学知识。第二篇讨论了神经传导检查（包括运动、感觉和混合神经检查），以及晚反应、瞬目反射和重复神经刺激检查的基础知识。第三篇对重要的技术因素和伪迹，以及异位神经支配进行了讨论。第四篇则讨论了最常用神经传导检查的操作细节。第五篇为针肌电图。在针肌电图检查方法总览之后，又对延髓支配肌肉和上下肢肌肉的解剖进行了详细回顾。这部分的最后两章为针肌电图的具体检查方法，包括自发电位的评估和运动单位动作电位的分析。

第六篇是本书的核心所在：临床和电生理学的相关性。这部分首先概述了病损的重要类型。然后分别从临床和电生理学的角度，讨论了所有主要的周围神经病：包括单神经病、多发性神经病、运动神经元病、神经根病、神经丛病、神经肌肉接头疾病、肌肉疾病，以及强直性疾病和周期性瘫痪。本书始终将基础临床和电生理这两个重点结合在一起。在第 16～32 章，展示了临床病例及其神经传导和肌电图检查数据。每个示范病例都来源于真实患者，选自我们过去十年间的肌电图教案。

作者理解一些具体方法和正常值在不同实验室间存在差异。然而，本书的目的是要呈现一种方法，即在肌电图室中，将周围神经病患者的临床和电生理检查，以符合逻辑的方式结合起来的方法。

DCP

BES

致　谢

作者感谢他们在临床电生理领域的导师 John J. Kelly，Jr.，助教 Eric L. Logigian 及 Bhagwan T. Shahani。另外，作者希望感谢他们在凯斯医学中心大学医院（the University Hospitals Case Medical Center），布里格姆妇女医院（Brigham and Women's Hospital）和麻省总医院（Massachusetts General Hospital）的同事、技术员以及现在和既往的肌电图研究生。作者非常感谢 Dale Preston 以及 Richard（Zack）Zydek 对图片的贡献。另外，感谢爱思唯尔的 Charlotta Kryhl，Louise Cook，Rachael Harrison 和 Julie Taylor 对本书第 3 版的编辑以及电子版的贡献。

献　　给

我们的女儿，Hannah 和 Abigail

目　　录

神经传导检查与肌电图方案　　1

电诊断（electrodiagnostic，EDX）检查在对神经肌肉疾病患者的评估中起着关键作用。其包括神经传导检查（nerve conduction study，NCS）、重复神经刺激（repetitive nerve stimulation，RNS）、晚反应、瞬目反射和针肌电图（electromyography，EMG），此外还包括其他特殊检查。神经传导检查和针肌电图是其中的核心，通常最先进行，能够提供最多的诊断信息。这两项检查是互补的，总是一同进行。通过正确地操作和解释，电诊断检查可以提供潜在的神经肌肉疾病的关键信息，而这些信息有助于正确地诊断和有效地选择其他实验室检查。而且，从电诊断检查中获得的信息常可引导特定的内科或外科治疗。例如，一个临床诊断为周围神经病的患者，如果随后的电诊断检查发现患者有伴传导阻滞的获得性脱髓鞘性神经病，则往往提示是可治的疾病。

在实践中，电诊断检查是而且应该总是临床体检的延伸。因此在电诊断检查之前，应该进行定向的神经病学检查，以便确定关键的临床异常发现以及建立鉴别诊断。人体有大量的神经和数百块肌肉，将它们悉数检查，对患者不需要，对检查者也不可能实现。每个病例的电诊断检查方案都应该个体化，并根据神经病学检查和鉴别诊断来设定，并且随着检查过程的进行和更多信息的获取及时调整方案。

神经传导检查和肌电图通常用于周围神经病的诊断（图 1-1，框 1-1）。这些疾病累及初级运动神经元（脊髓前角细胞）、初级感觉神经元（背根神经节）、神经根、臂丛和腰骶丛、周围神经、神经肌肉接头以及肌肉。此外，这些检查还能为中枢神经系统疾病提供诊断信息（例如，震颤和上运动神经元性瘫痪）。有时候电诊断检查的发现如此特异，以致可以特指病因。不过，在大多数情况下，仅仅依靠电诊断检查不能提示确切病因。

疾病定位是电诊断检查的主要目的

电诊断检查的主要目的是疾病的定位。疾病一旦定位，它的鉴别诊断范围就会明显缩小。总的来说，定位的第一步是确定疾病是神经病性还是肌病性的，是神经肌肉传递疾病还是中枢性神经系统疾病。例如，单纯无力的患者，电诊断检查能定位导致其症状的疾病是源自运动神经元/轴突、神经肌肉接头、肌肉的功能障碍，还是源自中枢。神经传导和肌电图的异常模式，特别是肌电图，常常能够厘清这些可能的来源，并指导下一步的实验室检查。例如，一个近端肌无力的患者，可

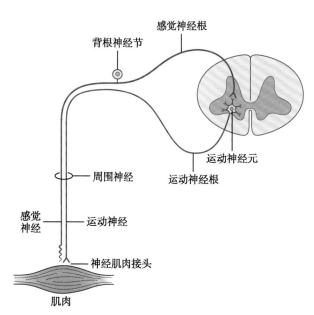

图 1-1　周围神经系统的组成。注意，初级运动神经元位于脊髓内，而初级感觉神经元（背根神经节）位于脊髓外。背根神经节是双极细胞，其中枢突形成感觉神经根，周围突形成感觉神经

框 1-1　周围神经病

运动神经元病	神经病
肌萎缩侧索硬化	卡压
脊肌萎缩症	多发性神经病
感染性（脊髓灰质炎、西	脱髓鞘性
尼罗河病毒）	轴突性
单肢肌萎缩	多数性单神经炎
感觉神经元病	神经肌肉接头疾病
副肿瘤性	重症肌无力
自身免疫性	兰伯特-伊顿肌无力综
中毒性	合征
感染性	肉毒素中毒
神经根病	中毒性
椎间盘突出症	先天性
脊椎退行性变	肌病
肿瘤性	遗传性
梗死	肌营养不良
感染性	先天性
炎症性	代谢性
神经丛病	获得性
放射性诱导的	炎症性
肿瘤性	中毒性
卡压性	内分泌性
糖尿病性	感染性
出血性	
炎症性	

能是脊肌萎缩症（即运动神经元疾病），也可能是肌无力综合征（即神经肌肉接头疾病），或者是多发性肌炎（即肌肉疾病），还可能是其他疾病包括中枢性病变（如旁中央小叶病变）。电诊断检查可以容易地鉴别这些疾病，并提供指导下一步评估和处理的关键信息，而这些疾病的进一步评估和处理是有显著差别的。

一旦定位确定是神经病性、肌病性、神经肌肉接头性疾病或中枢神经系统疾病，电诊断检查通常能增加其他重要的信息以对病变作进一步定位（图 1-2）。例如，手部无力伴第四、五指木感的患者，其鉴别诊断包括累及尺神经、下臂丛或 C8～T1 神经根的病变。如果电诊断检查提示肘部尺神经病，那么鉴别诊断就可局限在很少数几个疾病，而下一步的诊断检查可以以更明智的方式进行，在这种情况下，没有必要进行颈椎磁共振扫描以评估颈神经根病的可能，因为电诊断检查已经提示患者症状来自肘部尺神经病变。

某些中枢性病变因其表现而容易被误诊为周围性病变，而电诊断检查通常能正确地提示这些病变的定位在中枢。例如，横贯性脊髓炎可以疑似吉兰-巴雷综合征（Guillain-Barré syndrome）的模式，或者急性皮层腔隙性卒中可以疑似臂丛神经病的模式，在这些情况下，电诊断检查通常是第一个提示正确定位在中枢而不是在外周的检查。

神经疾病的定位

神经病变很可能是电诊断检查作出的最常见的定位诊断。按字面意思，神经病变是指周围神经疾病，但在实际运用中也包括初级感觉神经元和运动神经元。电诊断检查对神经病变的定位非常有用。首先，结合病史与体检，能进一步定位病变在神经元、神经根、神经丛或周围神经。定位于周围神经的病例，往往还可以进一步定位病变是在单神经（单神经病）、多条单独的神经（多发性单神经病）或所有神经（多发性神经病）。对于某些单神经病例，还可以准确定位病变的确切节段。

神经病性病变的病例，电诊断检查常可获得

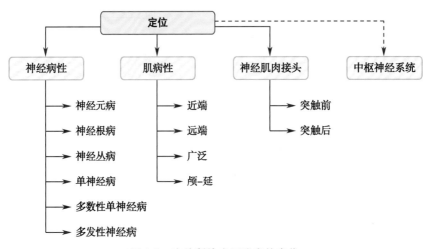

图 1-2　电诊断检查可确定的定位

许多关于神经病变的进一步关键信息，包括疾病累及的纤维类型、病理生理基础和病程（图1-3）。

关于受累纤维的类型和基础神经病理生理学的信息可进一步缩窄鉴别诊断的范围

神经病变的受累纤维类型和病理基础通常可以确定的。首先，对于确定受累纤维类型（运动纤维或感觉纤维，或两者结合），电诊断检查比临床检查更敏感。多发性感觉运动神经病多见且鉴别诊断的范围很大。另一方面，主要为单纯的运动神经病和主要为单纯的感觉神经病很少见，且鉴别诊断范围局限得多。例如，一个手足木感、反射减弱的患者，也许被诊断为周围神经病。但是，如果其电诊断检查显示感觉神经传导异常而运动神经传导与针肌电图正常，它的鉴别诊断就由周围神经病转变为单纯的感觉神经病或感觉神经元病，鉴别诊断范围就有限得多。

其次，电诊断检查常能确定神经病性病变的病理基础是脱髓鞘还是轴突丢失。尽管大多数脱髓鞘性神经病伴有继发性轴突丢失，许多轴突丢失性神经病也伴有继发性脱髓鞘，但电诊断检查仍能区分原发性脱髓鞘神经病和原发性轴突性神经病。由于电诊断检查的快速性和无创性，神经组织活检就不再有必要进行。此外，原发性脱髓鞘和原发性轴突丢失的病理区别，对于神经病，特别是多发性神经病的诊断和预后具有重要的价值。绝大多数多发性神经病与原发性轴突变性有关，其鉴别诊断范围广泛；与此相反的是，真正的电生理学上的脱髓鞘性神经病数量很少。通常将它们区分为遗传性和获得性，电诊断检查同样可以对此作出确切的分析。电诊断得出的明确的原发性脱髓鞘性多发性神经病的证据，常能很快地帮助医师作出正确的诊断，如果是获得性脱髓鞘性多发性神经病，常提示其为可治性疾病。

评估轴突丢失和脱髓鞘的程度可以提示疾病的严重程度和预后

脱髓鞘的神经往往能在很短的时间内（通常是数周）再髓鞘化。但是，如果出现了大量的轴突丢失，无论是原发性还是继发性的，预后要审慎得多。轴突再生速度大约为每天1毫米，其受限于缓慢的轴突输送速度。临床上轴突丢失和脱髓鞘很难区分，特别是在急性情况下。例如，一位醒来发现完全性垂腕和垂指的患者，其病因通常是桡神经在肱骨桡神经沟处受到卡压。然而，导致无力的可以是传导阻滞（也就是脱髓鞘），也可以是轴突丢失，取决于卡压的严重程度和持续时间。临床上，这两种病变的表现是一样的。不过，在相似境况下，轴突丢失所致的病损与脱髓鞘所致的病损相较，前者的预后要差得多，康复的时间也要更长。电诊断检查则可容易地区分轴突性病变与脱髓鞘性病变。

可评估病程

在神经传导与针肌电图检查中，异常表现是随着病程进展而有序出现的。因此，综合电诊断检查所见，往往能将病变分为超急性（不超过一周）、急性（可达数周）、亚急性（数周至数月）和慢性（超过数月）。通过电诊断检查发现提示的病程，可能会改变印象和鉴别诊断。例如，患者主诉的症状是急性的，但电诊断检查所见却清晰地显示病变存在的时间远远长于患者所意识到其存在的时间。这样的情况在临床上并不少见。

反之，患者对病程的描述也会影响对电诊断检查结果的解释。比如，患者主诉小指木感，但于小指记录的尺神经SNAP正常。这个正常的SNAP，会因症状存在时间的不同而给出迥异的提示。如果症状存在确实不超过一周，则提示尺神经病（伴不全沃勒变性）、近端脱髓鞘病变、或神经根以及更高水平的病变。另一方面，如果症状已存在了数周或更长时间，同样的SNAP则提示近端脱髓鞘病变或神经根以及更高水平的病变。这些时程上的变化要求肌电图医师确知疾病症状和体征的临床进程，以确保准确地解释每一个异常的电生理表现。

肌肉病变的定位

在肌病性（即肌肉）疾病中，电诊断检查也可以提供进一步定义病的关键信息（图1-4）。

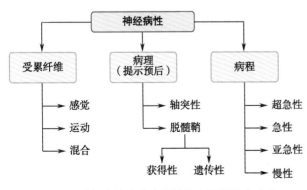

图1-3　神经病性定位中关键的电诊断检查发现

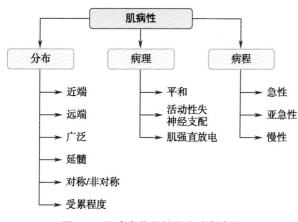

图 1-4　肌病定位关键的电诊断表现

首先，异常的分布情况常提示特定的诊断：异常是分布在近端、远端、还是广泛性的？大多数肌病以近端肌肉的受累为主。少数肌病，例如 I 型强直性肌营养不良，以远端肌肉受累为主。一些很严重的肌病（如危重病性肌病）可以是肌肉广泛受累；还有一些罕见的肌病表现为显著的延髓麻痹。因此，电诊断的异常可能在球部肌表现最为显著。大多数肌病具有明显的对称性，无论是临床上和／或电诊断学上的非对称性发现，都能非常明显地缩窄鉴别诊断范围。例如，包涵体肌炎可以表现为非对称性，多发性肌炎和皮肌炎则不表现为非对称性。

其次，针肌电图的自发电位有助于限定鉴别诊断范围，并且提示某种病理状态。大多数肌病肌电图活动平和，很少有或者没有自发电位。但是，炎性、坏死性和某些中毒性肌病则可出现活动性的失神经支配。此外，还有些肌病在休息时可能有明显的肌强直性放电。肌病中出现肌强直性放电能将诊断明确地局限于少数几种疾病。

最后，关于病程。尽管电诊断检查对肌病性病变的病程的确定不如在神经性病变中那么明确，但能确定某些肌病是急性、亚急性还是慢性，并据此再次缩窄鉴别诊断范围。

神经肌肉接头病变的定位

神经肌肉接头（neuromuscular junction，NMJ）疾病特别少见。然而，只要存在，电诊断检查不仅有助于识别它们，还能提供其他关键信息（图 1-5）。首先是电诊断检查异常的分布：是近端的、球部的、还是广泛的？例如，重症肌无力的电诊断检查表现为眼部、球部肌肉先于近端肌肉受累；而肌无力综合征电诊断检查表现为广泛的肌肉受累，但

在临床上常表现为近端肌肉受累明显。

概括来说，病理基础可分为突触前膜病变和突触后膜病变，电诊断检查通常非常有助于确定病变类型。重症肌无力是典型的突触后膜病变，而肌无力综合征和肉毒中毒的病变靶点则在突触前膜。

最后是关于神经肌肉接头疾病病因。是获得性的，还是遗传性的？几乎所有的神经肌肉接头疾病都是获得性的，只有极少数是遗传性的。某些遗传性疾病在电诊断的检查中有独特的表现，提示是这些罕见疾病中的一种。

面对患者

每一例电诊断检查都应该从简要的病史和定向的体检开始（框 1-2），这一点怎么强调都不为过。有些人（不正确地）认为，病史和临床检查不是电诊断的一部分，电诊断检查是完全孤立的。但事实并非如此。在每一次电诊断检查开始之前，尽管不用像在诊室里一样详细地询问病史和做体检，但电诊断医师必须知道患者的如下基本情况：

- 患者的症状
- 症状持续时间
- 是否有重要的既往病史（如糖尿病、化疗史等）
- 是否有肌萎缩
- 肌张力（正常、降低或增高）

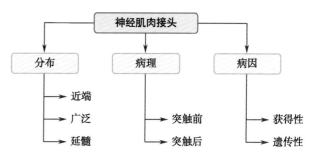

图 1-5　神经肌肉接头疾病定位的关键的电诊断表现

框 1-2　面对患者

1. 询问简要病史，进行定向体检
2. 形成鉴别诊断
3. 根据鉴别诊断制订检查计划
4. 向患者解释检查
5. 进行神经传导检查，并根据检查所得随时调整，增加某些神经传导检查
6. 进行针肌电图检查，并根据检查所得随时调整，增加某些检查肌肉

- 是否有肌无力？如果有,位置与程度
- 反射(正常、减弱或增强)
- 是否有感觉缺失？如果有,其分布如何？是哪类感觉受累(如温觉、痛觉、振动觉等)

根据症状的持续时间、类型和分布以及体检一同确立鉴别诊断,鉴别诊断反过来用于制订电诊断检查计划。只能在鉴别诊断确定之后才能做电诊断检查计划。例如,慢性进行性近端肌无力的患者与第四和第五指木感和麻刺感的患者,电诊断评估是非常不同的:前者的鉴别诊断包括脊髓前角细胞、运动神经、神经肌肉接头和肌肉的病变;后者的鉴别诊断则包括不同位点的卡压性尺神经病、臂丛神经下干病变或颈神经根病。电诊断检查计划包括确定哪些神经和肌肉需要检查以及是否需要进行诸如重复神经刺激之类的特殊检查。虽然在检查过程中常调整计划,但在检查开始之前,应该向患者简要说明将要进行的检查包括什么。许多患者对这项检查比较担心紧张,检查之前也许睡眠不好甚至整晚失眠。检查之前和检查之中的简要解释,能在很大程度上减轻患者的焦虑。

对患者解释了检查之后,首先进行神经传导检查,接着进行针肌电图检查。电诊断医师需要完成充分的检查、收集必要的信息来回答临床问题,同时也要将患者的不适程度降至最低。两者之间需要维持适当的平衡。如果检查方法正确,几乎所有的神经传导检查和针肌电图检查都可以在 1～1.5 小时之内完成。很少数病例除常规检查之外还要进行诸如重复神经刺激之类的特殊检

查,需要的时间会更长一些。显然,大多数患者的耐受程度是有限的。每一个肌电图医师最好都记得 Willy Sutton 关于"抢劫银行"的原则——"到有钱的地方去"。如果不能确定患者能耐受所有的检查,那么检查就应该从有价值的地方开始。例如,对于一个第四和第五指木感和麻刺感的患者而言,最有价值的检查是尺神经的运动和感觉传导检查,以及尺神经支配肌和 C8～T1 神经根支配的非尺神经支配肌的针肌电图。应先制订计划,考虑首先检查哪些神经和哪些肌肉,以防止患者只能忍受一到两个神经和几块肌肉的检查。

神经传导和肌电图检查的基本原则

电诊断检查的价值取决于检查医师的能力:在检查的过程中,既能掌握总体,明确为什么要做这项检查,又能一丝不苟地注意技术细节。要及时分析获得的数据并据此对检查计划做出必要的调整。这种实时的结果分析给了肌电图检查者调整检查策略的机会,一旦患者离开肌电图室,这个机会也将随之而去。在电诊断检查的过程中,要记住以下几条基本原则(图1-6):

1. **神经传导检查和肌电图是临床检查的延伸。**没有良好的临床检查,神经传导检查和肌电图难以进行。每一例检查都是个体化的,都基于患者的症状和体征并依据鉴别诊断而得。如果在临床检查正常的区域发现明显的电诊断检查异常,那么应该考虑临床检查或电诊断的结果是否正确。通常的情况是:临床检

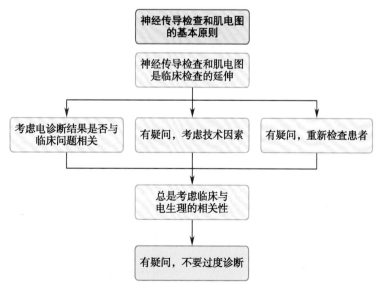

图1-6 神经传导和肌电图检查的基本原则

查越好，鉴别诊断越好，从而更明确地指导电诊断检查。

2. **有疑问时总是考虑技术因素**。电诊断检查依赖于采集与分析毫伏和微伏级的微小生物电信号，技术要求高；大量生理性和非生理性因素可以显著影响数据的精确性。准确的神经传导和肌电图数据取决于完善的仪器（如肌电图机、电极和刺激器）和肌电图检查者的正确操作。技术问题很容易导致遗漏或误判。不能辨别影响电诊断检查的技术性因素，会导致两型错误：Ⅰ型错误是诊断一个不存在的异常（假阳性）；Ⅱ型错误是没有诊断一个存在的异常（假阴性）。两型都是错误，但假阳性可能更严重些（例如，患者被标记为电诊断检查异常，如周围神经病，而这所谓的电诊断检查异常仅是由于未被识别的技术错误所致。这样的错误往往进一步导致错误的检查和治疗。如果一个非预期的异常的电生理发现与临床不符，临床与电生理发现之间缺乏关联应该提示技术错误。例如，患者的常规腓肠神经感觉电位消失，但在临床检查中该患者的足外侧（腓肠神经支配区域）感觉检查正常。则应考虑技术因素所致（比如电极放置错误或者刺激强度过低）。如果数据在技术上不正确，那么无论是当时检查的电诊断医师，还是以后负责治疗的临床医师都不能得出正确的数据分析。

3. **如有疑问，重新检查患者**。这条原则基本上是原则 1 的延伸。在原则 2 的病例中，如果在所有可能的技术性错误都被排除之后，腓肠神经的感觉电位依然消失，那么，临床医师就应该重新检查患者——如果患者踝部振动觉明确的消失则腓肠神经电位缺失是可解释的；反之，如果患者的感觉检查依然正常，即电位消失与临床发现不符，则需进一步检查技术因素。

4. **结合临床症状和送检时的诊断得出电诊断报告**。在每一例检查中，电生理异常都应有与之对应的临床异常。基于电生理检查的高敏感性，肌电图医师常能发现未被患者感知到的、轻度的、亚临床的改变。比如，考虑为多发性神经病的糖尿病患者，在电诊断检查上有叠加的尺神经病的证据，但在临床上却没有这种叠加病变的症状。因此，肌电图医师

在报告电生理异常时都应该考虑其与临床的相关性，这样，才能合理地解释这些异常。

5. **如有疑问，不要过度诊断**。电生理检查非常敏感，一些轻度的、亚临床的改变，以及有时一些在临床上不显著的改变，常表现在电诊断检查中。出现这种情况的部分原因是所检的神经和肌肉都有其各自不同的大范围的正常值；还有各种生理性和非生理性的因素的影响，尽管设法控制，还是会有一些因素可能改变神经传导检查和肌电图的结果。这些因素结合起来，常有可能产生一些小的异常。这些小异常是没有意义的，除非它们与其他电生理所见有关联，更重要的是与临床病史和检查有关联。根据较小的异常或者无关联、不能互相印证的发现就轻易作出电生理诊断，是错误的。有些时候，临床或电生理诊断不明确，无法获得肯定明确的诊断。无法确诊。

偶尔会出现这样的情况，神经传导检查和肌电图清楚肯定地显示了异常，但仍得不到确切的诊断。例如，临床病史和体检考虑为肘部尺神经病的患者，其电诊断显示尺神经异常，但没有局灶定位的发现，如肘部的传导阻滞或传导速度减慢。尽管送检的外科医师很想知道尺神经病变是否是在肘部，但肌电图医师仅能给出的精确的印象是未定位的尺神经病，即位于肌电图发现异常的最近端的尺神经支配肌肉处或更近端。

6. **总是考虑临床和电生理的关联**。这条原则将前述的原则都结合起来。在临床表现、神经传导和肌电图异常互相对应符合的情况下，通常可以作出一个肯定的诊断。再复习那个手部无力伴第四、第五指麻木的病例，如果神经传导检查显示尺神经运动和感觉电位异常以及肘段传导速度减慢、所有尺神经支配的肌肉针肌电图显示去神经支配和运动单位电位减少、所有的非尺神经支配肌肉的针肌电图正常，那么可以相当肯定该患者患肘部尺神经病，而且这些电生理异常确实是相关的。

如果三方面的结果互相对应符合，那么诊断就是稳妥的。如果神经传导所见与肌电图所见不符合，更重要的是如果它们与临床所见不能对应，那就应该质疑电生理的异常的意义。分析仅有手臂疼痛，而病史和临床检查都正常的患者。如果神经传导检查仅显示尺神经感觉电位降低、肌电

图仅在肱二头肌显示轻度的再支配,那么将这些结果解释为尺神经病合并有 C5 神经根病是勉强的。这些轻度的、既无其他电生理发现支持又无清晰临床相关性的异常,则可能与患者的疼痛没有关系。在这种情况下,应该重新检查患者。如果仍无相关的临床发现,则电诊断需要重新检查;如果电生理的异常依然存在,可以看成电诊断印象的一部分来记录,但没有明确的临床意义。

如果做得正确,电诊断检查对送检医师非常有用。但是电诊断医师应该了解电诊断的局限性、控制好技术因素、并在检查开始之前建立好的鉴别诊断。否则,这项检查可能会对患者不利,也会由于一些小的、不相干的、由技术因素导致的"异常"而误导送检医师。如果能记住神经传导和肌电图检查的基本原则,电诊断检查就可给送检医师和神经肌肉疾病患者以非常大的帮助。

（黎　鸣　朱　愈译）

2 解剖学与神经生理学

肌电图者不需要掌握所有分子水平的电子和化学的详细知识来进行电诊断（electrodiagnostic，EDX）检查。然而，为了计划、执行并正确地解释电诊断检查，肌电图者必须具有解剖学和生理学的基本知识。在对神经肌肉疾病患者的常规评价中，神经传导检查（nerve conduction study，NCS）和肌电图（electromyography，EMG）的主要作用是作为临床检查的延伸。对于神经传导检查，为了便于正确放置刺激电极和记录电极，需要知道周围神经和肌肉的位置。对于针肌电图检查，肌肉的解剖知识对于针电极正确地进入被检肌肉是至关重要的。微观水平上，在解释正常人和各种神经肌肉疾病患者的 EDX 结果时，必须重视神经和肌肉的解剖学知识和神经生理学基础知识的运用。最后，在理解 EDX 检查的技术和鉴别它的局限性和潜在的误区时，解剖学和生理学知识也是至关重要的。

解剖学

严格定义上讲，周围神经系统是神经系统中以施万细胞为主要支持细胞的部分，而中枢神经系统是以神经胶质细胞为支持细胞的部分。周围神经系统包括神经根、周围神经、初级感觉神经元、神经肌肉接头（neuromuscular junction，NMJ）和肌肉（图 2-1）。虽然位于脊髓的初级运动神经元（即，前角细胞）不是神经系统的周围部分，但往往被当做周围神经系统的一部分。此外，第Ⅲ～Ⅻ对脑神经与周围神经本质相同，除了它们的初级运动神经元位于脑干而非脊髓，故也被认为是周围神经系统的一部分。

初级运动神经元，即前角细胞、位于脊髓腹侧的灰质，这些细胞的轴突最终成为周围神经的运动轴突。在成为运动根离开腹侧脊髓前，它们的传导束在脊髓前索的白质中走行，离开脊髓腹

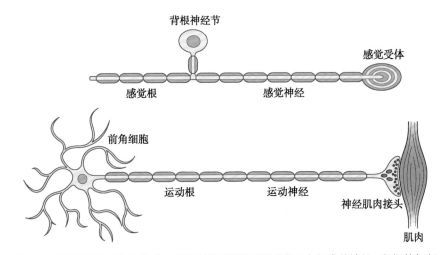

图 2-1　周围神经系统的组成。周围神经系统包括周围运动和感觉神经，它们的初级神经元，即前角细胞和背根神经节、神经肌肉接头（NMJ）和肌肉。背根神经节是双极细胞，位于感觉神经根的远端，解剖上与前角细胞不同。因此，神经根的病变，可见运动神经传导异常，但感觉传导检查不显示异常，因为背根神经节及其周围支未受损

侧成为运动根。与相对于运动的前角细胞，初级感觉神经元，也称为背根神经节（dorsal root ganglion，DRG），不在脊髓内，而是在脊髓外，椎间孔附近。背根神经节细胞是有两个独立轴突的双极细胞。它们的中央突起形成感觉神经根。感觉根进入脊髓背侧后在后索上升或者突触于后角感觉神经元。**背根神经节**的周围突最终成为周围神经的感觉纤维。由于**背根神经节**位于脊髓外，这就导致了感觉神经传导不同的异常模式：取决于

病变是位于周围神经，还是背根神经节的近端，即神经根水平（见第 3 章）。

脊髓水平的每个运动和感觉神经根在背根神经节远端合并成为一个混合脊神经。有 31 对脊神经（颈 8，胸 12，腰 5，骶 5，尾 1；图 2-2）。每一个脊神经分为背支和腹支（图 2-3）。不同于背根（后根）和腹根（前根），背支和腹支同时包含有运动和感觉纤维。背支在后侧行进，支配脊柱表面的皮肤感觉及该节段的椎旁肌。腹支则不同，取决于其体内的节段。在胸段，每一个腹支延续为肋间神经。在下颈段和上胸段（C5～T1），腹支组合为臂丛神经（图 2-4）。在中腰段到骶段，腹支组合为腰骶丛（图 2-5）。

在每个神经丛，来自不同神经根的运动和感觉纤维互相混合，最终形成各个外周神经。每个外周神经支配各自的肌肉和特定区域皮肤的感觉，以及深层结构的感觉。因为这样的安排，来自相同神经根的运动纤维，通过不同的外周神经支配相应肌肉，来自相同神经根的感觉纤维，通过不同的外周神经支配相应皮肤的感觉。例如，C5 运动根支配肱二头肌（肌皮神经）、三角肌（腋神经）、肱桡肌（桡神经），以及其他的肌肉（图 2-6）。同样，

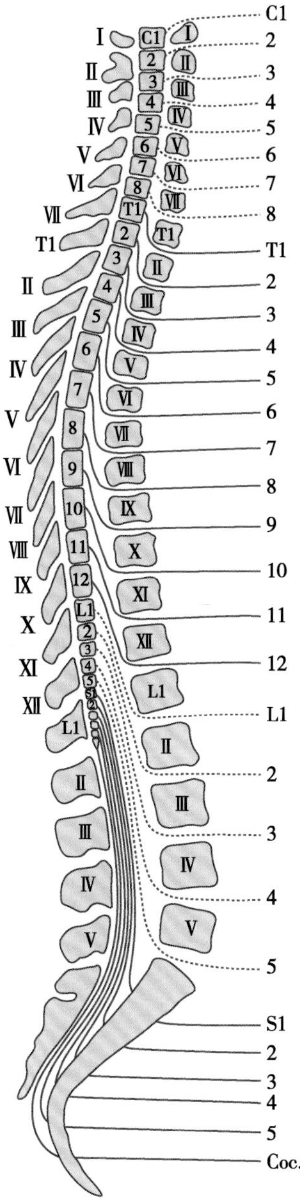

图 2-2　脊髓和神经根。脊髓分为 31 节（颈 8，胸 12，腰 5，骶 5，尾 1）。在每个节段，运动和感觉纤维离开脊髓进入骨性脊柱之前为神经根。在成人，脊髓通常终止于腰 1 椎体水平。因此，在此水平之下，脊柱内只有腰骶神经根，称为马尾（From Haymaker，W.，Woodhall，B.，1953. Peripheral nerve injuries. WB Saunders，Philadelphia，with permission.）

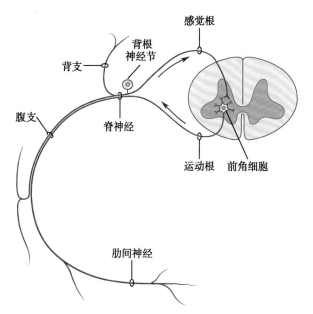

图 2-3　神经根和神经支。源自前角细胞的运动根，在腹侧离开脊髓，而感觉根于背侧进入脊髓。在背根神经节远端，运动和感觉根合成脊神经。每一脊神经很快又分为背支和腹支。每支都包含运动和感觉纤维。背支支配脊柱表面的皮肤感觉及该节段的椎旁肌。腹支在胸部延续为肋间神经。在下颈部，腹支汇合组成臂丛神经。在中腰到骶段，腹支汇合形成腰骶神经丛

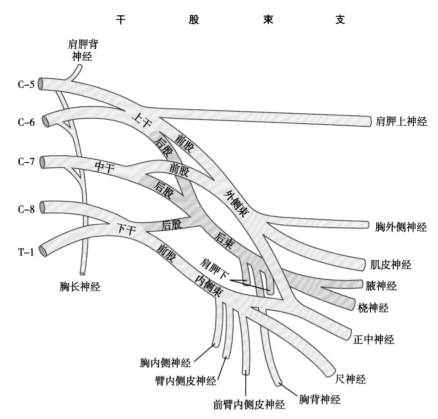

图 2-4　臂丛神经。C5～T1 神经根的腹支在颈肩部之间汇合形成臂丛神经。上肢主要的周围神经来自臂丛神经

在加入不同的神经后，C5 感觉纤维支配上臂外侧（腋神经）和前臂（前臂外侧皮神经）皮肤。

由同一个脊髓节段（即，一个神经根）支配的所有肌肉称为一个肌节，而由同一个脊髓节段支配的所有皮肤区域称为皮节（图 2-7）。相邻两个肌节和皮节之间有相当大的重叠。由于脊髓节段支配的高度重叠，单一感觉神经根的病变只导致感觉减退，而不会导致感觉缺失。同样的，在运动方面，即使是严重的单神经根病变也通常仅导致轻微或中度的肌力减弱，而不至于完全瘫痪。例如，严重的 C6 神经根病使肱二头肌肌力减弱，然而，不至于瘫痪，因为 C5 纤维也支配肱二头肌。相反，严重的外周神经病变通常导致严重的感觉和运动障碍，因为同时影响到几个肌节和皮节。

在显微镜下，神经纤维的保护结缔组织有三个不同的层次：神经外膜、神经束膜和神经内膜（图 2-8）。厚的神经外膜包围了整个神经，在脊髓相应水平延续为脊髓硬膜。在神经外膜内，轴突分组成为神经束，由束膜包围。神经内膜，作为最后的一层结缔组织，存在于各个轴突之间。血管内皮细胞供应神经以及神经内膜结缔组织，有效

地形成了血 - 神经屏障。这三层结缔组织保证了周围神经的张力，范围通常在 20～30kg。但是，神经根与脊髓连接处是周围神经的最脆弱点，此处神经仅可负担 2～3kg 的力量。因此，在严重创伤尤其是牵拉伤时可发生根性撕脱。

生理学

神经的主要功能是可靠地传递信息，于运动系统是从前角细胞到肌肉，于感觉系统是从感觉受体到脊髓。虽然从功能上来讲，神经似乎与电线相似，但两者有巨大的差异。在分子水平上，一系列复杂的化学和电学过程使得神经能够传递电信号。

每一根神经轴突膜都有电活动。这可能是由一个特殊的膜和钠 / 钾（Na^+/K^+）泵的结合而形成的（图 2-9）。这个特殊的轴突细胞膜对于带电荷的分子（负离子和正离子）是半透膜。此膜对于大的带负电荷的负离子，是不通透的；在静息情况下，对于 Na^+ 是相对不通透的。这个半透膜与活动性的 Na^+/K^+ 泵（此泵把 Na^+ 移出细胞外，换取 K^+）结

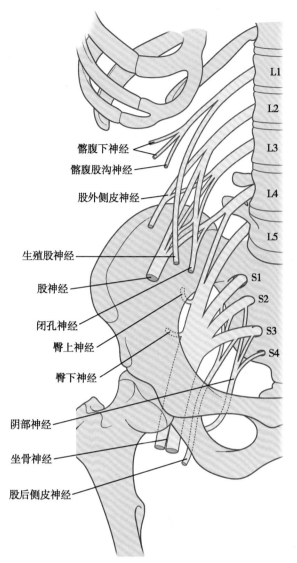

图 2-5　腰骶丛。L1～S4 神经根在盆腔汇合形成腰骶丛。下肢主要的周围神经来自腰骶神经丛（From Mayo Clinic and Mayo Foundation. 1956. Clinical examinations in neurology. WB Saunders，Philadelphia，with permission.）

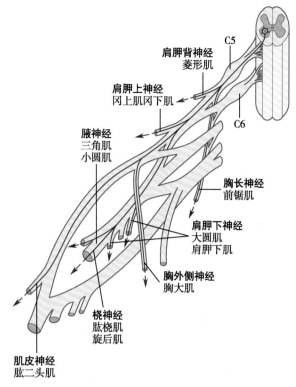

图 2-6　肌节和周围神经支配。来自一个神经根、一个肌节的运动纤维，通过不同的周围神经支配相应的肌肉。例如，C5 运动根支配肱二头肌（肌皮神经）、三角肌（腋神经）、肱桡肌（桡神经），以及其他的肌肉（From Haymaker，W.，Woodhall，B.，1953.Peripheral nerve injuries. WB Saunders，Philadelphia，with permission.）

合，导致跨膜的浓度梯度。Na^+ 浓度在膜外较高，而 K^+ 浓度和大的负离子在膜内较高。这个电学和化学的浓度梯度产生一个平衡的静息膜电位。在神经细胞体，静息膜电位约为 -70mV，内负外正；而在轴突大约为 -90mV。

　　轴突膜分布有电压门控钠通道（图 2-10）。这些结构主要是具有开关阀门功能的分子孔。对于许多离子通道，阀门对结合在通道上的分子开放。对于电压门控钠通道，此阀门是由一个对膜电位水平起反应的压力传感器所控制的。当电流注入轴突，就发生了去极化（即，轴突内部变得更正）。在 Na^+ 通道内的压力传感器对于去极化的反应是

开放阀门，允许 Na^+ 被浓度和电梯度所驱动而涌进轴突内。高于静息膜电位 10～30mV（即，阈值）的去极化一旦发生，就产生一个动作电位和一个正反馈的循环；进一步使去极化发生和更多钠通道开放（图 2-11）。动作电位总是全或无反应，然后从最初去极化的位置开始传播。但是轴突并不长期保持去极化，因为钠通道的开放是有时间限制的。钠通道有第二个阀门，称为失活门。钠通道的失活在 1～2ms 之内就发生了。在此阶段，细胞膜是不可兴奋的，通道不能开放（即，不应期）。失活的钠通道可模式化如一个"铰链塞"。实际上，不应期限制了神经冲动的频率，它也确保动作电位持续向同一方向传递（即，在去极化部位之后的神经区域处于不应期，而在去极化部位之前的神经区域则不是，所以冲动将继续前行，而不会回返）。

　　除了钠通道失活，去极化也导致了钾离子通道的开放，这使得膜电位更负。这些因素，以及钠/钾泵的因素，重建了静息膜电位。

　　动作电位的传导速度取决于轴突直径的大小；

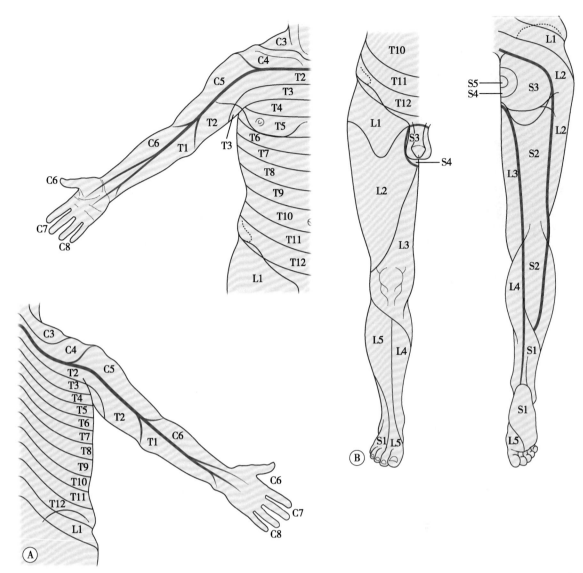

图 2-7　皮节。一个脊髓节段支配一个皮肤区域（即，一个感觉神经根）称为一个皮节。尽管皮节的排列貌似简单，实际上，相邻皮节有着广泛的重叠。因此，一个神经根损伤，即使是严重的，也只导致感觉减退，而不会导致感觉缺失（From O'Brien M.D.，1986. Aids to the examination of the peripheral nervous system. Baillière Tindall, London.）

轴突越大，阻力越小，传导速度越快。无髓鞘的轴突动作电位传导速度是非常慢的，通常在 0.2～1.5m/s。轴突有了髓鞘，传导速度可以极大地提高。所有的快传导纤维都有髓鞘绝缘层，它来自周围神经的主要支持细胞——施万细胞。髓鞘由施万细胞同心螺旋而成（图 2-12）。每一个有髓纤维连续的髓鞘部分，均由单个的施万细胞所提供。轴突上有髓鞘覆盖的各个节段称为"结间"。在连续的结间有小的间隙，此处轴突暴露；称为郎飞结。它们非常小，长度在 1～2μm 的范围内。

大多数的神经都有髓鞘有效地绝缘，去极化是跳跃式地传导，而去极化只发生在郎飞结处。当一个结去极化之后，电流跳到下一个相邻的结，并继续循环（图 2-13）。正常跳跃式传导的生理学最初是在一系列正常动物有髓纤维的实验中显示的：沿着一个运动根记录，每个记录点的距离略增，随着距离和潜伏期的变化，记录相应电流量的变化（图 2-14）。从电量分析，髓鞘使结间节段绝缘，降低了电容。电容降低，动作电位从一个结跳跃到下一个结所损失的电流量就少。虽然跳跃式传导比连续传导所需的电量大，但需要去极化的膜则少得多。而对于无髓纤维，去极化必须发生于整条神经纤维（即，连续传导），这就比有髓纤维传导所需要的时间多。在有髓纤维，轴突膜仅需在郎飞结处去极化；结间部分不发生去极化，动作电位是跳过它们的。结间大约长为 1mm，而郎

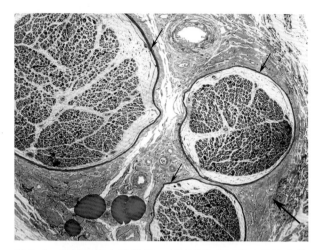

图 2-8　周围神经内的解剖。有髓纤维显示为小的深色的环（髓鞘）包围着 $1\mu m$ 厚的中心透明质（轴突），薄的束膜嵌入神经组织。轴突间有神经内膜。轴突分为束，外周有神经束膜（小箭头）。神经外膜作为最后一层，包绕着整个神经（大箭头）

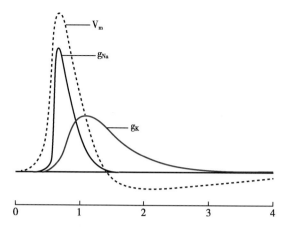

图 2-11　动作电位。当静息膜电位（V_m）被去极化达到阈值时，电压门控钠通道开放，增加了钠离子的传导性（g_{Na}），导致钠内流和进一步去极化。但是动作电位是非常短暂的，这是由于在 $1\sim2ms$ 内钠通道的失活，和钾离子传导性的增加（g_k）。这些变化，以及 Na^+/K^+ 泵的作用，一起使轴突重建其静息膜电位

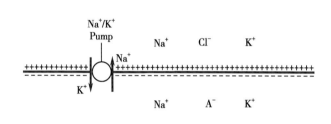

图 2-9　静息膜电位。静息时，轴突膜极化为内负外正。这个静息膜电位由一个对带电荷粒子半通透的膜和活动性的 Na^+/K^+ 泵联合形成的。静息时，Na^+ 和 Cl^- 在细胞外浓度高，而 K^+ 和大的负离子（A^-）在细胞内浓度高

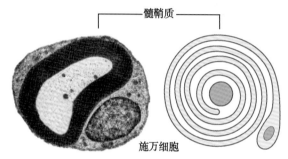

图 2-12　施万细胞和髓鞘。左：电镜图片显示单个施万细胞和有髓轴突。右：同样显示施万细胞及有髓鞘的轴突。髓鞘绝缘层来自施万细胞的胞质，包被所有快速传递纤维，包括运动和感觉纤维。髓鞘是由施万细胞的胞质同心螺旋状环绕所成，每个施万细胞只支持一个有髓轴突

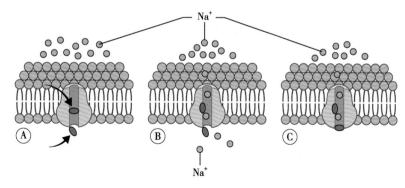

图 2-10　电压门控钠通道。在轴突膜上排列有电压门控的钠离子通道。这些通道是分子孔，闸门可开可关；当其开放时，选择性地让钠离子通过。**A.** 有两个门：激活门（大箭头）和失活门（小箭头）。当电流注入轴突，发生去极化时，电压门控激活门开放，钠离子流入轴突；**B.** 由浓度梯度和电压梯度所驱动，钠离子通道的开放是短暂的。在 $1\sim2ms$ 内就发生钠离子通道的失活；**C.** 钠离子通道的失活可以模式化为一个"铰链塞"，在去极化 $1\sim2ms$ 以后就关闭了钠通道，防止进一步去极化

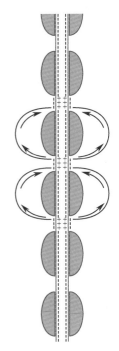

飞结仅长 1~2μm，需要发生去极化来传导动作电位的膜就少得多。去极化所需要的总时间越少，传导速度就越快。在有髓纤维，钠离子通道密度最高的部位在郎飞结，也就是需要去极化的部位。人类有髓纤维的传导速度通常为 35~75m/s，比随着轴突直径的增加而加快传导速度的无髓纤维，要远远快得多。

　　并不是人类所有的周围神经都有髓鞘。主要传导痛温觉和自主神经功能的是无髓鞘纤维，传导很慢（一般为 0.2~1.5m/s）。施万细胞也支持无髓纤维；一个施万细胞围绕着几条无髓纤维，但是不形成同心的螺旋状的髓鞘。

　　当轴突发生去极化，动作电位沿着神经传导。在远端，轴突又分出许多分支，每支支配一个肌纤维。轴突，和它的前角细胞以及所支配的所有肌纤维，称为一个运动单位（图 2-15）。一个运动单位里所有肌肉纤维的去极化产生一个运动单位动作电位（MUAP）。分析 MUAP 是针肌电图检查的重要组成部分。当动作电位产生时，所有的肌纤维通常都被激活，呈现全或无反应。而在肌纤维

图 2-13　跳跃式传导。 有髓纤维的传导是跳跃式的。去极化仅发生于结间很小无绝缘的区域，动作电位从一个结跳跃到下一个结。所以，所需要去极化的膜越少，传导所需的时间就越少，因此，传导速度就急剧增加。大多数人类有髓纤维传导速度的范围为 35~75m/s

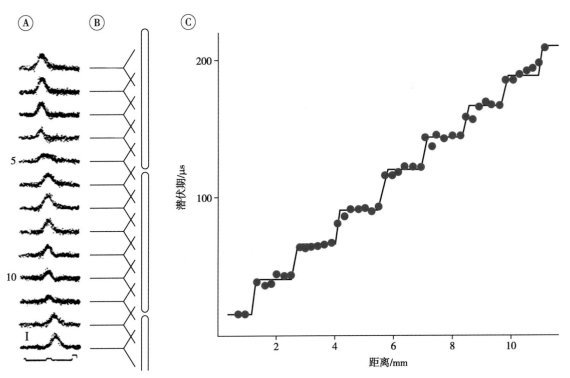

图 2-14　跳跃式传导。 来自大鼠前根的正常单个纤维的记录：**A.** 沿着单个纤维每隔 0.2mm 连续记录到的细胞外电流；**B.** 各个记录的连线，表示相对于郎飞结或结间的电极位置；**C.** 相应距离的各个纵向电位的峰潜伏期。注意距离 / 潜伏期的曲线图是一个"阶梯形"结构。当电流在正常的有髓纤维向下传导时，潜伏期（即，传导时间）每隔大约 1~1.5mm 就突然增加一次。这就是在郎飞结去极化的时间。相反地，注意阶梯形图中平坦的部分；此处的潜伏期几乎不随距离的改变而改变。这就是从结到结的跳跃式传导（From Rasminsky，M.，Sears，T.A.，1972. Internodal conduction in undissected demyelinated nerve fires. J Physiol 227，323-350，with permission.）

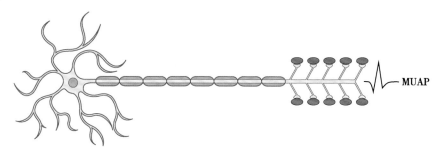

图 2-15 运动单位。 运动单位是由一个轴突,其前角细胞,以及所有与此轴突相连的肌纤维和神经肌肉接头构成。正常情况下,一个神经纤维的动作电位导致该运动单位的所有肌纤维去极化,产生运动单位动作电位(MUAP)。分析运动单位动作电位是针肌电图检查的一个大的部分

被激活之前,神经动作电位,必须越过神经肌接头(NMJ)。NMJ 本质上是一个从神经到肌肉的电 - 化学 - 电的链接。它由两个特殊的膜组成,一个在神经,一个在肌肉,由一个很小的突触间隙分隔(图 2-16)。当一个神经动作电位传播到突触前膜,电压门控钙(Ca)通道激活,使 Ca$^+$ 内流。Ca$^+$ 浓度增加导致乙酰胆碱释放,后者是神经肌接头的神经递质。乙酰胆碱通过突触间隙扩散后,和肌膜上的乙酰胆碱受体结合。这些受体被激活时,使 Na$^+$ 内流,肌纤维去极化。和神经一样,一旦达到阈值,就产生肌纤维动作电位,并传播到整个肌纤维。肌纤维产生动作电位之后,肌纤维内一系列复杂的分子间的相互作用,导致主要的肌肉纤维肌动蛋白和肌球蛋白互相重叠:最后导致肌肉缩短,收缩,并产生力量(图 2-17)。

分类学

有数个周围神经的分类方法(表 2-1)。周围神经分类基于以下属性:①有髓和无髓;②躯体或自主;③运动或感觉;④直径。

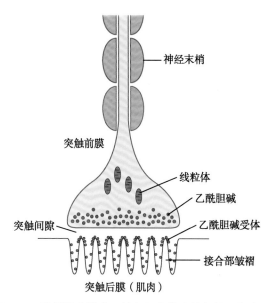

图 2-16 神经肌肉接头。 神经肌肉接头是在轴突终端和肌纤维之间的一个特殊的连接。当神经动作电位到达突触末端,乙酰胆碱就释放并且弥散过突触间隙,与肌膜上的乙酰胆碱受体结合。此结合产生肌纤维终板电位,一旦达到阈值,则产生肌纤维动作电位

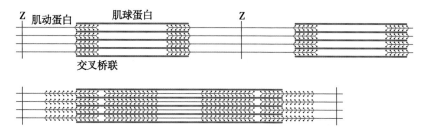

图 2-17 肌动蛋白和肌球蛋白。 肌纤维的动作电位之后,一个复杂的分子相互作用的过程导致了肌肉收缩,并最终导致肌动蛋白和肌球蛋白互相重叠。这样的重叠,和能量依赖性的交叉桥联的结构一起,有效地导致肌肉的缩短和力量的产生。肌动蛋白微丝是由 Z 线所连接。肌节,是肌肉的一个单位,定义为从一个 Z 线到下一个 Z 线。肌肉呈横纹形式是由于肌动蛋白和肌球蛋白的重叠模式所造成的

表 2-1　周围神经分类示意图

纤维类型	名称	亚型	直径/μm	传导速度/（m/s）	其他分类法
有髓躯体传入/传出神经					
皮肤传入神经	A	β	6～12	35～75	α
		δ	1～5	5～30	
肌肉传入神经	A	α	12～21	80～120	I　Ia，Ib
		β	6～12	35～75	II
		δ	1～5	5～30	III
肌肉传出神经	A		6～12	35～75	
前角细胞（α和γ运动神经元）					
有髓自主传出神经					
节前传出神经	B		3	3～15	
无髓躯体/自主传入/传出神经					
节后传出神经	C		0.2～1.5	1～2	
传入到背根神经节（疼痛）	C		0.2～1.5	1～2	IV

感觉感受器	纤维类型
毛囊	Aβ
皮肤囊泡	Aβ
肌梭	Aα
关节感受器	Aβ
疼痛、温度	Aδ，C

从表 2-1 可见几个要点，其中一些直接与临床电诊断检测相关。第一，纤维直径和传导速度的直接关系：直径越大，传导速度越快。临床神经传导检测的是大的有髓纤维。事实上，所有常规的运动和感觉神经传导速度与潜伏期测量的，都是特定的周围神经中最大最快的纤维。大直径的纤维有最多的髓鞘和最小的电阻，两者都导致更快的传导速度。小的有髓（Aδ，B）和无髓纤维（C）传导自主神经冲动（传入和传出），以及躯体痛觉和温度觉。常规的神经传导检测不记录这些纤维的电位。所以，仅影响小纤维的周围神经系统疾病在常规神经传导检测中不能显示。

第二，常规的感觉神经传导检测通常记录的是支配皮肤感觉的皮神经。最大最快的皮神经纤维 Aβ 纤维在头皮和皮肤的囊泡中。请注意，感觉纤维的大小和传导速度差异的模式，类似于从前角细胞发出到肌肉的运动传导检查的差异。这些有髓纤维的传导速度范围在 35～75m/s。

第三，在周围神经系统中，最大和最快的纤维，在常规的运动或感觉神经传导检测时是记录不到的。这些是肌肉传入纤维，Aα 纤维（也称为 Ia 纤维），来自肌梭，参与肌肉牵张反射弧。只有在进行混合神经传导检查时，对整段混合神经刺激并记录，才能记录到。因为其中含有 Ia 纤维，因此，混合神经传导速度快于运动和皮肤感觉传导。由于 Ia 纤维直径大，髓鞘最多，所以常常早期就由于髓鞘受损而发生病变，好发于嵌压性神经病。例如，在腕管综合征的电诊断学检查中，从掌到腕部的混合神经传导测定常常会比常规的运动或感觉传导更敏感地发现异常。

记录

在神经传导和针肌电图检测中得到的所有电位，都是神经和肌肉细胞内活动的细胞外记录。神经传导检查通常用表面电极在皮肤上记录，而肌电图则是用针电极在肌肉内记录。在这两种情况下，细胞内的电位经过组织传递到记录电极。细胞内的电活动通过细胞外的体液和组织而传递的过程称为容积传导。虽然容积传导理论是复杂的，不在本书的范围，容积传导电位可以分为近场电位和远场电位两种模式。近场电位仅可在起源的附近记录到,其电位的特点取决于记录电极和电活动起源(即,动作电位)之间的距离。记录电极一定要接近电活动起源处,才能记录到近场电位。记录电极距离电活动距离越近,记录到的电位波幅就越高。在常规运动神经传导,感觉神经传导和针极肌电图检查中的 CMAP、SNAP 以及 MUAP,基本上都是容积传导的近场电位。

容积传导的近场电位呈现典型的三相电位,这三相分别对应于:①电位朝向并接近记录电极;②在记录电极下经过;③离开记录电极(图 2-18,上部)。在实践中,大部分感觉和混合神经电位,呈现这种三相电位的形态,肌纤维电位和大部分运动单位动作电位也如此。

当一个动作电位传导朝向、在其之下,然后离开记录电极,其电学上相应的表现就是起始正波、负波及后尾随一个正波。第一个正波的峰潜伏期,表示动作电位在作用电极之下;神经动作电位的起始潜伏期应该定在这里。在有些感觉神经电位,初始正波可能很小以至于看不到。在此情况下,负波的起始潜伏期应该定位为该神经动作电位的起始潜伏期。

如果一个容积传导的动作电位直接发生于记录电极之下,初始波将是负波(图 2-18,下部)。在常规的运动神经传导检查,如果作用电极正确地

放置在肌肉运动点上(即,终板),复合肌肉动作电位形态将是正确的。因为肌纤维去极化起始于运动终板,就没有一个朝向记录电极的动作电位,所以就没有一个起始的正相波。这样,就形成了一个典型的起始为负波的双相电位(图 2-19,上部)。如果作用电极不恰当地放置于运动点之外的区域,则会见到一个起始为正波的三相电位(图 2-19,中部)。如果去极化发生在一定距离之外,从未到达记录电极之下,则会见到一个典型的单相正波(图 2-19,下部)。例如,刺激正中神经而记录电极放置在小鱼际肌,有时在研究神经异位支配时会这样做。正中神经支配的大鱼际肌肉的动作电位,发生于位于小鱼际的记录电位一定距离之外,从未到达记录电极,这导致了一个小的正相容积传导电位。

容积传导的另一类型是远场电位。远场电位是广泛分布的瞬间分布电位。两个记录电极,距离电位的发生源,一个近,一个远,但是基本上同时见到此电位。对于神经传导检查来讲远场电位并不重要,虽然对于诱发电位来讲是很重要的。神经传导检查中的刺激伪迹是远场电位很好的例子(图 2-20)。刺激伪迹电位同时到达近的和远的两个记录电极,同时被记录到(所以被抵消了)。一个电位的潜伏期,不随刺激部位的距离变化而改变,通常都是远场电位。

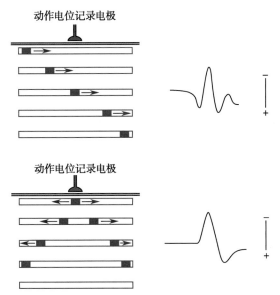

图 2-18 容积传导和波形。上部:容积传导记录得到的一个前行的动作电位,呈三相,初始正相,然后负相,最后又是正相。**下部:**如果去极化直接发生在记录电极之下,则没有初始正相,可见一个初始负相的双相电位。注意,所有的神经传导和肌电图记录中,通常规定负相向上,正相向下

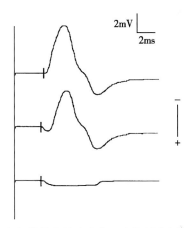

图 2-19 容积传导和运动电位。当作用电极(G1)位于最先发生去极化的肌肉运动点之上时,去极化随后传导出去。相应的波形呈初始负相,没有最初的正波(上部)。如果作用电极位于运动点之外,去极化则发生于作用电极的远端,然后传导到电极下,再离开电极,导致一个初始正相的三相波(中部)。如果去极化发生于作用电极远端,并完全没有传导至作用电极之下,则只可见一个小的正波(下部)。注意,所有的神经传导和肌电图记录中,通常规定负相向上,正相向下

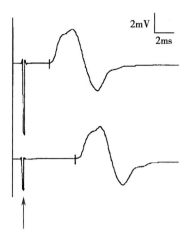

图 2-20 近场电位和远场电位。 正中神经运动传导，记录于拇短展肌，刺激腕部（上部）和肘窝（下部）。两个记录均见复合肌肉动作电位，是为记录电极下的肌纤维动作电位的近场电位。两个电位的潜伏期之差，反映了到达记录电极的时间之差。每个记录线的最初部分是刺激伪迹。刺激伪迹是远场电位的一个例子，其传导是瞬时的，两个刺激的位置虽然是有距离的，但刺激伪迹却可同时被记录到

（冯淑艳　朱　愈　译）

推荐阅读

O'Brien, M.D., 1986. Aids to the examination of the peripheral nervous system. Baillière Tindall, London.

Brown, W.F., 1984. The physiological and technical basis of electromyography. Butterworth-Heinemann, Boston.

Dumitru, D., Delisa, J.A., 1991. AAEM minimonograph #10: volume conduction. American Association of Electrodiagnostic Medicine, Rochester, MN.

Haymaker, W., Woodhall, B., 1953. Peripheral nerve injuries. WB Saunders, Philadelphia.

Hollinshead, W.H., 1969. Anatomy for surgeons, volume 2: the back and limbs. Harper & Row, New York.

Mayo Clinic and Mayo Foundation, 1956. Clinical examinations in neurology. WB Saunders, Philadelphia.

Rasminsky, M., Sears, T.A., 1972. Internodal conduction in undissected demyelinated nerve fibres. J Physiol 227, 323–350.

神经传导检查基础 **3**

完成病史采集以及体检后，应先进行神经传导检查，然后进行针肌电图检查，这主要是由于从神经传导检查中所获得的信息可用于计划甚至诠释随后进行的针肌电图检查。

在皮肤表面给予小量的电刺激便可诱发周围神经产生动作电位。大部分周围神经传导检查的技术已有详细描述。在上肢，最容易进行检查的神经为正中神经、尺神经以及桡神经；在下肢则为腓神经、胫神经以及腓肠神经（见第 10、11 章）。当然，进行检查的神经的选择主要取决于患者的症状、体征及相关的鉴别诊断。通过刺激相应神经并将记录电极分别置于远端肌肉、皮肤感觉神经或混合神经可以分别进行运动神经、感觉神经或混合神经的传导检查。运动、感觉以及混合神经传导检查所获得的结果常可以相互补充，根据不同的病理机制这些信息形成特殊的电生理的异常模式。

运动传导检查

相对于感觉及混合神经传导检查，运动传导检查的技术相对简单；因此，通常首先进行运动传导检查。除此之外，首先进行运动传导检查还具有很多其他的优势。在许多神经疾病当中，常见感觉电位波幅的明显降低甚至消失。此时，先进行运动传导检查可以让检查者初步了解神经的走行，应该在哪里进行刺激，以及电流强度需要多大等，并且也可以就神经正常与否提供部分信息。另外，如果先进行感觉传导检查，则检查者可能需要花费很多不必要的时间去反复刺激以及尝试记录本身并不存在的感觉电位。例如，假设一例较为严重的腕部正中神经病患者需要进行电生理诊断性评估。如果首先进行正中神经运动传导检查，则可以明确正确的刺激位置、掌握激活正中神经所需的电流强度。同时，在进行正中神经感觉传导检查前，检查者已经了解正中神经存在异常。随后，当进行正中神经感觉传导检查时，检查者便可知晓具体的刺激部位以及所需的电流强度。在此病例中如果感觉电位消失，检查者可以相当肯定感觉电位确实是消失不见了，转而检查下一个神经。然而，如果首先检查感觉神经传导，则当电位消失时，就无法明确到底是归因于技术原因还是真的消失了。这样就会浪费许多不必要的时间去反复尝试。首先进行运动传导检查不仅可以使检查更有效率，也可以减少患者的不适。

运动电位的波幅以毫伏（mV）计，感觉以及混合神经电位的波幅则以微伏（μV）计。因此，运动电位较少地受到电噪声以及其他技术因素的干扰。进行运动传导检查时，灵敏度应设置在 2～5mV/格。记录电极需放置在所检肌肉上，通常使用"肌腹 - 肌腱"的模式。记录电极（G1）应放置在肌腹的中央（运动终板之上），参考电极（G2）则应放置在该肌肉远端的肌腱之上（图 3-1）。上述电极的简称 G1 和 G2 是肌电图术语，指的是电极连接至示波器上极（grids，G）的前后顺序。将刺激电极放置于所检神经上，阴极应靠近记录电极。可以口诀"黑对黑"以助记忆，即指刺激器的黑色电极（阴极）应与黑色的记录电极（记录电极）靠近。进行运动神经传导检查时，刺激电流的脉宽通常设置为 200μs。大多数的神经通常需要 20～50mA 的电流强度以达超强刺激。随着电流渐渐从 0mA 开始以每次 5～10mA 的幅度增加，越来越多的神经纤维被激活，产生动作电位，进而产生出越来越多的肌纤维动作电位。记录到的电位，即"复合肌肉动作电位（compound muscle action potential，CMAP）"，代表了所有单一肌纤维动作电位的总和。当电流

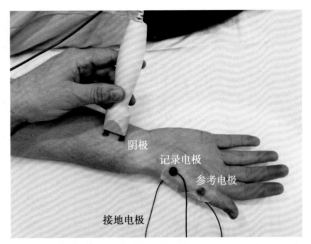

图 3-1   **运动神经传导检查**。正中神经运动传导检查,刺激位于腕部,在拇短展肌进行记录。在运动检查中,以"肌腹-肌腱"的电极放置模式进行记录。记录电极(G1)置于肌腹,参考电极(G2)置于远端肌腱上

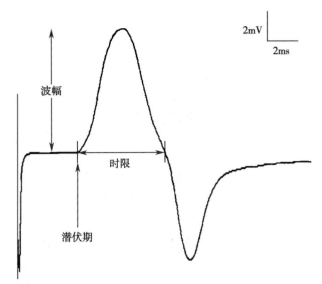

图 3-2   **复合肌肉动作电位(CMAP)**。CMAP 代表所有肌纤维动作电位的总和。当记录电极放置合适时,CMAP 为初始偏向负相的双相波。潜伏期指从刺激伪迹开始到 CMAP 首次负相偏离基线的时间。波幅最常用基线至负相波波峰的距离,也有用峰峰值。时限指 CMAP 首度偏离基线开始至波形首次回归基线的时间(即,负相波峰时限)。负相 CMAP 的面积(即,基线以上的面积)可以通过大部分现代肌电图设备获得。潜伏期仅代表最快传导运动纤维。所有运动纤维都参与了波幅与面积的构成。时限主要反映了同步性的度量

强度增加到 CMAP 的大小不再增加时,便可以推断所有的神经纤维都已经被兴奋了,此时可以认为已经到达了超强电刺激。但常规需要再将电流强度提高 20% 以确保达到了超强电刺激。

如果记录电极(G1)准确位于运动终板,则 CMAP 应该是一个初始为负相(即初始波形朝向基线上方)的双相电位。对于每一个刺激点,都需要测量潜伏期、波幅、时限以及 CMAP 的面积等参数(图 3-2)。根据近端及远端刺激点所分别测量出的参数可以计算运动传导速度。

潜伏期

潜伏期是指从刺激伪迹开始到 CMAP 首次偏离基线所经历的时间。潜伏期代表了三个独立的时间过程:①冲动自刺激点传导至神经肌肉接头(NMJ)所经历的时间;②神经与肌肉接头的传递时间;③肌肉去极化的时间。潜伏期的测量单位为毫秒(ms),反映最快运动纤维的传导。

波幅

CMAP 波幅指基线至负相波波峰的距离,有时也可用第一个负相波波峰至随后的正相波波峰的距离来表示。CMAP 波幅反映的是发生去极化的肌纤维的数目,较低的 CMAP 波幅最常见于轴突丢失(常见于典型的轴突性神经病),其他的原因包括:传导阻滞,位于刺激点与所记录肌肉之间的脱髓鞘病变,某些神经肌肉接头病以及肌病。

面积

CMAP 面积通常指基线以上至负相波波峰区域内的面积。尽管 CMAP 面积无法通过手工测量,但目前绝大多数的肌电图仪都可以进行 CMAP 面积的计算。负相波峰 CMAP 面积是另一项能够反映发生去极化的肌纤维数目的参数。近端刺激及远端刺激所获得的 CMAP 面积的差异具有特殊的意义,可以确定存在脱髓鞘病变所致的传导阻滞。

时限

CMAP 时限通常指 CMAP 起始偏离基线至波形首次回归基线所经历的时间(即,负相波峰时限),但也可以用 CMAP 起始偏离基线至波形末次回归基线所经历的时间来表示。以前者较为准确,这主要是由于后者中 CMAP 波形末次回归基线往往缓慢,难以精确 CMAP 波形与基线的交汇点。时限主要是测量同步性,即各肌纤维能够在同一时间被激活的程度。在某些导致部分而非全部运动纤维传导减慢的疾病中(例如,脱髓鞘病变),就会出现特征性的时限延长。

传导速度

运动传导速度是反映神经中快传导运动轴突传导速度的参数，通过神经传导距离除以传导时间来计算。运动传导速度不能通过单次刺激的参数获得。远端运动潜伏期不是简单的沿运动轴突传导所经历的时间，包括了（A）沿远端运动轴突传导至神经肌肉接头时间，（B）神经肌肉接头的传递时间以及（C）肌肉去极化的时间。因此，为了计算真正的运动传导速度，需要去除神经肌肉接头之间传递以及肌肉去极化所经历的时间，所以必须使用远端及近端两个不同的刺激点来完成计算。

近端神经刺激所获得的 CMAP 面积、波幅以及时限等参数与远端神经刺激所获得的参数一般是很相似的。唯一明显的不同是远端刺激与近端刺激所获得的 CMAP 的潜伏期。近端潜伏期明显较远端潜伏期长，反映需要经历更长的传导时间及传导距离。相对于远端运动潜伏期所代表的三部分时间过程，近端运动潜伏期主要由四部分时间过程组成。除了（A）远端刺激点与神经肌肉接头之间的神经传导时间，（B）神经肌肉接头之间的传递时间以及（C）肌肉去极化的时间，近端运动传导潜伏期还包括了（D）远端刺激点与近端刺激点之间的神经传导时间（图 3-3）。因此，如果使用近端运动潜伏期（包含 A＋B＋C＋D）减去远端运动潜伏期（包含 A＋B＋C），则前面的三部分将互相抵消。剩下的只有 D，即近端刺激点与远端刺激点之间的神经传导时间，且不包含远端神经传导，神经肌肉接头传递，以及肌肉去极化等时间，据此便可以计算传导速度了：（远端刺激点与近端刺激点之间的距离）/（近端潜伏期 - 远端潜伏期）。传导速度通常用米 / 秒（m/s）为单位。

注意：无论是潜伏期还是传导速度反映的都只是被检神经中的最快传导神经纤维。根据定义，沿这些神经纤维传导最先到达记录点，因此测量到的仅是上述最快神经纤维。其他许多传导相对较慢的纤维参与构成了 CMAP 面积及波幅，但并不在潜伏期及传导速度等参数中得到反映。

感觉传导检查

在运动传导检查中，CMAP 反映了冲动经过运动神经、神经肌肉接头以及肌纤维的传导过程。与之相比，感觉神经传导只反映了冲动在神经纤维上传导的过程。由于大多数感觉电位都非常小（通常范围为 1～50μV），因此技术因素以及电噪声都对其具有较大影响。在感觉神经传导检查中，灵敏度通常设置为 10～20μV/ 格。记录电极（G1以及 G2）沿被检神经的走行成一直线放置，两电极之间的距离约 2.5～4cm，记录电极（G1）应靠近刺激器。环形记录电极常被用于手指上的感觉神经检查（图 3-4）。在感觉神经检查中，刺激脉冲的

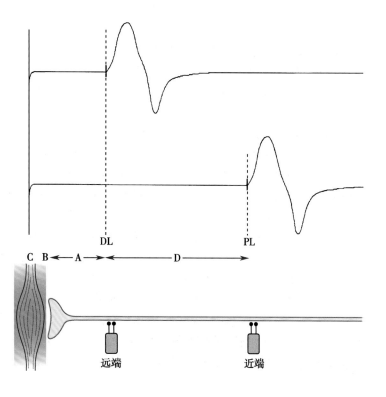

图 3-3　运动神经传导速度（CV）的计算。上图：正中运动检查，分别在腕部及肘部刺激，在拇短展肌记录。DL：远端运动潜伏期；PL：近端运动潜伏期。近端刺激与远端刺激的唯一区别在于潜伏期，PL 较 DL 延长。**下图：**DL 代表了三个独立的时间过程，从远端刺激点至神经肌肉接头（NMJ）处的传导时间（A），神经肌肉接头传递时间（B），以及肌肉去极化时间（C）。因此，不能单独依靠 DL 来计算运动神经传导速度。必须两个刺激点。PL 包括远端刺激点至神经肌肉接头的传导时间（A），神经肌肉接头时间（B），肌肉去极化时间（C），以及远端刺激点与近端刺激点之间的传导时间（D）。如使用 PL（A＋B＋C＋D）减去 DL（A＋B＋C），则只剩下了远端刺激点与近端刺激点之间的神经传导的时间（D）。再测量近端与远端刺激点之间的距离，则可计算传导速度（距离 / 时间）。传导速度代表的只是被检神经中的最快传导纤维

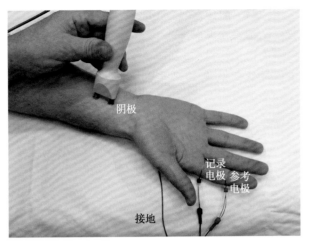

图 3-4　感觉神经传导检查。正中神经感觉传导检查，逆向技术。环状电极置于示指，相距约为 3~4cm。记录电极（G1）应置于近端，靠近刺激器。虽然在腕部对整根正中神经都进行了刺激，只记录了手指上的皮肤感觉神经纤维

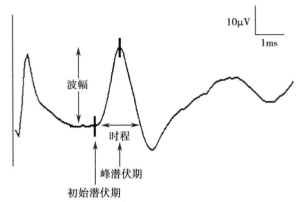

图 3-5　感觉神经动作电位（SNAP）。SNAP 代表的是所有感觉神经纤维动作电位的总和。SNAP 呈现双相或三相。如图中波形，对于双相 SNAP，起始潜伏期指自刺激伪迹开始至波形首次负相偏离基线的时间；对于三相 SNAP 指刺激伪迹开始至首个正相波波峰的时间。起始潜伏期代表被检神经中最粗大的皮肤感觉神经纤维从刺激点到记录电极的时间。峰潜伏期为刺激伪迹开始到第一个负相波波峰中点的时间。波幅通常为基线至负相波波峰的距离，也可用首个负相波波峰与随后的正相波波峰之间的距离。时限指波形开始偏离到第一次回归基线的时间（即，负相波峰时限）。仅需要单一刺激点便可计算感觉神经传导速度。因为感觉电流的起始潜伏期，感觉神经传导速度仅包含神经传导时间

脉宽设置为 100μs 或 200μs，且大多数正常的感觉神经需要大约 5~30mA 的电流强度以达到超强刺激，该电流强度远小于运动神经传导检查中所使用的电流强度。因此，感觉神经纤维的刺激阈值低于运动神经纤维。这一点可以轻易证明；当缓慢增加刺激强度，你会先感觉到异样感觉（感觉）而后才感觉到或看到肌肉开始收缩（运动）。如同运动传导检查一样，需逐步自基线（0mA）逐渐增加电流强度，且通常以 3~5mA 为单位逐渐增加，直至所记录到的感觉电位达到最大。此时的电位即感觉神经动作电位（sensory nerve action potential，SNAP），代表了所有感觉纤维动作电位总和的复合电位。SNAP 常为双相或三相波。对于每个刺激点，都需要测量起始潜伏期，峰潜伏期，时限，以及波幅等参数（图 3-5）。不同于运动神经传导检查，感觉神经传导速度可以通过单一的刺激点所获得参数来计算，通过测量刺激电极与记录电极之间的距离并将其除以起始潜伏期便可以计算感觉神经传导速度。不需要如同运动神经传导检查，需要通过用两个不同的刺激点来记录，以排除神经肌肉接头传递时间或肌肉去极化时间。

起始潜伏期

　　对于双相 SNAP 而言，起始潜伏期指自刺激伪迹开始至负波偏离基线点的时间；而对于三相 SNAP，则指刺激伪迹开始至起始正波峰的时间。SNAP 的起始潜伏期代表被检神经中最粗大的皮

肤感觉神经纤维从刺激点到记录电极之间的传导时间。

峰潜伏期

　　峰潜伏期指刺激伪迹开始到第一个负相波波峰中点的时间。尽管峰潜伏期所代表的感觉神经纤维的种类不明（相对的，起始潜伏期代表了被检神经中的最快传导神经纤维），但测量峰潜伏期具有几个优点。峰潜伏期可以直接判定，且在判定峰潜伏期的过程中通常不存在个体间差异。相比之下，起始潜伏期容易受到电噪声或刺激装置的影响，从而使得有时很难确定起始潜伏期。此外，对于某些电位，尤其是较小者，有时很难确切定位波形开始偏离基线的位置（图 3-6）。然而，在测量峰潜伏期时不会发生上述问题。通常采用一段标准距离的刺激来进行感觉传导检查以获得峰潜伏期的正常值。注意峰潜伏期并不能用于计算传导速度。

波幅

　　SNAP 波幅最常指基线至负相波波峰的距离，有时也用首个负相波波峰与随后的正相波波峰之

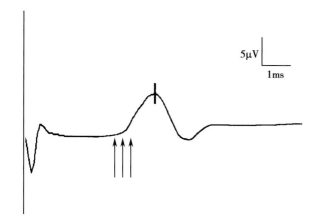

图 3-6 感觉神经动作电位（SNAP）的起始潜伏期与峰潜伏期。起始潜伏期与峰潜伏期具有各自优缺点。起始潜伏期代表快传导神经纤维，并可用于计算神经传导速度。然而，对于许多电位，尤其是较小的，很难确切标记 SNAP 初始偏离基线的位置，（蓝色箭头：可能的起始潜伏期）。标记峰潜伏期较为直接，通常不同操作者之间几乎无差异。但是，峰潜伏期所代表的神经纤维的类别不明确，并且也不能依靠峰潜伏期来计算神经传导速度

间的距离表示。SNAP 波幅反映了所有发生去极化的感觉神经纤维总和。较低的 SNAP 波幅提示明确存在着周围神经病。

时限

与 CMAP 的时限相似，SNAP 的时限指波形开始偏离到第一次回到基线的时间（即，负相波时限），但也可以使用 SNAP 开始偏离基线至末次回归基线的时间来表示。前者通常更为准确，因为在后一种方法中很难准确地标记 SNAP 最终与基线交汇的时间点，这主要是由于其回归基线通常非常缓慢。相对典型的 SNAP 时限比 CMAP 时限短（1.5ms vs 5～6ms）。因此，时限是确定波形是神经电位还是肌肉波形的一项非常有价值的参数（图3-7）。

传导速度

不同于运动传导速度需要两处刺激点来计算，简单地使用传导距离除以起始潜伏期便可以通过单次刺激来计算感觉传导速度。原则上，远端传导速度与起始潜伏期是相同的参数；他们唯一的不同在于经历了一次乘法步骤（即，距离）。感觉传导速度代表的是被检神经中传导速度最快的有髓鞘神经纤维的传导速度。

对于近端节段，神经近端部分的感觉传导速度可以通过近端刺激而后计算近端与远端刺激点

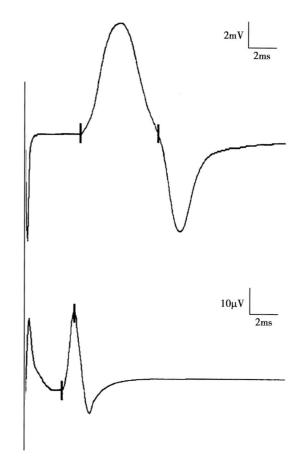

图 3-7 复合肌肉动作电位（CMAP）以及感觉神经动作电位（SNAP）的比较。CMAP（上图）以及 SNAP（下图）都是复合电位，但在波形大小与时限等方面则截然不同。CMAP 的波幅位于毫伏范围之内，SNAP 波幅以微伏计（注意：两道描迹图所使用的灵敏度不同）。CMAP 负相波时限大致为 5～6ms，SNAP 负相波时限短得多，大致为 1～2ms。当同时刺激感觉与运动神经纤维时（例如，进行逆向的感觉或混合神经检查），上述参数的不同（尤其是时限）可用于鉴别未知的波形是来源于神经还是肌肉电位

之间的神经传导速度来获得，计算方法类似于运动传导速度：（近端刺激点与远端刺激点之间的距离）/（近端潜伏期−远端潜伏期）。然而，由于相位抵消以及时限离散等因素的存在（见后），即使在正常人群中，近端感觉神经检查所获得的波幅较小甚至难以诱发。注意：传导距离除以近端起始潜伏期可以获得近端刺激点至记录电极的感觉传导速度。

感觉传导检查中需商榷的内容：逆向技术 vs 顺向技术

当神经去极化时，传导将相同的自刺激点双向传导。因而，感觉神经传导检查既可以使用逆向技术（刺激电极位于记录电极的近端）也可以使

用顺向技术（刺激电极位于记录电极的远端）。例如，进行正中感觉神经传导检查（正中神经 - 示指）时，可以在腕部刺激正中神经在示指上使用环状电极记录（逆向技术）。相反的，也可以使用环状电极刺激，在腕部正中神经上记录（顺向技术）。尽管，逆向技术所获得的感觉电位的波幅较大，但两种技术所获得的潜伏期以及传导速度应该是一致的（图 3-8）。

总的来说，逆向技术更为优秀，但是两项技术都具有各自的优缺点。所有原因中最为重要的一点是，逆向法的波幅高于顺向法，逆向法动作电位更易确定。SNAP 波幅的大小直接与记录电极和所检神经之间的距离成正比。在使用逆向法检查神经传导时，记录电极更接近于被检神经。例如，在使用逆向技术检查正中神经感觉电位时，环状记录电极位于手指，电极非常接近于被检的皮下指神经。当反向放置刺激与记录电极以采用顺向技术时，记录电极与腕部所检神经之间存在较多的组织（例如，腕横韧带以及其他结缔组织等）。导致记录到的感觉电位明显减小。逆向法波幅较大是主要优势。逆向法记录很小的电位时特别有用。另外，由于逆向法所记录到的电位明显大于

顺向法，逆向法也较不容易受到电噪声以及各类伪迹的干扰。

然而，逆向法也具有一些缺点（图 3-9）。由于整个神经（包括运动神经纤维）在检查过程中都受到了电刺激，这常导致 SNAP 后伴有容积传导的运动电位。由于 SNAP 的潜伏期明显要早于容量传导性电位，因此通常情况下两者并不难区分。然而，如果两个电位具有相似的潜伏期，或者如果感觉电位消失，就可能产生问题。尤其很容易将容积传导运动电位的第一部分误认为是 SNAP。在这种情况下，测量电位的时限可有助于鉴别感觉

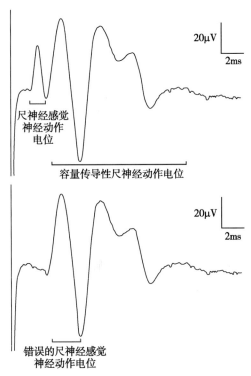

图 3-9　逆向感觉传导检查中的辨别错误。在逆向法中，所有的神经纤维，无论感觉还是运动都受到刺激，因此，SNAP 后伴有容积传导运动电位。上图：正常的逆向尺神经感觉电位，腕部刺激，第五指记录。注意：尺神经 SNAP 后伴巨大容积传导运动电位。可根据 SNAP 的典型波形来区分两者，尤其是 SNAP 大约只有 1.5ms 的负相波时限。随着刺激强度增加，SNAP 一般早于容积传导运动电位。下图：如果感觉电位消失，则在使用逆向法进行检查时，有可能会将容积传导性运动电位误认为 SNAP。避免该错误的关键是运动电位时限较长，运动电位的波幅也较高，潜伏期延长 / 传导速度较慢。在这一例子中，被误认的电位的负相波时限大约为 2.5ms。在某些例子中，如果仍然无法明确电位的来源，则可以使用顺向法重复神经传导检查，因为顺向法不会产生容积传导运动电位。顺向法与逆向法所获得的起始潜伏期应该一致。顺向神经传导检查技术最主要的问题在于波幅较逆向技术要小很多（注意：正常情况下，感觉电位的波幅通常很小，以微伏计）

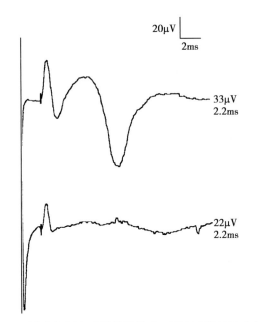

图 3-8　逆向与顺向感觉传导检查。正中感觉神经动作电位（SNAP）。上图：逆向法，腕部刺激，示指记录。下图：顺向法，示指刺激，腕部记录。两种测量方法所获得的潜伏期及传导速度相同。逆向法的优点在于波幅较大，但随后伴有一个大的容积传导运动电位。如果逆向法未能诱发出 SNAP，应当心不要将容积传导运动电位误为感觉电位。注意：SNAP 与 CMAP 的时限明显不同，可鉴别 SNAP 及容积传导运动电位

与运动电位。如果仍然无法确定，可再使用顺向法重复检查。因为顺向法检查不会产生容积传导运动电位。在此病例中，逆向与顺向电位应该具有相同的起始潜伏期。

病变位于背根神经节近端时，感觉神经动作电位正常

周围感觉神经纤维来源于背根神经节细胞，即初级感觉神经元。这些细胞具有独特的解剖排列结构：它们是位于脊髓之外、靠近椎间孔的双极细胞。这些细胞的中央突触形成感觉神经根，周围突触形成周围感觉神经。任何神经根的病变，即使非常严重，甚至已导致与背根神经节中央突触的连续性中断，但背根神经节以及其周围轴突仍然可以保持完整。因此，当背根神经节近端发生病变时，包括神经根、脊髓以及大脑，SNAP 维持正常（图 3-10）。在肌电图检查中，患者存在异样感觉或感觉缺失而上述区域内 SNAP 依然维持正常的情况常见。很少有其他病会导致相类似的情况，但仍然需要结合电生理检查与临床发现才能推断病变位于背根神经节近端。

对于运动神经纤维，情况则完全不同。初级运动神经元即脊髓前角细胞位于脊髓腹侧灰质，运动神经元轴突构成运动神经根，并最终成为周围运动神经。运动神经根的病变使周围运动神经纤维与其初级神经元之间的连续性发生中断，并

导致与之相关的周围神经内的运动纤维都发生退变。因此，神经根病变通常造成运动神经传导检查，尤其是针肌电图出现异常。

近端刺激：正常的时程离散及相位抵消

在常规的运动传导检查中，由近端及远端刺激所分别获得的 CMAP 在形态上几乎一致。如果仔细测量，可发现：近端 CMAP 时限可能轻度延长，而面积及波幅则可能轻度降低。然而，如果使用相同的近端及远端刺激点来进行感觉神经传导检查，则会发现近端 SNAP 较远端 SNAP 的时限、面积以及波幅都有很大改变。相较于远端 SNAP，近端 SNAP 时限明显延长，而波幅及面积则明显下降（图 3-11）。这些改变都是正常的，是由于时程离散和相位抵消的综合作用。

SNAP 与 CMAP 都是复合电位。在感觉神经传导检查中，许多的单个感觉神经纤维发生去极化并相加产生了 SNAP。在任何一条感觉神经中，都有大、中、小有髓纤维，这些有髓纤维发生去极化及传导的速度略有不同。通常，大的神经纤维去极化早于小的神经纤维。同样，单个感觉神经纤维所产生的动作电位的大小也存在正常的变化区间，较大的神经纤维通常具有较大的波幅。由于这些每个神经纤维的去极化时间的轻度不同（大、传导速度快的纤维去极化早于较小，传导速度慢的纤维），产生了时程离散。时程离散通常在

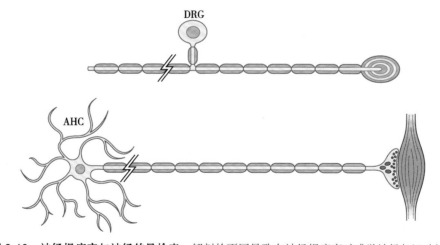

图 3-10 神经根病变与神经传导检查。 解剖的不同导致在神经根病变时感觉神经与运动神经传导检查的异常表现不同。感觉神经（**上图**）源自背根神经节（DRG）。而 DRG 为双极细胞，其中央突触构成了感觉神经根，周围突触构成周围感觉神经纤维。运动神经（**下图**）源自脊髓前角细胞（AHC），位于脊髓腹侧灰质。神经根的病变使周围运动神经与其神经元、前角细胞的连续性中断，但 DRG 及其周围突触未损伤。因此，神经根损伤可能导致远端运动神经纤维变性，所以运动神经传导检查和／或针肌电图会出现异常。然而，在神经根病变时，因为病变部位在背根神经节近端，远端感觉神经保持完整。因此，感觉神经传导检查正常

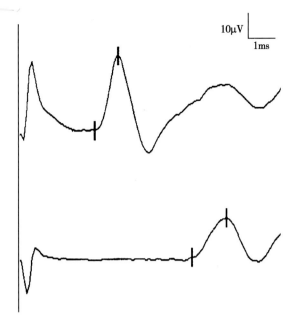

图 3-11　近端感觉神经检查。正常的正中感觉神经检查，在腕部（**上图**）及肘部（**下图**）刺激，示指记录。注意：正常人群中，近端刺激所得的感觉神经动作电位（SNAP）时限较长、波幅与面积较小。该现象出现的主要原因为正常的时程离散与相位抵消。如果远端刺激所得的 SNAP 非常小，就很可能难以甚至无法用近端刺激来获取感觉神经动作电位

近端刺激时更为明显，较慢的纤维会进行性地滞后于快纤维（图 3-12）。这如同马拉松比赛，一位选手的速度为 5.36m/s（每英里 5 分钟），而另一位选手的速度则为 4.47m/s（每英里 6 分钟）。在比赛开始的时候，两者非常接近（离散较小），但当到达终点时，两者之间就有很大的差距（离散较大）。

近端刺激时，快传导纤维与慢传导纤维之间的时差更明显，导致波形的时限和时程离散的增加。如果仅仅只有时程离散起作用，当波形扩展变宽时波幅会出现下降，但面积保持不变。如果设想每个感觉纤维动作电位在形态上都是单相的，那么上述的波形改变便真的会发生。但是，单个感觉纤维动作电位在形态上通常为双相或三相。单个、粗大的有髓鞘感觉纤维有时限大约为 0.5ms 的负相波，大约是正常的远端 SNAP 时限的一半（通常时限约 1.3ms）。这表示在开始 0.5ms 之后，随后传导而来的快传导纤维的正相部分叠加在之前的慢传导纤维的负相波部分。当此类重叠现象发生于某一感觉纤维动作电位的正相波与另一感觉纤维动作电位的负相波之间时，便发生相位抵消，使得产生的总和电位较小。这导致复合动作电位的面积下降，波幅进一步下降。

尽管通常认为时程离散与相位抵消作用发生于近端刺激时，但远端刺激时也会出现。例如，相较于在腕部刺激，在更远端的手掌进行刺激，在示指所记录到的正中神经 SNAP 波幅大且时限更短。这是由于在常规的远端刺激也同样会发生非病理性的时程离散及相位抵消。然而，远端刺激时所出现的时程离散并不明显，因为慢传导纤维没有充足的时间产生明显滞后，而此时相位抵消不明显。这造成了远端刺激电位通常较近端刺激电位波幅及面积更大。在近端刺激时，相位抵消往往导致电位的波幅及面积变小、而时限延长。

时程离散与相位抵消也存在于运动传导检查中，但远不明显（图 3-12）。CMAP 是许多单个运动单位动作电位（MUAP）的总和。单个运动单位动作电位的负相波的时限大致为 5～6ms，非常接近于 CMAP 的总时限。由于上述原因，使得大部分 MUAP 都位于同一相内。再者，运动神经纤维传导速度的正常离散范围比感觉神经纤维更小。因此，在近端刺激时，即使传导最慢的运动神经纤维也不会明显滞后于传导最快的运动神经纤维，即时程离散与相位抵消对于运动神经传导检查的影响明显小于感觉神经传导检查。

混合神经传导检查

混合神经传导检查在许多方面类似于感觉神经传导检查。两者检查的都是复合神经动作电位，且刺激与记录的方法也类似。对混合神经传导，电位是由神经中的运动以及感觉纤维动作电位共同产生的。尽管理论上任何混合神经都可以进行检查，但临床上，最常检查的是正中神经、尺神经以及远端胫神经。上述混合神经传导检查主要用于腕部正中神经病、肘部尺神经病以及跗管受累的胫神经病的电生理诊断。

我们可能认为：混合神经传导检查同时检查了运动以及感觉神经纤维，但相较于分别进行的运动神经传导检查与感觉神经传导检查似乎并不具有优势。然而，在常规的运动或感觉神经传导检查，人体内最粗大、传导速度最快的神经纤维未被检查到。这些纤维即感觉肌肉传入纤维：Ⅰa 纤维主要起到支配肌梭的作用。只有在整根混合神经都被刺激并记录的混合神经传导检查中，才能检查到这些最大的神经纤维。混合神经传导速度通常快于运动或皮肤感觉神经传导速度，这主要是

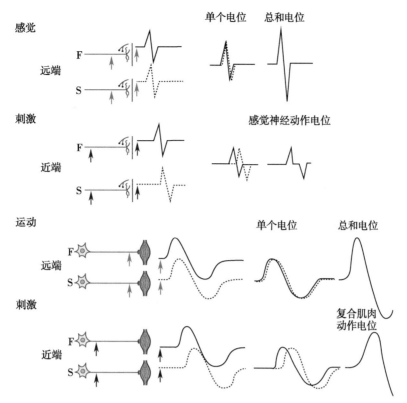

图 3-12 神经传导检查中的时程离散与相位抵消。 感觉神经动作电位（SNAP）与复合肌肉动作电位（CMAP）都是复合电位，分别代表所有单个感觉以及肌纤维动作电位的总和。个体中，神经纤维的传导速度也有快（F）有慢（S）。远端刺激时，快传导纤维及慢传导纤维所产生的电位几乎同时到达记录点。但是，当近端刺激时，慢传导纤维电位则明显滞后于快传导纤维电位。对于感觉神经纤维而言（上图），近端刺激所引起的时程离散导致慢传导纤维的负相波与快传导纤维的正相波重叠。除了时程离散效应会导致波幅下降以及时限延长以外，这些重叠的正相及负相波之间也会发生相互抵消，导致电位的面积及波幅下降。对于运动神经纤维，时程离散与相位抵消的作用不明显（下图）。单个运动纤维电位的时限通常较单个感觉纤维要长。因此，在时程离散程度相同的情况下，运动纤维动作电位的正相波与负相波很少重叠（From Kimura，J.，Machida，M.，Ishida，T.，et al.，1986. Relationship between size of compound sensory or muscle action potentials，and length of nerve segment. Neurology 36，647，with permission of Little，Brown and Company.）

由于混合神经中包含有 Ⅰa 纤维。此外，由于 Ⅰa 纤维直径最大，因而也含有最大量的髓鞘，因此 Ⅰa 纤维在脱髓鞘病变中（神经卡压病）往往最早受累。

在混合神经传导检查中，肌电图仪的设置相似于感觉神经传导检查。由于电位波幅较小（通常范围在 5～100μV），因此灵敏度通常设置在 10～20μV/格。记录电极（G1 以及 G2）沿混合神经走行放置，记录电极间的距离大致为 2.5～4cm，记录电极（G1）置于靠近刺激电极的一端（图 3-13）。混合神经动作电位（mixed nerve action potential，MNAP）代表了所有感觉以及运动神经纤维动作电位的总和。MNAP 常为双相或三相波。起始潜伏期、峰潜伏期、时限、波幅，以及传导速度的测量与感觉神经传导检查相同。

刺激原理

超强刺激

为了得到准确且可重复的数据，则无论在哪个位置都必须使被检神经内所有神经纤维都被激活。如果电流强度太低，则不能使全部神经纤维都发生去极化（次最强刺激）。如果电流强度太大，电流可能扩散、使邻近神经发生去极化（共同刺激）。为了使所有的神经纤维都发生去极化，在不同个体、在不同解剖位置所需要的电流强度不同。例如，某些神经位于皮下（例如尺神经在肘部），其他神经的位置可能较深（例如，胫神经在腘窝处）。在每个刺激点，必须使用超强刺激以确保被检神经中所有轴突都发生去极化。为了达到超强刺激，

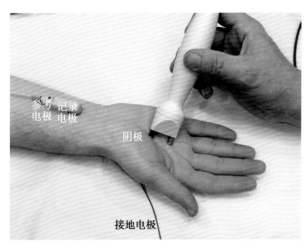

图 3-13　混合神经传导检查。正中混合神经检查，掌部刺激，腕部记录。记录电极（G1）靠近刺激电极的阴极。混合神经传导检查可以刺激及记录被检神经中所有运动及感觉纤维，包括肌肉传入纤维，即Ⅰa纤维，其在常规感觉或运动传导检查中不被记录

电流强度应缓慢增加直至动作电位的波幅恒定不变。而后电流强度再增加 20%～25% 以确保电位的波幅不再增大，这便是超强刺激。无论在哪个位置，都必须使用上述操作过程以确保达到超强刺激。在神经传导检查中，最为常见的错误之一就是一旦波幅达到了正常值范围便停止继续增加电流强度。此时，得到的电位可能是"正常"的但却不是超强的。

优化刺激位置

检查者总是倾向于常规使用较高的刺激强度

以确保达到了超强刺激。然而，实际操作起来则可能会由于刺激电流扩散并激活邻近神经从而导致技术错误，此外还会增加患者不必要的痛苦（见第8章）。最实用的技术之一便是将电刺激器直接置于被检神经体表对应的合适位置之上，这样就能以最小电流强度诱发出最大的 CMAP 波幅（图 3-14）。此技术非常容易学会。根据解剖学标志，电刺激器应放置在神经通过的位置之上。刺激强度应逐渐增加直至第一个较小的次最大电位出现。此时，应维持刺激强度恒定，而后将刺激器沿最初的刺激点平行向外侧或内侧稍移动（图 3-15）。可诱发出最大波幅的位置就是最接近于被检神经的位置。由于刺激强度较低，因此该操作通常不会造成患者明显疼痛。明确理想的刺激位置，则可逐渐增加电流强度以达到超强刺激。使用该技术可以使

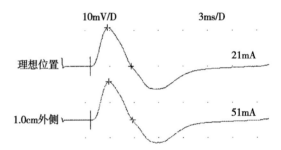

图 3-14　合适的刺激位置及超强刺激。在该例中，腕部刺激正中神经，拇短展肌记录。上图：刺激器置于神经（理想位置）。下图：刺激器则由原先的位置向外侧移 1cm。而后超强电刺激。注意：在上述两种情况下，所记录到的复合肌肉动作电位是相同的。但是，刺激点位于理想位置外侧时达到超强电刺激所需要的电流强度较理想位置的两倍还多

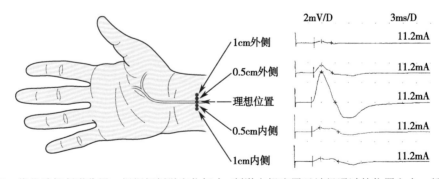

图 3-15　优化神经刺激位置。根据解剖学定位标志，刺激电极应置于神经通过的位置之上。缓慢增加刺激强度直至第一个较小的次最大电位出现。此时，应维持刺激强度恒定，后将刺激器沿最初的刺激点平行向外侧或内侧稍移动。注意：在本例子中，每次刺激器移动的距离很小（0.5cm），但复合肌肉动作电位的波幅却都明显改变。合适的刺激位置应该是能够诱发出最大动作电位的位置，应该直接位于神经上。因为刺激强度较低（在本例中，11.2mA），因此优化刺激位置的过程不会给患者带来疼痛。一旦理想的刺激位置被明确，便可逐渐增加电流强度直至达到超强电刺激。使用这一技术可以明显减少达到超强电刺激所需的电流强度，在减少可能发生的主观技术错误的同时也减少了患者的不适，提高了神经传导检查效率

用非常小的电流强度就得到超强刺激，并可有效减少许多技术性错误，同时使患者更好地配合及耐受检查。

重要的基本类型

需要认识并掌握的根据病理机制所致的神经传导异常的几种基本模式。例如，运动传导检查的异常通常多见于脊髓前角细胞、神经根、神经、神经肌肉接头或肌肉病。相对的，感觉或混合神经传导检查异常则往往提示着周围神经原发性病的存在。

神经病性病变

神经病性病变主要分为以轴突丢失和以脱髓鞘为主两种。轴突丢失可见于神经断裂，也可能是许多破坏轴突代谢机制的中毒性、代谢性或遗传性因素的作用结果。脱髓鞘多为髓鞘脱失或功能障碍所致，上述两种情况则多见于卡压性或压迫性神经病。此外，脱髓鞘病变只见于少数情况：某些遗传性疾病（例如，Charcot-Marie-Tooth 多发性神经病），中毒（例如，白喉），也有学者推测脱髓鞘病变可能是免疫系统攻击髓鞘所导致的（例如，吉兰 - 巴雷综合征）。在神经病性病变中，神经传导检查所提供的关键性的诊断信息可用于明确鉴别轴突丢失与脱髓鞘病变。

轴突丢失

轴突丢失是神经传导检查中最为常见的异常类型。波幅降低是与轴突丢失密切相关的主要异常表现。CMAP、SNAP 以及 MNAP 的波幅分别反映了运动、感觉以及混合神经轴突的数量。当轴突丢失时，这些电位的波幅下降。最好的评估轴突丢失的方法是与之前的基线值、正常值或与对（正常）侧比较。注意：尽管轴突丢失常导致波幅下降，但不能因而就认为波幅下降就提示着轴突丢失的存在。（见随后的两部分：**脱髓鞘**及**传导阻滞**）。

在轴突丢失中，如果大的快传导轴突保存完整，则神经传导速度及远端潜伏期等参数都表现正常。因此，典型的轴突丢失的电生理表现应该为波幅下降同时潜伏期及传导速度正常（图 3-16B）。但是如果大的快传导轴突丢失，则远端潜伏期及传导速度会轻度的延长及减慢。但是，明显的潜伏期延长及传导速度减慢却不会发生。为了了解这

个概念以及轴突丢失所可能产生的传导速度减慢的范围，在图 3-17 中举例说明。每个神经都含有一定数量的具有不同轴突直径及传导速度的有髓神经纤维。例如，正中神经，直径最大的（即传导

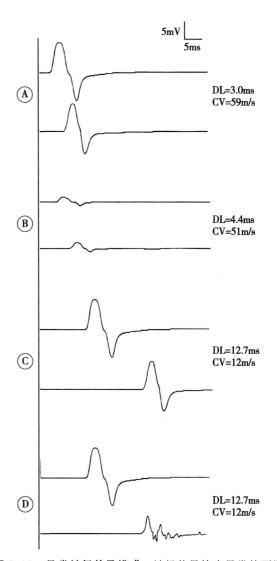

图 3-16　异常神经传导模式。神经传导检查异常的不同类型取决于其神经病理是轴突丢失还是脱髓鞘。**A.** 正常的检查结果。注意：正常的远端潜伏期（DL）< 4.4ms，波幅 > 4mV，以及传导速度（CV）> 49m/s。**B.** 轴突丢失。波幅降低，传导速度正常或轻度降低，但不小于正常值下限的 75%；远端潜伏期正常或轻度延长，但不超过正常值上限的 130%。近端及远端刺激所得的动作电位的形态不改变。**C.** 脱髓鞘病变所致的明显的传导速度减慢主要与遗传性病相关（例如，Charcot-Marie-Tooth 多发性神经病）。传导速度通常明显减慢（小于正常值下限的 75%），远端潜伏期则明显延长（大于正常值上限的 130%）。然而，近端与远端刺激所得波形无明显区别。**D.** 脱髓鞘病变合并传导阻滞 / 时程离散。传导速度明显减慢、远端潜伏期明显延长，且近端与远端刺激所获得的动作电位的波形明显不同（传导阻滞 / 时程离散），这最常见于获得性脱髓鞘病变。这类异常模式可见于吉兰 - 巴雷综合征或其他获得性脱髓鞘病变

速度最快的)有髓神经纤维的传导速度为65m/s。而正常值的下限,即慢传导神经纤维的传导速度可以仅为35m/s。绝大多数的神经纤维的传导速度是位于这两极之间的。然而,在常规神经传导检查中,尽管所有的神经纤维都参与了波幅及面积等参数的构成,但只有快传导纤维参与组成了传导速度及潜伏期等参数。

　　在与轴突丢失相关的病变中,需要考虑传导速度异常的两种极端情况。其一,轴突丢失非常严重,只有小部分的快传导纤维得以保存(图3-17B)。由于快传导纤维仍然存在,当波幅出现明显下降时,传导速度及远端潜伏期则保持正常。另一种极限情况是:除部分正常的传导速度最慢的慢传导纤维得以保存外,其余轴突都发生了损伤(图3-17C),此时,波幅同样会出现明显的下降。同时传导速度也会出现减慢,但最多仅下降至35m/s(约为正常下限的75%),代表上述慢传导纤维的传导速度。更严重的传导速度的减慢通常不会发生在单纯的轴突丢失的病例中,因为正常的有髓神经纤维不可能传导的比这个速度更慢。同时,潜伏期以类似的方式延长,但这种延长也存在一定极限,通常潜伏期的延长不会超过正常值上限的130%。总的来说,轴突丢失所导致的神经电生理异常应位于这两种极端情况之间。因此,当有随机神经纤维丢失时,通常波幅下降,传导速度轻度减慢,同时远端潜伏期也轻度延长(图3-18)。

　　因此,轴突丢失会出现:①波幅下降;②传导速度正常或轻度下降,但不低于正常下限的75%;③潜伏期正常或轻度延长,但不超过正常上限的130%。

　　轴突丢失只有在一种例外的情况下可能出现与上述标准不符的电生理异常,即"超急性轴突丢失",可能见于神经横断后。在这种情况时,如果刺激与记录的位置都位于神经损伤部位的远端,则在急性轴突病变后的3~4天内,神经传导检查的结果维持在正常范围。在病变后第3~10天,沃勒变性过程开始发生:神经横断伤的远端神经纤维开始经历变性过程,造成损伤近端及远端刺激所得电位的波幅都明显降低。沃勒变性的过程较早见于运动神经纤维(典型者发生于伤后3~5天),而后才发生于感觉神经纤维(通常见于伤后6~10天)。一旦沃勒变性完成,典型的轴突丢失可见于神经传导检查。

　　在神经损伤后的3天之内,如果在发生急性

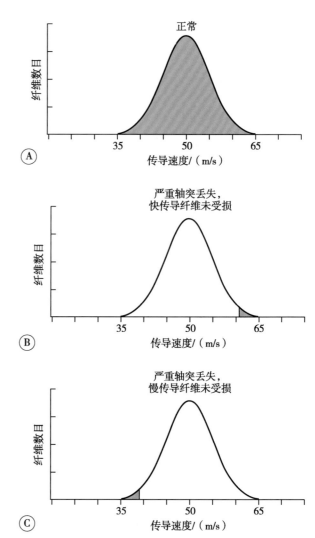

图 3-17　传导速度减慢及轴突丢失。每个神经都有一定数量的具有不同轴突直径及传导速度的有髓神经纤维。例如,正常的正中神经(**A**),最快的有髓神经纤维的传导速度可达 65m/s。而正常值的下限,即慢传导神经纤维的传导速度可达 35m/s。在常规神经传导检查中,所有神经纤维都参与构成波幅及面积,但只有快传导纤维构成了传导速度及潜伏期等参数。与轴突丢失相关的病变中,传导速度减慢有一定的范围。在一种极端情况下(**B**),严重的轴突丢失可能会导致除部分快传导纤维以外的所有神经纤维都损伤(绿线标示)。此时,波幅将出现明显的降低,而传导速度及远端潜伏期则将仍然维持正常,这主要归因于部分快传导纤维得以保存。在另一种极端情况下(**C**),如果除部分慢传导纤维以外的所有神经纤维都损伤(绿线标示),则波幅显著降低。但是,传导速度也可能会下降至 35m/s(=正常值下限的 75%)。在单纯轴突丢失的病例中不会发生进一步的传导速度减慢,因为正常的有髓神经纤维的传导速度不会慢于该速度。相类似的,潜伏期也会明显延长,但通常不超过正常值上限的 130%。因此,轴突丢失时:①波幅会下降;②传导速度正常或轻度减慢,但通常不会低于正常下限的 75%;③远端潜伏期正常或轻度延长,但不会超过正常上限的 130%

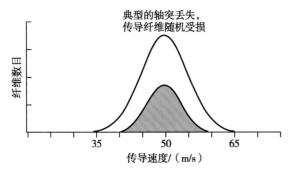

图 3-18　**典型轴突丢失**。轴突丢失往往随机造成部分神经纤维损伤（绿线标示），故神经纤维的及与其传导速度的正态分布为一个较小的钟形曲线。在该例中，波幅降低、且传导速度出现轻度减慢、远端潜伏期则轻度延长。相对于图 3-17 中所示：仅部分传导速度最快或最慢的神经纤维得以在严重的轴突丢失中未受到损伤的极限情况，这是较为典型的轴突丢失的电生理表现

轴突丢失部位的近端及远端分别进行刺激则会出现独特的情形：在损伤的远端刺激，波幅仍维持正常；在损伤的近端刺激，则波幅降低。这类似于神经传导阻滞，与脱髓鞘密切相关的电生理异常表现。最好称之为"假性 - 神经传导阻滞"。这类急性轴突丢失的形式非常少见。在临床中，仅在以下两种情况中出现：①急性神经损伤或横断伤；②神经梗死，是血管炎性神经病最为典型的表现。在这些情况下，唯一可以鉴别急性轴突丢失所引起的假性 - 神经传导阻滞与真的脱髓鞘性神经传导阻滞的方法是在一周后，即沃勒变性后，重复神经传导检查。在轴突丢失的病例中，典型的轴突丢失的电生理异常表现通常会在病变一周后出现（波幅低、潜伏期正常或轻度延长、传导速度正常或轻度减慢）；反之，神经传导阻滞继续存在。

脱髓鞘

髓鞘是神经跳跃性传导的基础。如果没有髓鞘，则神经传导速度会非常慢，或者发生阻滞（图 3-16C、图 3-16D）。在神经传导检查中，脱髓鞘与神经传导速度的明显减慢（慢于正常值下限的 75%）、潜伏期的明显延长（延长超过正常值上限的 130%）或两者都密切相关。超过上述临界值的神经传导速度的减慢及潜伏期的延长提示病变以脱髓鞘为主；在轴突丢失中不会出现异常程度如此之大的参数值，即使是非常严重的累及快传导纤维的轴突丢失这是由于没有正常的有髓轴突会传导得如此之慢（注意：只有非常小的有髓 Aδ 疼痛纤维传导速度在上述范围之内，但常规的神经传导检查

是无法刺激及记录到 Aδ 纤维的）。原则上，任何上肢慢于 35m/s 或下肢慢于 30m/s 的运动、感觉或混合神经传导速度都提示脱髓鞘。除此之外，只有在非常罕见的轴突完全性病变（例如，神经横断）后再生的神经纤维中才会出现如此缓慢的神经传导速度。

有时，肌电图医生会遇到减慢的神经传导速度接近于上述临界值的情况。此时，需要用动作电位波幅来明确传导速度的减慢究竟主要归因于脱髓鞘还是轴突丢失。传导速度接近临界值而波幅正常通常提示脱髓鞘，而如果传导速度异常且同时存在波幅降低则提示严重的轴突丢失。病例如下：

正中神经运动 传导检查	传导速度 /(m/s)	远端刺激 - 运动 电位的波幅
病例 1	35	7
病例 2	35	0.2

在这一病例中，两病例传导速度都为 35m/s，这一值正好位于正中神经脱髓鞘病变神经传导速度的临界值（即正常值下限的 75%）。在病例 1 中波幅正常，因此减慢的传导速度更可能提示脱髓鞘。而在病例 2 中，由于波幅也出现了明显的降低（0.2mV），且合并有同样减慢的神经传导速度。明显降低的波幅提示可能存在严重的轴突丢失。在这种情况下，严重减慢的传导速度更可能代表着严重的轴突丢失，即传导速度最快及中等的神经纤维都发生了损伤而传导速度较慢的纤维仍存在。使用多个信息片段来解释电生理诊断性检查（EDX）的发现是神经电生理检查中永远值得探讨的主题：通常无法依靠单个信息片段来得出准确的解释与诊断，但将多个信息片段结合起来便可以获得准确的解释与诊断。

与脱髓鞘病变相关的波幅改变具有多样性。粗看之下，明显的波幅降低多为轴突丢失的特征性标志。但并非完全是这样，上述结论的得出仍然取决于以下两个条件：

- 是否做了感觉及运动传导检查；
- 是否存在传导阻滞。如果存在，刺激点位于传导阻滞的近端还是远端。

在脱髓鞘病变中，感觉波幅常较低甚至消失。感觉电位波幅的降低主要归因于正常的时程离散及相位抵消。脱髓鞘病变所致传导速度的减慢会进一步加剧上述两种效应。即由于神经传导速度

的范围出现了改变,因此加剧了时程离散及相位抵消,从而使得感觉电位的波幅进一步下降。再次将这一问题考虑成两名马拉松选手:其中一名的速度为每小时 13 英里(1 英里约为 1.6km),而另一名则为每小时 6.5 英里。为了完成 26 英里的马拉松比赛,第一名选手需费时 2 小时,而第二名选手则为 4 小时。因此,两者的时差为 2 小时。这是在正常的时程离散下的情况。现在,想象两名选手的速度仅为他们正常速度的一半,即 6.5 英里/时(1 英里/时约为 1.6km/h)以及 3.25 英里/时,即出现了脱髓鞘,则第一名选手需要 4 小时来完成马拉松比赛,而第 2 名选手则需要 8 小时。现在,两个选手的时差上升至 4 小时。因此,他们较正常情况产生了更大的时程离散。在神经传导检查中,较大的时程离散往往导致更大的相位抵消(即部分神经纤维动作电位的负相波与另一部分神经纤维动作电位的正相波产生抵消),因此波幅降低或消失。

传导阻滞

脱髓鞘病变中的波幅降低见于传导阻滞,例如获得性脱髓鞘病变(图 3-19)。正如在脱髓鞘病变中存在传导阻滞,那么电刺激的位置以及传导阻滞发生的部位将决定其 CMAP 波幅的大小(图 3-20)。

如果刺激点位于传导阻滞的近端,CMAP 波幅将降低。如果传导阻滞位于远端刺激点与记录电极之间,远端刺激与近端刺激所获得的 CMAP 的波幅都将降低,类似于轴突丢失病变(图 3-20,上)。在这种情况下,要证明传导阻滞的存在很困难。如果传导阻滞位于远端与近端刺激点之间,这是常见的情况;远端刺激(刺激点在传导阻滞的远端)CMAP 波幅通常正常,但近端刺激(刺激点在传导阻滞的近端)CMAP 波幅将降低(图 3-20,中)。最后,如果远端及近端刺激点都位于传导阻滞的远端,则无论是近端刺激还是远端刺激所获得的 CMAP 波幅都将是正常的(图 3-20,底)。

在脱髓鞘病变中,经常被问及的关键性的问题是波幅或面积需要下降多少才能确定有传导阻滞。在正常人群,从远端及近端刺激(例如,腕及肘,踝及膝)* 所获得的 CMAP 波幅及面积一般减少不超过 20%,而 CMAP 时限一般增加不超过 15%。

---

* 正常情况下唯一的例外是当上述发现出现在胫神经运动传导检查中时。相对于在踝部刺激胫神经,在腘窝处予以刺激时,胫神经 CMAP 的波幅及面积通常较小,且波形也常变得弥散。尽管会出现上述表现的主要原因尚不完全清楚,但在某些病例中,确实很难在腘窝处达到超强电刺激。在临床上,当在常规胫神经传导检查中发现近端刺激所获得的动作电位的波幅与面积有明显下降时应谨慎地做出传导阻滞的诊断。当在腘窝处刺激胫神经时,正常人也可能出现动作电位波幅下降超过 50% 的情况。

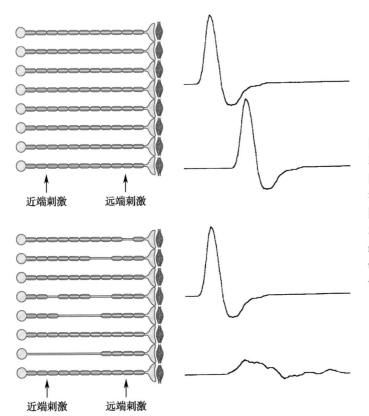

图 3-19　**传导阻滞模型**。在获得性脱髓鞘中,脱髓鞘病变常为散在多发局灶性的病理过程。当在传导阻滞的近端刺激神经时,复合肌肉动作电位面积与波幅下降,波形离散(**下图**)。在正常的神经中(**上图**),近端和远端刺激所获得的 CMAP 的波形基本相同(From Albers,J.W.,1987. Inflmmatory demyelinating polyradiculoneuropathy. In: Brown,W.F.,Bolton,C.F.,(Eds.),Clinical electromyography. Butterworth-Heinemann, Stoneham,MA,with permission.)

近端刺激　　远端刺激

近端刺激　　远端刺激

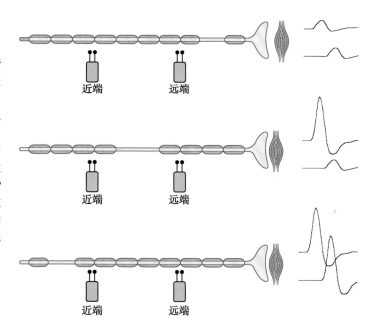

图 3-20　复合肌肉动作电位（CMAP）的波幅及传导阻滞的定位。在脱髓鞘损伤中，刺激的位置、是否存在传导阻滞及具体部位决定了 CMAP 的波幅。**上图**：如果传导阻滞存在于常规的远端刺激点与记录肌肉之间，则近端与远端刺激都会导致波幅降低，这一表现与轴突丢失的表现相一致。**中图**：如果传导阻滞发生于近端与远端刺激点之间，则远端刺激常可获得波幅正常的 CMAP，而近端刺激 CMAP 波幅降低。**下图**：如果传导阻滞的部位在近端刺激点的近端，导致阻滞点远端神经与近端部分的连续性出现了中断，阻滞点远端神经仍正常。因此，无论远端还是近端刺激都将获得波幅正常的 CMAP。晚反应则可能出现异常（见第 4 章）

上述研究提示当 CMAP 的波幅或面积减少超过 20% 时则证实有传导阻滞，而 CMAP 时限增加超过 15% 进一步证实有异常的时程离散。当然，正常的时程离散的程度主要取决于距离。如果在较运动神经传导检查近端刺激点更近的部位（例如，腋部或 Erb 点刺激）进行刺激，则上述值必须被进一步修改。一般来说，Erb 点刺激时，临界值应当加倍（例如，面积或波幅下降应超过 40%，时限的增加应超过 30%）。同样，如果刺激点只稍微移动了很短的距离，CMAP 的面积或波幅发生突变，特别是伴有传导速度减慢时，即使（面积或波幅）下降幅度小于 20%，也提示传导阻滞。

虽然上述关于传导阻滞的指南有其实用性，但是应用电脑模拟技术的精细研究对于"神经传导阻滞合适的电生理诊断标准"持有疑问。这些模拟技术显示，基于许多波幅及面积的标准所得出的脱髓鞘病变所致的运动传导阻滞的诊断中，其波幅与面积下降的程度，与仅仅由于时程离散与相位抵消的联合作用即可达到的程度是重叠的，即使并没有传导阻滞。

在正常的运动传导中，时程离散与相位抵消通常是不会造成明显的近端 CMAP 波幅与面积下降的，其理由已经在之前讨论过了。然而，在脱髓鞘病变中，由于传导速度可能非常缓慢，此时时程离散与相位抵消对于运动神经纤维的影响中就会变得尤为明显。电脑刺激模型证实：在脱髓鞘病变中即使不存在传导阻滞，仅由于时程离散与相位抵消作用就可以使 CMAP 面积下降约 50%，而波幅下降的程度则更为明显（图 3-21）。因此，诊断电生理性传导阻滞的标准应为近端刺激及远端刺激的动作电位的面积相差需要超过 50%。当然，重要的是记得无论是传导阻滞还是异常的时程离散与相位抵消作用都提示获得性脱髓鞘病变。

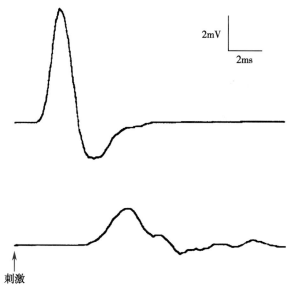

图 3-21　不伴传导阻滞的时程离散。近端刺激所得复合肌肉动作电位（CMAP）的波幅出现明显下降通常表示传导阻滞。在上图中，远端与近端刺激点之间不存在传导阻滞。因此，波幅的下降完全由于脱髓鞘病变所引起的异常的时程离散。CMAP 面积下降超过 50% 可用于鉴别传导阻滞与异常的时程离散，在此图中不存在明显的面积下降（From Rhee, E.K., England, J.D., Sumner, A.J., 1990. A computer simulation of conduction block: effects produced by actual block versus interphase cancellation. Ann Neurol 28, 146, with permission of Little, Brown and Company.）

在周围神经病的患者中，发现有脱髓鞘病变可能是关键性发现。在神经卡压病中，仅通过显示局灶性脱髓鞘病变的存在便可以准确定位神经卡压的具体位置，局灶性脱髓鞘病变则可以根据跨越损伤部位的传导速度减慢或传导阻滞来显示。此外，病变部位传导阻滞的程度提示了肌无力和感觉缺失在多大程度上是由于脱髓鞘改变而非轴突丢失。上述因素直接影响预后及恢复过程。例如，对比两名患者（表 3-1），其中一名患者由于桡神经沟处的桡神经卡压性病引起了严重的垂腕（"星期六夜麻痹"）。

两名患者同时都存在患侧桡神经沟处波幅的下降。在患者 1 中，远端 CMAP 波幅（桡神经沟下方）较对（无症状）侧轻度下降。上述对比提示只存在少量轴突丢失（4mV vs 5mV）。然而，在穿过桡

神经沟时波幅出现了明显的下降（4mV vs 0.5mV），提示患者的肌力下降继发于传导阻滞。传导阻滞提示脱髓鞘病变；因此，预后良好。该患者可能在随后的几周内便由于髓鞘再生而恢复迅速。对比于对侧，患者 2 在桡神经沟下方有明显的 CMAP 波幅的下降（1mV vs 5mV）。这提示有轴突丢失。尽管也同时存在着桡神经沟处的传导阻滞（1mV vs 0.5mV），但该患者肌力减弱的主要原因却是轴突丢失，因此，恢复过程相对较长并且很难完全康复。

最后，多发性神经病的神经传导检查中通常很少见有原发性脱髓鞘，因此在多发性神经病患者中发现有脱髓鞘病变的临床表现就尤具临床意义（框 3-1）。在脱髓鞘性多发性神经病患者中，非卡压部位出现传导阻滞常可被用于鉴别获得性多发性神经病与遗传性多发性神经病。在遗传性脱

表 3-1　桡神经沟内桡神经运动传导检查

患者编号	桡神经 CMAP（患侧）		桡神经 CMAP（健侧）	
	桡神经沟下方 /mV	桡神经沟上方 /mV	桡神经沟下方 /mV	桡神经沟上方 /mV
1	4	0.5	5	4.8
2	1	0.5	5	4.8

CMAP，复合肌肉动作电位

框 3-1　脱髓鞘性神经病

遗传性

Charcot-Marie-Tooth 多发性神经病，I 型（CMT1）*

Charcot-Marie-Tooth 多发性神经病，Ⅳ 型（CMT4）*

Charcot-Marie-Tooth 多发性神经病，X-linked（CMTX）*

德雅兰 - 索塔斯病 #

雷夫叙姆病

遗传性压迫易感性神经病（HNPP）

异染性脑白质病变

克拉伯病

肾上腺脑白质营养不良

科凯恩综合征

尼曼 - 皮克二氏病

脑腱性黄瘤病

线粒体神经消化道脑肌病（MNGIE）

获得性

急性炎性脱髓鞘性多发性神经根神经病（AIDP，最常见的吉兰 - 巴雷综合征的变异）

慢性炎性脱髓鞘性多发性神经根神经病（CIDP）特发性

HIV 感染相关病

意义未定的单克隆丙种球蛋白病（尤其是 IgM）相关病

抗髓鞘相关糖蛋白抗体相关病

骨硬化性骨髓瘤相关病

Waldenström 巨球蛋白血症相关病

传导阻滞相关多灶性运动神经病（±GM1 抗体）

白喉

中毒（例如，胺碘酮，哌克昔林，砒霜，毒品上瘾，沙棘灌木中毒）

这个脱髓鞘性神经病的列表与轴突性神经病的相应列表相比短得多，而且通过临床病史、起病年龄、有无系统性或者中枢神经系统的特征可以进一步缩小鉴别诊断范围。从实际应用的角度来看，成人亚急性 / 慢性脱髓鞘性神经病的诊断很可能是遗传性神经病（CMT I 型）或 CIDP 以及其变异型。

MGUS，单克隆丙种球蛋白病，意义未定的；MAG，髓鞘相关糖蛋白。

* 脱髓鞘性 Charcot-Marie-Tooth 多发性神经病的命名非常复杂。I 型是指常染色体显性，Ⅳ 型是指常染色体隐性遗传，X 型为伴 X 染色体的。根据特殊的遗传缺陷，每种类型又分别具有几种不同的亚型。尽管传导速度位于脱髓鞘性病的范围内，相较于更常见的 CMT1 型患者，男性 CMTX 患者的神经传导速度常位于中间位置（25～38m/s）。而女性 CMTX 携带者的神经传导速度则往往轻度减慢或者正常范围。

德雅兰 - 索塔斯病是个历史名，指一种严重的儿童脱髓鞘性神经病。以前认为是常染色体隐性遗传的一种独特的疾病，基因学分析则显示德雅兰 - 索塔斯病是由隐性遗传或新生常染色体显性突变的一个综合征。隐性遗传模式目前被归类于 CMT4 型，新生常染色体显性突变与引致 CMT1 的是相同的基因，但是其基因缺陷导致更为严重的脱髓鞘性神经病。

髓鞘性多发性神经病患者中（例如，Charcot-Marie-Tooth 多发性神经病，Ⅰ型），有着典型的传导速度的减慢但不伴有传导阻滞。而获得性脱髓鞘性多发性神经病（例如，吉兰 - 巴雷综合征，慢性炎症性脱髓鞘性多发性神经病），其脱髓鞘多表现为散发及局灶性，故在神经传导检查中显示有传导阻滞（图 3-22）。

肌病

在肌病中，感觉神经传导检查通常正常，除非同时合并有神经病性病变。由于大多数肌病主要累及近端肌肉而神经传导检查则多于远端肌肉上记录，因此 CMAP 波幅及远端潜伏期通常也正常。然而，某些少见的肌肉病更易累及远端肌肉，在这种情况下 CMAP 波幅可能降低。如果肌病非常严

重且累及范围较广，波幅也会降低（例如，危重肌病）。然而，即使在上述情况下，远端潜伏期以及传导速度是正常的。

神经肌肉接头病

如同在肌病中一样，感觉传导在神经肌肉接头病中是正常的。CMAP 是否出现异常则主要取决于神经肌肉接头的病变是位于突触前还是突触后。在突触后病变（例如，重症肌无力）中，运动传导，包括 CMAP 的波幅，通常正常。然而，在突触前病变中（例如兰伯特 - 伊顿肌无力综合征、肉毒素中毒）则情况不同，CMAP 的波幅在静息状态通常明显下降，潜伏期及传导速度则通常正常。为了明确诊断神经肌肉接头病，应进行重复神经刺激、运动测试，或两者都进行（见第 6 章）。

（郑超君　译）

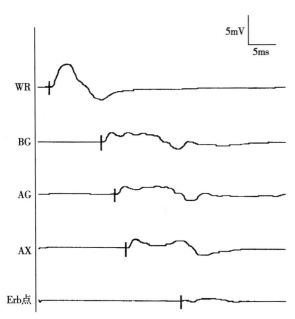

图 3-22　传导阻滞与慢性炎症性脱髓鞘性多发神经病（CIDP）。CIDP 患者的尺神经运动传导检查，分别在腕部（WR）、尺神经沟下（BG）、尺神经沟上（AG），腋部（AX），以及 Erb 点等处刺激，小指展肌记录。注意：传导阻滞 / 异常的时程离散在腕部及肘下之间，以及腋部与 Erb 点之间。传导阻滞与异常的时程离散是获得性脱髓鞘病变的标志。除常见部位的卡压或压迫外，传导阻滞与异常的时程离散不会发生在遗传性脱髓鞘性神经病中

推荐阅读

Albers, J.W., Kelly, J.J., 1989. Acquired inflammatory demyelinating polyneuropathies: clinical and electrodiagnostic features. Muscle Nerve 12, 435.

Feasby, T.E., Brown, W.F., Gilbert, J.J., et al., 1985. The pathological basis of conduction block in human neuropathies. J Neurol Neurosurg Psychiatry 48, 239.

Kimura, J., 1989. Electrodiagnosis in diseases of nerve and muscle. FA Davis, Philadelphia.

Kimura, J., Machida, M., Ishida, T., et al., 1986. Relationship between size of compound sensory or muscle action potentials, and length of nerve segment. Neurology 36, 647.

Kimura, J., Sakimura, Y., Machida, M., et al., 1988. Effect of desynchronized inputs on compound sensory and muscle action potentials. Muscle Nerve 11, 694.

Kincaid, J.C., Minnick, K.A., Pappas, S., 1988. A model of the differing change in motor and sensory action potentials over distance. Muscle Nerve 11, 318.

Olney, R.K., Budingen, H.J., Miller, R.G., 1987. The effect of temporal dispersion on the compound muscle action potential in human peripheral nerve. Muscle Nerve 10, 728.

Olney, R.K., Miller, R.G., 1984. Conduction block in compression neuropathy: recognition and quantification. Muscle Nerve 7, 662.

Rhee, E.K., England, J.D., Sumner, A.J., 1990. A computer simulation of conduction block: effects produced by actual block versus interphase cancellation. Ann Neurol 28, 146.

4 晚 反 应

神经传导检查常用于评估远端神经功能，常规刺激位置很少位于肘关节及膝关节之上。可用于评估近端神经的功能（神经丛及神经根）的方法很少。在上肢，可在近端的腋部以及 Erb 点等处进行表面刺激，但这些方法仍然受到技术因素的限制，尤其是 Erb 点刺激。针刺激或高压电刺激技术常被用于研究神经根水平的近端神经功能，但同样的，上述方法也具有很多的技术局限性。在肌电图检查中，有两种晚反应常规地用于评估近端神经的功能，即 F 反应与 H 反射。两者有各自的优点及局限性（表 4-1）。上述两种晚反应技术常被认为仅用于评估近端神经的功能，但实际上，它们传导的通路涉及整个神经节段，即自神经远端传导至神经近端而后再次返回至神经远端。因此，当常规神经传导检查证实远端神经功能正常而晚反应异常时，晚反应技术就尤为有价值，因为上述情况往往提示近端神经病变。

F 反应

F 反应通常出现在复合肌肉动作电位之后（CMAP，即直接的运动电位），为延迟的运动电位，是一种晚运动反应（图 4-1）。F 反应的名称源于 "foot"，最早记录自足内在肌。在上肢、腕部刺激正中神经及尺神经时，F 反应常出现于刺激后 25～32ms。在下肢，踝部刺激腓神经或胫神经时，F 反应常出现于刺激后 45～56ms。如果刺激部位向近端移位，CMAP 的潜伏期会如期出现延长，但 F 反应的潜伏期则会缩短（图 4-2）。这主要因为 F 反应传导通路的前部分为朝向脊髓的逆向传导。因此，在肢体近端刺激时，动作电位传导的距离缩短，因而潜伏期也因此缩短。在常规的运动神经传导检查中，通常研究的是动作电位沿神经向远端传导，而后通过神经肌肉接头（NMJ），并最终使肌肉去极化。然而，当神经受到刺激后，传导应该是双向的。F 反应为去极化过程沿神经向近端脊髓前角细胞逆向传导，而后回返性激活少量脊髓前角细胞产生冲动再沿神经向远端顺向传导通过刺激点，在相应肌肉上被记录到的电位（图 4-3）。F 反应实际上是一个小的 CMAP，代表了约 1%～5% 的肌纤维。F 波的传入及传出通路都是纯运动的，由于传导通路中不存在突触，F 反应并不是真正的反射。因此当病损选择性地累及感觉神经或感觉神经根时，F 反应通常不出现异常表现。

各个 F 反应在潜伏期、波形及波幅等方面都有略微不同，主要是因为每次刺激时被逆向激活的脊髓前角细胞并非完全相同。最短潜伏期推测代表最大、传导速度最快的运动纤维。在 F 反应检查中需要测量一些参数，其中尤以 F 反应的最短潜伏期最为常用（图 4-4）。F 波出现率指一定次数的电刺激中能诱发出 F 波的次数所占的比例。通常 F 波的出现率大致在 80%～100%，除腓神经 F 反应以外，其余神经 F 波的出现率都大于 50%（见下）。F 波的时间离散度指的是 F 反应最短（最快）潜伏期与最长（最慢）潜伏期之间的时间间隔。正常的时间离散度在上肢可达 4ms，在下肢可达 6ms。任何运动神经都可以诱发出 F 反应，值得注意的是腓神经可能并不在此之列，因为即使在正常人中有时也可能难以诱发出腓神经 F 反应。此外，在睡眠或服用了镇静剂的患者中，也可能会出现所有神经 F 反应消失或出现率下降。在上述情况中，F 反应消失或出现率下降并不一定表示所检神经存在病变。F 反应最好由远端刺激来诱发，因为近端刺激时，F 反应常会与之前 M 波的 CMAP 波形末尾相重叠以致难以辨认。

表 4-1　晚反应：F 反应与 H 反射

	F 反应	H 反射
传入	运动	感觉（Ⅰa 肌梭纤维）
传出	运动	运动
突触	无	有
可检出神经	所有神经	胫神经 - 比目鱼肌（正中神经 - 桡侧腕屈肌，股神经 - 股四头肌）
刺激	超强刺激	次最强刺激，较长的刺激宽度（1ms）
波形	常为多相波 波幅约为 CMAP 的 1%～5% 每次刺激所获得波形都存在不同	稳定的三相波 刺激强度低时，H 波存在且不伴 M 波 随着刺激强度的增加，H 波与 M 波逐渐变大 刺激强度更大时，H 反射变小而 M 波增大
参数	最短潜伏期 时间离散度 出现率	最短潜伏期 H/M 比值（最大 H 波波幅 / 最大 M 波波幅）
主要应用	早期吉兰 - 巴雷综合征 C8～T1，L5～S1 神经根病 多神经病 内部控制（神经卡压症）	早期多发性神经病 S1 神经根病 早期吉兰 - 巴雷综合征 胫神经及坐骨神经病，骶神经丛病
正常值	≤32ms 正中神经 / 尺神经 * ≤56ms 腓神经 / 胫神经 * 与 F 波估计值相比较 症状侧与非症状侧对比 时间离散度 <4ms（正中神经 / 尺神经） <6ms（腓神经 / 胫神经） 响应频率 >50%	≤34ms * 下肢长度的列线图 身高的列线图 两侧潜伏期差值≤1.5ms H/M 比值≤50%
其他内容	在正常人群中，腓神经 F 波可消失或出现率下降 F 反应在睡眠中或服用了镇静药物的患者中可能消失 远端 CMAP 波幅较低的情况下，F 反应可能消失 可以被 Jendrassik 手法增强	踝反射的电生理表现形式 当踝反射存在时，H 反射通常存在 当踝反射不存在时，H 反射可能存在 可以被 Jendrassik 手法增强

CMAP，复合肌肉动作电位；FCR，桡侧腕屈肌。

* 假定为平均身高，且传导速度及远端潜伏期皆正常。

F 反应的检查过程

为了获得 F 反应，刺激与记录电极的布置基本上应与常规的运动神经传导检查（远端刺激时）一致。同时，肌电图仪上的部分参数也需要调整，灵敏度应增加至 200μV/ 格（因为 F 反应的波幅一般都非常小）；根据所检神经的长度不同，扫描速度应增加至 5ms/ 格或 10ms/ 格。必须采用超强电刺激，且调转刺激器的方向使得阴极在近端（图 4-5）。尽管典型的 F 反应也可以在刺激器在标准位置时（阴极在远端）获得，在理论上存在着阳极阻滞的可能性（在阳极下方的神经会发生超级化，进而对阴极

下方去极化所产生的动作电位的逆向传导产生阻滞效应）。刺激频率应不快于每两秒一次（0.5Hz），是为了避免前一次刺激对随后的波形造成影响。另外，这一刺激频率使患者受痛较轻，从而避免了"疼痛的时间总和效应"，该效应常发生于刺激频率太快的情况下（即当患者尚未从前一次刺激所引起的不适中恢复过来时便受到了再一次的刺激）。

由于各个 F 反应的潜伏期及波幅都有变化，注意每次评估应至少记录 10 次 F 反应，如能将其显示在同一描迹图中则更好。实际上，F 反应正常值的获得依赖于至少 10 次刺激。如果无法诱发 F 反

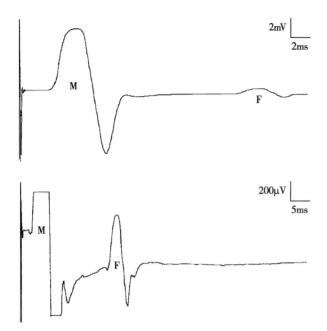

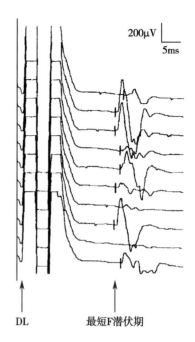

图 4-1　正常 F 反应。腕部刺激正中神经，拇短展肌记录。F，F 反应；M，直接的运动反应（即，复合肌肉动作电位）。注意：要准确测量 F 反应，灵敏度增加至 200μV/ 格，扫描速度应为 5ms/ 格或 10ms/ 格（下图）。依靠上述参数设置，可以辨认 F 反应，但 M 反应却由于超过了放大器的承受极限而变形

应，首先应明确神经是否受到了超强刺激。其次，Jendrassik（增强）操作可被用来帮助"激活"脊髓前角细胞。要求患者在每次刺激之前对侧手用力握拳或咬紧牙关。这些动作常可帮助诱发出那些在静息状态下所无法引出的 F 反应。值得注意的是除非难以诱发出 F 反应，否则不应进行 Jendrassik 操作。因为，在不需要的情况下进行 Jendrassik 操作实际上反而降低了记录到 F 反应的概率*。

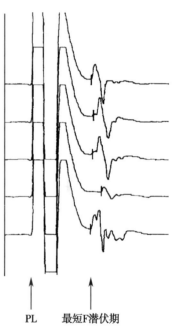

图 4-2　正常 F 反应，远端及近端刺激。正中神经 F 反应记录自拇短展肌，刺激点位于腕部（上图）及肘部（下图）。DL，远端 CMAP 潜伏期；PL，近端 CMAP 潜伏期。注意：在近端刺激时，近端 CMAP 的潜伏期如期显示延长，而 F 反应的潜伏期却显示缩短。这是由于 F 反应逆向传导至脊髓的传导通路缩短

在 F 反应的多项参数中［最短潜伏期、时间离散度（最长 F 波潜伏期减去最短 F 波潜伏期），以及 F 波出现率（图 4-6）］，F 波的最短潜伏期是最可靠且有用的参数，尽管有时 F 波出现率及时间离散度的两侧差异也可以帮助确定异常。可惜的是，由于 F 反应非常小，因此在标记 F 波的初始潜伏期时

---

* 正常情况下，产生于脊髓前角细胞的动作电位起源于轴丘（这一区域为轴突与前角细胞相交汇的部位）。兴奋性与抑制性突触后电位在轴丘处总和在一起。如果达到了刺激阈值，所产生的动作电位便会沿轴突向远端传导。Jendrassik 操作被用来增加运动神经元兴奋性（即，该操作会引起兴奋性突触后电位）。对于 F 波的产生，去极化过程必须逆向传导至轴丘及运动神经元，而后在树突之外传导以返回并再次"回返性激活"轴丘。如果轴丘以及运动神经元处于高兴奋性状态（来源于 Jendrassik 操作），那么运动神经元的去极化过程就会发生得非常迅速，当这一快速的去极化过程返回并试图"回返性激活"轴丘时，可能轴丘仍然正处于不应期从而无法再一次产生出动作电位。因此，如果运动神经元无法达到刺激阈值，Jendrassik 操作可以帮助激活运动神经元以使得 F 波更容易产生；然而，如果运动神经元已被过度激活，那么 Jendrassik 操作实际上反而会抑制 F 波的产生。

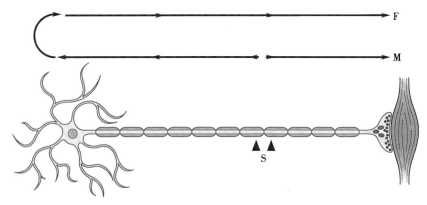

图 4-3　F 反应的传导通路。 当在远端刺激神经时（S），去极化过程会同时沿神经逆向及顺向传导。直接肌肉电位（M）来源于去极化的顺向传导。F 反应（F）来源于去极化逆向传导至脊髓前角细胞、回返性激活部分脊髓前角细胞，而后沿神经顺向传导通过刺激点至记录肌肉

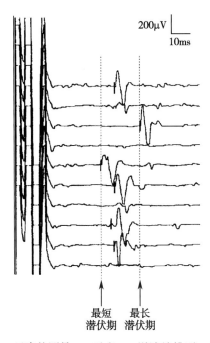

图 4-4　F 反应的测量。 F 反应，10 道连续排列。最短潜伏期即 10 次 F 反应中最短（最快的）的潜伏期，代表最大、最快的神经纤维。时间离散度即最短 F 反应潜伏期与最长 F 反应潜伏期之间的间隔。F 波的出现率即一定数量的刺激中诱发出 F 反应的刺激的比例。在本例中，在第 4 道与第 10 道描迹图中无诱发 F 反应；故出现率为 80%

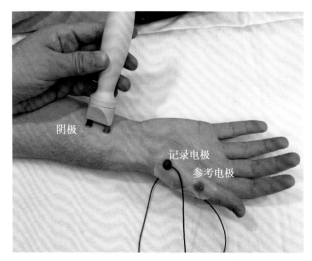

图 4-5　F 反应检查。 正中神经 F 反应检查时，刺激与记录电极的布置如图所示。记录电极的放置与常规的运动神经传导检查相同。在神经远端行超强电刺激，刺激电极的阴极置于近端以避免理论上可能发生的阳极阻滞

常会存在固有误差。最好的办法是将 F 反应的初始潜伏期标记在其（正相或负相）偏离基线的位置；其次，可以将所有 F 反应的描迹图重叠在一起以明确最短潜伏期。

需要进一步强调的是尽管 F 反应通常被认为是评估神经近端部分的方法，但实际上其检查的是整个神经的完整性。例如，任何在常规神经传导检查中出现运动潜伏期延长的神经也必然同时存在潜伏期延长的 F 反应，因为 F 反应的传导通路不但包括有神经的近端部分，也同样含有神经的远端部分。此类情况常见于腕部存在正中神经病的患者，即在此类患者中正中神经 F 反应的最短潜伏期也常出现明显延长；在此病例中，去极化自腕部刺激点逆向上传至脊髓前角细胞，而后沿神经回返性传导至刺激点。然而，去极化过程一旦通过之前的刺激点、势必会穿过腕部传导速度减慢的区域，则必将导致 F 反应潜伏期的延长。同样的，如果存在多发神经病所引起的广泛性的传导速度减慢，则 F 反应也将出现传导速度减慢，反映了整个神经传导速度的减慢。上肢 F 反应的潜伏期较下肢 F 反应短，反映了上肢 F 反应的传导通路

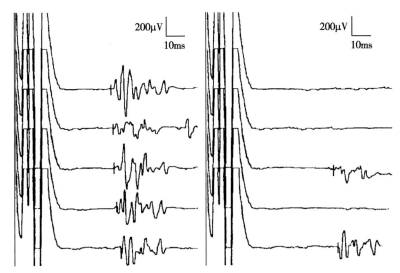

图 4-6　异常 F 反应。胫神经 F 反应，5 道描迹图。**左侧**：右下肢；**右侧**：左下肢。F 反应最短潜伏期在左下肢出现延长，且合并 F 反应出现率的明显下降，提示近端神经病变（例如，S1 神经根病）

相对较短。因此，不必惊讶于身高较高者的 F 反应的潜伏期较身高较低者为长。因此，在根据 F 反应潜伏期延长这一电生理表现做出神经近端存在病变的诊断之前，必须将远端运动潜伏期，神经传导速度，以及患者身高等因素都加以考虑。

F 波估计值

　　F 波估计值是较为有用的通过计算所获得的 F 波的参数之一。F 波估计值需要将远端运动潜伏期、神经传导速度，以及患者肢体长度等因素都归纳进去，以明确延长的 F 波是确实由于神经近端病变，还是仅仅由于与异常的远端运动潜伏期（或神经传导速度）或患者身高过高。根据理论上产生 F 反应所需时间来计算 F 波估计值，同时应将所有可变因素都纳入考虑（图 4-7）。首先，必须计算 F 反应自刺激点逆向传导至脊髓前角细胞所需时间，可通过上述两者之间的距离除以运动神经传导速度来获得。其次，在脊髓前角细胞还存在着简短的转换时间，之前的研究显示这一时间大致为 1ms。再次，F 反应沿神经自脊髓前角细胞返回远端刺激点的时间应等同于其逆向上传时所经历的时间。最后，便是 F 反应自刺激点传导至记录肌

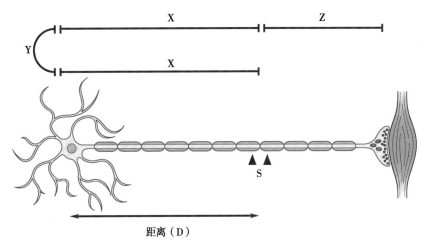

图 4-7　F 波估计值的计算。X 是刺激点（S）至脊髓的神经传导时间；Y 是脊髓前角细胞的转换时间；Z 是刺激点至记录肌肉的传导时间。理论上 F 波估计值 = 2X + Y + Z。X 可以通过测量刺激点与脊髓（D）之间的距离，而后将这一距离除以神经传导速度来获得。Z 即为远端潜伏期。转换时间，Y，在之前的研究中证实约为 1ms。因此，F 波的估计值 = $(2D/CV) \times 10 + 1ms + DL$（转换系数 10 用来将单位转变为毫秒）

肉所需要的时间，即为远端运动潜伏期。因此，如果知道运动神经传导速度以及远端运动潜伏期（上述参数都可以从常规运动传导检查中获得），便可以通过测量刺激点至脊髓之间的距离来计算 F 波估计值了。脊髓与刺激点之间的距离可以大致通过测量胸骨剑突至踝部腓神经及胫神经刺激点之间的距离、或测量腕部正中神经及尺神经刺激点至 C7 棘突之间的距离来获得。

$$F 波估计值 = (2D/CV) \times 10 + 1ms + DL$$

其中，D 即刺激点至脊髓的距离（cm），CV 是神经传导速度（m/s），DL 是远端运动潜伏期（ms），10 作为转换系数被用来将单位转换至毫秒（ms）。脊髓前角细胞内的转换时间约 1ms 也被加入方程式。实际测量所获得的 F 波的最短潜伏期通常要略短于 F 波估计值。这主要是由于方程式中所使用的神经传导速度得自神经远端部分（前臂或小腿），而后，这一数值便被作为整个神经的传导速度来计算刺激点上传至脊髓前角细胞所需时间。然而，在神经近端部分的传导速度实际上存在轻度加快的趋势，主要由于近端神经纤维的直径较大且温度在神经近端部分也相对较高。因此，如果相对于 F 波估计值，测量所得的 F 反应的最短潜伏期存在延长则可以确定神经近端存在延迟（病损），进而排除是由于远端运动潜伏期、运动传导速度，以及患者肢体长度等因素导致了 F 波最短潜伏期的延长。

但是，F 反应的应用有许多局限性。这主要是由于在定位具体病变部位或病变原因时 F 反应缺乏特异性。然而，F 反应是检查整个神经传导通路完整性的有用方法，并且也可对其他神经传导异常起到较好的对照作用。例如，在大多数的多发性神经病中，一般认为 F 反应潜伏期会有轻度的延长。而在远端卡压性神经病中，例如腕管综合征，F 反应则有典型的潜伏期延长。F 反应的最大用处在于其可用于明确诊断早期多发性神经根病，常见于吉兰 - 巴雷综合征。吉兰 - 巴雷综合征，即获得性脱髓鞘性多发性神经根神经病，常以神经根脱髓鞘病变起病。在早期吉兰 - 巴雷综合征中，常规的运动神经传导检查可能完全正常，伴有 F 反应潜伏期延长或消失，提示近端脱髓鞘的电生理异常模式。谨记当某一神经的 CMAP 波幅出现明显降低时，F 反应常常会消失。这主要是因为 F 反应波幅大小仅为 CMAP 波幅的 1%～5%，当 CMAP 波幅出现明显降低时，F 反应通常难以获得

或由于波幅太小而无法测量。例如，如果在胫神经 CMAP 波幅仅为 200μV 的患者中无法诱发出胫神经 F 反应，不能就此认为近端神经存在病变。这更可能是由于严重的轴突丢失所导致的 F 反应出现率的显著降低所致。不应尝试在 CMAP 缺失的运动神经中诱发 F 反应，甚至也不应在 CMAP 波幅非常低的运动神经中尝试诱发 F 反应，因为在上述情况中即使无法诱发出 F 反应也不具有明确的临床意义。

有人设想 F 反应在诊断神经根病或神经丛病时应该最有价值。可惜实际上，从实践角度出发，F 反应在诊断上述疾病时存在局限性。首先，F 反应只能用来检查那些所支配肌肉可以进行记录的神经或神经根。在上肢，可进行检查的只有正中神经及尺神经的 F 反应，所涉及的远端记录肌肉（例如，拇短展肌，小指展肌）主要由 C8、T1 神经根所支配。相对于较常受累的 C5、C6 及 C7 神经根，由椎间盘突出或脊椎退行性病变所引起的神经根病很少会累及到 C8、T1 神经根。而 C5、C6 或 C7 神经根病变则不会引起远端正中神经或尺神经 F 反应异常表现。因此，F 反应仅在评估上肢可疑的 C8～T1 神经根病以及下肢 L5～S1 神经根病（远端记录自腓神经及胫神经所支配肌肉，主要由 L5～S1 神经根所支配）时才具有潜在的诊断价值。

其次，如果神经根病主要累及感觉神经根纤维（此类情况常见于初始症状为疼痛或放射性异常感觉的患者），评估运动纤维的 F 反应是正常的。再次，如果脱髓鞘病变只发生在一个神经小节段，则该局灶性的病变所引起的传导速度的减慢可能会被 F 反应的整个传导通路中传导速度正常的部分稀释掉，进而无法造成 F 反应潜伏期的延长。最后，如果要发生 F 波完全消失或最短潜伏期延长，必然需要所有或者至少绝大部分的运动神经纤维都受累及。然而，这在神经根病或神经丛病中是非常罕见的，除非病变非常严重。例如，除非所有的快传导神经纤维都受累，否则即使半数的神经纤维受累，F 反应的最短潜伏期仍然可能维持正常，反映其他未受损神经纤维的功能，除非所有的最快纤维都受损了。另外，因为所有肌肉都至少受两个或三个肌节所支配，因而来源于未受损的肌节的神经纤维仍然可以产生正常的 F 反应。例如，在严重的 C8 神经根病的患者中，正中神经以及尺神经 F 反应仍然可能是正常的，因为无论是拇短展肌（正中神经）还是小指展肌（尺神经）都同时

由 C8 及 T1 神经根支配，因此 T1 神经根来源的神经纤维仍然可以在此类患者中产生正常的 F 反应。

如同在绝大多数其他神经传导检查中一样，将症状侧与非症状侧进行比较对于评估 F 反应是有帮助的。最后，需要再次强调如果远端神经传导正常，那么 F 反应潜伏期的延长可能表示存在近端神经病、神经丛病或者神经根病，然而这一异常发现并不能为上述疾病之间的鉴别提供任何帮助。

H 反射

H 反射得名于 Paul Hoffmann，他于 1918 年首次记录到 H 反射。H 反射与 F 反应明显不同，它是由感觉神经纤维传入，经突触后，再由运动神经纤维传出所形成的真正的反射。同样的，根据其他几项特性也可明确鉴别 H 反射及 F 反应（表 4-1）。不同于 F 波可以诱发自所有运动神经，H 反射的分布存在明显的局限性。在新生儿中，H 反射广泛存在于各运动神经之中，但超过 2 岁后，H 反射仅能常

规地通过在腘窝处刺激胫神经，在腓肠肌 - 比目鱼肌上记录。尽管通过一定的技术方法也可以刺激股神经，自股四头肌上记录到 H 反射，或通过刺激正中神经自桡侧腕屈肌上记录到 H 反射，然而上述两种方法都有明显的局限性。

H 反射回路包括 Ia 肌梭纤维（感觉传入通路）、α 运动神经元以及其轴突（传出通路）（图 4-8）。如果使用时限宽，强度较小的次超强电流刺激神经，则较可能选择性地激活 Ia 纤维。就如同诱发 F 波时所需要做的那样，为了记录到 H 反射，必须对肌电图仪的几项参数进行调节。初始灵敏度增加至 $200 \sim 500 \mu V/$ 格。典型的 H 反射的潜伏期大致为 30ms，所以扫描速度必须增加至 10ms/ 格。最重要的是为了选择性地刺激 Ia 纤维，刺激脉冲的时限应调节至 1ms。放置记录电极时，应将 G1 放置在比目鱼肌之上，G2（参考电极）应放置于跟腱之上（图 4-9）。尽管可以在腓肠肌及比目鱼肌的任意位置记录到 H 反射，但能诱发出 H 反射最大波幅的理想记录位置应该被明确。如果自腘窝后方

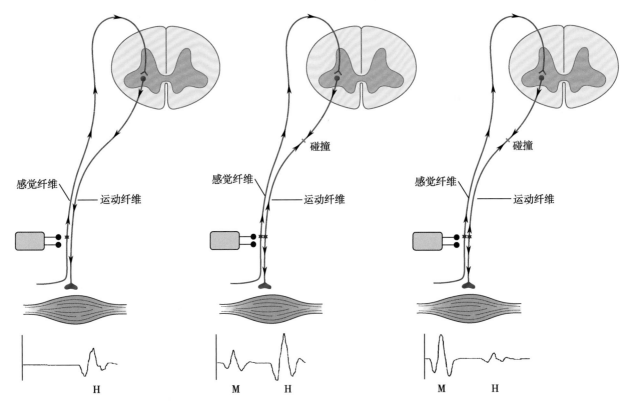

图 4-8　H 反射的回路。 传入通路由 Ia 感觉纤维组成、传出通路由运动轴突构成，中间突触为传导通路的髓内部分。刺激强度较低时（**左图**），Ia 感觉纤维被选择性地激活，从而产生 H 反射，但不出现直接运动（M 波）。随着刺激强度增加（**中图**），越来越多的 Ia 感觉纤维被激活，同时也激活了部分运动纤维。运动纤维的激活产生一个小的 M 波，同时逆向传导的运动冲动与近端向下传导的 H 反射之间发生碰撞。当刺激强度更强时（**右图**），对 Ia 感觉纤维刺激的选择性就不再持续，感觉及运动纤维会同时受到较强程度的电刺激而被兴奋。较强的刺激强度作用于运动神经纤维导致了 M 波进一步增大。然而，由于逆向传导的运动冲动与近端向下传导的 H 反射产生的碰撞逐渐增大从而导致 H 反射逐渐变小

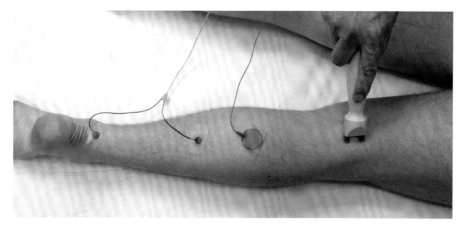

图4-9 H反射示意图。记录H反射,G1需放置于比目鱼肌与腓肠肌两肌腹交汇点远端约2~3横指处的比目鱼肌之上(译者注:也可置于上述交汇点),G2电极放置于跟腱上。随后在腘窝处对胫神经进行次最强刺激,刺激电极的阴极应位于阳极的近端

至内踝突起的水平的跟腱画一直线,而后将直线平分为8部分,则理想的记录位置应在远端第5或第6节段,比目鱼肌之上(图4-10)。这一定位大致在比目鱼肌与腓肠肌两肌腹交汇点远端约2~3横指处。应在腘窝处刺激胫神经,刺激电极的阴极应朝向近端,通常以非常低的刺激强度开始检查。刺激的频率不应快于每2秒1次(0.5Hz)以避免之前的刺激对随后的波形造成影响。随着刺激电流的渐渐增加,H反射(通常为三相波)最初出现于潜伏期约25~34ms的位置。通常应在肌肉完全放松的状态下记录H反射。如果在这种状态下无法诱发出H反射,则可要求患者轻度跖屈踝关节以增强H反射。如果仍然无法获得H反射,则可以使用在之前F波中所描述过的Jendrassik操作以激活脊髓前角细胞。随着刺激强度的逐渐增加,H反射的波幅持续增加而潜伏期则逐渐缩短。当刺激强度进一步增大时,直接的运动波(M波)会出现在H反射之前。当刺激强度仍然进一步增大时,M波持续增大,而H波则逐渐变小。

将所获得的H反射显示在同一道描迹图中,将所有H反射重叠在一起便可以明确H反射的最短潜伏期,这样也可以明确H反射的最大波幅。最好将H反射的潜伏期标记在其最初偏离基线的位置,通常为正相(即,向下偏移)。当超强刺激时,H反射便会消失,而M波之后便会取而代之的出现F反应。对于这些现象的解释如下:当刺激强度很低时,仅有H反射存在而M波则未被诱发出来(图4-11),因为在低刺激强度的情况下仅有Ia传入纤维被选择性地激活。当Ia传入纤维受到刺激时,感觉动作电位会顺向传导至脊髓,

经突触兴奋运动神经元后,产生动作电位沿运动神经向远端顺向传导至记录肌肉,进而产生H反射。而此时运动轴突尚未被直接激活;因此不出现M波。当增强刺激强度后,Ia传入纤维以及运

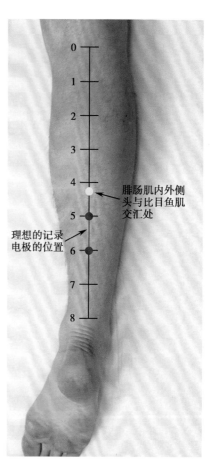

图4-10 理想的H反射的记录位置。在腘窝后方至内踝突起水平的跟腱画一直线,而后将该直线平均分成8部分,记录电极的理想位置在远端第5或第6节段,即比目鱼肌与腓肠肌两肌腹交汇点远端约2~3横指的比目鱼肌之上

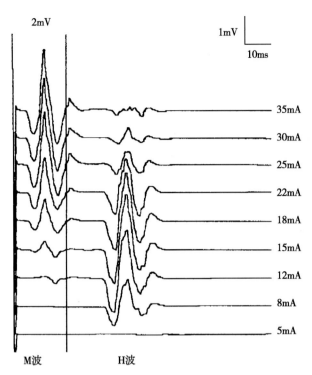

图4-11　**H反射**。注意：在刺激强度较低时，H反射的出现不伴有直接运动（M波）。随着刺激强度的增加，H反射逐渐增大且M波也开始出现。当刺激强度更大时，M波持续变大而H反射则逐渐减小，归因于H反射与逆向传导的运动电位之间的碰撞效应

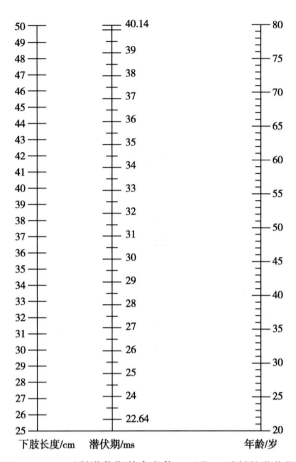

图4-12　**H反射潜伏期的参考值**。正常H反射的潜伏期与下肢长度及年龄等因素相关。下肢长度为腘窝处的刺激点到内踝的距离（Reprinted with permission from Braddom，R.I.，Johnson，E.W.，1974. Standardization of the H-reflex and diagnostic use in S1 radiculopathy. Arch Phys Med Rehabil 55，161.）

动轴突都被直接激活。此刻，顺向传导的运动动作电位产生了M波，但同时运动动作电位也沿运动轴突向脊髓逆向传导（图4-8）。逆向传导的运动电位在近端与沿运动轴突顺向传导的H反射发生碰撞，从而使得H反射变小。当给予超强刺激时，Ⅰa传入纤维与运动轴突都受到了高强度的刺激，逆向传导的运动电位对近端向下传导的H反射所造成的碰撞作用逐渐增大，从而使得H反射进一步变小。最终H反射消失，F波取而代之，而M波则进一步增大。

　　典型的H反射应测量最短潜伏期并将这一参数与相应身高的正常数据进行比较（图4-12以及图4-13）。与对侧比较是评估单侧病变更为有用的方法；当两侧H反射潜伏期的差异大于1.5ms时便可认为具有临床意义。当然，为了使H反射两侧差异具有临床意义，在诱发H反射时必须使两侧刺激电极与记录电极之间的距离保持一致才行。另外，H反射的最大波幅（通常测量峰-峰值）可与M波的最大波幅（测量峰-峰值）相比较以计算H/M比值（表4-1），见下。

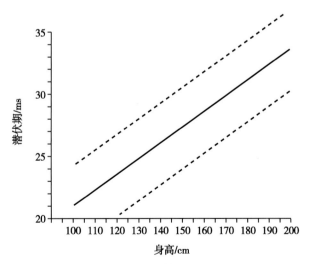

图4-13　**H反射潜伏期的参考值**。正常H反射的潜伏期与身高相关（From Lachman，T.，Shahani，B.T.，Young，R.R.，1980. Late responses as aids to diagnosis in peripheral neuropathy. J Neurol Neurosurg Psychiatry 43，56，courtesy of the BMJ Publishing Group.）

H 反射可应用于以下情况。首先, H 反射是 S1 踝反射的电生理表现形式。如果临床上踝反射存在, H 反射通常也应该存在。如果踝反射消失, 在某些情况下 H 反射却可能仍然存在。任何使得踝反射减弱的病变也可能会使 H 反射潜伏期延长。因此, H 反射潜伏期的延长可见于多发性神经病, 近端胫神经及坐骨神经病, 腰骶神经丛病, 以及 S1 神经根病变。注意在老年人中双侧 H 反射消失并不一定表示异常, 这与临床上常见的许多老年人存在着踝反射消失的现象相关。另外, H/M 比值是对于脊髓前角细胞兴奋性的大略评估。在上运动神经元病变的患者中 H/M 比常明显增加。同样, 若在成年人的其他肌肉上记录到 H 反射可能也提示中枢神经系统疾病。

轴突反应

　　轴突反应 (A 波), 是另一类常见于 F 波记录过程中的晚反应, 不是真正的反射。典型的轴突反应常出现于 F 反应与直接运动 (M 波) 反应之间 (图 4-14)。轴突反应是一类较小的运动电位, 其潜伏期与波形通常在一组连续性刺激过程中保持不变。这与 F 反射明显不同, 后者每次刺激所记录到的波形及潜伏期都稍有不同。将所获得的电位重叠在同一道描迹图中有帮助。不同于 F 反应, 轴突反应互相之间可以很完美地重叠在一起。典型的轴突反应可见于发生再支配的神经, 尤其当予以次强刺激时。

　　正常情况下, 轴突发出终末分支的部位非常接近于所支配的肌肉, 这一位置常位于大多数被检神经远端刺激点的远端。然而, 在发生再支配的神经中, 侧芽支配的终末分支的发出点常位于远端刺激点的近端。在此种情况下, 当给予次最强刺激时便可能产生出轴突反应。当神经受到刺激时, 动作电位会同时向远端及近端双向传导。当向近端的逆向传导冲动经过终末分支的发出点时, 冲动有可能会沿分支神经纤维回返传导至所支配肌肉进而产生轴突反应, 出现于 M 波之后、F 波之前 (图 4-15)。当给予超强电刺激时, 逆向传导的冲动会与顺向传导的轴突反应产生碰撞, 发生抵消、致使轴突反应消失。然而, 如果所有远端神经纤维都未受到超强电刺激, 那么就不可能存在沿分支神经纤维逆向传导的电冲动与顺向传导的轴突反应发生碰撞, 这样的话, 动作电位便可以

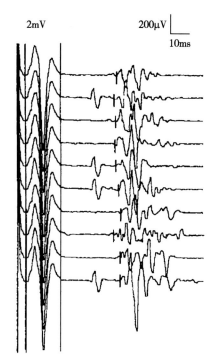

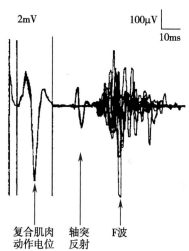

复合肌肉　轴突　F波
动作电位　反应

图 4-14　轴突反应。胫神经 F 反应, 10 列描迹图。注意, 在第 2、5、6 及 10 列描迹图中, 有一个额外的电位, 即轴突反应, 位于复合动作电位与 F 波之间 (上图)。当将描迹图重叠在一起时 (下图), F 波的波形与潜伏期在每一列描迹图中都稍有差异, 而轴突反应却都可以完美的重叠在一起

自由沿分支神经纤维回返传导至肌肉, 从而产生轴突反应。明确轴突反应具有重要的临床意义, 因为轴突反应的出现常提示神经再支配的发生, 同样的其也提示刺激可能并未达到超强刺激。最重要的是轴突反应不应该与发生在其后的 F 波相混淆。在极少数情况下, 如果再生侧芽支配纤维传导速度非常慢, 则轴突反应也有可能会出现在 F 波之后。

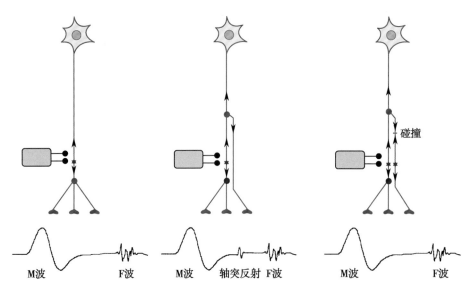

M波   F波   M波   轴突反射 F波   M波   F波

图 4-15   轴突反应的回路。左图：正常情况下，轴突会在离所支配肌肉很近的部位发出终末支配神经。当远端刺激时，顺向传导可产生直接运动（M 波），同时逆向传导产生 F 波。**中图：**伴失神经支配的发生，近端轴突会发出侧芽神经纤维再支配远端失神经支配的肌纤维。逆向传导的冲动可以通过侧芽神经的发出点传导至侧芽神经纤维，并沿其向远端顺向传导至记录肌肉进而产生轴突反应。上述过程发生于远端神经纤维没有全部受到超强电刺激的情况下，此时不存在逆向冲动与沿着侧芽神经纤维向远端传导的动作电位发生碰撞。由于轴突反应传导通路的长度明显短于 F 波的传导通路，因此轴突反应常出现在 F 波之前。可以根据潜伏期与波形在一组连续性刺激中保持不变的特点来确定轴突反应。**右图：**超强刺激时，轴突反应常消失不见，由于顺向传导的轴突反应与再支配纤维发生的逆向冲动的碰撞

轴突反应与轴突丢失后的神经再支配密切相关，但其也可见于脱髓鞘性神经病。最典型的是吉兰 - 巴雷综合征，轴突反应常见于起病后最初的数日之内。其发生原因尚不明确，但推测是在炎症反应和脱髓鞘部位，冲动从某一神经纤维假突触扩散至另一神经纤维（假突触传递是直接从某一神经膜扩散至另一神经膜）。

（郑超君   译）

推荐阅读

Braddom, R.I., Johnson, E.W., 1974. Standardization of the H-reflex and diagnostic use in S1 radiculopathy. Arch Phys Med Rehabil 55, 161.

Faser, J.L., Olney, R.K., 1992. The relative diagnostic sensitivity of different F wave parameters in various polyneuropathies. Muscle Nerve 15, 912.

Fisher, M.A., 1992. AAEM Minimonograph #13: H reflexes and F waves: physiology and clinical indications. Muscle Nerve 15, 1223–1233.

Lachman, T., Shahani, B.T., Young, R.R., 1980. Late responses as aids to diagnosis in peripheral neuropathy. J Neurol Neurosurg Psychiatry 43, 56.

Maryniak, O., Yaworski, R., 1987. H-reflex: optimum location of recording electrodes. Arch Phys Med Rehabil 68, 798–802.

Shahani, B.T., Potts, F., Domingue, J., 1980. F response studies in peripheral neuropathies. Neurology 30, 409.

瞬 目 反 射　5

常规电生理检查中检查脑神经及其近端的项目很少，除了视觉诱发电位和脑干听觉诱发电位。但是对于第V对脑神经（三叉神经）和第Ⅶ对脑神经（面神经），以及它们在中脑和延髓的连接部分，可以用瞬目反射作为电生理检查。瞬目反射本质上，与临床角膜反射相关。像 H 反射，瞬目反射是一类真正的反射，有感觉传入支，突触的传递以及运动的传出。瞬目反射用于检查整个反射弧通路中的异常，包括周围和中枢通路。面神经或三叉神经的神经性或卡压性病变，卒中和多发性硬化导致脑干的病变都可以用瞬目反射检查。

解剖

瞬目反射的传入纤维是三叉神经（脑神经 V_1）眼支的眶上神经分支，传出纤维是面神经（脑神经Ⅶ）的运动纤维。如同角膜反射，三叉神经眶上神经分支的电刺激，引起双侧面神经产生反应（眨眼）。单侧眶上神经的刺激，引起感觉传入沿着三叉神经，到达三叉感觉主核（脑桥中部）以及脑干的三叉神经脊束核（脑桥下部及延髓）。神经冲动通过脑桥和延髓外侧的一系列中间神经元到达同侧和对侧的面神经核，从而传出信号会沿着双侧面神经传出（图5-1）。

瞬目反射有两个成分，早电位 R1 以及晚电位 R2。R1 电位通常在刺激同侧，而 R2 在双侧有电位。R1 电位代表中部脑桥的三叉神经感觉主核以及下位脑桥背盖处的同侧面神经核的双突触反射。R2 电位代表多突触传递，通过位于同侧脑桥与延髓的三叉神经脊束核，经中间神经元，连接到同侧和对侧的面神经核。

R1 早电位，通常稳定，重复性好，形态是双向或三相电位。有小部分正常人，其中一侧 R1 不能

可靠地引出。R2 电位是多相位的，各次刺激间会有变化。给予重复刺激，R2 电位倾向于出现惯性表现。

瞬目反射检查步骤

患者放松，正面平躺检查床，眼睛睁开，或者轻轻闭上（框 5-1）。同时在双侧的面部记录，用两通道的记录设备。表面记录电极贴在双侧眼轮匝肌的下面（图 5-2）。记录眼轮匝肌的 CMAP。记录

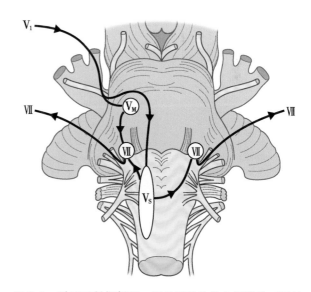

图 5-1　**瞬目反射解剖图**。瞬目反射的传入通路为三叉神经的第一分支（V_1），其与脑桥中部的三叉神经感觉主核（VM）以及延髓的三叉神经脊束核（VS）形成突触连接。早反应 R1 受介于感觉主核与同侧面神经运动核（Ⅶ）之间的双突触连接。晚反应 R2 受介于三叉神经脊束核与双侧面神经核（Ⅶ）之间的多突触通路。R1 和 R2 的传出通路都为面神经至眼轮匝肌（Modified from Chusid JC. Correlative neuroanatomy and functional neurology，18th ed. Stamford，CT: Appleton & Lange，1982，with permission.）

电极（G1）最好贴在眼下面，中立位瞳孔的外下方。参考电极（G2）贴在双侧外侧眼角的外侧。或者记录可用小的同心圆针电极，插入双侧眼轮匝肌。接地电极在前额中部或下颏。

因为典型的 R1 潜伏期是 10～12ms，R2 是 30～40ms，所以扫描速度应调整到每格 5～10ms。因为 R1 和 R2 的波幅很小，最初的敏感度调整到每格 100～200μV。滤波器的设置与运动传导一致（10Hz，10kHz）。眶上神经（三叉神经眼支的分支）同侧刺激，刺激电极在眶上裂。某些患者，可以使用小的儿科用叉状刺激电极。刺激部位在眶上切迹的内侧，轻压眼眶边缘有凹陷感。刺激用 100μs 脉宽。电流从基线 0mA 开始小幅度（3～5mA）增加，直到达到超强刺激，引出最短潜伏期，最高波幅的电位。用低的电流强度就可以容易地刺激这个神经。通常不需要超过 15～20mA 就可以达到超强刺激。

一旦达到超强刺激，做 4～6 次，层叠后，确定最短潜伏期。为了预防出现惯性反应，最好等待几秒后再次刺激。因为 R1 比较稳定，潜伏期比较容易确定。其最佳的测量位置是 R1 电位离开基线的位置，无论是正向的还是负向的。R2 潜伏期的测量比较困难，因为每次刺激得到的电位波形和潜伏期会变化。把记录电位波形层叠后，选择最短潜伏期。非常重要的是，患者需要放松以消除信号噪声，否则可能掩盖或混淆瞬目反射的电位（特别是 R2）消除或混乱。打开音响可以为患者提供听觉反馈，这有助于肌肉放松以降低信号噪声。**刺激不能设置成重复刺激模式，必须保证每次刺激之间有电静息期。**

瞬目反射通常可以通过刺激三叉神经的 V₁ 分支眶上神经而得到。在小部分人，刺激三叉神经 V₂ 的分支眶下神经也可以引出电位。反射也可以通过叩击眉心引起，通过特殊的反射锤，触发示波

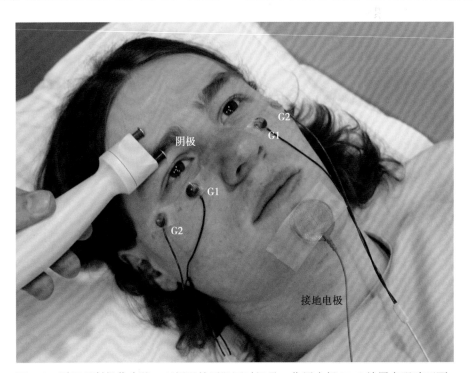

图 5-2　瞬目反射操作步骤。双侧眼轮匝肌同时记录。作用电极（G1）放置在眼睛下面，中立位瞳孔的外下方，参考电极（G2）放置在外眼角外侧。在内侧眉弓刺激单侧眶上神经。图示右侧瞬目反射刺激和记录的位置

器的扫描,但是用这种方式,反射不像用电刺激那样容易记录到。注意应用这种技术,前额的机械刺激可以产生双侧 R1 电位。

正常个体中,电刺激产生的 R1 是位于刺激的同侧,而 R2 则是双侧的(图 5-3)。R1 潜伏期反映了刺激同侧三叉神经最快的传入纤维到达三叉神经感觉主核,经双突触连接位于脑桥的同侧面神经核再传出所需要的传导时间。R2 潜伏期是反映同侧三叉神经最快的传入纤维,到达三叉脊束核,通过脑桥和外侧延髓的多突触的传递,到达双侧面神经核,再通过双侧面神经传出所需要的传导时间。

异常表现的模式

瞬目反射的 R1 和 R2 的绝对潜伏期,需要与正常值比较,也需要双侧对比。在正常人(图 5-4A)中,R1 的绝对潜伏期 <13ms,同侧 R2 潜伏期 <41ms,对侧 R2 潜伏期 <44ms。两侧对比,R1 潜伏期差值 <1.2ms,同侧 R2 潜伏期差值 <5ms,对侧 R2 潜伏期差值 <7ms。不同的病变位置可以出现很多异常的模式。基本的异常模式有以下几种:

1. 单侧三叉神经病变(图 5-4B、图 5-4C)。刺激受累侧,所有电位(同侧 R1、R2,对侧 R2)延长或消失。刺激不受累侧,所有电位都正常,包括同侧 R1、R2 以及对侧 R2。临床意义:三叉神经感觉神经病变,最常见于结缔组织疾病或某些中毒性神经病。

2. 单侧面神经病变(图 5-4D、图 5-4E)。刺激受累侧出现同侧 R1、R2 电位延长和消失,但对侧 R2 电位正常。刺激不受累侧,同侧 R1、R2 正常,但对侧 R2 延长或消失。这种模式,无论刺激哪一侧,受累侧所有电位均异常。临床意义:单侧面神经病变有很多病因可能,包括感染、炎症、肉芽肿以及结构性病变。但是最常见的还是特发性的感染后神经病变(即贝尔麻痹)。

3. 单侧脑桥中部病变(三叉神经感觉主核和 / 或连接到同侧面神经核的脑桥中间神经元)(图 5-4F)。刺激受累侧导致 R1 延长或消失,但同侧 R2 以及对侧 R2 电位正常。刺激不受累侧,所有电位均正常,包括 R1、同侧 R2 以及对侧 R2。临床意义:这种模式提示脑桥内的病变,见于卒中,脱髓鞘以及结构性病变。

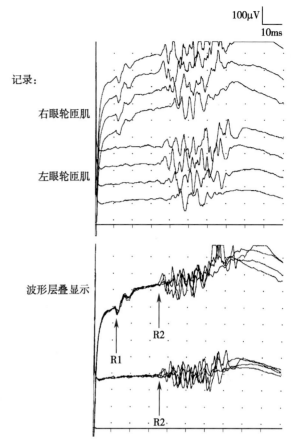

图 5-3 正常瞬目反射。刺激右侧,在正常人的双侧眼轮匝肌记录。刺激同侧,早电位 R1 潜伏期 11ms,晚电位 R2 潜伏期 34ms。R1 通常是双相或三相电位,稳定性好。R2 形态多变,通常为多相电位。在刺激侧的对侧,只能记录到 R2,潜伏期 35ms。层叠有助于标注最短 R2 潜伏期

4. 单侧延髓病变(三叉神经脊束核和 / 或连接到同侧面神经核的延髓中间神经元病变)(图 5-4G)刺激受累侧,R1 正常,对侧 R2 正常,但同侧 R2 消失或延长。刺激非受累侧,同侧 R1、R2 正常,但对侧 R2 延长或消失。如果延髓的病变较广泛而累及对侧面神经的延髓中间神经元,刺激受累侧 R1 正常,但双侧 R2 延长或消失。刺激非受累侧出现同样表现。临床意义:这个模式提示病变在延髓,最多见于卒中,脱髓鞘或结构性病变。

5. 脱髓鞘性神经病(图 5-4H 和图 5-5)。轴突性神经病很少累及瞬目反射,因为典型的轴突性远端逆死性神经病不太可能影响传导瞬目反射的纤维,因为这些纤维位于很近端。但是在脱髓鞘神经病中,瞬目反射的所有电位可能会明显延长或消失,提示运动和感觉(二者之一或兼有)通路的传导减慢。

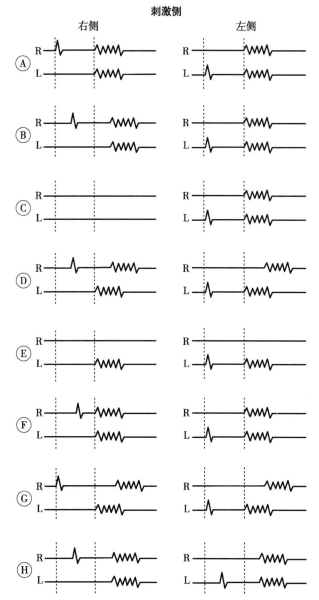

刺激侧

右侧   左侧

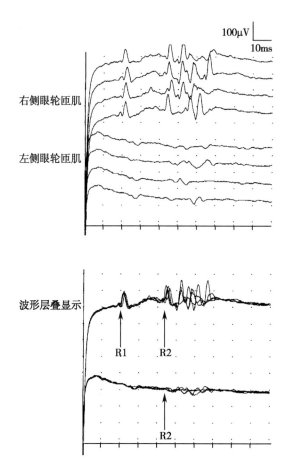

右侧眼轮匝肌

左侧眼轮匝肌

波形层叠显示

R1   R2

R2

图 5-5 脱髓鞘周围神经病的瞬目反射。 这是一例吉兰 - 巴雷综合征患者，双侧中重度面瘫（左侧重于右侧）。刺激右侧，双侧眼轮匝肌记录出现以下模式：R1 延长潜伏期 21ms，同侧 R2 潜伏期 43ms。对侧 R2 几乎消失，潜伏期延长为 46ms。

图 5-4 瞬目反射的异常表现。A. 正常模式。双侧眼轮匝肌记录，分别刺激两侧的眶上神经，可以得到同侧的 R1（早电位）和双侧的 R2 电位（晚电位）。**B.** 不完全右侧三叉神经病变。刺激受累的右侧，所有的电位均延迟，包括同侧 R1 和 R2 以及对侧 R2。刺激非受累侧，所有电位均正常。**C.** 完全的右侧三叉神经病变：刺激受累侧，所有电位均消失。刺激非受累侧，所有电位均正常。**D.** 不完全右侧面神经病变。刺激受累侧，同侧 R1 和 R2 延迟，但对侧 R2 正常。刺激非受累侧，同侧 R1 和 R2 正常，但是对侧 R2 延迟。这一模式，不管刺激哪一侧，受累侧所有电位均异常。**E.** 完全性右侧面神经病变。刺激受累侧，同侧 R1 和 R2 消失，但是对侧 R2 正常。刺激非受累侧，同侧 R1 和 R2 正常，但对侧 R2 消失。**F.** 右侧脑桥中部病变（三叉神经感觉主核和（或）连接到同侧面神经核的脑桥中间神经元）：刺激受累侧，R1 消失或延迟，但同侧和对侧 R2 正常。刺激非受累侧，所有电位均正常。**G.** 右侧延髓病变（三叉神经脊束核和（或）连接到同侧面神经核的延髓中间神经元）：刺激受累侧，R1 正常，对侧 R2 正常，但是同侧 R2 消失或延迟。刺激非受累侧，同侧 R1、R2 正常，对侧 R2 消失或延迟。**H.** 脱髓鞘周围神经病变。所有的瞬目反射的电位都明显延长或消失，反映了运动和 / 或感觉通路的传导减慢

有了对瞬目反射的环路以及经典异常表现的理解，就可以通过分析异常的模式来研究更为复杂的病变（如双侧脑桥病变，双侧延髓病变）。

（朱冬青 译）

参考文献

Aramideh, M., Ongerboer de Visser, B.W., 2002. Brainstem reflexes: electrodiagnostic techniques, physiology, normative data, and clinical applications. Muscle Nerve 26, 14–30.

Aramideh, M., Ongerboer de Visser, B.W., Koelman, J.H., et al, 1997. The late blink reflex response abnormality due to lesion of the lateral tegmental field. Brain 120, 1685–1692.

Kimura, J.,1989. Electrodiagnosis in diseases of nerve and muscle. FA Davis, Philadelphia.

Shahani, B.T., Young, R.R., 1972. Human orbicularis oculi reflexes. Neurology 22, 149.

重复神经刺激 6

重复神经刺激（repetitive nerve stimulation，RNS）技术的应用始于 19 世纪末，当时 Jolly 用肉眼观察了电刺激神经所产生的肌肉活动。尽管他最初的研究使用了次强刺激，采用机械而不是电的记录设备，Jolly 注意到重症肌无力的患者在重复神经刺激后肌肉反应逐渐减小，并正确推断出病变的损害在周围神经系统。

随后，重复神经刺激被细化并被证实是评估疑似神经肌肉接头（neuromuscular junction，NMJ）疾病患者最有价值的电诊断（electrodiagnostic，EDX）方法之一。当怀疑有重症肌无力、兰伯特 - 伊顿肌无力综合征或肉毒中毒的诊断时，应该做重复神经刺激检查。对表现提示可能患神经肌肉接头疾病的临床表现和体征的任何一位患者，如易疲劳、近端无力、吞咽困难、构音障碍或眼球活动异常，需要考虑做重复神经刺激检查。

在电诊断实验室，通过分析复合肌肉动作电位（compound muscle action potential，CMAP）的递增或递减反应来研究重复神经刺激的效应，是该项检查的基础。理解这些变化需要掌握正常神经肌肉接头的生理和重复电刺激对单个神经肌肉接头及其相关肌纤维的作用的知识。在电诊断实验室，这些知识有助于准确预料在正常人及患有神经肌肉接头疾病的患者中重复神经刺激对 CMAP 的影响。

神经肌肉接头的生理

神经肌肉接头本质上是神经和肌肉之间形成的电 - 化学 - 电连接（图 6-1）。神经肌肉接头的化学神经递质是乙酰胆碱（acetylcholine，ACH）。ACH 分子被包裹在分散于突触前神经末梢的囊泡中，称为量子，每个量子含约 10 000 个 ACH 分子。

这些量子分布在三个独立的储存库里。初级或即刻可用的储存库含有大约 1 000 个量子，就位于突触前神经末梢的细胞膜下。这些量子可即刻释放。次级或动员储存库含有大约 10 000 个量子，可以在数秒后补充给初级储存库。三级或预备储存库含有超过 100 000 个量子，位于远离神经肌肉接头的轴突和细胞体中。

当神经动作电位到达突触前末梢并使其去极化时，激活电压门控钙通道（voltage-gated calcium channel，VGCC），触发了钙离子内流。钙离子内流启动了许多蛋白间复杂的相互作用，最终导致 ACH 从突触前末梢释放出来。突触前末梢内的钙离子浓度越高，ACH 量子释放得越多。ACH 随后扩散并穿过突触间隙，与突触后肌细胞膜上的乙酰胆碱受体结合。突触后膜由许多在顶部聚积着乙酰胆碱受体的接头皱褶组成，这些皱褶有效地增加了后膜的面积。ACH 与乙酰胆碱受体的结合

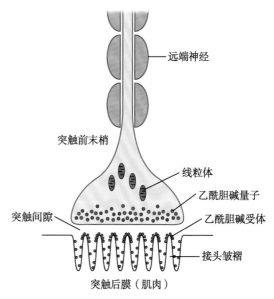

远端神经

突触前末梢

线粒体

乙酰胆碱量子

乙酰胆碱受体

突触间隙

接头皱褶

突触后膜（肌肉）

图 6-1　正常神经肌肉接头的解剖

使钠离子通道开放,肌细胞膜产生局部去极化,即终板电位(endplate potential,EPP)。终板电位的大小和结合到乙酰胆碱受体上的ACH数量成正比。

和神经动作电位的产生过程相似,如果终板电位引起的去极化电位超过肌细胞膜的阈值,就产生全或无的肌纤维动作电位并在这个肌纤维上传播。在正常情况下,终板电位上升,超过肌纤维动作电位的阈值,导致肌纤维动作电位的产生。终板电位的超过肌纤维动作电位阈值之上的这部分电压值,称为"安全系数"。在突触间隙,ACH被乙酰胆碱酯酶降解,随后胆碱被摄取到突触前神经末梢内,再重新包裹到ACH量子中。

正常人做低频重复神经刺激(2~3Hz)时,初级储存库的ACH逐渐被消耗,每一个连续刺激后的量子释放越来越少。相应的终板电位波幅下降,但由于安全系数正常,它仍然高于阈值以确保每个刺激都能产生一个肌纤维的动作电位。在最初的几秒后,次级(动员)储存库开始补充消耗的量子,随之产生的终板电位波幅上升。

正常人高频重复神经刺激(10~50Hz)的生理学要复杂得多。对于突触前神经末梢量子消耗的补充平衡不仅来自次级储存库的量子动员,也来自钙离子的积聚。通常情况下,钙离子从突触前神经末梢被主动泵出大约要花100ms。如果重复神经刺激的频率足够快,在原先已经内流的钙离子被完全泵出神经末梢之前发生了新的钙离子内流,钙离子就在突触前末梢积聚,导致量子释放的增加。通常,钙离子积聚的效应超过ACH量子储存的消耗,导致量子释放数量增加并使终板电位波幅增高。这个增高的终板电位和其他任何高于阈值的终板电位一样:产生一个全或无的肌纤维动作电位。

因此,尽管低频和高频重复神经刺激的作用在分子水平上截然不同,在正常人中结果是一样的:都能产生肌纤维动作电位。在安全系数降低的病理情况下(即基线终板电位波幅降低但仍在阈值之上),低频重复神经刺激会导致量子耗竭,使终板电位波幅下降到阈值以下,导致肌纤维动作电位不能产生。病理情况下,当终板电位波幅低于阈值,不能产生肌纤维动作电位,高频重复神经刺激则可增加量子释放,使终板电位波幅升高并达到阈值。因此产生了之前没有出现的肌纤维动作电位。这些概念是解释在神经肌肉接头疾病中见到的低频递减和高频递增的基础。

重复神经刺激的生理模型

正常人和神经肌肉接头病变患者的重复神经刺激可以有效地用以下三个假设建立的模型显示:

1. $m = pn$,m 代表每次电刺激时释放的量子数量;p 是量子释放的概率(与钙离子浓度成正比),在正常人通常大约是 0.2;n 代表即刻可用储存里的量子数量(在基线水平,正常个体大约是 1 000 个)。

2. 在 1~2s 后,动员储存里的量子开始补充到即刻可用的初级储存。

3. 钙离子被泵出突触前神经末梢大约需要100ms。如果刺激比 100ms 更快就再次发生(即刺激频率 >10Hz),钙离子浓度增加,ACH 释放概率增加,因此更多量子被释放。

低频重复神经刺激模型

低频重复神经刺激对终板电位、肌纤维动作电位(muscle fiber action potential,MFAP)和 CMAP 的效应,可以很好地用以下三个例子说明(图 6-2A-C):

3Hz 重复神经刺激:正常个体					
刺激	n	m	EPP	MFAP	CMAP
1	1 000	200	40	+	正常
2	800	160	32	+	无变化
3	640	128	26	+	无变化
4	512	102	20	+	无变化
5	640	128	26	+	无变化

第一个例子中,在最初即刻可用储存里有 1 000 个量子(n),每个刺激释放 20% 的量子。如果终板电位 >15mV(本例的阈值),就产生一个肌纤维动作电位。注意正常情况下即刻可用储存的消耗(n),随之释放的量子数量减少(m),从第一个刺激到第四个刺激产生的终板电位相应下降。在第二个刺激时,只释放 160 个量子而不是最初的 200 个,是因为即刻可用储存里的量子数已降至 800(1 000 减去第一个刺激释放的 200),因此释放的数量是 800 的 20%。而在第五个刺激时,有足够的时间由次级或动员储存开始对初级储存进行补充。即刻可用储存里的 ACH 量子数量增加,释放的 ACH 量子相应增加,导致产生更高的终板电位。注意终板电位始终保持在阈值(15mV)之上,产生

一致的肌纤维动作电位(图 6-2A)。在电诊断实验室,这些发现转化为由于所有肌纤维都产生了动作电位,基线 CMAP 波幅正常,重复刺激后的波幅保持不变。

在下一个例子中,即刻可用储存里的量子数(n)、释放的量子数(m)、低频重复刺激时量子的消耗都是正常的。然而,对量子的反应(即终板电位)异常。在正常人,200 个量子释放可产生 40mV 终板电位,而这个例子中,相同数量的量子产生的终板电位仅为 20mV。因此安全系数降低了。在重症肌无力,发生这种情况的原因是由于 ACH 结合更少,继而产生的肌纤维动作电位更低。降低的安全系数连同正常情况下的量子消耗,导致随后的终板电位降低到阈值以下,使相应的肌纤维动作电位无法产生(图 6-2B)。由于肌纤维动作电位数量减少,CMAP 波幅和面积出现衰减。这种衰减反映更少的终板电位达到阈值,更少的肌纤维动作电位参与了 CMAP。通常在第五或第六个刺激后,次级储存动员,肌纤维动作电位没有发生进一步丢失。这使得在第五或第六个刺激后,CMAP 衰减趋于稳定或有时衰减得到轻微的改善或恢复,形成特征性的 U 形衰减(见后)。

3Hz 重复神经刺激:突触后膜病变(如重症肌无力)					
刺激	n	m	EPP	MFAP	CMAP
1	1 000	200	20	+	正常
2	800	160	16	+	正常
3	640	128	13	−	衰减
4	512	102	10	−	衰减
5	640	128	13	−	衰减(恢复)

在下一个例子中,即刻可用储存的量子数(n)正常,所产生的终板电位和释放的量子数(m)之间的比例正常。释放的 ACH 量子数量(m)和基线终板电位不正常。在兰伯特 - 伊顿肌无力综合征,由于抗体攻击了电压门控钙通道,导致突触前神经末梢中的钙离子浓度降低。因此量子释放的概率(p)大幅下降,伴随的是量子释放的数量减少。尽管量子有消耗,但不如正常人或神经肌肉接头突触后膜病变患者那么明显。很简单,因为量子的释放如此之少,消耗就没有那么大。在这个例子中,因为基线终板电位在阈值以下,一开始就不能产生肌纤维动作电位(图 6-2C)。由于在单次电刺激后没有足够的量子释放,导致许多肌纤维不能达到阈值,基线 CMAP 的波幅是低的。做低频重复神经刺激时,由于接下来的刺激导致肌纤维动作电位的进一步丢失,CMAP 也进一步出现衰减。和突触后膜病变一样,在第五或第六个刺激后,动员了次级储存,肌纤维动作电位没有进一步丢失。这使得在第五或第六个刺激后,CMAP 衰减趋于稳定或有时衰减得到轻微的改善或恢复,形成特征性的 U 形衰减(见后)。注意在一些突触前膜病变中,基线终板电位虽然低而导致安全系数降低,但仍在阈值之上。这种情况下,肌纤维动作电位最初能产生,但在低频重复神经刺激中由于终板电位降低到阈值之下后就不再产生。

高频重复神经刺激模型

高频重复神经刺激的效应可以很好地用以下三个例子说明(参阅**重复神经刺激生理学模型**章节)。高频重复神经刺激时,量子的消耗可以被以下抵消:①量子从次级储存动员补充到初级储存;②突触前末梢的钙离子积累,从而增加释放概率 p。在高频重复神经刺激时,这些效应的总和通常导致更多的量子释放和更高的终板电位。

3Hz 重复神经刺激:突触前膜病变(如兰伯特 - 伊顿肌无力综合征)					
刺激	n	m	EPP	MFAP	CMAP
1	1 000	20	4	−	低
2	980	19.6	3.9	−	衰减
3	960	19.2	3.8	−	衰减
4	940	18.8	3.7	−	衰减
5	920	19.2	3.8	−	衰减(恢复)

在正常人中,由于任何一个终板电位都在阈值之上,高频重复神经刺激总是产生一个相同的肌纤维动作电位。在神经肌肉接头突触后膜病变患者中,高频重复神经刺激时终板电位的波幅同样增加,但由于基线终板电位通常在阈值之上,其结果仍是产生一个肌纤维动作电位。然而如果终板电位已经降低,比如在低频重复神经刺激之后,高频重复神经刺激可以使减低的终板电位得以恢复或改善。如果终板电位降低到阈值以下,接着做高频重复神经刺激可能使终板电位恢复到阈值以上。

神经肌肉接头突触前膜病变则截然不同。因为这些病变的基线终板电位异常减低,通常在阈值以下,高频重复神经刺激可能使终板电位增加到阈值之上,因此可以产生之前没有出现的肌纤维动作电位(图 6-2D)。

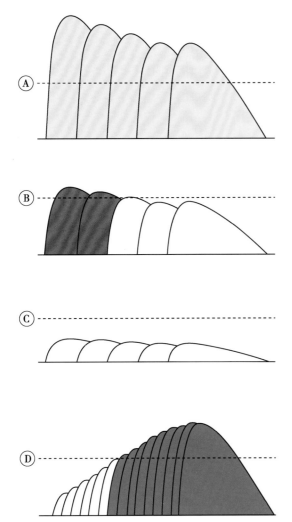

图 6-2　终板电位（EPP）。阈值由虚线表示。阴影部分是那些上升到阈值之上并产生一个肌纤维动作电位的终板电位。**A.** 正常神经肌肉接头的 3Hz 重复神经刺激。注意尽管终板电位波幅有正常的衰减但都在阈值之上（安全系数）。**B.** 神经肌肉接头突触后膜病变的 3Hz 重复神经刺激。注意减低的终板电位波幅。随着 ACH 逐渐消耗，最后 3 个终板电位在阈值以下，不能产生肌纤维动作电位。**C.** 神经肌肉接头突触前膜病变的 3Hz 重复神经刺激。注意所有终板电位都低于阈值，没有肌纤维动作电位产生。终板电位波幅下降但不如正常人或神经肌肉接头突触后膜病变患者明显。**D.** 神经肌肉接头突触前膜病变的 50Hz 重复神经刺激。注意终板电位波幅逐渐增加到阈值之上，随后产生肌纤维动作电位

运动试验

当要求被试以最大力量随意收缩肌肉时，运动单位以最大的发放频率发放，通常在 30～50Hz。因此，最大力量随意收缩可以显示与高频重复神经刺激（30～50Hz）相同的许多效应。两者都能产生波幅较高的终板电位。

在正常人，最大力量随意收缩产生和平时一样的肌纤维动作电位。在神经肌肉接头突触后膜病变，大力随意收缩就像高频重复神经刺激一样，产生较高的终板电位。由于基线终板电位通常在阈值以上，结果是一样的：即产生一个肌纤维动作电位。运动同样可以使低频重复神经刺激后减低的终板电位恢复或升高。如果终板电位降低到阈值以下，随后的运动可使终板电位升高到阈值之上。在神经肌肉接头突触前膜病变，运动的效应像高频重复神经刺激一样，可以使低波幅的终板电位升高。如果基线终板电位在阈值以下，运动可能使终板电位升高到阈值以上，这样可以产生之前没有出现的一个肌纤维动作电位。

高频重复神经刺激或随意运动的效应通常发生在短时间的运动或高频重复神经刺激后，通常是 10 秒。这个过程称为运动后（或强直后）易化。对运动后（或强直后）衰竭的现象理解还不够。如前所述，在长时运动或高频重复神经刺激（通常 1分钟）后即刻，终板电位最初常增加，但随之在几分钟后出现下降，通常降到基线水平以下。在安全系数正常的正常人，终板电位从来不会降到阈值以下。然而在神经肌肉接头传递受损的患者，在长时运动后的 2～4 分钟做低频重复神经刺激，可能导致终板电位下降更明显，这样终板电位达不到阈值，就不能产生肌纤维动作电位。

肌电图实验室的重复神经刺激

重复神经刺激易于学习和操作，也不需要特殊的设备。然而，由于一些患者不能耐受，且容易由于对一些重要的技术问题的认识和纠正不够，影响其可靠性、有效性，甚至它的应用价值。前面讨论的内容与终板电位和单个肌纤维动作电位有关。在肌电图实验室重复神经刺激中，所有的测量都围绕着 CMAP，即肌肉所产生的单个肌纤维动作电位的总和。因此，假定 CMAP 的波幅和面积与激活的肌纤维数量成正比。在正常人，低频和高频重复神经刺激对终板电位都有影响。然而，在这两种情况下，终板电位总保持在阈值之上，使肌纤维动作电位稳定地产生。因此，正常人低频或高频重复神经刺激后的 CMAP 波幅或面积都没有显著的变化。

在神经肌肉接头病变时，如果终板电位安全系数降低，低频重复神经刺激将导致量子耗竭并

使终板电位波幅降低。如果一些肌纤维的终板电位降低到阈值以下，这些肌纤维不产生动作电位，单个肌纤维动作电位的数量将下降。这就是为什么肌电图实验室里低频重复神经刺激中 CMAP 衰减（图 6-3A）。随着肌纤维动作电位数量的减少，CMAP 波幅和面积出现衰减。这种衰减反映了更少的终板电位达到阈值和更少的肌纤维动作电位参与形成 CMAP。

在神经肌肉接头病变（通常是突触前膜病变）中，一部分基线终板电位在阈值之下，高频重复神经刺激可用于提高终板电位。如果能把阈值之下的终板电位提高到阈值之上，产生原来没有出现的肌纤维动作电位，单个肌纤维动作电位的数量将会增加。这构成了肌电图实验室里高频重复神经刺激时 CMAP 递增的基础。随着激活的单个肌纤维动作电位数量的增加，CMAP 波幅和面积出现递增（图 6-4）。这种递增反映了更多的终板电位达到阈值和更多的单个肌纤维动作电位参与形成 CMAP。高频重复神经刺激递增反应大于 100%（即数值成倍增加）在神经肌肉接头突触前膜病变并不少见。

肌电图实验室的运动试验

运动试验是所有疑似神经肌肉接头病变患者电生理学评估的重要检查手段。对检查合作的被试者，短时最大力量随意运动可以替代高频重复神经刺激。运动试验的显著优势是无痛，而高频重复神经刺激非常痛，常常难以耐受。如果不信，读者可以做个实验。首先，你以最大力量主动收缩正中神经支配的拇短展肌 10 秒，然后再做 50Hz 超强刺激正中神经 10 秒，两种体验会差别巨大。

运动后易化和运动后衰竭可以用神经肌肉接头病变患者的 CMAP 变化来证实（图 6-3）。在 10 秒最大力量主动收缩之后，发生了量子动员增加和钙离子积聚，导致更多的量子释放和产生更高的终板电位。有两种情况可以显示运动后易化。其一，在突触前膜病变，例如与量子释放减少及基线终板电位在阈值以下有关的兰伯特 - 伊顿肌无力综合征，短时运动可以使终板电位高于阈值，使原先没有出现的肌纤维动作电位得以产生。因此，CMAP 的波幅和面积发生了增加。其二，短时运动可以使低频重复神经刺激后减低的终板电位波幅得以恢复。如果终板电位提高到阈值之上，将产生原先没有出现的肌纤维动作电位。因此，低

频重复神经刺激导致的 CMAP 波幅和面积衰减可能减少或"恢复"（图 6-3A 和 B）。

为了证实运动后衰竭，肌肉要持续大力收缩 1 分钟。在运动后即刻以及运动后的 1、2、3、4 分钟进行低频重复神经刺激。在安全系数正常的正常

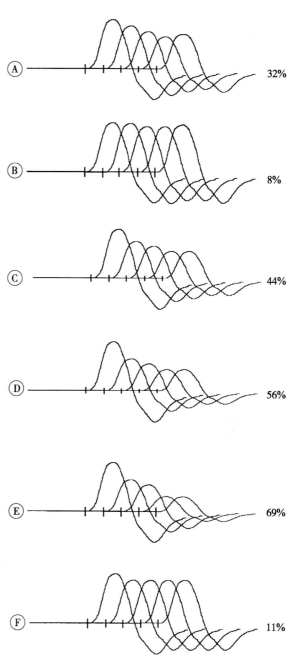

图 6-3　运动后易化和衰竭。重症肌无力患者 3Hz 重复神经刺激。**A.** 休息时复合肌肉动作电位波幅的递减。**B.** 运动后易化。CMAP 递减在 10 秒最大力量随意运动后恢复到正常。**C ~ E.** 运动后衰竭。在 1 分钟最大力量随意运动后的 1、2 和 3 分钟，CMAP 递减。和基线的衰减幅度相比，波幅递减变得越来越明显。**F.** 递减的运动后易化。紧跟着另一个 10 秒最大力量随意运动，由运动后衰竭导致的递减恢复到正常

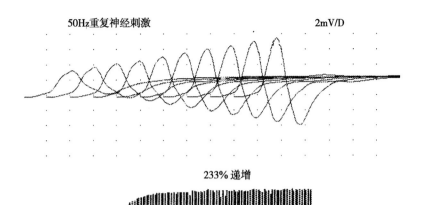

50Hz重复神经刺激   2mV/D

233% 递增

图 6-4   **高频重复神经刺激的递增**。以 50Hz 刺激兰伯特 - 伊顿肌无力综合征患者的尺神经,在小鱼际肌记录。**上部波形**:前十个反应。**下部波形**:5 秒后的复合肌肉动作电位波幅变化。注意这个例子中的显著递增是神经肌肉接头突触前疾病的典型表现

人,终板电位波幅始终不会低于阈值,CMAP 波幅和面积保持稳定。在神经肌肉接头传递受损的患者,由低频重复神经刺激引起的 CMAP 波幅和面积衰减在长时运动后 2～4 分钟间最为显著(图 6-3C 和 E)。在这种情况下,10 秒最大力量随意收缩可用来将衰减恢复到正常(图 6-3F)。

在正常人,短时大力运动可能导致 CMAP 波幅轻度增加,这一过程称为"伪易化"。短时运动后终板电位增加,由于其基线水平已在阈值之上,因此产生的肌纤维动作电位数量相同。虽然参与构成 CMAP 的肌纤维动作电位的实际数量没有增加,但是短时大力运动使肌纤维电位的发放更加同步。这可能是所有终板电位的上升时间更快导致更多的肌纤维动作电位同时发放的结果。这个"伪易化"使 CMAP 波幅增加,但常伴有时限缩短,面积则几乎没有变化(图 6-5)。一般而言,正常人由于"伪易化"导致的运动后 CMAP 波幅递增不超过 40%(即波幅比基线水平增加 40%)。

重复神经刺激的技术因素

在做重复神经刺激和运动试验时,密切注意技术因素很重要。如果对技术因素不重视和加以严格控制,可能导致人为的递增或递减并得出神经肌肉接头病变的错误印象。

固定:必须做到电极位置不变

重复神经刺激最大的技术问题是没有把记录电极妥善地固定在肌肉上。如果刺激过程中记录电极和肌肉之间的位置发生移动,CMAP 波形会发生变化。固定的目标是使肢体、刺激器或记录电极的任何活动减少到最小。记录电极应该始终

用胶带固定好。如果可能的话,在肌电图检查者把刺激器安放在位置上时,也应该用胶带或尼龙搭扣皮带固定,同时整个肢体用护具或夹板固定(图 6-6)。刺激远端神经如正中或尺神经比较容易做到固定。当刺激近端神经时,固定刺激器和肢体以避免发生移动则比较不容易解决。

2mV

2ms

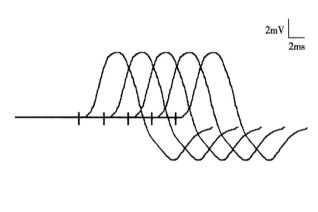

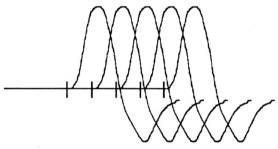

图 6-5   **伪易化**。在运动试验后做重复神经刺激(RNS)常见到伪易化。伪易化是短时大力运动后即刻肌纤维电位发放更加同步而导致的正常现象。上图所示正常人的检查,休息时 3Hz 重复神经刺激的复合肌肉动作电位(CMAP)波幅衰减为 0%(**上部波形**)。在 10 秒最大力量随意运动后即刻,重复做 3Hz 重复神经刺激(**下部波形**),衰减同样为 0%。然而由于正常的伪易化效应,CMAP 波幅变高,时限变短,而面积不变

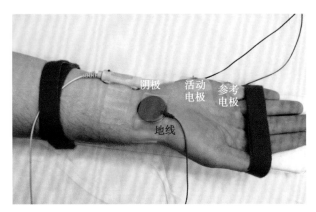

图 6-6 重复神经刺激（RNS）时肢体肌肉的固定。尺神经重复神经刺激的设置。记录电极通常用胶带固定在小指展肌上。刺激器用尼龙搭扣皮带或胶带固定。整个前臂用另外的尼龙搭扣皮带绑在臂固定板上，手指捆在一起

必须超强刺激

电刺激未达到超强会带来许多问题，包括人为导致 CMAP 波幅递增和递减（图 6-7）。开始重复神经刺激前，始终要确定刺激是超强的。

温度必须控制

在神经肌肉接头疾病中，肢体温度降低时 CMAP 波幅的递减可能变小（图 6-8）。其原因尚不完全明了，但可能与寒冷时乙酰胆碱酯酶的活性减低有关，结果是使更多 ACH 可以结合到乙酰胆碱受体上。临床上，重症肌无力患者的症状在温暖的天气加重，这可能是由于乙酰胆碱酯酶活性更高的缘故。在肌电图室，至少使记录点的温度保持在 33℃以上做重复神经刺激，否则可能漏掉衰减反应。

在检查前应停用乙酰胆碱酯酶抑制剂

除非有医疗禁忌，最好建议患者在检查前至少 3～4 小时不要服用乙酰胆碱酯酶抑制剂［如，溴化吡啶斯的明（Mestinon®）］。这些药物使更多的 ACH 可以结合到乙酰胆碱受体上，可能使衰减反应变小，导致检查结果显示正常。

神经的选择

可以使用任何一条运动神经做重复神经刺激检查。最常检查的神经是尺、正中、腋、副和面神经。

在神经肌肉接头突触后膜病变（如重症肌无力）的患者，临床无力主要累及眼外肌、球部和近端肌肉。因此当检查更多的近端神经时，异常的检出率增加并不令人意外（图 6-9）。可是，近端神经刺激会带来更多的技术难题。近端神经中，我们推荐刺激副神经，在斜方肌上部记录（图 6-10）。

副神经脊髓根的位置相当表浅，就在胸锁乳突肌后方，通常用 15～25mA 的电流就可以达到超强刺激。可以轻柔向下压肩或臂部来减少肩部的活动。

面神经可以用于重复神经刺激检查，在鼻肌、眼轮匝肌或其他面部肌肉记录。然而面部重复神经刺激检查常遇到两个基本问题：基线 CMAP 波

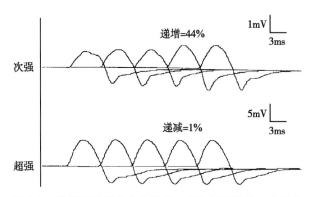

图 6-7 次强刺激时的人为递增。用次强刺激给一个正常人做 3Hz 重复神经刺激，复合肌肉动作电位波幅出现递增。注意在超强刺激时没有递增现象

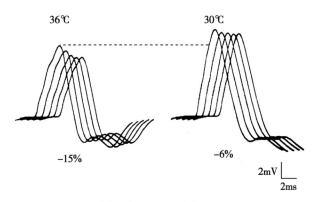

图 6-8 温度对重复神经刺激的影响。寒冷肢体的递减反应变小。重症肌无力患者在肢体冷却前后的检查结果

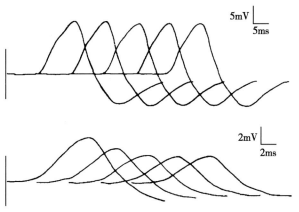

图 6-9 重症肌无力患者近端和远端神经的 3Hz 重复神经刺激。上部曲线：尺神经衰减在正常范围（4%）。下部曲线：副神经衰减显著（42%）。在重症肌无力，近端神经异常衰减的检出率更高。注意呈 U 形的衰减

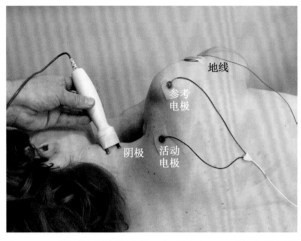

图6-10　副神经脊髓根刺激。在胸锁乳突肌后方容易刺激到这个神经,记录电极放置在斜方肌上部(G1)和肩部(G2)

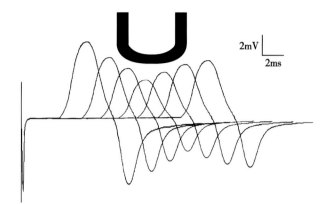

图6-11　U形的衰减。一个重症肌无力患者的3Hz重复神经刺激,刺激尺神经,在小鱼际肌记录。注意第一个和第四个电位之间的大幅衰减。然而,在第四个电位之后,衰减不那么明显并形成一个U形。在动员储存开始补充即刻可用储存时衰减得以恢复

幅很小和不能固定肌肉以减少电极的移位。想一想下面的情况,如果一个面部肌肉休息时的基线CMAP波幅为1mV,它下降0.1mV将导致衰减达10%。相比之下,尺神经的基线CMAP波幅可能是10mV,需要下降1mV才能达到衰减10%。不难理解基线CMAP的微小变化(如电极移位或没有使用超强刺激)更容易混淆面神经重复神经刺激检查,可能造成假阳性结果。

刺激频率

低频重复神经刺激最合适的刺激频率是2Hz或3Hz。低频重复神经刺激的频率要保持足够低以防止钙离子积聚,但要足够高到在动员储存补充之前消耗掉即刻可用储存的量子。高频重复神经刺激最合适的频率是30～50Hz,但正如前面提到的,相比高频重复神经刺激,让患者做短时大力运动总是更可取。只有在不合作的患者(如婴儿或昏迷的患者)或患者的力弱严重到无法完成大力运动时才考虑做高频重复神经刺激。

刺激数目

推荐用5～10个一串的刺激做低频重复神经刺激。考虑到患者的舒适性,电刺激的数量应尽量少,但是另一方面,又要有足够多的脉冲刺激以检出衰减。在动员储存库开始补给到即刻可用储存库后,衰减就开始改善。这样形成所谓的U形衰减,是真正神经肌肉接头病变的极具特征性表现(图6-11)。应该只在不能进行短时主动运动的患者中做高频重复神经刺激,应给予5～10秒的刺激串(即250～500个刺激)。这通常是由量子动员增多和钙离子积聚引起最大递增反应所需的时间长度。

递减和递增的计算

递减通常是通过比较基线值和最低CMAP波幅或面积计算得出。CMAP的递减以一个百分比表示,计算如下:

$$递减率百分比 = \frac{波幅(基线CMAP) - 波幅(最低CMAP)}{波幅(基线CMAP)} \times 100$$

3Hz重复神经刺激的第三或第四个刺激的CMAP通常是最低的。到第五或第六个刺激时,由于动员储存开始补充即刻可用储存,递减开始改善(即U形递减)。任何>10%的衰减被认为是异常的。正常人应该没有衰减。10%的界值允许由于经常遇到的固有技术因素引起。不管怎样,任何可以被重复的递减都可能是异常的。

递增通常是通过比较基线值和最高CMAP波幅或面积计算得出。计算很简单,在10秒最大力量主动收缩后,比较基线CMAP和短时运动后的CMAP。在高频重复神经刺激,最高CMAP通常是5～10秒刺激后的最后一个,然后将它与基线CMAP相比较。递增率表示为一个百分比,计算如下:

$$递增率百分比 = \frac{波幅(最高CMAP) - 波幅(基线CMAP)}{波幅(基线CMAP)} \times 100$$

在正常人,伪易化可能导致高达40%的递增。神经肌肉突触前膜病变常出现>100%的递增。在40%～100%之间的递增最好认为是可疑的。递增百分比代表什么常令人困惑。例如,200%的递

增是指电位在基线值之上额外增加了 200%，或是指电位是基线值的 200% 呢？前一种说法是对的。如果基线 CMAP 是 1mV，10 秒运动后 CMAP 增加到 3mV，就是递增 200%。

其他可能表现重复神经刺激递减的疾病

重复神经刺激的递减反应主要发生在原发的神经肌肉接头病变。然而，重复神经刺激递减也可能出现在其他疾病，特别是严重的失神经支配疾病（如运动神经元病）。在任何显著的失神经和神经再支配过程中，失神经的肌纤维得到再支配，所形成新的神经肌肉接头不成熟且不稳定。这些不成熟和不稳定的神经肌肉接头在重复神经刺激时可能出现递减反应。除了失神经病变，有些肌病包括肌强直和代谢性肌病（如 McArdle's 病，V 型糖原贮积病），也可能表现重复神经刺激递减。这说明不能单独只做重复神经刺激检查。对每一个患者，必须进行临床病史采集和针对性的神经系统体检，以及常规神经传导和针肌电图检查，这样重复神经刺激中出现的任何递减都可以被正确地解释。

重复神经刺激检查流程

重复神经刺激检查推荐流程的概述见框 6-1。因为技术因素常使重复神经刺激复杂化，操作者必须不断地想，"这个递减是否有神经肌肉接头生理学方面的意义？"应该牢记以下问题。

1. 基线 CMAP 是否稳定？
2. 如果 CMAP 出现递减或递增，它是可重复的吗？任何不可重复的数据其诊断价值都是可疑的。
3. 如果发现 CMAP 递减，它能在 10 秒大力收缩后恢复吗？（即运动后易化）
4. CMAP 递减会在长时运动（1 分钟）后几分钟更加明显吗（运动后衰竭）？如果这个递减在长时运动后数分钟更加明显，它能在 10 秒大力收缩后得到恢复吗（运动后再易化）？
5. 递减是否呈 U 形（即波幅减低最明显的是第三，第四或第五个刺激，接着稳定，然后稍微改善（作为由次级或动员储存对即刻可用储存的补充使得乙酰胆碱释放增加的结果）？

如果所有这些问题的回答都是肯定的，这个递减或递增很可能是一个真正的神经肌肉接头病变引起的。

框 6-1　评估神经肌肉接头疾病的流程

1. 肢端保持温暖（33℃）。
2. 尽可能好地固定肌肉。
3. 先做运动神经传导测定以确保神经是正常的。
4. 在放松状态下进行重复神经刺激检查。确保是超强刺激后，在放松状态下做 3Hz 重复神经刺激，给 5～10 个刺激，重复三次，每次间隔 1 分钟。比较第一和第四个刺激的反应，通常衰减应 <10%。
5. 如果衰减 >10%，并始终可被重复：
   A. 让患者持续做最大力量随意运动 10 秒。
   B. 立即重复运动后 3Hz 重复神经刺激，以证实运动后易化和衰减恢复。
6. 如果衰减 <10% 或不发生衰减：
   A. 让患者持续做最大力量随意运动 1 分钟，然后在运动后即刻，运动后 1、2、3 和 4 分钟分别进行 3Hz 重复神经刺激，以证实运动后衰竭。
   B. 如果出现显著衰减反应，再让患者持续做最大力随意运动 10 秒，马上重复 3Hz 重复神经刺激，以证实衰减恢复。
7. 在一条远端和一条近端运动神经上进行重复神经刺激。尽量检查力弱的肌肉。如果肢体近端肌肉没有发现衰减，可以测试面部肌肉，但要记得考虑技术因素。
8. 如果基线复合肌肉动作电位波幅低，让患者持续做最大力量随意运动 10 秒，在运动后立即超强刺激神经，查找有无异常递增（比基线值增加 >40% 以上为异常，增加 >100% 高度提示神经肌肉接头突触前膜病变）。如果患者没有持续运动 10 秒以上或没有在运动后立即刺激神经，可能会漏掉潜在的递增。
9. 在近端和远端肌肉做同心针 EMG 检查，尤其是临床力弱的肌肉。任何针极 EMG 显示失神经或肌强直的肌肉都可能表现重复神经刺激递减。在这些情况下，重复神经刺激递减并不表示原发性神经肌肉接头病变。

（车春晖　朱　愈　译）

参考文献

Brown, W.F., Bolton, C.F. (Eds.), 1993. Clinical electromyography, second ed. Butterworth-Heinemann, Boston.

Engel, A.G., 1987. Lambert–Eaton myasthenic syndrome. Ann Neurol 22, 193.

Hubbard, J.I., 1973. Microphysiology of vertebrate neuromuscular transmission. Physiol Rev 53, 674.

Jablecki, C., 1991. AAEM case report #3: myasthenia gravis. American Association of Electrodiagnostic Medicine, Rochester, MN.

Jablecki, C., 1984. Lambert–Eaton myasthenic syndrome. Muscle Nerve 7, 250.

Keesey, J.C., 1989. AAEM minimonograph #33: electrodiagnostic approach to defects of neuromuscular transmission. American Association of Electrodiagnostic Medicine, Rochester, MN.

Kimura, J., 1989. Electrodiagnosis in diseases of nerve and muscle. FA Davis, Philadelphia.

7 异位神经支配

不同个体间的周围神经解剖基本上是相似的，但仍有一部分个体存在显著的解剖变异，称为异位神经支配（anomalous innervations）。其中的几种在肌电图实验室里比较常见。能在常规神经传导检查中正确识别它们对每一位肌电图检查者都很重要。如果不能正确识别这些变异，则容易误认其为技术误差，甚至在某些情况下，还会误认为病理性改变。

Martin-Gruber 交通支

上肢最常见的变异是从正中神经跨接到尺神经的神经纤维，即 Martin-Gruber 交通支（Martin-Gruber anastomosis，MGA）。MGA 仅含运动纤维而不含感觉纤维，通常起源于前臂中段的正中神经前臂浅层屈肌肌支、骨间前神经或直接从正中神经主干发出。交通支从正中神经发出后跨入尺神经并随之下行，支配以下任意原本由尺神经支配的肌肉：①小鱼际肌（小指展肌）；②第一背侧骨间肌；③大鱼际肌（拇收肌，拇短屈肌深头）；④以上肌肉的组合。迄今最为常见的是支配第一背侧骨间肌的交通支。

这种特别的变异很常见，据报道有 15%～30% 的患者单侧或双侧存在该变异。在常规神经传导检查中，下列情况可以提示存在 MGA。

常规尺神经传导检查：腕点到肘下点之间的假性传导阻滞

在以小指展肌为记录点、腕部和肘下为刺激点的常规尺神经运动传导检查（图 7-1）中可以识别出 MGA。如果有交通支纤维支配了小指展肌，那么检查结果会呈一特征性模式：刺激尺神经，肘下的复合肌肉动作电位（compound muscle action potential，CMAP）波幅低于腕部的 CMAP 波幅（图 7-2）。在腕部刺激尺神经，其 CMAP 反映的是所有支配小鱼际肌的运动纤维，包括从近端跨入的正中神经纤维。而在肘下刺激尺神经，由于刺激点在交通支跨越点的上方，因此原走行于正中神经，后在前臂跨入尺神经并支配小指展肌的交通支纤维未被兴奋，也就不反映在 CMAP 中。这种模式（即远端波幅高于近端波幅）的鉴别诊断包括以下几种情况：

- 腕部尺神经刺激量过大，导致正中神经被共同刺激
- 肘下部尺神经刺激量不足
- 腕部与肘下部之间尺神经传导阻滞
- 存在支配小鱼际肌的 MGA

如果尺神经的肘下 CMAP 波幅低于腕部 CMAP 波幅，必须首先检查排除肘下尺神经刺激量不足，以及腕部正中神经被共同刺激的情况。注意，一般认为尺神经肘下 CMAP 与腕部的相比，波幅下降不超过 10% 是正常的，这是由正常的时程离散所致。**若不能识别这种情况下的 MGA，其主要危险在于会错误地将这些所见解释为尺神经在前臂段的传导阻滞——一个明确的脱髓鞘征象。**这种错误的严重性在于：非卡压部位存在传导阻滞通常提示获得性脱髓鞘性周围神经病，而这类疾病的患者常会接受免疫抑制或免疫调节治疗。

在常规尺神经运动传导检查时，只要肘下 CMAP 与腕部的相比波幅下降 >10%，都应在腕部与肘窝刺激正中神经，并在小鱼际肌记录，以检查是否存在 MGA。如果不存在 MGA，在腕部及肘窝刺激时通常都会记录到一个小正向波，其为正中神经支配肌的容积传导电位（见第 2 章）。如果存在 MGA，在腕部刺激正中神经仍会出现一个小的正向容积传导电位，而在肘窝刺激时则会在小指

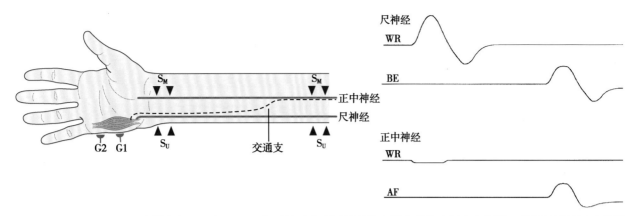

图 7-1　Martin-Gruber 交通支（MGA）。MGA 中可见正中到尺神经的交通支纤维支配小鱼际肌。常规尺神经运动传导检查中，在腕部（WR）及肘下（BE）刺激尺神经（S_U），小指展肌记录，所得复合肌肉动作电位（CMAP）波幅肘下（BE）低于腕部（WR）。若不能识别该 MGA，则可能误认为传导阻滞。要证实这种 MGA，可在腕部（WR）和肘窝（AF）刺激正中神经（S_M），小鱼际肌记录，可见肘窝（AF）可引出 CMAP，而腕部（WR）不能引出

展肌上记录到一个小的 CMAP。在正中神经肘窝刺激（小鱼际肌记录）所得 CMAP 的波幅，约等于尺神经在腕部与肘下刺激（小鱼际肌记录）所得 CMAP 波幅的差值。不过，非常重要的一点是正中神经在肘窝的刺激不能过量，否则会同时刺激到肘部的尺神经，进而给出存在 MGA 的错误结论。若要避免该错误，可将刺激器从肘窝的正中神经缓慢地向肘部的尺神经移动，并依次在几个点刺激。如果存在 MGA，在肘窝刺激正中神经所

诱发的 CMAP 将随着刺激器的移动，在到达尺神经之前短暂地消失。而后随着肘部的尺神经被兴奋，CMAP 将再次出现。

尺神经传导检查：近端 Martin-Gruber 交通支与肘下到肘上之间的假性传导阻滞

在肘部尺神经病患者中，一个典型的电生理发现就是跨肘段的传导阻滞，表现为常规尺神经运动传导检查时肘下到肘上之间的 CMAP 波幅降低（见第 19 章）。这一现象通常并不会与 MGA 混淆，因为典型的 MGA 所引起的 CMAP 波幅降低发生在腕部到肘下之间，并不跨过肘部，形似前臂段的传导阻滞。但有种非常罕见的情况：MGA 的交通支纤维非常靠近近端，肘下刺激时如果同时被刺激到，其将会参与构成肘下 CMAP，导致 CMAP 波幅增高。而肘上刺激时反而不会兴奋这些交通支纤维，从而给人以跨肘段存在传导阻滞的印象。若肘下刺激位置在 MGA 的远端，MGA 就可能被误诊为伴有肘部传导阻滞的尺神经病（图 7-3）。肘下刺激点越靠远端，其位于 MGA 以远的可能性越大，就越有可能兴奋 MGA 纤维。

一项关于 MGA 变异的解剖研究发现，交通支在肱骨内上髁远端，平均距离 8.4cm（范围 5～12cm）处加入尺神经。而电生理研究则提示 MGA 可能位于更近端，接近肱骨内上髁远端 3cm 处。因此，如果肘下刺激位于肱骨内上髁远端 3cm 或更远处（特别是 >5cm），则有误诊为伴传导阻滞的肘部尺神经病的风险，因为近端的 MGA 使 CMAP 波幅改变而形似传导阻滞。由于肘段尺神经病常

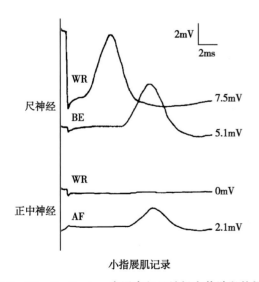

图 7-2　Martin-Gruber 交通支与尺神经在前臂段的假性传导阻滞。在腕部（WR）与肘下（BE）刺激尺神经，小鱼际肌（小指展肌）记录，显示肘下（BE）波幅降低。可通过在腕部（WR）与肘窝（AF）刺激正中神经，小鱼际肌记录来证实 MGA：腕部（WR）刺激无电位，而肘窝（AF）刺激有电位。在肘窝（AF）刺激正中神经引出的 CMAP 波幅约等于尺神经检查时降低的波幅

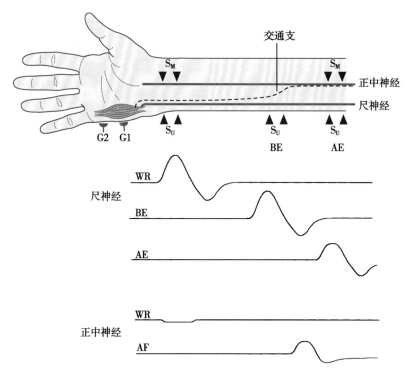

图 7-3　形似肘部尺神经病表现的近端 Martin-Gruber 交通支（MGA）。MGA 很少会被误诊为肘部尺神经病，除非交通支位于很近端，或肘下（BE）刺激位置过远，或两者并存。此例中，行常规尺神经运动传导检查，在腕部（WR）、肘下（BE）及肘上（AE）刺激尺神经（S_U），小指展肌记录，肘上（AE）波幅低于腕部（WR）和肘下（BE）。若不能识别 MGA，则会误认为跨肘段发生了传导阻滞。可通过在腕部（WR）和肘窝（AF）刺激正中神经（S_M），并在尺神经支配肌记录来证实 MGA：肘窝（AF）的 CMAP 波幅高于腕部（WR），或仅能在肘窝（AF）引出 CMAP。保持尺神经肘下（BE）刺激位置在肱骨内上髁远端 3cm 处，可避免该错误的发生。此外，对于无任何其他异常或临床症状支持，仅凭跨肘段传导阻滞即诊断为"肘部尺神经病"的患者，都应检查确认是否存在 MGA

发生在肘部或肘管（尺侧腕屈肌腱膜的下方），故肘下刺激点应位于肱骨内上髁以远至少 2cm 处，即肘管最远的位置。这凸显了尺神经肘下刺激应在适当的位置，即肱骨内上髁远端 3cm 处（见第 10 章），而不能更远。另外，任何患者如果检出肘部尺神经存在传导阻滞，却没有其他支持肘部尺神经病的表现，都应检查确认是否存在 MGA。

在第一背侧骨间肌记录的尺神经传导检查：腕部到肘下之间的假性传导阻滞

正中 - 尺神经交通支纤维支配第一背侧骨间肌是最常见的 MGA（图 7-4）。该交通支在常规尺神经运动传导检查中不易被发现，因为常规检查是在小指展肌记录的。但在第一背侧骨间肌记录的尺神经运动传导检查中，这种 MGA 则不少见。当以下两种情况时，通常会在第一背侧骨间肌记录：①检查尺神经掌深运动支的损伤（即腕部尺神经病）；②检查疑似的肘部尺神经病（见第 19 章）。

在尺神经运动传导检查中，MGA 支配第一背侧骨间肌与支配小指展肌的表现模式相似，当前者在第一背侧骨间肌记录，同样会出现腕部到肘下的 CMAP 波幅降低。但是，要证实前者的存在相比后者更为复杂。因为在腕部或肘窝刺激正中神经，并在第一背侧骨间肌记录，是可以诱发出 CMAP 的。这是由于邻近的正中神经支配肌，特别是拇短展肌、拇对掌肌和拇短屈肌浅头的容积传导所致。因此，要证实 MGA 支配第一背侧骨间肌，可在腕部及肘窝刺激正中神经，第一背侧骨间肌记录，应见到肘窝的 CMAP 波幅高于腕部（图 7-5）。这是因为肘窝刺激时除了记录到邻近的正中神经支配肌的容积传导以外，还可记录到交通支支配的第一背侧骨间肌的 CMAP。腕部与肘窝之间的波幅差值，约等于刺激尺神经时，腕部到肘下所降低的波幅值。这里同样要注意正中神经在肘窝不能过量刺激，否则肘部的尺神经会被共同刺激，造成存在 MGA 的假象。

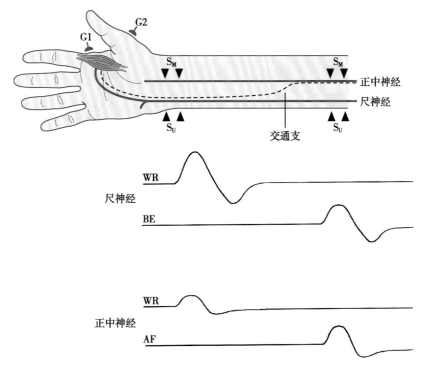

图 7-4　Martin-Gruber 交通支（MGA）。 正中 - 尺神经交通支纤维支配第一背侧骨间肌是 MGA 最常见的类型。但除非是在第一背侧骨间肌（FDI）记录，否则很难在尺神经运动传导检查中发现它。在以 FDI 为记录点的尺神经运动传导检查中，该型 MGA 表现为刺激尺神经（S_U），腕部（WR）到肘下（BE）波幅降低。若不能识别该 MGA，则可能误认为传导阻滞。在腕部（WR）和肘窝（AF）刺激正中神经（S_M），FDI 记录，出现近端的 CMAP 波幅高于远端，即可证实该型 MGA。正常情况下，刺激正中神经，FDI 记录到的 CMAP 源自邻近的正中神经支配肌的容积传导。而刺激肘窝（AF）波幅更高，是因为除此之外，还有交通支纤维参与其中

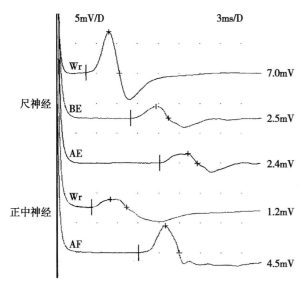

图 7-5　以第一背侧骨间肌（FDI）为记录点，常规尺神经运动传导检查中的 Martin-Gruber 交通支。 在 FDI 记录，在腕部（WR），肘下（BE），及肘上（AE）刺激尺神经，可见腕部（WR）到肘下（BE）波幅降低。在腕部（WR）与肘窝（AF）刺激正中神经，如果肘窝（AF）的电位波幅高于腕部（WR），即可证实存在该交通支。正常情况下，在腕部刺激正中神经，由于临近的正中神经支配肌的容积传导，可在 FDI 记录到电位

常规正中神经运动传导检查：近端复合肌肉动作电位波幅增高

第三种应怀疑存在 MGA 的情况，可出现在常规正中神经运动传导检查过程中。大鱼际肌中的拇收肌和拇短屈肌深头通常由尺神经支配，当正中 - 尺神经交通支纤维支配其中之一时（图 7-6），以小指展肌为记录点的常规尺神经运动传导是正常的，而以大鱼际肌为记录点的常规正中神经运动传导则可见一种特征性模式：在肘窝刺激的 CMAP 波幅高于在腕部刺激（图 7-7），这与常见的远端刺激波幅更高的模式不同，其鉴别诊断如下：

- 腕部正中神经刺激量不足
- 肘窝正中神经刺激过量，导致尺神经被共同刺激
- 存在支配大鱼际肌的 MGA

要证实这种 MGA 的存在，检查者应在腕部与肘下刺激尺神经，并在大鱼际肌记录。正常情况下，腕部刺激所诱发的 CMAP 通常会首先出现正向偏转，其反映的是正常尺神经所支配的大鱼际

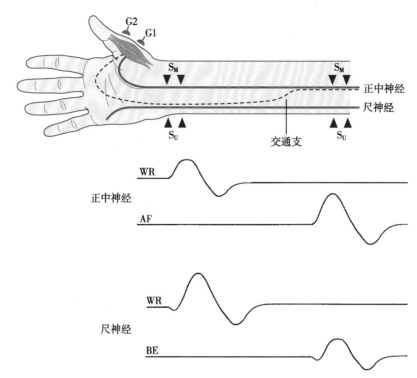

图 7-6 Martin-Gruber 交通支（MGA）。 MGA 的正中 - 尺神经交通支纤维可以支配大鱼际肌。常规正中神经运动传导检查中，在腕部（WR）及肘窝（AF）刺激正中神经（S_M），拇短展肌记录，肘窝（AF）的复合肌肉动作电位（CMAP）波幅高于腕部（WR）。而以小鱼际肌为记录点的常规尺神经运动传导检查则是正常的。在腕部（WR）及肘下（BE）刺激尺神经（S_U），大鱼际肌记录，如果出现腕部（WR）到肘下（BE）波幅降低，即可证实该型 MGA 的存在。

肌。如果不存在 MGA，随后在肘下刺激尺神经所诱发的 CMAP 波幅将与腕部保持一致。如果存在 MGA，则肘下的 CMAP 波幅会明显低于腕部。这是因为肘下的刺激位置位于交通支上方，因此交

通支纤维并不参与构成 CMAP。两点间电位的波幅差值与交通支的纤维数量相关。

Martin-Gruber 交通支与腕管综合征：近端 CMAP 的正向（"向下"）偏转与传导速度假性增快

最后一种应认识到 MGA 存在的情况，发生在与腕管综合征（腕部的正中神经病变）并存时。因 MGA 与腕管综合征都很常见，故这种情况在正中神经运动传导检查时并不罕见。MGA 合并腕管综合征的线索包括：①肘窝刺激，大鱼际肌记录到正向偏转的波形（注意：腕部刺激时并未出现正向偏转）；②正中神经前臂段的传导速度意外地增快（图 7-8）。

这种情况下，在腕部刺激正中神经，远端运动潜伏期是延长的。腕部所有被刺激的正中神经纤维都穿过腕管并因此传导延迟。但是，在肘窝刺激正中神经时，除大部分纤维如常沿前臂下行并穿过腕管外，还有一部分正中神经纤维经交通支下行，绕开腕管并支配尺神经的肌肉。这些纤维绕开了腕管，所以它们比那些穿过腕管并因此被

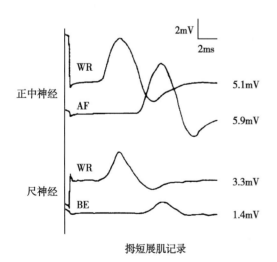

图 7-7 常规正中神经运动传导检查中的 Martin-Gruber 交通支。 在腕部（WR）与肘窝（AF）刺激正中神经，大鱼际肌（拇短展肌）记录，会出现肘窝（AF）的波幅增高。在腕部（WR）与肘下（BE）刺激尺神经，大鱼际肌记录，如果腕部（WR）的电位波幅高于肘下（BE），即可证实该交通支存在

延迟的正中神经纤维更早抵达手部。当它们所支配的尺神经肌肉去极化时，大鱼际肌处的记录电极就可记录到正向偏转的波形，提示发生去极化的位置与记录电极有一定距离（见第 2 章）。此外，相对于远端刺激时正中神经纤维在腕管处被延迟，近端刺激时交通支纤维的传导会早于预期到达，导致远近端潜伏期差值"缩短"，依此计算出的前臂段神经传导速度也会意外增快。除极少数例外，正中神经在前臂段的传导速度不会超过 70～75m/s。任何快于此速度，尤其在近端刺激时可引出正向波，提示 MGA 与腕管综合征并存的可能。在一些严重的腕管综合征病例中，正中神经在肘窝刺激时的神经冲动穿行 MGA 纤维，甚至比在腕部刺激时（通过腕管而被显著延迟）更早抵达大鱼际。此时会出现一个很反常的现象：正中神经近端潜伏期比远端潜伏期更短（图 7-9）。

正中神经近端刺激出现正向波，仅见于 MGA 合并腕管综合征时。如果穿过腕管的神经冲动未被延迟，它将与通过交通支纤维的冲动同时抵达手部。此时这个小的正向波（来自交通支）会被同时出现的正常的正中神经 CMAP 所掩盖。在一些病例中，除了发现近端刺激出现小正向波而远端刺激不出现以外，正中神经运动传导完全正常。如已排除了技术错误（即正中神经在肘窝未被过量刺激），则几乎总是提示为腕部正中神经病变合并 MGA。在这种情况下，MGA 的存在支持腕部正中神经病变的电诊断。

针肌电图与 Martin-Gruber 交通支

进行常规针肌电图检查时，检查者通过肌肉受累的模式（哪些受累、哪些不受累）来进行损伤的解剖学定位。不过，如果患者存在 MGA，则会出现与预期不符的模式。例如，正中神经的病损发生在肘窝或肘窝以上位置时，预期正中神经支配肌会出现异常。但如果该患者同时存在 MGA，则会发现尺神经支配的手部肌肉（特别是常规肌电图通常会检查的第一背侧骨间肌与小指展肌）也出现肌电图的异常。与此相反，如果相当部分尺神经支配的手部肌肉由正中 - 尺神经交通支支配，那么当尺神经在肘部或肘部以上病损时，这些本应由尺神经支配的肌肉将会出现免于受累的相悖现象。这凸显了要结合神经传导来合理解释针肌电图所见的必要性。同时也强调了神经传导检查应在针肌电图之前进行。

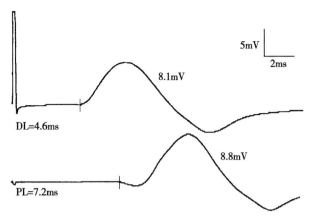

图 7-8　**Martin-Gruber 交通支与腕管综合征**。常规正中神经运动传导，在腕部（上图）与肘窝（下图）刺激，拇短展肌记录。腕部刺激时远端潜伏期（DL）延长。部分正中神经纤维在前臂经交通支下行而绕开了腕管，故肘窝刺激会出现正向波及传导速度（CV）假性增快。注意在近端刺激的波幅也更高一些。PL，近端潜伏期

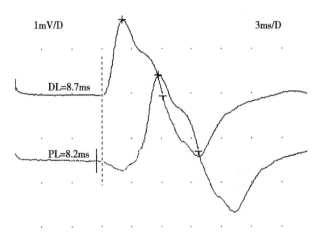

图 7-9　**严重腕管综合征合并 Martin-Gruber 交通支（MGA）时，近、远端潜伏期倒置**。在一些严重的腕管综合征病例中，正中神经在肘窝刺激时的神经冲动穿行 MGA 纤维，甚至比在腕部刺激时（通过腕管而被显著延迟）更早抵达大鱼际。此时出现一个很反常的现象：正中神经近端潜伏期（PL）比远端潜伏期（DL）更短

副腓神经

下肢的异位神经支配中最常见的是位于小腿外侧的副腓神经（accessory peroneal nerve，APN）。这一变异涉及趾短伸肌的神经支配。趾短伸肌是常规腓神经运动传导检查常用的记录肌肉，通常完全由腓深神经支配。存在 APN 的患者，其趾短伸肌会出现异位神经支配现象：该肌内侧部分如

常由腓深神经支配，而外侧部分则由源自腓浅神经的变异运动支（即 APN）所支配（图 7-10）。

这一变异可在常规腓神经运动传导检查时被识别。如果存在该变异，以趾短伸肌为记录点，在腓骨颈下及外侧腘窝刺激腓神经，所得 CMAP 波幅将比在踝部刺激更高（图 7-11）。这种模式可由以下原因引起：①腓神经在踝部的刺激量不足；②腓神经在腓骨颈下及外侧腘窝的刺激量过大，导致胫神经运动纤维同时被刺激；③存在 APN。

APN 可被简单而直接地证实。APN 源自腓浅神经远端，沿小腿外侧下行，并绕过外踝后方。在外踝后方刺激并在趾短伸肌记录，如果存在 APN，则会诱发出一个小的 CMAP；否则不会诱发出电位。在趾短伸肌记录，通常在外踝后刺激 APN 所诱发出的 CMAP 波幅，大约相当于在踝部与在腓骨颈下或外侧腘窝刺激所诱发的腓神经 CMAP 波幅之差。

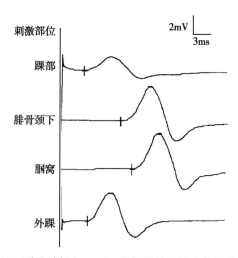

图 7-11　副腓神经（APN）。常规腓神经运动传导检查，在趾短伸肌（EDB）记录，踝部（最上）、腓骨颈下（第二条），及外侧腘窝（第三条）刺激。腓骨颈下及外侧腘窝的 CMAP 波幅高于踝部。可通过在趾短伸肌记录，外踝后刺激来确认存在 APN（最下）

其他解剖变异

　　尽管 Martin-Gruber 交通支和副腓神经是肌电图实验室里最常见到的异位神经支配类型，其他少见的异位神经支配也有记载。其中最常被提及的应是位于掌部的正中与尺神经的交通支，也称为 Riche-Cannieu 交通支。此交通支涉及尺神经掌深支与正中神经主干运动支或鱼际返支这两者之一的相互连接。尽管大多数报告为仅涉及运动纤维，也有部分报告还包括了感觉和混合纤维。而使这一争议更加复杂化的问题是：究竟交通支纤维是从正中神经走向尺神经，还是从尺神经走向正中神经，或两者兼有。这取决于解剖研究的细致程度，其中一些神经连接可在大多数人身上得到证实。但它们是否具有临床或电诊断的价值仍有争议。尽管如此，它们至少能解释一个常见现象：拇短屈肌（包括浅头与深头）可完全由正中神经支配，完全由尺神经支配，或是双重支配（浅头由正中神经支配、深头由尺神经支配）。另外，这些神经连接或许能解释特殊的"全尺神经手"。在这些罕见的个例中，刺激正中神经，大鱼际肌记录不到任何反应，而大鱼际肌的肌容积与肌力又是正常的。在肌电图检查中，则可出现一个令人困惑的现象：常规正中神经运动传导无反应的情况下，大鱼际肌的针肌电图却是正常的。而刺激尺神经，在大鱼际肌可记录到正常的 CMAP，这是因为正中神经运动纤维与尺神经伴行并支配大鱼际肌。

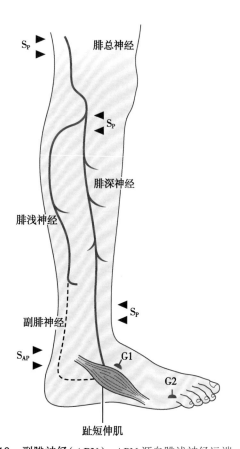

图 7-10　副腓神经（APN）。APN 源自腓浅神经远端，绕行外踝后方并支配趾短伸肌的外侧部分。常规腓神经运动传导检查，在趾短伸肌记录，并在踝部、腓骨颈下及外侧腘窝刺激腓神经（S_P）。如果存在 APN，腓骨颈下及外侧腘窝的复合肌肉动作电位（CMAP）波幅将高于踝部。在趾短伸肌记录，外踝后刺激，若可引出 CMAP，即可证实 APN 存在

此外，我们可以想象一种情况：如果这样的人罹患腕部正中神经病，正中神经运动纤维（实际上与尺神经伴行）会免于病损，因为它们并不穿过腕管。但穿过腕管的正中神经感觉纤维会受累。在神经传导检查中，常规正中神经运动传导无反应，因为它们与尺神经伴行。而正中神经感觉电位可引出，虽然其潜伏期延长、波幅降低。这在腕部正中神经病中是一组很不常见的表现：在正中神经运动传导无反应的情况下，感觉传导虽然异常却能引出波形。此外，大鱼际肌的针肌电图反常地表现为正常，或其异常程度远远低于正中神经运动传导无反应所预期的程度。出现这些情况，肌电图检查者应警惕可能存在罕见的 Riche-Cannieu 交通支。由于正中神经运动传导无反应，也应考虑到合并了 C8～T1 神经根或臂丛下干病变的可能，但大鱼际肌针肌电图正常则排除了这一可能。

另外，如果这样的人罹患严重的尺神经病（如位于肘部的），可导致所有手内在肌的无力与萎缩，包括所有大鱼际肌。而这种无力形式，一般情况下更可能提示为正中神经与尺神经的联合病损，下臂丛神经病，或 C8～T1 神经根病。

其他罕见变异也有记载。如出现于上肢的、桡浅神经与尺神经手背皮支之间的异位神经支配。通常情况下，手背的感觉由两个神经支配：小指和环指背侧及手背尺侧由尺神经手背皮支支配；其余部分由桡浅神经支配。在极少数人中，桡浅神经支配了全部区域（图 7-12）。在神经传导检查中，这一情况会表现为尺神经手背皮支无反应。刺激前臂桡侧的桡浅神经，并在尺神经手背皮支支配区域记录，即可证实这一变异。

同样在上肢，也有报道前臂外侧皮神经（肌皮神经的终末支）支配了部分正中神经支配的前臂肌肉。另一些个例中，它沿前臂下行并支配部分大鱼际肌肉及拇指基底部的感觉（即正中神经掌皮支分布区）。

但从实践的角度来看，Martin-Gruber 交通支和副腓神经是肌电图实验室里经常遇到的变异。而其他所有的变异，包括上文所提到的，仅见于个例或少量病例的报道。但这些罕见个例提醒我们：如果出现了不常见或意料之外的神经传导表现，不但要考虑技术因素，还要考虑异位神经支配的可能。

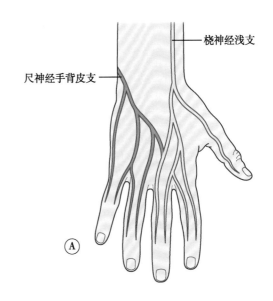

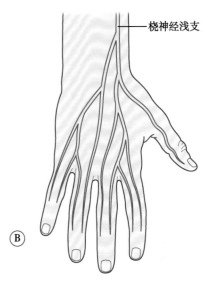

图 7-12　变异的手背皮肤神经支配。A. 典型的手背神经支配。桡神经浅支支配外侧手背及指 1～3 指背；尺神经手背皮支支配内侧手背及指 4～5 指背。**B.** 变异的手背皮肤神经支配，几乎整个手背均由桡神经浅支支配（Adapted with permission from Kuruvilla, A., Laaksonen, S., Falck, B., 2002. Anomalous superfcial radial nerve: a patient with probable autosomal dominant inheritance of the anomaly. Muscle Nerve 26，716-719.）

（唐枭然　译）

推荐阅读

Gutmann, L., 1993. AAEM minimonograph #2: important anomalous innervations of the extremities. Muscle Nerve 16, 339.

Kimura, J., 1989. Electrodiagnosis in diseases of nerve and muscle, second ed. FA Davis, Philadelphia.

Kuruvilla, A., Laaksonen, S., Falck, B., 2002. Anomalous superficial radial nerve: a patient with probable autosomal dominant inheritance of the anomaly. Muscle Nerve 26, 716–719.

Marras, C., Midroni, G., 1999. Proximal Martin–Gruber anastomosis mimicking ulnar neuropathy at the elbow. Muscle Nerve 22, 1132–1135.

Oh, S., 1984. Clinical electromyography: nerve conduction studies. University Park Press, Baltimore.

Uchida, Y., Yoichi, S., 1992. Electrodiagnosis of Martin–Gruber connection and its clinical importance in peripheral nerve surgery. J Hand Surg 17, 54–59.

Wilbourn, A.J., Lambert, E.H., 1976. The forearm median-to-ulnar nerve communication; electrodiagnostic aspects. Neurology 26, 368.

伪差与技术因素 8

我们需要认识和理解，在每个神经传导和肌电图检查（框 8-1）中最关键的是伪差和技术因素。在电诊断检查中所获取的具体信息的值依赖于两个重要且互补的进程：①正确地采取数据；②正确地解释数据。如果采取的数据在技术上是不准确的，那么无论是检查当时的电诊断医师，还是以后负责治疗的临床医师都不能得出正确的数据分析。

电诊断检查依靠获取和放大非常小的微伏和毫伏级的生物电信号。这个过程在技术上有很高要求，因为很多生理和非生理的因素会显著地影响数据的精确度。生理因素包括肢体温度、年龄等，非生理因素包括电极阻抗和电噪声，两者是同等重要的。如果不能认识到这些技术因素对电诊断检查的影响，会导致两型错误。Ⅰ型错误：将正常人诊断为异常；Ⅱ型错误：不能检查出异常。两型都是错误，但Ⅰ型错误可能更严重些。比如，未被识别的技术错误导致电诊断检查"异常"，患者因此被错误地诊断一个他们本身没有的病况。这样错误的诊断会导致进一步不适当的检查和治疗。认识到技术因素和电诊断检查室中的其他可能的错误来源是提高电诊断检查效率和有效性以及降低患者痛苦的关键所在。

框 8-1　影响神经传导检查和肌电图的重要技术因素

生理因素
　　温度
　　年龄
　　高度
　　近端与远端神经节段
　　异常神经支配（见第 7 章）

非生理性因素
　　电极阻抗失配和 60Hz 干扰滤波器
　　滤波
　　电平均
　　刺激伪差
　　阴性电极的位置：反转刺激极性
　　超强刺激
　　相邻神经的共同刺激
　　运动传导检查中电极放置的位置
　　逆向和顺向记录
　　记录电极与神经之间的距离
　　记录电极与参考记录电极之间的距离
　　体位与距离测量的方法
　　体位和波形的形态
　　扫描速度和灵敏度

生理因素

温度

温度是所有生理因素中最重要的一个。它会影响神经传导检查中的几乎每一个参数，包括传导速度，远端潜伏期和波形的形态。温度同样会影响肌电图检查中的运动单位动作电位（MUAP）的形态。从生理上来讲，较低的温度会导致钠通道失活延迟以及随后的去极化时间的延长（见第 2 章）。对于有髓神经纤维，传导速度主要是由郎飞节的去极化延迟决定的。因此，去极化时间的延长将导致被检查神经的传导速度减慢。传导速度的减慢与肢体的正常生理温度范围（约 21～34℃）成近似线性关系。对于运动和感觉传导速度，温度每下降 1℃，速度就会减慢 1.5～2.5m/s，远端潜伏期大概会延长 0.2ms。

另外，较长的通道开放时间将导致流入更多的钠。随后，每个神经纤维的去极化将变大和变长。对于复合动作电位（CMAP）和感觉神经动作电位（SNAP），较低的温度会导致与单个肌肉和感觉神经纤维较大和较长的动作电位相对应的较高的波幅和较长的时限（图 8-1）。这种影响对感觉

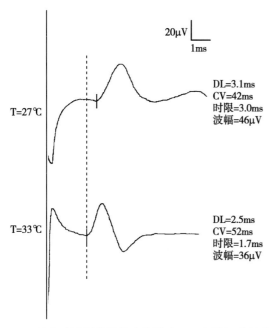

图 8-1　温度对神经传导检查的影响。正中神经感觉逆向法检查，在腕部刺激，在指 2 记录。同一个的患者在不同的肢体温度条件下。我们注意到较低肢体温度（上图），远端潜伏期和传导速度减慢，同时时限和波幅增加

神经纤维更加明显，因为单个感觉神经纤维动作电位的时限一般要比肌纤维的短。相位抵消的现象在单个纤维动作电位时限较短的情况下会更加突出（见第 3 章）。因此，当温度下降时，将导致相位抵消的减少和复合神经动作电位的增高。因此，当任何感觉神经检查得到一个高波幅、长时限、慢传导速度的电位时，都是在提醒肌电图人员可能存在的低体温影响。

温度的降低对针肌电图的 MUAP 有类似的影响，但不太明显。MUAP 的时限和波幅会随着温度的降低而增加；相应的，波形的相位数也会增加。即使在温暖的检查室待上足够长的时间，每个人的肢体温度也可能存在着显著的差异。而且，对于特定的神经，温度也是存在着差异的，神经远端和表浅部分的温度都会相对较低。此外，温暖的肢体的皮肤表面温度一般会比邻近的神经要高 1～2℃。而凉的肢体的皮肤表面温度则一般会比邻近的神经要低。

很容易看出，如果不能鉴别和纠正凉的肢体温度，肌电图人员可能会将神经传导或针肌电图检查错误地解释为异常。例如，一个常见的错误是，基于一个实际上是由于冷的肢体温度所致的传导速度减慢、潜伏期延长和稍大的多相 MUAP 的电诊断发现来诊断多发性神经病。另外一个常见的误诊是远端卡压神经病。例如，凉的肢体上延长的远端正中神经运动和感觉潜伏期可能造成腕部正中神经病（即，腕管综合征）的错误印象。最后，在轴突丢失的周围神经病患者中，冷却可以使神经传导速度减慢到脱髓鞘的范围，从而深刻地改变电诊断印象以及随后的评估和治疗。

在电诊断检查中，有以下方法减少低温对检查的影响。首先，肌电图人员必须认识到温度对每个神经传导和肌电图检查的重要性（框 8-2）。必须对所有患者的远端肢体温度进行常规性的记录和监测，并将其理想地保持在 32～34℃之间。在检查前的正常体温并不一定能保证肢体温度在检查过程中不下降；实际上，这种情况经常发生。

肢体可以用加热灯、暖包或者蒸气加热敷料整理器进行加热。温暖和保持合适的肢体温度的最理想方法是，使用一个带有反馈控制机制的加热装置，并将温度传感器放置在远端的手或脚上。不幸的是，由于发生过患者不认识加热装置，而直接抓住发热元件导致烧伤的事例，大多数厂家因为担心诉讼而选择停止生产，所以这些设备现在很难买到。然而，不管用什么方法来温暖肢体，我们需要认识的是，让皮肤上升到所需温度以及底层的神经和肌肉暖和起来是需要较长的时间的。当肢体暖和之后，皮肤温度一般会比底层神经和肌肉快一些到达所需温度。如果肢体温度比较低，底层神经的温度要达到平衡需要 20～40 分钟（图 8-2）。

框 8-2　温度和神经传导检查及肌电图

较低温度的影响

神经传导速度减慢

远端潜伏期延长

神经传导电位的波幅和时限增加（SNAP＞CMAP）

MUAP 的时限、波幅、相位的增加

温度的保持

测量所有患者的远端肢体温度

通过加热灯、暖包或者蒸气加热敷料整理器，将温度保持在 32～34℃之间

皮肤上升到所需温度和底层的神经和肌肉暖和起来是需要较长的时间

如果肢体温度很低（比所需温度低超过 10℃），将肢体浸泡在温水中，然后用加热灯来维持温度

如果肢体温度无法上升，应该使用相应的校正系数，传导速度是的 1.5～2.5m/(s·℃)，远端潜伏期的是 0.2m/(s·℃)

CMAP，复合肌肉动作电位；MUAP，运动单位动作电位；SNAP，感觉神经动作电位。

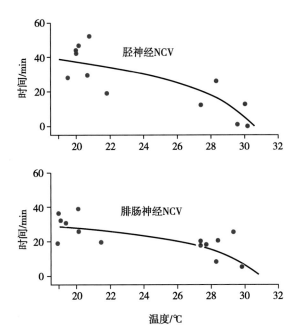

图8-2 暖和用时和传导时间。基于皮肤温度(底层神经还没暖和)绘制了胫神经(**上图**)和腓肠神经(**下图**)的传导速度到达其限定值的95%所需的时间。我们注意到,即使在28℃的皮肤温度的情况下,神经的温度仍然需要15～20min才能达到稳定的状态(From Franssen, H., Wieneke, G.H., 1994. Nerve conduction and temperature: necessary warming time. Muscle Nerve 17, 336-344. Reprinted by permissionof Wiley.)

如果没有意识到这个情况,尽管皮肤温度恒定不变,但传导速度可能随着电诊断检查的进行和神经的逐步暖和而增快。在检查过程中,先前检查的神经传导速度会相对底层神经暖和后的检查的神经传导速度慢。这个情况会使检查的结果难以理解和确定。

如果肢体温度很低(比所需温度低超过10℃),表面的加热通常是不充分,需要很长的时间才能使肢体充分暖和。在这样的情况下,可以将肢体浸泡到温水中,让其加热一段时间。一旦达到目标温度,必须维持这样的合适温度;否则,肢体温度就会在检查过程中再次下降。

肌电图人员应该总是记住,轻度至中度的传导速度减慢和轻度至中度的潜伏期延长,可能是由最初较低的体温或者加热不充分导致。如果肢体温度上升不可能或者难以实现(例如,在ICU里的便携式检查),那么就应该使用相应的校正系数,传导速度的是1.5～2.5m/(s·℃),远端潜伏期的是0.2m/(s·℃)。

很多现代的肌电图机器可以监测肢体的温度,并且可以设置为自动根据温度进行传导速度和潜伏期的校正。然而,我们应该记住这些校正系数主要来自正常人的神经,因此它们可能并不适用于所有的病变神经。因此,暖和肢体永远比使用校正系数好。没有针对针肌电图检查中MUAP时限、波幅、相位的校正系数。

年龄

年龄最突出的表现是,两极的年龄会影响神经传导的速度和波形的形态。神经传导速度的最重要决定因素是髓鞘的存在和数量。髓鞘的形成过程是有年龄依赖性的,开始于子宫内,足月的婴儿只有正常成年人的一半。因此,25～30m/s的传导速度对于初生儿来说是正常的,但对于成年人,就已经在脱髓鞘的范围内了。出生之后,传导速度会快速地增长,在一周岁时达到大约75%的成年人值水平,当髓鞘的生长完成后,3～5岁达到成年人的水平。

成年之后,传导速度会随着年龄的增长而轻微减慢,最可能是原因是运动和感觉神经元随着年龄的增长出现的正常损失。这种现象在60岁之后更加突出,传导速度大约每十年减慢0.5～4.0m/s。感觉神经纤维受累要比运动神经纤维稍明显些。

对于成年人来说,考虑到传导速度与年龄相关性较小,可以使用基于年龄范围的神经传导速度正常值。然而,记住基于年龄范围和各个被检查的神经的正常值表是相当困难的。更常见的是,正常对照值表提供一系列神经传导速度,通常用于10～60岁之间的受试者,其考虑了该年龄范围内的正常变异性。一般来说,提供的是正常值的下限。对于老年患者可以使用每十年0.5～4.0m/s的额外校正系数。例如,成年人的正常的正中运动传导速度是49m/s。然而,对于90岁的患者,考虑到高龄的因素,46m/s的正中运动神经传导速度也将会被视为正常。

年龄对于CMAP和SNAP波幅也是有影响的。同样,大多数正常值对照表提供的是年龄范围在10～60岁之间的受试者的波幅范围。对老年人下肢远端感觉神经反应的评估是很困难的,尤其是常见的腓肠神经感觉反应。腓肠神经感觉反应的电位波幅往往很小,而且在一些老年人身上很难引出。SNAP的波幅在高龄患者身上会出现实质性降低。部分人估计SNAP的波幅在70岁的时候会下降达到50%。因此,对于高龄的患者,很低的波幅或者下肢感觉反应需谨慎对待,在没有确切的数据的时候没有必要考虑为异常。

年龄还影响着针肌电图检查的很多参数。最突出的影响就是 MUAP 的时限。众所周知，随着年龄的增长，MUAP 的时限会增加。从出生到童年，随着个体的生长，由于肌纤维数量和运动单位大小的增加，时限也会同步增加。再往后，正常的老化过程会导致运动单位出现缓慢丢失。一些正常的神经再支配发生以补偿这些运动单位的丢失，导致随着个体年龄的增长，运动单位持续时间略微延长。由于这些原因，在针肌电图检查中，与不同年龄段的 MUAP 时限正常值进行对比是很重要的。

身高

与温度和年龄一样，身高也影响着神经传导的速度。个子高的人的传导速度要比个子矮的慢。这种神经长度的影响也反映在被充分认识的发现中：较长的下肢的正常传导速度比较短上肢的正常传导速度慢。例如，平均来说，正常的腓肠神经感觉传导速度典型地比正中神经的感觉传导速度慢 5m/s，而腓总神经和胫神经的运动传导速度典型地比正中神经和尺神经的运动传导速度慢 6～9m/s。

两个不同的因素可以引起高度或者肢体长度在传导速度上的影响。首先，神经在向远端生长时会逐渐变细。一般来说，个体越高，肢体越长，远端神经就越细。因为传导速度直接与神经的直径成正比，所以个体越高，神经越细，传导速度也越慢。同样的道理，腿部的神经传导速度要比手臂慢，因为肢体长度越长，远端神经越细。其次，不难理解，远端肢体的温度要比近端的低，腿的温度要比手臂的低。因此，下肢传导速度受温度影响变慢的效果要比上肢突出。

神经传导速度正常值一般也会考虑正常的身高范围。然而，对于过高的身高必须要进行适当的校正，就像对于高龄的患者一样。实际上，校正通常不会低于正常值的下限值 2～4m/s。例如，对于一个 208.28cm 高的人，38m/s 的胫神经传导速度（正常值的下限是 41m/s）应当视为身高的正常影响。

身高的影响与晚反应（F 反应和 H 反射）的解释尤其相关。F 反应的路径是肢体长度的两倍，而 H 反射的则是下肢近端长度的两倍。这些电位的总体潜伏期正常值是基于肢体长度或者身高的（见第 4 章）。忽略这点就会导致错误地将高个子的晚反应标记为"异常"。然而，某些情况下，比如对比患侧与对侧健康肢体之间的潜伏期，这个时候就不受身高的影响。

近端与远端神经节段

由于神经直径和温度的改变，神经传导速度在肢体的近端与远端节段是不同的，就像对于身高一样。近端神经节段的传导速度要稍微快于远端节段。例如，正中神经在腋窝和肘关节之间的传导速度要略快于肘部和腕部之间的传导速度。这也是手臂的传导速度要快于腿的原因：①远端神经节段比较细，所以传导速度要比近端节段慢；②远端肢体节段的温度要比近端低，所以传导速度也会慢一点。

非生理性因素

电极阻抗和噪声

电噪声存在于每一个电诊断检查室。最常见的就是由其他电学（例如，灯、风扇、加热器、电脑）设备引起的 60Hz 干扰。电诊断检查室之外，特别是在重症监护室，可能还有许多其他的电噪声，例如呼吸机、监护仪和其他电学设备。这种噪声会造成一系列的问题，尤其是记录 SNAP 或者纤颤电位（图 8-3）这些非常小的电位时。不过，检查者一般可以通过技术手段将电噪声减少到可接受的水平。

在神经传导检查和针肌电图中，都是用差分放大器（图 8-4）来记录所有的信号。作用电极（G1）和参考电极（G2）之间的信号差将通过差分放大器进行放大和显示。因此，同样的电噪声在作用电极和参考电极都出现，那么它将被相互抵消掉，只有有用的信号才会被放大（这就是共模抑制）。

在每个电极上获得差分电噪声的最好方法是保证每个电极的阻抗是一样的（即，防止电极的阻抗失配）。阻抗是一个结合了直流电（DC）的电阻和交流电（AC）的电容及电感的电学概念。让我们回想一下欧姆定律：$E = IR$。电噪声的电压（E）同样等于电噪声感应的电流（I）乘以电阻（R）或者阻抗。如果两个电极的电阻或者阻抗不同，一样的电噪声在两个电极上将感应出不同的电压。这个差值将会被放大和显示，并模糊有用的信号。

消除 60Hz 干扰的最好方法是保证每个电极对

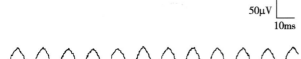

50μV
10ms

图 8-3　电极阻抗失配和电噪声。环境的 60Hz 噪声经常干扰小波幅电位(例如,感觉神经动作电位,纤颤电位)。电噪声在肌电图波形中的表现是 60Hz 正弦波。在信号显示中,10ms 的扫描速度能够让我们容易识别正弦波。然而,如果在感觉神经传导检查中,将扫描速度设置为 1ms 或 2ms,灵敏度设置增加到 10μV,那么 60Hz 干扰就会使放大器饱和。60Hz 干扰往往是由于电极阻抗失配引起。如果作用电极和参考电极的阻抗相近,那么 G1 和 G2 的输入点将输入一样的电噪声,并在随后被差分放大器所滤过(共模抑制)。电极阻抗失配现象可以通过清洁皮肤和使用导电胶来减小

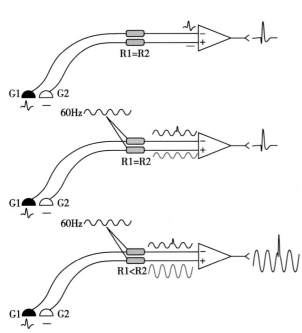

图 8-4　差分放大器和电极阻抗失配。神经传导检查和肌电图的所有记录信号都来自差分放大器。**上图**:作用电极(G1)的信号减去参考电极(G2)的信号后并被放大。每个电极有各自的阻抗或电阻,分别用 R1 和 R2 来表示。**中图**:如果 R1 = R2,任何 60Hz 的干扰都会在两个输入端产生一样的电噪声。这个电噪声在之后会被抵消,只有有用的信号才会被放大。**下图**:如果电极阻抗失配(R1 < R2),两个输入端的电噪声将不同。一部分的电噪声将会被放大,经常会覆盖或者模糊有用的信号

于放大器的阻抗是一致的(框 8-3)。这个可以通过以下几个步骤来完成。首先,要确保电极完好,无任何磨损或断裂的现象。第二,皮肤的处理必须彻底,用酒精或者丙酮去除污垢和油脂。然后电极涂上导电胶,再贴到皮肤上。电极必须通过

框 8-3　减小电极阻抗失配和 60Hz 干扰的方法

作用和参考记录电极必须使用同一种电极。
确保所有的连接完好,无任何磨损和断裂。
使用酒精或丙酮清理污垢和油脂。
在电极与皮肤间使用导电胶增加导电。
用胶带或尼龙绑带将电极牢固地固定在皮肤上。
在刺激与记录电极之间放置地线。
使用同轴记录线缆。

胶带或者尼龙绑带牢固地固定在皮肤之上。最后,两个电极越靠近,其电噪声就越接近。

滤波

　　神经传导检查和针肌电图记录的每一个电位在显示之前,都要经过低频和高频滤波。滤波器的作用是通过排除低频和高频的电噪声来真实地再现有用的信号。低频(高通)滤波器排除低于设定频率的信号同时让高频的信号通过。高频(低通)滤波器排除高于设定频率的信号同时让低频信号通过。低频噪声(< 10Hz)会导致基线(接近直流)漂移,而高频噪声(> 10kHz)通常会模糊高频电位(例如,感觉神经动作电位和纤颤电位)。

　　通过一定的"通过带宽"来限定通过的信号,可以排除不要的电噪声。不同的电诊断检查,其通过带宽也不同。对于运动传导速度检查,其低频与高频滤波器的设定分别是 10Hz 和 10kHz。对于感觉传导速度检查,其低频和高频滤波器的设定分别是 20Hz 和 2kHz。我们注意到感觉神经传导检查的高频滤波器设置要比运动神经传导检查低。这样做是为了降低高频噪声,因为相对于运动电位,感觉神经动作电位包括更多的高频成分,所以比较容易受到干扰(图 8-5)。

　　滤波器的使用总会涉及一些折中。无论是模拟或者数字滤波器,都不可能完全地将高于高频滤波设置和低于低频滤波设置的所有信号过滤掉。我们必须认识到滤波器也会使有用信号丢失或者改变。例如,随着低频滤波的减小,将有更多的低频信号通过。这样将导致记录电位的时限轻微增加,因为时限主要与低频反应有关。同样,随着高频滤波的降低,将有更多的高频信号被排除。这样将导致记录电位的波幅降低,因为波幅主要与高频反应有关(图 8-6)。因此,所有电位必须在标准的滤波设置下获得,也必须基于同一个滤波设置的检查的正常值进行对比。

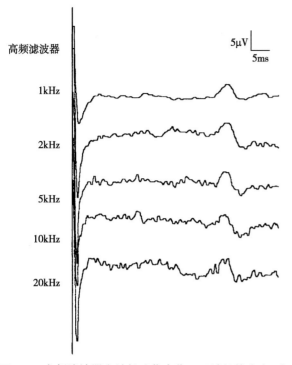

图 8-5　**高频滤波器和神经动作电位。**尺神经检查中，在肘刺激，在指 5 记录，并使用不同的滤波器。当高频滤波器从 20kHz 降低到 1kHz，高频噪声也随着减少，感觉神经动作电位（SNAP）也更加清晰。但同时我们也注意到 SNAP 的波幅也会有轻微地下降

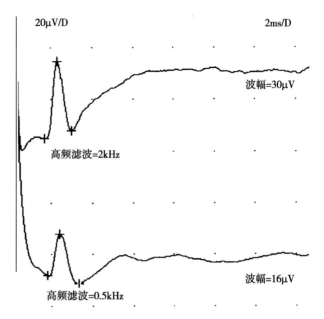

图 8-6　**高频滤波器和感觉神经动作电位。**正中感觉检查，在腕部刺激，在指 2 记录。**上方迹线：**高频滤波器设定在 2kHz。**下方迹线：**高频滤波器设定在 0.5kHz。我们注意到，随着更多高频信号被过滤掉（下图），感觉电位的波幅将显著减少

电平均

电噪声有时可能干扰电位滤波器，而最好的应对方法就是消除电极阻抗的失配。这种现象通常发生在记录微伏级别的小电位时，在感觉和混合神经检查中尤为典型。在这种情况下，电噪声可以通过电平均来减小或消除。在电平均中，连续刺激将被数字化后进行算术平均。由于电噪声是随机的，随着对次数巨大的刺激进行平均，电噪声的正负相位将相互抵消，从而只留下有用的信号。电平均特别有助于基线的平稳，因此也便于起始潜伏期和波幅的正确测量（图 8-7）。

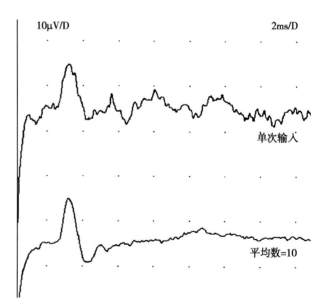

图 8-7　**电平均。**正中感觉检查，在指 2 记录，在腕部刺激。**上方迹线：**单次刺激。我们注意到电位已经出现，但基线的噪声比较明显。**下方迹线：**10 次电平均后。经过平均后的迹线，噪声得到很好的抑制，信号也愈加清晰

刺激伪差

在常规的神经传导检查过程中，刺激器发出电流使底层神经去极化，但同时它也通过容积传导传到肢体的组织，并反映在记录电极上。这个刺激伪差在每一个神经传导检查当中都存在，由于其指示了刺激的开始时刻，所以对于潜伏期的测量的起始点选取是非常有用的。然而，如果刺激伪差的后缘与记录的电位重叠时，其就成了影响信号的一个问题。这种情况最通常发生在记录小电位（即感觉电位）或者刺激距离过短的时候。在这些情况下，记录电位的起始点将被模糊，并可能导致潜伏期和波幅的测量失准（图 8-8）。

有以下一些方法可以减少刺激伪差（框 8-4）。首先，将地电极放置在刺激电极和记录电极之间以

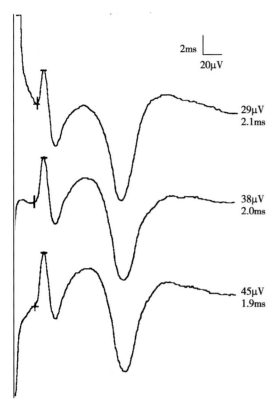

图 8-8 刺激伪差和测量错误。正中感觉神经逆向法检查，在腕部刺激，在指 2 记录。保持阴极位置不变，而旋转阳极的位置可以影响刺激伪差。大的负向刺激伪差（上方迹线）可能导致人为的低波幅和延迟的起始潜伏期。相反，大的正向刺激伪差（下方迹线）可能导致人为的高波幅和提前的起始潜伏期

框 8-4 减少刺激伪差的方法

将地电极放置在刺激电极和记录电极之间。
降低记录电极之间的阻抗失配。
使用同轴记录线缆。
确保刺激点是神经的最直接上方。
降低刺激强度。
保持刺激电极的阴极的位置不变，旋转阳极的方向。
增加刺激电极与记录电极之间的距离。
确保刺激电极与记录电极的线缆不出现交叉重叠的现象。

减少刺激伪差。接着，降低记录电极之间的阻抗失配可以有效地减少干扰，还有刺激伪差。同轴记录线缆的使用对减少刺激伪差特别有用（图 8-9）。降低刺激强度也可以减小刺激伪差的影响。另外一个减少刺激伪差影响的有效方法是保持刺激电极的阴极的位置不变，轻微地旋转阳极的方向。增加刺激电极与记录电极之间的距离也可以减少刺激伪差的影响。最后，确保刺激电极与记录电极

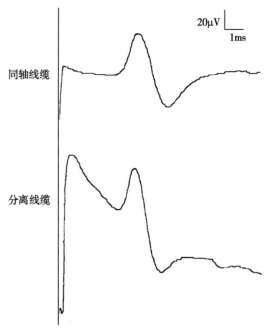

图 8-9 电噪声和记录线缆。正中感觉神经逆向法检查，在腕部刺激，用不同线缆的指环电极在指 2 记录。同轴线缆（上方迹线）和分离线缆（下方迹线）。作用记录线与参考记录线越靠近（同轴线缆比分立连线要更靠近），刺激伪差或者其他的电噪声在记录迹线上感生出干扰的机会就越小

的线缆不出现交叉重叠，并尽可能保持两者的距离可以减少刺激伪差的影响。

阴极的位置：反转刺激极性

当神经被刺激时，阴极下方将首先去极化。因此，距离测量应该选择刺激电极的阴极（去极化首先发生的地方）与的作用记录电极之间（图 8-10）。对于神经传导检查，最合理的放置位置是刺激电极的阴极朝向作用记录电极。如果刺激电极的阴极与阳极不经意地反置，将可能产生两个影响。首先，尽管阴极的下方发生去极化，但阳极的位置理论上将发生超去极化（图 8-11）。这种超去极化可能产生一个阻断，阻挡阴极下方产生的去极化通过阳极传导到记录电极（即阳极阻断）。这样的结果可能导致感觉或者运动电位减少或者缺失。阳极阻断的现象更多的是理论问题，在实践中很少见到。

其次，当阴极和阳极不经意地反置时，比电位减小或缺失更加常见的错误是可预见的潜伏期测量误差（图 8-12）。在这种情况下，远端潜伏期将延迟大概 0.3～0.4ms。这个就是正常神经从刺激电极的阴极传导到阳极的大概时间，这段典型的距离大概 2.5～3.0cm。如果意识不到这点，将导

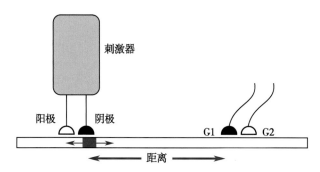

图 8-10　刺激电极的阴极和作用记录电极的位置。刺激神经时，阴极的下方首先去极化，并向两个方向传导。阴极应总是朝向作用记录电极（G1）（记住：黑对黑）。传导速度的计算要以阴极和作用记录电极之间的距离为准

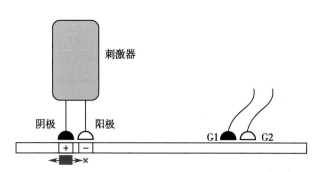

图 8-11　阳极阻断。如果反置阴极和阳极，阳极阻断就有可能发生。刺激时，阴极下方的神经去极化沿两个方向传导，而阳极下方则有可能产生超去极化。这种超去极化可能阻断产生于阴极的动作电位，阻挡其传导通过阳极

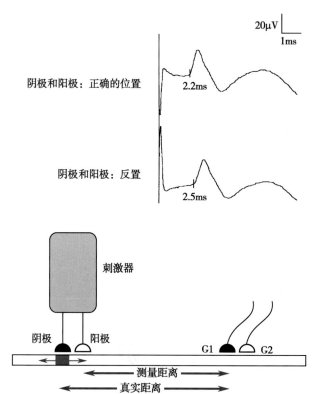

图 8-12　刺激阴极与阳极反置。上图：正中感觉检查，在腕部刺激，指 2 记录。上方迹线反映的是正确的位置，即阴性朝向作用记录电极。下方迹线反映的是阴极与阳极反置，即阴极背向作用记录电极。下图：如果阳极和阴极不经意地反置，将会人为地减慢潜伏期和传导速度。这个错误通常会使潜伏期延迟 0.3～0.4ms，并使感觉神经传导速度减慢大概 10m/s。传导速度的减慢是由于测量距离短于实际距离。实际距离等于测量距离加上阴极和阳极之间的距离

致错误的检查结果。首先，所有远端感觉神经潜伏期都将延长 0.3～0.4ms，并导致感觉传导速度下降 10m/s。其次，远端运动潜伏期也同样会延长，但运动传导速度将保持不变。运动传导速度是通过远端刺激点与近端刺激点之间的距离来计算的。之所以保持不变，是因为远端潜伏期在计算过程中被相减抵消了。如果肌电图人员没有认识到刺激阴极和阳极已经被不经意间反置，这些神经传导检查的结果可能很容易被理解为符合多发性神经病或者远端卡压性神经病。

超强刺激

超强刺激是理解和进行神经传导检查的最重要的概念之一。所有神经传导检查的测量数据都是基于神经的所有神经纤维都已经去极化的假定上。在使所有神经纤维都去极化，对于不同的个体和不同的解剖部位，所需的刺激电流强度是不一样的。例如，在腕部刺激正中神经所需的电流强度要比在腘窝刺激胫神经所需的电流强度小得多。

为了确保所有的神经轴突都去极化，必须使用超强刺激。为了达到超强刺激，我们必须慢慢增加电流强度直到记录电位的波幅不再增加为止。然后，再额外增加 25% 的电流强度，以确定电位不再进一步改变。如果其不再增加，那就可以假定超强刺激已经达到（图 8-13）。我们注意到，随着超强刺激的接近，潜伏期会逐渐减少。

如果在远端刺激神经的电流强度不是超强刺激，将可能导致轴突丢失的错误结果。如果在远端刺激时是使用超强刺激，但在近端却不是，将可能产生传导阻滞的错误印象（图 8-14）。在任何一种情况下，根据被刺激的神经，检查者可能会错误地认为存在着异常神经支配（见第 7 章）。最后，如果不是所有的刺激部位都是使用超强刺激的话，就不可能得到真正的传导速度。传导速度的测量是假定在远端和近端刺激的神经纤维都是相同的

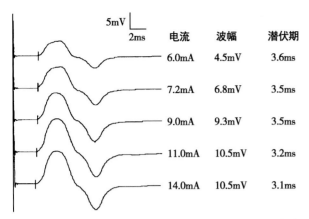

	电流	波幅	潜伏期
	6.0mA	4.5mV	3.6ms
	7.2mA	6.8mV	3.5ms
	9.0mA	9.3mV	3.5ms
	11.0mA	10.5mV	3.2ms
	14.0mA	10.5mV	3.1ms

图 8-13 超强刺激。正中神经检查，在腕部刺激，在拇短展肌记录，不断增加刺激电流。为了确保所有的神经轴突都被刺激到，在所有的神经传导检查中，都需要使用超强刺激。超强刺激是通过不断增加刺激电流直到记录的电位波幅达到最大获得的。为了确保使用的是超强刺激，刺激电流需额外增加 25%，以保证电位波幅不再进一步增加（下方迹线）。我们注意到，随着超强刺激的接近，潜伏期会逐渐减少

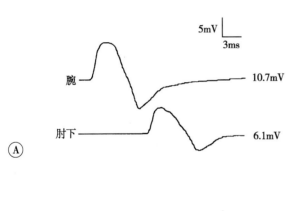

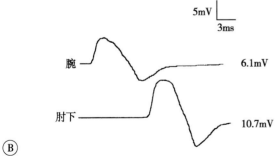

图 8-14 近端和远端刺激的不同复合肌肉动作电位（CMAP）波幅。尺神经运动检查，在腕部和肘下刺激，在小鱼际肌记录。**A.** 肘下的 CMAP 波幅比腕部的低。这种结果的可能性有以下几种：①传导阻滞；②腕部的正中神经和尺神经共同刺激；③在尺神经肘下的刺激强度未达到超强刺激；④异常神经支配（见第 7 章）。**B.** 肘下的 CMAP 波幅比腕部的高。这种结果的可能性有以下几种：①在尺神经腕部的刺激强度未达到超强刺激；②肘下的正中神经和尺神经共同刺激。如果是在正中神经检查中，记录的是小鱼际肌，这种结果也提示异常神经支配

（即，最快的）。如果不使用超强刺激，刺激不同的部位时，可能测量的就是不同的神经纤维，并将导致神经传导速度的测量失效。电诊断检查中最常见的错误就是一旦电位的波幅落在"正常范围"内，就停止增加电流强度。在这样的情况下，这个电位可能是在正常范围，但由于不是使用超强刺激得到的，对于这个特定的被检查的患者来说，它可能并不正常。

我们必须注意的是，如果不经过递增刺激电流强度的细致过程，不管刺激电流强度有多高，没有人能够确定是否已经达到超强刺激。因此，肌电图人员永远不能不经过这个递增的过程而假定机器的最大刺激输出就是超强刺激。

相邻神经的共同刺激

虽然必要确保所有的刺激部位使用的都是超强刺激，但是防止相邻神经的共同刺激也是同样重要的。在正常的个体使用正常的刺激阈值，共同刺激并不是一个常见的问题。但在病理的情况下，神经往往需要更高的电流才能达到超强刺激。当刺激电流增加时，电流可能向周围传播并兴奋附近的神经。附近的神经被兴奋可能会导致虚假的大波幅电位，这是由于目标电位范围之外神经或肌肉电位被无意地共同记录所致。上肢的运动检查中，在腕部、肘部和腋部刺激正中神经或者尺神经时最容易发生共同刺激的现象。下肢的运动检查中，腓总神经和胫神经的共同刺激可能发生在膝关节处。

刺激非常近端的神经和神经根时，相邻神经的共同刺激无法避免。在上肢的检查中，刺激 Erb 点或 C8～T1 神经根刺激，总是会导致尺神经和正中神经的共同刺激。在这种情况下，共同刺激的影响只能通过对冲试验消除（见第 30 章）。

即使在常规的神经传导检查中，相邻神经的无意共同刺激也会产生许多问题（见图 8-14 和图 8-15）。首先，如果相邻神经受到共同刺激，则因轴突丢失所致的低波幅电位可能达到正常范围。其次，如果共同刺激是发生在远端而不是近端，将可能产生近端传导阻滞的错误印象（见图 8-16 的上图）。对于某些神经，比如尺神经的运动神经，这种结果类似于异常神经支配。另一方面，如果共同刺激发生在近端而不是远端，这种结果也类似于某些神经的异常支配，如腓神经的运动神经（见第 7 章）。最后，如果远端和近端确实存在传导阻滞，

但在近端的共同刺激会导致近端出现不恰当的高波幅,并可能会使检查者忽略真正的传导阻滞(见图 8-16 的下图)。

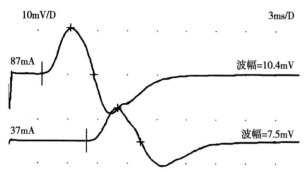

10mV/D　　　　　　　　　　　　　　3ms/D

87mA　　　　　　　　　　　　　波幅=10.4mV

37mA　　　　　　　　　　　　　波幅=7.5mV

图 8-15　共同刺激。尺神经运动传导检查,在腕部刺激(上方迹线)和在肘下刺激(下方迹线),在第一背侧骨间肌记录。刺激电流强度标注在每条迹线开始的位置。我们注意到腕部的波幅明显比肘下的高。在这种情况下,错误是由于在腕部刺激尺神经的电流过大,同时刺激到了相邻的正中神经(即,共同刺激)。一般来说,对于正常的个体,强度超过 50mA、时限等于 0.2ms 的电流通常都会导致相邻的神经出现共同刺激。如果不能意识到这点并纠正,远端刺激位置的共同刺激将导致近端刺激位置部分传导阻滞的错误印象,那么对于尺神经来说,可能导致假的 Martin-Gruber 交通支

有以下几种方法可以防止相邻神经的共同刺激(框 8-5)。首先,确保刺激电极放置在神经的正上方可以有效防止共同刺激。如果放置得当,达到超强刺激所需的电流强度将小很多,这样也容易防止产生共同刺激。根据解剖的标志位置,将刺激电极放在需要检查的神经上方。慢慢增加刺激强度直到记录到第一个小的低于超强刺激的电位。在这个时候,保持刺激电流恒定,将刺激电极沿着最初的刺激位置稍微往外侧或内侧平行移动。电位波幅最高的位置就是最靠近神经的。一旦确定了最佳位置,再将电流增加至超强。我们会惊喜地发现,使用了这个技术后,超强刺激的电流强度可以这么小。这样也同时提高了检查的效率和患者的耐受度。其次,当观察波形的波幅随着刺激强度增加而增长时,如果发生了共同刺激,波形的形态通常都会有突然的改变。例如,如果尺神经产生了共同刺激,正中神经正常的圆顶形态可能突然变为分叉的形态。再次,留意肌肉的抽动也可以防止共同刺激的产生。例如,在腕部刺激正中神经将引起大鱼际肌和前两个蚓状肌收缩。相比之下,刺激尺神经将引起更为广泛的手

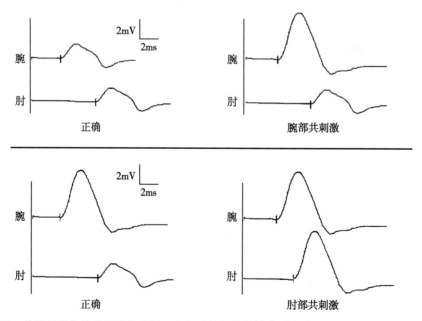

2mV
2ms

腕

肘

正确　　　　　　　　　　腕部共刺激

2mV
2ms

腕

肘

正确　　　　　　　　　　肘部共刺激

图 8-16　共同刺激和传导阻滞的理解。在运动神经传导检查过程中,如果近端刺激的波幅或面积相比远端出现明显的下降,就认为存在传导阻滞。然而,如果要远端或近端发生神经的共同刺激,将会导致不同的问题产生。上图:(左图)如果远端(腕部)和近端(肘部)的刺激位置波幅是真正地下降,这种结果是属于轴突丢失。然而,如果远端位置不经意地发生了共同刺激(并且近端位置没有)(右图),那么远端将出现一个奇高的波幅响应,并导致检查者错误地做出传导阻滞的电诊断。下图:(左图)如果远端和近端刺激位置存在真正的传导阻滞,我们总是倾向于使用过度刺激,以得到"正常"波幅的近端刺激位置波形。然而,如果近端不经意地发生神经的共同刺激(而远端没有)(右图),真正的传导阻滞结果将被忽略,并做出神经传导正常的错误电诊断

框 8-5 避免相邻神经的共同刺激方法

确保刺激位置在神经正上方。
观察波形形态的突然改变。
观察相关肌肉抽动的变化。
避免过度的刺激电流。
如果必要，同时记录邻近神经支配的肌肉运动。
在看到传导阻滞的现象时总要记住远端共同刺激的可能性。

抽动，因为尺神经支配着大多数的手内在肌。因此，随着电流强度的增加，当正中神经和尺神经支配的肌肉出现共同刺激时，检查者将会看到肌肉的抽动发生改变。在这个时候，必须降低刺激的强度直到只有正中神经支配的肌肉收缩。这个同样适用于下肢，特别是在腘窝的位置，因为胫神经与腓总神经在这个位置靠得很近。刺激腓总神经会引起踝关节的背屈和外翻，而刺激胫神经会引起踝关节的跖屈和内翻。因此，在膝关节刺激腓总神经时，如果胫神经出现共同刺激，正常的踝关节的背屈和外翻将变为踝关节的跖屈和内翻。最后，对于大多数正常的个体，在腕部和肘部的正中神经和尺神经共同刺激，和在外侧腘窝的腓总神经共同刺激，通常发生在刺激强度 >50mA（0.2ms脉冲宽度）。因此，一旦刺激强度超过了这个点，肌电图检查者需要清楚共同刺激可能性的增加。

如果采取了以上建议之后，仍然对共同刺激存在疑问，检查者可以同时记录邻近神经支配的肌肉，观察其电位的情况。如果产生了这样的电位，刺激强度必须降低直到这样的电位消失。例如，当在腕部刺激正中神经时，如果对尺神经的共同刺激存在疑问，拇短展肌（正中神经支配）和小指展肌（尺神经支配）应同时记录。如果正中神经的刺激是正确的，在小指展肌将无法记录到电位。

运动传导检查中电极放置的位置

运动传导检查最好的记录导联设置是肌腹-腱方法。作用电极（G1）放置在运动点上，一般选取在肌腹的中心，而参考电极（G2）放置在肌肉远端的肌腱上。当使用了这种导联设置，肌腱的位置大概就代表了电惰性点，只有 G1 处的信号才被放大。

肌肉的去极化首先发生在运动终板区（运动点）。如果作用记录电极没有放置在运动点之上，那么容积传导的去极化电位首先发生在距离记录

电极一段距离的地方，我们将看到一个初始的正偏转。当去极化紧接着传导到电极下的位置，电位将变负（图 8-17）。不正确地放置电极可能产生两个问题。首先，CMAP 的波幅不是最大，将给检查者波幅降低的错误印象（图 8-18）。其次，如果产生了初始的正偏转，潜伏期将难以测量（图 8-19）。每当运动传导检查中出现初始的正偏转，作用记录电极的位置极有可能没有放置在运动点上，应该移动其位置直到正偏转消失。

对 G2 电极位置不对引起的技术错误的可能性的认识是不足的。在肌腹-肌腱的导联里，通常认为肌腱是没有电势的。尽管对于大多数神经是如此，但不是所有神经。尤其是尺神经和胫神经，其参考电极放置的肌腱位置通常是有电势的。因为肌腱上是没有肌肉的，所以"肌腱电位"可能是从附近或近端去极化肌肉通过容积传导过来的远场电位（图 8-20）。在某些情况下，大部分的CMAP 波幅实际上都来自肌腱电位。这些肌腱电位主要是正向的。因此，G1 的去极化电位（负向）

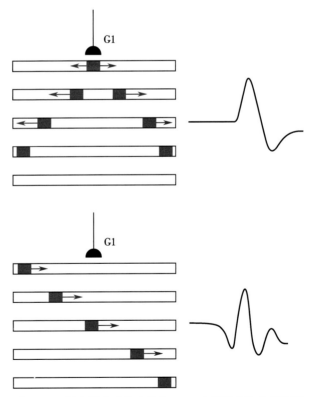

图 8-17 复合肌肉动作电位（CMAP）的形态和去极化部位。去极化首先发生在运动终板区（运动点），接着从这个位置往外扩散。如果作用记录电极（G1）放置在运动点之上，反映波形有初始负偏转而无初始正偏转（**上图**）。如果作用记录电极没有放置在运动点之上，去极化开始于运动点附近，然后传导到运动点，并传导到其他部位，将导致出现初始的正偏转（**下图**）

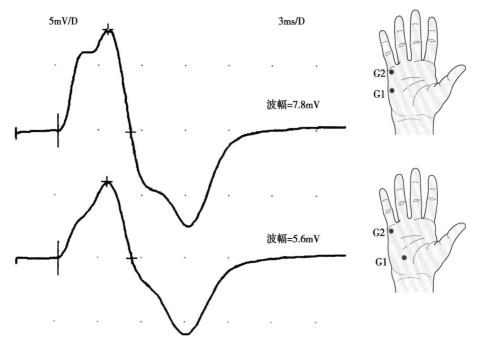

图 8-18　作用记录电极位置对运动传导检查波幅的影响。尺神经运动传导检查，在小鱼际肌记录，在腕部刺激。诱发最大波幅的最佳位置是在运动点之上（**上方迹线**）。当作用记录电极（G1）偏离了运动点，常会出现一个正向的初始偏转，提醒检查者位置放置错误。然而，这个却不一定会发生，尤其当附近的肌肉也去极化时（**下方迹线**）。重新放置作用记录电位通常可能导致出现高波幅。当对比两侧的电位时，这点显得尤其重要

减去 G2 的肌腱电位（正向），将产生一个较大的负向电位。避免不同的 G2 位置引起的错误的关键是保持一致性。例如，如果右侧尺神经检查时，G2 放置在指 5 的基部，但左侧尺神经检查时，G2 却放置在指 5 的远端，仅仅由于基于不同的 G2 位置，将导致不同的，不对称的波幅。

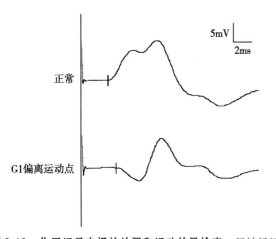

图 8-19　作用记录电极的放置和运动传导检查。尺神经运动传导检查，在小指展肌记录，在腕部刺激。作用记录电极（G1）正确地放置在肌肉运动点之上，参考电极（G2）放置在远端的肌腱（**上方迹线**）。如果 G1 放置的位置偏离了运动点，复合肌肉动作电位的形态将改变，通常会出现初始的正偏转和较低波幅的电位（**下方迹线**）

逆向和顺向记录

对于感觉传导检查来说，逆向检查法和顺向检查法都是可用的。当一个神经被刺激时，兴奋的传导是同时发生在两个方向上的。使用两种方法中的任何一种来测量潜伏期和传导速度都是一样的。然而，每种方法都有其优势和劣势（图 8-21）。首先，逆向记录的波幅要比顺向记录的高。SNAP 的波幅直接正比于记录电极与神经的距离。对于大多数逆向电位，作用记录电极离神经较近。例如，考虑逆向正中神经感觉传导检查，在腕部刺激，在指 2 记录。如果使用逆向法，记录的指环电极将放置在指 2 上。指环电极非常靠近底层指神经（就在皮肤底下）。当使用导联设置相反的顺向记录法时，记录的条电极或者盘电极放置在腕部。在记录电极和神经之间有着厚实的横向腕管韧带和其他支持的结缔组织。由于中介组织的影响，记录的感觉反应电位波幅将非常低。逆向记录法的最大优势是其高波幅的电位。不仅仅可以比较容易捕获电位，而且大波幅电位更有助于双侧的对比。因为对于受损一段时间的神经或者病变的神经的记录电位来说，其波幅是非常小的。

然而，逆向检查法同样也有劣势。尽管只记

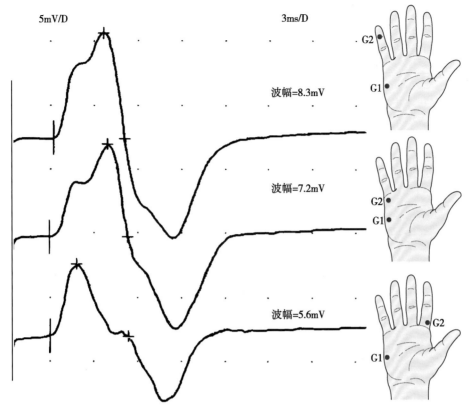

图 8-20 参考电极位置对运动传导检查波幅的影响。运动传导检查的记录电极是根据"肌腹 - 肌腱"导联进行放置的。去极化发生在作用电极（G1）放置的肌腹之下。参考电极（G2）放置在肌腱之上，理论上的电势零点。然而，肌腱却可能是带电势的，尤其是当检查尺神经和胫神经时。肌腱电位是近端电位容积传导的结果。在尺神经检查中，将出现典型的分叉形态的运动反应电位。我们注意到，随着参考电极放置位置的改变，运动反应电位的形态和波幅也将发生较大变化。这说明了在运动传导检查中，保持参考和作用记录电极放置位置的一致性的重要性

录感觉神经纤维，但运动神经和感觉神经纤维都受到刺激。这种情况通常会导致 SNAP 后面跟着一个容积传导过来的运动电位（图 8-21 和图 3-9）。因为 SNAP 通常在容积传导的运动电位前面，所以并不难区分两者。然而，如果两个电位有相似的潜伏期，或者更为重要的是，如果感觉电位缺失，检查者有可能错误地将容积传导的运动电位的第一个成分认为是并不存在的 SNAP。

记录电极与神经之间的距离

在感觉神经或者混合神经检查中，之间的组织，记录电极与其下方神经的距离会显著影响记录电位的波幅。随着记录电极与神经的距离的增加，电位将急剧下降（图 8-22）。顺向法检查中的低波幅电位就是这种影响的结果。在大多数顺向法检查中，记录电极与神经的距离比相应的逆向法检查大。

这种情况在给水肿的患者做下肢感觉传导检查中经常遇到（尤其是腓肠神经和腓浅神经的感觉传导检查中）（图 8-23）。不论水肿的原因（最常见的是静脉功能不全和充血性心力衰竭），水肿会导致表面记录电极与神经的距离增加。这就导致波幅的衰减。因此，在这种情况下，尤其是对于感觉反应电位，任何低波幅或者缺失的情况，在异常的诊断前都必须小心对待。说实话，在这样的情况下，只有出现正常的反应电位才是有意义的。在存在明显水肿的情况下，如果出现反应电位偏低或者缺失，应当在报告中注明可能是由于水肿的技术因素引起，并适当纳入最后的印象中。低波幅电位不仅可能出现在比较深的神经中，也可能出现在记录电极不经意地放置靠外侧或内侧，而不是在神经的正上方的情况中。因为大多数神经是不能被看到或者触摸到，在感觉神经和混合神经检查中，记录电极是根据解剖标志来放置，最开始可能并不能放置在被检查神经的正上方。这种情况大多数会频繁地发生在底层神经位置轻微变异的感觉神经检查中（即，手掌的混合神经检查，前臂外侧皮神经，前臂内侧皮神经，桡神经浅支，

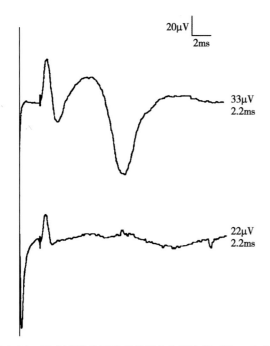

图 8-21 正中感觉传导检查的逆向和顺向法对比。上方迹线:逆向法,在腕部刺激,在指 2 记录。**下方迹线**:顺向法,在指 2 刺激,在腕部记录,相同的距离。潜伏期和传导速度是一样的。逆向法有高波幅的优势,但感觉神经动作电位(SNAP)后面可能跟着一个大波幅的容积传导的运动电位。在逆向检法中,如果 SNAP 缺失,检查者必须小心分析,不要错误地将容积传导的运动电位认为是感觉电位

腓肠神经,隐神经,腓浅神经感觉传导检查)。为了避免这个问题,很重要的一点是,将记录电极稍微往外侧和内侧移动,同时保持刺激电流恒定不变,以确定产生最大反应波幅的位置。我们会惊讶地发现,将记录电极移动很小的位置,却能对反应电位的波形产生巨大的影响(图 8-24)。如果不按照上面的方法操作,尤其是当对比两侧的波幅时,将常导致技术上的错误。正中神经和尺神经逆向法检查是例外,当记录电极放置在手指上时,检查者总是能确保记录电极足够靠近神经(即,在指神经的正上方)。

电极的放置位置不仅影响着电位的波幅,同时也影响着潜伏期的测量。如果记录电极向外或者向内偏离神经,峰潜伏期相对保持不变,但起始潜伏期将变短。尽管不是显而易见的,但组织的容积传导的影响还是产生了这些变化。记录电极放置位置不靠近神经的最终结果(因为中间组织,或者电极放置不准确,或者两者都有)将是记录的电位波幅降低和速度可能假性地变快(图 8-24)。记录电极越靠近神经,记录的电位波幅越高,起始潜伏期也越准。

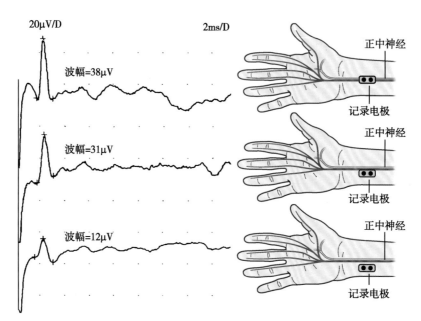

图 8-22 记录电极与神经的距离对波幅的影响。正中混合神经检查,在手掌刺激,在腕部记录。**上方迹线**:记录电极放置在正中神经的正上方。**中间迹线**:记录电极放置偏侧 0.5cm。**下方迹线**:记录电极放置偏侧 1.0cm。如果记录电极偏离了神经(中间和下方迹线),保持一样的距离和刺激电流,波幅将显著下降。在感觉传导检查中,经常会对比两侧肢体的波幅,观察其对称性。检查者可以很容易理解,如果记录电极在一侧放置在神经的外侧或内侧,而另一侧放置在神经正上方,可能就会留下两侧明显不对称的错误印象。当底层神经的位置不确定时,尝试不同的位置以确保获得最大的波幅是很重要的

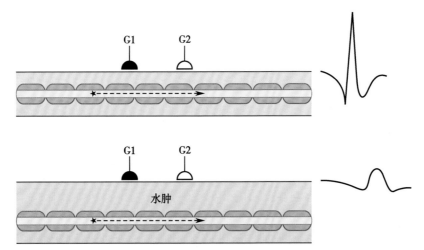

图 8-23　记录电极与神经的距离的增加对神经波幅的影响。当进行感觉和混合神经传导检查时，假定神经就在皮肤表层之下（**上图**）。然而，如果出现水肿，表面记录电极与神经之间将会出现巨大的距离（**下图**）。这样将导致电位波幅的显著下降，而且如果距离足够大时，反应电位将缺失。另外，电位的时限会分散，起始潜伏期可能轻微缩短，峰潜伏期轻微延迟。因为组织相当于一个高频滤波器，而波幅主要是一个高频反应，所以出现衰减。较长距离的容积传导效应还会引起其他的变化。因此，在存在水肿的情况下，尤其是对于感觉反应电位，如果出现反应电位偏低或者缺失，在做出异常诊断之前必须小心对待

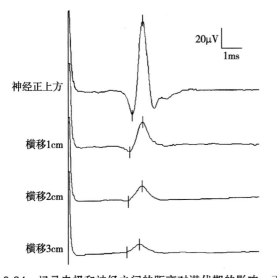

图 8-24　记录电极和神经之间的距离对潜伏期的影响。正中混合神经检查，在腕部刺激，在肘窝记录。如果将记录电极移离神经，但与刺激电极保持不变的距离和刺激电流，除了对波幅的影响，起始潜伏期也轻微地缩短。这也将导致传导速度假性地变快（From Raynor, E.M., Preston, D.C., Logigian, E.L., 1997. Influence of surface recording electrode placement on nerve action potentials. Muscle Nerve 20, 361. Reprinted by permission of Wiley.）

作用与参考记录电极之间的距离

　　神经传导检查中记录的每个电位都是作用和参考记录电极之间电活动的差异的结果。对于感觉和混合神经检查，作用和参考电极一般是沿直线放置在被检查神经之上。因此，神经节段的去极化首先发生在作用电极下面，然后向远端传导到参考电极下面。如果作用和参考电极太靠近，它们可能在同一时间出现电活动，由于相消效应将导致出现低波幅电位（图 8-25 和图 8-26）。由于这个原因，在感觉和混合神经检查中，作用和参考记录电极之间的最佳电极内部距离是 3～4cm。对于通常的神经传导速度范围，这个距离可以确保两个电极下面不会同时发生去极化。

体位与距离测量的方法

　　为了准确地计算传导速度，检查者必须正确地测量神经的距离。我们一般假定皮肤表面的距离准确代表了底层神经的真实距离，并且在大多数情况下，这个假定是正确的。但是还是有一些明显的例外情况，特别是在肘部的尺神经（图 8-27）。外科手术和尸体解剖研究表明，当手臂处于伸展的状态时，尺神经是松弛并有余量的。如果在手臂伸展的情况下测量尺神经表面皮肤的距离，那么真正的底层神经长度将会被低估。因此，在肘关节处于伸展的状态下进行尺神经传导检查，往往会得到肘段传导速度减慢的错误结果。当肘关节处于屈曲状态时，测量的表面皮肤距离能更好地反

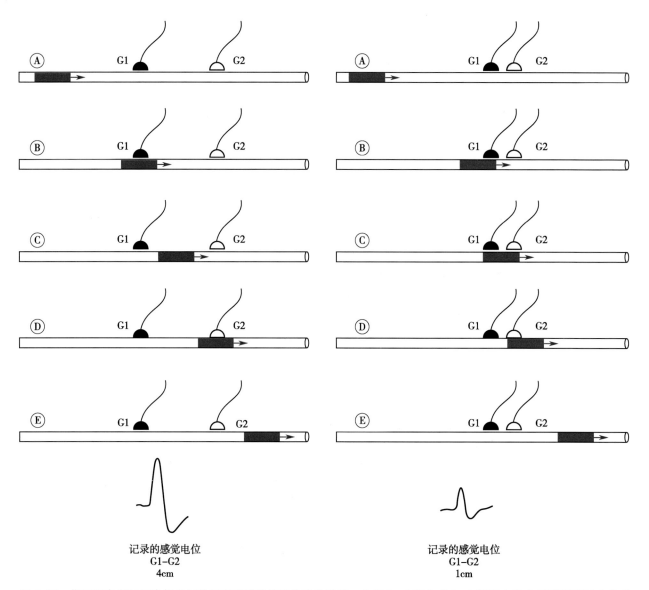

记录的感觉电位
G1-G2
4cm

记录的感觉电位
G1-G2
1cm

图 8-25   作用和参考记录电极之间的距离对感觉传导检查的影响。作用（G1）和参考（G2）记录电极之间的距离影响着感觉神经动作电位（SNAP）的形态。SNAP 是作用和参考记录电极的电活动的差异的结果。神经节段的去极化首先发生在作用电极下面，然后再传导到远端的参考电极下面（左边，电极内部距离是 4cm）。如果作用和参考电极太靠近（例如，电极内部距离是 1cm），它们将有可能在同时出现电活动，并导致出现低波幅电位（右边，第三个图）。在感觉和混合神经检查中，对于神经传导速度范围，通常保持作用和参考记录电极相距 3～4cm 可以确保两个电极下面不会同时发生去极化

映肘段真正的底层神经长度，并且得到更为可靠的神经传导速度。

对于其他一些神经，表面皮肤距离的测量往往是不精确的。其中包括环绕着肱骨的桡神经，在腋和 Erb 点的正中神经和尺神经。在这些情况下，可以使用产科钳来测量，以获得更加精确的接近于真正的底层神经的长度。

肢体位和波形的形态

在任何的神经传导检查过程中，当有多个位置被刺激时（以运动传导检查为典型），很关键的

一点是，在所有的刺激位置肢体都要保持同样的体位。如果做不到这一点，稍有不同的肢体姿势就会导致不同的电位结果。可能导致这种结果的原因是表面皮肤（连同其上面的记录电极）的稍微移动使与其对应的底层肌肉或神经发生改变。此外，也存在着前面章节讨论的肌腱电位的复杂因素。在肌腹 - 肌腱的导联里，通常认为肌腱是没有电势的。然而，这个并不是对所有神经都成立的，尤其是对尺神经和胫神经，因为其参考电极放置的肌腱位置往往是具有电活动的。即便肌腱的位置没有肌肉，邻近的去极化肌肉通过容积传导的

图 8-26 作用和参考记录电极之间的距离对感觉传导检查的影响。 正中感觉神经检查，在腕部刺激，在指 2 记录。作用（G1）和参考（G2）记录电极的距离分别是 1cm（上图），2.5cm（中图），4.0cm（下图）。我们注意到，当记录电极的距离为 1.0cm 时，电位的波幅很低。在这种情况下，作用和参考电极太靠近，以至于神经节段的两个电极几乎同时去极化，导致出现波幅降低的电位

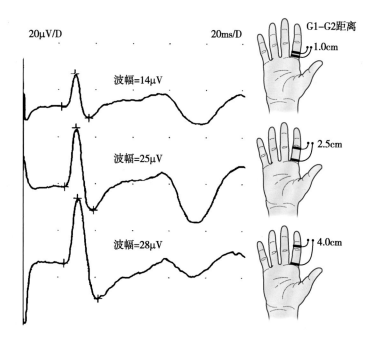

图 8-27 肢体位和尺神经的长度。

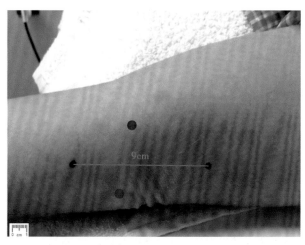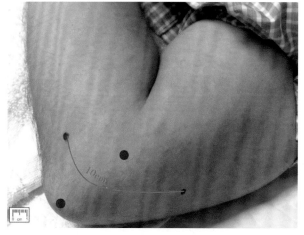

图 8-27 肢体位和尺神经的长度。 在肘段，当手臂处于伸展的状态时，尺神经是松弛并有余量的。如果在这样的情况下测量尺神经表面皮肤的距离，真正的底层神经长度将会被低估。**左图：**当肘关节处于伸展状态时，肘部和肘上的表面皮肤距离是 9cm（注：尺神经是位于图片中红点标示的肱骨内上髁和尺骨鹰嘴之间）。**右图：**当肘关节处于屈曲状态时，同样两点之间的距离是 10cm，这个距离更加准确的反映尺神经真正的长度。如果在肘关节处于伸展的状态进行尺神经传导检查，将得到肘段传导速度减慢的错误结果。当肘处于屈曲状态时，测量的表面皮肤距离能更好地反映肘段真正的底层神经长度，并且得到更为实际的神经传导速度

远场电位会在其上面产生"肌腱电位"。这个容积传导的电位的波形和潜伏期会随着体位的改变而变化。因此，对比下面的例子：

- 进行尺神经运动传导检查，在腕部、肘下、肘上位置分别刺激，保持手臂屈曲（即，弯曲）状态
- 进行尺神经运动传导检查，在腕部、肘下、肘上位置分别刺激。然而，在腕部刺激时手臂

伸直；然而，在肘下和肘上刺激时保持肘关节弯曲。

在这个例子中，对于两种情况，检查者将获得稍有不同的波幅大小（尤其是在肘下和肘上的位置）和稍有不同的传导速度。

虽然容积传导的生理学基础复杂且不直观，但我们的底线是：如果可能的话，在神经传导检查中，对于所有的刺激位置，都要保持肢体的体位不变。

潜伏期的测量：扫描速度和灵敏度

扫描速度和灵敏度会显著地影响感觉和运动电位的记录潜伏期。当灵敏度增加时，起始潜伏期的测量值会逐渐减小（图8-28）。相反，当扫描速度减小时，潜伏期的测量值通常会增加（图8-29）。基于这个原因，每个神经传导检查的潜伏期测量必须保证使用同样的灵敏度和扫描速度。当在神经的远端和近端刺激位置使用不同的扫描速度和灵敏度来获取电位，将很容易导致得到错误的计算传导速度。在感觉和混合神经检查中，相对于起始潜伏期，峰值潜伏期有一个潜在的优点，就是其不受扫描速度和灵敏度的影响（需要注意的是，使用峰值潜伏期，无法得到传导速度）。

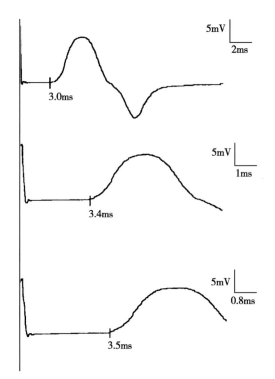

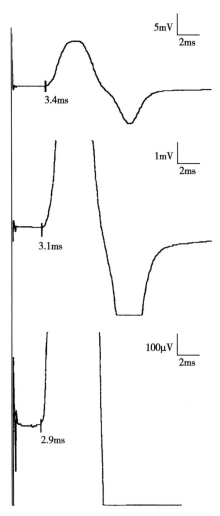

图8-28　潜伏期的测量和灵敏度。 正中神经运动传导检查，在腕部刺激，在拇短展肌记录，使用不同的灵敏度，保持扫描速度恒定。潜伏期的测量必须始终使用同样的灵敏度。我们注意到，当灵敏度增加的时候，潜伏期的测量值通常会减小

图8-29　潜伏期的测量和扫描速度。 正中神经运动传导检查，在腕部刺激，在拇短展肌记录，使用不同的扫描速度，保持灵敏度恒定。潜伏期的测量必须始终使用同样的扫描速度。我们注意到，当扫描速度减小的时候，潜伏期的测量值通常会增加

（黎　鸣　朱　愈　译）

推荐阅读

Barry, D.T., 1991. AAEM minimonograph #36: basic concepts of electricity and electronics in clinical electromyography. Muscle Nerve 14, 937–946.

Brashear, A., Kincaid, J.C., 1996. The influence of the reference electrode on CMAP configuration: leg nerve observations and an alternative reference site. Muscle Nerve 9, 63–67.

Brown, W.F., 1984. The physiological and technical basis of electromyography. Butterworth, Boston.

Campbell Jr., W.W., Ward, L.C., Swift, T.R., 1981. Nerve conduction velocity varies inversely with height. Muscle Nerve 4, 520–523.

Campbell, W.W., Pridgeon, R.M., Riaz, G., et al., 1991. Variations in anatomy of the ulnar nerve at the cubital tunnel: pitfalls in the diagnosis of ulnar neuropathy at the elbow. Muscle Nerve 14, 733–738.

De Jesus, P.V., Hausmanowa-Petrusewicz, I., Barchi, R.L., 1973. The effect of cold on nerve conduction of human slow and fast nerve fibers. Neurology 23, 1182–1189.

Denys, E.H., 1991. The influence of temperature in clinical neurophysiology. Muscle Nerve 14, 795.

Dumitru, D., Delisa, H.A., 1991. AAEM minimonograph #10: volume conduction. Muscle Nerve 14, 605–624.

Franssen, H., Wieneke, G.H., 1994. Nerve conduction and temperature: necessary warming time. Muscle Nerve 17, 336–344.

Halar, E.M., Delisa, J.A., Brozovich, F.V., 1980. Nerve conduction velocity: relationship of skin, subcutaneous and intramuscular temperatures. Arch Phys Med Rehabil 61, 199–203.

Halar, E.M., Delisa, J.A., Soine, T.L., 1983. Nerve conduction studies in upper extremities: skin temperature corrections. Arch Phys Med Rehabil 64, 412–416.

Kimura, J., 1989. Electrodiagnosis in diseases of nerve and muscle, second ed. FA Davis, Philadelphia.

Kornfield, M.J., Cerra, J., Simons, D.G., 1985. Stimulus artifact reduction in nerve conduction. Arch Phys Med Rehabil 66, 232–235.

Rivner, M.H., Swift, T.R., Malik, K., 2001. Influence of age and height on nerve conduction. Muscle Nerve 24, 1134–1141.

Wee, A.S., Leis, A.A., Kuhn, A.R., et al., 2000. Anodal block: can this occur during routine nerve conduction studies? Electromyogr Clin Neurophysiol 40, 387–391.

9 电诊断检查统计学基础

对于每次的电诊断（electrodiagnostic，EDX）都需要确定此项检查的结果是否正常。这个决定通常需要在检查过程中实时进行，由此可以通过新获得的信息来进行调整。然而回答电诊断检查是否正常并不简单，这需要有对统计学的基本理解。对于统计学的全面讨论超出了本章的范围和目的，但是为了更好的解释研究结果，电诊断者需要了解一些基本的统计学概念。

无论是血清钠水平、红细胞比容，或者远端正中神经运动潜伏期，没有任何两个正常人会在生物测量中获得完全相同的结果。大部分受检者的建模服从正态分布，其中数值在均值上下进行变化。这种正态分布的结果通常用钟形曲线来描述。钟形曲线的中心为检测的平均值或者算数平均值，如下式定义。

$$\text{Mean} = \frac{\sum(x_1, x_2, \cdots, x_N)}{N}$$

其中 x = 个体检测结果，且 N = 个体检测的全体数量。标准偏差（SD）作为统计变量用于衡量数据的差量或者分布变化。总而言之，标准偏差用于衡量数值偏离其算数平均值的程度，如下式定义：

$$\text{SD} = \sqrt{\frac{[(x_1 - Mean)^2 (x_2 - Mean)^2 \cdots (x_N - Mean)^2]}{N-1}}$$

标准偏差是一种衡量正态分布离散性的有效测度，其原因如下所示（图 9-1）：

（在正态分布曲线下，标准差与概率面积有一定的数量关系）

- 距均值正负一个标准差之间，约包含总面积的 68%。

- 距均值正负两个标准差之间，约包含总面积的 95%。

- 距均值正负三个标准差之间，约包含总面积的 99.7%。

在电诊断检查中，通常采用下限或者上限截止数值中的一个，而不是同时使用这两者。举例来说，正常的血清钠水平可能是 135～145mmol/L（上限到下限截止数值）。然而，远端正中神经运动的远端潜伏期需要小于 4.4ms（换句话说正中神经运动远端潜伏期较小则比较好，所以不设下限截止值。）因此，电诊断检查中异常值被限定于钟形曲线的一侧，而不是同时在曲线两侧：

- 超过距均值 2 个标准差的观察对象占总数的 95.5%。

- 超过距均值 2.5 个标准差的观察对象占总数的 99.4%。

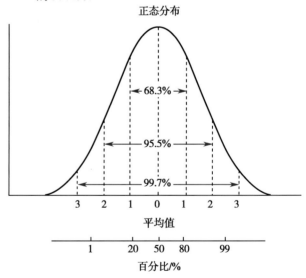

图 9-1　正态分布。许多生物变量都可以作为一个在均值范围上下变化的正态分布进行建模。正态分布可以用钟形曲线来描述。钟形曲线的中心就是均值或测试数值的平均数。x 轴的数字表示高于和低于平均值的具体标准偏差数值。标准偏差是衡量正态分布的离散和变化的一种指标。标准偏差偏离平均值的具体数值定义了不同的观察对象在总数中的占比

这些是非常重要的事实，因为电诊断检查中通常选择距均值 2 或 2.5 个标准差的上限或者下限的数值之一作为截止数值。在截止数值建立以后，检查者接下来需要领会测试的两个重要概念：特异性和敏感性。

特异性指的是指没患该病的人（即健康人）中检查阴性的比例。因此，当对一个没患该病的人进行检查时，这个检查可以将所有结果没有超出截止值的人识别为正常（真阴性）；然而，检查也会将一小部分正常的人错误识别为异常（假阳性）（图 9-2，左）。这个对于检查者是很重要的，要知道不是每一个阳性的检查结果都是真阳性；其中总会存在着小部分人被误诊（大约 1%~2%）。

敏感性是指患有某种疾病的人中检查阳性的比例。当对一个患者进行检查时，这个检查结果可以将所有结果超出截止值的异常患者识别为阳性（真阳性）；然而，检查也会将一小部分的异常患者错误识别为正常（假阴性）（图 9-2，右）。因此，对于检查者同样很重要的是，要意识到不是每一个阴性的检查结果都是真阴性；其中总会存在着小部分患者被误诊（大约 1%~2%）。因此，特异性和敏感性可以通过下面等式进行计算：

$$特异性（\%）= \frac{真阴性}{（真阴性 + 假阳性）} \times 100$$

$$敏感性（\%）= \frac{真阳性}{（真阳性 + 假阴性）} \times 100$$

在理想条件下，正常人和患者的检查结果应该没有重叠。于是，截止值选取在两种人群的结果之间，检查可以达到 100% 的敏感性和特异性（图 9-3，左）。然而，在真实的世界中，正常人和患者的检查结果总是存在着一些重叠（图 9-3，右）。

如果一个检查具有非常高的敏感性和特异性，就能正确地识别绝大部分正常人和异常的患者；然而，始终是会存在小部分没患该病的正常人被错误识别为异常（假阳性）和一小部分患有该病的患者被错误识别为正常（假阴性）。

通常在设定截止值时，在敏感性和特异性中采取折中方案。举一个正常人和患者的例子，在他们的检查结果中有显著重叠的情况。如果截止值设定过低，检查将会有较高的敏感性，但特异性却很低（图 9-4）。在这种情况下，检查将可以正确地诊断几乎所有异常患者（真阳性），同时，只会错误地识别很少的异常患者为正常（假阴性）（图 9-4，左）。然而，高敏感性的代价是低特异性。在这种情况下，将会有很多正常的人被错误识别为异常（假阳性）（图 9-4，右）。

相反，举一个截止值设定为高的例子。检查将具有高特异性，但同时较低的敏感性（图 9-5）。在这种情况下，检查将可正确地识别几乎所有的正常人（真阴性），同时，只会错误地识别很少的正常人为异常（假阳性）（图 9-5，左）。然而，高特异性的代价是低敏感性。在这种情况下，将会有很多异常患者被归类为正常（假阴性）（图 9-5，右）。

假阳性和假阴性分别导致 I 类和 II 类错误。在 I 类错误中，没有异常的人却被诊断为异常（即，给一个无辜的人定罪）。相反，在 II 类错误中，有实际异常的患者却被诊断为正常（即让一个有罪的人逍遥法外）。尽管两种错误都很重要，但通常来说，I 类错误被认为更加不能被接受（即将一个实际是正常的人标记为异常，因为在不合适的检查和治疗中，这会导致大量的问题。）因此，测试的特异性比敏感性更加优先，除非该测试是单独作为一种

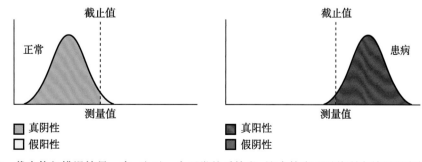

图 9-2　截止值与错误结果。左：当对一个正常的受检者，这个检查可以将所有结果没有超出截止值的正常人识别为正常［真阴性（图中绿色部分）］；然而，检查也会将一小部分结果超出截止值的正常人错误识别为异常［假阳性（图中黄色部分）］。右：当对患者进行检查时，这个检查结果可以将所有结果超出截止值的异常患者识别为异常［真阳性（图中红色部分）］；然而，检查也会将一小部分结果没有超出截止值的异常患者错误识别为正常［假阴性（图中蓝灰色部分）］

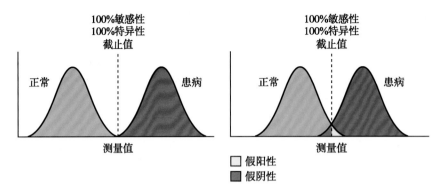

图9-3　截止值的选取。左：理想的条件下，正常（绿色）和患病（红色）的人群的检查结果应当没有重叠，截止值可以选取在两种结果之间，并可获得100%的敏感性和特异性。右：在实际的生物种群中，正常人和患者的检查结果总是存在着一些重叠。如果一个检查具有非常高的敏感性和特异性，就能正确地识别绝大部分正常人和异常的患者；然而，始终是会存在小部分没患该病的正常人被错误识别为异常［假阳性（图中黄色部分）］和一小部分患有该病的患者被错误识别为正常［假阴性（图中蓝色部分）］

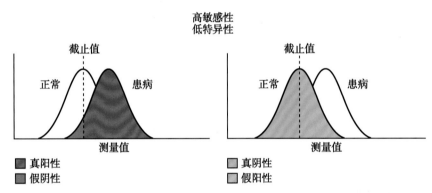

图9-4　优缺点：高敏感性和低特异性。左：如果截止值设定为低（高敏感性），检查将可以正确地诊断几乎所有的异常患者［真阳性（图中红色部分）］，同时，只会错误地识别很少的异常为正常［假阴性（图中深蓝色部分）］。右：高敏感性的代价是低特异性。在这种情况下，将会有一些正常的人被识别为正常［真阴性（图中绿色部分）］，但同时也会有很多正常的人被错误识别为异常［假阳性（图中浅蓝色部分）］

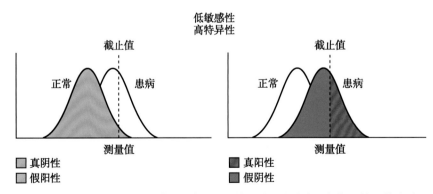

图9-5　优缺点：高特异性和低敏感性。左：如果截止值设定为高（高特异性），检查将可正确地识别出几乎所有正常的人［真阴性（图中绿色部分）］，同时，只会错误地识别很少的正常的人为异常［假阳性（图中浅蓝色部分）］。右：高特异性的代价是低敏感性。在这种情况下，将会有一些异常的患者被识别为异常［真阳性（图中红色部分）］，但同时也会有很多异常的患者被归类为正常［假阴性（图中深蓝色部分）］

筛查工具（即任何阳性的筛查测试都必须经过更多的特异性测试反复确认之后，才能确定）。

敏感性和特异性的折中方案可以通过绘制受试者工作特征（receiver operator characteristic，ROC）曲线来理解。ROC 曲线图是以敏感性为 Y 轴，以特异性为 X 轴（事实上，在典型的 ROC 曲线中，X 轴其实是 1 减去特异性数值，这样可以使在图中的特异性取值范围由 100 到 0 取代从 0 到 100。）图 9-6 显示的是一个轻度腕管综合征的患者的指 4 的感觉神经传导的检查 ROC 曲线。

对于这个神经传导检查，在相同的检查距离的条件下，需用在腕刺激、在指 4 记录的正中神经的感觉潜伏期减去同样在腕刺激、在指 4 记录的尺神经感觉潜伏期。对于正常人，这个值不会有显著的差异。但对于腕管综合征患者，正中神经的潜伏期会比尺神经的潜伏期长。图 9-6 显示了随着截止值的改变，敏感性和特异性的折中曲线。对于任何等于或大于 0.4ms 的截止值，其特异性非常高。当截止值下降时，敏感性将上升，但特异性将显著下降。在这个例子里，很容易理解，0.4ms 的截止值是图形中斜率的转折点。将截止值设定在 0.4ms 或者更大时，特异性将大于 97%，而敏感性大约为 70%。如果将截止值设定在 0.1ms，敏感性将会为 90%，然而，特异性就会降至 60%，表示为有 40% 的正常患者将会被错误的识别为异常，

这个水平是明显地不可接受的。

以下是几条重要的临床电生理学含义：
1. 由于患者和正常人之间的正常变异性和重叠，所有的电诊断检查将会有少量假阳性和假阴性的结果。
2. 因此，电诊断检查绝不能完全排除任何情况。同样，电诊断检查也绝不能局限于某种情况。
3. 需要记住的是，总会有少量假阳性的结果。始终要记得 I 类错误的可能性（即定罪一个无辜的人）以及其相应的后果。

贝叶斯定理和阳性测试的预测值

贝叶斯定理描述的是用测试概率证明真阳性不仅取决于检查的敏感性和特异性，还与被调查人群的患病率相关。被调查人群的患病率越高，阳性检查的真阳性概率也明显越高。相反，如果对一个很低患病率的调查人群进行一个相当敏感和特异的检查，大多数的阳性检查将会是假阳性。阳性检查的预测值可以很好地通过对比两个例子（图 9-7 和图 9-8）来解释。

在两个例子中，相同的具有 95% 敏感性和 95% 特异性的测试被用于 1 000 例人群的患者中。在图 9-7 中，患者人群的患病率高（80%）；在图 9-8 中，患者人群的患病率低（1%）。在患病率达到

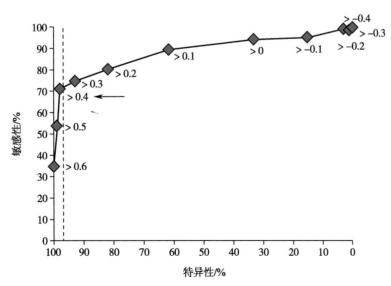

图 9-6 指 4（D4）检查的受试者工作特征（ROC）曲线。图形显示了对于不同的 D4 检查的测试值，敏感性和特异性的折中曲线。正常的截止值（箭头位置）的设定要以获得 97.5% 的特异性为准（虚线位置）。在 ROC 曲线的斜率转折处的截止值拥有最大的敏感性和特异性（Adapted from Nodera，H.，Herrmann，D.N.，Holloway，R.G.，et al.，2003. A Bayesian argument against rigid cutoffs in electrodiagnosis of median neuropathy at the wrist. Neurology 60，458-464.）

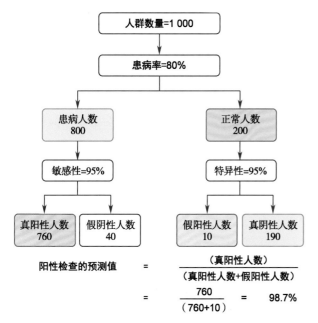

图 9-7 阳性检查的预测值：高患病率。详细见文中描述

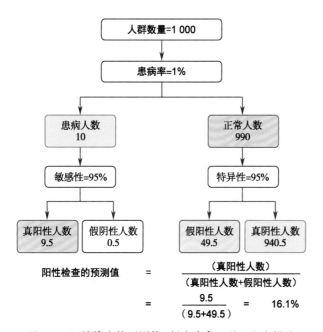

图 9-8 阳性检查的预测值：低患病率。详见文中描述

80% 的患者人群中，800 例已知患病的患者中有 760 例被正确诊断出来；其中 200 例正常的患者，则有 10 例被错误识别为异常（假阳性）。阳性检查的预测值定义为真阳性的数量除以总的阳性数量的数值。在图 9-7 中，阳性检查的真阳性预测值等于 760/（760 + 10）＝98.7%。因此，在这个例子里，由于患者人群的患病率高，所以阳性检查对于正确地识别患病患者极其有帮助。

在患病率是 1% 的患者人群的例子中（图 9-8），10 例患病的患者中 9.5 例将会被正确地识别出来。

然而，在 990 例正常的患者中 49.5 例将会被错误识别为异常。因此，其阳性检查的真阳性预测值等于 9.5/（9.5 + 49.5）＝16.1%。这就表示有 83.9% 的阳性结果事实上是假的！在这样的患者人群患病率低的假设中，高敏感性和特异性的检查几乎没有任何价值。

虽然这个分析好像令人苦恼，但是好消息是电诊断检查一般针对的是高度怀疑可能有病的患者；因此，高敏感性和特异性的检查面向的人群的患病率是高的。例如，以在电诊断实验室检测的疑似腕管综合征的患者为例。如果患者的手和腕感觉到疼痛，并且前四个手指有异样的感觉，睡觉、开车、打电话都有可能引发症状，那么，在有这种症状的患者中，腕管综合征的可能性就非常高。因此，如果对这样的患者进行电诊断检查，并显示正中神经的传导在经过腕时产生延迟，这个阳性检查的真阳性概率就很高了。然而，如果对于一个背痛，且手和手指没有相应症状的患者进行同样的检查，其腕管综合征的患病率可能低。在这种情况下，阳性的发现都将很有可能是假阳性而没有临床意义。

有一点不太好理解的是，这样低患病率人群的假阳性问题可以通过设置更加严格的截止值来克服（即增加特异性）。以图 9-9 所示对疑似腕管综合征的患者进行的手掌混合潜伏期差异测试为例。在这个神经传导检查中，用相同的传导距离，计算正中神经手掌到腕节段的潜伏期减去尺神经手掌到腕节段的潜伏期。对于正常人，这个值不会有显著的差异。但对于腕管综合征患者，正中神经的潜伏期会比尺神经的潜伏期长。在这个例子中，分别针对同种疾病中具有高验前概率和低验前概率的异常患者，画出了在不同截止值下的验后概率（即阳性预测值）曲线。在具有高验前概率疾病的患者中，截止值为 0.3ms（即任何值大于 0.3ms 都是异常）可以获得 95% 甚至更高的阳性检查为真阳性概率。然而，同样对低验前概率疾病的患者采用 0.3ms 的截止值，阳性检查为真阳性概率仅仅为 55%（相应的有 45% 假阳性概率）。这个结论与贝叶斯法则一致，即阳性检查真阳性不仅与检查的敏感性和特异性有关，也与被检查的人群的患病率有关（即验前概率）。然而如果截止值增加到 0.5ms，那么即使被检测的人群为低验前概率人群，阳性检查为真阳性概率将激增至 95% 以上。

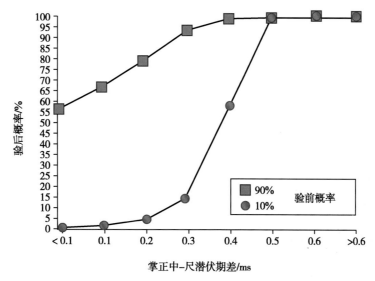

图 9-9　对于不同的验前概率（pre-test probabilities，PreTP）的验后概率（Post-test probabilities，PostTP）计算。此例中，在手腕部采用常规正中神经检测即手掌的正中 - 尺潜伏期差检测，根据不同的验前概率（■ 90%，● 10%）绘制了不同的验后概率曲线（即，阳性结果为真阳性）。需要注意的验后概率同时取决于实际检查值和验前概率，验前概率越高，验后概率则越高。一个异常检查值的边界值（如，0.4ms）位于当验前概率较高时获得较高的验后概率，尽管同样的测试值在验前概率低时只能得到中间值的验后概率。与此相对比，高异常测试值（如≥0.5ms），无论验前概率为多少都有 100% 的验后概率（Adapted from Nodera, H., Herrmann, D.N., Holloway, R.G., et al., 2003. A Bayesian argument against rigid cutoffs in electrodiagnosis of median neuropathy at the wrist. Neurology 60，458-464.）

以下是几条重要的临床电生理经验：

1. 每个电诊断检查都必须个体化，需根据患者的症状和体征，进行相应的鉴别诊断。根据适当的原因运用适当的检查，那么阳性的检查都很有可能真阳性并具有临床意义。

2. 只有当症状和鉴别诊断高度提示患病可能时，一个很有限的阳性结果才具有意义。

3. 无论该病的临床可能性如何，一个明显异常的检查结果很有可能是真阳性。

4. 一个异常的检查结果，尤其是在临界值时，如果临床的症状和体征并不支持可能的诊断，那么这个检查很有可能是假阳性。

多重检查和假阳性的风险增加

最新的相关统计表明每个电生理检查者必须理解，当尝试使用很多不同的检查方法获得诊断结论时，其结果假阳性的风险会随之增加。最常见的情况是在腕部正中神经的电诊断检查（即腕管综合征），许多有效的神经传导研究已经对此进行了报道。然而，当每个独立的检查都单独设定正常值，一般将上限设定在平均值的 2SD 之上，这样

的话，大概有 97.5% 的正常人群将可以被正确地识别。因此，每个检查都带有 2.5% 假阳性概率。如果这些检查是独立并按顺序进行的，假阳性的概率就会迅速增加到不可接受的水平。例如，如果有 10 个检查，每个检查有 2.5% 的假阳性概率，且只要有一个异常的检查就可以下诊断，那么，假阳性的概率将超过 20%。这个情况类似一个正常人经历 SMA-20 血液检测。若有这种情况，发现有单个的检测结果是高于或低于截止范围，但几乎全是假阳性。

幸运的是，有一个相对简单的补救方法可以解决多重检查和假阳性风险增加的问题。在图 9-10 中，对于各种不同的独立检查假阳性概率（false-positive rate，FPR），根据检查的数量不同分别绘制了其累加的假阳性概率。需要留意带（★）的曲线，它代表着假阳性概率为 2.5% 的检查，即最常见的特异性为 97.5% 的检查。在左边的图中，累加的假阳性概率是基于只有一个检查需要异常诊断的假设下计算的。我们注意到，如果进行了 10 个不同的检查，每个检查的假阳性概率为 2.5%，累加的假阳性概率将几乎达到 25%。相比之下，如果需要两个或两个以上的检查来作出异常的诊断，那

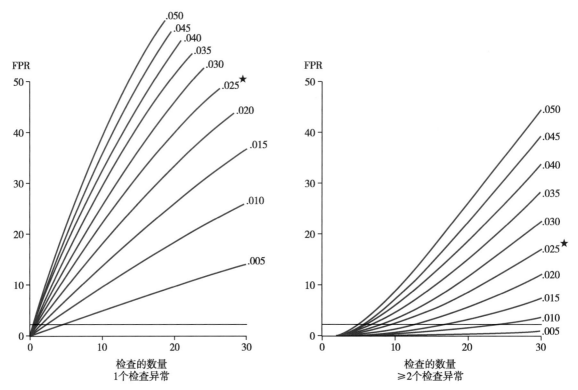

图 9-10　多重检查和假阳性风险增加。对于各种不同的独立检查假阳性概率（FPR），根据检查的数量不同分别绘制了其累加的假阳性概率（FPR）。需要留意带（★）的曲线，它代表着假阳性概率为 2.5% 的检查，即最常见的特异性为 97.5% 的检查。**左图**：累加的假阳性概率是基于只有需要一个检查来作出异常诊断的假设下计算的。我们注意到，如果进行了 10 个不同的检查，累加的假阳性概率将几乎达到 25%。**右图**：如果需要两个或两个以上的检查来作出异常的诊断，那么统计的结果就会改变。当进行了 10 个检查，每个检查的假阳性概率为 2.5%，其累加的假阳性概率仍然小于 2.5%，一个可以接受的水平（Adapted from Van Dijk，J.G.，1995. Multiple tests and diagnostic validity. Muscle Nerve 18，353-355.）

么统计的结果就会显著改变。在右边的图中，如果进行了 10 个检查，需要有两个或两个以上的检查来作出异常的诊断，每个检查的假阳性概率为 2.5%，其累加的假阳性概率仍然小于 2.5%，一个可以接受的水平。

　　以下是几条重要的临床电生理经验：

1. 只根据一个数据而作诊断，需要非常小心；如果这部分数据是错误的，那么结果将会是假阳性的。

2. 只根据一个数据而作诊断，需要非常小心；简单地根据截止值的选取（即，高于平均值 2SD），2.5% 的检查结果将会是假阳性。

3. 只根据一个数据而作诊断，需要非常小心，特别是如果进行了多个检查时；累加的假阳性概率将迅速上升到不可接受的水平。

4. 当进行多个检查时，如果需要两个或两个以上的检查结果必须是异常才可诊断，则假阳性概率可以降低至一个可接受的水平。

（姚　博　译）

推荐阅读

Nodera, H., Herrmann, D.N., Holloway, R.G., et al., 2003. A Bayesian argument against rigid cut-offs in electrodiagnosis of median neuropathy at the wrist. Neurology 60, 458–464.

Rivner, M.H., 1994. Statistical errors and their effect in electrodiagnostic medicine. Muscle Nerve 17, 811–814.

Van Dijk, J.G., 1995. Multiple tests and diagnostic validity. Muscle Nerve 18, 353–355.

常规上肢神经、面神经和膈神经传导技术 **10**

正中运动神经检查（图 10-1）

记录位置：

拇短展肌（APB）（鱼际外侧）
G1 置于肌腹上
G2 置于第一掌指关节

刺激位置：

腕部：腕部桡侧腕屈肌和掌长肌肌腱的中间

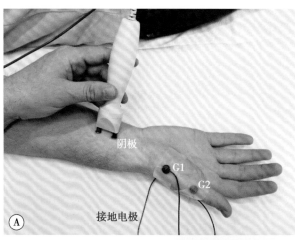

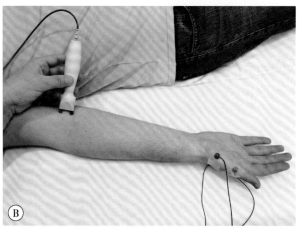

图 10-1 正中运动神经检查。A. 远端刺激位置在腕部正中神经，记录在拇短展肌。**B.** 近端刺激位置在肘部

肘部：肱动脉搏动处

远端距离：

7cm

关键点：

● 这项检查容易操作。
● 在肘窝或腕部过强刺激可能共同刺激到尺神经。
● 如果肘前刺激记录的肌肉复合动作电位（CMAP）波幅大于腕部，需要考虑 Martin-Gruber 吻合

正中运动神经掌部检查（图 10-2）

记录位置：

拇短展肌（APB）：
G1 置于肌腹上
G2 置于第一掌指关节

刺激位置：

腕部：腕部桡侧腕屈肌和掌长肌肌腱中间，与记录电极间距离为 7cm
掌部：掌部刺激，从腕部中央至示指和中指间指蹼区划线，沿该线距离腕部中央 7cm

距离：

从腕到拇短展肌 7cm（腕部刺激）

关键点：

● 拇短展肌是由正中神经的鱼际运动神经返支支配，鱼际运动神经进入手掌再折返回鱼际肌。
● CMAP 掌 / 腕波幅比率 >1.2，提示跨越腕部有传导阻滞。
● 传导速度计算不是很可靠，原因是鱼际运动返支的走行以及距离过短。

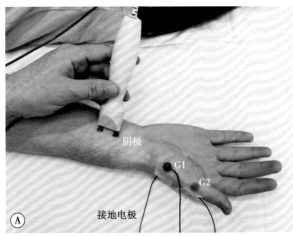

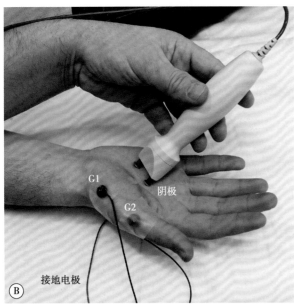

图 10-2　掌侧正中运动神经检查。**A.** 刺激位置在腕部正中神经，记录在拇短展肌。**B.** 刺激位置在掌部正中神经，记录在拇短展肌

- 如果刺激手掌，由于刺激伪迹导致基线失真，则应该旋转阳极直到获得合适的基线。

正中感觉神经检查（图 10-3）

记录位置：
　　示指或中指（指 2 或指 3）：
　　采用环状电极，G1 置于掌指关节
　　G2 置于远端指间关节距离 G1 以远 3～4cm

刺激位置：
　　腕部：腕部中央桡侧腕屈肌和掌长肌肌腱间

远端距离：
　　13cm

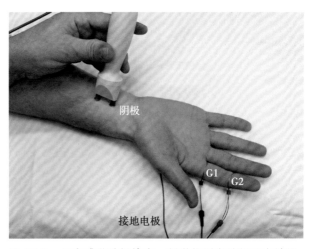

图 10-3　正中感觉神经检查。刺激位置在腕部正中神经，记录在示指

关键点：

- 这项检查容易操作。
- 逆向法传导检查已经描述了，顺向法传导检查，刺激电极与记录电极位置互换。
- 在逆向法传导检查中容积传导的运动电位可能有时会影响感觉电位检查。如果发生这种情况，请让患者微微分开手指，再次刺激。
- 类似于正中神经运动检查，也可以刺激在肘窝；然而，由于正常的时程离散和相位抵消，近端感觉电位通常较小，较难以记录。
- 指 1～4，都由正中神经支配，可作正中感觉神经检查。

掌部正中感觉神经检查（图 10-4）

记录位置：
　　中指：
　　采用环状电极，G1 置于近端指间关节
　　G2 置于远端指间关节

刺激位置：
　　腕部：腕部桡侧腕屈肌与掌长肌肌腱中间，距离记录电极 14cm
　　掌部：刺激掌部，从腕部中央到中指处划线，距离腕部远端 7cm

远端距离：
　　7cm

近端距离：
　　14cm

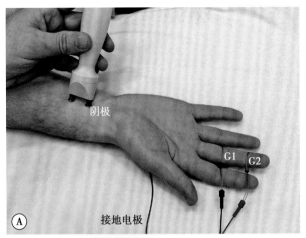

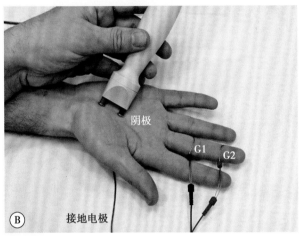

图 10-4　掌部正中感觉神经检查。A. 刺激位置在腕部正中神经，记录在中指。**B.** 刺激位置在掌部正中神经，记录在中指

关键点：

- 掌 / 腕感觉神经动作电位（SNAP）波幅比率＞ 1.6 提示跨越腕部有传导阻滞。
- 必须获得两点明确的起始潜伏期（电子叠加通常有帮助）。
- 刺激掌部时，刺激伪迹可能会影响起始潜伏期的判断。必须准确获得掌部和腕部起始潜伏期。如果掌部的刺激伪迹导致基线失真，则应该旋转阳极，从而获得合适的基线。
- 这一检查，仪器显示有腕到第 3 指节段和掌到第 3 指节段的传导速度。某些肌电图仪器上，也计算和显示腕到掌节段的传导速度。然而，如果肌电图仪器没有自动计算该传导速度，就得通过腕至第 3 指起始潜伏期减去掌至第 3 指起始潜伏期计算得到。腕至掌节段的传导速度（即，跨越腕管），可以用距离（7cm）除以计算得到的潜伏期得到。通常腕至掌传导速度（即，跨越腕管）正常情况下要比掌至第 3 指

节段快。在腕管综合征中，显示相反模式，腕至掌节段的传导速度相对较慢（参见第 17 章）

- 注意，任何距离都可以在腕和掌上使用。然而，如果掌到第 3 指节段的距离是腕到指 3 段距离的一半，那么数学计算要简单得多（参见第 17 章）。
- 本检查也被称为正中神经节段性感觉检查，因为是正中神经的两个感觉节段（腕至掌和掌至指）的比较。

尺神经运动检查（图 10-5）

记录位置：

小指展肌（ADM）（小鱼际内侧隆起）：
G1 置于肌腹处
G2 置于第五掌指关节

刺激位置：

腕部：腕部内侧，尺侧腕屈肌肌腱附近
肘下：内上髁以远 3cm
肘上：肱骨内侧，肱二头肌、肱三头肌之间，距肘下位点 10～12cm
腋部（任选）：在近端腋窝，肱二头肌内侧肱动脉搏动处

远端距离：

7cm

关键点：

- 肘部最佳的位置是肘部屈曲在 90°～135°。如果肘关节处于伸直位，会造成人为的传导速度减慢，因为低估了神经的实际长度。
- 在肘下部位通常需要更高的电流强度以达到超强刺激。因为相比腕和肘上部位，此处的神经位于尺侧腕屈肌的深面。
- 刺激位置必须位于内上髁以远至少 3cm，确保刺激位置在可能造成尺神经卡压的肘管远端。但是，如果肘下刺激部位太远（＞ 4cm），神经非常深，很难刺激到，再次强调最佳刺激位置在内上髁以远 3cm。
- 总是在腕部，肘下和肘上刺激。如果只是在腕部和肘上刺激，可能会漏掉肘部尺神经减慢。
- 跨肘部距离必须在肘部弯曲时以曲线测量，而不是一条直线。这近似于真实的神经解剖走行。

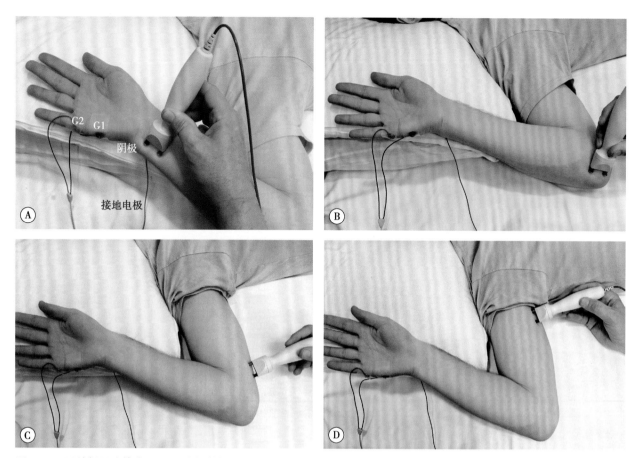

图 10-5　尺神经运动检查。**A.** 远端刺激位置在腕部尺神经,记录在小指展肌。**B.** 近端刺激位置在肘下。**C.** 近端刺激位置在肘上。**D.** 近端刺激位置在腋下

- 如果肘下部位的复合肌肉动作电位 CMAP 波幅比腕部小 10% 以上,则提示有 Martin-Gruber 吻合。

尺神经的感觉检查(图 10-6)

记录位置:

　　小指(指 5):

　　采用环状电极,G1 置于第五掌指关节处

　　G2 置于远端指间关节距离 G1 以远 3~4cm

刺激位置:

　　腕部:腕部内侧,尺侧腕屈肌腱附近

远端距离:

　　11cm

关键点:

- 逆向法传导检查已描述了。顺向法传导刺激电极与记录电极位置互换。
- 容积传导的运动电位有时会影响逆向法传导

的感觉电位检查,如果发生这种情况,请让患者微微分开手指,再次刺激。

- 尺神经病或臂丛神经下干病(如胸腔出口综合征)时可能异常。

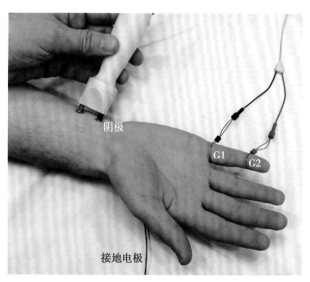

图 10-6　尺神经感觉检查。刺激位置在腕部尺神经,记录小指

● 刺激位置可以在近端,肘上和肘下,类似尺神经运动传导检查。然而,因为正常的时程离散和位相抵消,近端的感觉电位通常较小很难记录。

尺神经背侧皮神经的感觉检查（图10-7）

记录位置:

手背:

G1 置于小指和环指间指蹼区

G2 置于小指,距离 G1 以远 3～4cm

刺激位置:

手旋前位,尺骨茎突稍近端和内侧

远端距离:

8～10cm

关键点:

● 用较小的刺激强度就可达到超强刺激(如,5～15mA)因为尺神经很浅。

● 在一侧有症状而另一侧没有症状的情况下,通常对比两侧的波幅是有用的。

● 尺神经在 Guyon 管中通常不受累。

● 在尺神经肘部病变可能出现异常,但不是全部。

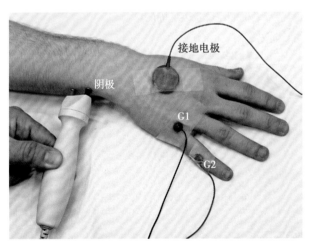

图 10-7　尺神经背侧皮神经感觉检查。刺激位置在尺骨茎突近端,记录在第四、第五指之间指蹼区

尺神经深支运动检查（图10-8）

记录位置:

第一背侧骨间肌(FDI)(拇指和示指之间背侧指蹼区):

G1 置于肌腹

G2 置于拇指的掌指关节上

刺激位置:

腕部:手腕内侧,尺侧屈腕肌肌腱附近

肘下:内上髁远端 3cm

肘上:肱骨内侧肱二头肌和肱三头肌之间,距肘下部位 10～12cm

远端距离:

8～12cm(用产科测径器测量距离)

关键点:

● 尺神经深支通常在肘管患者中较易受累及。

● 判断肘部局部的神经传导速度减慢,记录在第一背侧骨间肌可能比记录在小指展肌更有帮助。

● G2 必须放在拇指的掌指关节上,如果 G2 放在示指的掌指关节上,CMAP 总是会有一个初始的正向波。

● 总是要在腕部、肘下、肘上刺激。如果只是腕部和肘上刺激,可能会漏掉跨越肘部尺神经减慢。

● 刺激必须在距离内上髁以远至少 3cm 以确保刺激在肘管的远端。肘管是尺神经卡压的常见部位。然而,如果肘部以下刺激的部位太远(>4cm),神经位置很深,很难刺激到。再次强调最佳的刺激部位是内上髁远端 3cm 处。

● 如果肘下部位的复合肌肉动作电位波幅较腕部的波幅降低 10% 以上,可考虑 Martin-Gruber 吻合。

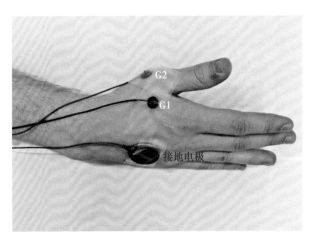

图 10-8　尺神经深支运动检查。记录在第一背侧骨间肌(刺激部位与尺神经的运动检查相同,记录在小指展肌。)

正中神经和尺神经比较——蚓状肌和骨间肌检查（图 10-9）

记录位置：

第二蚓状肌（2L：正中神经支配）和第一掌侧骨间肌（INT：尺神经支配）；两者记录电极相同：

G1 置于第三掌骨中点稍外侧

G2 置于第二掌指关节远端

刺激位置：

腕部的正中神经：桡侧腕屈肌和掌长肌肌腱中间

腕部的尺神经：腕部内侧尺侧腕屈肌腱附近

远端距离：

8~10cm（正中、尺神经两者必须是相同的距离）

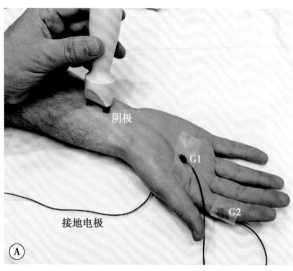

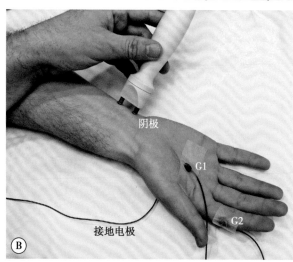

图 10-9   蚓状肌和骨间肌检查。**A.** 刺激部位在腕部正中神经，记录在第二蚓状肌。**B.** 刺激部位在腕部尺神经，记录在第一掌侧骨间肌

关键点：

● 使用相同的记录电极。当在腕部刺激正中神经时，记录第二蚓状肌。而当在腕部刺激尺神经时，记录第一掌侧骨间肌。

● 在正常人，两个检查用同样的距离，两个远端潜伏期之差是小于 0.5ms。

● 这是有效的自身对照检查，提示腕部正中神经病（即，腕管综合征），或 Guyon 管尺神经病。

● 这项技术对于合并有多发性神经病、感觉和混合神经动作电位缺失的腕管综合征的诊断尤其有用。

● 在健康人中，经常会在蚓状肌的 CMAP 前看到一个小波（特别在提高敏感度时）——这实际上是掌部正中混合神经电位。如果出现这种情况，起始潜伏期应该标记在混合电位之后，在运动电位开始的地方。

● 如果蚓状肌的 CMAP 起始处不陡峭，则应调整记录电极的位置。

● 避免过大刺激，避免共同刺激到尺神经和正中神经。

● 骨间肌记录的波幅通常显著高于蚓状肌。

尺神经与正中神经比较——指 4 感觉检查（图 10-10）

记录位置：

环指（指 4）：

采用环状电极，G1 置于掌指关节处

G2 置于远端指间关节距离 G1 以远 3~4cm

刺激位置：

腕部的正中神经：位于腕部桡侧腕屈肌和掌长肌肌腱中间

腕部的尺神经：腕部内侧，尺侧腕屈肌腱附近

远端距离：

12~14cm（两者必须是相同的距离）

关键点：

● 环指的感觉支配往往是分裂的，尺侧半由尺神经支配，桡侧半由正中神经支配。因此，使用相同记录电极，腕部刺激正中神经，记录正中神经感觉纤维。腕部刺激尺神经，记录尺神经感觉纤维。

● 在正常人中，应用相同的距离检查，指 4 的正

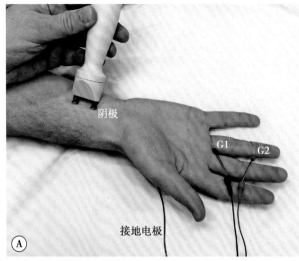

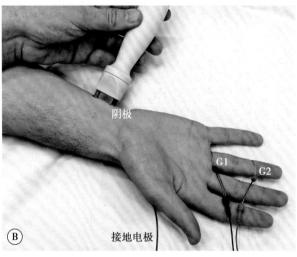

图 10-10 指 4 感觉检查。A. 刺激部位在腕部的正中神经，记录在指 4。**B.** 刺激部位在腕部尺神经，记录在指 4

中神经和尺神经潜伏期之差小于 0.5ms。

- 这是有效的自身对照检查，提示腕部正中神经病变（即，腕管综合征）。
- 避免过大的刺激，以防共同刺激尺神经和正中神经。
- 逆向法检查已经描述。顺向法检查记录和刺激部位互换。

正中神经与桡神经比较——指 1 感觉检查（图 10-11）

记录位置：

拇指（指 1）：
采用环状电极，G1 置于掌指关节处
G2 置于远端指间关节处

刺激位置：

腕部的正中神经：腕部桡侧屈腕肌和掌长肌肌腱中间

腕部的桡神经：桡骨头上方，前臂外侧

远端距离：

10～12cm（两者必须是相同的距离）

关键点：

- 拇指的感觉神经支配通常是分裂的，外侧半由桡神经支配，内侧半由正中神经支配。因此，使用相同的记录电极。记录正中神经感觉纤维时，刺激电极电位于腕部中央，记录桡神经感觉纤维时，刺激电极位于前臂桡神经处。
- 正常人中，这两个检查应用相同的距离，拇指的正中神经和桡神经潜伏期之差 < 0.5ms。
- 这是有效的自身对照，提示正中神经腕部病（即，腕管综合征）。

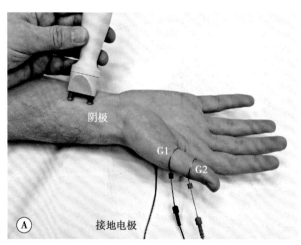

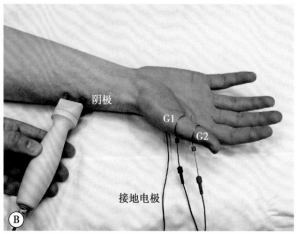

图 10-11 指 1 感觉检查。A. 刺激部位在腕部正中神经，记录在拇指。**B.** 刺激部位在前臂桡神经，记录在拇指

- 避免超强刺激，以防共同刺激正中神经和桡神经。
- 逆向法检查和顺向法检查记录和刺激位置互换。

正中神经和尺神经比较——掌部混合神经检查

正中神经（图 10-12A）

记录位置：

腕部的正中神经：
G1 置于腕部桡侧屈腕肌和掌长肌肌腱中间
G2 置于距离 G1 近端 3～4cm

刺激位置：

掌部正中神经：在手掌，沿腕中央到示指中指间指蹼连线上，与 G1 相距 8cm

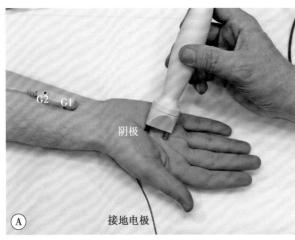

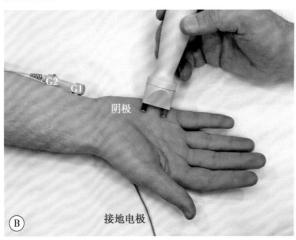

图 10-12　掌部混合神经检查。A. 掌部正中神经混合神经的检查。刺激部位在手掌正中神经，记录腕部正中神经。B. 掌部尺神经混合神经的检查。刺激部位在掌部尺神经，记录腕部尺神经

远端距离：

8cm

尺神经（图 10-12B）

记录位置：

腕部尺神经：
G1 置于腕部内侧，尺侧腕屈肌肌腱附近
G2 置于距离 G1 近端 3～4cm

刺激位置：

掌部尺神经：腕部尺侧与环指和小指间指蹼连线上，与 G1 相距 8cm

远端距离：

8cm

关键点：

- 正常人，掌部同等距离下，正中神经和尺神经掌部潜伏期之差小于 0.4ms。
- 这是提示正中神经跨腕部轻度减慢（即，腕管综合征）有用的自身对照检查。
- 注意：因为应用的距离短，要准确测量 8cm 的距离。
- 必须避免超强刺激，以防共同刺激正中神经和尺神经。

桡神经运动检查（图 10-13）

记录位置：

示指固有伸肌：
手臂旋前位，G1 置于尺骨茎突近端两指宽处
G2 置于尺骨茎突

刺激位置：

前臂：在尺骨上，G1 近端 4～6cm
肘部：在肱二头肌和肱桡肌间沟处
桡神经沟下部：上臂中段外侧，肱二头肌和肱三头肌之间
桡神经沟上部：上臂近端肱骨后方

远端距离：

5～7cm

关键点：

- 由于附近其他桡神经支配肌肉的影响，桡神经的 CMAP 近端总是有一个初始的正向波，不必试图调整位置来找作用电极的运动点。

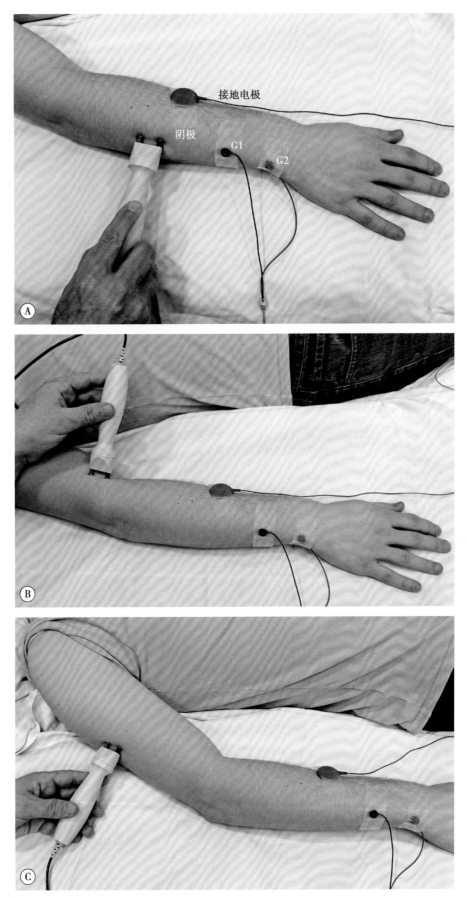

图 10-13 桡神经运动检查。**A.** 远端刺激位置在前臂,记录位置在示指固有伸肌。**B.** 近端刺激位置在肘部,在肱二头肌和肱桡肌肌腱之间。**C.** 近端刺激位置在手臂,桡神经沟下部

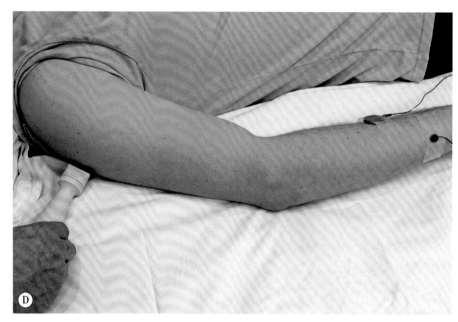

图 10-13（续） D.近端刺激位置在手臂，桡神经沟上部

- 在桡神经运动传导检查中，体表测量距离往往不够精确，特别是近端刺激时。桡神经沟上下部距离的测量最好用产科测径器。
- 对于后骨间神经卡压综合征，尤其是桡神经沟处的桡神经病有很好的诊断价值。

桡神经感觉检查（图 10-14）

记录位置：

桡浅神经：

G1 置于沿桡神经浅支的顺拇伸肌腱走往拇指处

G2 置于拇指距离 G1 以远 3～4cm

刺激位置：

桡骨中远端处

远端距离：

10cm

关键点：

- 此项检查容易操作。
- 大多数患者中，能沿着拇伸肌肌腱到拇指的走行，准确感觉到桡神经（嘱咐患者伸拇指，触诊肌腱就能感觉到桡神经）。因此，很容易把记录电极放置到神经上。
- 在桡神经病或臂丛后束病，上干或中干病的患者中可能有异常结果。

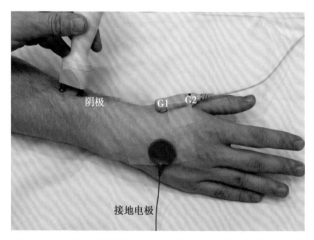

阴极　　G1　G2

接地电极

图 10-14　桡神经感觉检查。 刺激部位在桡浅神经，记录部位在跨越拇指伸肌腱的桡浅神经处

- 后骨间神经病中结果无异常。

前臂内侧皮神经检查（图 10-15）

记录位置：

前臂内侧：

G1 置于刺激部位与腕尺侧的连线上，刺激部位以远 12cm

G2 置于 G1 以远 3～4cm

刺激位置：

肘部内侧：位于肱二头肌肌腱与肱骨内上髁的中点

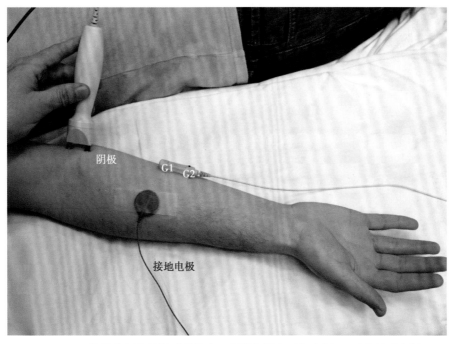

图 10-15　前臂内侧皮神经感觉检查。刺激位置在肘部内侧，记录在前臂内侧

远端距离：

　　12cm

关键点：

- 在内侧束或者下干病变时，前臂内侧皮神经的神经传导可能异常。
- 在真正的神经性胸廓出口综合征时，可能消失或非常低。
- 由于神经的位置过于表浅，所以在很低的刺激强度时，即可以达到超强刺激（如 5～15mA）。
- 记录电极可以在原部位的内侧或外侧轻微移

动以达到最大反应。
- 比较双侧的波幅与潜伏期会有帮助。

前臂外侧皮神经检查（图 10-16）

记录位置：

　　前臂外侧：

　　G1 置于刺激部位与桡侧腕部的连线上，刺激部位以远 12cm

　　G2 置于 G1 以远 3～4cm

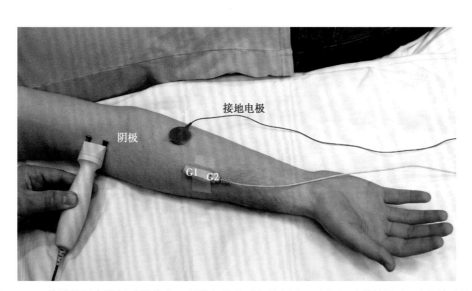

图 10-16　前臂外侧皮神经感觉检查。刺激部位在肘部外侧肱二头肌肌腱稍外侧，记录在前臂外侧

刺激位置：

　　肘窝：肱二头肌肌腱稍外侧

远端距离：

　　12cm

关键点：

- 此项检查容易操作。
- 在肌皮神经、外侧束或者上干病变时，前臂外侧皮神经的神经传导可能异常。
- 由于神经的位置很表浅，所以在很低的刺激强度时，即可以达到超强刺激（如 5～15mA）。
- 过大刺激可能直接刺激到肱二头肌。
- 记录电极可以在原部位的内外侧轻微移动以达到最大反应。
- 比较双侧的波幅与潜伏期会有帮助。

上肢近端刺激检查（图 10-17）

记录位置：

　　上肢的各块肌肉：

　　　　肌腱 - 肌腹法：

　　　　　　G1 置于肌腹

　　　　　　G2 置于肌腱

　　　　常用于记录的肌肉：

　　　　　　三角肌

　　　　　　冈下肌

　　　　　　肱二头肌

　　　　　　肱三头肌

刺激位置：

　　Erb 点：锁骨上窝，胸锁乳突肌的后缘

　　颈神经根：在棘突旁 1～2cm，用单极针插入椎旁肌，直达椎板（用一个盘状表面电极放置于棘突的体表投影处作为刺激阳极）。选择哪一个节段的颈椎来检查主要取决于检查时所选取的肌肉是由哪个神经根支配

关键点：

- 在 Erb 点与神经根的部位刺激可能很难达到超强刺激。
- 上肢近端肌肉的记录也可以使用一个单极针插入肌肉作为 G1 及一个表面盘状电极作为 G2。
- 做近端肌肉的运动神经传导的检查时，要进行双侧波幅与潜伏期的比较。
- 当刺激部位在上肢近端时，在体表测量间隔

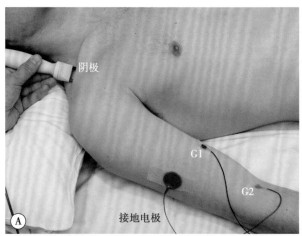

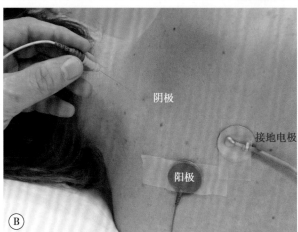

图 10-17　上肢近端刺激检查。**A.** 刺激位置在 Erb 点，在锁骨上窝胸锁乳突肌的后方。在此示例中，用表面记录电极记录肱二头肌。**B.** 刺激位置在颈神经根。单极针作为阴极插入所查节段，表面电极作为阳极

距离往往是不准确的。在这种情况下，最好使用产科的测径器来进行测量。

- 注意：有罕见病例报道，神经根刺激时，如果针位置太靠外，会出现气胸。

膈神经运动检查（图 10-18A，B）

记录位置：

　　膈肌：

　　G1 置于剑突上两指（5cm）

　　G2 置于肋弓前缘，距离 G1 16cm

刺激位置：

　　选择 1：颈外侧：胸锁乳突肌后方，锁骨上约 3cm（图 10-18A）

　　选择 2：颈前外侧：锁骨上胸锁乳突肌胸骨头和锁骨头之间

当患者转动颈部时可以明显地看到胸锁乳突肌的胸骨头和锁骨头（图 10-18B）

远端距离：

有变化

关键点：

- 需要用稳定的压力固定住刺激器。
- 如果刺激位置不正确，可能刺激到脊 - 副神经（引起斜方肌收缩）。
- 如果刺激位置不正确，可能会刺激到臂丛（导致肩部运动）。
- 在较瘦的个体中，膈肌收缩常可以看到，就像呃逆一样。
- 在肥胖的个体中检查较难。
- 吸气时波幅轻度增高（详见本章末膈神经正常参考值）。

严禁在重症监护室有外置心脏起搏器的患者中做这一检查（有电流扩布到心脏的危险）。在给有颈静脉穿刺置管或安装有植入式心脏起搏器的患者检查，或者附近有心脏除颤仪时，请谨慎（见第 40 章）。

面神经运动检查（图 10-19）

记录位置：

鼻肌：

G1 置于鼻中部外侧

G2 置于鼻部同一位置的对侧

刺激位置：

耳屏前：耳下前方

远端距离：

有变化

关键点：

- 过大刺激可导致咬肌的直接刺激。
- 其他面部的肌肉可以用相似的模式作为记录部位，包括额肌、颏肌和眼轮匝肌。G1 置于肌肉的中央；G2 置于对侧的肌肉。
- 这种方法刺激在颅内茎乳孔的整支面神经。常需较高的电流强度，而且检查给人带来不舒服的感觉。刺激面神经分支往往更容易，对患者来说更舒适（见下面面神经分支运动传导检查）。

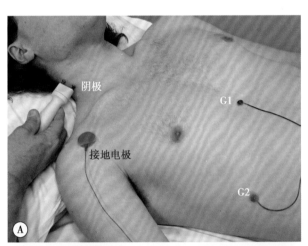

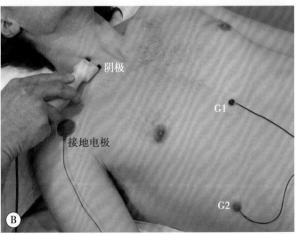

图 10-18　膈神经运动检查。记录在膈肌，G1 在剑突上两横指，G2 在前肋缘，距离 G1 16cm。刺激部位 A：胸锁乳突肌（SCM）后，锁骨上约 3cm。刺激部位 B：锁骨上胸锁乳突肌胸骨头和锁骨头之间

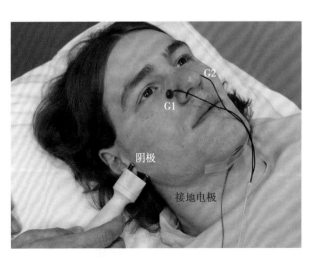

图 10-19　面神经运动检查。刺激位置在耳屏前面神经，记录在鼻肌

面神经分支运动检查（图 10-20）

额支（图 10-20A）

记录位置：

　　额肌

　　G1 置于额肌，眼眶上部，眉毛中间稍内侧

　　G2 置于对侧额肌

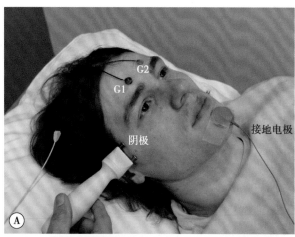

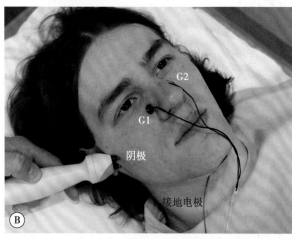

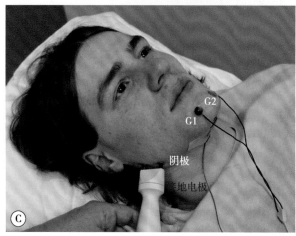

图 10-20　面神经分支运动检查。A. 额支，记录在额肌。**B.** 颧支，记录鼻肌。**C.** 下颌支，记录在额肌

刺激位置：

　　眼睛外侧三到四指

远端距离：

　　有变化

颧支（图 10-20B）

记录位置：

　　鼻肌

　　G1 置于鼻中部外侧

　　G2 置于对侧鼻部同一位置

刺激位置：

　　耳前，颧骨上

远端距离：

　　有变化

下颌支（图 10-20C）

记录位置：

　　颏肌：

　　G1 置于下颌颏肌上

　　G2 置于对侧颏肌

刺激位置：

　　在下颌角

远端距离：

　　有变化

关键点：

- 从技术上讲，分别刺激面神经分支比在茎突孔刺激整支面神经更容易。
- 双侧都要做。在大多数情况下，病变对侧即正常侧作为对照和假设基线值。

瞬目反射（三叉神经和面神经）（图 10-21）

记录位置：

　　双眼轮匝肌：

　　对于每一侧，G1 都是在面部下眼眶处，瞳孔中点外下侧

　　G2 置于眼外眦

刺激位置：

　　眶上切迹：上眼眶的眶上切迹

远端距离：

有变化

关键点：

- 此项检查容易操作。
- 患者应该处于放松状态，仰卧躺在检查台上，眼睛睁开，或者轻轻闭着。
- 超强刺激可以用低电流即达到，通常是 10～15mA
- 不管哪一侧，病变同侧和对侧都要记录。通常叠放 2～5 个记录波形，以确定最短的 R1 和 R2 的潜伏期。
- 这项检查在评估面神经麻痹、脱髓鞘神经病和脑干病变方面很有帮助。

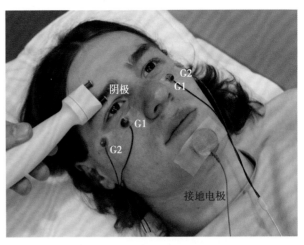

图 10-21　瞬目反射。刺激上眼眶的眶上神经，双侧眼轮匝肌同时记录

神经传导检查：成人的正常值

上肢

运动					
神经	记录	波幅 /mV	传导速度 /（m/s）	远端潜伏期 /ms	远端距离 /cm
正中神经	拇短展肌（APB）	≥4.0	≥49	≤4.4	7
尺神经	小指展肌（ADM）	≥6.0	≥49	≤3.3	7
尺神经	第一背侧骨间肌（FDI）	≥7.0	≥49	≤4.5	有变化（8～12*）
桡神经	示指固有伸肌（EIP）	≥2.0	≥49	≤2.9	4～6

*用测径器测量距离。

逆向法感觉					
神经	记录	波幅 /μV	传导速度 /（m/s）	远端潜伏期峰值 /ms	远端距离 /cm
正中神经	指 2	≥20	≥50	≤3.5	13
尺神经	指 5	≥17*	≥50	≤3.1	11
桡神经	鼻咽窝	≥15	≥50	≤2.9	10
尺神经背侧皮神经[†]	指 4 到指 5 背侧指蹼区	≥8	≥50	≤2.5	8
前臂外侧皮神经[†]	前臂外侧	≥10	≥55	≤3.0	12
前臂内侧皮神经[†]	前臂内侧	≥5	≥50	≤3.2	12

*许多人认为 60 岁以上的成年人尺神经逆向法的感觉波幅高于 10μV 是正常的。
[†]在一些较少做的检查中，当症状和体征限于一侧时，双侧对比，特别是波幅，通常比正常值表更有用。

手掌混合神经检查				
神经	波幅 /μV	传导速度 /（m/s）	远端峰潜伏期 /ms	距离 /cm
正中混合神经	≥50	≥50	≤2.2	8
尺混合神经	≥12	≥50	≤2.2	8

F 反应*	
神经	F 最短潜伏期 /ms
正中神经	≤31
尺神经	≤32

*对于过高或过矮的患者，F 反应需要根据身高标准化（见第 4 章）。

正中神经 - 尺神经的比较检查	
检查*	潜伏期显著差异 /ms[†]
正中神经混合：掌到腕 尺神经混合：掌到腕	≥0.4
正中神经运动：腕到第二蚓状肌 尺神经运动：腕到骨间肌	≥0.5
正中神经感觉：腕到指 4 尺神经感觉：腕到指 4	≥0.5
正中神经感觉：腕到指 1 桡神经感觉：腕到指 1	≥0.5

*对于每项配对检查，正中神经和尺神经的检查都应用相同的距离。
[†]低于下限值表示局部减慢，在腕管正中神经病、Guyon 管的尺神经病的电生理诊断中是有用的。

手掌正中神经刺激检查

检查	掌 / 腕波幅比较显著差异 *
正中神经运动：腕到拇短展肌	>1.2
正中神经运动：掌到拇短展肌	
正中神经感觉：腕到指 2	>1.6
正中神经感觉：掌到指 2	

* 超过下限值提示一些因素影响腕管正中神经传导阻滞。

在 Erb 点刺激所得的上肢主要神经运动传导潜伏期

神经	肌肉	潜伏期 /ms	距离 /cm†
腋神经 *	三角肌	≤4.9	15～21
肌皮神经 *	肱二头肌	≤5.7	23～29
肩胛上神经	冈上肌	≤3.7	7～12
肩胛上神经	冈下肌	≤4.3	10～15

* 腋神经和肌皮神经的刺激位置也可以在腋窝，通常远端运动潜伏期上限值为 3.3ms。腋窝和 Erb 点的刺激在技术上都比较难。对于一侧有症状的患者来说，对比两侧的潜伏期和波幅优于正常值表。
† 距离使用测径器测量（此处需要标注）——然后避免直线连接这里和起始部。
Source：Data from Kraft，G.H.，1972；Axillary，musculocutaneous，and suprascapular nerve latency studies. Arch Phys Med Rehab 53，382；and Currier，D.P.，1971；Motor conduction velocity of axillary nerve. Phys Ther 51，503.

膈神经运动检查 *

神经	记录	波幅 /μV	远端潜伏期 /ms
膈神经	膈肌	597±139	6.3±0.8
		>320	<8.0

*From Markand ON，Kincaid，J.C.，Pourmand，R.A.，1984；et al. Electrophysiologic evaluation of diaphragm by transcutaneous phrenic nerve stimulation. Neurology 34，606-614.

膈神经运动检查：详细的正常检查 †

参数	阶段	绝对值 均值±标准差	最低值 / 最高值	5th/95th	侧差 均值±标准差	均值 +2 倍标准差	95th
起始潜伏期（ms）	吸气	6.55 ± 0.69	5.18/7.92	5.53/7.72	0.23 ± 0.19	0.61	0.53
	呼气	6.59 ± 0.67	5.25/7.92	5.58/7.72	0.40 ± 0.36	1.9	1.11
波幅（mV）	吸气	1.00 ± 0.27	0.46/1.54	0.66/1.46	0.25 ± 0.18	0.61	0.6
	呼气	0.71 ± 0.19	0.33/1.10	0.50/1.06	0.14 ± 0.10	0.35	0.33
持续时间（ms）	吸气	14.99 ± 3.14	8.70/21.28	11.18/20.25	2.14 ± 1.72	5.57	4.71
	呼气	20.98 ± 3.30	16.13/28.32	11.18/20.25	2.44 ± 1.65	5.74	5.54

†From Resman-Gaspersc，A.，Podnar，S.，2008；Phrenic nerve conduction studies：technical aspects and normative data. Muscle Nerve 37，36-41. L/U，lower/upper limits；5th/95th，5th/95th percentile limits.
L/U，下限值 / 上限值；5th/95th，5th/95th 百分制。

颅脑球部

运动			
神经	记录	波幅 /mV	远端潜伏期 /ms
面神经	鼻肌	≥1.0	≤4.2
面神经	眼轮匝肌	≥1.0	≤3.1

瞬目反射		
反应	潜伏期 /ms	潜伏期侧差 /ms
R1（同侧）	≤13	≤1.2
R2（同侧）	≤41	≤5
R2（对侧）	≤44	≤7

注意：

1. 所有正常值是在设定的正常控制温度和标准距离下测得。
2. 所有运动和感觉的波幅是测量基线到负峰的高度。
3. 所有感觉和混合神经的远端潜伏期是峰潜伏期，但所有感觉和混合神经传导速度是用起始潜伏期来计算的。
4. 对于身高极高极低和年龄极大极小的患者，一些正常值可能要调整（见第 8 章）。
5. 病变侧肢体和病变对侧肢体的数值比较是很有用的，甚至比正常值表还有价值。
6. 这是一套正常值，也存在其他正常值。在理想情况下，每个实验室都应该建立自己的一套正常值。

（聂　梅　朱冬青 译）

常规下肢神经传导技术

11

胫神经运动检查（图 11-1）

记录位置：

蹬短展肌；

G1 置于足舟骨隆起处近端和下方 1cm

G2 置于第一跖趾关节

刺激位置：

内踝：内踝稍近端和后方

腘窝：腘窝中央，腘动脉搏动处

远端距离：

9cm

关键点：

- 胫神经复合肌肉动作电位（CMAP）通常都有一个初始的正偏转，提示 G1 不在运动终板上。如果发生这种情况，G1 的位置应微微调整。
- 腘窝处刺激所得的胫神经 CMAP 波幅通常低于内踝处刺激所得的（正常对照可能下降 50%）。因此，在胫神经运动检查中，内踝和腘窝之间的波幅下降解释为传导阻滞时，必须谨慎。在这种情况下，双侧比较通常是有用的。
- 在腘窝处刺激强度要大，以达到超强刺激。
- 还可以记录在蹬短屈肌。

腓神经运动检查（图 11-2）

记录位置：

趾短伸肌：

G1 置于足背侧面的肌腹上

G2 置于远端小趾的跖趾关节

刺激位置：

踝部：踝关节前、胫前肌肌腱稍外侧

腓骨头下方：小腿外侧，距腓骨头一到两个手

指的宽度（可用刺激器跨越腓骨颈）

腘窝外侧（腓骨颈上方）：膝外侧，毗邻外侧腘绳肌肌腱，距离腓骨头下方 10～12cm

远端距离：

9cm

关键点：

- 在腓骨小头下需要更强的刺激电流，因为该神经位于深处。
- 通常刺激在踝部，腓骨颈下和腓骨颈上，如果只刺激踝部和腓骨颈上，可能会遗漏跨越腓骨颈的腓神经传导速度减慢。
- 在腘窝要避免过大刺激，以防同时刺激到胫神经
- 如果在腓骨头下和腘窝处刺激所得的 CMAP 波幅都高于踝部刺激时，考虑腓副神经的存在。

腓神经运动检查（图 11-3）

记录位置：

胫前肌

G1 置于小腿前中部外侧的肌腹近端

G2 置于 G1 远端踝关节前方

刺激位置：

腓骨头下方：小腿外侧，距腓骨头一到两个指的距离（用刺激器可以跨越腓骨颈）

腘窝外侧（腓骨颈上方）：膝外侧，毗邻外侧腘绳肌肌腱，距离腓骨头下方 10～12cm

远端距离：

有变化（5～10cm）

关键点：

- 对于在腓骨颈怀疑有腓神经病的患者在胫前

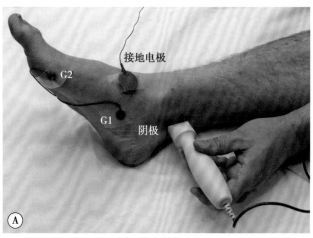

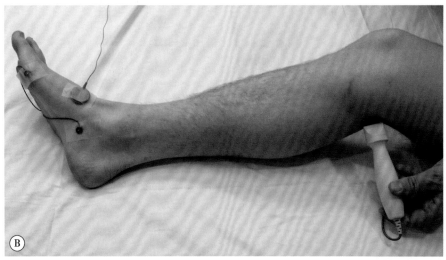

图 11-1　胫神经运动检查。**A.** 远端刺激位置在内踝近端和后方，记录在姆短展肌。**B.** 近端刺激位置在腘窝中间

肌记录特别有价值。在胫前肌记录比在趾短伸肌记录更容易提示跨腓骨头的传导阻滞或局灶性传导速度减慢。

- 在腓骨头下方需要更强的刺激电流，因为该神经位于深处。
- 在腘窝要避免过大的刺激，以免同时刺激胫神经。

股神经运动检查（图 11-4）

记录位置：

股直肌：

G1 置于大腿前侧，腹股沟韧带到膝盖连线中点

G2 置于膝盖骨隆起处

刺激位置：

腹股沟区域的中间：股动脉稍外侧，腹股沟韧带下方

远端距离：

有变化

关键点：

- 握住刺激器时要用力压紧。
- 在肥胖人群中检查较难，通常需要强电流（例如：>50mA）。
- 特定适应证：本检查要比较两侧的运动波幅，以定量地评价股神经病变、腰骶神经丛病及严重的 L4 神经根病轴突丢失程度。
- 正常波幅 >3mV，然而，当症状表现为单侧时，两侧对比是最有用的。

腓浅神经感觉检查（图 11-5）

记录位置：

踝关节外侧：

G1 置于胫骨前肌肌腱和外踝之间

G2 置于 G1 以远 3～4cm

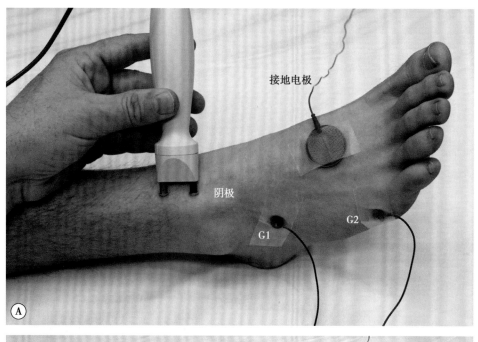

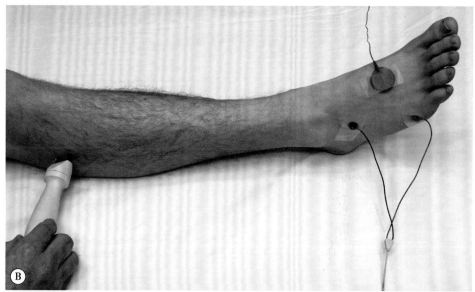

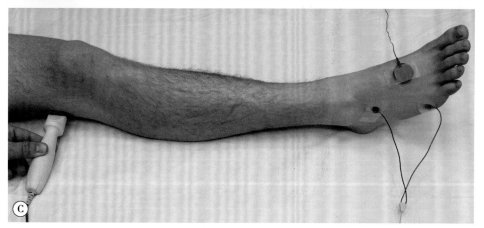

图 11-2　腓神经运动检查。A. 远端刺激位置在踝前，胫前肌肌腱稍外侧，记录趾短伸肌。
B. 近端刺激位置在腓骨头下方。**C.** 近端刺激位置在腓骨颈上方，腘窝外侧

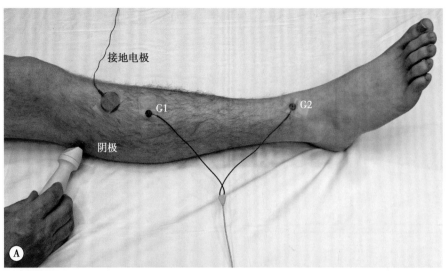

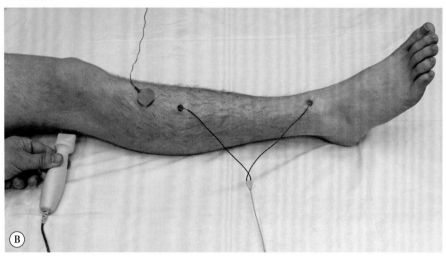

图 11-3   腓神经运动检查。**A.** 远端刺激位置在腓骨头下方,记录胫骨前肌。**B.** 近端刺激位置在腓骨颈上方,腘窝外侧

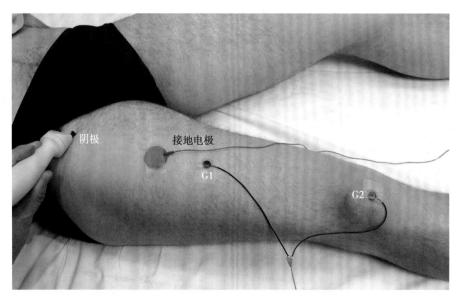

图 11-4   股神经运动检查。刺激位置在腹股沟韧带下方的股动脉稍外侧。记录在股直肌,G1 放置在大腿前方,腹股沟和膝盖之间的中点,G2 放置在膝盖骨隆起处

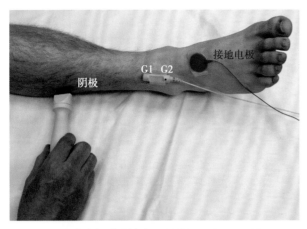

图 11-5　腓浅神经感觉检查。刺激位置在小腿外侧；记录电极置于胫骨前肌肌腱与外踝之间

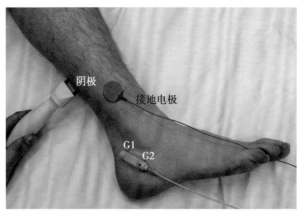

图 11-6　腓肠神经感觉检查。刺激位置在小腿后外侧；记录电极置于外踝后

刺激位置：

小腿外侧

远端距离：

标准距离是 14cm，较短距离也可能有帮助（见下文）

关键点：

● 虽然峰潜伏期的正常值是基于 14cm 的标准距离，在许多个体中，在较短的距离刺激神经较为容易（通常为 10～12cm，在某些个体中可短至 7～9cm）。低电流强度刺激可以达到超强刺激（如，5～25mA）。因此，如果在 14cm 处刺激没有反应，或者如果反应需要高电流强度，可以尝试在 10～12cm，或较短距离 7～9cm 处刺激。如果在较短的距离内获得好的反应，不用峰潜伏期来判断是否正常，而是根据起始潜伏期和所应有的距离计算传导速度来判断是否正常。

● 可能在腓神经病变，坐骨神经病，或腰骶丛病中出现异常。

● 为了得到最大反应，记录电极可能需要重新放置，在原来的位置微微向内或外调整。

● 波幅和潜伏期的双侧对比通常有帮助。

● 已经描述了逆向法检查。顺向法检查记录部位和刺激部位互换。

腓肠神经感觉检查（图 11-6）

记录位置：

踝后部：
G1 置于外踝后部

G2 置于 G1 以远 3～4cm

刺激位置：

小腿后外侧

远端距离：

标准是 14cm，较短距离也可有帮助（见下文）

关键点：

● 虽然峰潜伏期的正常值是基于 14cm 的标准距离，在许多个体中，在较短的距离刺激神经较为容易（通常为 10～12cm）。用低强度刺激通常可以达到超强刺激（如，5～25mA）。如果在 14cm 处刺激没有得到反应，或需要高强度电流，可以尝试 10～12cm 的距离。如果在较短的距离内得到好的反应，不使用峰潜伏期来判断是否正常，而是根据起始潜伏期和所使用距离计算出的传导速度来判断。

● 这项检查最好是让患者侧卧，记录的腿在上。

● 可能在胫神经病、坐骨神经病或腰骶丛病中出现异常。

● 为了得到最大反应，记录电极可能需要重新放置，在原来的位置稍微向内或外调整。

● 双侧对比波幅和潜伏期通常有帮助。

● 已经描述了逆向法检查。顺向法检查，刺激部位与记录部位互换。

隐神经感觉检查（图 11-7）

记录位置：

踝内侧 / 前侧：
G1 置于内踝和胫骨前肌肌腱之间
G2 置于 G1 以远 3～4cm

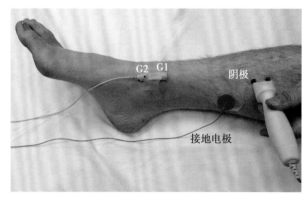

图 11-7 隐神经感觉检查。刺激位置在小腿内侧,胫骨和腓肠肌内侧头之间;记录电极置于内踝与胫骨前肌肌腱之间

刺激位置:

小腿内侧:刺激器放置在胫骨和腓肠肌内侧头的肌腱沟处

远端距离:

标准是 14cm,较短距离也有帮助(见下文)

关键点:

- 虽然峰潜伏期的正常值是基于 14cm 的标准距离,在许多个体中,在较短的距离刺激神经较为容易(典型的是 10~12cm)。通常用低强度刺激即可达到超强刺激(如,5~25mA)。因此,如果在 14cm 处刺激没有反应,或者需要高强度电流,试一下 10~12cm 的较短距离。如果获得了好的反应,不能使用峰潜伏期来判断是否正常,而要根据起始潜伏期和使用的距离计算出传导速度来判断。
- 在股神经或腰丛病变中可能异常。
- 为了得到最大反应,记录电极可能需要调整位置或在原位微微内侧或外侧调整。
- 双侧对比波幅和潜伏期通常有帮助。
- 反应通常很小,难以获得或在正常人中也消失,特别是在 40 岁以上的人群里。双侧对比很重要,特别在电位低或消失解释为异常时。
- 已经描述了逆向法检查。顺向法检查,记录和刺激位置互换。

股外侧皮神经感觉检查(图 11-8)

记录位置:

大腿前侧:

选择 1:

G1 置于大腿前侧,距刺激部位以远 12cm,在髂前上棘(ASIS)到髌骨外侧的连线上

G2 置于 G1 以远 3~4cm

选择 2:记录电极放置在选择 1 位置的内侧2cm

刺激位置:

刺激电极放置在腹股沟韧带上方的腹股沟区域,髂前上棘内侧 1cm 处

远端距离:

标准距离是 12cm,较短距离也有帮助(见下文)

关键点:

- 虽然正常值是基于 12cm 的标准距离,在一些个体中,更短的距离更容易刺激到神经(通常为 10cm)。
- 在神经进入髂前上棘时有一些解剖学上的变化(见第 32 章)。超过 80% 的个体中,神经位于髂前上棘内侧 0~1.5cm。然而,该神经很少走行在髂前上棘内侧 5~8.5cm。因此,如果没有得到反应,将刺激电极稍稍外侧移动,再移动到初始刺激点内侧。
- 用一定力量握住刺激器。
- 特定适应证:股外侧皮神经病变(感觉异常性股痛)或腰丛病变时异常。
- 在肥胖的人体中比较难检查;可能需要高强度电流。在一侧有症状时,除非进行双侧对比检查,否则将低波幅或无反应解释为异常时,始终应该谨慎。

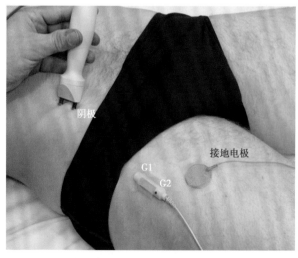

图 11-8 股外侧皮神经感觉检查。刺激位置在腹股沟区域,腹股沟韧带的上方 1cm,髂前上棘(ASIS)内侧;记录电极放置在离刺激位置 12cm 以远大腿前侧,在髂前上棘到外侧膝盖骨的连线上。另一个记录位置在距离初始部位内侧 2cm

- 运动伪迹可存在,可通过更长的时限识别而不是通过典型的感觉反应。

足底内侧和外侧神经运动检查(图 11-9)

记录位置:

　　姆短展肌

　　G1 置于足舟骨近端 1cm,向下 1cm

　　G2 置于足大姆趾跖趾关节上方

　　小趾展肌:

　　在足外侧,G1 置于足底外侧与外踝下缘间中点

　　G2 置于足小趾跖趾关节

刺激位置:

　　内踝:内踝的稍近端和后方

远端距离:

　　距姆短展肌 9cm;小趾展肌距离容易变化,(用产科的测径器来测量距离)

关键点:

- 姆短展肌由足底内侧神经支配,小趾展肌由足底外侧神经支配。

- 这项检查对评价跨踝关节的胫神经远端病变(即,跗管综合征)是有用的。
- 波幅与潜伏期要进行双侧对比。
- 姆短展肌和小趾展肌的复合肌肉动作电位通常有一个初始的正偏转,提示 G1 不在运动终板上。如果出现这种情况,G1 的位置应稍做调整。

足底内侧和外侧神经感觉检查(图 11-10)

记录位置:

　　踝关节内侧:

　　G1 置于内踝的近端和后方

　　G2 置于 G1 近端 3～4cm

刺激位置:

　　足大姆趾(足底内侧感觉):环状电极,阴极置于足大姆趾的近端跖趾关节;阳极置于远端 3～4cm

　　足小趾(足底外侧感觉):环状电极,阴极置于足小趾近端跖趾关节;阳极尽可能向远端放置

远端距离:

　　有变化

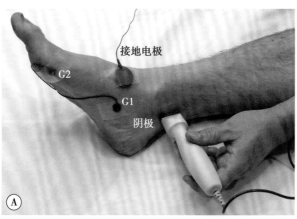

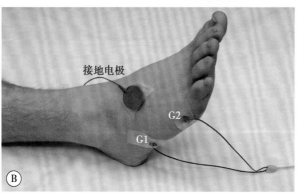

图 11-9　**A.** 足底内侧运动检查。刺激位置在内踝的近端和后方,记录在姆短展肌。**B.** 足底外侧运动检查。刺激位置在内踝的稍近端和后方,记录在小趾展肌

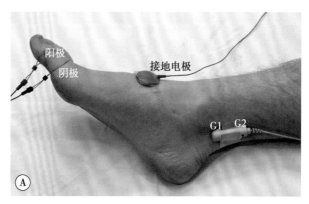

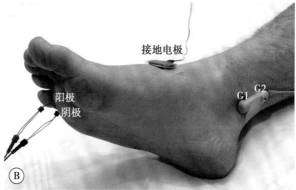

图 11-10　**A.** 足底内侧感觉检查。刺激足大姆趾,在内踝稍近端和后方记录胫神经。**B.** 足底外侧感觉检查。刺激足小趾,在内踝稍近端和后方记录胫神经

关键点：

- 逆向传导和顺向传导检查，刺激电极和记录电极位置互换。
- 这项检查对评价胫神经远端跨踝关节病变（即，跗管综合征）是有帮助的。
- 即使在正常对照中，电位也会非常小，难以获得。
- 通常需要电子叠加平均。
- 波幅和潜伏期要进行双侧对比。
- 在将低电位或无电位解释为异常之前，必须进行双侧对比。

足底内侧和外侧混合神经检查（图 11-11）

记录位置：

踝内侧：

G1 置于内踝的稍近端和后方

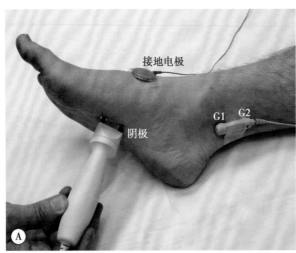

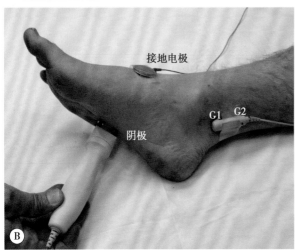

图 11-11　A. 足底内侧混合神经检查。刺激位置在足底内侧，内踝稍近端后方记录胫神经。**B.** 足底外侧混合神经检查。刺激位置在足底外侧，内踝稍近端后方记录胫神经

G2 置于 G1 近端 3~4cm

刺激位置：

内侧足底（足底内侧神经）：距离记录电极 14cm（从记录部位到足底测量 7cm，然后再在平行于第一第二趾间趾蹼连线上 7cm）

外侧足底（足底外侧神经）：距离记录电极 14cm（从记录部位到足底测量 7cm，然后再在平行于第四第五趾间趾蹼连线上 7cm）

远端距离：

14cm

关键点：

- 混合神经检查，技术上比顺向感觉检查容易。
- 对胫神经远端跨踝关节病的评价中有帮助（即，跗管综合征）。
- 在正常对照中，特别是足底外侧反应，电位很小，难以获得。
- 通常需要电子叠加平均。
- 波幅和潜伏期要进行双侧对比。
- 在将低电位或无电位解释为异常之前，必须进行双侧对比。

比目鱼肌 H 反射（图 11-12）

记录位置：

比目鱼肌：

G1 置于小腿后侧，比目鱼肌和腓肠肌的两侧肌腹汇合点远端 1~2 指处

G2 置于跟腱上

刺激位置：

腘窝：腘窝中央，腘动脉搏动处

远端距离：

有变化（通常在 20~25cm）

关键点：

- 刺激脉冲时限需为 1 000μs（即 1ms），更加选择性激活 Ⅰa 感觉纤维。
- 低刺激强度可以引出 H 反射。
- 随着刺激电流逐渐增加，H 反射首先出现，而没有直接肌肉反应；随着电流逐渐增加，H 反射增大，直接肌肉反应也出现；随着直接肌肉反应增大，H 反射减小。
- H 反射是晚反射，通常在 25~34ms 出现三相波（正 - 负 - 正）。

- 在判断潜伏期是否异常时，两侧对比通常是有用的（潜伏期差异＞1.5ms）。
- 为了保证双侧对比的有效性，两侧远端距离必须一致。

- 在多发性神经病，胫神经病，坐骨神经病，腰骶神经丛病或者骶1神经根病中，H反射延迟或消失。

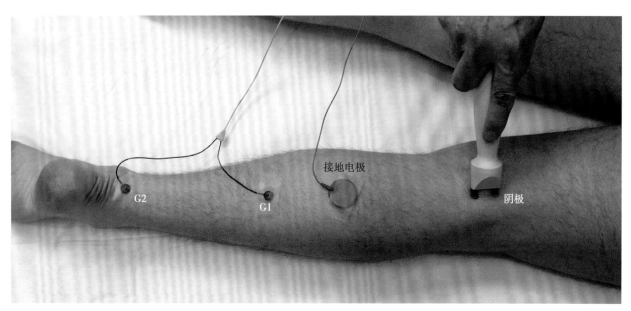

图 11-12　比目鱼肌 H 反射。刺激位置在腘窝中部，阴极朝向头侧，在比目鱼肌记录

下肢的神经传导检查：成人正常值

运动					
神经	记录	波幅 /mV	传导速度 /(m/s)	远端潜伏期 /ms	远端距离 /cm
腓神经	趾短伸肌	≥2.0	≥44	≤6.5	9
腓神经[†]	胫骨前肌	≥3.0	≥44	≤6.7	5～10
胫神经	蹈短展肌	≥4.0	≥41	≤5.8	9
胫神经[†]	小趾展肌	≥3.0	≥41	≤6.3	有变化[*]

[*] 除非使用测径器测量，否则很困难。

[†] 如果一侧有症状而另一侧没有，则两侧波幅对比有用，而不是使用正常值表。

逆向法感觉					
神经	记录	波幅 /μV	传导速度 /(m/s)	峰潜伏期 /ms	远端距离 /cm
腓肠神经	外踝后方	≥6	≥40	≤4.4	14[†]
腓浅神经	踝关节外侧	≥6	≥40	≤4.4	14[†]
隐神经[*]	踝关节内侧 / 前侧	≥4	≥40	≤4.4	14[†]
足底内侧神经[*]	内踝	≥2	≥35	–	有变化
足底外侧神经[*]	内踝	≥1	≥35	–	有变化
股外侧皮神经[‡]	大腿前方	≥4		≤2.6	12

[*] 在某些无症状的正常人身上，尤其是超过 40 岁的人，波幅可能会很低或者引不出波幅，当波幅很小时需要叠加。所以，波幅小或者未引出不能算作异常。对于一侧有症状，对侧没有的，双侧对比非常有用。

[†] 虽然基于 14cm 的距离得到的峰潜伏期是正常值，但是很多人会在更短的距离处，更容易刺激（典型的是 10～12cm 处）。以较低强度（如 5～25mA）就可以达到超强刺激。因此，在 14cm 处得不到波幅，或者需要用大的刺激强度，可以在 10～12cm 处尝试。此时，如果能够得到一个较好的波幅，就不要用峰潜伏期来确定这个潜伏期是否正常，但要根据起始潜伏期和所用距离来计算传导速度。

[‡] 虽然基于 12cm 的距离得到的峰潜伏期是正常值，但是很多人会在更短的距离处刺激更容易（典型的是 10cm）。在肥胖人群中很难检查。因此低波幅或未引出波幅不应该视作不正常，除非对症状限于一侧的患者双侧对比。

Source: from Shin, Y.B., Park, J.H., Kwon, D.R., et al., 2006. Variability in conduction of the lateral femoral cutaneous nerve. Muscle Nerve 33（5），645-649.

上述这些值波幅是均值 −2 倍标准差，峰潜伏期是均值 +2 倍标准差。

足底混合神经检查				
神经	波幅 /μV	传导速度 /（ m/s ）	远端峰潜伏期 /ms	距离 /cm
足底内侧神经[*]	≥3	≥45	≤3.7	14
足底外侧神经[*]	≥3	≥45	≤3.7	14

[*] 在那些无症状的正常人身上，尤其是超过 40 岁的，他们的波幅可能会很低或者引不出，当波幅很低时需要叠加。因此，低波幅或未引出波幅不能算作异常。对于一侧有症状的，对侧没有的，双侧对比非常有用。

晚反应[*]		
神经	最短 F 潜伏期 /ms	最短 H 潜伏期 /ms
腓神经	≤56	正常 / 异常
胫神经	≤56	≤34[†]

[*] 对于高或矮的患者，F 反应和 H 反射潜伏期必须根据身高标准化（见第 4 章）。

[†] 双侧比较。双侧之间的任何潜伏期差异 >1.5ms 是不正常。

注意：

1. 所有正常值表都有温度控制和距离标准。
2. 所有运动和感觉波幅从基线测量到负峰。
3. 所有感觉和混合神经远端潜伏期均为峰潜伏期；然而，所有的感觉神经和混合神经传导速度都是根据起始潜伏期来计算。
4. 有些值可能需要根据身高极高极低或年龄极大极小进行调整（见第 8 章）。
5. 受累肢体和未受累肢体之间的比较通常非常有用，可能比正常值表更有用。
6. 这是一组正常值；也有其他正常值。理想的是，每个实验室都应该各自制定一套正常值。

（聂　梅　朱冬青 译）

针肌电图基础概述 12

神经传导检查完成之后,开始做针肌电图检查。如神经传导检查,每个肌电图检查都应该根据临床发现和鉴别诊断,并且随着检查的进行以及更多的信息的获得,进行随时的调整。身体的几乎所有肌肉都可以做肌电图检查,但是这样对肌电图医生来说不实际,也不符合患者的期望。应该在诊断所需的数量与患者耐受度的局限之间做出平衡。患者对于针肌电图的反应变异很大。对于操作熟练敏捷的检查,大部分的患者都能很好耐受,只觉很少的不适。有的患者敏感担心,可能难以完成检查。儿童可以耐受神经传导检查,但是常难以很好地接受针肌电图检查。对于上述这部分患者,肌电图医生尤其要有技巧。做针肌电图之前,最好考虑到患者可能只能耐受 1～2 块肌肉的可能。如果这样,选择哪块肌肉呢?选择应该根据以下几个因素。

1. 鉴别诊断,取决于临床发现和神经传导检查的结果。
2. 定位以及激活该肌肉的容易度(如,虽然胫前肌和腓肠肌都是远端下肢肌肉,胫前肌比腓肠肌容易激活的多)。
3. 被检查肌肉的疼痛易感度[如,第一骨间背侧肌(FDI)和拇短展肌(APB)都是 C8～T1 支配的远端肌肉,但是大部分患者的拇短展肌比第一骨间背侧肌要痛得多]。

如果发现患者可能难以接受或完成全部的针肌电图检查,则应首先检查最重要的肌肉。例如,患者有近端肌肉无力,鉴别诊断是肌病或者近端神经病变(如,神经丛病,神经根病,运动神经元病),此时应该首先检查近端的无力肌肉。如果开始检查远端的临床上正常的肌肉,而患者在远端肌肉检查后要求停止检查,则失去了得到诊断的机会。

毫无疑问,针肌电图是电生理检查最具挑战性的部分。成功的检查不但需要解剖学生理学的知识,还需要很好的肌电图检查技术和患者的配合。两个互相竞争的因素使肌电图检查非常具有挑战性。第一,许多异常发现并不明确;第二,各个肌肉的正常值范围很大,而且随年龄而不同。虽然可以在不长的时间内学会基本的针肌电图检查,例如,进针位置以及认识某些类型的异常自发电位,但是常需要数年的实践来掌握和认识许多不常见的以及不明显的肌电图发现。

仪器设置

除了肌电图仪器,做针肌电图检查还需要肌电图针,针的连线,接地电极以及手套。接地电极贴在被检肢体上,以抑制噪声并且为了电安全性。必须戴一次性手套以防传染。肌电图针通过连线插入肌电图仪的电极插孔,同心针或单极针均可(图 12-1)。一个电位的测量,包括针肌电图记录的电位,其电压是作用电极和参考电极之差。同心针电极在针体的本身就有作用电极和参考电极(图 12-2)。针杆是参考电极,作用电极是很细的线,通过针管暴露于针尖。同心针的针尖是斜面。形成"泪珠"形的记录范围(图 12-3)。而单极针是聚四氟乙烯包被的,或者露出裸露的针尖为作用记录电极。其记录范围是围绕着针尖的球形。单极针记录的导联需要另有一个表面电极作为参考电极。

同心针电极和单极针电极记录肌肉的电信号效果都很好。对于记录运动单位动作电位(motor unit action potential,MUAP),两种针有些小差别。用同心针电极记录的 MUAP 波幅略小,其主峰的上升时间短于用单极针记录的(可能由于两种针电极的记录范围的大小和形状的不同)(图 12-4)。除此之外,两种针记录的电位波形没有可察觉的差

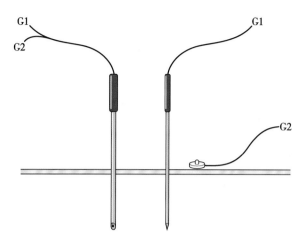

图 12-1　左面的同心针电极包含作用电极（G1）和参考电极（G2）。作用电极是一根细线经过针中心裸露于针尖，以针杆作为参考电极。右面的单极针电极镀有聚四氟乙烯，针尖裸露为作用电极（G1）。另有一个表面电极作为参考电极（G2）

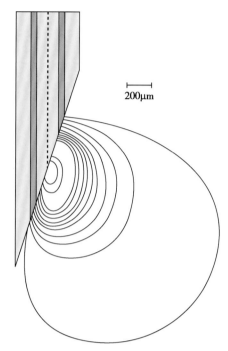

图 12-3　同心针电极的记录范围的形状。同心针针尖是个斜面，导致记录区域如"泪滴"形（Adapted from King，J.C.，Dumitru，D.，Nandedkar，S.，1997. Concentric andsingle fiber electrode spatial recording characteristics. Muscle Nerve 20，1525-1533. Reprinted by permission of Wiley.）

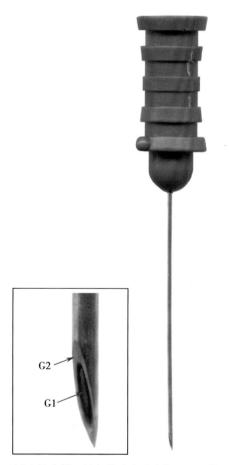

图 12-2　同心针电极。针杆作为参考电极（G2），作用电极（G1）的细线经过针中心裸露于针尖斜面。插入图：针尖斜面的放大观。注意针的中央可见作用电极

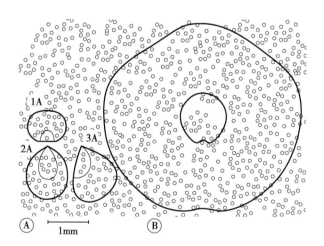

图 12-4　同心针和单极针电极的记录范围的比较。A. 同心针电极记录范围（1A：上面观；2A：前面观；3A：侧面观）。B. 单极针记录范围（侧面观）。记录范围重叠于典型的运动单位纤维的分布图。记录得到的 MUAP 的波幅主要来自近针尖的肌纤维。图中内圈和外圈分别代表 90% 和 99% 的参与形成波幅的肌纤维（即，在这些圈线之外的肌纤维不参与形成 MUAP 的波幅）。注意单极针的记录范围大得多（Adapted from King，J.C.，Dumitru，D.，Nandedkar，S.，1997. Concentric andsingle fiber electrode spatial recording characteristics. Muscle Nerve 20，1525-1533. Reprinted by permission of Wiley.）

别。同心针电极不需另外的参考电极，所以较易应用。单极针的直径较小针尖更尖而较少致痛，患者更易接受。此优越性目前不如以前重要。那时，针常规地消毒、重复使用。针往往由于连续使用而变钝，致使穿刺进皮肤时更痛。目前使用的所有针电极都必须是一次性的，不可重复使用。单极针电极主要的不便之处在于需要加参考电极。参考电极必须靠近作用电极，所以检查不同肌肉时需要移位。此外，由于作用电极在肌肉内而参考电极是用表面电极，因电极阻抗不匹配而更易增加电噪声。总之，两种针电极都令人满意。考虑到各自的优缺点，大部分肌电图医生更常用同心针电极。

患者准备

在针肌电图检查前，要对患者解释检查过程，以减轻患者的担心。完成神经传导检查后，在进行针肌电图检查前，我们常给予所有患者以下解释：

我们已经完成了这个检查的神经传导部分，现在要进行检查的第二部分，需要的时间比第一部分少许多。这部分不用电刺激。我会用非常小的针从你的肌肉里收集记录电位。我们会检查一部分肌肉，但是确切的肌肉数量取决于我们在检查过程中的发现。对于我们查看的每块肌肉，我都把小针扎入肌肉里，你会感觉到很快的针刺。当我进针时，你越放松，就越不会感觉到针刺。我们需要查看每块肌肉在放松时的电活动，之后我会要求你轻轻收缩肌肉，以查看收缩时的肌肉活动。我进行每一步操作前都会对你确切解释，怎么放松肌肉，怎么收缩肌肉。当你的肌肉收缩时，肌肉的电信号会传到肌电图仪器，所以我可以在屏幕中看到。更加重要的是，我们可以通过音响听到电信号。请注意，在某些时候，我会要求你收缩力量大些或小些。你也可以通过音响的声音的大小来知道你收缩肌肉力量的大小。在检查过程中，你可以问我任何问题，如果你需要暂停休息一下，可以随时告诉我。

接下来，在进行针肌电图检查前，检查者应该回答患者提出的任何问题。和谐的医患关系不论是在检查前和检查中都很重要。大部分的针肌电图检查不能缺少患者良好的配合。事实上，患者配合得越好，我们获得的数据越可靠，检查的时间越短，因而患者的不适感也越少，检查得也越好。

典型的针肌电图检查（框12-1）

对每块检查的肌肉，我们必须能够辨别正确的进针点，同时需要知道怎样让患者适当的收缩肌肉（见第13章）。进针前，皮肤应该用酒精清洁。一旦选择了要检查的肌肉，第一步是进针点的定位，可以通过有关的解剖标记辨别。第二步，我们应该让患者收缩和放松肌肉几次，触诊肌肉的活动。一旦辨别和触诊了肌肉的位置，我们让患者放松。进针到收缩的肌肉要比放松的肌肉疼很多。然后，把针快速从皮肤插入肌肉。有时如果在进针前，肌电图医生两指轻捏并上抬一点肌肉，使患者感到不那么疼痛。在进一步操作前，需要确认进针的位置。要求患者轻轻收缩被检肌肉。特别强调轻收缩。重收缩时很多邻近的肌肉会共同收缩。如果针在适当的位置，轻收缩时就可以得到很尖锐，清脆的 MUAP。如果轻收缩时没有得到尖锐的 MUAP，就需要把针轻轻拉出或插入更深些。如果这办法没有产生尖锐的 MUAP，则应该移除针，重新触诊肌肉，重新进针。很重要的是，在确认针已经正确的插入需要检查的肌肉之后，才能进行下一步操作。

一旦针已经正确地插入肌肉，检查的第一步是评价休息状态下的插入电位和自发电位。扫描速度应该设置为每格 10ms，敏感度设为每格

框 12-1　患者准备以及典型的针肌电图检查

1. 向患者解释针肌电图的过程以减少患者的担心。
2. 选择第一块肌肉检查。
3. 根据解剖标志定位肌肉。
4. 向患者演示如何激活肌肉。
5. 在肌肉收缩时触诊肌肉。
6. 嘱患者放松肌肉。
7. 将针插入放松的肌肉中。
8. 嘱患者轻轻地收缩肌肉以确保针插入在恰当的位置。
9. 嘱患者完全放松肌肉。
10. 检查插入活动和自发活动（扫描速度：10ms/ 格；敏感度：50μV/ 格）。
11. 分别在四个象限中，共简短插入 5～10 次。
12. 检查 MUAP（扫描速度：10ms/ 格；敏感度：200μV/ 格）
    A. 嘱患者轻轻地收缩肌肉并轻微动针直到 MUAP 变"尖锐"。
    B. 评估各部位 MUAP 时限，波幅，相位，募集和激活。
    C. 尽可能做等长收缩。
13. 检查下一块肌肉。

MUAP，运动单位动作电位

50μV。大部分自发电位波幅很小，不容易识别，所以需要调整敏感度为至少每格 50μV（见第 14 章）。需要进行 5～10 次短暂的插入，寻找静息状态下插入电位延长或自发电位。肌肉在休息状态下通常安静，除了终板电位。当针在肌肉内快速移动，可见短阵的肌纤维电位，针停止移动后，上述电位通常不超过 300ms。插入活动延长的定义为除了终板电位之外，在短促的针移动停止以后，任何肌电活动持续超过了 300ms。自发电位的定义为在休息状态下，任何肌电图活动持续超过 3s。采集自发电位以及插入活动延长有个很有效的方法，在进针点分别向四个象限方向插入针采样（见第 14 章）。检查者首先向一个象限插入针，沿着一条直线移动，从浅到深，然后把针拉回再向下一个象限采样，不需要把针移出肌肉。这样重复直到四个象限全部采样。

完成了插入电位和自发电活动的检查之后，针电极留在原处，下一步是评估分析 MUAP。敏感度应该调整为每格 200μV，扫描速度仍然保持为每格 10ms。典型的 MUAP 的波形远大于异常的自发电位波形，所以需要调整敏感度。为了分析 MUAP，医生让患者慢慢地收缩受检肌肉。最好让患者用力均等地收缩肌肉。如果肌肉收缩用力不均等，MUAP 的解释就很困难，特别有震颤的患者。

针肌电图操作的临床经验是，如果可能总是要求患者做等长收缩（等长收缩表示同等的肌肉长度）。事实上，常是针旁的肌肉活动，特别是在力量较大时，会导致不适感。用等长收缩可以最小化不适感。因此当患者增大力量时，肌电图医生可以简单地给予对抗。比如，当采样肱二头肌，肌电图医生要一只手握住针，另一只手稳定地握住患者前臂，以对抗患者屈曲前臂。当患者进一步收缩，肌电图医生要更紧地握住前臂，以防止肘关节活动。因此，尽管产生更多的力量，肌肉保持同等长度（即，等长收缩），因此，肌电图医生的对抗阻止了任何实际的移动的发生。

当患者很小程度地激活肌肉，针轻轻地移动直至 MUAP 变得"尖锐"，也就是声音变得更响更脆。当针移动到靠近 MUAP，两者之间组织少，就不会减小和过滤电位。因此，针和 MUAP 越近，波幅越高，电位的上升时间越短。这一时刻，可以正确地分析 MUAP。分析 MUAP 的时限，波幅，相位的数量。此外，分析 MUAP 的数量，及其与发放频率的关系，可以确定其发放比例（募集和激活模式）（见第 15 章）。当患者慢慢增加力量，发放频率和 MUAP 的数量通常会增加。在一个位置评价 MUAP 后，针在肌肉内轻轻移动到另一个位置，重复这一过程。理想地，需要分析 10～20 个不同 MUAP。

分析了插入电位和自发电位，各采样肌肉 MUAP 的大小，募集和激活模式之后，我们通常就可以确认是否有病变存在。如果有病变，我们可以用数据确定其严重程度，病程发展的时间性，最重要的是，可以确定原发病变是神经病性还是肌病性。根据肌电图的异常发现在不同肌肉中的分布和模式，结合神经传导检查以及临床数据，我们可以做出最终的电生理诊断。

（朱冬青　译）

针肌电图解剖学 13

上肢

正中神经

拇短展肌（APB）(图 13-1)

神经支配：

正中神经，内侧束，下干，C8～T1

进针点：

在大鱼际隆起的外侧成角进针，在第一掌骨中点外侧

激活动作：

嘱患者在臂和手旋后位时外展拇指

临床关键点：

- 拇短展肌是正中神经在腕管远端最佳的被检肌肉。
- 可在腕管综合征，近端正中神经病，下干、内侧束臂丛神经病，C8～T1 神经根病，以及远端多发性神经病出现异常。
- 在前骨间神经综合征中此肌肉不受累。
- 拇短展肌在进行针极检查时通常比其他手内肌更痛。

横断面解剖要点：

- 如果进针太靠内侧，可能进入拇短屈肌，其受正中神经和尺神经双重支配。
- 如果进针太深，可能进入拇对掌肌，后者也受正中神经支配。

拇对掌肌（OP）(图 13-2)

神经支配：

正中神经，内侧束，下干，C8～T1

进针点：

取与手平行方向，在第一掌骨之上大鱼际隆起处进针

激活动作：

嘱患者在手臂旋后位时做拇指与小指对掌动作

临床关键点：

- 在腕管综合征，近端正中神经病，下干 / 内侧束臂丛神经病，胸廓出口综合征，C8～T1 神经根病，以及远端多发性神经病可出现异常。
- 在前骨间神经综合征中此肌肉不受累。

横断面解剖要点：

- 拇对掌肌在拇短展肌下方，如果进针太靠内侧或太浅，会进入拇短展肌。

拇短屈肌（FPB）(图 13-3)

神经支配：

正中神经和尺神经，内侧束，下干，C8～T1

进针点：

在第一掌骨中点的内侧，大鱼际隆起处进针

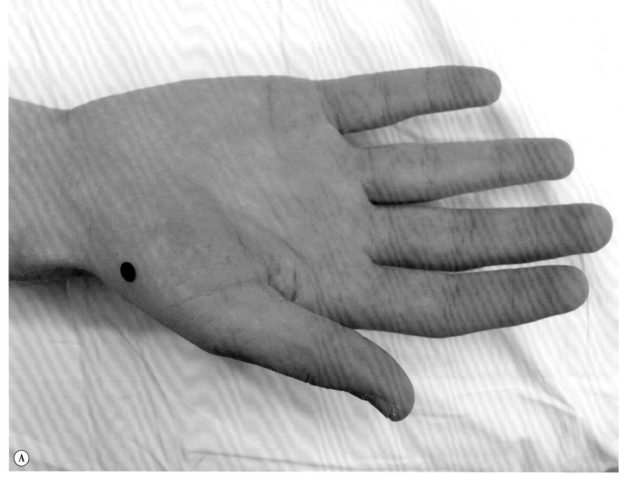

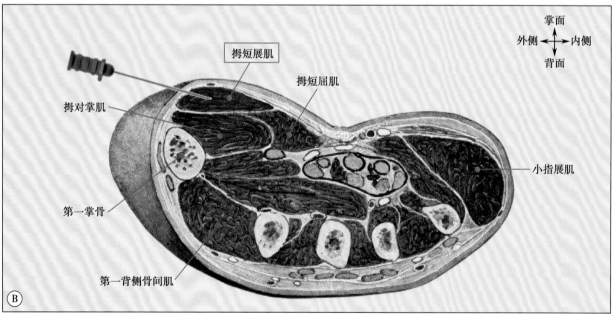

图 13-1   A. 拇短展肌进针点
B. 横断面解剖 *

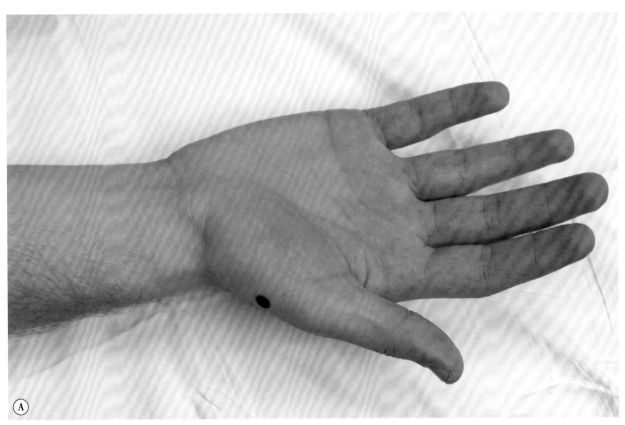

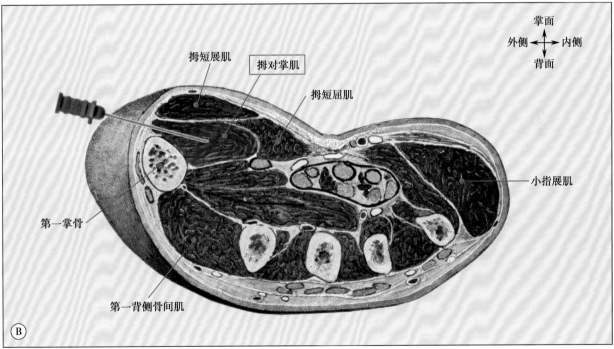

图 13-2 A. 拇对掌肌进针点
B. 横断面解剖*

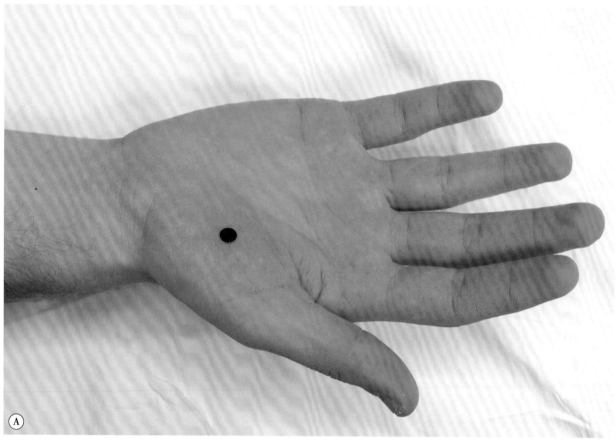

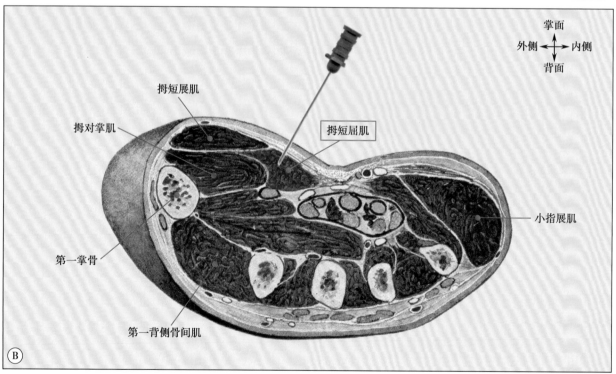

拇短展肌

拇对掌肌

拇短屈肌

第一掌骨

小指展肌

第一背侧骨间肌

掌面

外侧　　内侧

背面

图 13-3　A.拇短屈肌进针点
B.横断面解剖*

激活动作：

嘱患者屈曲拇指的掌指关节

临床关键点：

- 该肌肉可能比拇短展肌更痛。
- 通常浅头受正中神经支配，深头受尺神经支配。
- 但在正常人，神经支配有很多变异。有些人深浅头都接受正中神经支配，或都受尺神经支配。
- 因为存在正常的解剖变异，在试图区分正中神经或尺神经的异常时，应该非常谨慎。

横断面解剖要点：

- 如果进针太过外侧，则或将进入拇短展肌。

旋前方肌（PQ）(图 13-4)

神经支配：

前骨间神经，正中神经，外 - 内侧束，中 - 下干，C7～C8～T1

进针点：

患者的手置于旋前和旋后的中立位，在前臂背侧，桡骨和尺骨茎突中点连线向近端三横指处进针，进针深度需通过骨间膜。

激活动作：

嘱患者屈肘时旋前

临床关键点：

- 在前骨间神经病或近端正中神经病时可出现异常。
- 旋前方肌是腕部之上受 C8—正中神经所支配的远端肌肉。
- 腕管综合征时此肌肉不受累。
- 此肌肉位于指和拇指伸肌群及其肌腱的深层。

横断面解剖要点：

- 在到达肌肉前，需透过厚的骨间膜。

拇长屈肌（FPL）(图 13-5)

神经支配：

前骨间神经，正中神经，外 - 内侧束，中 - 下干，C7～C8～T1

进针点：

前臂旋后，于腕外侧至肘外侧连线下 1/3 处，桡骨上方进针

激活动作：

嘱患者屈曲拇指的指间关节

临床关键点：

- 在前骨间神经病或近端正中神经病出现异常。
- 拇长屈肌是腕部以上 C8—正中神经所支配的远端肌肉。
- 腕管综合征时此肌肉幸免。

横断面解剖要点：

- 注意：桡动脉正位于进针点的外侧。
- 注意：桡浅神经正位于进针点的外侧。
- 如果进针太浅，可能进入指浅屈肌。

第二、三指深屈肌（FDP 2，3）(图 13-6)

神经支配：

前骨间神经，正中神经，内侧束，下干，C7～C8～T1

进针点：

嘱患者屈曲肘部，手指向头的方向，手背面朝下，在尺骨鹰嘴远端三、四横指处进针

激活动作：

嘱患者屈曲（第二或三指）远端指间关节

临床关键点：

- 受正中神经（前骨间神经）支配的第二、三指深屈肌位于深层。
- 受尺神经支配的第四、五指深屈肌位于浅层。
- 针极检查深层的肌肉较困难。可以通过让患者各次屈曲单个手指帮助识别。
- 正中神经支配的第二、三指深屈肌，在前骨间神经病或近端正中神经病时可出现异常。

横断面解剖要点：

- 注意：当进针过深，会进入尺神经。为了避免进入尺神经，针应朝着身体的方向向内侧呈直角。实际上，除非是必要的诊断需要（例如，前骨间神经病），最好避免检查此肌。

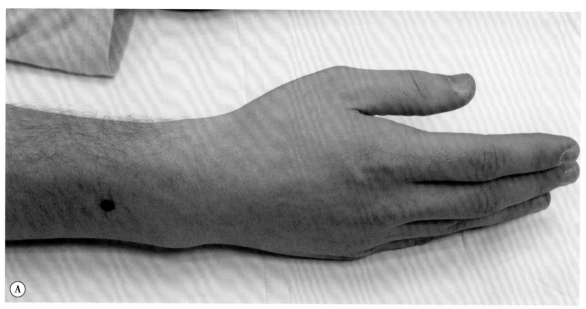

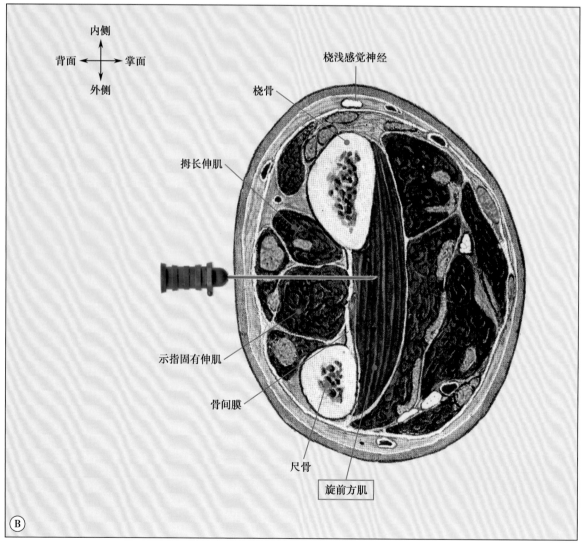

图 13-4　A. 旋前方肌进针点

B. 横断面解剖 *

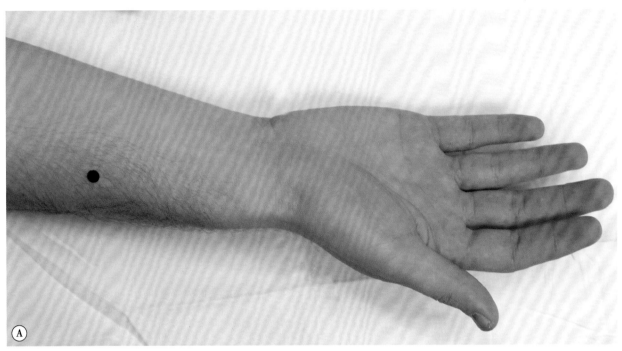

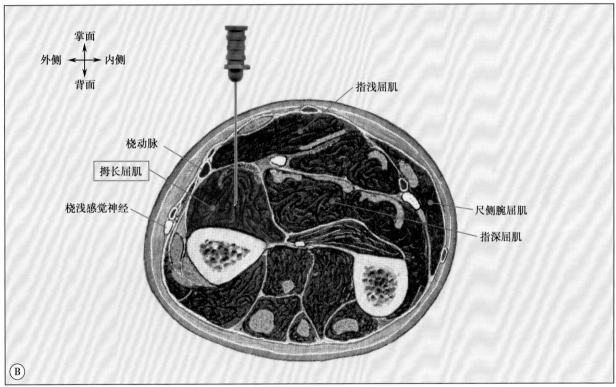

图 13-5　A. 拇长屈肌进针点
B. 横断面解剖

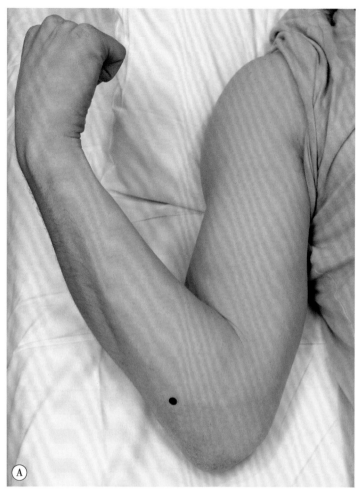

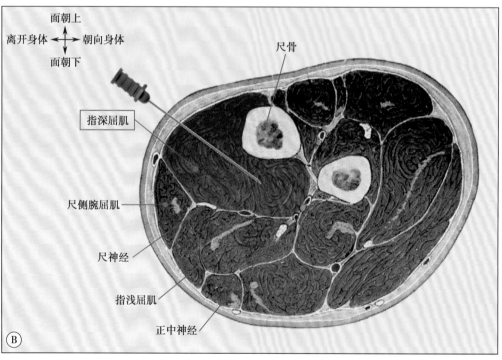

图 13-6　A. 第二、三指深屈肌进针点
B. 横断面解剖*

指浅屈肌（FDS）(图 13-7)

神经支配：

正中神经，内侧束，中 - 下干，C7～C8

进针点：

前臂旋后，在肱二头肌肌腱和腕连线中点内侧进针

激活动作：

嘱患者屈曲近端指间关节

临床关键点：

- 在近端正中神经病可能出现异常。
- 前骨间神经病时此肌肉不受累。

横断面解剖要点：

- 指浅屈肌支配第二至五指。每根手指由不同分支支配，可以将针略偏向外侧或内侧，并让患者活动单个手指。
- 如果进针太深，将会进入指深屈肌。
- 注意：如果进针太靠中线并且太深，可能会触及正中神经。
- 比检查其他正中神经近端肌肉更为困难（例如，桡侧腕屈肌和旋前圆肌）。

桡侧腕屈肌（FCR）(图 13-8)

神经支配：

正中神经，外侧束，上 - 中干，C6～C7

进针点：

前臂旋后，在肱二头肌肌腱与肱骨内上髁连线中点，向腕部中心的远端方向四横指处进针。

激活动作：

嘱患者向桡侧屈曲腕部。

临床关键点：

- C6 或 C7 神经根病时常出现异常。
- 在近端正中神经病变，包括旋前圆肌综合征时常出现异常。
- 在前骨间神经综合征时不受累。

横断面解剖要点：

- 如果进针太内侧，可能进入指浅屈肌。
- 如果进针太外侧并太深，可能进入旋前圆肌。
- 注意：如果进针过深，可能会触及正中神经。

旋前圆肌（PT）(图 13-9)

神经支配：

正中神经，外侧束，上 - 中干，C6～C7

进针点：

前臂旋后，在肱二头肌肌腱与肱骨内上髁连线中点远端两横指处进针

激活动作：

嘱患者将手旋前，肘关节充分伸直激活此肌

临床关键点：

- C6 或 C7 神经根病时常出现异常。
- 在近端正中神经病变时出现异常，但旋前圆肌综合征时可能正常。
- 在前骨间神经综合征时正常。
- 该肌肉很容易定位和激活。

横断面解剖要点：

- 肘窝前的内侧第一块肌肉。
- 如果进针太外侧，将会进入桡侧腕屈肌或者指浅屈肌。
- 注意：如果进针太深，可能会触及正中神经。

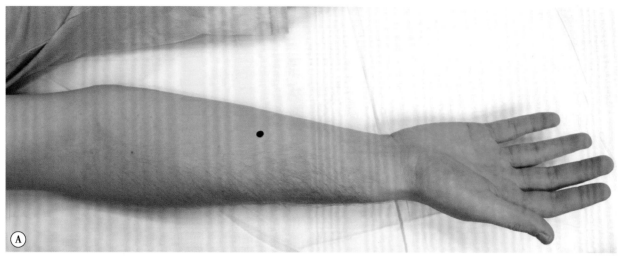

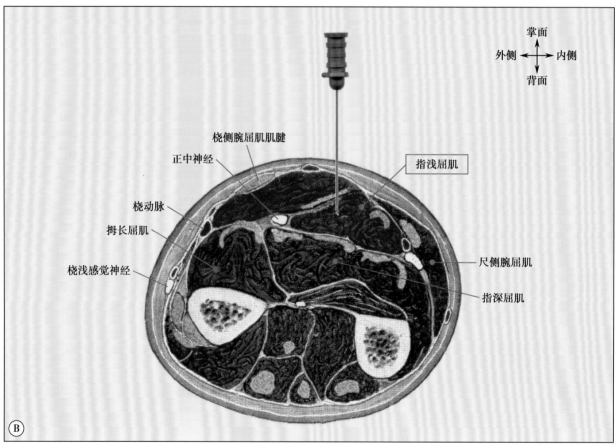

掌面

外侧 ←→ 内侧

背面

桡侧腕屈肌肌腱

正中神经

指浅屈肌

桡动脉

拇长屈肌

桡浅感觉神经

尺侧腕屈肌

指深屈肌

图 13-7　A.指浅屈肌进针点
B.横断面解剖*

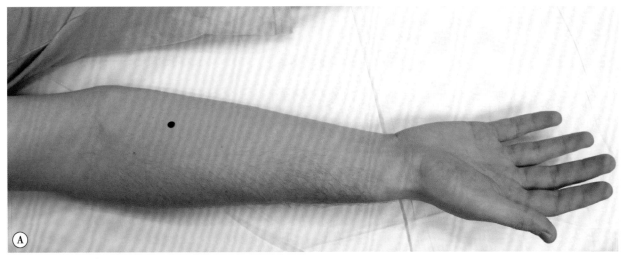

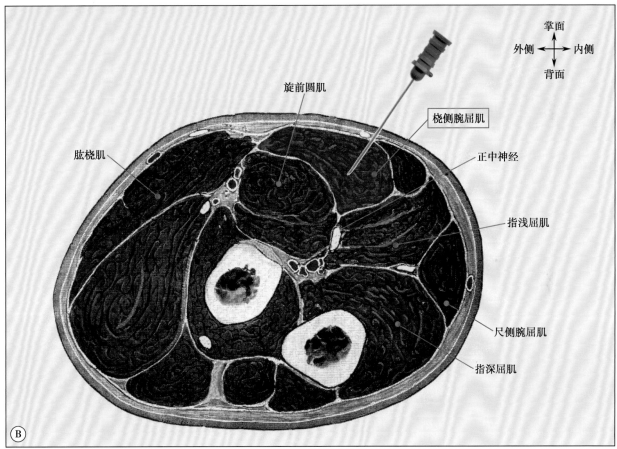

图 13-8 A.桡侧腕屈肌进针点
B.横断面解剖*

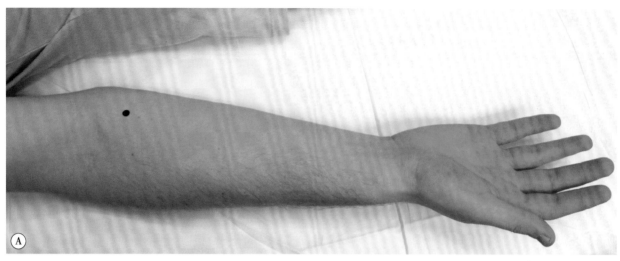

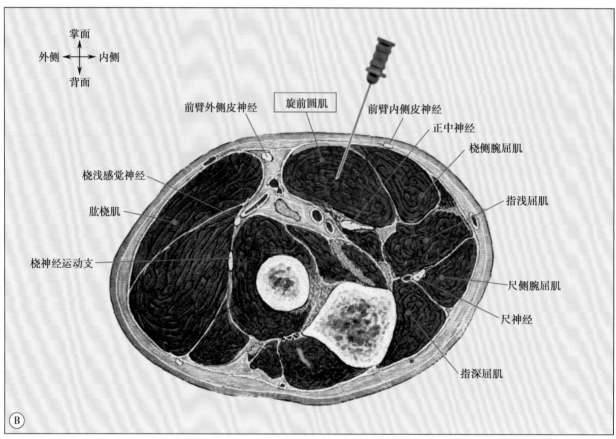

掌面

外侧 ← → 内侧

背面

前臂外侧皮神经   旋前圆肌   前臂内侧皮神经

正中神经

桡侧腕屈肌

桡浅感觉神经

肱桡肌

指浅屈肌

桡神经运动支

尺侧腕屈肌

尺神经

指深屈肌

图 13-9   A. 旋前圆肌进针点

B. 横断面解剖*

尺神经

第一背侧骨间肌（ FDI ）(图 13-10)

神经支配:

尺神经,内侧束,下干,C8~T1

进针点:

在手背第一和第二掌指关节间的中点部位进针

激活动作:

嘱患者外展示指（各手指分展）

临床关键点:

- 第一背侧骨间肌易于检查。
- 是疼痛感最小的手内肌。
- 在 Guyon 管尺神经病变时常出现异常。
- 在尺神经病,下干 / 臂丛内侧束臂丛神经病,胸廓出口综合征,C8~T1 神经根病、远端多发性神经病可出现异常。

横断面解剖要点:

- 如果进针过深,将会进入拇收肌,它同样受尺神经支配。

小指展肌（ ADM ）(图 13-11)

神经支配:

尺神经,内侧束,下干,C8~T1

进针点:

在手内侧第五掌骨中点进针

激活动作:

嘱患者外展小指（手指分展）

临床关键点:

- 在那些 Guyon 管尺神经病变时小指展肌可幸免。

  在尺神经病,下干 / 臂丛内侧束臂丛神经病,胸廓出口综合征,C8~T1 神经根病,远端多发性神经病时可出现异常。
- 这块肌肉常比第一骨间肌的疼痛感明显。

横断面解剖要点:

- 如果进针太深,将会进入小指屈肌或小指对掌肌;这两块小鱼际的肌肉也同样受尺神经支配。

第 4，5 指深屈肌（ FDP 4，5 ）(图 13-12)

神经支配:

尺神经,内侧束,下干,C7~C8~T1

进针点:

肘部屈曲,手向头的方向,手掌向下,在尺骨鹰嘴远端的三到四横指处进针

激活动作:

嘱患者屈曲手指的远端指间关节

临床关键点:

- 浅层是尺神经支配的第四、五指深屈肌,深层是正中神经（前骨间神经）支配的第二、三指深屈肌。
- 尺神经肌肉（浅层）较易检查。可以通过让患者依次屈曲单个手指进行识别。
- 尺神经肘部病变时第四、五指深屈肌可受累及。

横断面解剖要点:

- 注意:很容易触及尺神经主干,为避开尺神经,应将针朝向身体的方向偏向内侧。

尺侧腕屈肌（ FCU ）(图 13-13)

神经支配:

尺神经,内侧束,下干,C8~T1

进针点:

前臂旋后,在前臂内侧,肘关节和腕关节的中点进针

激活动作:

嘱患者偏向尺侧屈腕,或者第五指外展

临床关键点:

- 为了确定适当的进针位置,嘱患者分开手指,当第五指外展时,尺侧腕屈肌会收缩以固定豌豆骨的位置,小指展肌起始于此骨。
- 尺侧腕屈肌非常表浅而且细瘦。
- 在尺神经肘部病损时此肌肉常不受累,特别是在轻度病变时。

横断面解剖要点:

- 如果进针过深,可能进入第四、五指深屈肌。

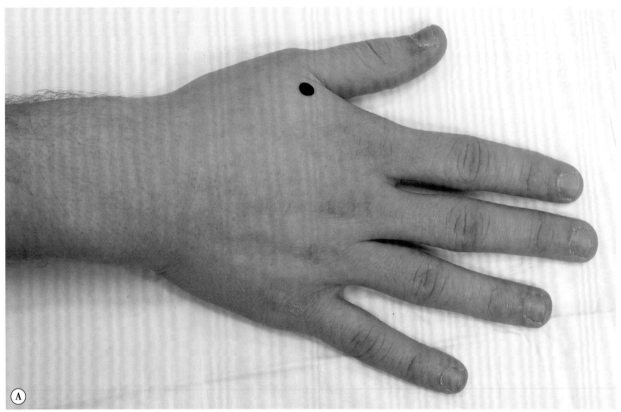

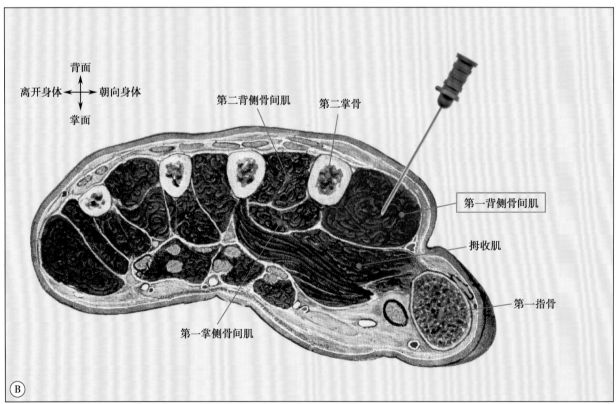

图 13-10   A.第一背侧骨间肌进针点
B. 横断面解剖*

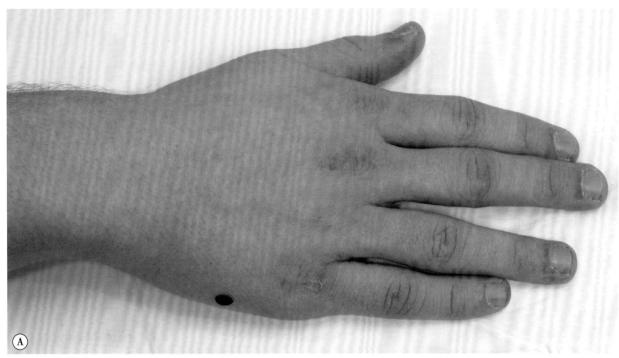

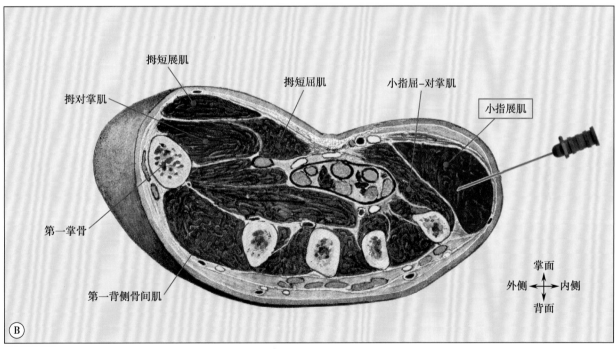

拇短展肌

拇对掌肌

拇短屈肌

小指屈-对掌肌

小指展肌

第一掌骨

第一背侧骨间肌

掌面

外侧　内侧

背面

图 13-11　A. 小指展肌进针点

B. 横断面解剖 *

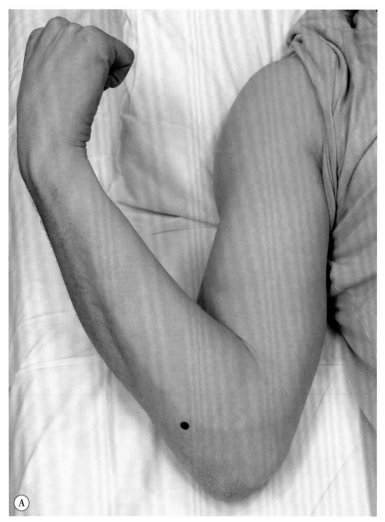

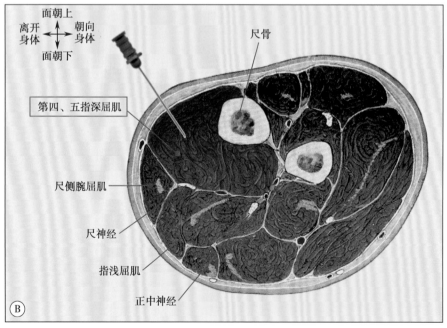

图 13-12 A. 第四、五指深屈肌进针点

B. 横断面解剖*

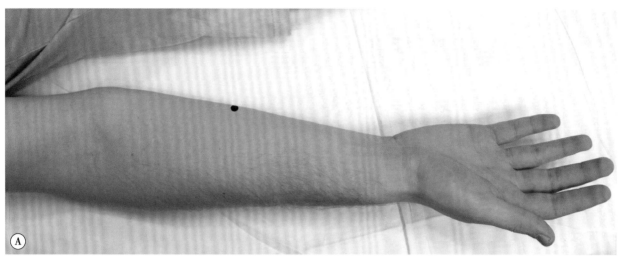

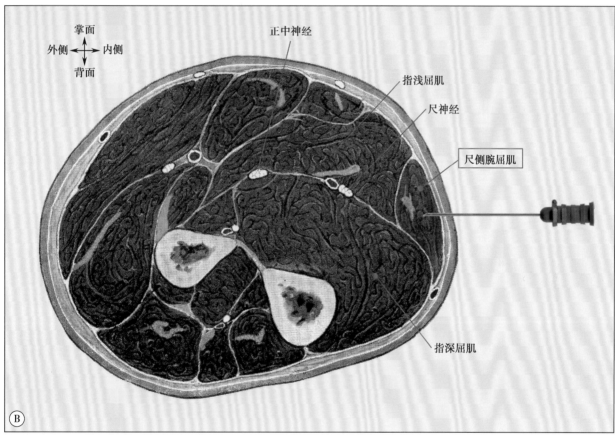

图 13-13　A. 尺侧腕屈肌进针点
B. 横断面解剖 *

桡神经

示指固有伸肌（EIP）(图 13-14)

神经支配：
后骨间神经，桡神经，臂丛后束，下干，C7～C8

进针点：
手臂旋前，在尺骨茎突近端两横指，稍内侧垂直进针

激活动作：
嘱患者伸展示指

临床关键点：
- 在所有桡神经病变时均可异常，包括后骨间神经麻痹。
- 示指固有伸肌是桡神经最远端的肌肉。
- 在下干/后束臂丛神经病，后骨间神经麻痹，胸廓出口综合征，C8 神经根病及远端多发性神经病时可异常。

横断面解剖要点：
- 如果进针过浅，将会进入尺侧腕伸肌或小指伸肌。
- 进针部位邻近几个浅层肌腱。

尺侧腕伸肌（ECU）(图 13-15)

神经支配：
后骨间神经，桡神经，臂丛后束，中 - 下干，C7～C8

进针点：
前臂旋前，在尺骨中点向近端进针

激活动作：
嘱患者伸腕，向尺侧偏

临床关键点：
- 在所有桡神经病损，包括后骨间神经麻痹时可异常。
- 在下干 / 后束臂丛神经病，后骨间神经麻痹，胸廓出口综合征，C7～C8 神经根病及远端多发性神经病时可异常。

横断面解剖要点：
- 如果进针太靠内侧，会进入小指伸肌和指总伸肌。

指总伸肌（EDC）(图 13-16)

神经支配：
后骨间神经，桡神经，臂丛后束，中 - 下干，C7～C8

进针点：
前臂旋前，在尺骨鹰嘴远端三至四横指，尺骨上方三横指进针

激活动作：
嘱患者伸展中指

临床关键点：
- 在患者做激活动作时，很容易触及此肌。
- 在所有桡神经病损，包括后骨间神经麻痹时可异常。
- 此肌常被选择做单纤维肌电图。

横断面解剖要点：
- 如果进针太靠外侧，可能进入尺侧腕伸肌。
- 如果进针太靠内侧，可能进入桡侧腕伸肌。
- 注意：如果进针太深，可能触及桡神经，但是此肌位于皮下非常容易检查。

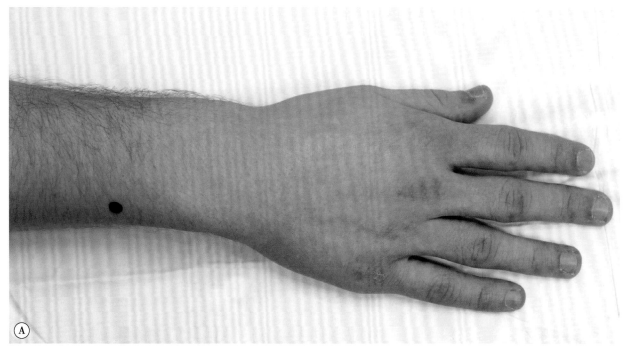

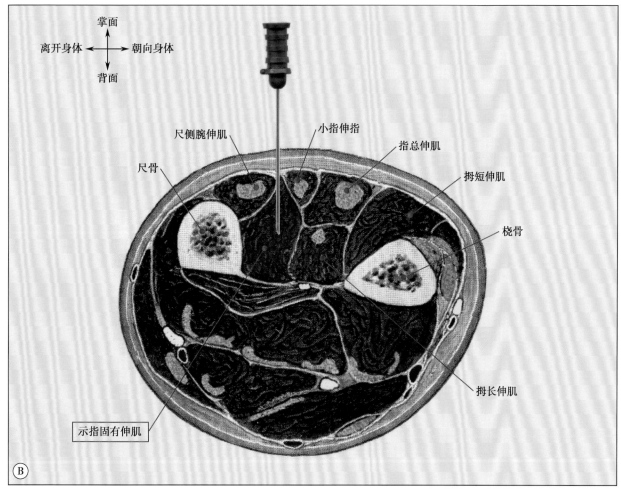

图 13-14　A. 示指固有伸肌进针点
B. 横断面解剖*

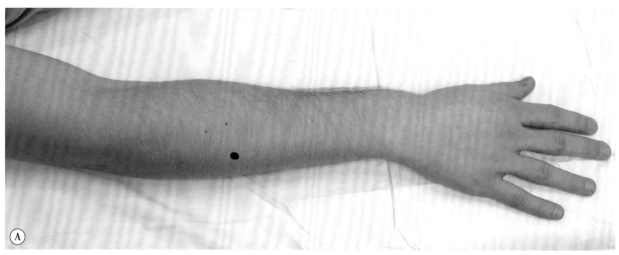

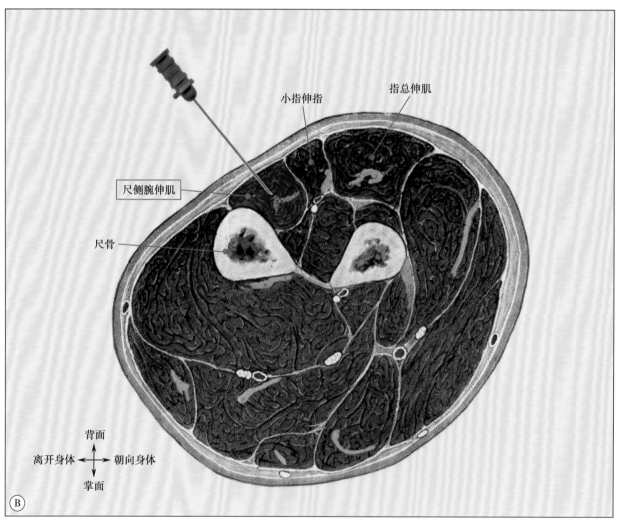

图 13-15   A.尺侧腕伸肌进针点

B.横断面解剖[*]

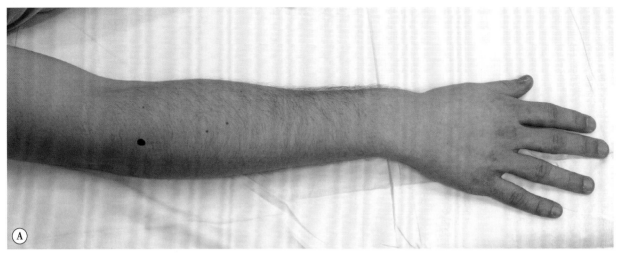

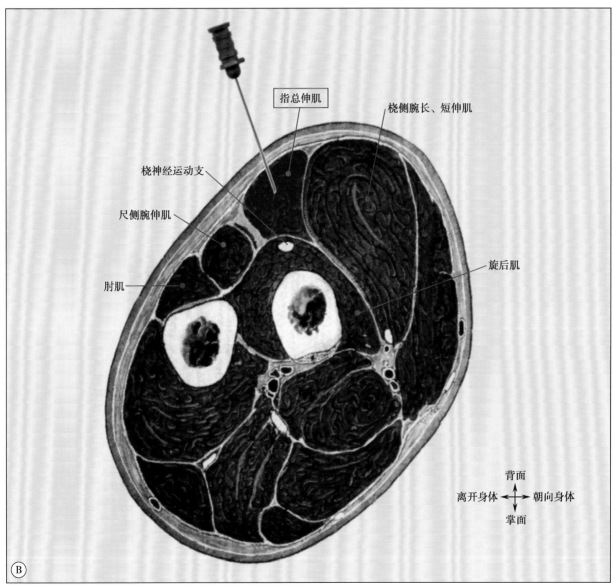

图 13-16　A. 指总伸肌进针点
B. 横断面解剖 *

桡侧腕伸肌 - 长头（ECR-LH）(图 13-17)

神经支配：

桡神经，臂丛后束，上中干，C6～C7

进针点：

前臂旋前，在外上髁之上方进针

激活动作：

嘱患者快速向桡侧伸腕

临床关键点：

- 桡侧腕伸肌长头是后骨间神经麻痹中唯一不受累的桡神经伸肌。
- 在螺旋沟处或其近端的桡神经病变时可异常。

横断面解剖要点：

- 如果针进入远端伸肌群，很难将这块肌肉与其他后骨间神经支配的伸腕和伸指的肌肉区分。
- 如果进针太靠内侧，将会进入肱桡肌。

肱桡肌（BR）(图 13-18)

神经支配：

桡神经，臂丛后束，上干，C5～C6

进针点：

在肱二头肌肌腱与肱骨外上髁连线中点的远端三至四横指处进针

激活动作：

嘱患者屈肘，手腕在旋前和旋后的中立位

临床关键点：

- 在螺旋沟处或其近端的桡神经病变时可异常。
- 后骨间神经麻痹时幸免。
- 在臂丛上干或 C5、C6 神经根病时可异常。

横断面解剖要点：

- 肱桡肌是桡神经在肘窝外侧的第一块肌肉。
- 如果进针太靠外侧或太深，会进入桡侧腕伸肌。

肘肌（ANC）(图 13-19)

神经支配：

桡神经，臂丛后束，上 - 中 - 下干，C6～C7～C8

进针点：

前臂旋前，在尺骨鹰嘴远端一至两横指处，尺骨稍上方进针

激活动作：

嘱患者伸肘关节

临床关键点：

- 肘肌实际上是肱三头肌内侧头的延伸。
- 它是桡神经支配的前臂肌肉中，唯一从螺旋沟以上部位分支支配的肌肉。
- 在螺旋沟处桡神经病变不受累。

横断面解剖要点：

- 如果进针太靠前，将会进入尺侧腕伸肌和指总伸肌。

肱三头肌外侧头（TB）(图 13-20)

神经支配：

桡神经，臂丛后束，上 - 中 - 下干，C6～C7～C8

进针点：

前臂旋前并屈肘，在肱骨外上髁和肩连线中点下方进针

激活动作：

嘱患者伸肘关节

临床关键点：

- 外侧头是肱三头肌三头中最容易检查的。
- 在 C7 神经根病常异常。
- 在螺旋沟处的桡神经病变时不受累。

横断面解剖要点：

- 只要从外侧进针，附近没有重要血管和神经干。

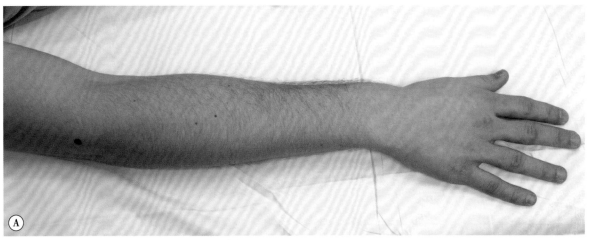

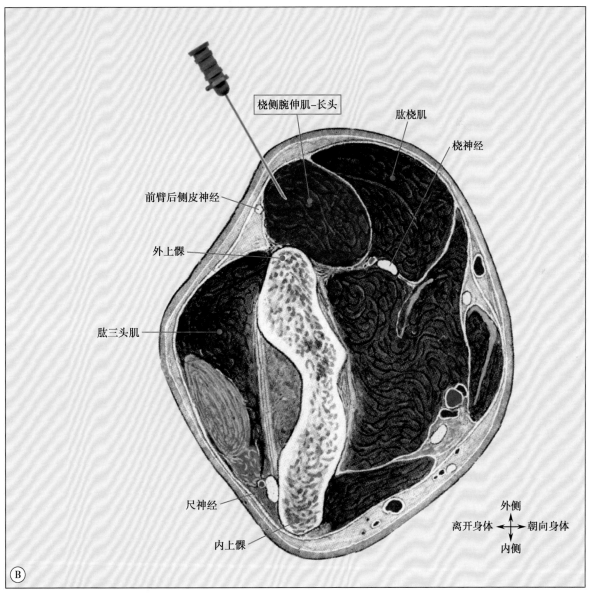

图 13-17　A. 桡侧腕伸肌 - 长头进针点
B. 横断面解剖 *

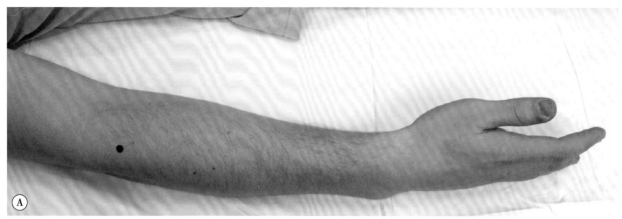

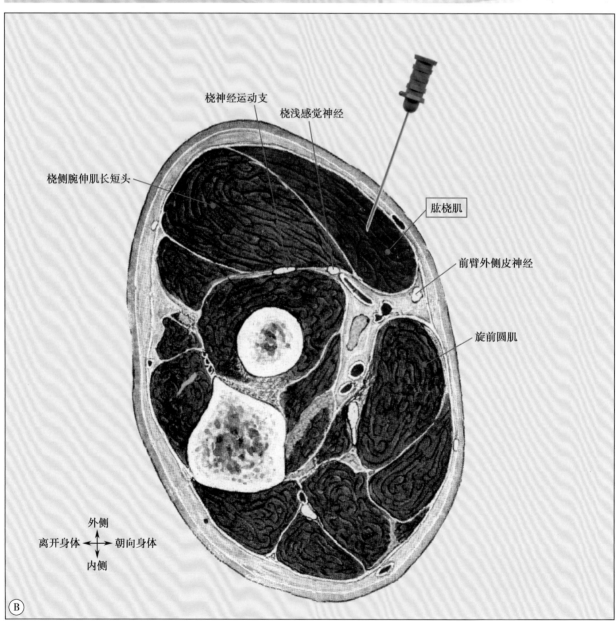

图 13-18 A.肱桡肌进针点

B.横断面解剖*

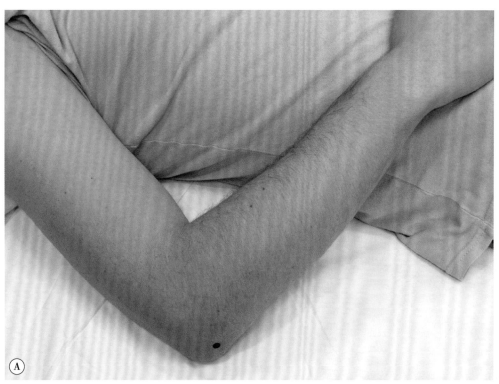

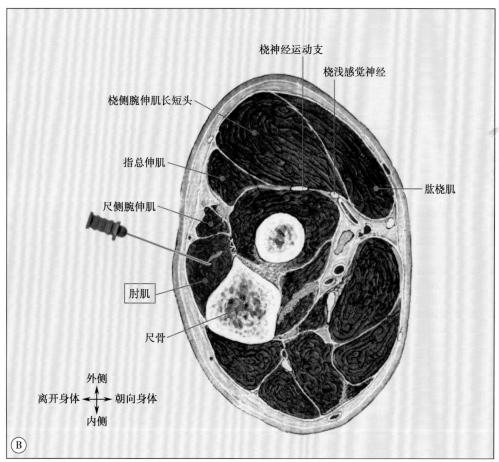

桡神经运动支

桡浅感觉神经

桡侧腕伸肌长短头

指总伸肌

尺侧腕伸肌

肱桡肌

肘肌

尺骨

外侧

离开身体　朝向身体

内侧

图 13-19　A. 肘肌进针点

B. 横断面解剖 *

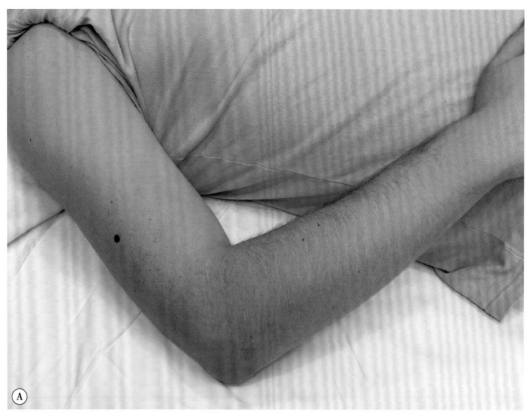

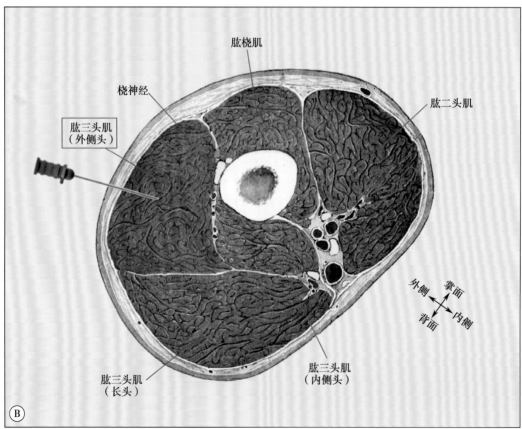

图 13-20　A.肱三头肌（外侧头）进针点
B.横断面解剖*

肌皮神经

肱二头肌（**BB**）（图 13-21）

神经支配：

肌皮神经，外侧束，上干，C5～C6

进针点：

前臂旋后，在肱二头肌肌腱和肩前连线中点进针

激活动作：

嘱患者在手旋后位时屈肘

临床关键点：

- 肱二头肌是肌皮神经支配的最容易检查的肌肉。
- 在上干 / 外侧束臂丛神经病和 C5 或 C6 神经根病时常异常。

横断面解剖要点：

- 从前方进针，因为附近没有重要的血管或神经干。
- 不建议从内侧进针，因为容易损伤肱动脉，正中神经和其他大静脉。

胸神经

胸大肌（**PM**）（图 13-22）

神经支配：

胸内外侧神经，内 - 外侧束，上 - 中 - 下干，C5～C6～C7～C8～T1

进针点：

在肩部前下方的腋前线处进针

激活动作：

嘱患者内收肩

临床关键点：

- 胸大肌上部连接锁骨，下部连接胸骨。
- 锁骨部分由胸外侧神经支配（外侧束，C5～C6～C7）。
- 胸骨部分由胸内侧神经支配（内侧束，C8～T1）。

横断面解剖要点：

- 如果进针太靠外侧，会进入三角肌。
- 如果进针太靠外侧且太深，可以接近喙肱肌，臂丛神经，以及进出上肢的大血管。

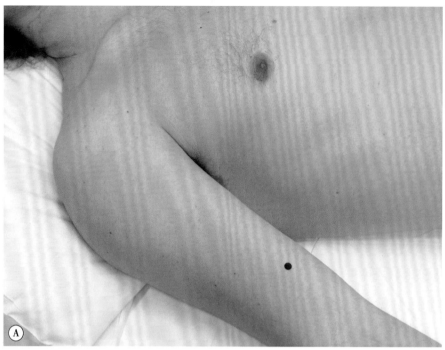

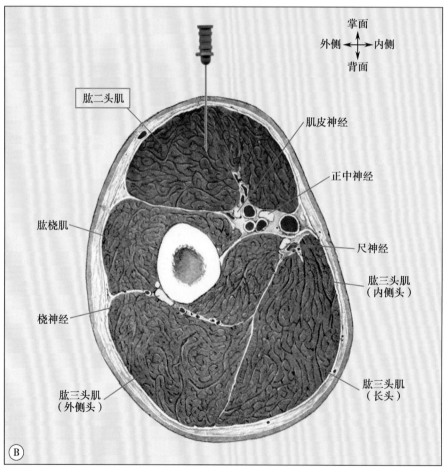

图13-21   A.肱二头肌进针点
B.横断面解剖*

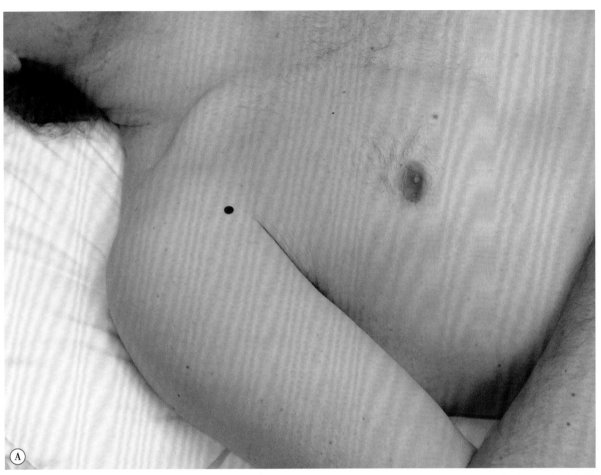

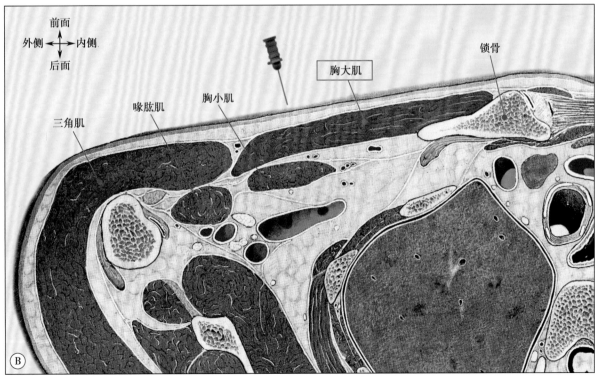

图 13-22　A. 胸大肌进针点
B. 横断面解剖 *

腋神经

三角肌内侧头（MD）（图 13-23）

神经支配：

　　腋神经，后束，上干，C5～C6

进针点：

　　在肩的靠内侧进针

激活动作：

　　嘱患者外展肩部

临床关键点：

- 内侧头是三角肌中最容易检查的肌肉。
- 在正常人运动单位动作电位可能会出现多相电位的增加。
- 是腋神经支配的最主要的肌肉。
- 在腋神经病变，臂丛上干/后索以及 C5 或 C6 神经根病变时可异常。

横断面解剖要点：

- 向外侧进针，附近没有血管和神经等重要结构。

小圆肌（图 13-24）

神经支配：

　　腋神经，后束，上干，C5～C6

进针点：

　　从肩胛下角向肩峰的连线离肩胛骨 2/3 处进针

激活动作：

　　嘱患者外旋上臂

临床关键点：

- 比三角肌定位困难；因此，三角肌是检查腋神经的首选肌肉。
- 在腋神经病变，上干/后束臂丛神经病，C5 或 C6 神经根病变时常异常。

横断面解剖要点：

- 如果进针太靠内侧，将会进入冈下肌。
- 如果进针太浅或太靠外侧，将会进入三角肌的后侧头。

脊副神经

上斜方肌（TRAP）（图 13-25）

神经支配：

　　副神经，C3～C4

进针点：

　　患者侧卧，受检侧肩向上方，在后肩和颈交界处进针

激活动作：

　　嘱患者耸肩

临床关键点：

- 局部手术是导致脊副神经病变最常见的原因，胸锁乳突肌可不受累。

横断面解剖要点：

- 此肌肉位置表浅。
- 如果进针太靠内侧和太深，会进入菱形肌，肩胛提肌和/或椎旁肌。

胸锁乳突肌（SCM）（图 13-26）

神经支配：

　　副神经，上颈髓

进针点：

　　触摸并用手指夹住肌肉，在肌肉的中点附近进针

激活动作：

　　嘱患者将头和颈转向对侧

临床关键点：

- 痉挛性斜颈常累及胸锁乳突肌。

横断面解剖要点：

- 注意：进针后一定要一直保持在浅表位，以免损伤颈内动脉或颈静脉。

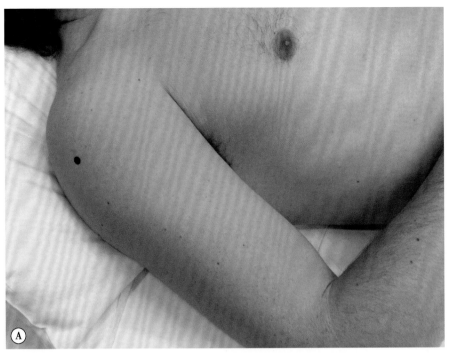

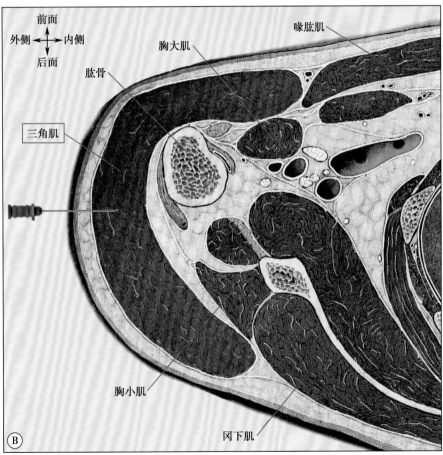

图 13-23　A. 三角肌进针点

B. 横断面解剖 *

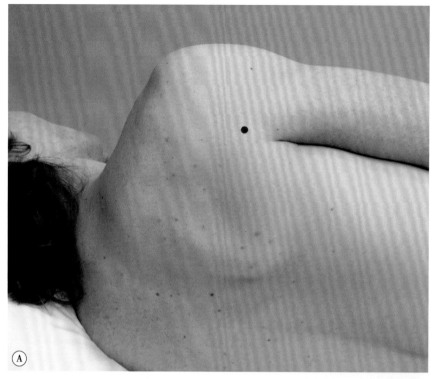

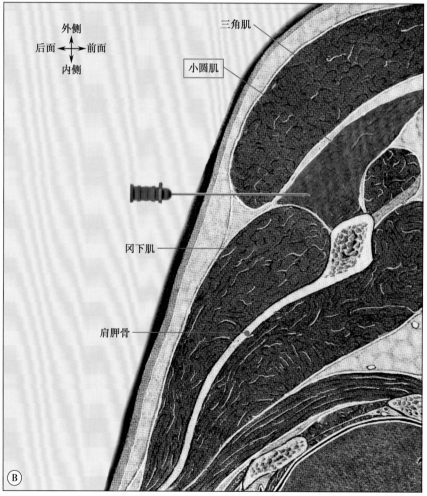

图 13-24　A.小圆肌进针点
B.横断面解剖*

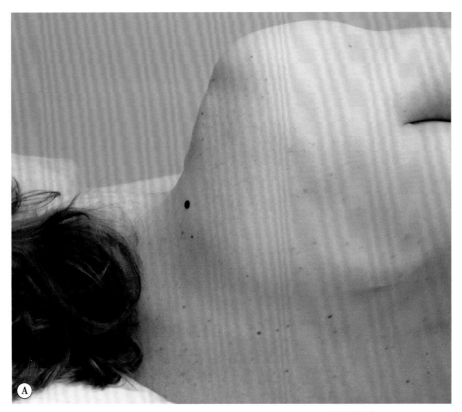

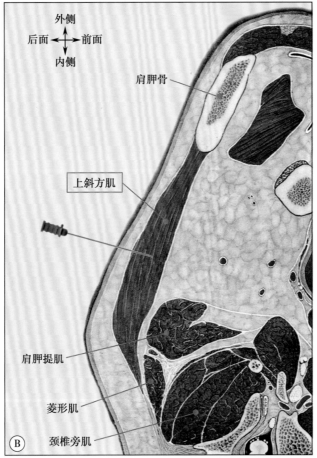

图 13-25 A. 上斜方肌进针点
B. 横断面解剖 *

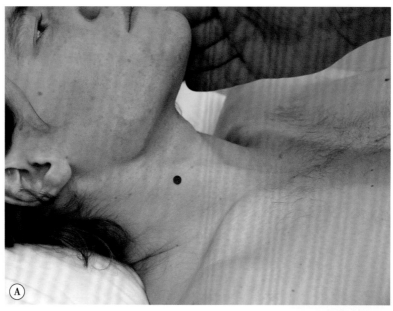

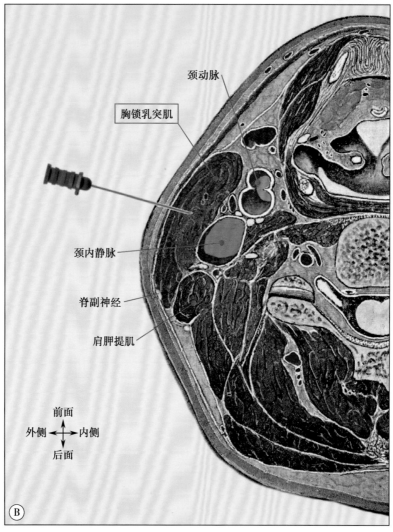

图 13-26   A. 胸锁乳突肌进针点
B. 横断面解剖*

肩胛上神经

冈上肌（SS）(图 13-27)

神经支配：

肩胛上神经，上干，C5～C6

进针点：

患者侧卧，受检侧肩向上方，肘置于侧面，在肩胛冈上方的冈上窝处进针

激活动作：

嘱患者上臂外展

临床关键点：

- 如果进针太浅，可进入斜方肌。
- 在肩胛切迹处的局灶性肩胛上神经病变时冈上肌可幸免。
- 冈上肌比冈下肌难检查。
- 在臂丛上干病变和 C5、C6 神经根病时可异常。

横断面解剖要点：

- 如果进针太浅，可进入上斜方肌。
- 注意：有少数因进针位置太靠边缘或太深，导致气胸的病例报道。

冈下肌（IS）(图 13-28)

神经支配：

肩胛上神经，上干，C5～C6

进针点：

患者侧卧，受检侧肩向上方，肘置于侧面，在肩胛冈中点下方一至两横指处进针

激活动作：

嘱患者肩部外旋

临床关键点：

- 在肩胛上神经病，臂丛神经上干和 C5 或 C6 神经根病时可异常。
- 肩胛骨（肩胛下窝）在肌肉的深部（因此，如果进针位置正确，没有气胸的风险）。

横断面解剖要点：

- 大部分的肌肉是表浅的。然而，如果在肩胛骨近脊柱处进针太浅，可能会进入三角肌后头，因此，如果进针至肩胛骨再略向回撤，就可确定进针部位是准确的。

肩胛背神经

菱形肌（图 13-29）

神经支配：

肩胛背神经，C4～C5

进针点：

患者侧卧，受检侧肩向上方，上臂内旋并屈肘，手指置于背中部，在肩胛骨的内侧缘和脊柱之间的中点进针

激活动作：

手从背后向上举

临床关键点：

- 在 C5 神经根病时可异常。
- 因为肩胛背神经在臂丛神经的近端已发出，故臂丛神经上干损伤时，菱形肌不受累。

横断面解剖要点：

- 如果进针太浅，将会进入斜方肌。
- 如果进针太深，将会进入椎旁肌。
- 注意：有少数病例报道，因不恰当的进针过深导致气胸。

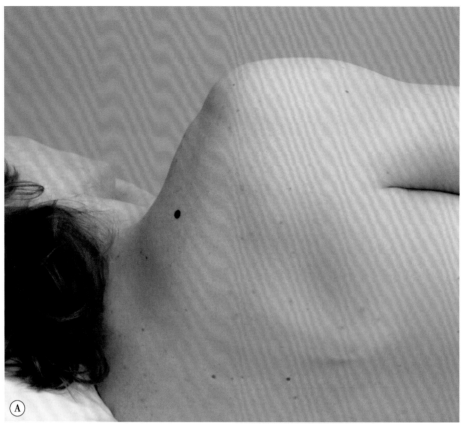

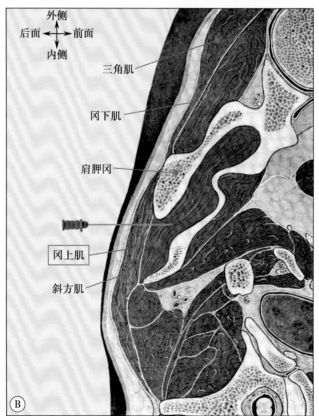

图 13-27 A. 冈上肌进针点
B. 横断面解剖*

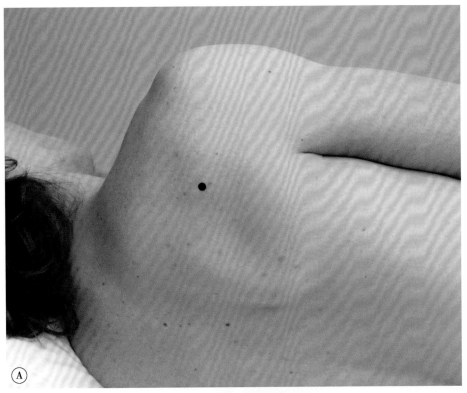

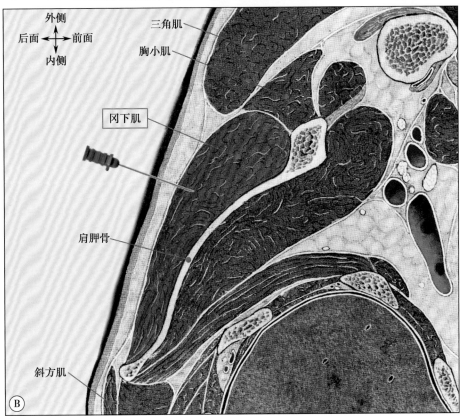

图 13-28　A. 冈下肌进针点
B. 横断面解剖 *

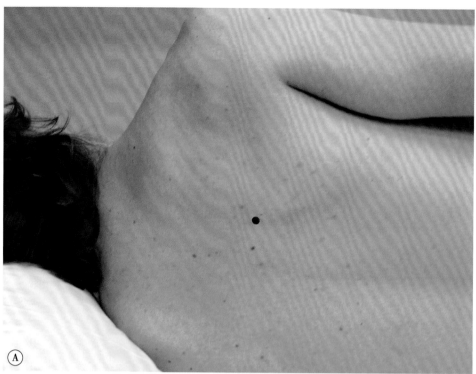

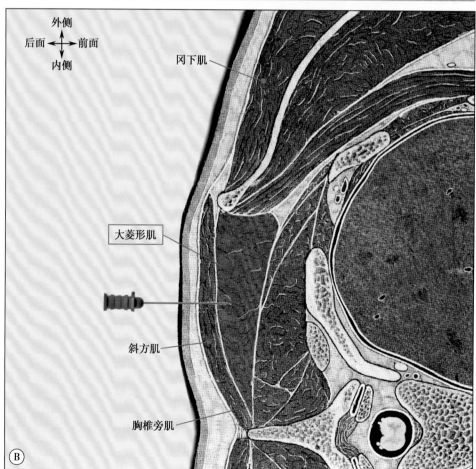

外侧
后面 ←→ 前面
内侧

冈下肌

大菱形肌

斜方肌

胸椎旁肌

图 13-29 A. 大菱形肌进针点
B. 横断面解剖*

胸背神经

背阔肌（LD）（图 13-30）

神经支配：

胸背神经，后束，上 - 中 - 下干，C6～C7～C8

进针点：

患者侧卧，受检侧肩置于上方，沿腋后线，在肩胛下角外侧进针

激活动作：

肩关节内旋和内收，臂内收，嘱患者伸肩（即，将手朝向足的方向）

临床关键点：

- 对于一组由相似的束、干和神经根支配的肌肉，背阔肌比肱三头肌等由桡神经支配的肌肉较难检查。

横断面解剖要点：

- 如果进针太深，可能进入前锯肌。

胸长神经

前锯肌（SA）（图 13-31）

神经支配：

胸长神经，C5～C6～C7

进针点：

患者侧卧，受检侧肩向上方，小心地在腋中线，第六肋骨上缘进针

激活动作：

嘱患者手臂伸直，手向前推

临床关键点：

- 由于胸长神经在臂丛神经近端已分出，在臂丛神经损伤时前锯肌不受累。
- 臂丛神经炎时往往异常（也称为臂丛性肌萎缩，或更恰当地称为痛性肌萎缩）。
- 前锯肌较难准确定位，因为大多数肌束位于胸廓和肩胛骨之间。

横断面解剖要点：

- 进针时应谨慎，如果针进入肋间，有造成神经血管损伤和气胸的危险。

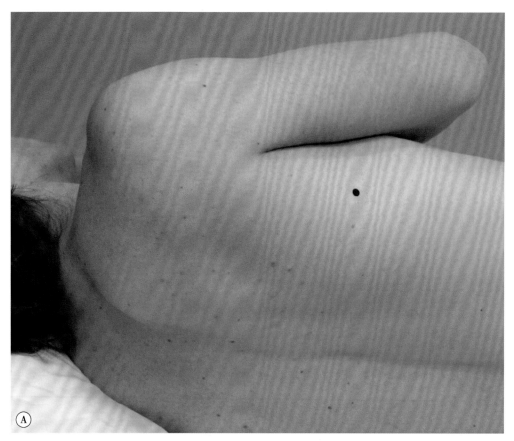

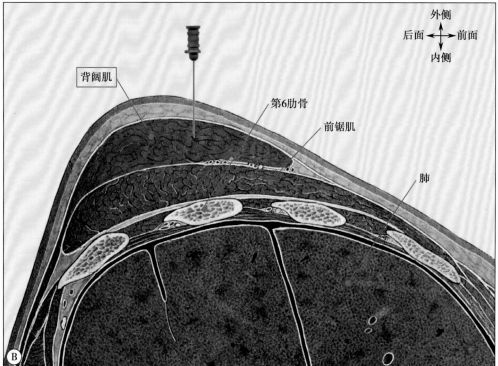

图 13-30　A. 背阔肌进针点
B. 横断面解剖*

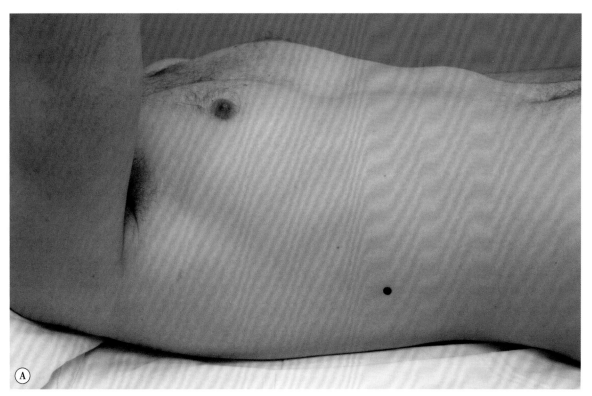

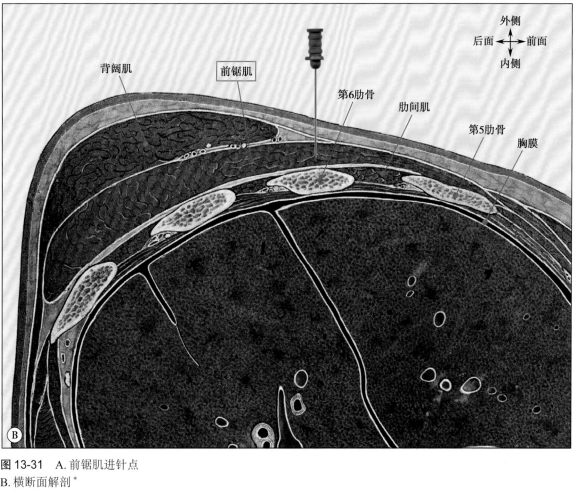

图 13-31 A. 前锯肌进针点

B. 横断面解剖 *

下肢

腓总神经

趾短伸肌（ EDB ）（图 13-32）

神经支配：

腓深神经，腓总神经，坐骨神经，腰骶丛神经，L4～L5～S1

进针点：

在外踝远端两到三横指斜向进针。嘱患者背屈所有足趾，可以很容易触摸到此肌肉

激活动作：

嘱患者足趾背屈

临床关键点：

- 前跗管综合征可异常。
- 其异常时应谨慎解释，在部分无症状的正常被检者会发现失神经和神经再支配，此时可做双侧对比。

横断面解剖要点：

- 趾短伸肌是很薄的。
- 趾长伸肌的肌腱跨过趾短伸肌。

踇长伸肌（ EHL ）（图 13-33）

神经支配：

腓深神经，腓总神经，坐骨神经，腰骶神经丛，L4～L5～S1

进针点：

在踝关节上三到四横指，胫前肌肌腱外侧进针

激活动作：

嘱患者伸直踇趾

临床关键点：

- 踇长伸肌是 L5 神经支配为主的远端肌肉。
- 该肌肉疼痛感较强；因为接近几个肌腱。
- 在腓深神经或腓总神经病变时可异常。
- 踇长伸肌是下肢最远端的肌肉之一，在多发性神经病中常异常。

横断面解剖要点：

- 注意踇长伸肌正好在胫前肌腱外侧。
- 如果进针太深，可以触及腓深神经和附近的血管结构。
- 在进针时，如果进入附近的肌腱可能会很痛。

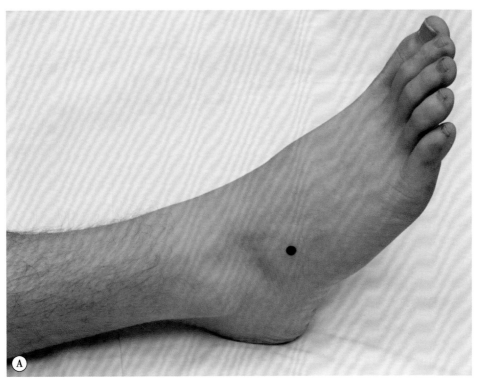

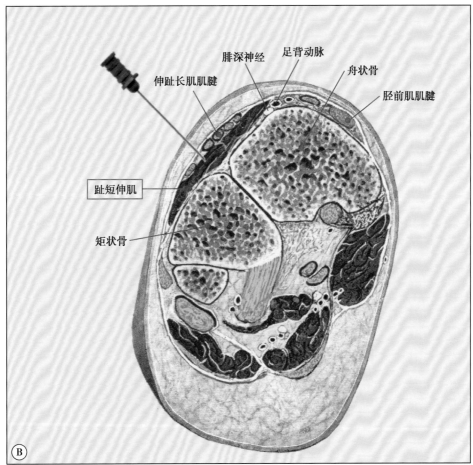

图 13-32 A. 趾短伸肌进针点
B. 横断面解剖 *

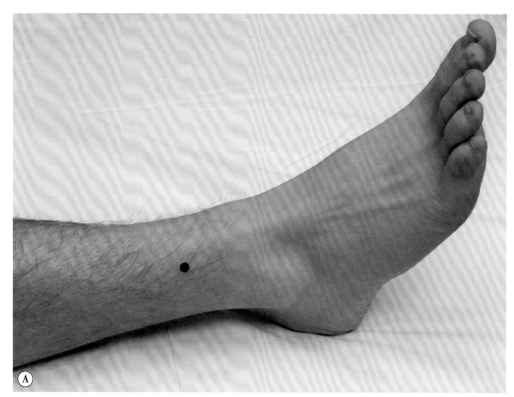

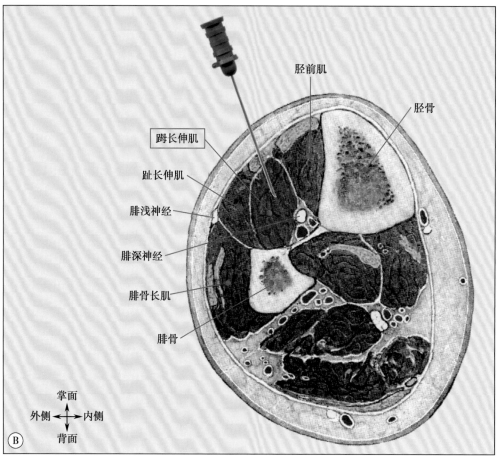

图 13-33　A. 跛长伸肌进针点

B. 横断面解剖*

趾长伸肌（**EDL**）（图 13-34）

神经支配：

腓深神经，腓总神经，坐骨神经，腰骶神经丛，L4～L5

进针点：

在胫骨嵴外侧三到四横指，胫前肌和腓骨长肌之间进针

激活动作：

嘱患者伸直足趾

临床关键点：

- 趾长伸肌比胫前肌定位困难。

横断面解剖要点：

- 如果进针太靠内侧，会进入胫前肌。
- 如果进针太靠外侧，会进入腓骨长肌。

胫前肌（**TA**）（图 13-35）

神经支配：

腓深神经，腓总神经，坐骨神经，腰骶神经丛，L4～L5

进针点：

从踝到膝 2/3 处的胫骨嵴外侧进针

激活动作：

嘱患者背屈足部激活肌肉

临床关键点：

- 在 L4 或 L5 神经根病变，腓深神经或腓总神经病时可异常。
- 胫前肌是腓深神经支配，最容易定位和激活的肌肉。

横断面解剖要点：

- 只要是在肌肉的前外侧进针，附近没有血管和神经等重要结构。

腓骨长肌（**PL**）（图 13-36）

神经支配：

腓浅神经，腓总神经，坐骨神经，腰骶神经丛，L5～S1

进针点：

在腓骨外侧，腓骨小头远端三至四横指处进针

激活动作：

嘱患者踝关节外翻

临床关键点：

- 腓骨长肌是受腓浅神经支配最易进针的肌肉。
- 在腓浅或腓总神经病损时可异常。

横断面解剖要点：

- 如果进针太靠前，会进入踇长伸肌。
- 如果进针太靠后，会进入比目鱼肌。
- 注意：如果进针太深，易损伤到腓深神经。

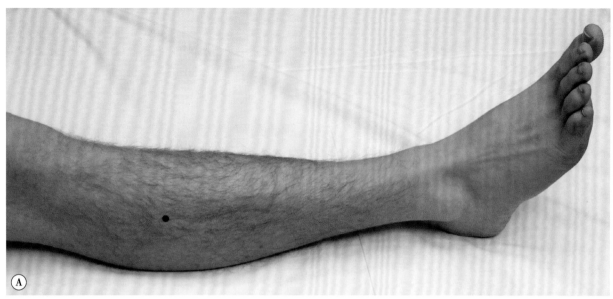

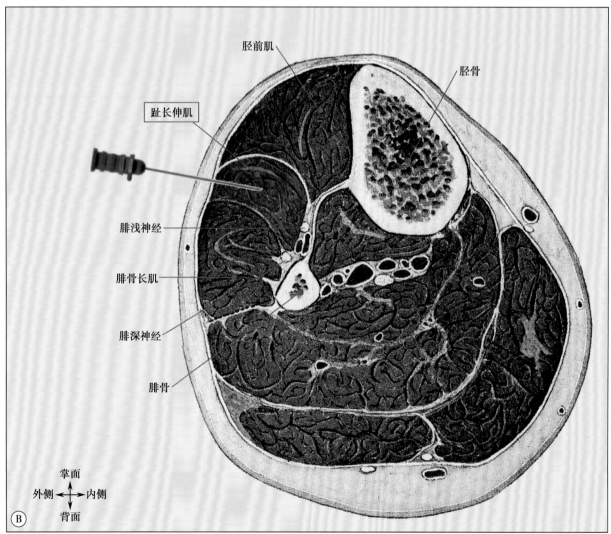

图 13-34　A.趾长伸肌进针点
B.横断面解剖 *

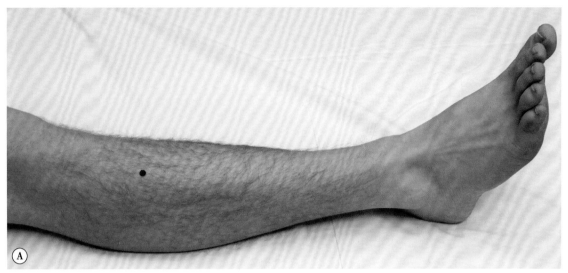

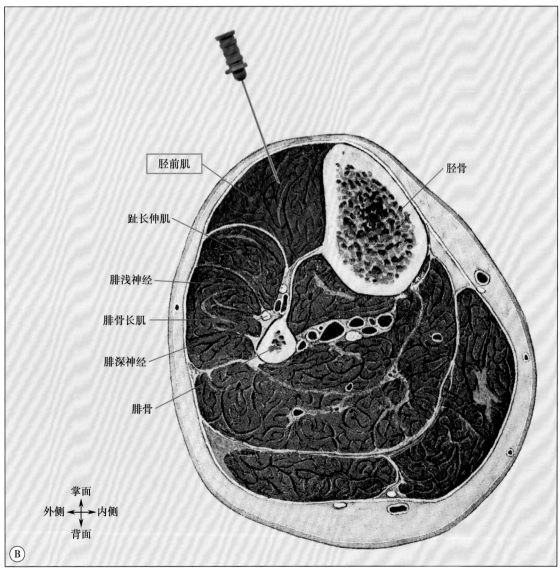

图 13-35 A. 胫前肌进针点

B. 横断面解剖 *

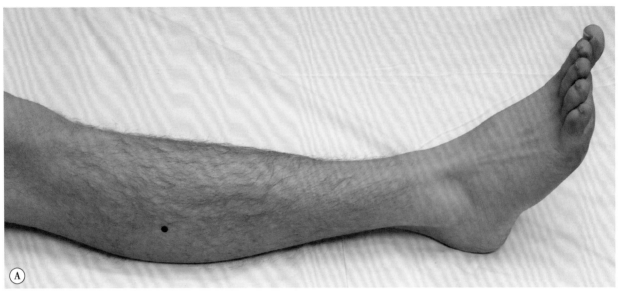

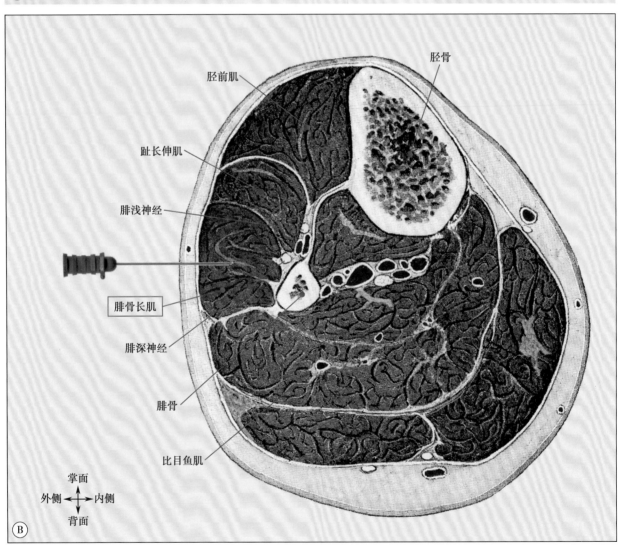

图 13-36　A. 腓骨长肌进针点
B. 横断面解剖[*]

胫神经

蹈展肌（ AHB ）(图 13-37)

神经支配：

足底内侧神经，胫神经，坐骨神经，骶神经丛，S1～S2

进针点：

在足内侧，第一跖骨头和足跟之间的中点斜向进针

激活动作：

嘱患者外展蹈趾激活此肌肉

临床关键点：

- 蹈展肌较难激活。
- 蹈展肌通常疼痛感比较强。
- 跗管综合征时可异常。
- 在其异常时应谨慎解释，部分无症状的正常受检者会发现失神经和神经再支配，此时可做双侧对比。

横断面解剖要点：

- 此肌肉非常表浅。
- 如果进针太深，易伤及足底内侧神经。

蹈短屈肌（ FHB ）(图 13-38)

神经支配：

足底内侧神经，胫神经，坐骨神经，骶神经丛，S1～S2

进针点：

足底内侧进针，在第一跖骨头下方，蹈长伸肌肌腱的内侧

激活动作：

嘱患者屈曲蹈趾激活此肌肉

临床关键点：

- 蹈短屈肌较难激活。

- 蹈短屈肌常常比较疼痛。
- 跗管综合征时可异常。
- 在有周围血管疾病的患者不推荐尝试检查这块肌肉，尤其是糖尿病患者。
- 在其异常时应谨慎解释，部分无症状的正常受检者会发现失神经和神经再支配，此时可做双侧对比。

横断面解剖要点：

- 如果进针太靠内侧，可能进入蹈展肌。
- 注意蹈长屈肌肌腱跨越过此肌肉。

小趾展肌（ ADQP ）(图 13-39)

神经支配：

足底外侧神经，胫神经，坐骨神经，腰骶神经丛，S1～S2

进针点：

在足外侧第五跖趾关节近端两至三横指处斜向进针。

激活动作：

嘱患者分展足趾

临床关键点：

- 激活小趾展肌通常较困难。
- 它通常疼痛感较强。
- 在跗管综合征时可能异常。
- 在其异常时应谨慎解释，部分无症状的正常受检者会发现失神经和神经再支配，此时可做双侧对比。

横断面解剖要点：

- 注意此肌肉非常表浅。
- 注意腓骨长肌肌腱在其前面。

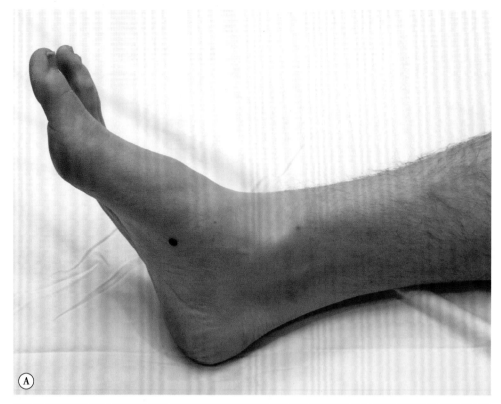

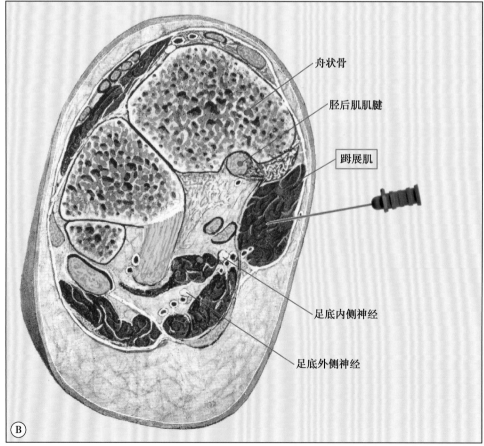

舟状骨

胫后肌肌腱

蹈展肌

足底内侧神经

足底外侧神经

图 13-37　A. 蹈展肌进针点
B. 横断面解剖 *

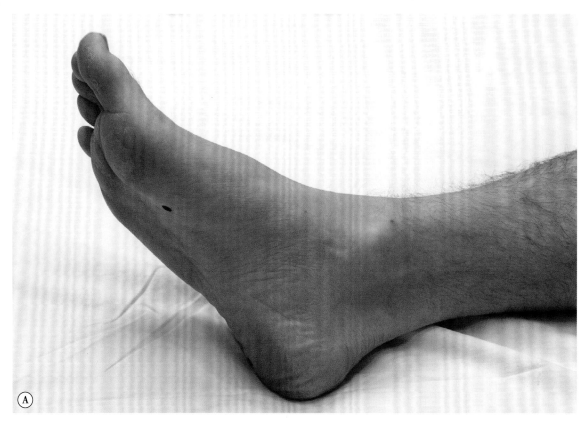

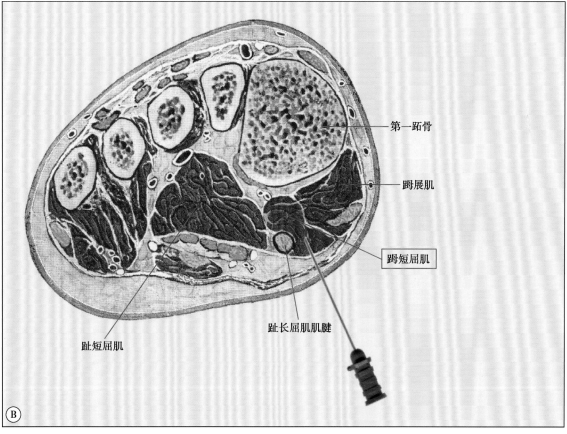

第一跖骨

踇展肌

踇短屈肌

趾长屈肌肌腱

趾短屈肌

图 13-38　A. 踇短屈肌进针点
B. 横断面解剖 *

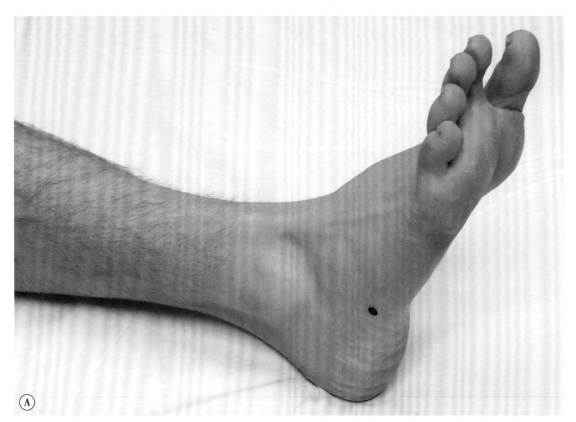

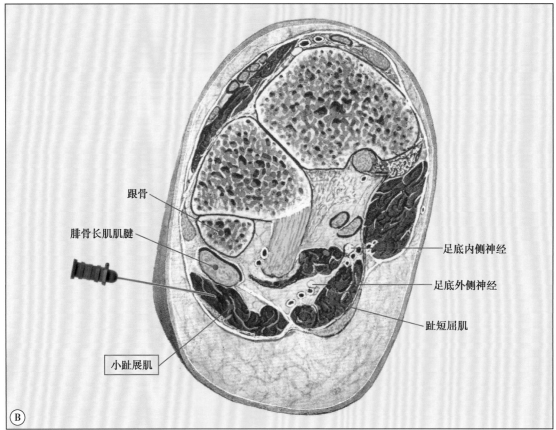

跟骨

腓骨长肌肌腱

足底内侧神经

足底外侧神经

趾短屈肌

小趾展肌

图 13-39　A. 小趾展肌进针点
B. 横断面解剖*

腓肠肌内侧头(MG)(图 13-40)

神经支配:

胫神经,坐骨神经,骶神经丛,S1~S2

进针点:

在小腿后内侧向头侧进针

激活动作:

嘱患者跖屈踝关节

临床关键点:

- 腓肠肌内侧头常难激活,在一些患者可通过先屈膝关节再跖屈踝关节,能更容易地完成激活动作。
- 它是 S1 神经支配的远端肌肉,在 S1 神经根病时常异常。
- 在对 S1 神经根病的评估中,鉴于腓肠肌外侧头可能有一些 L5 神经支配,故不受 L5 支配的腓肠肌内侧头(MG)优于腓肠肌外侧头(LG)。

横断面解剖要点:

- 如果进针太深,可能进入比目鱼肌。比目鱼肌是由相同的神经(胫神经)和相同的肌节(S1~S2)支配。

比目鱼肌(SOL)(图 13-41)

神经支配:

胫神经,坐骨神经,骶神经丛,S1~S2

进针点:

在胫骨内侧,踝关节和膝关节之间的中点稍远端进针

激活动作:

嘱患者跖屈踝关节

临床关键点:

- 激活比目鱼肌较困难。
- 它是 S1 神经根远端的肌肉。

横断面解剖要点:

- 如果进针的方向太靠前面的胫骨,可能进入趾长伸肌。

胫后肌(TP)(图 13-42)

神经支配:

胫神经,坐骨神经,腰骶神经丛,L5~S1

进针点:

在胫骨内侧,踝关节和膝关节之间的中点稍远端,在趾长屈肌的深层进针

激活动作:

嘱患者内翻踝关节

临床关键点:

- 胫后肌是 L5 神经根支配为主的胫神经肌肉。
- 在鉴别由腓神经病或者坐骨神经病,腰骶神经丛病,或 L5 神经根病所引起的足下垂时非常有用。
- 胫后肌是深层肌肉,常需要长针(37mm)。

横断面解剖要点:

- 如果进针太浅,将会进入趾长屈肌。
- 注意:如果进针方向太靠后,容易刺到胫神经和附近的血管结构。

趾长屈肌(FDL)(图 13-43)

神经支配:

胫神经,坐骨神经,腰骶神经丛,L5~S1

进针点:

在胫骨内侧,踝关节和膝关节之间的中点稍远端,深于比目鱼肌

激活动作:

嘱患者屈足趾

临床关键点:

- 趾长屈肌主要以 L5 神经根支配。
- 在鉴别由腓神经病或者坐骨神经病,腰骶神经丛病,或 L5 神经根病所引起的足下垂时很有用。

横断面解剖要点:

- 注意:隐神经正好在进针点前方。
- 注意:如果进针位置正确,但方向太靠后,容易损伤到胫神经和附近的血管结构。
- 如果进针太靠后,或者方向太靠后,会进入比目鱼肌。
- 如果进针太深,可能会进入胫后肌。

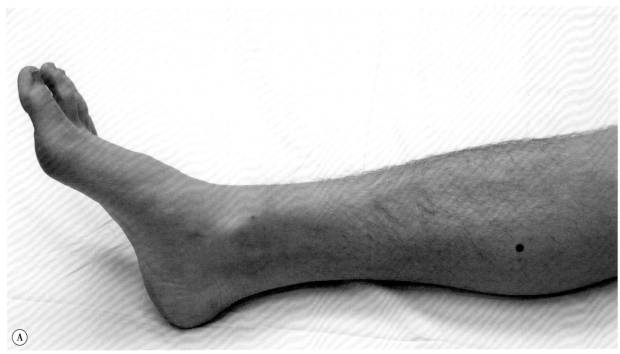

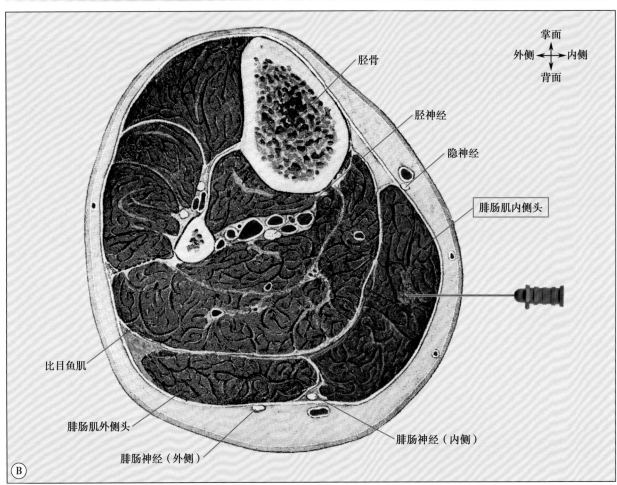

图 13-40   A.腓肠肌内侧头进针点
B.横断面解剖*

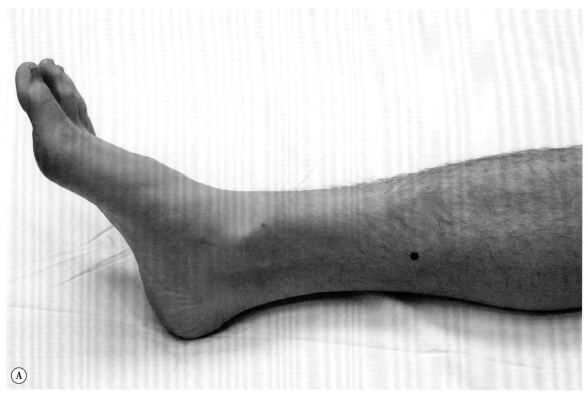

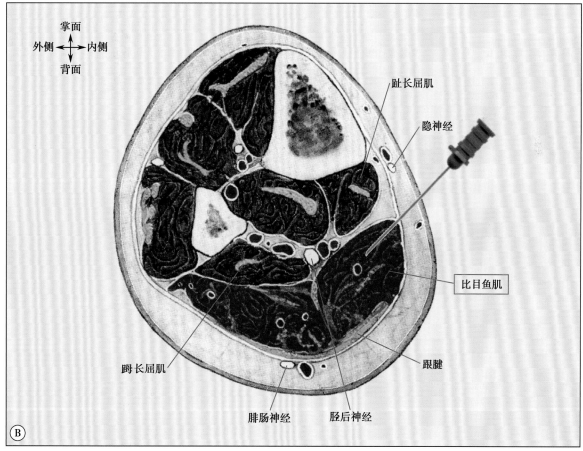

图 13-41　A. 比目鱼肌进针点
B. 横断面解剖 *

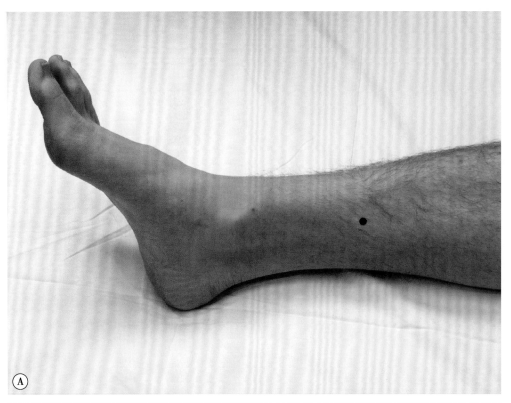

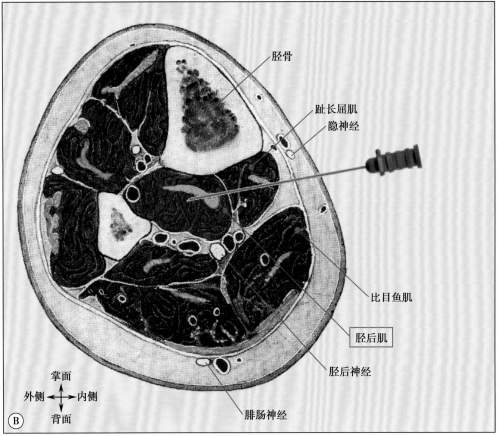

胫骨

趾长屈肌

隐神经

比目鱼肌

胫后肌

胫后神经

腓肠神经

掌面

外侧　　内侧

背面

图13-42　A.胫后肌进针点

B.横断面解剖*

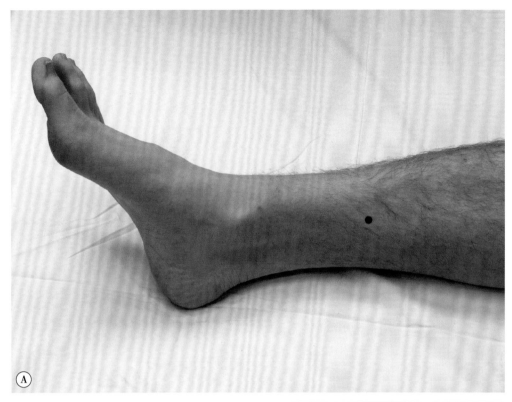

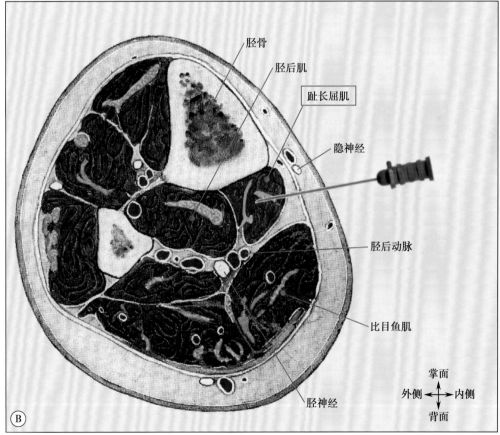

图 13-43　A. 趾长屈肌进针点

B. 横断面解剖 *

坐骨神经（注意，所有腓神经和胫神经支配的肌肉也由坐骨神经支配）

股二头肌短头（BF-SH）(图 13-44)

神经支配：

坐骨神经（腓神经部分），腰骶神经丛，L5～S1

进针点：

在膝外侧近端三至四横指，股二头肌长头肌腱的内侧进针

激活动作：

嘱患者屈膝

临床关键点：

- 股二头肌短头是坐骨神经腓神经支在膝以上支配的唯一肌肉。
- 对于可疑腓神经在腓骨颈处的病变时检查此肌很重要。腓神经在腓骨颈处病损时，它将是正常的。在坐骨神经或更高位病损，而临床上相似于腓骨颈处腓神经病变时，这块肌肉可以异常。

横断面解剖要点：

- 注意：如果进针太靠内侧和太深，容易损伤坐骨神经。这块肌肉非常表浅。
- 此肌也可以采用在股二头肌长头肌腱前进针，然而，进针方向必须向下。

股二头肌长头（BF-LH）(图 13-45)

神经支配：

坐骨神经（胫神经部分），腰骶神经丛，L5～S1

进针点：

在膝关节外侧和坐骨结节之间中点处进针

激活动作：

嘱患者屈膝

临床关键点：

- 股二头肌长头在坐骨神经病，腰骶丛神经病，或 S1 神经根病时可能异常。一般而言，外侧腿后肌群主要是 S1 支配，而内侧腿后肌群主要是 L5 支配。

横断面解剖要点：

- 在大腿更近端的部位，股二头肌长头是唯一适于针肌电图检查的肌肉（大腿肌肉中，短头在较远端）。
- 如果进针太靠内靠后，可能进入半腱肌。

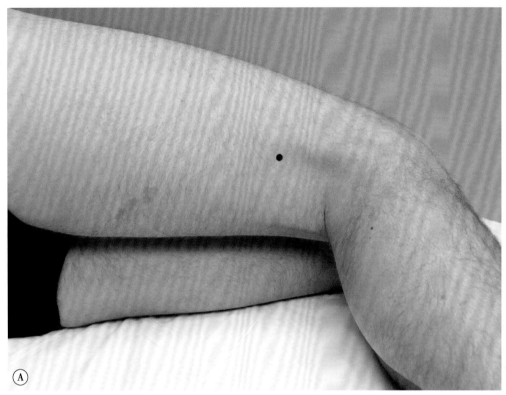

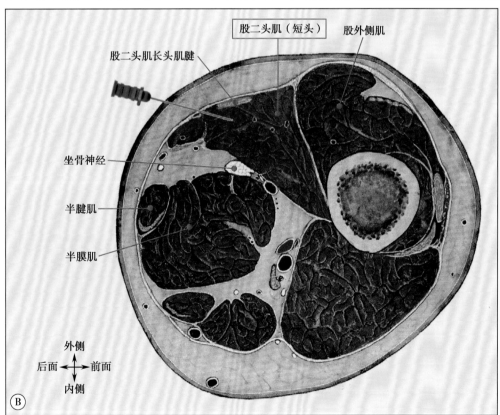

图 13-44 A. 股二头肌(短头)进针点

B. 横断面解剖 *

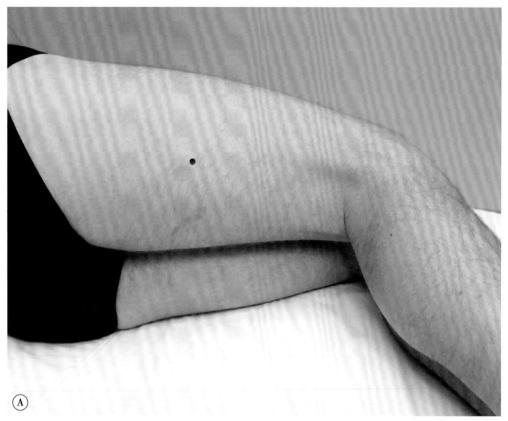

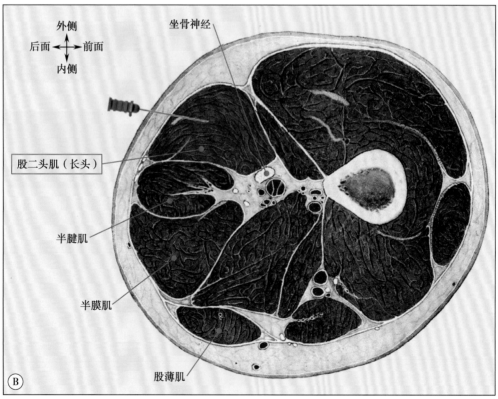

图 13-45   A. 股二头肌（长头）进针点
B. 横断面解剖 *

半膜肌（SM）(图 13-46)

神经支配：

坐骨神经（胫神经部分），腰骶神经丛，L4～L5～S1

进针点：

在膝关节内侧近端三至四横指处进针，半腱肌肌腱的外侧

激活动作：

嘱患者屈膝

临床关键点：

- 坐骨神经病变，腰骶丛神经病，或 L5 神经根病时可能异常。一般而言，内侧股后肌群主要是 L5 支配，而外侧主要是 S1 支配。

横断面解剖要点：

- 虽然可以沿着整个大腿内侧检查此肌，但是在大腿远端的这个部位，只有半膜肌。半腱肌在这个部位，移行为肌腱。因此，在股后肌群内侧远端肌电图记录的是半膜肌。

半腱肌（ST）(图 13-47)

神经支配：

坐骨神经（胫神经部分），腰骶神经丛，L4～L5～S1

进针点：

在大腿后中部，膝关节内侧和坐骨结节之间的中点处进针

激活动作：

嘱患者屈膝

临床关键点：

- 在坐骨神经病变，腰骶神经丛病，或 L5 神经根病时可能异常。通常内侧的股后肌群主要是 L5 支配，而外侧的主要是 S1 支配。

横断面解剖要点：

- 如果进针太靠前，可能会进入股二头肌长头。
- 如果进针太靠后，可能会进入半膜肌。然而，半膜肌和半腱肌由相同的神经（坐骨神经）和肌节（L4～L5～S1）支配。

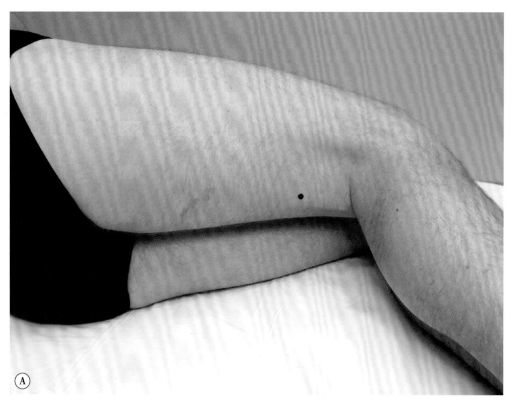

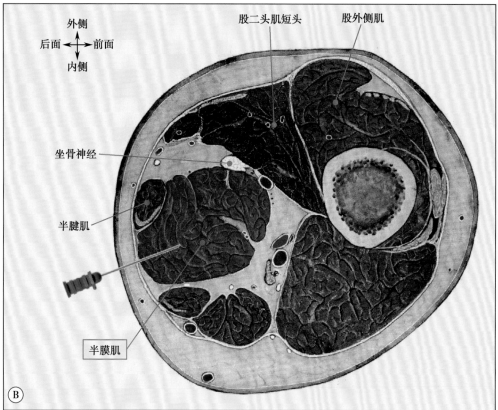

图 13-46　A. 半膜肌进针点
B. 横断面解剖 *

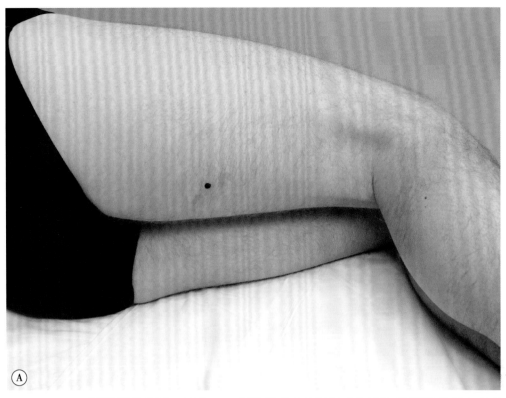

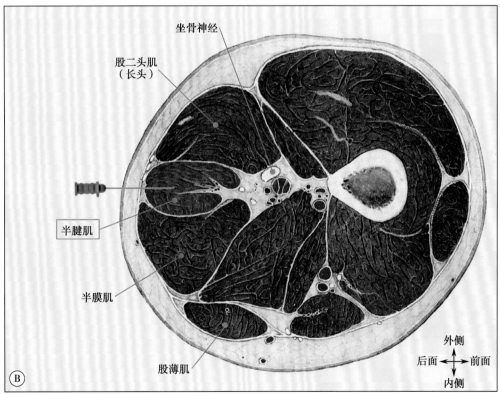

坐骨神经

股二头肌
（长头）

半腱肌

半膜肌

股薄肌

外侧

后面 ——— 前面

内侧

图 13-47　A. 半腱肌进针点
B. 横断面解剖 *

闭孔神经

股内收肌群（AL）（股薄肌，长收肌，大收肌）
（图 13-48）

神经支配：

闭孔神经，腰丛，L2～L3～L4

进针点：

在大腿内侧，耻骨远端三至四横指处进针

激活动作：

嘱患者内收大腿

临床关键点：

- 大腿内收肌群可以被认为是一组包括长收肌和短收肌，股薄肌和大收肌的功能单位。在大多数的个体，覆盖在大腿内侧肌肉上的脂肪组织使得区分这些肌肉很困难，甚至不可能。然而，由于它们都由相同的神经（闭孔神经）和肌节（L2～L3～L4）支配的，所以检查时，区分清楚它们并不重要。大收肌最外侧的部分是由坐骨神经支配的，然而，这部分肌肉是如此之深，所以不会错检测到它。
- 有助于腰丛或腰神经根与股神经病变的鉴别。
- 往往需要较长的针电极（37mm 或 50mm）。

横断面解剖要点：

- 只要从内侧检查这块肌肉，附近没有其他重要的血管或神经结构。

股神经

股外侧肌（VL）（图 13-49）

神经支配：

股神经，腰丛，L2～L3～L4

进针点：

在大腿外侧，膝关节外侧近端四至五指横指处进针

激活动作：

嘱病人伸膝的同时从床上抬起脚跟

临床关键点：

- 在股神经病变，腰神经丛病，腰神经根病时常出现异常。

横断面解剖要点：

- 只要从外侧进针检查此肌肉，附近没有重要的血管和神经结构。
- 如果进针太深，可能会进入股中间肌。然而，股中间肌和股外侧肌由相同的神经（股神经）和肌节（L2～L3～L4）所支配。

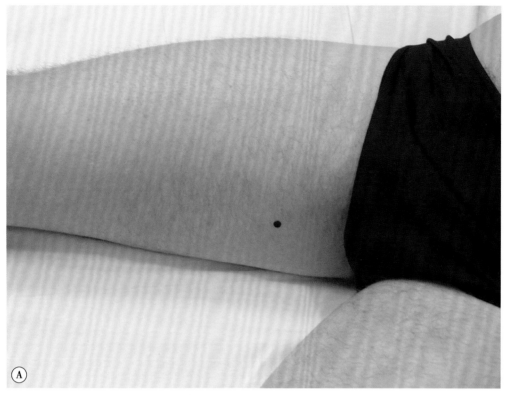

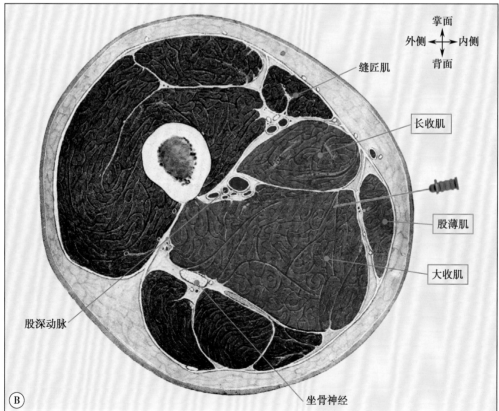

图 13-48　A. 股内收肌群进针点
B. 横断面解剖 *

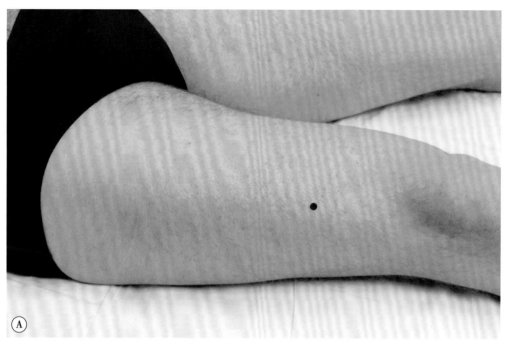

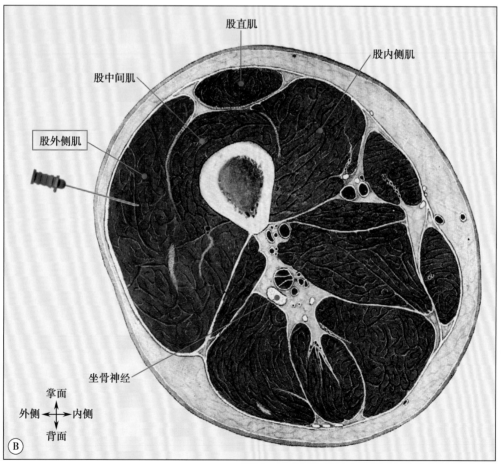

图 13-49　A. 股外侧肌进针点
B. 横断面解剖 *

股内侧肌（VM）(图13-50)

神经支配：

股神经，腰丛，L2～L3～L4

进针点：

在大腿内侧，膝关节内侧近端三至四横指处进针

激活动作：

嘱患者伸膝的同时从床上抬起脚跟

临床关键点：

● 在股神经病变，腰神经丛和腰神经根病时常出现异常。

横断面解剖要点：

● 只要从内侧进针检查此肌，附近没有重要的血管和神经结构。

股直肌（RF）(图13-51)

神经支配：

股神经，腰丛，L2～L3～L4

进针点：

在大腿前面，髋关节和膝关节之间的中点进针

激活动作：

嘱患者伸膝的同时从床上抬起脚跟

临床关键点：

● 股直肌比股外侧肌和股内侧肌更难激活。
● 相比于其伸膝功能，股直肌更是一个屈髋肌。
● 在股神经病变，腰神经丛和腰神经根病时常异常。

横断面解剖要点：

● 只要从前面进针检查此肌，附近没有重要的血管或神经结构。
● 如果进针太深，可能会进入股中间肌。

髂肌（IP）(图13-52)

神经支配：

股神经，腰丛，L2～L3～L4

进针点：

在腹股沟韧带下方，股动脉搏动外侧两至三横指处进针

激活动作：

嘱患者屈髋关节

临床关键点：

● 髂肌、腰大肌形成一个屈髋关节的功能单位（髂腰肌）。然而，在这个部位，实际上只有髂肌会被检查到。
● 髂肌在腹股沟韧带卡压股神经时不受累。
● 在肌病和上段腰神经根病中这是一个有用的近端检查肌肉。

横断面解剖要点：

● 注意：如果针太靠内侧，容易损伤到股神经、股动脉和股静脉。
● 如果针太浅并稍靠外侧，可能进入缝匠肌。
● 注意：股外侧皮神经正好在进针点的外侧。

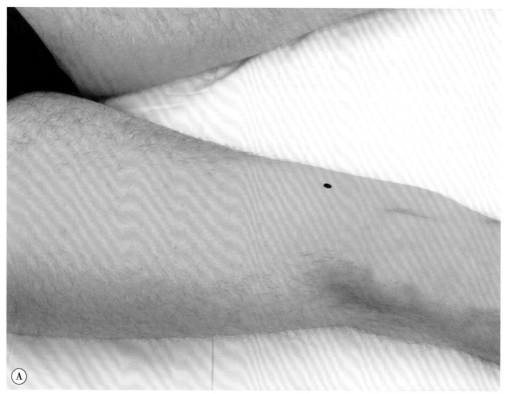

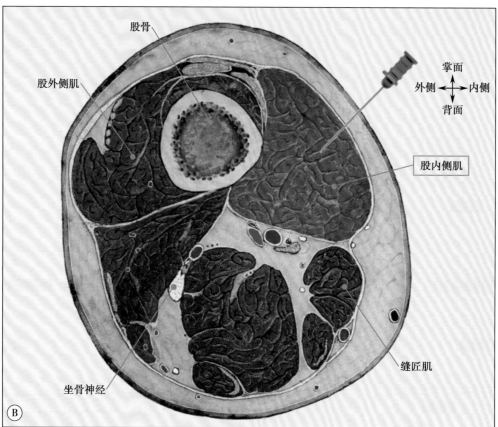

图13-50 A.股内侧肌进针点
B.横断面解剖 *

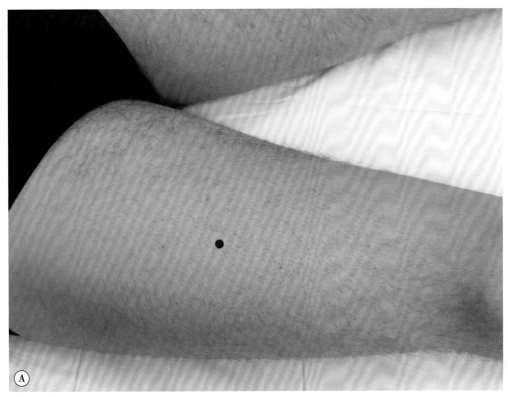

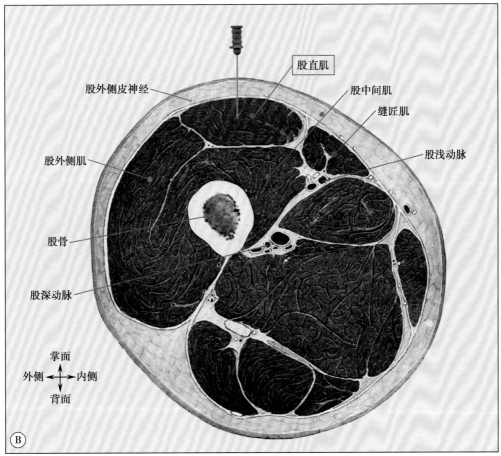

图 13-51　A. 股直肌进针点

B. 横断面解剖*

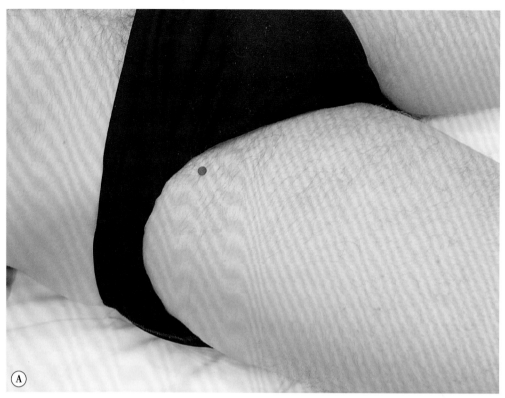

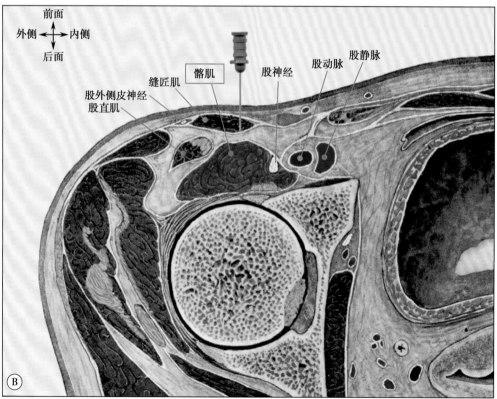

图 13-52　A.髂肌进针点

B.横断面解剖 *

臀上神经

臀中肌（GMED）(图 13-53)

神经支配：

臀上神经，腰骶神经丛，L4～L5～S1

进针点

患者侧卧，被检侧向上，在大腿外侧，髂嵴远端两至三横指进针

激活动作：

嘱患者外展大腿

临床关键点：

● 这是主要由 L5 神经根支配的近端肌肉。
● 经常用于骶神经丛或 L5～S1 神经根病与坐骨神经病变的鉴别。

横断面解剖要点：

● 只要从外侧进针检查此肌，附近没有重要的血管或神经结构。

阔筋膜张肌（TFL）(图 13-54)

神经支配：

臀上神经，腰骶神经丛，L4～L5～S1

进针点：

患者侧卧，被检侧向上，在股骨大转子之前，和髂前上棘之下进针

激活动作：

嘱患者内旋大腿（膝也一起向内旋，将同侧踝部朝向天花板）

横断面解剖要点：

● 阔筋膜张肌是主要由 L5 神经支配的近端肌肉。
● 经常用于腰骶神经丛或 L5～S1 神经根病与坐骨神经病的鉴别。
● 虽然它也可外展髋关节，但其主要功能是髋关节内旋。

横断面解剖要点：

● 肌肉很表浅。
● 如果针太深了，可能会进入股外侧肌或股内侧肌。
● 股外侧皮神经在进针点的内侧。

臀下神经

臀大肌（GMAX）(图 13-55)

神经支配：

臀下神经，腰骶神经丛，L5～S1～S2

进针点：

选择 1：患者侧卧，在臀部外上 1/4 象限进针
选择 2：患者侧卧，在臀部内下 1/4 象限进针

激活动作：

嘱患者伸展大腿并伸膝（选择 1），或嘱患者将两侧臀部用力收缩（选择 2）

临床关键点：

● 臀大肌是评估 S1 神经根病最好的由 S1 神经支配的近端肌肉。
● 经常用于腰骶神经丛或 L5～S1 神经根病与坐骨神经病的鉴别。

横断面解剖要点：

● 注意：如果在臀部中心或在外下象限进针，并且太深，容易触及坐骨神经。

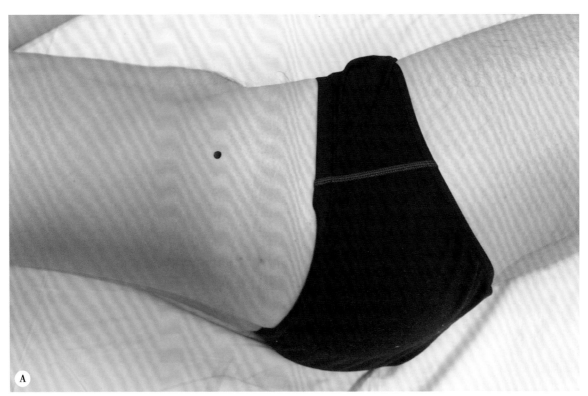

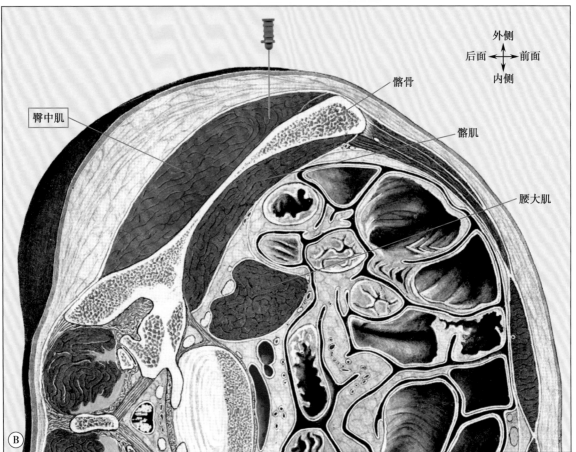

图 13-53   A. 臀中肌进针点

B. 横断面解剖*

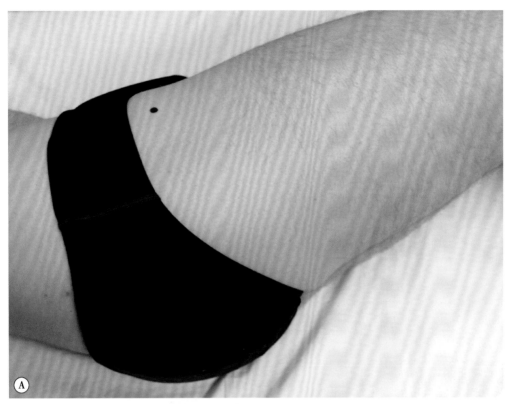

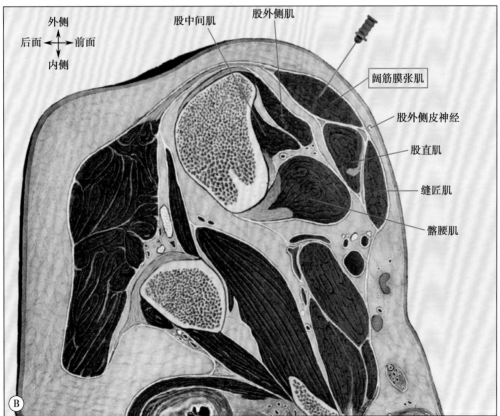

图 13-54　A. 阔筋膜张肌进针点
B. 横断面解剖 *

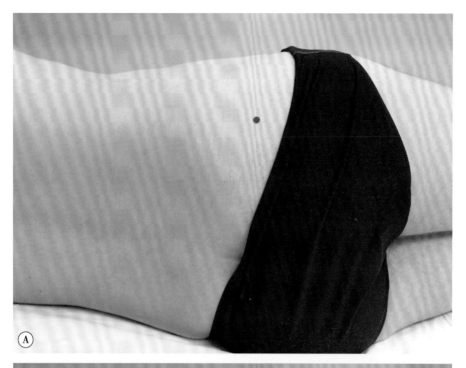

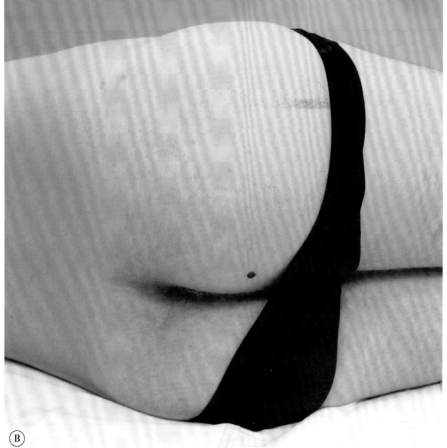

图 13-55　A. 臀大肌进针点, 选项 1: 臀部外上象限

B. 臀大肌进针点, 选项 2: 臀部内下象限

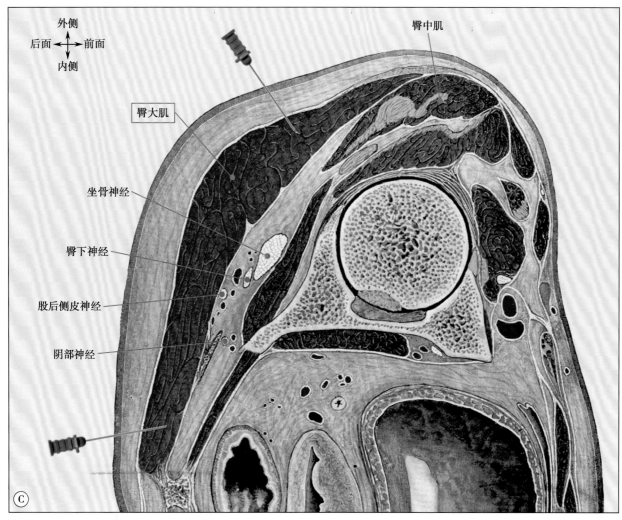

图 13-55（续）　C.横断面解剖*

脊神经后支

椎旁肌(PSP)(图 13-56，13-57，13-58)

神经支配：

脊神经后支，脊神经，神经根

进针点：

患者侧卧，检查侧在上方，在脊柱中线两横指，稍向内侧进针。为确保针在肌肉的深层，应该先触及椎板然后略往回撤。

激活动作：

颈部：嘱患者伸展颈部

胸部：嘱患者伸展背部或深呼吸

腰骶部：嘱患者伸髋与伸直腿

临床关键点：

- 椎旁肌是最近端的肌肉。
- 椎旁肌对检查神经根病变和肌病有用。
- 对于疑似神经病性病变，椎旁肌的异常仅使病变定位于神经根或者根的近端。在神经根病，因为相邻肌节的重叠，尤其是在浅层椎旁肌，神经根病变的水平最好通过肢体肌肉来确定。
- 椎旁肌肉往往很难放松。为了最好地评估是插入电位 / 自发活动，患者应采取胎儿型的体位：颈部、臀部和膝部屈曲。
- 这些肌肉往往很难激活。

横断面解剖要点：

- 注意：有少数报道，在下颈椎，尤其是胸椎的椎旁肌，进针不恰当，过于靠外侧而导致气胸。
- 在下颈段椎旁肌，如果针太浅，可能进入上斜方肌。
- 在上胸段椎旁肌，如果针太浅，可能进入斜方肌或菱形肌。
- 在下胸段椎旁肌，如果针太浅，可能进入斜方肌或背阔肌。

颅延髓肌肉

颏舌肌(舌)(图 13-59)

神经支配：

舌下神经（脑神经Ⅻ），延髓

进针点：

选择 1：可以从口腔内检查。舌伸出，检查者垫一纱布并握住舌尖部，从侧面将针插入舌内（图 13-59A）

选择 2：也可以在下颌的前部，从下方向头的方向，靠近中线的外侧经皮肤进针。（图 13-59B、图 13-59C）

激活动作：

嘱患者伸舌

临床关键点：

- 舌肌难以放松；因此，常难以检查自发电位。
- 在疑似运动神经元病患者，舌肌检查非常有用。
- 与肢体肌肉相比，脑神经肌肉包括舌肌的MUAP 时限一般较窄。

横断面解剖要点：

- 靠中线进针，如靠外侧，双侧都有颏下动脉和面部动脉的主要分支。
- 如果针太浅，可能进入由 C1 神经根支配的颏舌骨肌。

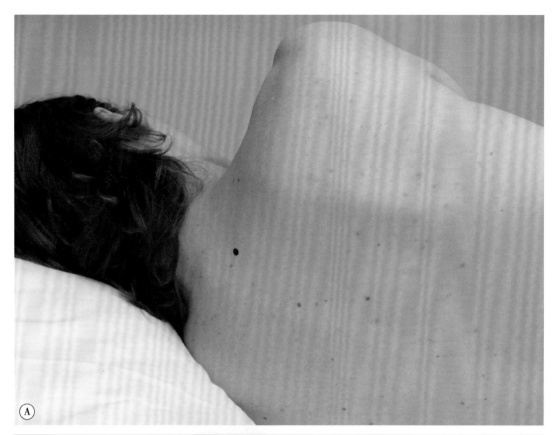

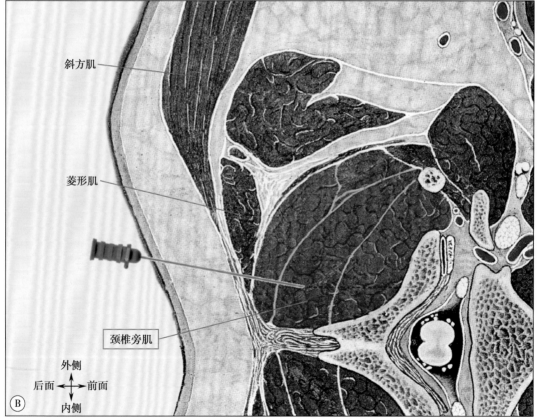

斜方肌

菱形肌

颈椎旁肌

外侧
后面 ←→ 前面
内侧

图 13-56　A. 颈椎旁肌进针点
B. 横断面解剖*

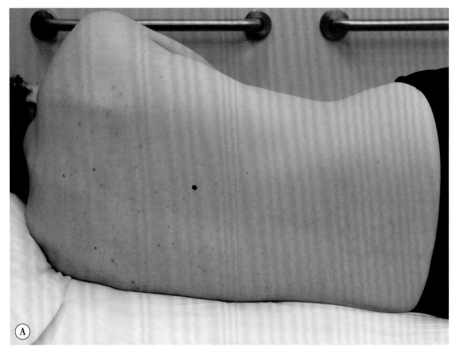

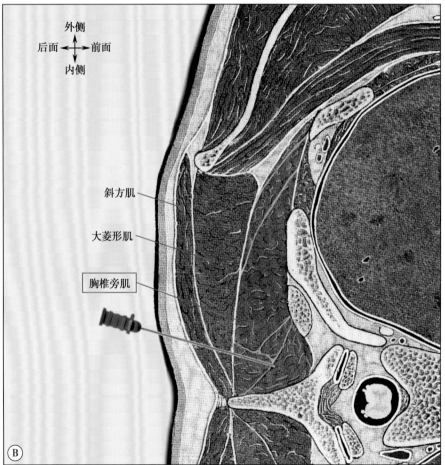

外侧
后面 ← → 前面
内侧

斜方肌

大菱形肌

胸椎旁肌

图 13-57 A. 胸椎旁肌进针点
B. 横断面解剖 *

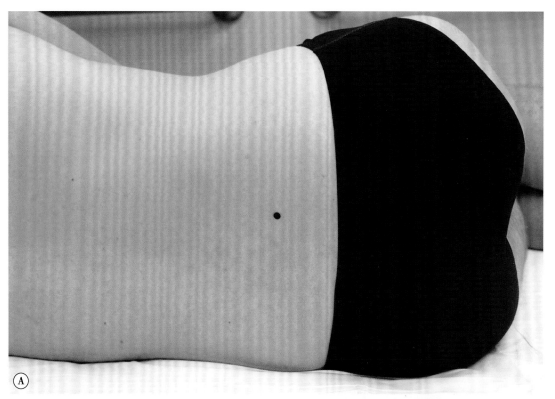

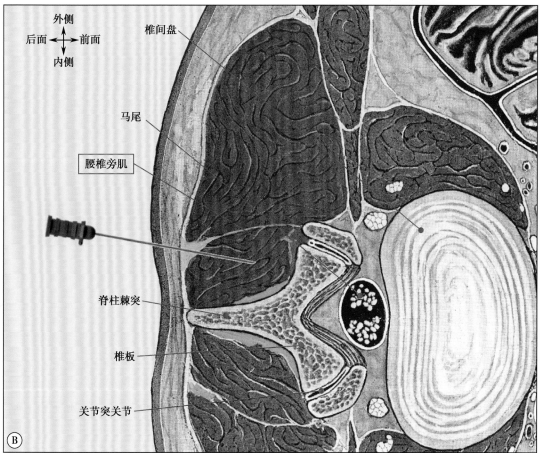

图 13-58　A. 腰椎旁肌进针点
B. 横断面解剖*

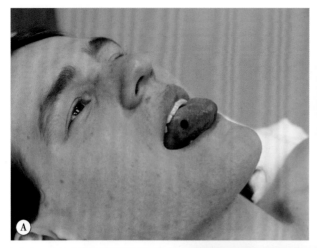
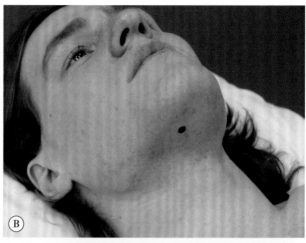

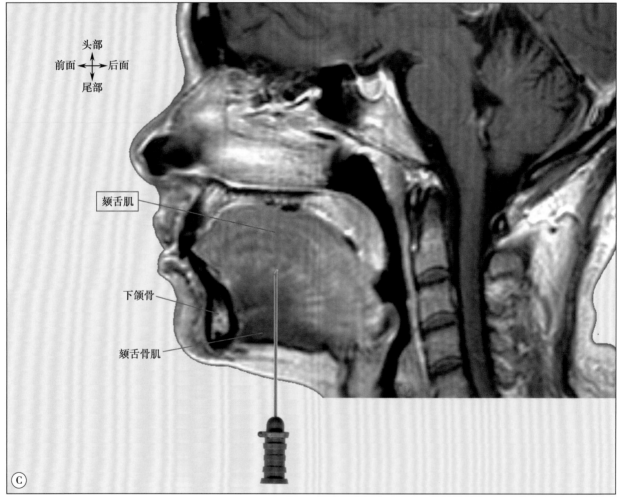

图 13-59 A. 颏舌肌进针点（内）

B. 颏舌肌进针点（下颌下方）

C. 矢状横断面解剖*

咬肌（图 13-60）

神经支配：

下颌神经，三叉神经运动支（V_3），脑桥

进针点：

在下颌角前两横指，并向头侧一至两横指处进针，当患者咬紧下颌时可触及此肌。

在上、下牙之间的连线水平进针。

激活动作：

嘱患者咬紧下颌

临床关键点：

- 咬肌容易做激活动作。
- 在疑似运动神经元病患者，咬肌检查很有用。
- 与肢体的肌肉相比，脑神经肌肉包括咬肌的 MUAP 时限一般较窄。

横断面解剖要点：

- 注意：应在肌肉的前部进针以避开腮腺。
- 注意：针不应太向头侧以避开腮腺主导管。

额肌（图 13-61）

神经支配：

面神经的额支（脑神经Ⅶ），延髓脑桥交界

进针点：

在眉弓中间上方一至两横指处进针

激活动作：

嘱患者向上看（抬眉）

临床关键点：

- 额肌经常用于单纤维肌电图检查。
- 额肌可用于评估贝尔麻痹。
- 在疑似运动神经元病患者，检查额肌有用。
- 与肢体的肌肉相比，脑神经肌肉包括面部肌肉的 MUAP 的时限一般较窄。

横断面解剖要点：

- 额肌很薄；必须斜向进针。

颏肌（图 13-62）

神经支配：

面神经的下颌支（脑神经Ⅶ），延髓脑桥交界

进针点：

水平并表浅地在下颏进针

激活动作：

嘱患者撮起嘴唇

临床关键点：

- 用于评估贝尔麻痹。
- 在疑似运动神经元病患者，检查颏肌有用
- 与肢体的肌肉相比，脑神经肌肉包括面部肌肉的 MUAP 时限一般较窄。

横断面解剖要点：

- 肌肉很薄，正好在下颌骨的表面；必须斜向进针。

眼轮匝肌（图 13-63）

神经支配：

面神经的颞支（脑神经Ⅶ），延髓脑桥交界

进针点：

在眼袋下缘外侧，斜向进针，针尖避开眼睛

激活动作：

嘱患者紧闭眼睛

临床关键点：

- 用于评估贝尔麻痹。
- 与肢体的肌肉相比，颅肌包括面部肌肉的运动单位动作电位的时限一般较窄。

横断面解剖要点：

- 肌肉很薄；必须斜向进针。

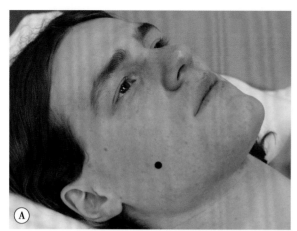

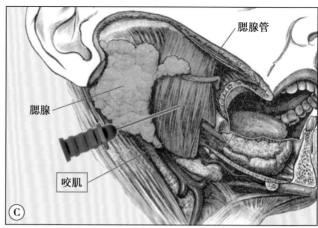

腮腺管

腮腺

咬肌

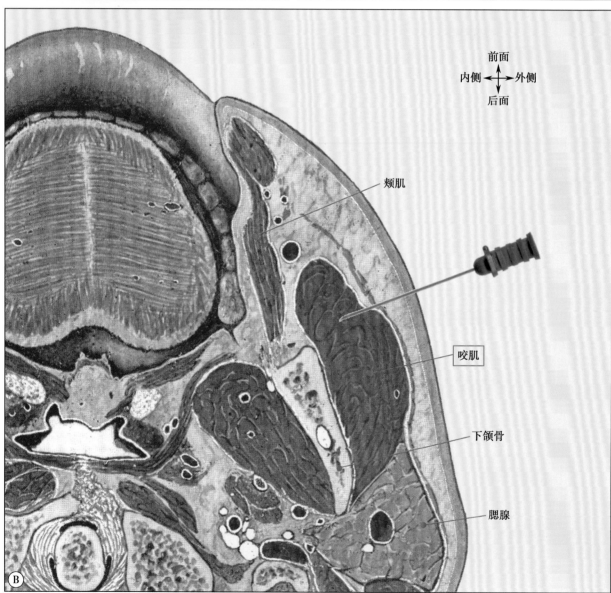

前面

内侧　　外侧

后面

颊肌

咬肌

下颌骨

腮腺

图 13-60　A. 咬肌进针点

B. 横断面解剖 *

C. 咬肌和腮腺 / 管之间的解剖关系 *

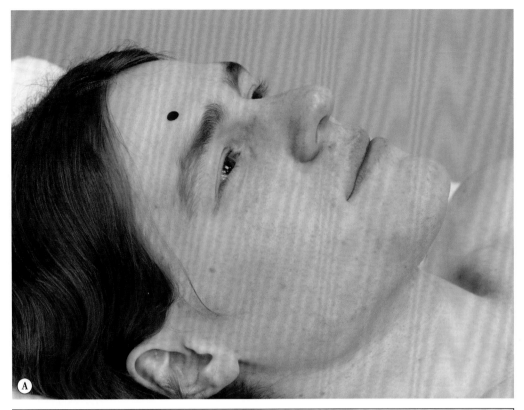

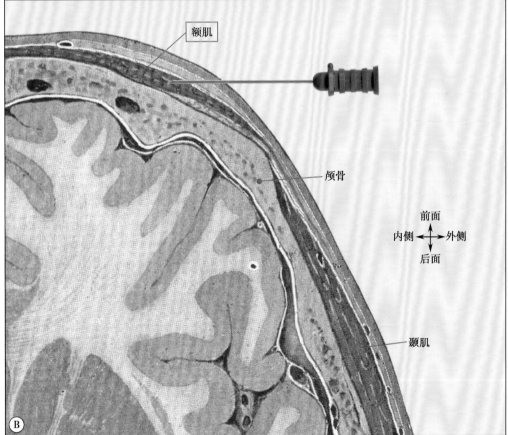

图 13-61 A. 额肌进针点
B. 横断面解剖[*]

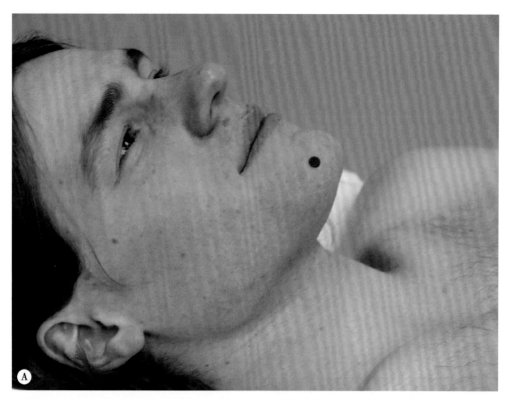

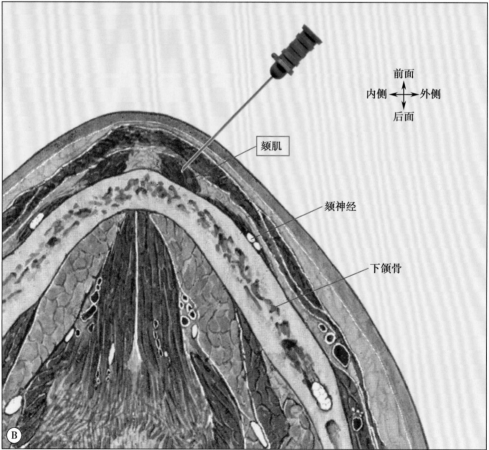

前面

内侧 ←→ 外侧

后面

颏肌

颏神经

下颌骨

图 13-62 A. 颏肌进针点
B. 横断面解剖 *

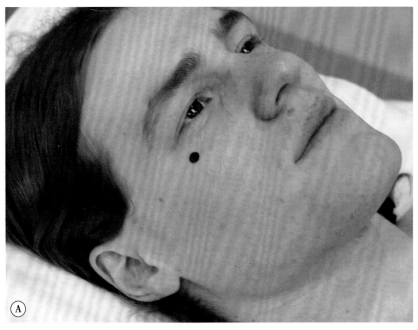

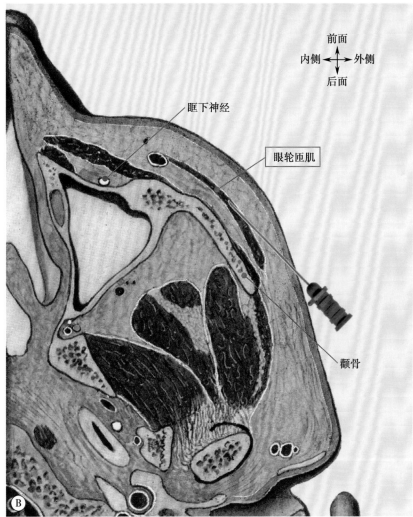

眶下神经

眼轮匝肌

颧骨

前面
内侧　外侧
后面

图13-63　A.眼轮匝肌进针点
B.横断面解剖*

（冯淑艳　朱　愈　译）

14　肌电图基础：自发活动分析

对异常自发活动的认识是针肌电图检查中最重要的部分。在肌电图中，异常自发活动的存在可以提供几个关键的信息。首先，自发活动的异常分布范围可以提示神经病变的解剖部位。例如，在单一神经根病，失神经电位仅限于相同肌节的肌肉。其次，自发活动的类型常提供特异的诊断信息。某些类型的自发活动只与特定疾病相关。例如，强直性自发活动只在少数肌病和高钾型周期性瘫痪中出现。再次，自发活动的程度或数量往往有助于确定病变的严重程度。最后，异常自发活动的存在，可以提供关于病变病程的信息。例如，在神经根病，必须经过几周，肢体肌肉才会出现纤颤电位。

分析自发电位

识别自发活动，可以通过认识其模式或分析其波形来进行。随着经验的积累，特有的声音和每个波形的外观会变得容易辨认。然而，当第一次学习针肌电图或者遇到一个不寻常的波形，必须能够按以下的属性系统地分析波形：①形态；②稳定性；③发放特征（如图 14-1 所示）。根据此信息，几乎每一个自发的波形都可以正确地识别。

形态学

自发放电的来源往往可以通过其独特的形态加以识别，包括电位的大小，形状（波幅，时限，相位数）和其起始波的方向（图 14-2）。通过发生源，放电的类型通常可以被识别。必须区分的发生源包括：①神经肌肉接头（NMJ）；②单个的肌纤维；③轴突的末端；④运动神经元或轴突；⑤多个肌纤维链接在一起（图 14-3，表 14-1）。

在神经肌肉接头（即终板区），微终板电位（MEPP）是自发存在的。它们是由正常细胞自发地释放乙酰胆碱量子进入神经肌肉接头，导致非传导性的、阈下终板电位。如果针极靠近终板区，

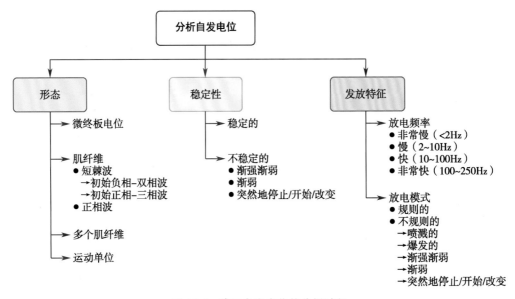

图 14-1　演示自发电位的分析过程

微终板电位经常可以被记录到。它们呈现独特的低波幅和单相负波形态（图 14-2A）。这些电位是正常的自发放电，称为终板噪声。

　　当肌纤维去极化达到阈值，就形成了肌纤维动作电位（MFAP）。肌纤维动作电位呈现的基本形态，或是短促棘波，或是正波。短促棘波的时限通常是 1~5ms，两相或三相，低波幅（常为 10~100μV）。棘波最常见于肌纤维自发性去极化，例如，失神经支配时，但棘波也可以是单个神经轴突末端去极化后，经过神经肌接头产生的肌纤维

动作电位。要注意短促棘波的起始相，以及是两相还是三相，这样常常可以帮助区分上述两种产生机制（图 14-4）。如果去极化起始于记录针极之下，则呈双相波，即一个起始的负相随后是一个短的正相波（图 14-2B）。这表示针极在终板区，去极化开始的地方，并且通常是由于针极激惹终板区附近神经轴突末端的结果。一个神经轴突末端的动作电位引出一个 MFAP，称为终板棘波，这是一种正常的所见（见终板电位）。初始负相的原因类似于运动神经传导检查中的复合肌肉动作电位（CMAP），当记录电极恰当地放置于运动终板区，其初始的电位是负相的。相对而言，发生于肌纤维自发去极化的短促棘波，有一个起始正相，通常为三相形态。如果去极化起始于针极的远端，当它向针极方向传导时，就会有一个起始正相，然后当它传导到针极下方时就产生一个负相，当它离开针极时形成最后的正相（图 14-2C）。

　　除了上述短促棘波，一个 MFAP 也可以呈现正波的形态，起始短促的正相随后是长的负相（图 14-2D）。正波和带有初始正相的三相棘波，两者都是常见的失神经电位，分别称为正锐波和纤颤电位。强直性放电也起源于肌纤维，有和失神经电位相同的基本形态，或者是正波或者是短促

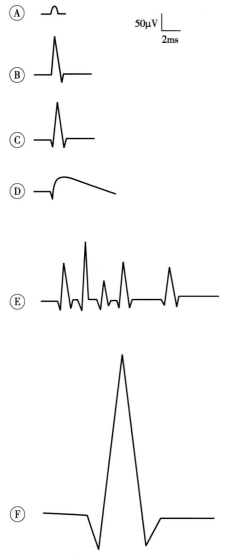

图 14-2　自发电位波形的形态。**A.** 微终板电位（单相负波）。**B.** 肌纤维的动作电位，短促的棘波形态。由针极引发的终端神经末梢的去极化（初始负相，双相波）。**C.** 肌纤维动作电位，短促棘波形态（初始正相，三相波）。**D.** 肌纤维动作电位，正波形态（初始正相，缓慢负相）。**E.** 许多不同肌纤维动作电位连接在一起。**F.** MUAP。注意其相对于肌纤维电位较长的时限和较高的波幅

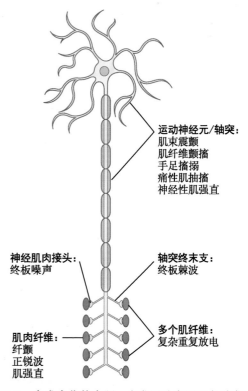

图 14-3　自发电位的来源。自发活动来源于各种发生源。每个发生源产生的自发电位有其特异的形态

表 14-1 自发电位

电位	来源/形态	扬声器的声音	稳定性	放电频率	放电模式
终板噪声	微终板电位（单相负波）	海螺声	—	20～40Hz	不规则（嘶嘶声）
终板棘波	被轴突终末支兴奋的肌纤维（短棘波，双相，初始负相）	喷溅声，像煎锅上的油	稳定	5～50Hz	不规则（喷溅的）
纤颤电位	肌纤维（短棘波，双相或三相，初始正波）	落在锡板上的雨滴声或时钟的嘀嗒声	稳定	0.5～10Hz（偶尔高于30Hz）	规则
正锐波	肌纤维（双相，初始正波，缓慢负相）	低沉的爆破声，落在屋顶上的雨滴声或时钟的嘀嗒声	稳定	0.5～10Hz（偶尔高于30Hz）	规则
肌强直电位	肌纤维（短棘波，初始正相或正波）	引擎发动声	波幅递增/递减	20～150Hz	递增/递减
复杂重复放电	时间相关连接的多条肌纤维	机枪声	通常是稳定的，会发生不连续的跳跃	5～100Hz	非常规则（除非超速驱动）
束颤电位	运动单位（运动神经元/轴突）	爆米花声	稳定	低（0.1～10Hz）	不规则
双重电位，三重电位，多重电位	运动单位（运动神经元/轴突）	奔马声	通常是稳定的，电位数量会发生改变	变化的（1～50Hz）	两个，三个或多个电位的突然发放
肌颤搐电位	运动单位（运动神经元/轴突）	行军声	通常稳定，电位数量在突发时可发生改变	1～5Hz（组间发放）5～60Hz（组内发放）	同一个运动单位电位成串地突然发放
痛性肌抽搐电位	运动单位（运动神经元/轴突）		通常稳定	高（20～150Hz）	干扰相，一个或多个运动单位电位
神经性肌强直电位	运动单位（运动神经元/轴突）	砰砰声	波幅递减	非常高（150～250Hz）	递减
静止性震颤	运动单位（运动神经元/轴突）	行军声	波幅呈升降	1～5Hz（组间发放）	突然发放-多个不同运动单位电位同时突发

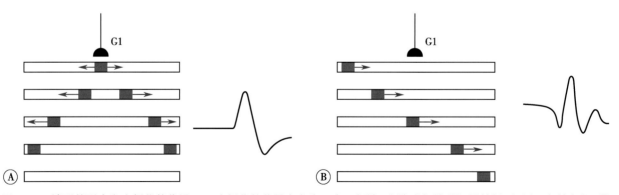

图 14-4 波形的形态和去极化的位置。A. 去极化的传导会产生一个双相波，当波形起始于记录针极正下方（起始负相）然后离开记录针极（正相）。终板棘波就呈现这种形态。**B.** 如果波形从针极的远处开始，当它朝向针极移动会产生一个初始的正相，随后当它移动到针极下则产生一个负相，最后以正相电位离开针极。纤颤电位显示此形态。终板棘波区别于纤颤电位，就在于其去极化开始于终板，故没有初始的正相

棘波。这一点,强调了一个重要的概念,不可以单独以形态来鉴别一个波。虽然通过分析波的形态常常可以正确识别其起源,但是还需要其他的信息包括稳定性和发放的特点来鉴别波形(见后)。

下面分析另一类由运动神经元及其轴突产生的自发电位。任何由运动神经元或其轴突(在其末端分支之前)产生的电位,都具有 MUAP 的形态(图 14-2F)。它们包括束颤电位,二联电位,三联电位,多联电位,肌颤搐电位,神经性肌强直放电,和痛性肌抽搐电位,这些都属于异常的自发的 MUAP。但是,根据其稳定性和放电特点(在下一小节中讨论),这些电位是可以互相区分的。如果运动单位正常,MUAP 形态也正常:典型的是 2～4 相,时限 5～15ms,波幅可有变异,这取决于针的位置。如果运动单位是病理性的,MUAP 就会有异常的相位数,时限和波幅。区分 MUAP 与单个肌纤维动作电位通常很直接,通过简单地分析其时限和波幅。

最后一个需要认识的特殊的波形,是由多个不同的肌纤维时间关联地发放,发生于复杂重复放电。那么,如何将它与 MUAP 区分呢?后者也代表了许多肌纤维时间关联地发放。区别在于,运动单位中的肌纤维发放总是或多或少地同步化,并且在几乎所有的情况下,这些肌纤维的动作电位总是复合成一个较大的电位,时限 5～15ms。但是,在 CRD 中多个肌纤维,是串联发放的,可分辨单个的棘波,这些棘波呈现时间关联的发放(图 14-2E)。

稳定性

波形稳定性的分析可有很多信息。几乎所有自发电位的形态都相对稳定。如果形态发生改变,应注意其改变是否渐强和渐弱,或渐渐减弱,或者突然变化。肌纤维动作电位(MFAP)的波幅渐强和渐弱常见于肌强直放电。显著的波幅渐减的 MUAP 发生于神经性肌强直放电。复杂重复放电(CRD)通常是很稳定的,但是如果有另外的通路或回路加入或退出,其形态可以突然地跳跃式地明显改变。

发放特征

在分析了电位的形态和稳定性,肌电图检查者应该观察电位的发放特征,包括发放模式和发放频率。注意发放模式是规则的或是不规则的。如果它是规则的,它是完全规则吗?纤颤电位和

正锐波是相对规则的,但复杂重复放电则完全规则。如果是不规则的,是噼啪声(例如,终板棘波),渐强 / 渐弱(如,肌强直放电),或是渐弱(例如,神经性肌强直放电)?是否有突发的模式(在发放组之间有相对的电静息)?这种特征性的二联电位和三联电位的模式见于手足搐搦和肌颤搐发放。注意发放频率是否很慢(<4～5Hz),这一点很重要,因为缓慢的发放频率表示这个发放不可能是主动动作电位。主动收缩的运动单位发放频率至少是 4～5Hz。任何低于 4～5Hz 发放的电位都不可能是主动控制下的。相反,极高的发放频率是神经性肌强直性电位的特点,可以快到 150～250Hz。

表 14-1 总结了针肌电图各种常见自发电位的形态、稳定性和发放特征。

插入活动

每一块肌肉的针肌电图检查都开始于对插入活动的分析。在针迅速插入肌肉的过程中,肌纤维有短暂突发的几百毫秒的去极化,称为插入活动,这是一种正常的发现(图 14-5)。对于肌电图检查者来说,插入活动的存在很重要,可以确定针是在肌肉而不是在脂肪和皮下组织。至少需要在每块肌肉的四个象限做 4～6 次短暂的动针来评估插入活动。除了终板电位,移动针造成的任何电位(见下节),其持续时间超过 300ms 就说明是插入活动延长。插入活动延长可见于神经病性和肌病性疾病。当肌肉由脂肪和纤维结缔组织所取代时,插入活动可能会减少,这是相当罕见的情况。

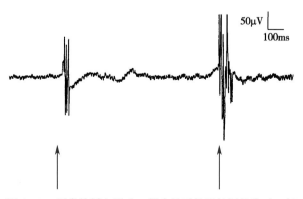

图 14-5　正常的插入活动。箭头显示的是针极的移动。每次随着针的移动,正常插入活动是短促的,通常持续 300ms 或更少。插入活动增多可见于神经病性和肌病性疾病。注意扫描速度要慢

自发活动：正常

所有的自发活动都是异常的，除了发生于肌肉终板区（即，神经肌肉接头）的电位是很重要的例外。肌肉终板通常位于肌腹的中央，在常规肌电图检查时经常会碰到。当针触及终板区，患者通常会有烧灼样的，深度不适感。有两种类型的自发活动：终板噪声和终板棘波。准确的识别这些电位极其重要，以免把它们误认为是病理性的自发活动。

终板噪声

低波幅，发放不规则，20～40Hz 单相的负相电位。在肌电图上发出的声音特点是"海螺音"（图 14-6）。在生理学上，它代表微终板电位（MEPP）。具有特征性的形态和声音，并常伴有终板棘波（下一节中描述）。

终板棘波（"神经电位"）

终板棘波是肌纤维的动作电位（MFAP），发放不规则，频率可高达 50Hz（图 14-7），通常伴终板噪声。呈双相，初始负相，表示针极位于动作电位

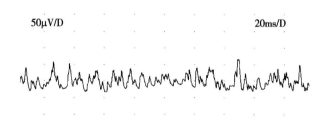

50μV/D   20ms/D

图 14-6　终板噪声。小的，高频的，主要是单相的许多负相电位，其形态特异，肌电图上产生海啸音

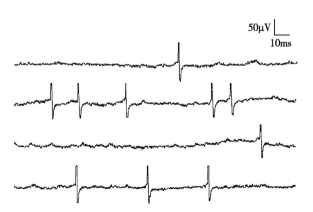

50μV
10ms

图 14-7　终板棘波。是由针极激惹了神经末梢的终板区引起的。注意初始的负相波，短促的持续时间，双相形态和不规则、爆裂样的发放模式，这些有别于纤颤电位

发生处。在肌电图上的声音特点为清脆音，蜂鸣声，或是噼啪声。同样为短促棘波，区别终板棘波和纤颤电位的要点是，终板棘波起始为负相，发放频率高度不规则。

终板电位是由于针极刺激神经纤维分支的末端，随后产生的神经动作电位引起一个肌纤维的动作电位（图 14-8）。针极对这些电位的产生是必要的。与终板噪声（MEPP）相反，终板噪声是自发发放的，不存在刺激源。总之，终板棘波是当针极在肌肉里并接近终板区，机械性刺激到神经纤维分支的末端时产生的。

自发活动：异常肌纤维电位

终板区之外的肌肉在正常情况下是电静息的。终板区外任何持续性的自发活动，通常定义为持续发放超过 3s 的，都是异常的。当针极位于肌肉中，自发活动可以持续。或者可以由于针的移动，肌肉主动收缩，叩击肌肉，以及电刺激而触发。

纤颤电位

在单个肌纤维的细胞外记录所得（图 14-9 和14-10）。肌纤维自发的去极化是活动性失神经支配的电生理学指标。尽管纤颤电位常与神经病性疾病相关（即，周围神经病、神经根病、运动神经元病），但也可见于某些肌肉疾病（尤其是炎症性肌病和肌营养不良），以及罕见于严重的神经肌肉接

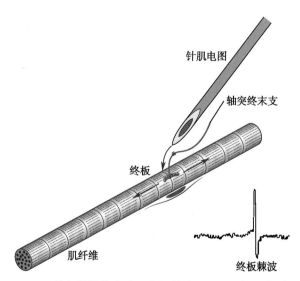

针肌电图

轴突终末支

终板

肌纤维

终板棘波

图 14-8　终板棘波的产生。终板棘波是由于针极刺激神经终末支产生的。针极的刺激导致了神经终末支产生动作电位，随后引起肌纤维动作电位（MFAP）的产生。波形是初始负相的双相波，表示针极正位于 MFAP 发生的部位

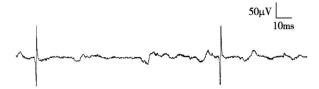

图 14-9　纤颤电位。单肌纤维自发的去极化。注意其初始正相偏转，短间期和三相波形

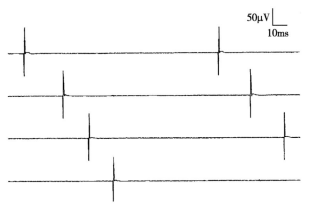

图 14-10　纤颤电位（连续扫描波形）。注意其规则的发放模式，这有助于鉴定纤颤电位

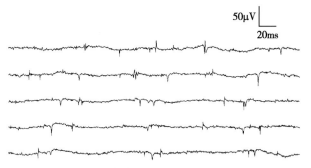

图 14-11　"微小"纤颤电位。在慢性疾病（通常>6～12 个月的病程），纤颤电位可能会变得非常小（波幅<10μV）。该图形来自病程持续 2 年的腰神经根病患者。注意几个波幅非常小的纤颤电位和正锐波

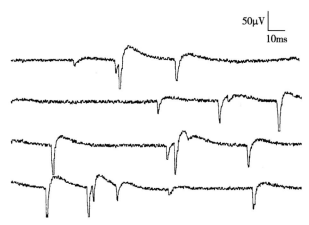

图 14-12　正锐波（连续扫描波形）。正锐波与纤颤电位具有相同的意义：它们代表肌纤维的自发的去极化。注意初始正相偏转和缓慢的负相

头疾病（尤其是肉毒中毒）。由于发生于肌纤维，纤颤电位表现为单个肌纤维动作电位的形态：起始正相的短促棘波，时限为 1～5ms，低波幅（通常为 10～100μV）。发放模式相当规则，频率通常为 0.5～10Hz，偶尔可高达 30Hz。在很慢性的病程（持续 6～12 个月以上），纤颤电位可能会变得很小（波幅<10μV）（图 14-11）。在肌电图上，单个纤颤电位的声音听起来像"雨落屋顶"。虽然发放频率规则，但在停止之前可以有几秒钟渐渐慢下来的过程。

正锐波

正锐波与纤颤电位有相同的意义：都是单个肌纤维自发的去极化（图 14-12），表示活动性的失神经支配。正锐波有一个短促的初始正相，随后是一个长时限的负相。由于其负相波持续时间长，所以声音听起来像一个沉闷的砰然音。波幅大小不一（通常为 10～100μV，偶尔可高达 3mV）。像纤颤电位一样，正锐波的发放模式规则，频率通常是 0.5～10Hz 之间，偶尔可高达 30Hz。这是一个关键的鉴别点，因为距离较远的主动运动单位电位偶尔也会表现为正锐波的形态，区别是后者没有规则的发放模式。正锐波伴纤颤电位，但也可以单独出现，有时见于失神经支配的早期。

单个肌纤维的动作电位可以呈现为纤颤电位（即，短促棘波）或是正锐波的形态，其机制还没有完全一致的意见。随着针极的移动，纤颤电位偶尔可以变为正锐波，反之亦然（图 14-13）。据认为，针极使肌纤维发生机械性变形，导致那部分细胞膜不能被兴奋，导致了正锐波。当一个自发性的去极化发生于肌纤维的远端，它向针极方向传导时（产生初始的正相波），当它接近到达针极时，波的形态应该转变为负相，但是因为无法通过该变形处，所以动作电位消散了（图 14-13，右）。这曾经被认为是正锐波产生的最可能的解释。这也同样可以解释正锐波偶尔比纤颤电位更早期见到的原因：针极在肌肉里帮助了正锐波的产生。

然而，最近，Dumitru 和同事们提出了另一个关于正锐波产生的解释。他们提出，正锐波可能起源于，而非终结于记录针极的部位。在一系列有说服力的实验中，沿着单个肌纤维放置两个不同的记录针极。移动第一个针极使肌纤维膜机械

图 14-13　纤颤电位和正锐波产生的比较。左侧：当肌电图针极接近失神经纤维，纤维的自发放电通常产生典型的三相的短棘波（正相，负相，再正相），分别代表了去极化接近针极，然后达到针极下方，最后离开针极。右侧：对于正锐波，针极使肌纤维机械变形，然后使该段肌膜（蓝色区域）不可兴奋。当去极化接近针极，生成一个初始正波。由于针极下方传导的阻滞，陡峭的负相消失，波形回到基线[Adapted with permission from Dimitru, D., 1989. Volume conduction: theory and application. In: Dimitru, D., (Ed.), Clinical electrophysiology: physical medicine and rehabilitation state of the art reviews. Hanley Belfus, Philadelphia.]

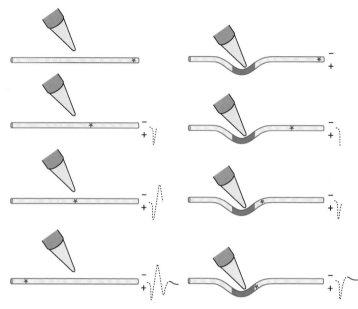

性变形，可以产生自发电位。这些电位先被靠近自发放电起源的第一个针极所记录，然后当放电沿着肌纤维向下传导时被第二个针极记录到。在对正常肌纤维的实验研究中，他们发现正常的插入活动，可以引起局部电位呈现为正（锐）波，或短促的双相棘波（负‐正相）的形态。当这些正常的插入活动电位沿着肌纤维传导，并被第二个针极记录到，则都表现为一个短促的三相棘波（正‐负‐正）的形态。然而，在研究失神经支配的肌纤维时，当第一个针极引起肌纤维膜变形时，它记录到的是一个正锐波，而位于同一个肌纤维远端的第二个针极记录到的，是一个时间锁定的纤颤电位（图 14-14）。此外，如果第一个针极没有使肌膜变形，则两个针极记录到的都是纤颤电位。因此，是产生正锐波还是纤颤电位似乎取决于针极是否使肌膜变形。由针极引起的肌纤维的变形，被认为是产生了一个"挤压带"，这个部位的肌膜不能再传导动作电位，但它两侧连接着正常的肌膜。在挤压带附近，细胞外记录到的肌纤维的自发去极化，呈现与细胞内记录的动作电位一样的形态（即，去极化呈现正相）。

正锐波无论是终结还是起源于针极，可以得到重要的认识是，失神经支配产生纤颤电位和正锐波。两者都代表了静息膜电位不稳定的肌纤维的自发放电。正锐波和纤颤电位之间唯一的区别是，正锐波的产生，有针极引起的肌膜变形。当肌肉有正锐波和 / 或纤颤电位时，通常按 0～4 划分等级：

0 不存在

+1 在至少两个区域内有持续的单串的电位（＞2～3s）

+2 三个或更多区域内有中等数量的电位

+3 在所有区域有许多的电位

+4 电位呈完全性的干扰图像

在所有的异常自发电位中，纤颤电位和正锐

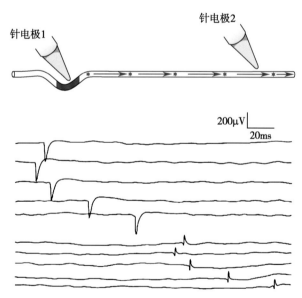

图 14-14　正锐波产生的另一个解释。上图：两个针极放置在同一条失神经支配的肌纤维上。针极 1 使肌膜变形从而形成了一个"挤压区"的效果。下图前 5 个波形：针极 1 记录到肌纤维自发电位都是正锐波的波形。下图后 5 个波形：针极 2 记录到的电位都是纤颤电位的波形，这些电位与针极 1 附近产生的电位具有时间锁定的关系（Adapted with permission from Dumitru, D., Martinez, C.T.J., 2006. Propagated insertional activity: a model of positive sharp wave generation. Muscle Nerve 34, 457-462.）

波是最常见的,见于很多常见的疾病(例如,神经根病、卡压性神经病)。随着经验的积累,识别会变得相当简单,尤其是听到特征性的"雨落屋顶"的声音。唯一的例外是在遇到纤颤电位 +4 级的时候(图 14-15)。在这种情况下,屏幕完全被充满,看不到单个的电位。通常首先会误认为患者未放松,屏幕上满是"主动运动单位电位"。然而,当肌电图检查者确认患者是放松的,再仔细听,还是能够听出声音的模式是"雨落屋顶",而在这种情况下将会是"倾盆大雨"。这种模式非常罕见,只有在所有或几乎所有的肌纤维同时失神经支配的情况下才能看到。最常见的是创伤(例如,神经断裂伤)和梗死(例如,血管炎)。

复杂重复放电

复杂重复放电(CRD)是针肌电图检查遇到的最独特的波形之一。单个肌纤维发生去极化,随后通过旁触传递到相邻接的失神经支配的肌纤维(即,直接由肌膜传递到肌膜)。如果去极化在环路中传递,当最初去极化的肌纤维又被重新激活,就发生重复放电(如图 14-16 所示)。CRD 的形态是一个个棘波,代表各个肌纤维连续地发放,并在时间上串联在一起(图 14-17)。在肌电图上,CRD 是高频的(通常是 5～100Hz),突然起始和突然终止的多锯齿状重复放电。这些放电通常是自发发放(例如,当起搏源是一个纤颤电位)或被针极的移动激惹。在少数情况下,CRD 是由刺激得到的或是主动收缩的 MUAP 触发产生。

CRD 的形态,一个发放与其下一个之间是相同的,在肌电图上产生特征性的机器般的声音(图 14-18)。它们在慢性神经病性和肌病性疾病中

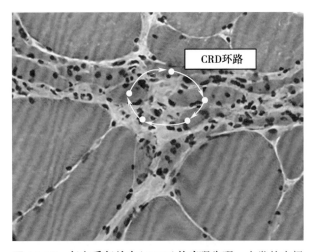

图 14-16 复杂重复放电(CRD)的病理生理。自发的去极化通过旁触传递从一条失神经肌纤维到相邻的另一条。如果初始兴奋点被重新激活,就形成没有中间突触的环路。在神经病性情况中,相应的病理是成组萎缩,失神经的肌纤维相互毗邻

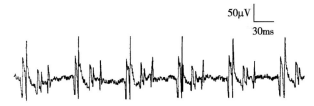

图 14-17 典型的复杂重复放电。注意多重棘波(复合波中的每个棘波代表着不同的单肌纤维)和完美的重复性

都可产生;在任何情况下只要失神经支配的肌纤维互相邻接,就可以产生 CRD。因为在正常的肌肉中来自不同运动单位的肌纤维都是混杂嵌镶的。CRD 通常不在急性期发生,是由于此时失神经的肌纤维不与另一个失神经支配的肌纤维相邻接。在神经病变的情况下,要产生一个失神经的肌纤维邻接另一个失神经肌纤维,必须有一个失神经支配后的神经再支配(即,肌纤维组化),和随后发生的失神经支配(即,成组的肌纤维萎缩)。这种情况也可能发生于伴有失神经支配的肌病(即,伴有坏死或炎症的肌病)或伴有肌纤维断裂的肌病。

偶尔,个别的相位或额外的回路可以加入或者丢失,造成频率和声音的突然变化(图 14-19)。在罕见的情况下,如果起搏源被另一个放电所超速驱动,CRD 可能会表现不规则。一旦超速驱动的频率低于原来 CRD 的固有频率,CRD 将再次恢复为完全规则地发放。

由于 CRD 是由肌纤维产生的,通常不受神经肌肉接头阻滞的影响。在单纤维肌电图上,有典型的发现:颤抖极低。这是由于放电是从一个肌

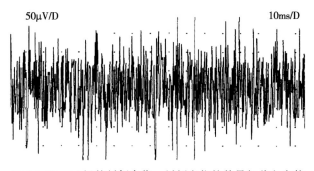

图 14-15 +4 级的纤颤电位。纤颤电位的数量如此之多使得屏幕上满是一个完全干扰相。这种情况非常少见,只有在一些所有或几乎所有肌纤维同时失神经支配的病例中得见。其中最常见的情况是创伤(如神经断裂)和梗死(如血管炎)

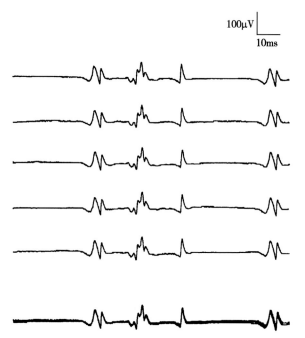

图 14-18　复杂重复放电发放通过延迟线记录（上 5 条扫描波形 ）。图形叠加（底部扫描波形）。注意 CRD 完美的重复性。叠加后，依次的电位之间没有或几乎没有颤抖

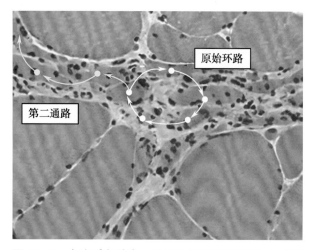

图 14-19　复杂重复放电。 当额外的通路或环路加入或退出时，电位发放的频率或数量可能突然改变（与图 14-16 比较注意第二通路）

纤维直接，假突触地传递到另一个肌纤维，中间不经过突触，而突触传递通常会产生一定的颤抖。

肌强直放电

　　肌强直放电是同一个肌纤维的自发放电（类似于纤颤电位和正锐波），但区别在于典型的渐强和渐弱的波幅和频率（图 14-20 和图 14-21）。发放频率通常在 20～150Hz。单个的肌强直电位形态可以像正锐波或短促棘波，据此可以确认发放源为一个肌纤维。肌强直放电常见于强直性肌营养不良，先天性肌强直及先天性副肌强直。它们也可以发生在其他肌病（酸性麦芽糖酶缺乏症，多发性肌炎，肌管性肌病），高钾型周期性瘫痪，以及偶见于任何原因引起的失神经支配。记住这一点很重要：任何失神经支配都可能发生短促的强直性放电，虽然这不会是主要的异常波形。

　　由于渐强和渐弱的波幅和频率，在肌电图上肌强直放电有典型的"引擎发动"的声音。在针肌电图最常见的误区是把肌强直放电解释为急性失神经电位（即纤颤电位和正锐波）。关于这个错误的解释是由于两者具有相同的基本形态、均由肌纤维生成，并且在临床实践中失神经电位很常见，而强直性放电少见。然而，只要识别渐强和渐弱为特点的强直性放电，就很容易区别。由于肌电图检查者把肌强直放电误解为广泛的失神经电位，有不止一个先天性肌强直或强直性肌营养不良的患者被误诊为运动神经元病。

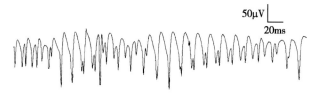

图 14-20　肌强直放电（自发放电）。注意起伏的波幅和频率

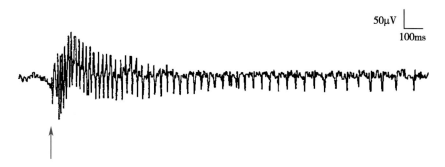

图 14-21　肌强直放电（针极诱发的）。 箭头标志着针极移动触发放电。肌强直电位的发放可以是自发的或由针极移动，主动收缩，或叩击肌肉诱发的

自发电位：异常的运动单位电位

束颤电位

束颤电位是单个运动单位单一的，自发的，不随意的放电（图 14-22）。与主动运动单位电位不同，束颤电位的发放非常缓慢且不规则，通常低于1～2Hz。相反，当患者被要求轻微收缩肌肉时，主动运动时运动单位电位开始发放就不会低于4～5Hz。因为低于4～5Hz频率发放的电位，是不受主动收缩控制的。束颤电位的发生源是运动神经元或在末端分支之前的轴突。在肌电图上，束颤电位通常呈现单个 MUAP 的形态，如果是病理性的运动单位（即神经再支配），则可以是个复杂和庞大的运动单位。尽管与名声欠佳的前角细胞疾病有关联，大部分束颤实际上的起源是轴突的远端。

临床上，束颤表现为短促的肌束抽动，很少导致关节的运动。束颤与许多下运动神经元疾病有关，运动神经元疾病，如肌萎缩性侧索硬化，为众所周知。然而，束颤也可见于神经根病，多发性神经病，和卡压性神经病变。此外，大多数正常人有过束颤，即所谓的良性束颤。区分"良性"和"恶性"束颤在临床上几乎是不可能的。然而，良性肌束震颤不伴有肌肉无力，萎缩，或任何腱反射异常。一般而言，良性束颤电位倾向于发放较快，多在同一部位重复（例如，眼皮跳）。而在病理情况下，如运动神经元病的束颤电位，往往更为随机。在肌电图上，束颤电位有如"爆玉米花"的声音：闷钝的，不规则的。因为束颤电位通常发放很缓慢，如果肌电图检查者不等待足够的时间，可以很容易错过。人们常说，寻找束颤电位最好的方法是把针置于肌肉中，然后把手移开等待。

二联，三联，和多联电位

自发的 MUAP 成组发放，两个为一组称为二联电位，如果三个或多个称为三联或多联电位（图 14-23）。这些电位和束颤的意义一样：代表一个运动单位或者其轴突的自发去极化，它们常常伴束颤电位出现。在这种情况下，束颤电位也可称为单联电位。二联、三联和多联电位可见于任何有束颤电位的情况（即神经性病变），但是，它们也常见于低钙性手足搐搦症（图 14-24）。手足搐搦，是低钙时肌肉不自主地收缩，主要累及远端肌肉，有手足肌肉不自主的搐搦。手的典型姿势是：拇指和手指内收，指间关节伸直，掌指关节和手腕屈曲。

肌颤搐放电

肌颤搐放电（图 14-25）是有节奏的，成组的，同一个运动单位的自发重复放电（即成组的束颤）。组内频率通常为5～60Hz之内。每串发放内电位的数量可以各不相同（图 14-26）。各串间的频率很慢（通常 <2Hz），在肌电图上呈行军声。为了更容易识别肌颤搐放电的发放模式，需要切换一个较长的扫描速度。冻结住屏幕往往更容易识别它是由同一个运动单位电位的重复发放。肌颤搐放电可能起源于神经的自发去极化，或沿节段性脱髓鞘的神经纤维的假突触传递。临床上，通常是连续的不随意的颤抖，肌肉蠕动或起伏。

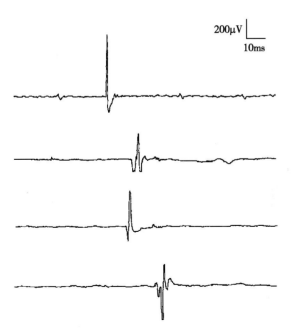

200μV
10ms

图 14-22　束颤电位（连续扫描波形）。 每个电位的形态是一个运动单位电位。电位的形态和不规则的缓慢的发放模式，是识别它们的特征

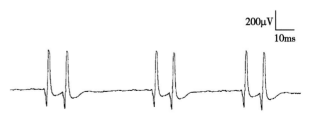

200μV
10ms

图 14-23　二联电位。 MUAP 两个一组的自发放电被称为二联电位。二联电位常常伴束颤电位以及三个一组电位（三联电位）或多个一组电位（多联电位）。这些电位从根本上与束颤电位具有相同的意义，在神经病性的疾病中出现，但它们也常出现在低钙性的抽搐

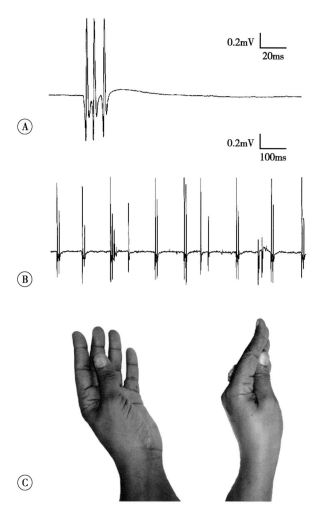

图 14-24　**手足搐搦**。肌电图记录和照片来自全甲状腺切除术后患者出现甲状旁腺功能减退导致低钙血症。这个患者主诉断断续续的手指、脚趾以及嘴周围的异样感觉，手部不自主的搐搦。常规神经传导和针肌电图检查正常。当血压计袖带膨胀高于收缩压并在远端肌插入针极，一分钟内出现异样感觉。两分钟后，肌电图上出现偶发的双重波和三重波。**A.** 孤立的三联电位。跟随着单个电位、二联电位和多联电位的发放。**B.** 扫描速度增加到 100ms/ 格。注意那些不规则发放的二联电位，三联电位，和偶尔发放的单个电位。然后手进入了不自主的搐搦。**C.** 当血压计袖带膨胀高于收缩压（Trousseau 征），注意手足搐搦的特征姿势：内收拇指和手指，伸指间关节及弯曲掌指关节和腕关节。血压计放气时，所有自发的肌电活动在几秒钟内停止。Trousseau 征是使用血压计引起肢体缺血所导致的，它不但在临床上有用，也有助于明确肌电图检查中与手足搐搦相关的电位

　　在肌电图上发现肌颤搐放电可以缩小鉴别诊断的范围（框 14-1）。肢体的肌颤搐发生在多种情况下，但常出现在放射性神经损伤。最典型的情况是发生在有放疗史的癌症患者渐进性的神经丛病。在这种情况下，往往可鉴别癌症复发侵犯神经丛与迟发型放射性神经丛病。在肌电图上颤搐

框 14-1　**肌颤搐电位相关的常见疾病**

放射性损伤（常见臂丛神经病）
吉兰 - 巴雷综合征（面部的）
多发性硬化症（面部的）
脑桥肿瘤（面部的）
低钙血症
响尾蛇毒素中毒
罕见于
　　吉兰 - 巴雷综合征（四肢的）
　　慢性炎性脱髓鞘的多发神经病
　　神经卡压
　　神经根病

放电的存在，高度支持诊断放射性神经丛病而不是复发的肿瘤侵犯神经丛。肢体的肌颤搐也少见于伴有脱髓鞘的神经根病，压迫性神经病变和脊髓疾病。面部的肌颤搐常发生于多发性硬化症，脑桥胶质瘤，血管疾病等脑干病变，但也可见放射后。在吉兰 - 巴雷综合征，15% 的患者可能会出现面部肌肉颤搐，通常发生在疾病的早期并随着临床症状改善而减轻的患者。周围神经病变引起的肌颤搐放电可以由于血浆钙离子降低而引发和加重，过度换气或在进行血浆置换时使用枸橼酸葡萄糖作为抗凝剂都可导致这种情况。补钙可以减少肌颤搐放电的产生。

痛性肌抽搐

　　痛性肌抽搐是疼痛的，肌肉的不自主收缩，往往是在肌肉缩短的位置做主动收缩时发生的。令人惊讶的是，痛性肌抽搐实际上是运动神经轴突的高频放电，而不是肌肉现象。肌电图特征性地显示为几个正常形态运动单位电位的重复放电，有时呈不规则的高频放电（通常为 40～75Hz）（图 14-27）。可能是良性的（例如，夜间小腿抽筋，运动后抽筋），或可以与范围广泛的各种的神经，内分泌和代谢病况有关。在临床上，痛性肌抽搐要与某些代谢性肌病中的肌肉挛缩相鉴别。针肌电图可以发现痛性肌抽搐电位完全不同于肌肉挛缩，后者在肌电图上表现为完全性的电静息（见 35 章）。

神经性肌强直放电

　　神经性肌强直放电是一个运动单位高频的（150～250Hz），渐减的，重复的放电，在肌电图上的声音特点是"砰砰"声（图 14-28）。它是频率最高的一种放电。在所有由运动神经所产生的异常

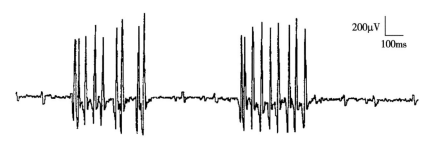

图 14-25　肌颤搐放电。相同运动单位不自主的，重复的放电。注意突然发放时的高频发放模式和突然发放间期的低频发放模式。肌颤搐电位在肌电图上为行军声

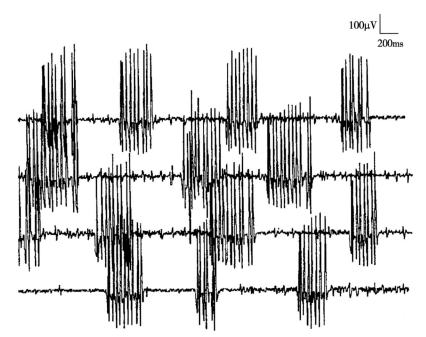

图 14-26　肌颤搐放电（连续扫描波形，长扫描速度）。注意一次突然发放中的电位数量，每次的爆发电位数量可能改变

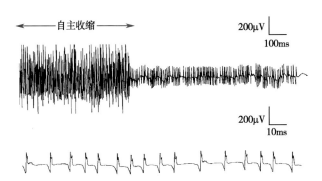

图 14-27　痛性肌抽搐电位。图中患者主动收缩肌肉，然后放松。在自主收缩后的放松期见到痛性肌抽搐电位（**上方扫描波形**）。**下方**的扫描波形是展开的痛性肌抽搐电位。注意痛性肌抽搐电位是由相同的 MUAP 快速发放组成，但发放轻度的不规则。临床上痛性肌抽搐是疼痛的，不自主的肌肉收缩，往往发生在肌肉缩短的位置和收缩时。痛性肌抽搐电位是运动轴突高频的放电，肌电图典型的表现是正常形态的 MUAP 重复发放，有时是不规则的高频率发放

自发活动中，神经性肌强直放电在分列图的最右端（图 14-29）。

临床上，神经性肌强直的患者显示为广泛的僵硬，多汗，和收缩后肌肉松弛延迟。这种松弛延迟和重复动作后的改善，在临床上与肌病性肌强直很难区分。然而，在肌病性肌强直，直接叩击肌肉可能引起肌强直，而在神经性肌强直则不会发生。在电诊断中，这两种综合征很容易区分。肌强直综合征是由于肌纤维的自发放电（正锐波或短促棘波），神经性肌强直则是神经轴突不自主的自发放电（呈 MUAP 的形态）。神经性肌强直疾病中，常可见到其他起源于运动神经的自发放电，包括束颤电位和肌颤搐放电。

一系列证据表明，这些电位是由周围运动神经轴突产生，会在睡眠期间以及脊髓或全身麻醉

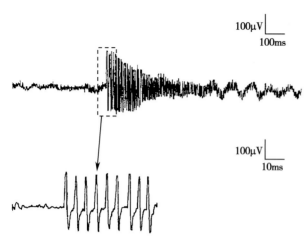

100μV
100ms

100μV
10ms

图 14-28　神经性肌强直放电。单个运动单位电位极高频的自发发放（150～250Hz）。注意波幅渐减的反应。插图：改变扫描速度辨清每个电位都是相同的运动单位电位

时持续存在，可被箭毒阻断。对患者做进一步神经远端的阻滞可以减轻自发放电的强度。苯妥英钠和卡马西平对减轻症状常有帮助。

神经性肌强直综合征的命名是繁复的，被称为艾萨克综合征（Isaac's syndrome），神经性肌强直，假性肌强直，神经强直，正常血钙手足搐搦，持续性肌纤维的活动。尽管神经性肌强直综合征罕见，但神经性肌强直放电最常见于获得性神经性肌强直综合征。有相当多的证据表明，这种疾病是一种靶抗原为外周神经电压门控钾通道的自身

免疫离子通道病。有报道与重症肌无力、胸腺瘤、各种恶性肿瘤，以及炎症性脱髓鞘性多发性神经病等有关联。一些病例报道使用免疫抑制剂治疗有改善。神经性肌强直放电也可能出现在非常慢性的神经病性疾病（尤其是陈旧性的脊髓灰质炎和成人型脊肌萎缩症）。有很少数家族性神经性肌强直病例的报道，发病时间从婴儿期到 80 岁之后都有。应该注意的是神经性肌强直放电不会在僵人综合征中出现，后者是脊髓中间神经元病变引起的一种中枢神经系统疾病，可见到正常形态的 MUAP 的不自主发放，使用安定常有帮助。

静止性震颤

震颤通常发生在主动收缩时。但如果在静止时发生，则会对自发电位的判读造成困扰。震颤是 MUAP 同步化地成组突然发放，组间有静息期（图 14-30）。由于多个 MUAP 同时发放，所以肌电图上难以分清单个 MUAP，并且看起来呈现多相。当震颤发生于静止时（例如，帕金森病），自发性的突发放电可能被误认为是肌颤搐放电。虽然肌颤搐放电和震颤都显示为 MUAP 的突发放电的模式，但它们之间有重要的区别：肌颤搐是同一个 MUAP 的重复发放，而震颤是由许多不同的 MUAP 所组成（图 14-31）。另外，认真审视一个冻结屏幕上的突发电位，可以看到，震颤的波幅常会有起伏，而肌颤搐则保持相对不变。

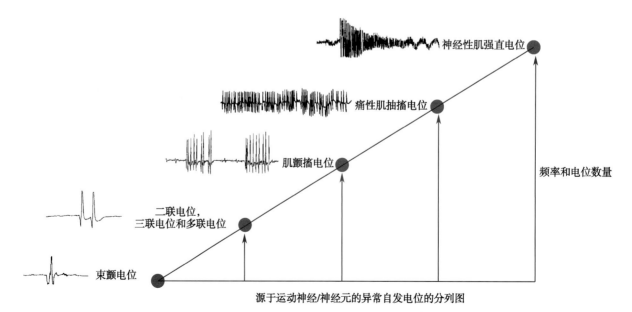

神经性肌强直电位

痛性肌抽搐电位

肌颤搐电位

频率和电位数量

二联电位，
三联电位和多联电位

束颤电位

源于运动神经/神经元的异常自发电位的分列图

图 14-29　源于运动神经 / 神经元的异常自发电位的分列图。从概念上，频谱图有助于识别源自运动神经 / 神经元的自发电位。它们都具有相同的基本形态：MUAP。它们的不同之处是其稳定性和放电特征。通常这些电位彼此共存。例如，痛性肌抽搐电位和束颤电位经常一起出现

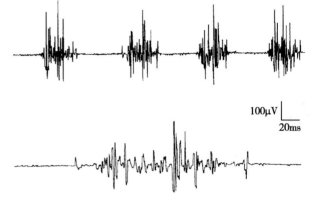

图 14-30　静止性震颤典型的表现是 **MUAP 突然发放，每串突然发放之间相对的静息（上图）**。因为多个不同的 MUAP 重叠，多相波出现增加，难以辨清单个 MUAP 形态（**底部**）

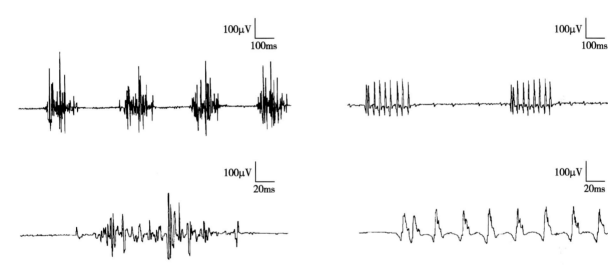

图 14-31　**震颤电位对比肌颤搐电位**。当震颤发生于静止时（**左侧扫描波形**），有可能被误认为是肌颤搐放电。肌颤搐电位（**右侧扫描波形**）是突发的。只要注意到以下特点就可以区分肌颤搐电位和震颤电位：爆发时，肌颤搐电位是相同的 MUAP 重复发放，而震颤是许多不同的 MUAP 发放

（冯淑艳　朱　愈　译）

推荐阅读

Brown, W.F., 1984. The physiological and technical basis of electromyography. Butterworth, Boston.

Daube, J.R., 1991. AAEM minimonograph #11: needle examination in clinical electromyography. American Association of Electrodiagnostic Medicine, Rochester, MN.

Dimitru, D., 1989. Volume conduction: theory and application. In: Dimitru, D. (Ed.), Clinical electrophysiology: physical medicine and rehabilitation state of the art reviews. Hanley Belfus, Philadelphia, p. 665.

Dimitru, D., DeLisa, J.A., 1991. AAEM minimonograph #10: volume conduction. American Association of Electrodiagnostic Medicine, Rochester, MN.

Dumitru, D., King, J.C., Rogers, W.E., et al., 1999. Positive sharp wave and fibrillation potential modeling. Muscle Nerve 22, 242–251.

Dumitru, D., Martinez, C.T.J., 2006. Propagated insertional activity: a model of positive sharp wave generation. Muscle Nerve 34, 457–462.

Dumitru, D., Santa Maria, D.L., 2007. Positive sharp wave origin: evidence supporting the electrode initiation hypothesis. Muscle Nerve 36, 349–356.

Kimura, J., 1989. Electrodiagnosis in diseases of nerve and muscle, second ed. FA Davis, Philadelphia.

Sethi, R.K., Thompson, L.L., 1989. The electromyographer's handbook, second ed. Little, Brown, Boston.

15 肌电图基础：运动单位动作电位分析

在评估了插入电位和自发电位之后，进行针肌电图（electromyography，EMG）检查，评估运动单位动作电位（motor unit action potential，MUAP）。其过程类似于分析自发电位，要分析 MUAP 的形态（时限、波幅、相位），稳定性和发放特征。肌电图检查发现 MUAP 的异常结果，通常帮助我们诊断疾病主要是神经病性还是肌病性，病程（急性还是慢性）和病变的严重程度。MUAP 的评定略难，需要检查者有丰富的经验。根据被检查的肌肉以及患者的年龄，正常的 MUAP 也存在很大的变化，这使得评估 MUAP 的任务变得更加困难。

生理学

组成周围神经系统的基本部分是运动单位，包括一个运动神经元，其轴突以及神经肌肉接头（neuro-muscular junctions，NMJ）和肌纤维。针电极在细胞外记录到的运动单位电位就是 MUAP（图 15-1）。

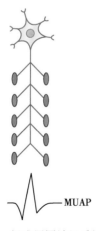

图 15-1　运动单位。组成周围神经系统的基本部分是运动单位，包括一个运动神经元，其轴突以及相应的神经肌肉接头（neuro-muscular junction，NMJ）和肌纤维。MUAP 是细胞外针肌电图记录的运动单位电位

每个运动单位的肌纤维数目变化很大，从喉部肌肉的 5～10 个到比目鱼肌数千个。在成人中，一个运动单位横截面分布的范围通常是 5～10mm，其中有很多运动单位互相交织重叠。由于这种重叠，同一运动单位的两条肌纤维很少相互邻接。运动单位横截面分布的范围随着年龄的增长而迅速增大，从出生到成年将扩大一倍，主要因为每根肌纤维的增粗。

运动神经元去极化达到阈值，就产生神经动作电位并通过轴突传播。在正常情况下，将导致该运动单位所有的肌纤维或多或少同时被激活和去极化。这种肌纤维之间去极化时间的差异，是由于轴突末梢的长度和 NMJ 传递时间的不同所致。

"大小原则"影响着运动单位的许多属性（图 15-2）。运动神经元的大小直接关系着：①轴突大小；②轴突髓鞘厚度；③轴突传导速度；④神经元去极化阈值；⑤其支配的肌纤维的代谢类型。较大的运动神经元有着较粗大的轴突，最厚的髓鞘（因此传导速度最快），最高的神经元去极化阈值，以及连接着Ⅱ型快收缩肌纤维。相反，较小的运动神经元的轴突比较小，髓鞘较薄，传导速度较慢，神经元去极化阈值较低，一般来说，连接Ⅰ型慢收缩肌纤维。因此主动收缩时，阈值最低的最小运动单位，首先发放。随着收缩的增强，大的运动单位逐步加入。最大收缩时，支配肌纤维的最大的运动单位发放。在常规针肌电图检查中，分析到的大多是较小运动单位，支配Ⅰ型肌纤维的 MUAP。

在针肌电图检查中，记录到的一个 MUAP，代表一个运动单位中的肌纤维细胞外复合电位，离针电极越近的肌纤维权重越高。肌膜外记录到的 MUAP 只有实际跨膜电位波幅的 1/100～1/10，而且 MUAP 波幅随着针电极和膜之间的距离增加而

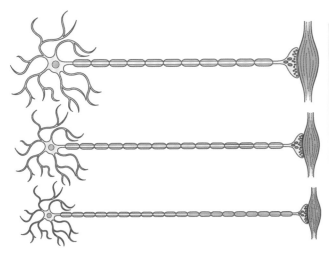

神经元	轴突	髓鞘	传导速度	阈值	纤维类型
大	大	厚	快	高	Ⅱ型
中	中	中	中	中	Ⅰ/Ⅱ型
小	小	薄	慢	低	Ⅰ型

图 15-2　大小原则和运动单位属性

迅速降低。明确 MUAP 是正常的、神经病性的还是肌病性的病变，不能取决于单一的发现。正如自发电位，记录到的 MUAP 必须分析其形态（时限、相位，波幅），稳定性和发放特征，之后才可以得出结论。

形态

　　在同一肌肉或者不同的肌肉中，MUAP 的属性差异很大。即使在同一肌肉中，正常运动单位的形态也有相当大的变异范围，MUAP 的大小呈一个钟形分布曲线（图 15-3）。由于这种正常的变异性，MUAP 形态的正常值是由许多不同的 MUAP 的平均值得出的。可以定性的或者定量的分析 MUAP 的形态学。定量分析 MUAP 时，每块肌肉须选取 20 个不同的 MUAP，分别测量它们各自的时限、波幅和相位数。把这些数值计算出平均的时限、波幅和相位数，然后与该肌肉某一年龄段的正常值进行比较。MUAP 形态上的变化取决于被选取的肌肉以及患者的年龄。对 MUAP 的时限来说尤其如此（表 15-1）。一般来说，近端肌肉 MUAP 的时限往往比远端肌肉短。成人 MUAP 的体积比儿童

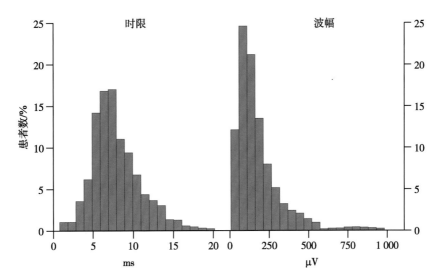

图 15-3　正常的运动单位动作电位（MUAP）时限和波幅的范围。正常人肱二头肌 MUAP 时限和波幅的直方图。由于在同一肌肉中有大的也有小的运动单位，因此注意在正常肌肉中 MUAP 的时限和波幅变化显著。明确 MUAP 时限或波幅是否正常需要计算许多运动单位的平均值，而不能只测量一个或两个 MUAP（Reprinted with permission from Buchthal, F., Guld, C., Rosenfalck, P., 1954. Action potential parameters in normal human muscle and their dependence on physical variables. Acta Physiol Scand 32, 200.）

表 15-1　根据肌肉和年龄分组的运动单位动作电位时限的平均值

年龄/岁	上肢肌肉					股四头肌,股二头肌	下肢肌肉				面肌
	三角肌	肱二头肌	肱三头肌	鱼际肌	小指展肌		腓肠肌	胫骨前肌	腓骨长肌	趾短伸肌	
0~4	7.9~10.1	6.4~8.2	7.2~9.3	7.1~9.1	8.3~10.6	7.2~9.2	6.4~8.2	8.0~10.2	6.8~7.4	6.3~8.1	3.7~4.7
5~9	8.0~10.8	6.5~8.8	7.3~9.9	7.2~9.8	8.4~11.4	7.3~9.9	6.5~8.8	8.1~11.0	5.9~7.9	6.4~8.7	3.8~5.1
10~14	8.1~11.2	6.6~9.1	7.5~10.3	7.3~10.1	8.5~11.7	7.4~10.2	6.6~9.1	8.2~11.3	5.9~8.2	6.5~9.0	3.9~5.3
15~19	8.6~12.2	7.0~9.9	7.9~11.2	7.8~11.0	9.0~12.8	7.8~11.1	7.0~9.9	8.7~12.3	6.3~8.9	6.9~9.8	4.1~5.7
20~29	9.5~13.2	7.7~10.7	8.7~12.1	8.5~11.9	9.9~13.8	8.6~12.0	7.7~10.7	9.6~13.3	6.9~9.6	7.6~10.6	4.4~6.2
30~39	11.1~14.9	9.0~12.1	10.2~13.7	10.0~13.4	11.6~15.6	10.1~13.5	9.0~12.1	11.2~15.1	8.1~10.9	8.9~12.0	5.2~7.1
40~49	11.8~15.7	9.6~12.8	10.9~14.5	10.7~14.2	12.4~16.5	10.7~14.3	9.6~12.8	11.9~15.9	8.6~11.5	9.5~12.7	5.6~7.4
50~59	12.8~16.7	10.4~13.6	11.8~15.4	11.5~15.1	13.4~17.5	11.6~15.2	10.4~13.6	12.9~16.9	9.4~12.2	10.3~13.5	6.0~7.9
60~69	13.3~17.3	10.8~14.1	12.2~15.9	12.0~15.7	13.9~18.2	12.1~15.8	10.8~14.1	13.4~17.5	9.7~12.7	10.7~14.0	6.3~8.2
70~79	13.7~17.7	11.1~14.4	12.5~16.3	12.3~16.0	14.3~18.6	12.4~16.1	11.1~14.4	13.8~17.9	10.0~13.0	11.0~14.3	6.5~8.3

摘自 Buchthal, F., F. Rosenfalck, P. Action potential parameters in different human muscles. Acta Psychiatr Neurol Scand. ©1955 Munsgaard International Publishers Ltd. Copenhagen, Denmark.

的大,这主要是由于在发育过程中肌纤维体积的增大。此外,通常年龄越大,MUAP 体积越大,这可能是由于正常的老化而丢失了一些运动单位,导致了某些"正常"的代偿性神经再支配。从 30 岁开始,每年约丢失 1% 的运动单位,60 岁之后丢失的运动单位迅速增加。

将检查肌肉测量出的 MUAP 平均值与该肌肉和特定年龄段的正常值对比,才可以确定其形态是否正常。以往定量 MUAP 分析繁琐而费时。如今现代化的肌电图仪器带有自动化分析程序。不过经验丰富的肌电图医生通过定性 MUAP 分析,就可以得出与定量分析一致的结果。其分析的过程基本相同。用针极在肌肉的几个不同部位采集约 20 个不同 MUAP 时限进行研究,定性分析并比较该肌肉特定年龄段的正常值。

时限

MUAP 时限是反映一个运动单位中肌纤维数量的最佳参数(图 15-4),通常在 5~15ms。时限测量从 MUAP 最初偏离基线开始到其最终回到基线结束。它主要取决于运动单位内肌纤维的数量和去极化时间的离散程度。时间离散则取决于终板纵向和横向的散布,并取决于终末分支的距离和传导速度的差异。时限延长体现了肌纤维数量和运动单位范围的增加;与年龄直接相关(年龄增加,时限增加),与温度负相关(温度下降,时限增加),并取决于所检查的肌纤维。近端的和球面部肌肉的 MUAP 时限一般较短。肌电图检查时,更有用的是听电位发放的声音。尤其是在评估 MUAP 时限时,因为时限与音高有关。长时限MUAP(低频)的声音沉闷而像雷鸣般,而短时限MUAP(高频)的声音较脆而像静电声。随着肌电图检查者经验增加,就不会听错长时限和短时限MUAP 的不同声音。

在神经再支配早期,侧芽细小,髓鞘薄以及传导速度慢。因为缓慢的传导时间和增加的传导距离,再生的肌纤维显示为跟随在 MUAP 的主波之后时间锁定的电位(卫星电位)。随着侧芽成熟和传导速度增快,时间锁定的卫星电位最终会并入MUAP 主波,使其波幅增高,时限延长和相位增多。

多相波,锯齿波,和卫星电位

多相波是测量同步性的指标,即在发放时一个运动单位内有多少肌纤维在同一时间募集。这是一个非特异性指标,在肌病性和神经病性疾病中都可能异常。位相的数量较容易计算,是 MUAP 经过基线的次数再加一(图 15-4)。通常,MUAP 有 2~4 相。然而,正常情况下任何肌肉都会有 5%~10% 的 MUAP 位相增加。三角肌是一个例外,正常情况下可能会有 25% 的多相波。在大多数肌肉的多相波超过 10%,三角肌超过 25% 提示异常。通过扬声器听到高频的"滴答"声,可以帮助识别多位相 MUAP。

锯齿波(也称为拐波)定义为电位方向转折的电位,但不交叉于基线。多相波和锯齿波增加,其意义相似,表示运动单位中肌纤维发放不同步。有时,移动针极可使一个锯齿变为一个越过基线的位相。

卫星电位(也称为关联电位或寄生电位)是出现在肌纤维再支配早期有趣的现象。失神经后,肌纤维会被从相邻健存的运动单位发出侧芽再支配。新生的侧芽通常很小,无髓鞘或髓鞘很薄,因而传导速度很缓慢。因为延长的传导时间和增加的传导距离,所以再支配的肌纤维,呈现为跟随在 MUAP 主波之后时间锁定的电位(图 15-5 和图 15-6)。这些卫星电位是极不稳定的(见下文"稳定性"),发放频率会稍有变化或传导阻滞,甚至不发放(图 15-7)。随着时间的推移,侧芽成熟,髓鞘增厚,传导速度增加。随后,发放的卫星电位接近主电位,最终会成为复合电位中的一个位相或锯齿波。通常需要用触发延迟线来观察 MUAP 主波

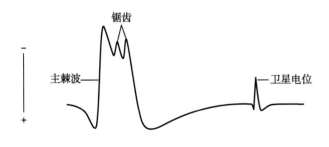

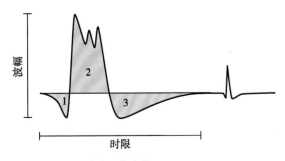

图 15-4 测量运动单位动作电位(motor unit action potential,MUAP)。 时限的测量是从 MUAP 最初偏离基线开始到其最终回到基线结束。时限是反映运动单位中肌纤维数量最好的参数。波幅只反映了非常接近针极的肌纤维,其测量的是峰 - 峰值。相位数(阴影区域)是计算电位越过基线的次数再加一。MUAP 通常是三相。锯齿波(也称为拐波)是方向变化不越过基线的电位。主棘波是最大的正相到负相的偏转,通常发生在第一个正相波之后。卫星电位或称关联电位,跟随在主电位后,通常代表肌纤维早期再支配

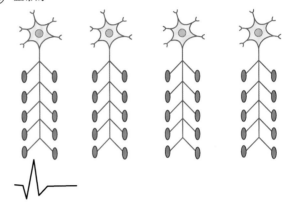

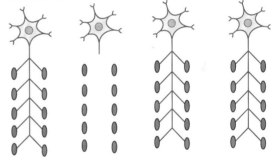

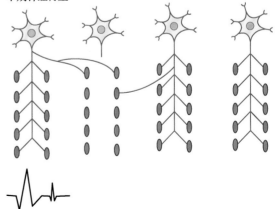

图 15-5 侧芽支配和卫星电位。A. 正常情况;**B.** 随着部分失神经病变,损伤轴突的沃勒变性;**C.** 神经再支配通常来自邻近健存的轴突发出侧芽

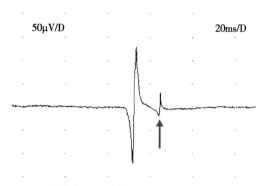

50μV/D　　　　　　　　　20ms/D

图 15-6　卫星电位。注意标记处的小电位，它和 MUAP 主波时间锁定。这是一个卫星电位，是早期肌纤维被再支配的一个标志。失神经后，肌纤维会被从相邻健存的运动单位发出侧芽再支配。新生的侧芽通常很小，无髓鞘或髓鞘很薄，因而传导速度非常缓慢。因为缓慢的传导时间和增加的传导距离，所以再支配的肌纤维呈现为跟随在 MUAP 主波之后的时间锁定的电位

后的卫星电位（通常需要将主 MUAP 置于触发线上以观察卫星电位），并要确定卫星电位与主电位是时间锁定的。

波幅

　　在正常个体之间，MUAP 波幅的差异很大。大多数 MUAP 的波幅大于 100μV，小于 2mV。波幅通常测量 MUAP 波幅的峰 - 峰值（图 15-4）。波幅性质上是一个高频响应。针极和肌纤维之间的组织充当了一个有效的高频滤波器。因此，与时限不同，一个运动单位中的大多数肌纤维对波幅的贡献很小。MUAP 的波幅只反映了少数几根离针极最近的肌纤维（仅 2～12 根肌纤维）。因此在评估运动单位的大小时，波幅不如时限有价值。波幅增加与以下几个因素有关：①针极接近运动单位（图 15-8）；②运动单位中肌纤维数量增加；③肌纤维的直径增粗（即肌纤维肥大）；④肌纤维发放更加同步。听肌电图声音，MUAP 的波幅与音频有关，而不是音量。

主棘波

　　主棘波是指 MUAP 中最大的正相 - 负相的部分，通常在第一个正波之后（图 15-4）。主棘波是 MUAP 中最高频的部分。因为组织作为高频滤波器，当针极越接近 MUAP，主棘波的波幅越高，其上升时间越短，越提示针极接近运动单位。MUAP 参数应在针极非常接近运动单位时测量（图 15-9）。针极接近运动单位，MUAP 变得"尖锐"。尖锐的声音代表主棘波高频的部分，在主棘波上升时间小于 500μs 时产生，提示针极的位置合适。

稳定性

　　每次电位重复发放，其 MUAP 的形态通常是稳定的。这种稳定性是由于每次生成的神经动作电位，通常很有效地通过 NMJ 传递，使得该运动

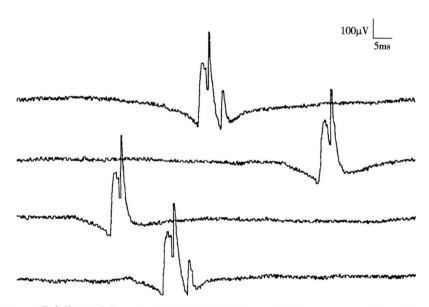

100μV
5ms

图 15-7　不稳定的卫星电位。注意卫星电位出现在第一个和第四个 MUAP。然而，卫星电位没有出现在第二个和第三个 MUAP。在早期神经再支配，侧芽附近的失神经的肌纤维产生卫星电位。然而，新形成的 NMJ 是不成熟的，并不是总能达到阈值，这导致了卫星电位间歇性的发放。最终，卫星电位可并入 MUAP 主波。这是神经再支配后产生不稳定的 MUAP 的原理

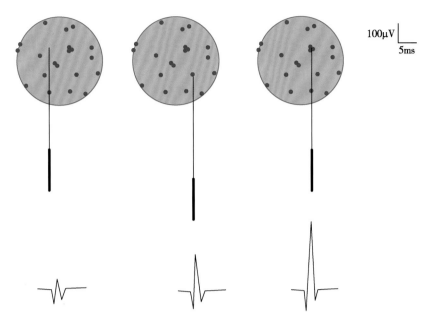

图 15-8 **针极的位置与 MUAP 波幅的关系**。在 MUAP 的所有参数中，波幅最取决于针极的位置。只有肌纤维非常接近针极才会产生波幅；时限与之相反，是由大部分肌纤维产生的。当针极在同一运动单位内不同位置移动时，注意波幅的改变

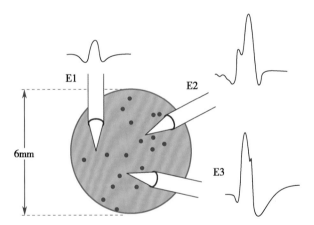

图 15-9 **MUAP 的形态和肌电图针极的位置**。肌电图针极的位置会影响记录到的 MUAP 的形态。为了正确评估 MUAP 参数，要求主棘波必须尽可能陡峭地上升，这表明针极接近了运动单位。注意在 E3 位置的针极具有最短的主棘波上升时间，这是评估 MUAP 的最佳位置。还要注意，虽然 MUAP 波幅随着针极位置（比较位置 E1 和 E3）变化明显，但时限相对不变（From Dimitru, D., DeLisa, J.A., 1991. AAEM minimonograph #10: volume conduction. Muscle Nerve 14, 605. Reprinted by permission of Wiley.）

单位内所有的肌纤维发放。如果 NMJ 传递过程受阻，就可能出现不稳定的 MUAP（图 15-10）。当不同的肌纤维被阻滞，或产生不同时间间隔的动作电位，导致 MUAP 各次发放之间的形态变化，从而出现不稳定的 MUAP。MUAP 之间的变化既可以是波幅上的，也可以是相位（或锯齿）数量上的，或两者都有。尽管不稳定的 MUAP 提示 NMJ 是不

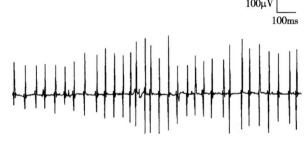

图 15-10 **不稳定的 MUAP**。每次冲动发放的 MUAP 的波幅或相位数都变化被称为不稳定 MUAP。不稳定 MUAP 发生在原发的 NMJ 疾病或不成熟的 NMJ（常发生在神经再支配早期）。注意电位之间波幅的改变

稳定，但它们不仅仅出现在 NMJ 的原发疾病（如重症肌无力，兰伯特 - 伊顿肌无力综合征），也常继发于神经病性和肌病性疾病。与失神经病变相关的任何疾病都可能导致 MUAP 的不稳定。在神经再支配早期，新形成的不成熟的 NMJ 经常导致 NMJ 传递失败。传递失败的结果是多样的，可能是终板传递失败，或者是一个运动单位内的一些肌纤维出现间歇性的传递阻滞（图 15-7）。

发放模式（激活，募集，干扰相）

肌电图最重要并且最困难的任务之一是评估发放模式及其与 MUAP 数量的关系。MUAP 通常是半节律性的发放模式，也就是说，同一个 MUAP

连续发放时,电位之间的时间间隔有轻微的变化(图 15-11)。这种独特的发放模式有助于识别自主控制的 MUAP 及各种自发性的发放,它们是非自主控制的,并具有其他独特的发放模式,如纤颤电位和正锐波的规则发放、复杂重复放电的完全规则或突然改变、肌强直电位的波幅消长变化、束颤电位的缓慢和不规则发放。

肌肉收缩时,只有两种方法可以增加肌肉力量:一是运动单位增加发放频率(最高的肌强直融合频率大约 50Hz),另一个是增加运动单位的发放(图 15-12)。通常情况下,肌力的增加是这两个方法的结合,使得运动单位有序地募集。正常情况下当肌肉最轻收缩时,一个 MUAP 以 4～5Hz 的半节律性开始发放。任何慢于 4～5Hz 发放的电位,都不可能是自主控制的 MUAP,而是自发电位。随着肌力增加,第一个 MUAP 增加其发放频率,然后第二个 MUAP 开始发放,等等。这个过程是持续的,随着发放频率的增加和追加的 MUAP 被募集,肌力增加。通常情况下,发放频率与不

同的参与发放的 MUAP 数目之比大约是 5∶1。因此,当第一个 MUAP 发放频率达到 10Hz 时,第二个 MUAP 应该开始发放;15Hz 时,第三个 MUAP 应该发放,以此类推。通常在最大收缩时,多个 MUAP 重叠而产生干扰模式,即无法区分出单个的运动单位动作电位(图 15-13A)。对于大多数

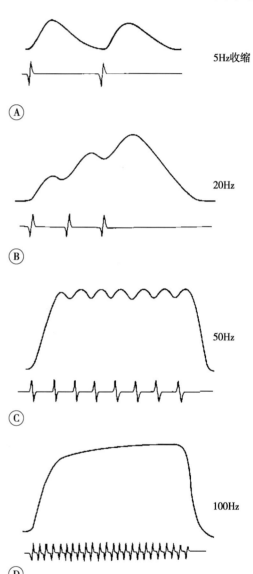

图 15-12　肌力与发放频率的关系。每对图形的**上方图**显示的是收缩肌力;**下方图**显示的是不同发放频率的 MUAP。注意,力量随着发放频率增加而增加。增加肌肉收缩力量,需要运动单位发放更快或追加运动单位的数目。虽然 MUAP 只持续 5～15ms,机械收缩将持续超过 100ms。随着 MUAP 发放频率增加,收缩肌力聚积。收缩力量增加到大约 50Hz 的频率(肌强直融合频率)。在这个频率范围,肌肉的肌球蛋白和肌动蛋白丝之间最大程度重叠。发放高于该频率可能导致更多的发放但不会明显的改变所产生的力量(Adapted with permission from Kandel, E.R., Schwartz, J.H., Jessell, T.M.(Eds.), 1991. Principles of neural science, third ed. Appleton & Lange, Norwalk, CT.)

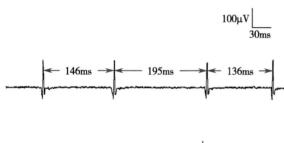

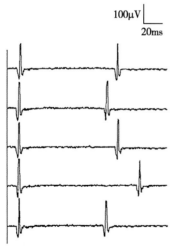

图 15-11　MUAP 发放模式。通常 MUAP 是半节律性的发放模式,电位之间的时间间隔有轻微的变化。**上图**:单个自主的 MUAP 发放约 6Hz。注意时间间隔的变化。**下图**:单个自主的 MUAP 采用延迟线触发和连续扫描波形。每个扫描中的第一个电位触发扫描。注意其与下一个 MUAP 发放时间间隔的差异。模式是不完全规则的(例如,它是半节律性的)。这种发放模式只见于主动激活的 MUAP

肌肉来说,最大发放频率是 30~50Hz。重要的例外包括快速最大发力收缩,发放频率可瞬间达到 100Hz;以及主要是慢抽动的肌肉(如比目鱼肌),其最大发放频率大约是 15Hz。

在评估 MUAP 中一个关键问题如下:相对于发放频率,参与发放的运动单位的数目相应吗?即发放频率和 MUAP 数目的比率是大约 5:1 吗?要回答以上问题,我们应该知道增加力量取决于两个过程:激活和募集。激活是指提高发放频率的能力。这是一个中枢的过程。激活减弱可能见于中枢神经系统疾病或是疼痛、不配合,以及功能性障碍。募集是指随着发放频率的增加能够追加不同 MUAP 的能力。募集减少主要见于神经病性疾病,也可以极少的见于严重的晚期肌病。

干扰相的减少可以是由于不良的激活,或者不良的募集。这两种不同的干扰相未完成见图 15-14 所示。在这两种情况下,患者都被要求最大力收

缩被检肌。在第一种情况下(上图),注意同一个 MUAP 快速发放频率达 30Hz。尽管发放频率已达最大,但只见到一个 MUAP 以 30Hz(30:1 的比率)发放。正常肌肉,发放频率达到 30Hz 的时候,应该看到五六个不同的 MUAP 发放(比率约为 5:1)。因此,在这种情况下,干扰相未完成是由于募集减少,而激活过程(发放频率)是正常的。募集减少发生在 MUAP 丢失时,通常是由于轴突丢失或传导阻滞。在晚期肌病的少见情况下,如果某些 MUAP 中的每个肌纤维都丢失,(即,该 MUAP 消失),则 MUAP 的总数量也会显著减少,从而导致募集减少。

对比第二个患者的模式(下图),也只看到单个 MUAP 发放。然而在这个病例,单个 MUAP 发放频率是 5Hz。因此,尽管 MUAP 发放的数量(募集)相对于发放频率(比率约为 5:1)是正常的,但该发放频率(激活)显然未达最大值。在这种情况

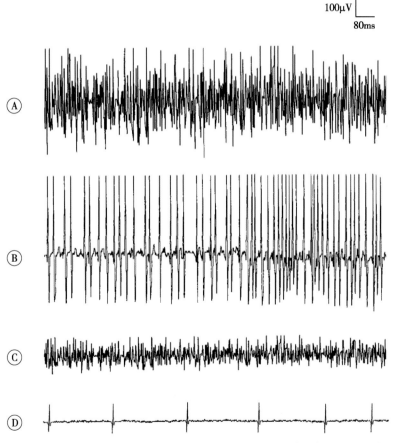

图 15-13　干扰相。**A.** 正常的。**B.** 神经病性的。**C.** 肌病性的。**D.** 中枢性的。在每个图像中患者都被要求最大力量收缩肌肉。在正常人最大收缩时,有如此多的 MUAP 发放以至于难以区分单个 MUAP。神经病性的募集,高频发放的 MUAP 数量减少,导致达不到干扰相(当只有一个 MUAP 发放,则常被称为"栅栏"相)。肌病性的募集,虽然 MUAP 发放的数量是正常的,但干扰相是由短时限,低波幅的 MUAP 组成,在小力收缩时就见大量 MUAP 发放。在中枢性疾病,主要的问题是不能快速发放(即激活减弱);尽管募集的 MUAP 的数量少,但与发放频率是相应的

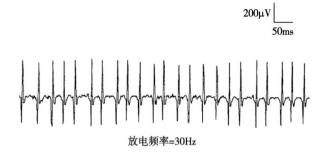

放电频率=30Hz

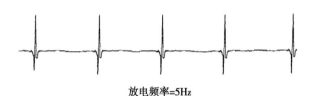

放电频率=5Hz

图15-14 未完成的干扰相。在这两个图形中，患者在肌电图针极插入后都被要求最大力收缩肌肉。上图显示的是由于募集减少的未完成。下图显示的是由于激活减弱的未完成的干扰相（详见正文）

下，干扰相未完成主要是由于激活减弱，而募集（即不同MUAP的数目）对于发放频率是相应的。患者的肌无力反映的是MUAP的激活减弱，可见其持续的运动单位发放频率低于最大值显示的。这种模式下，激活减弱可能是患者不能充分合作，或是因为疼痛，或是中枢神经系统病变（如卒中、多发性硬化）。

当然，一个患者可能同时存在激活减弱（即上运动神经元疾病）和募集减少（即下运动神经元疾病）。最典型的见于肌萎缩性脊髓侧索硬化症，该疾病累及上运动神经元和下运动神经元。不过更常见于神经病性疾病患者，其由于疼痛而移动肢体困难（如L5神经根病疼痛时外展髋部）。在这种情况下，由于L5神经根病变而募集减少，由于疼痛而激活减弱。

最后要理解的一个概念是"早募集"。在运动单位内部分肌纤维丢失的疾病中（如肌病，或伴有阻滞的NMJ疾病），运动单位变小而致肌力减小。因为每个运动单位产生的力量均减小，所以，即使生成较小的肌力也需要很多运动单位发放。这就是早募集，是有多个MUAP发放，而产生的肌力较小，不相应。在显示屏上，轻度用力就会出现大量MUAP几乎同时发放。通常，只有当肌电图检查者知道产生多少肌力时，才能评估早募集。再次指出，早募集指的是参与发放的MUAP数量（即数量

增加）与产生的肌力大小不相应；它不涉及MUAP发放的数量，与激活的水平或与发放频率的关系。早募集常见于肌肉疾病和某些NMJ疾病。

许多肌电图医生只在最大收缩时观察干扰相，来评估募集。然而，在中度用力收缩时更容易评估募集。注意需要回答的关键问题是一样的：参与发放的不同的MUAP的数目是否与激活水平（发放频率）相适应？如果只见到一个MUAP以15～20Hz（中等水平激活）发放，就是募集减少，与是否有干扰相无关。没有必要让患者在最大收缩提高发放频率来得出结论。肌肉最大收缩时会增加针肌电图检查的痛苦，最好避免或者最低限度使用。的确，在最大用力收缩时明确MUAP发放数量和发放频率之间的关系实际上更加困难。

运动单位的异常模式

MUAP的形态和发放模式通常可以辨别各种累及运动单位的疾病。不能通过MUAP的单个参数来辨别肌病性、神经病性或NMJ疾病。MUAP的形态和发放频率的特定异常模式，反映的是该疾病是否①急性、慢性或晚期；②神经病性，肌病性或NMJ传递障碍疾病；③如果是神经病性，主要的病理生理是轴突丢失还是脱髓鞘（表15-2）。

神经病性病变

急性轴突丢失

急性神经轴突病变后的3～5天，运动神经纤维发生沃勒变性，随后病变的运动单位远端的肌纤维发生失神经病变。神经再支配的过程通常是附近健存的轴突形成侧芽生长，随后再支配失神经的肌纤维。当这种情况发生时，有神经再支配的MUAP内肌纤维的数量大于正常水平，导致MUAP的时限、波幅和相位数都增加（图15-15）。然而，这个过程需要时间，通常几个星期到几个月。在急性期，MUAP的形态仍然是正常的。在急性神经病性病变时，肌电图上看到的唯一异常是受累肌肉的募集减少，这是由于运动单位发生最初的丢失。因此，在急性轴突丢失的损伤时，针肌电图的模式是MUAP募集减少，形态正常。这种模式不发生在缓慢进展性或慢性疾病（如大多数的多发性神经病）。在这些情况中，患者出现症状时MUAP形态总是已经变化了。轴突丢失的急性神经病性病变模式典型的发生在神经创伤，压迫

表 15-2 MUAP 模式和病理生理

	MUAP 的形态			MUAP 的发放模式	
	时限	波幅	位相	激活	募集
急性神经源性病变 - 轴突	NL	NL	NL	NL	↓
慢性神经源性病变 - 轴突	↑	↑	↑	NL	↓
神经源性病变 - 脱髓鞘(只有 CV 减慢)	NL	NL	NL	NL	NL
神经源性病变 - 脱髓鞘(传导阻滞)	NL	NL	NL	NL	↓
严重失神经病变后神经再支配早期(新生的运动单位)	↓	↓	↑	NL	↓↓
急性肌源性病变	↓	↓	↑	NL	NL/提早
慢性肌源性病变	↓/↑	↓/↑	↑	NL	NL/提早
肌源性病变 - 终末期	↓/↑	↓/↑	↑	NL	↓↓
NMJ 疾病 - 颤抖增加	NL	NL	NL	NL	NL
NMJ 疾病 - 间歇性阻滞	NL/↓*	NL/↓*	NL/↑*	NL	NL/提早
NMJ 疾病 - 严重阻滞	↓	↓	↑	NL	↓↓
CNS 疾病	NL	NL	NL	↓↓	NL

CNS,中枢神经系统;CV,传导速度;MUAP,运动单位动作电位;NL,正常;NMJ,神经肌肉接头;↑增加;↓减少;↓/↑可能减少和/或增加;↓↓通常显著减少;*每个电位可能都有变化(不稳定的 MUAPs)

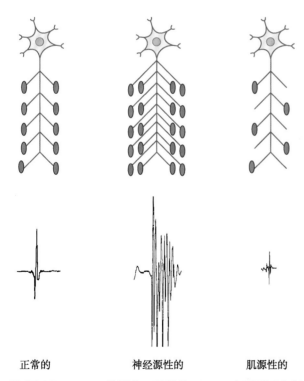

图 15-15 MUAP 的形态。 正常的 MUAP 有两到四个相位。在慢性神经病性病变后发生神经再支配时,每个运动单位内的肌纤维数量增多,导致了长时限、高波幅和多相位的 MUAP。在肌病性病变或 NMJ 病变伴有阻滞时,运动单位内有功能的肌纤维数量减少。导致短时限,低波幅和多相位的 MUAP

正常的　　　　神经源性的　　　　肌源性的

或神经梗死后的头几个星期。与该模式的其他唯一类似情况是伴有传导阻滞的单纯脱髓鞘病变(见神经病性:脱髓鞘)。

慢性轴突丢失

　　轴突丢失和失神经后,神经再支配通过两种机制实现。如果是完全性失神经病变,唯一可能的神经再支配机制是轴突从损伤部位再生(见下文"严重或完全性失神经支配后的早期神经再支配")。这个再生过程非常缓慢(每天不超过 1mm),可能需要几个月到几年,取决于神经的长度。然而,能够再支配的前提是前角细胞必须保持完好无损。例如,最初的神经纤维在神经横断后可以重生;但在有前角细胞坏死的脊髓灰质炎后就不可。

　　然而,在部分性或渐进性失神经病变的情况下,神经再支配通常是通过相邻健存的运动单位发出侧芽再生(图 15-5)。随着每个运动单位内的肌纤维数量增加,MUAP 时限延长,波幅增高和相位增多。MUAP 的变化结合募集减少,是神经再支配的 MUAP 的特点,并且几乎总是提示着慢性神经病性疾病(即前角细胞、神经根或周围神经的疾病)。类似于其他神经病性疾病,最大收缩时,由于募集减少,呈未完成干扰相(图 15-13B)。长时限、高波幅和多相位的 MUAP 不会出现在急性病变。只要出现，它们总是标志着病程至少已经几个星期、几个月或几年。

脱髓鞘

轴突丢失导致失神经病变和随后的神经再支配，并导致 MUAP 形态的变化。然而，如果病理上纯粹是或主要是脱髓鞘，则内部的轴突仍然无损。因此，没有失神经病变及随后的神经再支配。在单纯脱髓鞘病变中，MUAP 形态仍然是正常的。如果脱髓鞘病变仅使传导速度减慢，尽管较慢，神经动作电位仍然会传导到肌肉，具有功能的运动单位数目是正常的。因此，针肌电图检查不会有 MUAP 形态或募集模式的改变。然而，如果脱髓鞘导致传导阻滞，能够有功能的 MUAP 数量将会减少。虽然 MUAP 形态仍正常，发放模式会显示为募集减少。这种募集减少而 MUAP 形态正常的模式，只见于伴传导阻滞的脱髓鞘病变（如吉兰-巴雷综合征，腕管综合征的某些病例），或见于急性轴突丢失后神经还未再支配时。

肌病性病变

急性的

在肌病性病变中，运动单位中有功能的肌纤维数量减少。由于每个运动单位中肌纤维减少，MUAP 的时限缩短和波幅减小（图 15-15）。此外，由于残存的肌纤维功能障碍，其发放 MUAP 的同步性差，因此产生多相位的 MUAP 波形。然而，运动单位的实际数量（即前角细胞和轴突的数量）是正常的。**因此，募集模式相对于激活水平仍然是正常的。**然而每个运动单位中肌纤维减少，不能产生和正常的运动单位一样大的肌力。作为代偿，需要比正常数量更多的 MUAP 来参与发放以产生一定程度的力量，导致早募集。患者轻收缩就能见干扰相（图 15-13C）。**因此，急性肌病的模式是短时限、低波幅和多相位的 MUAP，伴正常募集或早募集。**

慢性的

在慢性肌病性疾病，特别是那些坏死性或炎性病变（如多肌炎，肌营养不良），常同时存在失神经病变和随后的神经再支配。因此，能够形成长时限、高波幅和多相位的 MUAP，尽管这样的 MUAP 最常见于慢性神经病性疾病。在许多慢性肌病性疾病中，可见两种类型常见的 MUAP：长时限、高波幅、多相位的 MUAP 和短时限、低波幅、

多相位的 MUAP，它们常存在于同一块肌肉。只存在长时限、高波幅、多相位的 MUAP 的情况很少。**区分慢性肌病性病变和慢性神经病性病变的关键，是评估 MUAP 的募集模式。**在慢性肌病性病变，募集通常正常或早募集。如果没有看到早募集，其募集模式至少要比慢性神经病性 MUAP 改变要好。在某些发展非常缓慢的肌病（特别是包涵体肌炎）的情况下，肌电图模式可能类似于活动性的运动神经元疾病（纤颤电位，长时限、高波幅、多相位的 MUAP）。除了相对于存在明显神经再支配的情况之外，其募集模式表现的似乎"太好"。

终末期

在一些肌营养不良，周期性瘫痪和不常见的、非常慢的局灶性肌病性疾病（如包涵体肌炎）的极晚期，可见到终末期肌病。在这种情况下，如果每个运动单位内的肌纤维死亡或存在功能障碍，那么运动单位的实际数量会显著地减少。结果是不寻常的募集减少模式：短时限、低波幅和多相位的 MUAP 单独存在，或与长时限、高波幅、多相位的 MUAP 共存。虽然募集减少几乎总是表示神经病性疾病，但可罕见于终末期肌病的肌肉中。

严重或完全性失神经支配后的早期神经再支配

神经再支配最常见的方式是由相邻健存的运动单位发出侧芽再支配。如果是严重的或完全的失神经病变，附近没有健存的轴突，则神经再支配唯一可能的机制是从损伤部位开始的轴突再生。轴突再生，在某个时间点上它会再支配原先的部分肌纤维，但不是全部的。这时，MUAP 呈短时限、低波幅和多相位，类似于急性肌病性疾病的 MUAP（图 15-16）。严重的失神经病变后，早期神经再支配的 MUAP 称为新生运动单位。**区分新生 MUAP 和肌病性病变 MUAP 的关键是募集模式。新生 MUAP 总是出现显著的募集减少，而肌病性疾病的 MUAP 是募集正常或早募集。**虽然新生运动单位并不常见，但它们强调了不是所有的短时限、小波幅和多相位的 MUAP 都是肌病性疾病。

神经肌肉接头疾病

NMJ 疾病中 MUAP 的形态和发放模式取决于病变的严重程度。如果 NMJ 病变是轻微的，运动单位内肌纤维的发放只有轻微的变化，MUAP 的形态和募集都是正常的。如果病变较为严重，导致

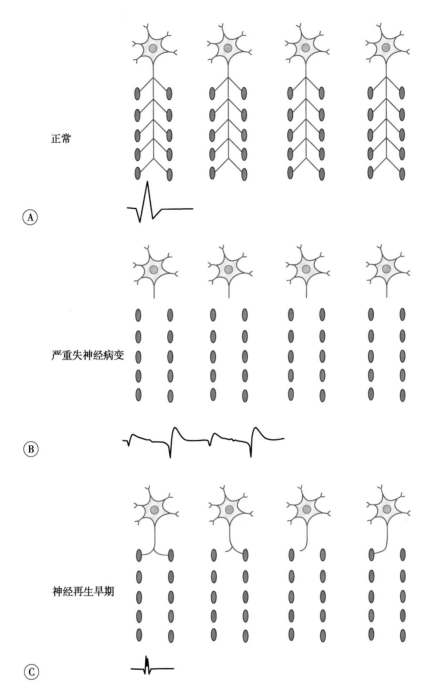

图15-16 新生运动单位。严重的轴突损伤后，沃勒变性发生在损伤远端，导致失神经病变（**B**）。如果附近没有幸存的轴突，神经再生只能是从轴突残端再生。在这个神经再生过程的早期，将会有一个时间点，这时部分但不是全部的肌纤维被神经再支配（**C**）。这时，MUAP 是短间期、低波幅和多相位的，类似于肌病性疾病的运动单位。比较新生的 MUAP（**C**）与正常的 MUAP（**A**）。新生 MUAP 与肌病性疾病 MUAP 的区别是前者募集减少而后者是募集正常或提早

运动单位内的一些肌纤维间歇性阻滞，则 MUAP 会变得不稳定。该 MUAP 的不同发放之间的形态（波幅、相位数或者两者兼而有之）会有变化。随着阻滞更严重和持久，运动单位内实际上会发生肌纤维的丢失。因此，MUAP 是短时限、低波幅和多相位的，类似于肌病性病变的 MUAP。类似地，

募集仍然正常，或者由于每个运动单位产生的力量变少，募集可能提早。再次强调，肌病性疾病和严重的 NMJ 疾病都导致短时限、低波幅和多相位的 MUAP 伴正常或早募集。最后，在严重的 NMJ 阻滞中，如肉毒素中毒，某些运动单位中所有的纤维都可能被阻滞，导致显著的运动单位丢失。在

这些情况下，残余的 MUAP 是短时限、低波幅和多相位的；但募集减少，反映了可用的运动单位数量减少。这一不寻常的模式也可见于终末期肌病和新生运动单位。

中枢神经系统疾病

在中枢神经系统疾病中，通常没有前角细胞丧失，因此没有失神经以及神经再支配。MUAP 的形态和募集依然正常。针肌电图检查中，力弱所显示的是由于 MUAP 不能快速发放（即激活减弱）。因此，尽管干扰相是未完成的（MUAP 发放的数量减少），但 MUAP 实际的数量减少（即募集）与激活水平的降低是相应的（图 15-13D）。

偶尔，中枢神经系统疾病中也可以见到其他模式。在脊髓损伤中，因为损伤节段的前角细胞丧失，该节段的运动单位可能会丢失。例如，在 C6 脊髓损伤，在 C6 神经支配的肌肉中，可以见到 MUAP 的失神经，神经再支配和募集减少。然而在力弱的下肢，只见到 MUAP 的激活减弱，但募集不减少。在那些接受部分 C6 神经支配的肌肉中（如旋前圆肌，C6-C7 支配），MUAP 可能既有募集减少又有激活减弱。

中枢神经系统疾病中很少见其他的异常肌电图。在一些报道的多发性硬化症的患者中，可见失神经和神经再支配的现象，大概是由于运动纤维从离开脊髓前角细胞到出脊髓成为运动神经根的这部分受累。在其他中枢神经系统疾病，特别是卒中，是否可以看到肌电图的异常，还存在争议。因为活动性差，卒中患者容易出现卡压和压迫性麻痹，这更多地用于解释肌电图异常。

某些中枢神经系统疾病中可出现震颤，这使得解析自发电位（见第 14 章）和 MUAP 的形态变得复杂。**震颤是自主的突发发放模式的 MUAP，被相对的静息期所间隔。**当震颤发生在休息时（如帕金森病），自发性的突发放电可能被误认为是肌颤搐电位。虽然震颤和肌颤搐电位都是 MUAP 突发式发放模式，它们主要的区别是：肌颤搐电位在发放时是同一个 MUAP 重复发放，而震颤在发放时是由许多不同的 MUAP 组成。此外，大多数患者可以通过改变他们的肢体位置或动作来自主地改变震颤，而肌颤搐电位不受患者自主的影响。大多数震颤在活动时恶化。因为震颤是多个 MUAP 同时放电，很难辨识清楚单个的 MUAP 形态，似乎见多相波增加。一般来说，如果患者活动

肌肉时出现震颤，则很难准确地明确 MUAP 的形态、稳定性，或募集。

最后，针肌电图上的持久不自主的收缩，可见于中枢疾病，包括肌张力障碍、僵人综合征和破伤风。在所有这些疾病中，MUAP 形态正常，MUAP 不自主的持续发放是肌电图模式之一，表现特点为肌肉延迟放松和拮抗肌的同时收缩。正常情况下，人很容易放松自己的肌肉和停止收缩。然而，在这些中枢神经系统疾病中，往往是不可能的。此外，发生主动肌和拮抗肌同步收缩。正常情况下，拮抗肌放松而主动肌收缩（如肱三头肌放松时肱二头肌收缩，弯曲肘部）。在肌张力障碍时，当患者意图活动主动肌，实际上常常是拮抗肌的 MUAP 发放增加（如当患者跖屈踝关节、胫前肌发放增加）（图 15-17）。

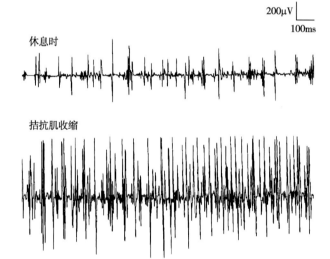

图 15-17　肌张力障碍放电模式。记录肌张力障碍患者的胫前肌。上图：休息时，注意 MUAP 持续发放。下图：患者被要求跖屈踝关节（即刺激拮抗肌）。注意放电明显增多。这种主动肌和拮抗肌同时收缩的模式见于肌张力障碍和其他中枢神经系统疾病中

（金　翔　朱　愈　译）

推荐阅读

Brown, W.F., 1984. The physiological and technical basis of electromyography. Butterworth, Boston.

Buchthal, F., Guld, C., Rosenfalck, P., 1954. Action potential parameters in normal human muscle and their dependence on physical variables. Acta Physiol Scand 32, 200.

Buchthal, F., Rosenfalck, P., 1955. Action potential parameters in different human muscles. Acta Psychiatr Neurol Scand 30, 121.

Daube, J.R., 1991. AAEM minimonograph #11: needle examination in clinical electromyography. American Association of Electrodiagnostic Medicine, Rochester, MN.

Dimitru, D., 1989. Volume conduction: theory and application. In: Dimitru, D. (Ed.), Clinical electrophysiology: physical medicine and rehabilitation state of the art reviews. Hanley Belfus, Philadelphia, p. 665.

Dimitru, D., DeLisa, J.A., 1991. AAEM minimonograph #10: volume conduction. American Association of Electrodiagnostic Medicine, Rochester, MN.

Kandel, E.R., Schwartz, J.H., Jessell, T.M. (Eds.), 1991. Principles of neural science, third ed. Appleton & Lange, Norwalk, CT.

Mendell, L.M., 2005. Essays on APS Classic Papers: the size principle: a rule describing the recruitment of motoneurons. J Neurophysiol 93, 3024–3026.

Sacco, G., Buchthal, F., Rosenfalck, P., 1962. Motor unit potentials at different ages. Arch Neurol 6, 44.

16 临床与电生理学的关联：概述与常见模式

电诊断检查所获信息的价值，取决于正确的数据收集，更取决于数据解释。熟练掌握常规神经传导检查和肌电图的操作技能，通常需要几个月到一年。然而，如果没有根据临床表现选择适当的检查，或者不能正确地解释检查数据，那么精确的数据也没有什么价值。每例检查都是基于鉴别诊断和临床信息的个体化检查。在检查过程中，还应该根据所获得的新信息作出进一步调整——这一点同样重要。必须特别强调，每项检查只有在与临床信息相结合的情况下才能正确解释。不同的临床情况下，相同的神经传导检查和肌电图数据可有很不同的含义。

识别异常神经传导检查（运动、感觉、晚反应、重复神经刺激）与异常肌电图（自发活动、运动单位电位形态、募集以及激活）的结合模式，是获得电生理诊断的第一步。接着，通过这些异常模式，明确病变的病理基础是神经病性还是肌病性，还是继发于神经肌肉接头病变；对于神经病性病变，还可以确定神经的主要病理生理（轴突丢失或脱髓鞘）和病程（超急性、急性、亚急性或慢性）。最后，通过这些异常发现的分布，将病变定位。在这个过程中，不能仅仅依据一个单方面的因素做出诊断。只有在分析了总的神经传导检查-肌电图异常模式、并根据临床信息进行了解读之后，才能做出最终的电生理诊断。

神经病性病变

神经病性病变源于周围神经和/或其初级神经元的丢失或功能紊乱。因此，多发性神经病、神经丛病、神经根病以及单神经病都是神经病性病变，主要累及运动神经元或背根神经节的病患也是神经病性病变。周围神经病变主要可以累及轴突——导致轴突丢失，或者累及髓鞘——导致脱髓鞘，尽管两者在神经传导检查和肌电图上的表现形式不同，它们都是神经病性病变。

轴突丢失病变

神经病性病变的表现模式随着时间的推进而变化（时间相关性变化），这对于解释神经病性病变至关重要。随着轴突丢失病变的发生和进展，依次有序地出现不同的神经传导检查和肌电图表现模式（表 16-1）。临床上的无力和木感会在轴突丢失病变（如神经的部分性横断伤）发生之后立刻出现。

表 16-1　轴突丢失表现的时间相关性

	超急性期	急性期	亚急性期	亚慢性期	慢性期
	即时	>1 周 <3 天	>3~6 周 <3~6 周	>2~3 月 <2~3 月	>数月/数年 <数月/数年	>数月/数年
临床表现	异常	异常	异常	异常	异常	正常/异常
神经传导	正常	正常	异常	异常	异常	正常/异常
MUAP 募集	减少	减少	减少	减少	减少	减少
自发电位	正常	正常	正常	异常	异常	正常
MUAP 形态	正常	正常	正常	正常	再支配	再支配

MUAP，运动单位动作电位。

但是，神经的运动纤维和感觉纤维的沃勒变性分别是在 3～5 天和 6～10 天之后才出现（图 16-1）。在沃勒变性之前，病变部位以远的神经的神经传导检查维持正常。也就是说，即使神经已经离断，在其远端段刺激并记录，仍可获得正常的反应。沃勒变性发生之后，神经传导检查才会出现与轴突丢失相应的异常表现：波幅降低而传导速度和远端潜伏期相对正常。运动传导的波幅降低发生稍早于感觉传导的波幅降低，这可能是由于神经肌肉接头首先出现功能障碍。如果快纤维和大纤维的轴突受累，可以出现传导速度减慢和潜伏期延长，但其程度不会达到脱髓鞘的范围（即传导速度小于正常下限的 75%，远端潜伏期大于正常上限的 130%）。

在针肌电图方面，起病后，无力的肌肉表现为运动单位动作电位（MUAP）募集减少。由于部分轴突及其运动单位已经丢失，增加肌肉收缩力量的唯一方法是加快存活的运动单位的发放频率，因此导致募集减少。病损之初没有异常的自发电位，MUAP 的形态也没有发生改变。这些变化还需一定时间才会出现。

接下来的几周之内，出现异常的自发电位（即失神经电位——纤颤电位和正锐波），我们已经知道，失神经电位出现的时间取决于病变部位与受检肌肉之间神经的长度。以下是病变位于神经通路两端的例子：

1. 病变位于 L5～S1 神经根（即病变部位与肌肉之间最长的距离）：纤颤电位和正锐波于 10～14 天时出现于椎旁肌、2～3 周出现于大腿近端肌肉、3～4 周出现于大腿部肌肉、5～6 周

出现于小腿远端及足部肌肉。

2. 病变位于神经远端或神经肌肉接头旁（即病变部位与肌肉间最短的距离，如肉毒素作用）：纤颤电位仅仅几天就会出现。

通过参比以上这些数值，可以估计其他不同长度的神经轴突丢失病变出现失神经电位的时间。

最后，在轴突丢失病变的慢性阶段，失神经支配后出现神经再支配，这个过程通常为几个月。再支配导致 MUAP 的形态改变：MUAP 时限变长、波幅变高、相位变多，反映每个运动单位的肌纤维数目增加。如果再支配成功，数月至数年之后，自发电位会消失，针肌电图仅表现为伴有募集减少的再支配 MUAP。此时的神经传导检查则可以出现运动和感觉神经电位波幅增高。

因此，综合考虑神经传导检查（正常或异常）、自发电位（出现或不出现）、MUAP 形态（正常或有再支配的）和募集（正常或减少），可以估计各种轴突丢失所致的神经病性病变的病程。

脱髓鞘

单纯的脱髓鞘病变（图 16-2）异常表现的模式与轴突丢失病变的不同，取决于脱髓鞘的程度。髓鞘是维持神经传导速度的根本。因此，脱髓鞘首先会导致传导速度明显减慢、以及远端潜伏期延长和晚反应延迟。更严重的脱髓鞘则直接导致传导阻滞，感觉纤维的阻滞和运动纤维的阻滞分别与临床上的感觉缺失和肌肉无力相对应。如果没有传导阻滞，只有传导速度减慢，神经动作电位最终仍能到达其目的地，尽管比正常慢得多。因此，单纯的传导速度减慢不会导致明确的无力。

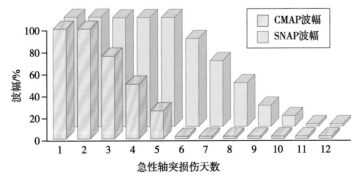

图 16-1　沃勒变性对 CMAP 和 SNAP 波幅的影响。 轴突丢失病变发生之后，在接下来的几天里，远端神经出现变性，运动和感觉神经电位波幅也随之降低。如果在轴突丢失病变后立即进行神经传导检查，在病变远端段刺激并记录，其反应是正常的。注意图中显示运动传导的波幅降低较感觉传导出现早，这可能是由于神经肌肉接头首先出现功能障碍（From Katirji, B., 1998. Electromyography in clinical practice: a case study approach. St. Louis, Mosby.）

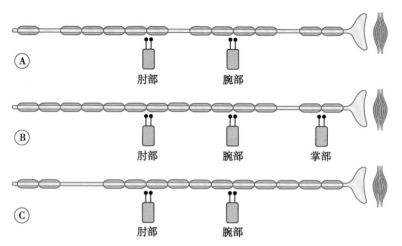

图 16-2　**脱髓鞘与神经传导检查**。脱髓鞘导致神经传导速度显著减慢，严重的还会导致传导阻滞，但轴突完整，不发生沃勒变性。神经传导检查的参数因脱髓鞘的位置不同而不同。**A.** 多节段脱髓鞘（神经近端段、中段、远端段均有脱髓鞘病灶），表现为传导速度减慢、远端潜伏期延长、晚反应延迟、远端电位波幅降低以及远、近端刺激点间传导阻滞。**B.** 只有远端段脱髓鞘，在腕部和肘部刺激时，表现为潜伏期延长、远端电位波幅降低以及晚反应延迟（因为晚反应同样要通过神经远端段）；但传导速度正常，常规的远、近端刺激点间未见传导阻滞；如果在更远端（如手掌）刺激，则在更远端刺激点（掌）和常规刺激点（腕）间可见传导阻滞。**C.** 只有近端段脱髓鞘的模式，远端潜伏期、波幅和传导速度均正常，晚反应延迟可能是常规检查中唯一的异常表现。如果能在更近端（在脱髓鞘病灶之上）刺激，则在这个非常近端的刺激点和通常近端刺激点（肘部）间可见传导阻滞

在感觉方面，单纯的传导速度减慢可能会导致反射减弱或消失，也可能有一些异常的感觉，但不会导致明确的木感。

传导阻滞的存在对于脱髓鞘病变的患者有特殊的重要意义。第一，它提示临床功能障碍（无力、木感）是继发于脱髓鞘，因此可随着髓鞘再生而恢复。第二，在卡压性神经病（如在桡神经沟的桡神经病、在腕管的正中神经病）中，传导阻滞可用于病变定位。最后，在对脱髓鞘性多发性神经病患者的评估中，在非易卡压部位出现传导阻滞具有进一步的诊断意义，因为它能将获得性疾病与遗传性疾病区分开来。比如，非易卡压部位传导阻滞会出现在吉兰 - 巴雷综合征或慢性炎性脱髓鞘性多发性神经病（如 CIDP）中，但不会出现在各种遗传性脱髓鞘性神经病（I 型 CMT）中，其脱髓鞘仅会导致神经传导速度均匀性的减慢。

当脱髓鞘病变导致传导阻滞时，临床上会出现急性的木感和无力。在病变的远端段，神经仍能继续正常的传导，尽管远端实际上与近端已无传导连接。因此，和急性轴突丢失病变一样，远端的神经传导检查正常，基础的轴突并未受累，沃勒变性从来没有发生。如果是在病变的近端刺激，可见局灶性脱髓鞘的电生理证据（如传导速度明显减慢、传导阻滞，或两者都有）。

传导阻滞几乎总是表示脱髓鞘；只是在一种少见情况下，传导阻滞可以见于轴突丢失病变：在一个神经横断性病变的病例中，在最初的几天，沃勒变性还未出现的时候，在病变的近端和远端刺激，神经传导检查的表现类似于传导阻滞（图 16-3）。然而，一周之后，重复同样的检查，由于远端的神经已经变性，曾经的似乎的传导阻滞不会再出现。有人将这种情况称为假性传导阻滞。

脱髓鞘的传导阻滞，传导阻滞使有功能的运动单位数目减少，所以在针肌电图上表现为募集减少。但是，由于轴突完整，不发生沃勒变性，因此也不出现失神经以及失神经之后的神经再支配。伴传导阻滞的单纯脱髓鞘病变在针肌电图上的唯一异常表现是募集减少。而在仅有传导减慢而不伴传导阻滞的病例中，临床肌力及其相应的运动单位募集均正常。因此，在仅有传导减慢而没有传导阻滞或者轴突丢失的病例中，针肌电图的表现都是正常的。

单纯的脱髓鞘病变不常见。无论是遗传性还是获得性，伴传导阻滞或仅有传导减慢，大多数脱髓鞘病变都有一定的继发性轴突丢失。这样的病例在神经传导检查和针肌电图上表现为轴突丢失和脱髓鞘的改变并存。尽管如此，仍可确定原发的病理生理基础是脱髓鞘还是轴突丢失。

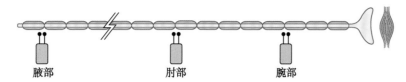

图 16-3　超急性轴突丢失与"传导阻滞"。在轴突丢失的损伤中（如神经横断伤），运动纤维轴突的沃勒变性发生于病变后的 3～5 天。在此之前，尽管远端已与近端失去连接，在离断的远端段神经可被刺激和记录；但如果在病变的近端刺激神经，则会出现传导阻滞的模式，通常是见于脱髓鞘。一周之后，神经已经变性，这时重复上述检查所得的结果是：所有的电位波幅都会降低，之前提到的"传导阻滞"不再出现。在上图中，（近端）神经病变后立即在其远端的肘部和腕部刺激，所得波幅、传导速度和潜伏期均正常；如果在腋部刺激神经，则会表现传导阻滞

重要的神经病性病变模式

有几种重要的神经病性模式，每个肌电图医生都应该能够辨识。这些类型的变化取决于：①病变的时程；②病变的原发病理基础是轴突丢失还是脱髓鞘；③如果是脱髓鞘，那么脱髓鞘是伴有传导阻滞还是仅为单纯的传导速度减慢。这些模式是基石，再结合检查异常发现的分布以及临床信息，一起分析，就可得到最后的电诊断。

轴突丢失：超急性

神经传导检查		针肌电图			
运动	感觉	自发电位	激活	募集	MUAP 形态
正常	正常	正常	正常	↓	正常

↓=减少。

超急性轴突丢失模式出现在轴突受损 3 天之内、早于沃勒变性。表现为一种不寻常的组合：病变远端的运动和感觉传导正常，而临床上有肌无力和感觉缺失。晚反应通常也正常，除非近端神经已经完全横断。在此期间，如果刺激病变的近端，会出现拟似脱髓鞘的传导阻滞的波幅明显降低，传导阻滞通常与脱髓鞘相关联。在针肌电图检查中，无力肌的 MUAP 募集减少是唯一的异常发现。因为病变时间太短，不足以产生自发电位和 MUAP 的形态变化。

超急性轴突丢失型是不常见的病变类型，常见于外伤或神经梗死后。它与伴有传导阻滞的急性脱髓鞘病变表现非常相似，两者难以区别。往往有必要一周后作复查。如果基础的病理是轴突丢失，则大约一个星期后就会出现沃勒变性。远端的神经传导检查会出现异常而近端的"传导阻滞"则会消失。这种变化对于确定病因和明确预后非常重要（轴突丢失的预后要比脱髓鞘差许多）。

轴突丢失：急性

神经传导检查		针肌电图			
运动	感觉	自发电位	激活	募集	MUAP 形态
波幅↓	波幅↓	正常	正常	↓	正常
传导速度正常 / ↓	传导速度正常 / ↓				
远端潜伏期正常 / ↑	远端潜伏期正常 / ↑				

↓=减少；↑=增加。

急性轴突丢失型出现在病变发生后数天至数周内的时间段内，病变时间足以发生沃勒变性。因此，神经传导检查异常，此证据与轴突丢失相符。波幅降低，传导速度和远端潜伏期相对正常，只有在病变累及一些最大和最快的轴突时，才会有传导速度减慢和远端潜伏期延长。在针肌电图

检查中，募集减少仍然是唯一的异常，没有足够的时间产生失神经电位（通常2～6周，取决于病变部位和受检肌肉之间神经的长度）。急性轴突丢失同样也是不常见的病变类型，通常发生在某个事件后，如外伤或神经梗死。

轴突丢失：亚急性

神经传导检查		针肌电图			
运动	感觉	自发电位	激活	募集	MUAP 形态
波幅↓	波幅↓	纤颤电位	正常	↓	正常
传导速度正常/↓	传导速度正常/↓	正锐波			
远端潜伏期正常/↑	远端潜伏期正常/↑				
↓＝减少；↑＝增加。					

亚急性轴突丢失型出现在病变后数周，而不是数月。与超急性和急性型相比，有足够的时间可见针肌电图中出现自发的失神经电位。神经再

支配尚未发生，因此 MUAP 形态保持正常。这种类型与急性和超急性轴突丢失型类似，最常见于外伤或神经梗塞后。

轴突丢失：亚急性-慢性

神经传导检查		针肌电图			
运动	感觉	自发电位	激活	募集	MUAP 形态
波幅↓	波幅↓	纤颤电位	正常	↓	长时限
传导速度正常/↓	传导速度正常/↓	正锐波			高波幅
远端潜伏期正常/↑	远端潜伏期正常/↑				多相波
↓＝减少；↑＝增加。					

亚急性-慢性轴突丢失型出现在病变发生2～3个月之后。证明有足够的时间发生沃勒变性（异常神经传导检查结果）和异常自发电位（纤颤电位/正锐波）。此外，正发生的神经再支配，导致

MUAP 形态发生变化：长时限、高波幅和/或多相位，伴募集减少。与之前描述类型不同，这种类型相当常见，见于大多数多发性神经病。

轴突丢失：慢性

神经传导检查		针肌电图			
运动	感觉	自发电位	激活	募集	MUAP 形态
波幅正常/↓	波幅正常/↓	正常	正常	↓	长时限
传导速度正常/↓	传导速度正常/↓				高波幅
远端潜伏期正常/↑	远端潜伏期正常/↑				多相波
↓＝减少；↑＝增加。					

慢性轴突丢失型见于病变发生数月至数年之后，此时病变不再活动。神经再支配全部完成、失神经电位消失。成功的神经再支配往往导致神经传导检查中运动和感觉波幅的改善甚至恢复正常。

针肌电图中MUAP的异常则不确定期限地持续存在，是为非活动性的旧有病变的标志（例如，陈旧性神经根病）。

脱髓鞘（传导减慢和传导阻滞）：单个近端病变

神经传导检查		针肌电图			
运动	感觉	自发电位	激活	募集	MUAP形态
波幅正常	正常	正常	正常	↓	正常
传导速度正常					
远端潜伏期正常					
病变处传导阻滞和传导减慢					
LR↑↑					
↓=减少；↑↑=中度增加；LR=(late responses)晚反应。					

单个近端脱髓鞘病变伴局灶性传导减慢和传导阻滞出现是一种重要的类型，如不辨认，常会导致混淆。基础的轴突完整，不发生沃勒变性。因此，虽然临床上有无力或木感，远端的运动和感觉传导保持正常。晚反应（即F和H波）可能异常，提示近端阻滞和传导减慢。如果跨过病变在近端进行运动传导检查，则会出现脱髓鞘的电生理征象：传导阻滞和局灶性传导减慢。感觉传导（虽然通常不在近端执行）也显示类似的结果。在针肌电图中，唯一的异常是无力肌募集减少，表明被阻滞的运动单位不能产生力量。由于无轴突丢失，因此不发生失神经和神经再支配。这种类型的病变常在神经长时间受压或外伤后出现（例如，桡神经沟处的桡神经病）。注意，如果这一模式出现，而且临床病史提示病程小于4天，则这种类型很难与超急性轴突丢失型相区别。两者都会在病变部位出现"传导阻滞"。有必要在1周后复查以鉴别二者。单纯脱髓鞘病变的远端波幅一周之后不会降低，而轴突丢失病变一周后远端和近端的波幅都降低。

脱髓鞘（仅传导减慢）：单个近端病变

神经传导检查		针肌电图			
运动	感觉	自发电位	激活	募集	MUAP形态
波幅正常	正常	正常	正常	正常	正常
病变处传导速度↓↓					
远端潜伏期正常					
LR↑↑					
↓↓=中度减少；↑↑=中度增加；LR=(late responses)晚反应。					

当单个的近端脱髓鞘病变只导致传导减慢而无传导阻滞时，其异常形式不特别明显：远端神经传导检查正常，仅晚反应和在跨过病变的近端检查才会出现异常。在这样的情况下，跨病变处刺激的结果仅仅是传导速度减慢。没有传导阻滞、没有运动单位的丢失，针肌电图模式也保持正常。这一类型因其异常的电诊断证据很少，可能难被认识。例如，偶尔见于肘部尺神经病。

脱髓鞘（传导减慢和传导阻滞）：单纯远端病变

神经传导检查		针肌电图			
运动	感觉	自发电位	激活	募集	MUAP 形态
波幅↓	波幅↓	正常	正常	↓	正常
传导速度正常	传导速度↓↓				
远端潜伏期↑↑	远端潜伏期↑↑				
病变处传导阻滞及传导 速度减慢	病变处传导阻滞及传导 速度减慢				
LR↑↑					
↓=减少；↓↓=中度减少；↑↑=中度增加；LR=（late responses）晚反应。					

如果传导阻滞和传导减慢发生于远端刺激部位和记录的电极之间（例如，腕部正中神经），则会出现一个与之前描述均不相同的病变类型。运动和感觉波幅均降低，伴明显的远端运动潜伏期延长；感觉传导速度（通常计算的是远端段）明显减慢。而运动传导速度（通常在其近端段计算，因为只有在一近一远两个刺激点之间才能算出运动

传导速度）则保持正常，这是由于延长的潜伏期在计算中被减去了。晚反应也通过远端段，因此也是延长的。如果可以在病变的远端（例如，在手掌）刺激，则运动和感觉纤维均可见传导阻滞。在针肌电图检查中，无力肌募集减少是唯一的异常。这种远端脱髓鞘的类型相当常见，常见于远端卡压性神经病，尤其是腕管综合征。

脱髓鞘（仅传导减慢）：单个远端病变

神经传导检查		针肌电图			
运动	感觉	自发电位	激活	募集	MUAP 形态
波幅正常	波幅↓	正常	正常	正常	正常
传导速度正常	传导速度↓↓				
远端潜伏期↑↑	潜伏期↑↑				
LR↑↑					
↓=减少；↓↓=中度减少；↑↑=中度增加；LR=（late responses）晚反应。					

与伴有传导阻滞的类型不同，这种仅有传导减慢的远端脱髓鞘病变类型，其远端潜伏期延长、晚反应也异常，但运动波幅通常保持正常；感觉波幅则不同，往往是降低的，这种降低不是由于传导阻滞而是由于时程离散和相位抵消。脱髓鞘导致

的时程离散以及随后的相位抵消，在感觉纤维上总是比在运动纤维明显许多。感觉传导速度明显减慢。由于没有传导阻滞，针肌电图，包括 MUAP 的募集，完全正常。在许多远端卡压性神经病中这种类型也是很常见。

严重失神经后的早期神经再支配

神经传导检查		针肌电图			
运动	感觉	自发电位	激活	募集	MUAP 形态
波幅↓↓↓	波幅↓↓↓	纤颤电位	正常	↓↓↓	短时限
传导速度正常/↓	传导速度正常/↓	正锐波			低波幅
远端潜伏期正常/↑	远端潜伏期正常/↑				多相波
↓=减少；↓↓=中度减少；↓↓↓=显著减少；↑=增加。					

严重的或完全性失神经支配后，其附近没有存活的轴突，神经再支配的唯一机制是病变部位的轴突再生。随着轴突再生，轴突再支配部分的而非全部的各自原有的肌纤维。在那个阶段，神经传导检查的类型与严重轴突丢失相符：很低的波幅、正常或轻度减慢的传导速度和潜伏期。MUAP 的形态呈短时限、低波幅、多相位，反映每个运动单位中肌纤维数目减少。这些 MUAP 被称为"新生单位"（见第 15 章），其形态与急性肌病性MUAP 相似。鉴别新生单位电位和肌病性单位电位的关键因素是募集模式：新生单位出现于严重的失神经支配之后，因此募集明显减少；而肌病性运动单位动作单位的募集是正常或"早"募集。新生单位不常见，但在这里再次说明不是所有的小、短、多相 MUAP 都是肌病性的。

肌病性表现

肌病性表现由肌纤维的丢失或功能障碍引起。肌病的电生理诊断是基于针肌电图特定的异常发现而神经传导正常。感觉神经传导总是正常。因为肌病通常累及近端肌肉而常规神经传导通常记录在远端肌，所以运动神经传导通常也正常。一些少见肌病累及远端肌（如强直性肌营养不良），CMAP 波幅可能降低，但潜伏期和传导速度正常。

在针肌电图，通常根据 MUAP 的形态和募集诊断肌病性表现。在大多数肌病性表现中，单个肌纤维的丢失或功能障碍，实际地使运动单位变小。运动单位的数量（前角细胞和它们的轴突）则不改变。然而，也有例外，少数严重肌病，单个运动单位中的每个肌纤维都丢失了，导致运动单位的数量的减少。在肌病中，MUAP 时限变短，波幅变低而且出现多相电位。这些改变是由于许多单个肌纤维的丢失，而存活的肌纤维发放去同步化。MUAP 募集通常正常，因为运动单位的数量正常。但是，每个运动单位包含肌纤维数量少于正常，因此它们能产生的力量减少。这导致为了产生同样强度的力量，需要发放更多的运动单位。这就是发生早募集的原因（只产生小的力量而有很多运动单位发放）。

在诊断肌病性表现时，除了 MUAP 形态和募集的改变，自发电位的分析也很重要。某些肌病有异常自发电位发放，可以是去神经支配电位（纤颤电位／正锐波），肌强直电位，也可以是复杂重复放电（CRD）。异常自发电位的出现可以帮助缩小鉴别诊断的范围。只有小部分肌病有纤颤电位；其他有肌强直电位（见第 35 章）。在有去神经支配电位的肌病中，当肌病发展为慢性，可以出现复杂的肌电图表现，往往呈现肌病性表现合并神经病性表现的特征。

肌病：总体的

神经传导		针肌电图			
运动	感觉	自发电位	激活	募集	MUP 形态
波幅正常或↓	波幅正常	正常或纤颤／正锐波／肌强直电位	正常	正常或早募集	短时限，波幅低，多相位
↓＝减少。					

典型的肌病性表现特征是神经传导正常而针肌电图出现短时限，低波幅，多相位 MUAP，伴正常募集或早募集。如果肌病性表现累及远端肌（很少见），CMAP 波幅可能降低。异常自发电位可能

出现，也可能不出现。在炎性或坏死性肌病性表现时（多发性肌炎，肌营养不良），可能出现纤颤电位和正锐波。其他肌病有肌强直电位（强直性肌营养不良，先天性肌强直）。

肌病：慢性伴失神经电位

神经传导		针肌电图			
运动	感觉	自发电位	激活	募集	MUAP 形态
波幅正常或↓	波幅正常	正常或纤颤／正锐波／CRD	正常	正常，早募集或轻度募集减少	短时限，低波幅，多相位和／或者长时限，高波幅多相位
↓＝减少；CRD＝复杂重复放电。					

慢性肌病，特别是有去神经支配（多发性肌炎，包涵体肌炎），常出现复杂的肌电图改变。如同其他肌病，神经传导通常正常，除非远端肌肉受累而导致 CMAP 波幅降低。针肌电图可能出现异常自发电位，可以是活动性去神经支配（纤颤电位，正锐波）或者慢性失神经支配（CRD）。自主收缩时，通常出现典型的肌病性表现（短时限，低波幅，多相位），与长时限，高波幅，多相位 MUAP 同时出现。大的 MUAP 通常见于慢性神经病性疾病，也可以出现在慢性肌病。因为某些再支配确实在肌病中发生，同时伴有去神经支配特征，导致出现长时限，高波幅多相 MUAP。在很多慢性肌病中，同一肌肉可以出现神经病性或肌病性表现的 MUAP。只有在特别的情况，可能只见到高波幅，长时限多相位 MUAP。

区别慢性神经病性疾病和慢性肌病的关键是分析募集。在肌病性表现中，募集通常正常或早募集。如果肌病很严重导致单个运动单位中的所有纤维都丢失，则运动单位数量以及募集会减少。某些严重慢性肌病，（尤其是包涵体肌炎），肌电图表现可以很接近活动性运动神经元病变（纤颤电位，长时限，高波幅，多相位 MUAP，募集减少）。这种病例的潜在肌病性表现真正的证据可能表现为与轻度的募集减少不相应的 MUAP 太显著的改变（长时限、高波幅、多相位）。即 MUAP 呈现非常明显的神经病性，但 MUAP 的募集仅呈轻微的减少。

神经肌肉接头病变

神经肌肉接头病变通常表现为近端肌无力，类似肌病。的确，如果没有做重复神经刺激，有时也会因为肌电图表现而误诊为肌病。神经肌肉接头病变有不同的电生理表现模式，取决于病理生理发生在突触前膜还是突触后膜。在所有的神经肌肉接头病变，感觉神经传导正常。运动神经检查，远端潜伏期，传导速度和 F 波都在正常范围。

突触后膜病变（重症肌无力），CMAP 波幅通常正常。3 Hz 重复神经刺激导致波幅衰减超过 10%，如果运动几分钟后再做重复神经刺激检查，衰减会更明显。突触前膜病变（如兰伯特 - 伊顿肌无力综合征，肉毒素中毒）则很不同。在这类疾病中，CMAP 波幅在休息时通常降低。虽然 CMAP 也在 3 Hz 重复神经刺激时也表现有衰减，其特征是在 50 Hz 重复神经刺激或短暂的大力收缩后波幅显著的增加（通常 >100% 基准值）。

在针肌电图上，神经肌肉接头疾病通常没有异常的自发电位，除了肉毒素中毒。在肉毒素中毒患者中神经肌肉接头严重阻滞，肌纤维失神经支配，产生纤颤电位和正锐波。

在神经肌肉接头疾病中 MUAP 形态和募集通常正常。但是仔细观察 MUAP 可见不稳定，电位构形会变化。如果疾病的严重程度足以使阻滞发生，导致许多单个的肌纤维丢失，而使各个运动单位中的肌纤维数量减少。这使得 MUAP 呈现短时限，低波幅，多相位和早募集，这时肌电图表现为肌病性表现。

神经肌肉接头病变

神经传导		针肌电图			
运动	感觉	自发电位	激活	募集	MUAP 形态
传导速度：正常	波幅正常	正常或纤颤电位 / 正锐波	正常	正常 / 早募集	正常或不稳定或短时限，低波幅，多相位
远端潜伏期：正常					
突触后膜：					
波幅：正常					
RNS 3Hz：衰减					
突触前膜：					
波幅：↓					
RNS 3Hz：衰减					
RNS 50Hz：增加					
↓ = 减少；RNS = 重复神经刺激。					

中枢神经系统病变

中枢神经系统病变的患者（即脑或脊髓病变）会表现无力和木感。此外，这类患者通常有反射增高，肌张力异常，和其他中枢病变体征。但是急性病变者反射和肌张力可能降低（即，脑休克/脊髓休克），使之与周围神经病变难以区分。例如，

这种情况常发生于做了冠脉旁路移植手术的患者术后突发上肢无力和木感。其鉴别诊断包括牵引起臂丛神经病损，心源性脑栓塞。在急性期，这两种情况都会出现反射降低或肌张力降低，伴有木感和无力。此时，肌电图检查可以容易地鉴别两者。

上运动神经元损伤

神经传导检查		针肌电图			
运动	感觉	自发电位	激活	募集	MUAP 形态
正常	正常	正常	↓↓	正常	正常
↓↓ = 中度减少。					

在中枢神经系统疾病中，神经传导通常正常。针肌电图，没有失神经和神经再支配表现，MUAP 形态正常。但是，自主收缩时表现不完全干扰相，MUAP 发放常不稳定和不流畅。在中枢病变时，主要问题是中枢激活减弱（即发放频率降低），而可募集的 MUAP 的数量是正常的。因此，在中枢疾病中虽然运动单位募集发放的数量减少，但这数量即募集与激活的水平是相应的，这是激活的减弱。

中枢病变中，节段性脊髓病变会引起许多困惑。在受损节段以下支配的肌肉会出现典型的中枢神经系统受损表现（中枢激活减弱）。在受损节段水平，前角细胞可能受累，导致相应节段支配肌肉出现神经病性表现。比如，脊髓 C5～C6 完全性的坏死性病变导致四肢瘫，下肢肌肉的肌电图只会显示激活减弱。C5～C6 支配肌肉出现与病程对

应的募集减少以及其他神经病性改变。这些节段部分支配的肌肉（比如旋前圆肌，C6～C7）同时出现激活减弱以及募集减少，同时也伴有其他神经病性异常。在上肢远端，C8～T1 节段支配肌肉以及下肢肌肉只有激活减弱的表现。

应该记得，激活减弱提示中枢病变。可能由于大脑或脊髓结构的病变。激活减弱也可以由于疼痛，配合差，心理疾病或者诈病。

临床综合征

认识了神经，肌肉，中枢，神经肌肉接头中神经传导 - 肌电图的异常表现模式后，接下来就是要认识这些异常的分布（即，哪些神经和肌肉受累，哪些没有受累）。结合这些异常发现就能识别独特的临床特征。

不能定位局部病灶的单神经病

神经传导			
运动神经	感觉神经	针肌电图	分布
轴突丢失	轴突丢失	神经病性表现	局限在一个神经

肌电图室常可见无法定位局部病灶的单神经病。其神经传导和针肌电图的异常只在一个神经的分布区。感觉和运动神经传导检查是否发现异常，则取决于受累神经是感觉神经，运动神经还是混合神经。在无法定位病灶时，神经传导仅发现轴突丢失（波幅降低，正常或轻度减慢的潜伏期和

传导速度）。肌电图上，则神经病性表现只存在于受累神经分布区。

感觉神经传导异常可以确定周围神经病变的病灶是在周围神经、背根神经节还是其远端。除此之外，单神经的定位取决于肌电图发现的最近端异常肌肉的近端。这种异常模式在神经传导上

没有可以帮助明确定位的脱髓鞘表现（比如局灶传导减慢或传导阻滞）。在肌电图室，这种情况常见于尺神经病。在无法定位的尺神经病，几乎大多数患者病灶最可能在肘部，尺神经传导只有轴突丢失的证据，没有肘部传导速度减慢或传导阻滞，故无法确切定位。

可以定位局部病灶的单神经病

神经传导		针肌电图	分布
运动神经	感觉神经		
跨病灶有显著减慢，传导阻滞，或者两者都有，伴或不伴轴突丢失	跨病灶有显著减慢，传导阻滞，或者两者都有，伴或不伴轴突丢失	神经病性表现	局限在一个神经

在可定位局灶的单神经病中，神经传导以及针肌电图异常局限于单个神经，呈现单神经病的模式。可以根据脱髓鞘的电生理证据来定位病灶，可能是局部传导减慢，传导阻滞，或者两者都有，伴或不伴轴突丢失。这是一种常见类型，多见于病理生理学是脱髓鞘的卡压性神经病（如腕管综合征，桡神经在桡神经沟的卡压，腓总神经在腓骨颈的卡压）。

多发性周围神经病：对称性袜子手套样

神经传导		针肌电图	分布
运动神经	感觉神经		
脱髓鞘，轴突丢失或两者都有	脱髓鞘，轴突丢失或两者都有	神经病性表现	远端重于近端 下肢重于上肢 两侧对称 长度依赖性

多发性周围神经病表现广泛异常的神经传导异常和针肌电图神经病性表现。神经传导异常可能表现为脱髓鞘，轴突丢失或两者都有，取决于多发性周围神经病的类型。最常见的模式之一是袜子手套样多发性周围神病，长度依赖性病变。长的神经易受累。因此神经传导和肌电图异常表现在远端更明显，下肢重于上肢，远端重于近端。绝大部分多发性周围神经病都呈对称性，尤其是由于中毒代谢，基因异常导致的对称性神经传导和肌电图异常。所以两侧对比很重要。有明显不对称就要质疑对称性的袜子手套样多发性周围神经病的诊断。

多发性周围神经病：不对称，轴突性

神经传导		针肌电图	分布
运动神经	感觉神经		
轴突丢失	轴突丢失	神经病性表现	不对称 非长度依赖性 多数性单神经病

轴突性多发性周围神经病有明显的不对称时有重要的诊断意义。有些病例，表现在典型的对称性多发性周围神经病基础上出现不对称或者非长度依赖性表现，提示叠加了卡压性单神经病或神经根病。更重要的是，注意不对称表现是否提示了多数性单神经病。多数性单神经病（multiple mononeu-ropathies）（常称为多数性单神经炎，mononeuritis multiplex），呈现一种特殊模式，表现为单个神经逐个受累的过程。通常因血管源性神经病所致。如果这一疾病的模式的诊断开始时没有被认清，随着逐步增多的受累神经，它会难以和典型的远端对称的多发性周围神经病鉴别。这类病例，如果神经传导或针肌电图出现不对称表现，可能提示多数性单神经病。

慢性脱髓鞘性多发性神经病继发轴突丢失：均匀性减慢

神经传导		针肌电图	分布
运动神经	感觉神经		
波幅正常或轻度降低 传导速度：中度降低 远端潜伏期：中度延长 晚反应：中度延长	波幅：降低 传导速度：中度减慢 远端潜伏期：中度延长	神经病性表现	远端重于近端 下肢重于上肢 两侧对称

　　慢性脱髓鞘性多发性神经病继发轴突丢失是很重要的类型。轴突丢失出现在所有慢性多发性周围神经病中，但很少出现在原发性脱髓鞘。区分是均匀性减慢还是有非卡压部位的传导阻滞可以进一步缩小脱髓鞘神经病的鉴别诊断。在脱髓鞘是均匀一致的神经病中，所有节段的神经均匀地受累。所以，脱髓鞘导致显著的传导速度减慢（小于正常下限的 70%），远端潜伏期和晚反应

（大于 130% 正常上限），但没有传导阻滞。这一类型的脱髓鞘，均匀性减慢没有传导阻滞见于遗传性脱髓鞘多发性周围神经病（如 Charcot-Marie-Tooth）。遗传性脱髓鞘神经病的主要特征是两侧对称，以及均匀的传导速度减慢，没有传导阻滞。在非卡压部位没有传导阻滞是其不同于获得性脱髓鞘多发性神经病的重要特征。

慢性脱髓鞘性多发性神经病继发轴突丢失：非均匀性减慢和存在传导阻滞

神经传导		针肌电图	分布
运动神经	感觉神经		
波幅正常或轻度降低 传导速度：中度降低 远端潜伏期：中度延长 晚反射：中度延长 传导阻滞 / 时程离散	波幅：降低 传导速度：中度减慢 远端潜伏期：中度延长	神经病性表现	远端重于近端 下肢重于上肢 不对称

　　神经传导，非卡压部位的传导阻滞的出现及其非对称性可以鉴别获得性和遗传性脱髓鞘神经病继发轴突丢失。获得性脱髓鞘性多发性神经病（如慢性炎性脱髓鞘性多发性神经病）神经传导通常出现不对称，即使其临床表现呈对称性。而且，

非卡压部位的传导阻滞和时程离散提示为获得性多发性神经病；而不是遗传性脱髓鞘神经病。这一鉴别对进一步的评估，预后以及可采用的治疗都有重要意义。

神经丛病

神经传导		针肌电图	分布
运动神经	感觉神经		
轴突丢失	轴突丢失	神经病性表现	一个神经丛分布区的多个神经

　　在神经丛病中，神经病性异常表现出现在一个以上的神经，但局限于神经丛病的分布范围。

要识别这一类型，需要将神经传导和针肌电图，作两侧检查的对比。

神经根病

神经传导		针肌电图	分布
运动神经	感觉神经		
正常或轴突丢失	正常	神经病性表现	局限于某个肌节，包括椎旁肌

神经根病是肌电图实验室最为常见的一类疾病。因为病灶在背根神经节的近端，感觉神经传导总是正常。运动神经传导也正常，除非所记录的肌肉是受累神经根支配，而且其神经根病损很严重，这时 CMAP 波幅可能降低。这种情况也可见于 C8～T1 神经根病中正中神经和尺神经运动传导波幅降低，在 L5～S1 神经根病中腓总神经和胫神经运动波幅降低。这些运动传导检查可能出现与轴突丢失相应的改变。

每个神经根在发出通过几条周围神经支配肢体肌的不同的分支前，先发出椎旁肌分支支配相应节段的椎旁肌。针肌电图在同一神经根支配的不同肌肉中的神经病性表现，是诊断相应的神经根病的依据（即肌节模式）。肌电图异常出现于同一神经根而不同神经支配的近端和远端的肌肉。同时椎旁肌异常是帮助识别神经根病的关键。如，C7 神经根病，桡侧腕屈肌（正中神经支配的 C7 肌肉）以及肱三头肌（桡神经支配的 C7 肌肉）均可能异常，包括颈椎旁肌。要记住，和其他轴突丢失的病变一样，神经根病在不同病程阶段有不同的神经病性异常表现。

多发性神经根病

神经传导		针肌电图	分布
运动神经	**感觉神经**		
正常或轴突丢失	正常	神经病性表现	多个肌节,包括椎旁肌

多发性神经根病表现为多个神经根受累。可见于糖尿病，颈腰骶椎退行性病，或者多个神经根感染（如巨细胞病毒感染）或者浸润（如肿瘤或者肉芽肿）。如同单神经根病，感觉传导总是正常。如果记录在异常神经根支配的肌肉，运动传导可能出现与轴突丢失相符合的改变。在针肌电图，神经病性异常通常出现在受累的多个肌节分布区的椎旁肌和肢体肌。注意，多发性神经根病和运动神经元病的神经传导和针肌电图没有基本的不同。但是，其临床特征可以鉴别两者，因为运动神经元病患者没有感觉主诉或者体征，而且常伴有上运动神经元体征。

运动神经元病

神经传导		针肌电图	分布
运动神经	**感觉神经**		
正常或轴突丢失	正常	神经病性表现	± 多个肌节 ± 胸椎旁肌 ± 延髓肌

运动神经元病中感觉系统不受累，所以感觉传导总是正常。运动传导可以正常，但通常会出现轴突丢失证据。不会出现脱髓鞘改变。有无脱髓鞘证据很重要，因此可鉴别与下运动神经元病临床相似的某些脱髓鞘性运动神经病。后者在神经传导上常出现传导阻滞或其他脱髓鞘表现。针肌电图中，运动神经元病与多发性神经根病相似，椎旁肌和多个神经根支配肌肉会出现神经病性异常表现。延髓支配的肌肉和胸椎旁肌也可能出现异常。这些区域的异常有重要的诊断意义，因为有时与运动神经元病相混淆的颈 - 腰骶椎退行性病（即，颈 - 腰多发性神经根病）通常不会累及上述区域。

神经肌肉接头:突触后膜病变

神经传导		针肌电图	分布
运动神经	**感觉神经**		
休息时波幅正常 重复神经刺激 3Hz: 衰减 运动后衰减增强	正常	正常,不稳定或"肌病性"表现	近端重于远端 延髓肌 眼外肌

在神经肌肉接头突触后膜病变中（如重症肌无力），常规运动和感觉神经传导正常。3Hz 的重复神经刺激特征性的表现为 CMAP 波幅衰减超过 10%。如果在 1 分钟运动后做重复神经刺激，衰减则更加明显。因为无力和疲劳主要累及眼外肌，球部以及近端肌，所以近端神经刺激引起衰减更

常见。针肌电图，在轻度的患者中 MUAP 常正常。严重的病例，MUAP 会不稳定，可见同一 MUAP 重复发放时，其形态发生变化。如果神经肌肉接头病变非常严重，导致持续的神经阻滞，会出现与肌病性改变类似的小，时限短，以及多相电位，早募集的 MUAP。

神经肌肉接头：突触前膜病

神经传导		针肌电图	分布
运动神经	感觉神经		
休息时波幅降低 重复神经刺激 3Hz：衰减 重复神经刺激：50Hz 递增 运动后递增增强	正常	正常，不稳定或肌病性表现	近端和远端

神经肌肉接头突触前膜以及突触后膜病变都在低频刺激都可以见 CMAP 波幅降低，在针肌电图上的发现也相似。但是两者有重要的不同点。第一，突触前膜疾病的运动波幅低，通常在基线水

平，而突触后膜疾病通常在休息状态运动波幅正常。第二，突触前膜病变在短时间的最大力收缩，或者 50Hz 刺激后波幅明显增加（通常大于基线的 100%）。

肌病：近端

神经传导		针肌电图	分布
运动神经	感觉神经		
正常	正常	肌病性 MUAP	近端重于远端 椎旁肌异常

近端肌病的感觉神经传导检查总是正常，运动传导通常正常。针肌电图表现为肌病性异常，

主要累及最近端肌，特别是椎旁肌。

肌病：远端

神经传导		针肌电图	分布
运动神经	感觉神经		
波幅：正常或降低	正常	肌病性 MUAP	远端重于近端

远端肌易受累的肌病（如强直性肌营养不良，包涵体肌炎，遗传性远端肌病），在远端肌肉上更

明显地出现肌病性的异常。运动神经传导可能见 CMAP 波幅降低，因为其记录通常在远端肌肉。

肌病伴失神经特征

神经传导		针肌电图	分布
运动神经	感觉神经		
波幅：正常或降低	正常	肌病性表现 纤颤 / 正锐波 / 复杂重复放电	变化

如果针肌电图上,肌病性表现的 MUAP,伴有失神经电位(纤颤电位和正锐波,复杂重复放电)

表示一类重要的肌病模式。失神经电位最常见于炎症或坏死性肌病,时而可见于某些中毒性肌病。

肌病伴失神经特征:慢性

神经传导		针肌电图	分布
运动神经	感觉神经		
波幅:正常或降低	正常	肌病性、神经病性表现或两者都有 纤颤/正锐波/复杂重复放电 募集相对不受累	变化

慢性肌病伴失神经电位是最难鉴别的一种情况。临床上,最常见于包涵体肌炎,后者是目前 50 岁以上人群最常见的炎性肌病。失神经之后,一般会发生一定的神经再支配,在慢性的进程中,会导致复杂的针肌电图表现模式,同一块肌肉常可

见 MUAP 的神经病性和肌病性改变并存。在这种情况下,MUAP 明显的神经病性改变(大,时限长,多相位),与没有明显的募集减少,二者互不相应,这可能是提示慢性肌病的重要线索。

肌病伴肌强直电位

神经传导		针肌电图	分布
运动神经	感觉神经		
波幅:正常或降低	正常	肌强直电位伴或不伴肌病性 MUAP	近端,远端或两者都有

肌电图发现肌病性的 MUAP 伴肌强直电位,有重要的诊断意义。肌强直电位合并远端受累为主的肌病性改变,特征性地提示强直性肌营养不良。肌强直电位特征性地出现在椎旁肌和很近端肌,可见于酸性麦芽糖酶缺乏肌病。椎旁肌有散见的肌强直电位伴近端肢体肌有失神经电位和肌病性 MUAP,可见于多发性肌炎。弥漫性的肌强直电位,而 MUAP 正常,则是先天性肌强直和其他几种基因性肌病的特点。

其他重要的定位模式

感觉缺失但感觉神经电位正常

感觉神经传导检查中,有时可见似乎矛盾的现象:感觉神经动作电位(SNAP)正常,但在感觉记录分布区患者有明确的感觉缺失。有三种可能情况(图 16-4):

1. 病灶在背根神经节的近端。这一类包括神经根,脊髓,脑的结构破坏或者病灶浸润,其他还有心理性和诈病。因为背根神经节和周围神经结构完整,感觉神经电位正常。

2. 近端脱髓鞘病灶。单纯脱髓鞘病变,轴突完整,不发生沃勒变性。因此,远端神经部分可以继续正常传导,但与近端的联结丧失。如果刺激和记录的部位是在脱髓鞘病灶的远端,就出现这一模式。

3. 超急性轴突丢失病变。轴突丢失病灶之后,在几天内沃勒变性发生之前,远端神经仍可继续传导。在这段时间内,远端的神经传导可以维持正常。这强调了在解释电生理结果前了解病史,尤其是病程发展的重要性。

单纯运动轴突丢失的神经传导检查

在常规检查中,通常先检查运动神经传导,再检查感觉神经传导。如果出现广泛的运动波幅降低,但传导速度,潜伏期和晚反应均正常。通常会首先考虑是轴突丢失以及多发性神经病。如果感觉传导正常,则出现了不常见的单纯累及运动神经传导的情况。在这类情况中由于感觉电位正常,轴突性的多发性神经病非常不可能。此模式可出现于以下几种情况:

- 运动神经元病
- 神经根病或多发性神经根病

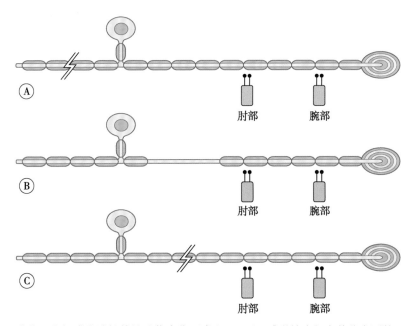

图 16-4　感觉缺失但感觉神经传导动作电位正常（SNAP）。感觉缺失但在其分布区的 SNAP 正常有三种解释。**A.** 病灶在背根神经节（DRG）近端。因为背根神经节和周围神经完整，SNAP 正常。这种情况出现于脑（结构性或精神病性），脊髓，神经根病变。在神经根病，沃勒变性的发生，向中枢方向发展到脊髓，向周围方向到背根神经节水平，不累及背根神经节。**B.** 近端脱髓鞘。脱髓鞘不累及轴突，不会发生华勒氏变性。如果脱髓鞘节段在刺激和记录点近端，则 SNAP 会是正常。**C.** 超急性轴突丢失。所有的周围性轴突的病变在发生沃勒变性之后，都会导致 SNAP 异常。如果病变发生后 6～10 天之内感觉纤维沃勒变性前，在病变部位的远端刺激检查，SNAP 也会正常。

- 神经肌肉接头疾病（尤其是突触前膜疾病）
- 肌病

　　然后，通过针肌电图可以鉴别是神经病性疾病（运动神经元病，多发性神经根病）和肌病性疾病（神经肌肉接头病和肌病）。运动神经元病和多发性神经根病可以容易地根据临床表现鉴别，通常根据是否存在感觉症状或疼痛，如果是肌萎缩侧索硬化（上下运动神经元同时受累），则可以出现反射活跃或者其他上运动神经元体征。神经肌肉接头病和肌病需要根据重复神经刺激和临床表现，如果可能，做单纤维肌电图来鉴别。

通过针肌电图定位单神经病：问题和局限性

　　对于病灶的定位包括单神经病的定位，神经传导检查和针肌电图都是重要的手段。神经传导中，如果异常局限于某个神经，而邻近神经支配区域正常，则可认为是单神经病变。此外，如果有脱髓鞘的证据（即，传导阻滞和／或局部性减慢），则可确切定位病灶在神经的这一特定节段。同样的，当针肌电图的异常（失神经和／或神经再支配）局限于某个神经支配的肌肉，而邻近其他神经支配

的肌肉正常时，则可以确定为单神经病。但是针肌电图经常不能对单神经病进行确切的病灶定位，除了很少数情况，见以下几个例子。

　　例 1：神经完全性横断（图 16-5）。如果病程时间足够，神经横断以下支配的肌肉会出现满屏的活动性失神经表现（纤颤电位以及正锐波），但没有 MUAP（肌肉 C，D，E，F，G）。横断以上的肌肉完全正常（A，B）。在这种情况下，可以很肯定地定位病灶在神经支配肌肉 B 和 C 之间。

　　例 2：神经有严重轴突损伤（图 16-6，左）。如果病程足够，神经病损以下支配的肌肉（肌肉 C，D，E，F，G）会出现显著的活动性失神经表现（纤颤电位以及正锐波），没有或者仅少量 MUAP，损伤以上的肌肉完全正常（A，B）。本例中，我们常会认为病灶定位在神经支配的肌肉 B 和 C 之间。通常我们会是正确的（但不总是），因为正常和异常的肌肉之间有明显的差别。但是即使在这种情况，针肌电图对该神经病灶定位的最佳的描述，应该是病灶在支配异常肌肉的神经分支发出部位或其近端。（本例，支配肌肉 C 的神经分支发出部位或其近端）。

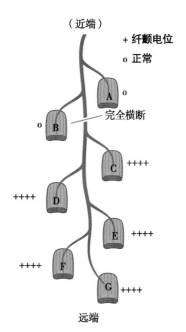

图 16-5   针肌电图表现：神经完全横断。详见正文（Adapted with permission from Wilbourn，A.J.，2002. Nerve conduction studies Types，components，abnormalities，and value in localization. Neurol Clin20（2），305-338.）

例 3：神经有严重的轴突损伤（图 16-6，右）。目前已经过去数月，发生着神经再支配，神经再支配如同失神经，最早出现在最靠近病灶的肌肉。因此，我们面临的情况是，最靠近神经损伤部位的肌肉已经完全恢复，而远端的肌肉仍然有失神经

支配。在这种情况下，如果把病灶定位在最近端的异常肌肉及其更近端的正常肌肉之间就不恰当。本例中，会错误地把病灶部位定在支配肌肉 D 和 E 的神经分支之间，而病灶实际上是在 A 和 B 之间。因此，当这种情况发生时，最合适的做法是，根据针肌电图发现说明"病变在最近端的异常肌肉部位，或者其支配神经发出处的近端"。（本例，神经分出支配肌肉 E 处或其近端）。

例 4：神经内的神经束病变（图 16-7）。我们常常认为神经和电线相似，但实际上神经类似一捆包含数百根纤维的电线。神经纤维在神经干内排列成许多纤维束。图 16-7（上右）表示一个假设的神经，包含 7 个神经束，每个神经束分别支配一块肌肉（A、B、C、D、E、F、G）。可以看到假设受到外部压迫时（图 16-7 右下），只有压迫部位近旁的神经束受到累及（本例中神经束 D 和 F）。其他神经束因为不靠近压迫部位（A、B、C、E、G）而保持完整。这一情况下，只有神经束 D 和 F 分别支配的肌肉 D 和 F，会出现活动性的失神经表现（图 16-7，左）。再次，我们可能会推测（不正确地）病灶部位是在肌肉 C 和 D 之间，导致更远端的肌肉有失神经电位。但是我们可以看到，在该例上述推测是错误的。实际的病灶部位是在肌肉 A 之上。在这类例子中我们可以根据针肌电图解释神经病灶部位为"在最近端的异常肌肉分支处或其近端"（在本

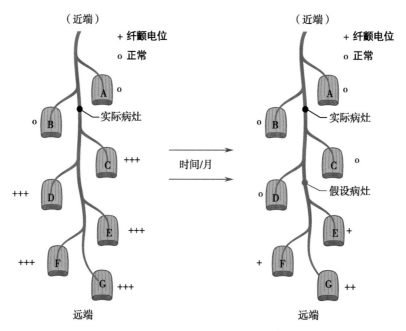

图 16-6   针肌电图：神经的严重轴突丢失（左：急性；右：亚急性—慢性）。详见正文（Adapted with permission from Wilbourn，A.J.，2002. Nerve conduction studies Types，components，abnormalities，and value in localization. Neurol Clin20（2），305-338.）

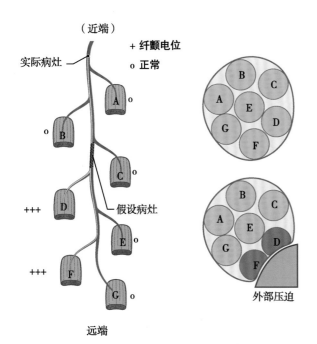

图 16-7　针肌电图：神经内神经束的病灶。详见文中（Adapted with permission from Wilbourn，A.J.，2002. Nerve conduction studies Types，components，abnormalities，and value in localization. Neurol Clin20（2），305-338.）

例，是在肌肉 D 分支处或其近端）。临床上这类情况很常见，某些神经束受累而某些神经束没有受累。事实上，这见于许多常见的卡压性的神经病，神经根病，也见于其他神经病变。

这些例子说明以下内容：不可能根据肌电图作病灶的确切定位。所能做得最好的是定位病灶于最近端异常肌肉的分支处，或其近端。只有在由一个神经按序分支支配的两块肌肉之间有相当明显的差别时（即典型的神经横断），才能几乎完全地确定神经病变在这两块肌肉之间。

（朱冬青　黎　鸣　朱　愈 译）

17

腕部正中神经病

腕部正中神经卡压是最常见的卡压性神经病，因此也是需做电诊断检查最常见的原因之一。在几乎所有的患者中，卡压位置常发生在腕管内，导致一系列临床症状和体征，称为**腕管综合征**（carpal tunnel syndrome，CTS）。C6~C7 神经根，以及较少见的臂丛和近端正中神经病变，在临床上可能会与腕部正中神经病混淆，特别是在一些早期或者轻度的病例中。

对于肌电图检查者，熟悉关于腕管综合征的各种神经传导与肌电图表现非常重要。人们早就认识到：任何一位腕管综合征患者，其临床症状或体征的严重程度或发作频率，与神经传导检查的异常可能并不相关。例如，偶尔患者仅有轻度或轻微的临床症状，但在体检时发现明显的体征（例如：明显的感觉减退，大鱼际肌肉萎缩），并且在神经传导和针肌电图检查中发现重度轴突丢失的证据。而另一方面，有些患者的病史明显提示为腕管综合征，但神经系统体检，或正中神经常规运动、感觉传导检查却仅有轻度或没有异常。对于后者，即这些早期的、或电生理检查为轻度异常的腕管综合征患者，必须增加一些敏感性更高的神经传导检查来显示正中神经传导在腕部减慢。合理地运用各种适用于正中神经的电生理检查技术，通常可以得到明确的诊断，并能排除神经根、近端正中神经或者臂丛神经的病变。

解剖

无论对于临床还是电生理，掌握正中神经的解剖，是把正中神经腕部卡压与近端正中神经、臂丛和颈神经根病变进行鉴别的第一步。正中神经由臂丛的**外侧束和内侧束**汇合形成（表 17-1，图 17-1）。外侧束由 C6~C7 纤维构成，其发出的正中神经感

觉纤维支配大鱼际、拇指、示指和中指的感觉，运动纤维支配前臂近端的正中神经支配肌。内侧束则由 C8~T1 纤维构成，其发出的正中神经运动纤维支配前臂远端与手部的正中神经支配肌，感觉纤维支配环指桡侧半的感觉。

正中神经在上臂段下行时，不发出任何肌支。正中神经在肘窝处与肱动脉伴行。当其进入前臂段，正中神经穿行旋前圆肌（PT）的两头之间，然后发出旋前圆肌、桡侧腕屈肌（FCR）、指浅屈肌（FDS）的肌支，在一些个体中，还会发出掌长肌的

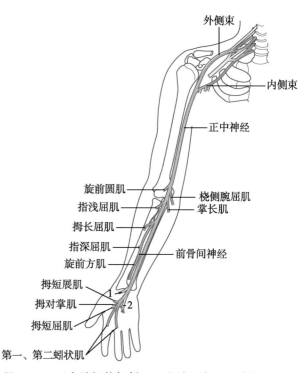

图 17-1　正中神经的解剖。正中神经来源于臂丛的外侧束和内侧束。运动神经支配前臂肌肉和大鱼际的肌肉。感觉神经分为支配大鱼际感觉的掌皮支（1）和桡侧三指半的多根指神经分支（2）（Adapted with permission from Haymaker，W.，Woodhall，B.，1953. Peripheral nerve injuries. WB Saunders，Philadelphia.）

表 17-1　正中神经的支配与分布

	正中神经分支	束	干	根
肌肉				
旋前圆肌	正中神经主干	外侧束	上干 / 中干	C6～C7
桡侧腕屈肌	正中神经主干	外侧束	上干 / 中干	C6～C7
指浅屈肌	正中神经主干	外侧束 / 内侧束	中干 / 下干	C7～C8
指深屈肌（2，3）	前骨间神经	外侧束 / 内侧束	中干 / 下干	C7～C8
拇长屈肌	前骨间神经	外侧束 / 内侧束	中干 / 下干	C7～C8～T1
旋前方肌	前骨间神经	外侧束 / 内侧束	中干 / 下干	C7～C8～T1
拇短展肌	鱼际返支	内侧束	下干	C8～T1
拇对掌肌	鱼际返支	内侧束	下干	C8～T1
拇短屈肌（浅头）	鱼际返支	内侧束	下干	C8～T1
感觉区域				
大鱼际	掌皮支	外侧束	上干	C6
拇指内侧	指神经分支	外侧束	上干	C6
示指	指神经分支	外侧束	上干 / 中干	C6～C7
中指	指神经分支	外侧束	中干	C7
环指桡侧	指神经分支	外侧束 / 内侧束	中干 / 下干	C7～C8

肌支。随后正中神经在前臂近端发出**前骨间神经**，支配拇长屈肌（FPL）、指深屈肌（FDP）内侧头（支配示、中指），以及旋前方肌（PQ）。前骨间神经在临床上被当作是纯运动神经，因其不包含任何皮肤感觉纤维。但前骨间神经包含深感觉纤维，支配腕关节与骨间膜。

正中神经在紧邻腕部与腕管的近端分出**正中神经掌皮支**，其循行于皮下，支配大鱼际的感觉。随后正中神经穿腕管进入腕部。腕骨构成了腕管的底部与侧面，**厚腕横韧带**构成顶部（图 17-2）。除正中神经外，另有九条肌腱也穿行腕管（指深屈肌：四条肌腱；指浅屈肌：四条肌腱；拇长屈肌：一条肌腱）。在掌部，正中神经分为运动支与感觉支。运动支沿掌部下行，支配了第一、第二蚓状肌（1L，2L）。另外还发出一根**鱼际运动返支**，该支折转后（故称返支）支配大部分大鱼际肌，包括拇对掌肌（OP）、拇短展肌（APB）、拇短屈肌（FPB）的浅头。穿过腕管的正中神经感觉纤维支配拇指内侧、示指、中指以及环指桡侧。示指与中指各由两根正中神经的指神经分支（位于外侧与内侧）支配，而拇指与环指各仅由一根正中神经的指神经分支支配（图 17-3）。

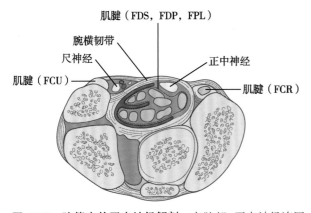

图 17-2　腕管内的正中神经解剖。 在腕部，正中神经连同九根屈肌腱一起穿过腕管。腕骨构成了腕管的底面和侧面；厚的腕横韧带构成顶部。FCR，桡侧腕屈肌；FCU，尺侧腕屈肌；FDP，指深屈肌；FDS，指浅屈肌；FPL，拇长屈肌（Reprinted with permission from Pecina，M.M.，Krmpotic，Nemanic，J.，Markiewitz，A.D.，1991. Tunnel syndromes. CRC Press，Boca Raton，FL.）

图中标注：肌腱（FDS, FDP, FPL）；腕横韧带；尺神经；肌腱（FCU）；正中神经；肌腱（FCR）

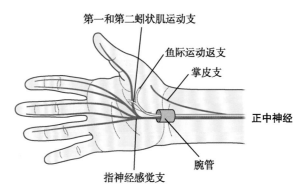

图 17-3　正中神经的远端运动与感觉支。 在腕管的近端，分出掌皮支支配大鱼际的皮肤感觉。在腕管的远端，正中神经分为感觉支与运动支。指神经感觉支支配示指和中指，以及拇指、环指的一部分。运动神经纤维支配第一、第二蚓状肌，鱼际运动返支支配大鱼际的大部分肌肉

图中标注：第一和第二蚓状肌运动支；鱼际运动返支；掌皮支；正中神经；腕管；指神经感觉支

临床

腕管综合征患者的临床症状与体征表现多样（表 17-2）。女性的发病率高于男性。尽管临床和电生理检查发现腕管综合征多发生于双侧，但优势手常受累更为严重，特别是在特发性病例中。患者主诉腕部与手臂疼痛，并伴有手部的异样感觉。疼痛可能局限于腕部，也可能放射至前臂、上臂，偶尔至肩部；**但颈部不受累**。部分患者可能描述为整个手臂弥漫性的、无法准确定位的疼痛。有异样感觉的区域常位于正中神经支配区（拇指内侧、示指、中指和环指的桡侧）。虽然许多患者陈述整个手均感觉迟钝，但如果直接询问小指是否受累，大多数患者随后会注意到小指其实并未被累及。

腕管综合征的症状常在伸腕或屈腕时被诱发。其常发生在日常活动中，如开车或持物时（电话、书、报纸等）。**夜间出现异样感觉尤其常见**。睡觉时因持续性屈腕或伸腕，使腕管内压力增高，神经缺血，继而出现异样感觉，导致患者经常从睡眠中醒来，并甩手、扭手，或用热水冲手以缓解症状。

大多数患者的感觉纤维受累较早，所以患者常因疼痛和异样感觉就诊。当病情发展，累及到运动纤维，则会出现拇外展、拇对掌无力，以至大鱼际肌肉萎缩。有些患者诉难以系上衬衫纽扣、打开罐子或者扭动门把手。不过目前因为早期诊断，因正中神经运动功能受损而导致明显手功能障碍的病例已经不多。

检查时可发现正中神经支配区感觉减退。故将环指的桡侧（正中神经支配）感觉与尺侧（尺神经支配）进行比较是一个有效方法。但**大鱼际区域**的感觉不受累，因为该区域是由正中神经掌皮支所支配，而其是在腕管近端分出的（图 17-4）。叩击腕部的正中神经常出现 **Tinel** 征，表现为正中神经支配的手指出现异样感觉（图 17-5）。**Phalen 试验**，通过将腕关节保持在被动屈曲位，同样可诱发出症状（图 17-6，上部）。关于这两项检查的敏感性与特异性，在不同的文献报告中差异很大。在半数以上的腕管综合征病例中可出现 Tinel 征；不过在正常人群中，Tinel 征出现假阳性也很常见。在腕管综合征病例中，Phalen 试验可在 30 秒～2 分钟内诱发出异样感觉；它比 Tinel 征敏感性更高，假阳性的结果也更少。Phalen 试验通常引起示指和中指的异样感觉。但应该注意是，进行 Phalen

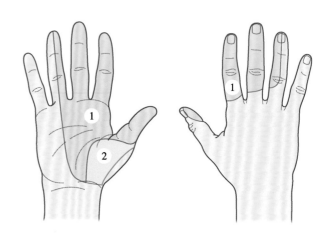

图 17-4　典型的正中神经感觉支配区域。 正中神经的感觉由掌指神经支（1）以及掌皮支（2）支配。大多数人中，环指由正中神经与尺神经共同支配；环指全由正中神经或全由尺神经支配的情况非常罕见。因只有指神经支穿过腕管，这使得腕管综合征患者会出现相应的感觉丢失（1）。相反，腕管综合征患者大鱼际处皮肤感觉是正常的（2）。

表 17-2　临床症状与体征		
高度提示腕管综合征	**可能是腕管综合征**	**不符合腕管综合征**
因夜间异样感觉而醒来	手、腕、前臂、上臂，和／或肩部疼痛	颈部疼痛
甩或环转手腕		
与开车、持物（电话、书本、报纸）有关的疼痛或异样感觉	自觉五根手指均有异样感觉	异样感觉从肩颈部向手臂放射
第一、二、三、四指感觉障碍，四指感觉分裂	不固定的感觉障碍，或第一、二、三和／或四指感觉障碍	明确的大鱼际处感觉减退
大鱼际无力或萎缩	手的精细功能减退	小鱼际肌，拇指屈曲（指间关节），前臂旋前，和／或屈／伸肘关节的无力或肌肉萎缩
Phalen 试验出现症状	腕部正中神经 Tinel 征	肱二头肌或肱三头肌反射减弱

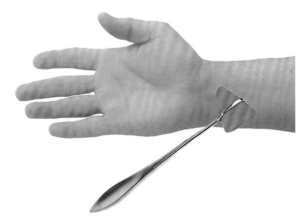

图 17-5　腕管综合征诱发试验：Tinel 征。Tinel 征可由叩击位于腕部中央的正中神经所诱发。患者会报告异样感觉向一个或多个正中神经支配的手指放射。

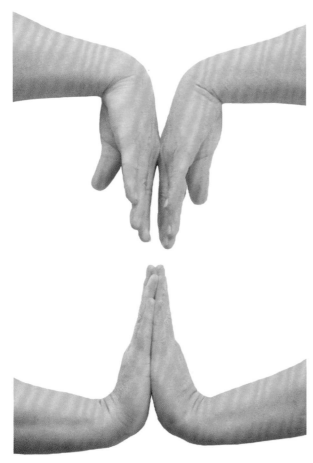

图 17-6　腕管综合征诱发试验：Phalen 试验。Phalen 试验检查时将手腕置于屈曲的姿势（**上图**）。这个姿势会增加腕管内的压力，并可能诱发腕管综合征的患者出现异样感觉向正中神经支配的手指（尤其中指）放射。如果将手腕置于背伸的姿势（**下图**），也会因为腕管压力增加继而导致正中神经支配区域出现异样感觉，有时候称这个检查为"反向 Phalen 试验"。

试验时肘关节也同时屈曲（一种肘管处尺神经病的激发试验），这个姿势偶尔可引起尺神经病患者出现尺神经支配区的异样感觉。

　　运动体检包括手部的视诊，是否出现大鱼际肌肉萎缩（严重病例），以及检查拇指外展和对掌的肌力（图 17-7）。单独检查拇短展肌和拇对掌肌的动作（正中神经在腕管远端支配的肌肉）比较困难，因为拇指外展还有拇长展肌（桡神经支配）参与，拇指对掌也另有拇短屈肌的深头（尺神经支配）和拇长屈肌（前骨间神经支配）参与。

　　需要特别强调的是，腕管综合征是一项临床诊断。它代表正中神经在腕部受压、神经传导减慢所引发的一系列临床症状与体征。但有一些患者在神经传导检查时发现正中神经在腕部传导速度减慢，却没有相应的临床症状或体征。这些患者本身不患有腕管综合征，也不需进行相关治疗。这种情况经常在一些潜在的多发性周围神经病患者身上出现，他们的神经传导减慢常好发于易卡压部位。潜在多发性周围神经病的患者经常发现多个易卡压部位传导速度减慢，如腕部的正中神经、肘部的尺神经以及腓骨颈处的腓总神经。例如，双足有木感和麻刺感的轻度酒精性或糖尿病多发性周围神经病病人，可能发现正中神经跨

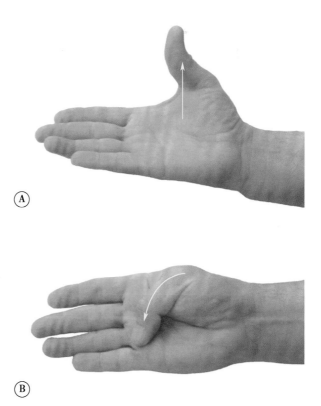

图 17-7　腕管综合征的肌肉检查。在一些较严重的腕管综合征病例中可能出现拇指外展（**A**）和对掌（**B**）的肌力减弱。

腕段传导速度相对减慢，但没有双手疼痛、异样感觉或者无力的症状。根据电诊断检查，该患者在基础的多发性周围神经病之上合并了腕部正中神经病，而非腕管综合征。这一区别非常重要，因为在这个病例中，夹板固定、注射或者手术都是不恰当的。所以再次强调：**只有在充分了解病史及临床体检之后，神经传导与肌电图检查才能正确地进行并得到合理的解释。**

病因学

腕管综合征所报道的病因有很多种（框 17-1）。**尽管列表很详尽，但大多数病例仍是特发性的。**当

框 17-1   与腕管综合征有关的病况
特发性疾病
反复受压
职业性
内分泌疾病
甲状腺功能减退症
肢端肥大症
糖尿病
结缔组织病
风湿性关节炎
肿瘤
腱鞘囊肿
脂肪瘤
神经鞘瘤
神经纤维瘤
血管瘤
先天性疾病
未退化的正中动脉
先天性腕管狭小
肌肉变异（掌长肌、指浅屈肌）
感染 / 炎症
结节病
组织胞浆菌病
脓毒性关节炎
莱姆病
结核
创伤
骨折（特别是科利斯骨折，Colles fracture）
出血（包括抗凝）
其他
痉挛状态（持续性屈腕）
血液透析
淀粉样变性（家族性和获得性）
怀孕
任何其他能够增加水肿或者体液总量的病况

然，特发性病例与框 17-1 内列举的其他疾病引起的腕管综合征，它们的临床症状与体征都是一样的。特发性病例的病因长期以来被认为是腕横韧带腱鞘炎，但病理学检查往往很少发现炎症的证据。在大多数病例中可以见到水肿、血管硬化及纤维化，这些发现与结缔组织反复受压相符。卡压导致了神经缺血和脱髓鞘，严重时甚至发生沃勒变性和轴突丢失，并引起相应的临床症状。

重复使用手的职业性动作或活动明显增加了罹患腕管综合征的风险（例如，打字员、数据输入员、技术工和木匠）。从框 17-1 的列表中可以发现，除了特发性腕管综合征，最常见诱发腕管综合征的病况有：糖尿病、甲状腺功能减退、类风湿性关节炎、淀粉样病变和怀孕。与特发性病例不同，存在潜在基础病因的病例具有一个重要线索：累及非优势手。在特发性腕管综合征的病例中，优势手几乎都是患手；如果症状累及双侧，则优势手较对侧手受累更重。如果非优势手的症状明显重于优势手，应警惕这可能不是特发性的腕管综合征，而是存在特定潜在基础病因的病例。

鉴别诊断

有些周围神经系统或中枢神经系统的病变会导致与腕管综合征相近的临床症状。周围神经病变中需要予以鉴别的有肘部正中神经病、臂丛病以及颈神经根病。在这些易与腕管综合征混淆的疾病中，最常见是颈神经根病，尤其是 C6 或 C7 神经根病，其同样会导致手臂疼痛，以及与腕管综合征的特征相似的异样感觉。颈部疼痛并且自颈部向肩膀与手臂放射，随着颈部的活动症状会加剧，这些临床线索往往提示神经根病而不是腕管综合征。神经根病的体检要点是：C6～C7 反射异常（肱二头肌、肱桡肌、肱三头肌），近端肌肉肌力下降（尤其屈肘、伸肘、前臂旋前），以及手掌与前臂的感觉障碍范围超过腕管综合征的感觉缺失区域。

肘部正中神经病和臂丛病非常少见，尤其是与腕管综合征的发病率相比。但当它们出现时，容易造成临床上的误诊。提示近端正中神经病变的体检要点是：大鱼际处皮肤感觉功能障碍与腕管以近正中神经支配肌的肌力下降，尤其是远节拇指屈曲（拇深屈肌）、前臂旋前（旋前圆肌和旋前方肌），以及屈腕（桡侧腕屈肌）。臂丛病的体检会发现与颈神经根病类似的异常，但腱反射减弱、肌

力下降和感觉功能障碍的分布区域更广,往往超过一个脊髓节段的范围。

对于中枢神经系统疾病,暂时性异样感觉可见于局灶性癫痫、偏头痛和短暂性脑缺血发作的患者,其偶尔也会被误认为是腕管综合征的症状。在一些特殊的病例中,因怀疑腕管综合征而来肌电图实验室检查的患者,后来发现是外侧丘脑或内囊的小腔隙性脑梗死,并因此导致了手的笨拙与感觉障碍,主要累及正中神经支配的手指。除了有肢体痉挛、反射活跃等一些中枢神经系统功能障碍的证据外,其主要的鉴别要点是没有疼痛。如果患者没有疼痛而被诊断为腕管综合征,则应该质疑。

电生理检查

疑似腕管综合征患者的电生理检查应针对以下几个方面:

1. 证实跨腕管段的正中神经纤维存在局部传导减慢或传导阻滞
2. 排除肘部正中神经病
3. 排除主要累及正中神经纤维的臂丛病
4. 排除颈神经根病,尤其是 C6 和 C7
5. 如果同时存在多发性周围神经病,则确认正中神经在腕部传导减慢超过单纯多发性周围神经病程度。

神经传导检查

疑似腕管综合征的患者,神经传导检查方法如框 17-2。腕管综合征的典型病理生理学改变是脱髓鞘,严重的脱髓鞘可能继发轴突丢失。在中、重度的病例中,电生理诊断通常是明确的。常规的正中神经检查中,腕管处的正中神经脱髓鞘病变会导致运动与感觉的远端潜伏期延长。如果脱髓鞘合并了传导阻滞或存在轴突丢失,当刺激腕部正中神经时,远端复合肌肉动作电位(CMAP)和感觉神经动作电位(SNAP)的波幅也会降低。

典型腕管综合征的患者,正中神经运动与感觉的远端潜伏期与 F 波的最短潜伏期均会有中度到重度的延长。然而,一些存在明显腕管综合征临床症状和体征的患者,常规电生理检查结果却是正常的(近 10%～25% 的腕管综合征患者)。这些患者中,如果不进行敏感性更高的神经传导检查,腕管综合征的电诊断就会被遗漏。这些检查

通常将同一只手的正中神经与其他神经进行比较。尺神经常用于比较,其次是桡神经。

常见的正中 - 尺神经对比检查如下:①正中 - 尺神经的掌 - 腕混合神经潜伏期对比;②正中 - 尺神经的腕 - 环指感觉潜伏期对比;③正中神经(第二蚓状肌) - 尺神经(骨间肌)的运动远端潜伏期对比。这些对比检查中,正中神经和尺神经的刺激与记录电极间距离都要相同。已知有一些变化因素会影响传导时间,包括距离、温度、年龄和神经的大小,而这些检查技术提供了理想的内部控制条件使以上因素保持不变。理想情况下,在这些正中神经与尺神经的对比检查中,唯一不同的因素就是正中神经经过腕管,而尺神经没有。因此,任何正中神经相对于尺神经的传导减慢都可以归因于正中神经在通过腕管时传导减慢。与常规运动与感觉神经检查相比,采用这些敏感性更高的检查方法将诊断率从约 75% 提升至约 95%。

对于这些敏感的正中 - 尺神经对比检查法,只要正中神经与尺神经的潜伏期有微小的差异(通常 0.4～0.5ms)即可考虑为异常。**因此,所有的技术因素均须格外注意,尤其是距离的测量、刺激伪迹、超强刺激、与电极的位置,这样才能得到可靠并且可重复的数据。**此外,避免过量刺激也很重要,因其会无意间将刺激扩散至邻近神经。在章节后续部分将提到的三个检查方法中,过量刺激可能导致正中、尺神经电位的真实潜伏期差异被掩盖,从而使波形看起来完全正常。

正中 - 尺神经对比检查
正中 - 尺神经的腕 - 掌混合神经对比检查

这项检查采用了对混合神经电位的测量。混合神经电位包含了运动纤维与感觉纤维。其中,感觉纤维包括皮肤感觉纤维与肌肉感觉纤维。前者可以用常规感觉传导进行检查,而后者不能。这一点非常重要,因为肌肉感觉神经纤维包含了来自肌梭的 I a 类传入纤维,它是最大并且传导最快的纤维,所以拥有的髓鞘最多。这些纤维非常容易脱髓鞘,而脱髓鞘恰恰是腕管综合征最主要的病理变化。混合神经传导同样采用了 8cm 这样非常短距离的传导。因为距离短,故而推算出大部分的传导时间覆盖在病变区域。而包含的仅仅很短的一段正常神经也就难以稀释跨腕段传导速度的减慢。

该检查方法是在掌部刺激正中神经,在腕部

框 17-2　推荐的腕管综合征神经传导检查方案

常规检查

1. 正中神经运动检查，刺激腕部和肘窝，于拇短展肌记录
2. 尺神经运动检查，刺激腕部、肘下和肘上，于小指展肌记录
3. 正中神经和尺神经的 F 波
4. 正中神经感觉检查，刺激腕部，于示指或中指记录
5. 尺神经感觉检查，刺激腕部，于小指记录
6. 桡神经感觉检查，刺激桡骨外侧，于鼻烟窝处记录

假如有以下情况，则高度提示为单发的腕管综合征：

正中神经检查异常，显示跨腕段显著的神经传导速度减慢（运动和感觉远端潜伏期延长），F 波最短潜伏期延长。当出现继发的轴突丢失或者脱髓鞘导致了腕部出现传导阻滞，正中神经复合肌肉动作电位（CMAP）和感觉神经动作电位（SNAP）的波幅可能会降低。

而且

尺神经运动、感觉和 F 波检查都正常，并且桡神经感觉电位正常（排除臂丛病或多发性周围神经病）

则不需要再行其他神经传导检查，可进行肌电图（EMG）检查。

如果正中神经检查为完全正常或者可疑，则进一步行正中 - 尺神经对比检查、正中 - 桡神经对比检查，或正中神经节段性感觉检查。

正中 - 尺神经对比检查

1. 比较正中神经与尺神经掌 - 腕混合神经电位的峰潜伏期，分别在距离腕部正中和尺神经记录电极均为 8cm 的掌部刺激正中和尺神经
2. 比较正中神经蚓状肌和尺神经骨间肌的运动远端潜伏期，在腕部采用相同距离（8～10cm）分别刺激正中神经和尺神经，并用同一个记录电极在第二蚓状肌 / 骨间肌上记录
3. 比较正中神经与尺神经的环指感觉潜伏期，在腕部采用相同距离（11～13cm）分别刺激正中神经和尺神经，环指记录

正中 - 桡神经对比检查

● 比较正中神经与桡神经的拇指感觉潜伏期，采用相同距离（10～12cm）分别在腕部刺激正中神经以及在前臂刺激桡浅神经，拇指记录

正中神经节段性感觉检查

● 分别在腕部和掌部（掌 - 指距离为腕 - 指距离的一半）刺激正中神经，中指记录。然后计算腕 - 掌的传导速度，并将之与掌 - 指的传导速度进行比较

如果以上检查中有两项或更多的结果异常，那么腕管综合征的可能性就非常高，接着进行肌电图检查。如果这些检查都是正常的，那么考虑其他诊断，特别是颈神经根病（注意：少数腕管综合征患者的神经传导检查结果可正常）。

其他重要的考虑：

1. 如果合并多发性周围神经病，该病例将更富有挑战性。问题在于：正中神经速度的减慢与多发性周围神经病表现的减慢是否不成比例。多发性周围神经病自身就可能引起所有的运动和感觉神经潜伏期延长。此外，感觉和混合神经电位无法引出的情况也不罕见，故掌部混合神经、环指以及拇指的对比检查就无法进行。在这种情况下，蚓状肌 - 骨间肌对比检查往往是最有用的自身对比检查，因为运动波形在多发性周围神经病中通常会保留。
2. 在少数情况下，可能同时存在腕部尺神经病，那么所有正中神经与尺神经的自身对比检查可能无意义，因为正中神经和尺神经的潜伏期都延长了。在这种情况下，正中神经与桡神经的自身对比或者正中神经节段性感觉传导检查最有诊断价值。
3. 如果合并肘部尺神经病（并不少见），那么尺神经混合电位与感觉电位都有可能缺失，掌部混合神经检查与环指检查均无法使用。这种情况下，正中神经与桡神经的自身对比、正中神经节段性感觉传导检查或者蚓状肌 - 骨间肌对比检查是最临床诊断价值的。
4. 如果远端正中神经运动或感觉电位波幅下降，可能提示轴突丢失或远端传导阻滞。区分这两者的唯一方法是分别在掌部和腕部刺激正中神经，比较波幅。任何掌 / 腕感觉波幅比值 >1.6 或运动波幅比值 >1.2，都提示传导阻滞

正中神经记录，另外在掌部刺激尺神经，在腕部尺神经记录，然后将两个电位进行比较（图 17-8）。各神经均在距离记录电极 8cm 处的掌部进行超强刺激。正中神经掌部刺激点位于腕正中部的正中神经与示指中指指蹼的连线上，尺神经掌部刺激点位于腕内侧的尺神经（尺侧腕屈肌肌腱的桡侧）与环指小指指蹼的连线上。得到各神经的超强反应后，即可计算出起始潜伏期或峰潜伏期的差值。

正中 - 尺神经的环指感觉潜伏期对比检查

　　大多数人环指两侧的感觉是分开支配的，桡侧由正中神经支配，尺侧由尺神经支配。正中 - 尺神经的环指感觉潜伏期比较法正是利用了这一点（图 17-9）。因此，如果采用相同的距离，各神经的感觉潜伏期就能直接进行比较。逆向检查法是在腕部刺激正中神经和尺神经，同时将环状电极放置在环指（G1 在掌指关节处，G2 在远节指间关节

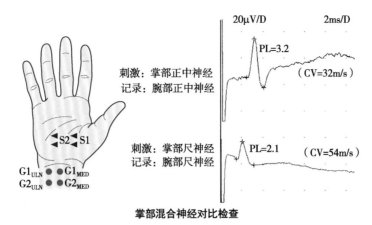

掌部混合神经对比检查

图 17-8　掌部混合神经对比检查。在这个检查中，跨掌部的正中神经混合动作电位潜伏期与相邻的尺神经混合动作电位潜伏期进行比较，刺激部位与记录部位之间采用相同的距离。**左图：**G1，活动记录电极；G2，参考记录电极；S1，正中神经刺激点；S2 尺神经刺激点。在正常人中，两者的潜伏期没有显著差异。**右图：**腕管综合征中，正中神经掌部峰潜伏期（PL）不但在绝对意义上延长（>2.2ms），与尺神经峰潜伏期相比也延长了（差值≥0.4ms）

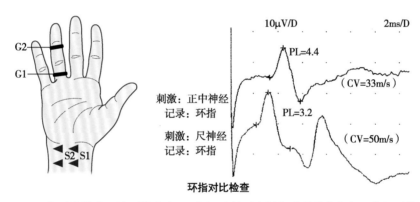

环指对比检查

图 17-9　环指对比检查。这项检查中，环指记录的正中神经感觉潜伏期与环指记录的尺神经感觉潜伏期进行比较，刺激部位与记录部位之间采用相同的距离。**左图：**G1，活动记录电极；G2，参考记录电极；S1，正中神经刺激点；S2，尺神经刺激点。大多数人环指两侧的感觉是分开支配的，一侧为正中神经，另一侧为尺神经，该检查正是利用了这一点。在正常人中，两者的潜伏期没有显著差异。**右图：**腕管综合征中，正中神经感觉峰潜伏期（PL）不但在绝对意义上延长（>3.5ms），与尺神经峰潜伏期相比也延长了（差值≥0.5ms）

处）。两个神经必须使用相同的距离（范围 11~13cm）。得到超强反应后，即可记录到正中与尺神经的起始或峰潜伏期差值。该检查同样可采用顺向法，通过位于环指的环状电极（位置同上）进行刺激，并分别在腕部的正中神经和尺神经相同距离处记录。我们不推荐后一种方法，因为环指的顺向检查法，正中和尺神经被共同刺激无法避免，从邻近神经扩散过来的电位可能会影响在腕部记录的 SNAP。

正中神经第二蚓状肌 - 尺神经骨间肌的运动远端潜伏期对比检查

比较第二蚓状肌与骨间肌运动远端潜伏期的

检查，利用了以下两个方面：①运动纤维容易被记录，并且较感觉神经对卡压的耐受更强；②正中神经的第二蚓状肌正好位于尺神经的骨间肌之上。在一些广泛的多发性周围神经病合并腕管综合征的病例中，SNAP 与混合神经电位可能无法引出。在一些更严重的病例中，常规正中神经传导在拇短展肌记录的 CMAP 可能缺失，但至第二蚓状肌和尺神经 - 骨间肌的运动纤维仍然可以记录到 CMAP。

将作用电极（G1）置于第三掌骨中点的桡侧稍远处，参考电极置于示指的近端指间关节，并在腕部分别刺激正中神经与尺神经，即可容易地记

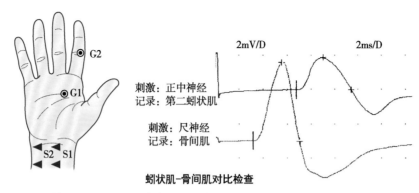

图 17-10　蚓状肌 - 骨间肌对比检查。这个检查中，正中神经在第二蚓状肌记录的运动潜伏期与尺神经在骨间肌记录的运动潜伏期进行比较，刺激部位与记录部位之间采用相同的距离。**左图：** G1，活动记录电极；G2，参考记录电极；S1，正中神经刺激点；S2，尺神经刺激点。在解剖中，第二蚓状肌（正中神经支配）正好位于骨间肌（尺神经支配）之上，而该检查正是利用了这一点。在正常人中，两者的潜伏期没有显著差异。**右图：** 腕管综合征中，正中神经运动潜伏期相对于尺神经运动潜伏期延长。在这个病例中，潜伏期差值大约为 2ms。只要差值≥0.5ms 都应该考虑为异常。无论在患者组还是对照组，蚓状肌的复合肌肉动作电位与骨间肌相比，通常不但形态有差异，波幅也更低。

录到正中神经 - 第二蚓状肌和尺神经 - 骨间肌的 CMAP（图 17-10）。如果在腕部刺激正中神经能引出上升时间最短并且首次偏转为负向的波形，即可确定活动记录电极被正确放置在了第二蚓状肌的运动点上。由于第二蚓状肌不能被看到或触诊到，为了确保电极放置在最佳位置，可能需要稍微移动作用电极。在一些病例中，如果提高记录电位的灵敏度，第二蚓状肌的 CMAP 前就会出现一个小的混合神经电位。这是一个正常的现象，尤其是在年轻的患者中。当这个小的混合神经电位出现时，应在第二蚓状肌的 CMAP 起始处测量潜伏期，而不是在混合神经电位的起始处。随后**保持记录电极不动**，在腕部相同距离处超强刺激尺神经，即可容易地引出位于下方的尺神经 - 骨间肌的 CMAP。尺神经的 CMAP 通常较正中神经的 CMAP 更大。注意，要比较远端潜伏期差则必须采用相同的距离（范围 8～10cm）。

这三种正中 - 尺神经对比检查的正常值列举在表 17-3 中。在我们的实验室中，最敏感的检查是掌部混合神经峰潜伏期差值，然后紧接着就是环指感觉神经检查与第二蚓状肌 - 骨间肌运动检查。但是，这三项检查结果之间有着非常高的相关性。在比较检查中，所有轻度腕管综合征患者三项检查中有两项异常的比例占 97%。如果一个患者仅有一项正中 - 尺神经对比检查异常，那么就要慎重考虑是否能给出腕管综合征的肯定电诊断（见第 9 章）。

其他有用的检查
跨腕段寸步法检查与掌部刺激

另外一项可用于证实腕管综合征的检查，首先由 Kimura，随后由其他人进行了描述。该检查为正中神经跨腕管段的节段性刺激（寸步法，inching）（图 17-11），而正中神经的记录则既可在拇短展肌记录 CMAP，也可在示指或中指记录 SNAP，检查目标为寻找超过正常值的潜伏期突然改变或波幅突然增高。

Kimura 的方法是从腕横纹近端 4cm 处开始直至腕横纹远端 6cm，每 1cm 刺激一次。距离每增加 1cm，潜伏期通常延长 0.2～0.3ms。任何潜伏期的突然变化都高度提示局灶性脱髓鞘病变。虽然寸步法的优势在于可以提示具体的病变部位，但由于在腕横纹稍远处刺激神经比较困难，它的效用往往很有限。该技术在记录正中神经 CMAP 时尤其困难，因为以 1cm 的间距沿着正中神经鱼际返支进行刺激是很难的。此外，刺激手掌部位时通常需要旋转阳极，以避免刺激伪迹过大（图 17-12）。

刺激腕部和掌部正中神经，比较 CMAP 和 SNAP 的波幅要比测量潜伏期变化在技术上更简单，并且可得到更多的潜在病理生理信息（图 17-13）。腕部和掌部刺激既可行正中神经的运动传导检查，也可行感觉传导检查。该方法只需要腕部或者掌部的单次刺激，而寸步法则需要 1cm 间隔的多次刺激。以下几个技术因素必须要考虑到。第一，如前所述，由于正中神经鱼际返支解剖位置的原

表 17-3　正中神经—尺神经比较检查

检查方法	神经	刺激部位	记录部位	距离 /cm	显著差异 /ms
掌部混合神经	正中神经	掌部正中神经	腕部正中神经	8	≥0.4
	尺神经	掌部尺神经	掌部正中神经	8	
环指感觉	正中神经	腕部正中神经	环指	11～13*	≥0.5
	尺神经	腕部尺神经	环指	11～13	
蚓状肌—骨间肌	正中神经	腕部正中神经	第三掌骨中点外侧（第二蚓状肌和骨间肌之上）	8～10*	≥0.5
	尺神经	腕部尺神经	第三掌骨中点外侧（第二蚓状肌和骨间肌之上）	8～10	

* 正中神经与尺神经的刺激距离必须相同

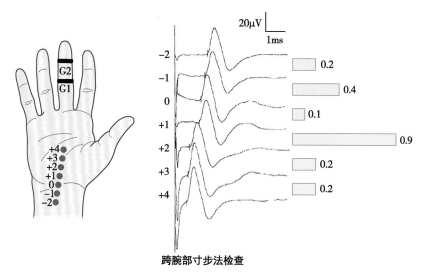

跨腕部寸步法检查

图 17-11　**跨腕部寸步法检查**。**左图**：自腕横纹近端 2cm 开始直至腕横纹远端 4cm，每 1cm 均刺激一次正中神经，在中指记录感觉神经动作电位。**右图**：各刺激点之间的实际波形与潜伏期的相对变化被标绘出。注意感觉神经动作电位的潜伏期在腕横纹以远的 +1cm 和 +2cm 两点之间有突然的变化，提示为局部减慢的区域

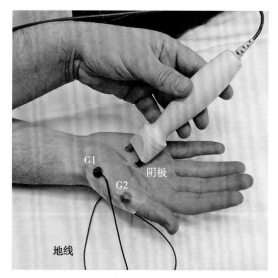

图 17-12　**在掌部刺激鱼际运动返支**。在掌部刺激正中神经技术上是比较困难的。在许多情况下，必须旋转刺激器的阳极以减少刺激伪迹

因，刺激器必须放在大鱼际的远侧，并将阳极旋转到远端以防止刺激伪迹过大（图 17-12）。第二，在比较腕管近端和远端的波幅时，检查者必须知道正常值范围。近端的波幅总会比远端低一些，这是因为近端刺激的时间离散和相位抵消现象更加明显。正常的时间离散和相位抵消，对感觉纤维的影响较运动纤维更大。正常的正中神经，远-近端的 CMAP 波幅比值不超过 1.2，远-近端的 SNAP 波幅比值不超过 1.6。超过该比值则提示可能存在传导阻滞（图 17-14）。该假设要求达到超强刺激，且不能对邻近神经造成共同刺激，又要求基线不能被过大的伪迹或噪声干扰而影响对波幅的准确测量。

腕管综合征病例中，如果腕部刺激得到的 CMAP 或 SNAP 波幅较低，有以下两个可能的解释：①跨腕管段正中神经脱髓鞘病变继发传导阻滞，未累

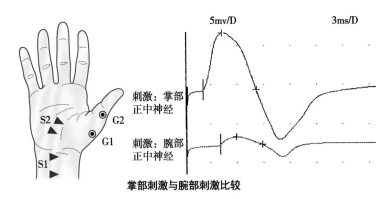

5mv/D　　　　　3ms/D

刺激：掌部
正中神经

刺激：腕部
正中神经

掌部刺激与腕部刺激比较

图 17-13　**掌部刺激与腕部刺激的对比**。分别于腕部和掌部刺激正中神经，并在拇短展肌记录。**左图**：G1，活动记录电极；G2，参考记录电极；S1，腕部刺激；S2，掌部刺激。**右图**：掌部刺激相对于腕部刺激所得的波幅明显更高，提示跨腕段传导阻滞（即，脱髓鞘）

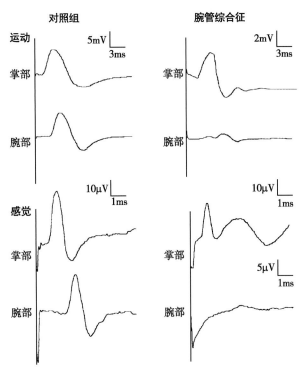

图 17-14　**跨腕管段复合肌肉动作电位（CMAP）和感觉神经动作电位（SNAP）波幅的变化**。为了评估跨腕管段可能存在的传导阻滞，可在腕部和掌部刺激正中神经，并记录 CMAP 和 SNAP。在正常人群中，腕部和掌部刺激点之间波幅仅有轻微的增高。而腕管综合征患者中，若腕部和掌部刺激点间存在较大的波幅差异，则提示传导阻滞。运动检查中，正常的掌 - 腕波幅比值≤1.2，感觉检查则≤1.6

及轴突；②有继发的轴突丢失（图 17-15）。比较腕部和掌部刺激得到的动作电位波幅，可以容易地分辨这两种可能。看以下的这个例子：

	病例 A	病例 B
CMAP（腕部刺激，拇短展肌记录）	2mV	2mV
CMAP（掌部刺激，拇短展肌记录）	6mV	2mV

两个病例中，在腕部刺激正中神经时，记录的 CMAP 波幅降低（正常值为 > 4.0mV）。而当病例 A 行掌部刺激时，CMAP 的波幅增加了 200%；远 - 近端比值是 3.0，提示传导阻滞。相反，在病例 B 中，腕部刺激与掌部刺激的 CMAP 波幅并没有变化，提示波幅降低是继发于轴突丢失。

正中 - 桡神经的拇指感觉潜伏期对比检查

大多数人拇指的感觉同时受正中神经和桡神经（图 17-16）支配，正中 - 桡神经的拇指感觉潜伏期检查正是利用了这一点。这个检查的基本原理与正中 - 尺神经的环指感觉检查相同：在腕部刺激正中神经与桡神经，使用相同的距离，将环状电极放置在拇指进行记录（G1 置于掌指关节，G2 置于指间关节）。在腕部桡骨外侧缘刺激桡神经，使用相同的距离，在腕部常规位置刺激正中神经。在每个刺激部位引出超强反应后，比较起始潜伏期或峰潜伏期。尽管一些实验室常用这项检查，但由于正中神经与其发出的拇指分支成一定角度，使得距离测量产生误差，所以很难在相同距离上刺激这两个神经。两者潜伏期差值大于 0.5ms 即可认为异常。

腕 - 掌与掌 - 指感觉传导速度对比检查（跨腕部节段性感觉传导检查）

该检查为比较两段相同长度的正中神经之间感觉传导速度的差异：腕 - 掌段和掌 - 指段。因为中指比较长，故选用它作为记录部位。将记录电极（G1，G2）分别放置于近端指间关节与远端指间关节。随后在腕部、至 G1 的某一固定距离处刺激正中神经。然后保持环状记录电极不动，在掌部、腕 - 指段距离的一半处再次刺激正中神经（图 17-17）。

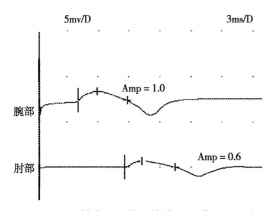

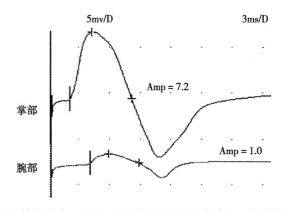

图 17-15　形似轴突丢失的远端传导阻滞。远端波幅下降往往归因于轴突丢失。但是，如果传导阻滞出现在常规远端刺激点以远的部位，就会出现类似轴突丢失的表现。这种现象常见于腕管综合征（CTS），其病变部位即位于常规远端刺激点以远。**左图：**正中神经运动检查，刺激腕部和肘窝。注意，这看起来很像是典型的轴突丢失表现。**右图：**正中神经运动检查，刺激掌部和腕部。在这个腕管综合征患者中，掌部刺激可引出波幅明显更高的 CMAP，提示传导阻滞。鉴别出传导阻滞，不仅可对病变进行定位，也提示了其预后情况远较轴突丢失更好。腕管综合征患者存在传导阻滞的临床线索是拇指外展无力，而拇短展肌的肌容积相对正常（即，没有肌萎缩），以及正中神经在腕部刺激的 CMAP 波幅降低

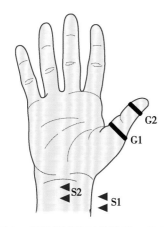

图 17-16　正中 - 桡神经感觉对比检查。在大多数人中，拇指的感觉受桡浅神经和正中神经共同支配。对于疑似腕管综合征的患者，可以比较在相同距离下正中神经和桡浅神经至拇指的感觉潜伏期，观察正中神经感觉纤维是否传导更慢。G1，活动记录电极；G2，参考记录电极；S1，桡神经刺激点；S2，正中神经刺激点。只要正中神经与桡神经潜伏期差值≥0.5ms 即被认为异常

虽然这个检查可以在任何距离上进行，但将掌 - 指段的距离设定为腕 - 指段的一半可以极大地简化数学计算。先计算掌 - 指段传导速度与腕 - 指段传导速度的乘积，然后计算掌 - 指段传导速度乘以 2 再减去腕 - 指段传导速度的差值，最后前者除以后者，即可得到腕 - 掌段的传导速度（图 17-18）。对于正常人，腕 - 掌段（即跨腕管段）的传导速度应等于或大于远端节段（掌 - 指段）的传导速度，因为近端神经通常比远端神经传导得更快，其原因是近端的神经直径更粗，温度也更高。但是在腕管综

合征中却恰恰相反；近端（腕 - 掌段）的传导速度比远端（掌 - 指段）更慢。总的来说，只要近段传导速度减慢 10m/s 以上，即认为异常。

正中 - 尺神经 F 波最短潜伏期的对比检查

这项检查是比较在腕部刺激时，正中神经（拇短展肌记录）与尺神经（小指展肌记录）的 F 波最短潜伏期。在正常人中，正中神经的 F 波最短潜伏期比尺神经短约 1～2ms。如果相反则考虑为异常（图 17-19）。但是这项检查没有特异性，因为 F 波测量的是神经全长的传导，即从记录电极到脊髓。尽管该检查能确定正中神经存在问题，但不能将病变定位至腕部。因此它通常只能作为腕管综合征的验证性证据，还须结合其他更敏感的检查的异常结果才能做出诊断。

肌电图检查

腕管综合征患者进行肌电图检查，推荐的方法如框 17-3。制订肌电图检查方案是为了与其他临床诊断进行鉴别（例如：近端正中神经病，臂丛病，C6～C7 神经根病）。肌电图检查的关键肌肉是拇短展肌。在轻度或早期腕管综合征病例中，拇短展肌往往是正常的。在晚期或者严重的腕管综合征病例中，肌电图可以发现继发的轴突丢失，表现为失神经支配和神经再支配。通常，手部肌肉检查可以使用较小的针电极。因为对于患者来说，拇短展肌的检查是很痛且难以忍受的，所以可以从其他 C8～T1 节段的支配肌开始检查，例如第一

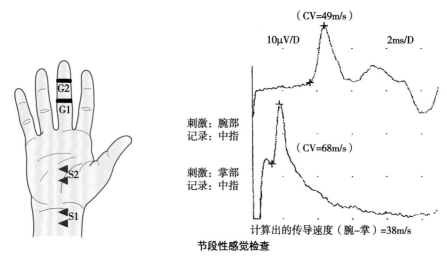

节段性感觉检查

图 17-17　跨腕部节段性感觉传导检查。 采用这项检查，获得腕 - 指段和掌 - 指段的感觉传导速度（CV）后，即可计算出腕 - 掌段的传导速度（见图 17-18）。**左图：** 于固定距离处刺激腕部正中神经，并在其一半距离处的掌部刺激正中神经，使用环状电极在中指记录正中神经感觉动作电位。G1，活动记录电极；G2，参考记录电极；S1，正中神经腕部刺激点；S2，正中神经掌部刺激点。将记录电极放置在手指更远的位置，将有助于减小刺激手掌时出现的伪迹。**右图：** 在腕管综合征患者中，计算出的腕 - 掌段传导速度（38m/s）比掌 - 指段（68m/s）要慢

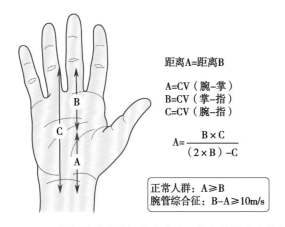

距离A=距离B

A=CV（腕−掌）
B=CV（掌−指）
C=CV（腕−指）

$$A = \frac{B \times C}{(2 \times B) - C}$$

正常人群：A≥B
腕管综合征：B−A≥10m/s

图 17-18　节段性感觉神经检查中腕 - 掌段传导速度的计算。 对于正中神经的皮肤感觉纤维，并没有直接的方法可以在腕部刺激并在掌部进行记录。但腕 - 掌段传导速度（CV）可以通过腕 - 指段和掌 - 指段的传导速度进行计算而得出，而后两者可以直接测量得到。如果掌 - 指段的距离为腕 - 指段的一半，计算就可被简化。在正常的神经中，近端节段的传导速度应等于或快于远端节段，因为近端的神经直径更粗，温度也更高（见第 8 章）。但是在腕管综合征中却恰恰相反：腕 - 掌段（穿过腕管）的传导速度比掌 - 指段更慢。只要传导速度减慢≥10m/s，即认为异常

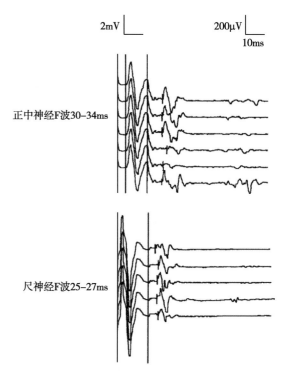

2mV　　　　　200μV
　　　　　　　　10ms

正中神经F波30~34ms

尺神经F波25~27ms

图 17-19　腕管综合征中的反常 F 波。 正常的人群中，正中神经 F 波的最短潜伏期较尺神经短约 1～2ms。而在腕管综合征患者中，正中神经的 F 波潜伏期常较尺神经延长，这提供了一个确认正中神经病的有用测量方法

背侧骨间肌（FDI），然后再检查拇短展肌。一些肌电图医生会选择最后检查拇短展肌，但是这样也有一些潜在问题：患者可能在检查这块关键肌肉之前就退出了检查，特别是那些不能耐受肌电图检查的患者。

如果拇短展肌肌电图检查异常，那么必须再检查近端正中神经支配肌，以及最少两块（非正中神经支配的）C8～T1 或臂丛下干支配的其他肌肉。另外，C6～C7 支配肌也需要检查以排除颈神经根

框 17-3　推荐的腕管综合征肌电图检查方案

1. 拇短展肌（APB）
2. 至少两块 C6～C7 支配肌（例如：旋前圆肌、桡侧腕屈肌、肱三头肌、伸指总肌）以除外颈段神经根病

如果拇短展肌异常，需要额外检查以下肌肉：

1. 至少一块近端正中神经支配肌（例如：桡侧腕屈肌、旋前圆肌、拇长屈肌）以除外近端正中神经病变（注意：旋前圆肌在旋前圆肌综合征中不被影响）。
2. 至少两块非正中神经支配的臂丛下干 /C8～T1 支配肌（例如：第一背侧骨间肌，示指固有伸肌）以除外臂丛下干的病变、多发性周围神经病，或者 C8～T1 神经根病。

注意：如果腕管综合征合并了另一病况（例如，多发性周围神经病、神经丛病、神经根病），那么需要更详细的肌电图检查。

拇短展肌的检查对于一些患者通常是痛苦和难以忍受的。最好不要首先检查这块肌肉，但也不要留到检查的最后，防止患者因为无法耐受整个检查而中途退出。

病。旋前圆肌和桡侧腕屈肌是很好的选择，因为它们即是近端正中神经支配肌，也是 C6～C7 支配肌。有些检查者可能不理解，既然远端正中神经支配的手部肌肉均来自 C8～T1 神经根，那么为什么需要检查 C6～C7 支配肌？我们必须记住，腕管综合征的感觉减退（非无力）区域与 C6～C7 神经根病非常相似。当然，每个病例都是不同的，所以肌电图医生必须在整个检查过程中，随着检查的进展，有意识的改变检查项目。

特殊情况：腕管减压术后的电诊断

腕管减压术后的患者前来行电诊断检查的情况并不少见。患者可能近期刚做完手术但无临床改善，或者腕管成功减压很长一段时间后症状复发。在一些病例中，患者可能未行术前电诊断检查以证实腕管综合征的诊断，这将使问题更加复杂。因此，每一位肌电图检查者都应知道成功的腕管减压术后神经传导的异常会有什么变化。总的来说，正中神经的感觉和运动远端潜伏期以及波幅都会有改善，但这可能需要几周到几个月的时间。而有些检查在术后一年中都会持续改善。但也有一些传导减慢可能长期存在。在作者的经验中：

1. 正中神经的运动远端潜伏期将改善，通常会回到"正常"范围内。成功的腕管减压术后，远端潜伏期肯定不会仍在脱髓鞘的范围内（即，高于正常值上限的 130%）。

2. 正中神经的感觉远端潜伏期将改善，通常会回到"正常"范围内。成功的腕管减压术后，传导速度不会仍在脱髓鞘的范围内（即，低于正常值下限的 75%）。

3. 正中神经运动波幅将改善并回到正常范围内。

4. 正中神经感觉波幅可能会，也可能不会改善。很多时候波幅将保持在轻度降低或者临界正常值的范围。

5. 敏感的自身对比检查（即掌部混合神经检查，环指检查，拇指检查，蚓状肌 - 骨间肌检查，以及节段性感觉检查）仍会持续异常，表现为正中神经跨腕管段传导速度减慢。

虽然这些发现最常见于腕管减压术后，但对于其他神经卡压也会有相似的发现。这就引出了一个问题：为什么减压手术成功后，正中神经传导不能完全恢复正常呢？答案涉及了正常髓鞘化、脱髓鞘和髓鞘再生的知识（图 17-20）。如第 2 章所述，髓鞘形成的过程起始于子宫内，周围神经的完全髓鞘化直到接近 3 岁时才完成。因此，在 3 岁时，所有的髓鞘和结间区均已经形成（图 17-20A）。然而，从幼年期到成年期，随着肢体长度的增长，结间区的长度也变长，而结间的数量不会改变（图 17-20B）。在卡压性神经病中，例如腕管综合征，脱髓鞘发生于受压迫的部位，继而造成该受压部位结间区的中断（图 17-20C）。当压迫解除，髓鞘将再生。但新的结间区较短，而结间区之间的距离与幼年期最初形成时保持一致（图 17-20D）。因此在卡压部

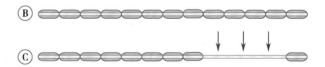

图 17-20　**脱髓鞘与髓鞘再生后仍然存在的"速度减慢"。**
A. 髓鞘形成的过程发生在大约 3 岁。**B.** 从幼年期到成年期，肢体长度在变长；然而，结间区的数量不会改变。**C.** 髓鞘脱失发生在受压部位（蓝色箭头）。**D.** 当压迫成功解除以后，髓鞘出现再生。但新的结间区较短，而结间区之间的距离与幼年期最初形成时保持一致。因此在卡压部位的髓鞘再生过程中会形成更多的郎飞结。郎飞结的数量越多，去极化次数就越多，最终去极化的总时间也就越长。因此，当神经冲动跨过再次髓鞘化的卡压区域时，传导速度会低于正常，这是因为郎飞结的数量增多了

位的髓鞘再生中会形成更多的郎飞结。当髓鞘再生完成时，神经冲动可以再次成功沿神经上传或下行。但要记住，传导时间（传导速度）完全取决于郎飞结处的去极化时间。郎飞结的数量越多，去极化次数就越多，最终去极化的总时间也就越长。因此，当神经冲动跨过再次髓鞘化的卡压区域时，传导速度会低于正常，这是因为郎飞结的数量增多了。在任何情况下，只要曾经发生脱髓鞘，而后髓鞘再生，那么敏感的检查就将一直显示在这个髓鞘再生节段里传导速度轻度减慢。因此，对于腕管减压术后的患者，我们必须谨慎地解释神经传导检查中出现的任何轻度的"减慢"。

 病例分析

病例 17-1

病史和体检

女，67岁，主诉双手笨拙，麻刺感和疼痛数月。症状在夜间最为显著，常常使她从睡梦中醒来；在使用双手时（如驾车）症状也非常明显。体检见大鱼际轻度萎缩。反射正常。双侧拇指外展肌力减弱。拇指、示指、中指、环指指腹的感觉功能略有减退。双侧腕部 Tinel 征（Tinel sign）未引出。Phalen 试验（Phalen's maneuver）30 秒后双侧中指出现麻刺感。

总结

双手的疼痛和异样感觉，可在驾驶时被诱发，并在夜间恶化的病史，符合腕管综合征的特点。此外，体检也提示正中神经病变。拇指外展肌力减弱提示远端正中神经支配的拇短展肌功能障碍。正中神经支配的手指感觉减退。虽然腕部 Tinel 征未引出，但 Phalen 试验引发了中指的异样感觉。Phalen 试验被认为是重现了晚上发生的情况：当患者睡着之后手腕通常保持屈曲的姿势。注意，体检和病史不支持神经根病（即没有颈部疼痛或 C6/C7 支配肌无力，反射正常）。因此我们推测发生双侧腕管综合征的可能性很大，即使尚未进行神经传导和肌电图检查。

神经传导检查和肌电图检查结果都是异常的。右侧正中神经运动检查显示 CMAP 波幅下降，潜伏期显著延长，前臂段传导速度缓慢，F 波不能引出。左侧正中神经也异常，但不如右侧严重：CMAP 波幅正常，运动远端潜伏期中度延长，前臂

段传导速度临界性减慢，F 波潜伏期延长。尺神经运动检查是完全正常的，这是一个重要的发现，表明正中神经运动检查的异常不是继发于更为广泛的多发性神经病变。感觉检查结果相类似。右侧正中神经的示指感觉电位未能引出，而左侧可以引出，不过波幅偏低，峰潜伏期延长，相应的传导速度也明显减慢。尺神经感觉检查是完全正常的。由于右侧正中神经的混合神经电位未引出，故未行尺神经的混合神经传导检查，因为没有数据可以与之进行比较。左侧正中神经的混合神经传导检查显示峰潜伏期显著延长。此外，左侧正中神经混合电位峰潜伏期不仅是绝对意义上的显著延长（3.8ms），其相对于尺神经（1.7ms，为正常）也是不成比例的明显延长。

神经传导检查后可以非常确定双侧腕部正中神经病变的诊断，累及运动和感觉纤维。病变定位于腕部而非更近端，是由腕部刺激时潜伏期显著延长所决定的。这些明显延长的潜伏期提示跨腕段的脱髓鞘病变。由于尺神经运动、感觉和 F 波检查完全正常，因此不考虑合并了多发性周围神经疾病。

肌电图检查显示右侧拇短展肌有插入电位增加，纤颤电位，宽大、多相的 MUAP 伴募集减少。由于右侧拇短展肌异常，因此对第一背侧骨间肌和 C8 椎旁肌进行检查以排除合并 C8～T1 神经根病的可能性。请注意，如果临床检查或病史高度提示存在合并 C8～T1 神经根病的可能性（例如，其他手内肌无力或疼痛从颈部向前臂内侧放射），则需要进一步检查其他 C8～T1 神经支配的肌肉。此外，由于拇短展肌异常，必须对近端正中神经的支配肌（旋前圆肌，桡侧腕屈肌）进行检查，以确认拇短展肌的异常不是继发于高位的正中神经病变。仅对旋前圆肌进行检查可能不够，因为在旋前圆肌综合征中该肌可以不受累，这是由于正中神经的前臂段卡压发生在分出旋前圆肌支之后（见第18 章）。如果临床上高度怀疑近端正中神经病，还应检查正中神经支配的近端肌肉。

检查旋前圆肌和桡侧腕屈肌具有双重目的，因为它们既是近端正中神经支配肌，又是 C6～C7 神经支配肌。这两块肌肉的检查结果为正常，则可以排除 C6～C7 神经根病或臂丛病的诊断。在这种情况下，肱三头肌常常有用，因为它主要由 C7 支配，且通常在 C7 神经根病中出现异常。再次强调，如果临床检查或病史提示合并有 C6～C7 神

病例 17-1 神经传导检查

刺激神经	刺激点	记录点	波幅 运动/mV；感觉/μV			潜伏期/ms			传导速度/(m/s)			F 波潜伏期/ms		
			右侧	左侧	正常值	右侧	左侧	正常值	右侧	左侧	正常值	右侧	左侧	正常值
正中神经(m)	腕	拇短展肌	3.4	8.6	≥4	10.9	6.4	≤4.4				NR	33	≤31
	肘窝	拇短展肌	3.0	8.4		15.8	10.6		41	49	≥49			
尺神经(m)	腕	小指展肌	11.2		≥6	3.0		≤3.3				25		≤32
	肘下	小指展肌	11.2			6.3			60		≥49			
	肘上	小指展肌	11.1			8.0			61		≥49			
正中神经(s)	腕	示指	NR	8	≥20	NR	4.9	≤3.5	NR		≥50			
尺神经(s)	腕	小指	24		≥17	2.9		≤3.1	62		≥50			
正中神经(混合检查)	掌	腕部	NR	8	≥50	NR	3.8	≤2.2	NR	27	≥50			
尺神经(混合检查)	掌	腕部	16		≥15	1.7		≤2.2	61		≥50			
混合差值						1.1		≤0.3						

m＝运动检查；s＝感觉检查；NR＝无反应。

注意：所有感觉和混合神经潜伏期都是峰潜伏期，所有感觉和混合神经传导速度都是以起始潜伏期计算，报告中的 F 波潜伏期代表 F 波最短潜伏期。

病例 17-1 肌电图

肌肉	插入电位	自发电位		自主 MUAP		形态		
		纤颤电位	束颤电位	激活	募集	时限	波幅	多相电位
右侧拇短展肌	↑	+1	0	NL	↓↓	+2	+2	+2
右侧第一背侧骨间肌	NL	0	0	NL	NL	NL	NL	NL
右侧旋前圆肌	NL	0	0	NL	NL	NL	NL	NL
右侧肱三头肌	NL	0	0	NL	NL	NL	NL	NL
右侧桡侧腕屈肌	NL	0	0	NL	NL	NL	NL	NL
右侧 C8 椎旁肌	NL	0	0	NL	NL	NL	NL	NL
左侧拇短展肌	NL	0	0	NL	NL	NL	NL	NL

NL＝正常；↑＝增加；↓↓＝中度减少。

经根病变（例如，伸肘或伸腕无力，肱二头肌或肱三头肌反射消失），那么在该节段支配肌中选取更多的肌肉进行检查是必要的。最后，因为症状是双侧的，并且神经传导检查也显示双侧异常，所以检查左侧拇短展肌以评估该侧正中神经损伤的严重程度。由于左侧的拇短展肌正常，临床上也未怀疑合并有近端正中神经病、神经丛病或神经根病，因此不需要进一步的针电极检查。在此基础上，可给出电诊断印象。

印象： 电生理证据符合双侧正中神经腕部中重度病变，右侧重于左侧。

有几个问题值得思考

临床 - 肌电图的相关性是否有意义？

在这个病例中答案显然是肯定的。患者的病史和体检高度提示腕管综合征。没有任何信息提示并发有神经根病、神经丛病或多发性神经病。神经传导检查和肌电图都证实了临床印象。所有的电生理异常都局限于正中神经。此外，显著延长的运动和感觉潜伏期符合跨腕管段正中神经的脱髓鞘病变。右侧所有的发现都比左侧更严重。这是特发性腕管综合征的常见情况：优势手受累程度更加严重。任何腕管综合征中非优势手受累更严重的情况都应该引起注意，提示可能存在特殊的病因，例如肿块。在这种情况下，必须回到临床病史和体检，寻找不常见的特征（例如检查时可触及的肿块）。对某些患者，应该考虑腕部的影像学检查。

病变是脱髓鞘还是轴突丢失？

在这个病例中，同时存在脱髓鞘和轴突丢失的表现。两侧的运动远端潜伏期均显著延长。右侧运动潜伏期（10.9ms）约为正常上限的250%，左侧（6.4ms）约为145%。任何远端潜伏期超过正常上限约130%的情况不能单独归因于轴突丢失或选择性的快纤维的丢失。这些显著延长的远端潜伏期表示记录和刺激部位之间的脱髓鞘（即在腕部到拇短展肌之间）。其次，虽然右侧感觉电位未能引出，但左侧存在脱髓鞘导致的传导速度减慢。32m/s的速度低于正常下限的75%，这不能用快纤维的丢失来解释。病变肯定是脱髓鞘，但是同时也有轴突的改变。请注意，右侧的CMAP幅度稍低（3.4mV）；这可能是远端传导阻滞或轴突丢失的结果。在肌电图上，右侧拇短展肌有纤颤电位，以及时限增宽、波幅增高、多相增多的MUAP出现。这些都是失神经和神经再支配的电生理表现，提示活动性和慢性的轴突丢失。因此，可以肯定地说，右侧同时存在脱髓鞘和轴突丢失。而左侧肌电图是正常的，因此，在该侧没有明确的轴突丢失的肌电图证据。

失神经和神经再支配的肌电图异常表示比较重的病变。右侧存在持续的轴突丢失。所以如果仅仅采用简单的保守治疗措施，如腕部夹板或激素注射，可能效果不佳。这位患者应该需要手术减压。

如果病变位于腕管，为什么前臂段正中神经传导速度减慢？

右侧前臂段正中神经运动传导速度减慢（41m/s）。因为该数值表示肘 - 腕（即，近端至腕管）之间前臂段正中神经运动纤维的速度，所以可能被认为正中神经在前臂段也存在问题。然而，前臂段传导速度减慢的现象在腕管综合征中是相当普遍的，特别是在严重的病例中。这可能有两个原因。第一，在伴有继发性轴突丢失和沃勒变性的严重腕管综合征的情况下，沃勒变性可以向近端发展。如果一些快纤维丢失，那么这些纤维将不再被计算于传导速度中。第二，前臂段速度减慢可能仅仅是运动传导速度计算方法的原因（图 17-21）。在严重的腕管综合征中，脱髓鞘可能导致最快纤维和最大纤维的传导阻滞，这些纤维最容易受压。尽管这些神经纤维依然存在，其轴突也完好无损，但是腕管处的脱髓鞘可能导致完全阻滞。由于完全阻滞的纤维不能向远端传导冲动，所以它们无法参与构成正中神经的CMAP。因此，这些被阻滞的神经纤维的传导速度不被包括在所计算的传导速度中。最终计算出的传导速度会减慢，其代表的是仍然保留的、较慢的正常纤维中相对最快的纤维。从理论上讲，假设前臂段正中神经运动纤维可以选择性地在肘窝处进行刺激，并在腕部记录（即在腕管传导阻滞点之前），那么其传导速度将是正常的。因此，重度腕管综合征患者前臂段正中

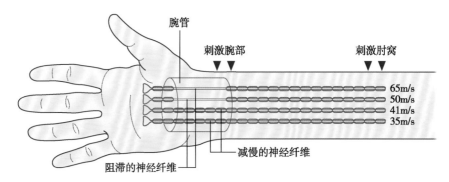

图 17-21　腕管综合征中前臂段传导速度减慢。 正常的正中神经存在快速、中速及慢速传导的有髓纤维。通常，远端潜伏期和传导速度仅代表传导最快的纤维。在严重的腕管综合征中，如果快速纤维在腕部被阻滞或者发生沃勒变性，那么它们就不能在手部记录的正中神经CMAP中被测量到；只有正常的，传导速度更慢的有髓纤维可以被测量，导致了虚假的前臂段传导速度减慢

神经运动传导速度减慢并不罕见，也并不提示有额外的近端病变。

如果病变位于腕管，为什么F波会缺失或延迟？

在这个病例中，双侧正中神经F波均异常（右侧缺失，左侧延迟），尤其是与尺神经F波（通常比正中神经长1～2ms）相比。人们通常认为F波是一种检查近端神经的方法，F波延迟或缺失是近端病变的标志。然而，F波贯穿了整个轴突的全长。在进行F波检查时，神经冲动最初沿着神经逆向传导到前角细胞，然后沿着运动神经下行到达刺激点，随后经过刺激点传向远端神经，跨过神经肌肉接头并进入肌肉（图17-22）。F波实际上是一个小的运动波，代表了约5%的运动纤维。因此，沿着F波传导路径中任何一处传导减慢都将导致F波延迟或者消失。在腕管综合征中，刺激腕部正中神经以诱发F波，神经冲动会逆向传到脊髓，然后回到腕部，穿过腕管到达肌肉，在腕管处发生传导减慢或阻滞。F波延迟或者消失并不少见，也符合严重腕管综合征的预期。

〇〇 病例 17-2

病史和体检

女，44岁，6月前诊断为风湿性关节炎，因右手及腕部的疼痛、异样感觉，以及颈部磁共振成像（MRI）异常而寻求会诊意见，前来检查。症状在近2个月逐渐发展，并且伴有右臂的弥漫性疼痛。患者陈述，她夜间睡觉时会有一次或两次因手部疼痛和麻刺感而醒来。她会起床甩右手几分钟或用流水冲手。在白天，驾驶、拿书、报纸或电话会使症状明显加重。症状逐渐恶化持续了2个多月，直到几乎所有的活动都会引起疼痛，异样感觉和非常的不适。

患者最初因考虑为腕管综合征而被转诊到外院接受肌电图和神经传导检查。双侧正中神经、尺神经的运动，感觉和F波检查均正常。双侧拇短展肌的针肌电图也正常。印象是检查均正常，没有腕管综合征的证据。

鉴于持续的症状以及正常的神经传导和肌电图检查结果，颈神经根病的诊断也需纳入考虑。颈椎MRI扫描显示颈部脊髓中央的T_2信号增强，与空洞相符。针对空洞和上肢症状，患者进行了进一步的检查和管理。

体检精神状态和脑神经正常。运动检查见肌容积及肌力均正常。反射正常且对称。感觉检查显示右示指、中指的指腹部位有轻触觉减退。腕部Tinel征未引出，Phalen实验在腕部屈曲60秒后引起右侧中指指腹的异样感觉。

总结

在许多方面，病例17-2的临床病史与病例17-1相似。病史中疼痛和异样感觉，使患者从睡眠中醒来，并因驾驶或持书而症状加重，是非常典型的腕管综合征表现。另外，患者有类风湿性关节炎的病史，该病况通常与腕管综合征有关。类风湿性关节炎还与其他几种周围神经疾病有关，包括远端对称多发性感觉运动神经病、血管炎导致多发性单神经炎和神经根病。但在这个病例中，没有症状或体征支持任何这些诊断。

体检同样提示了腕管综合征的可能性。示指和中指（正中神经支配的手指）的轻触觉减退。虽然腕部Tinel征未引出，但是对腕部正中神经病敏感性和特异性更高的Phalen试验，确实引起了正中神经支配手指的异样感觉。

根据病史和体检，应着重考虑诊断腕管综合征。接下来我们面临的是以前的检查结果：正中

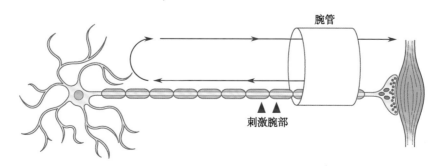

图 17-22　腕管综合征中F波减慢。F波逆向传导至前角细胞，然后折返回到刺激点，并继续向远端穿过腕管到达肌肉。在腕管中，F波可能被减缓或者阻滞。F波延迟或消失在腕管综合征中并不少见

和尺神经的运动、感觉传导，F 波，以及针肌电图检查均正常。这一信息最初被用来排除腕管综合征的存在，但不幸的是导致了诊断的困惑。进一步的检查包括颈部 MRI，结果显示颈髓中央的 T_2 信号增强。有了这个新的信息，患者的症状和体征就被归因于脊髓空洞。

此时，下一个合乎逻辑的步骤是什么？当临床病史，体检和电生理发现相互矛盾时，都应随时

病例 17-2　神经传导检查

刺激神经	刺激点	记录点	波幅 运动 /mV；感觉 /μV			潜伏期 /ms			传导速度 /(m/s)			F 波潜伏期 /ms		
			右侧	左侧	正常值	右侧	左侧	正常值	右侧	左侧	正常值	右侧	左侧	正常值
正中神经（m）	腕部	拇短展肌	6.2		≥4	4.2		≤4.4				29		≤31
	肘窝	拇短展肌	6.0			7.9			52		≥49			
尺神经（m）	腕部	小指展肌	9.0		≥6	2.9		≤3.3				28		≤32
	肘下	小指展肌	8.9			6.4			57		≥49			
正中神经（s）	腕部	示指	24		≥20	3.4		≤3.5	56		≥50			
尺神经（s）	腕部	小指	22		≥17	2.9		≤3.1	62		≥50			
正中神神经（混合检查）	掌部	腕部	30		≥50	2.4		≤2.2	40		≥50			
尺神经（混合检查）	掌部	腕部	15		≥12	1.8		≤2.2	62		≥50			
混合差值						0.6		≤0.3						
正中神经（m）	腕部	第二蚓状肌	1.4		≥1.0	3.7								
尺神经（m）	腕部	骨间肌	4.5		≥2.5	2.9					≥50			
蚓状肌—骨间肌差值						0.8		≤0.4						
正中神经（s）	腕部	环指	21		≥10	3.4			40		≥50			
尺神经（s）	腕部	环指	23		≥10	2.8			50		≥50			
环指差值						0.6		≤0.4						

m = 运动检查；s = 感觉检查。

注意：所有感觉和混合神经潜伏期都是峰潜伏期，所有感觉和混合神经传导速度都是以起始潜伏期计算，报告中的 F 波潜伏期代表 F 波最短潜伏期。

病例 17-2　肌电图

肌肉	插入电位	自发电位		自主 MUAP		形态		
		纤颤电位	束颤电位	激活	募集	时限	波幅	多相电位
右侧拇短展肌	NL	0	0	NL	NL	NL	NL	NL
右侧第一背侧骨间肌	NL	0	0	NL	NL	NL	NL	NL
右侧肱三头肌	NL	0	0	NL	NL	NL	NL	NL
右侧桡侧腕屈肌	NL	0	0	NL	NL	NL	NL	NL
右侧旋前圆肌	NL	0	0	NL	NL	NL	NL	NL

NL = 正常。

回顾患者的病史和体检。病史和体检明显地提示腕管综合征。除开 MRI 检查结果，病史和体检也并不支持空洞。颈部的脊髓空洞通常伴有节段性、分离性感觉障碍（肩部温痛觉丧失），这是由于在脊髓中邻近中央管的脊髓丘脑束交叉纤维在早期受到累及。此外，根据受累的脊髓节段，通常存在上肢不对称的、选择性的肌肉萎缩与无力伴反射改变。因此，应如何看待之前的神经传导与肌电图检查结果呢？尽管之前的检查结果正常，但也不应放弃腕管综合征的诊断。当然确实有一些病史及体检高度提示腕管综合征的患者，其常规的正中神经运动和感觉传导检查均正常。而这些患者通常需要敏感性更高的正中 - 尺神经对比检查以做出腕部正中神经病的电诊断。

再次进行了神经传导检查，与之前的结果相同，正中和尺神经的运动及感觉传导均正常。虽然右侧正中神经 F 波比尺神经延迟了 1ms，但该 F 波在绝对意义上仍是正常的。然而，在进行了正中 - 尺神经的三项对比检查之后，发现均为异常：①正中 - 尺神经的掌 - 腕潜伏期差值为 0.6ms，明显高于正常上限的范围；②在相同距离行正中神经第二蚓状肌 - 尺神经骨间肌的潜伏期对比检查，潜伏期差值为 0.8ms，同样明显高于正常值；③在相同距离记录环指的正中与尺神经逆向感觉电位，显示峰潜伏期差值为 0.6ms，再次高于正常的上限。右上肢的肌电图检查显示，在拇短展肌、第一背侧骨间肌，以及更近端的正中神经或 C7 支配肌中，没有活动性失神经支配或神经再支配的表现。

此时，可以给出电生理印象。

印象：电生理证据符合右正中神经腕部轻度病变。

如何看待 MRI 显示脊髓空洞这一异常呢？在这个病例中，复查 MRI 并没有发现空洞，先前 MRI 检查中的异常被解释为来自磁线圈的伪影。

应该考虑几个问题。

临床 - 肌电图的相关性是否有意义？

在这个病例中，对于该患者的第二次检查而言，答案显然是肯定的。患者的临床病史和体检高度提示腕管综合征，并且有明确的诱发因素，类风湿性关节炎。这里重要的一点是，虽然常规正中神经运动和感觉传导检查是正常的，但是敏感性更高的正中 - 尺神经对比检查都为异常，显示跨腕段正中神经相对尺神经传导减慢。在轻度腕管综合征病例中，这三项对比检查的异常通常彼此紧密相关。根据单一的异常而做出诊断应慎重。很容易设想，如果某个距离或潜伏期测量出现轻度误差，那么仅根据该单一的异常数据就可能做出错误的诊断。而在该病例中，所有的三项正中 - 尺神经对比检查都是异常的。电诊断结果与临床证据相符，是我们希望得到的。

先前的临床 - 肌电图没有相关性：患者由于睡眠或驾驶引起间歇性示、中指的异样感觉，没有由脊髓空洞引起的其他神经系统体征，并且电生理检查结果也正常。该病例强化了腕管综合征是临床诊断这一概念。极少情况下，可能会出现临床的腕管综合征患者，其所有的电诊断检查、甚至更敏感的对比检查均正常（即，假阴性）。在这些患者中，没有脱髓鞘或轴突丢失；据推测，症状是由间歇性压迫导致的暂时性缺血引起的。该病例同样强调了这一点：对于没有临床或电生理相关性的、偶然的，或错误的检查结果，不应纳入临床诊断的考虑。在本病例中，即指先前 MRI 检查中在颈部脊髓所见到的、被误以为的"空洞"。

如果这个患者患有腕管综合征，为什么正中神经运动和感觉的远端潜伏期是正常的？

这种情况并不罕见。患者的检查结果通常与人群正常值进行比较。例如，在这名患者中，正中神经运动远端潜伏期为 4.2ms，在正常范围内。但需强调的是：正常值是一个很广的范围。举例来说，一年前，即类风湿性关节炎和腕管综合征发病之前，患者是正常的，其正中神经运动远端潜伏期为 3.5ms。当她的运动远端潜伏期从 3.5ms 增加到 4.2ms 时，与其自身的基线正常值相比，就显著延长了。但是，这个数值仍然在"人群正常范围"之内。正是在这种情况下，正中 - 尺神经的对比检查才具有最大价值，因为它们依靠患者自身的神经而不是人群正常值作为对照。温度、神经长度与大小、年龄，以及同时存在多发性神经病等变量均受到控制。

当腕管综合征患者的正中神经运动和感觉潜伏期为正常时，其数值通常接近正常范围的上限。数值接近正常范围的上限应该是一个可能存在潜在异常的线索。在本例中，4.2ms 的运动远端潜伏期与正常上限（4.4ms）非常接近，3.4ms 的正中神经感觉潜伏期非常接近正常上限（3.5ms）。

肌电图和神经传导检查可以用来排除腕管综合征吗?

答案是否定的。肌电图和神经传导检查的价值在于确认临床印象,评估神经病变的严重程度,以及寻找可能共存的病况。如前所述,病变较轻的患者,其常规的正中神经运动和感觉检查可能是正常的,有少数患者甚至所有检查均是正常的,包括更敏感的正中-尺神经对比检查。没有哪项实验室检查具有 100% 的敏感性和特异性。腕管综合征仍然只是一个临床诊断。再次强调,电诊断检查的结果只有在了解临床病史和体检的情况下才能被正确解读。

(陈　劼　朱　愈　译)

推荐阅读

Boonyapisit, K., Katirji, B., Shapiro, B.E., et al., 2002. Lumbrical and interossei recording in severe carpal tunnel syndrome. Muscle Nerve 25, 102–105.

Cifu, D.X., Saleem, S., 1993. Median radial latency difference: its use in screening for carpal tunnel syndrome in 20 patients with demyelinating peripheral neuropathy. Arch Phys Med Rehabil 74, 44.

Daube, J.R., 1977. Percutaneous palmar median nerve stimulation for carpal tunnel syndrome. Electroencephalogr Clin Neurophysiol 43, 139.

Dawson, D.M., Hallet, M., Wilbourn, A.J., 1999. Entrapment neuropathies, third ed. Lippincott, Philadelphia.

Donahue, J.E., Raynor, E.M., Rutkove, S.B., 1998. Forearm velocity in carpal tunnel syndrome: when is slow too slow? Arch Phys Med Rehabil 79, 181–183.

El-Hajj, T., Tohme, R., Sawaya, R., 2010. Changes in electrophysiological parameters after surgery for the carpal tunnel syndrome. J Clin Neurophysiol 27, 224–226.

Jablecki, C.K., Andary, M.T., So, Y.T., et al., 1993. Literature review of the usefulness of nerve conduction studies and electromyography for the evaluation of patients with carpal tunnel syndrome. Muscle Nerve 16, 1392.

Jablecki, C.K., Andary, M.T., Floeter, M.K., et al., 2002. American Association of Electrodiagnostic Medicine. American Academy of Neurology. American Academy of Physical Medicine and Rehabilitation. Practice parameter: electrodiagnostic studies in carpal tunnel syndrome. Report of the American Association of Electrodiagnostic Medicine, American Academy of Neurology, and the American Academy of Physical Medicine and Rehabilitation. Neurology 58, 1589–1592.

Johnson, E.W., Sipski, M., Lammertse, T., 1987. Median and radial sensory latencies to digit I: normal values and usefulness in carpal tunnel syndrome. Arch Phys Med Rehabil 68, 140.

Kimura, J., 1983. Electrodiagnosis in diseases of nerve and muscle: principles and practice. FA Davis, Philadelphia.

Kuschner, S.H., Ebramzadeh, E., Johnson, D., et al., 1992. Tinels sign and Phalens test in carpal tunnel syndrome. Orthopedics 15, 1297.

Lesser, E.A., Venkatesh, S., Preston, D.C., et al., 1995. Stimulation distal to the lesion in patients with carpal tunnel syndrome. Muscle Nerve 18, 503.

Logigian, E.L., Busis, N.A., Berger, A.R., et al., 1987. Lumbrical sparing in carpal tunnel syndrome: anatomic, physiologic, and diagnostic implications. Neurology 37, 1499.

Macdonell, R.A., Schwartz, M.S., Swash, M., 1990. Carpal tunnel syndrome: which finger should be tested? An analysis of sensory conduction in digital branches of the median nerve. Muscle Nerve 13, 601.

Pease, W.S., Cannell, C.D., Johnson, E.W., 1989. Median to radial latency difference test in mild carpal tunnel syndrome. Muscle Nerve 12, 905.

Pease, W.S., Lee, H.H., Johnson, E.W., 1990. Forearm median nerve conduction velocity in carpal tunnel syndrome. Electromyogr Clin Neurophysiol 30, 299.

Preston, D.C., Logigian, E.L., 1992. Lumbrical and interossei recording in carpal tunnel syndrome. Muscle Nerve 15, 1253.

Preston, D.C., Ross, M.H., Kothari, M.J., et al., 1994. The median–ulnar latency difference studies are comparable in mild carpal tunnel syndrome. Muscle Nerve 17, 1469.

Stevens, J.C., 1987. The electrodiagnosis of carpal tunnel syndrome. Muscle Nerve 10, 99.

Stevens, J.C., Beard, M., O'Fallon, W.M., et al., 1992. Conditions associated with carpal tunnel syndrome. Mayo Clin Proc 67, 541.

Uncini, A., Lange, D.J., Solomon, M., et al., 1989. Ring finger testing in carpal tunnel syndrome: a comparative study of diagnostic utility. Muscle Nerve 12, 735.

近端正中神经病 18

近端正中神经病相对于正中神经在腕管的卡压是特别少见的。鉴别正中神经病是在腕部还是近端受到卡压，仅依靠临床证据很困难，特别是在轻度病变的情况下。在对这种少见病变的定位诊断方面，电诊断检查起着关键作用，尤其是病变由于外伤或压迫引起。

肘窝的详细解剖

进入上臂后，正中神经沿肱骨内侧前面下行至肱骨内上髁前方。少数个体有一源自肱骨干中部的骨突，头部朝向内上髁。一条名为"Struthers韧带"的纤维带在骨突和肱骨内上髁间延伸。正中神经在肘窝内与肱动脉伴行（图18-1）。进入前臂后，首先行于"腱膜"（一条从肱二头肌腱内侧延伸到近端前臂屈肌的厚纤维带）下，在大部分个体中，正中神经随后在旋前圆肌两个头间穿行并支配此肌肉。许多个体旋前圆肌的两个头之间有纤维带相连接。正中神经在穿过旋前圆肌的两个头之后，然后在肱骨内上髁远侧约5~8cm处向后发出"前骨间神经"。主干向远侧走行，深入至指浅屈肌和它近端的被称作浅桥的腱膜缘。

病因

肘窝区域的正中神经病一直被认为是神经受到外部压迫所致，压迫来自石膏固定、外伤，静脉穿刺和包括肿瘤或血肿的肿物压迫性病变。较罕见的病例是肱动脉穿刺后血肿形成，导致筋膜间隔综合征从而继发近端正中神经的损伤。

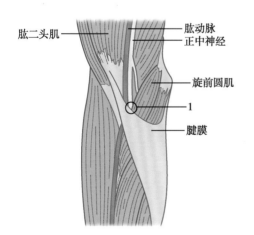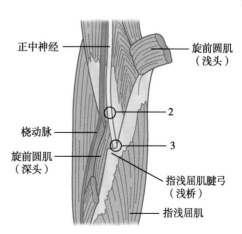

图 18-1　肘窝附近的正中神经解剖和可能的卡压位置。左侧：正中神经在肘窝内与肱动脉伴行，在进入前臂时，它首先行于腱膜（一条从肱二头肌腱内侧到近端前臂屈肌的厚纤维带）下方，然后在旋前圆肌的两个头之间穿行（大多数个体）。**右侧：**切开旋前圆肌的浅头后显示其下的正中神经。正中神经向远侧走行在指浅屈肌（FDS）深部和称为浅桥（sublimis bridge）的近端腱膜缘。肘窝区域内几个与旋前圆肌综合征相关的卡压位置：1. 腱膜；2. 旋前圆肌内部（两头之间）；3. 浅桥（sublimis bridge）（Adapted with permission from Dang, A.C., Rodner, C.M., 2009. Unusual compression neuropathies of the forearm, part Ⅱ: median nerve. J Hand Surgery（AM）34（10），1915-1920.）

此外，文献有报道几个近端正中神经易卡压的位置（图 18-1），不过它们都不常见而且存在争议。四个主要的可能卡压位置如下：

- 正中神经卡压可能出现在上臂远端 Struthers 韧带处，正中神经和肱动脉在该韧带和肱骨之间通过。
- 在肘窝更远端，正中神经可能在肥厚的腱膜下受卡压。
- 在更远处，正中神经可能在旋前圆肌内受卡压，特别是在那些肌肉内有额外的纤维带的个体中更易受卡压。
- 在更远处，正中神经可能在指浅屈肌浅桥下受卡压。

临床表现

近端正中神经病的临床综合征取决于基础的病因和病变位置。

外伤性病变

外伤性病变患者通常有明显的急性的正中神经的运动、感觉功能障碍。近端正中神经病的感觉障碍出现在整个正中神经支配区域，包括鱼际、拇指、示指、中指和环指外侧。这个特点将近端正中神经病和腕管综合征（CTS）（腕管综合征鱼际的感觉保持正常）清楚地区分开来。支配鱼际的感觉的掌皮支在正中神经未进入腕管前发出。根据病变的位置，部分或全部近端正中神经支配的前臂肌肉会出现肌无力，包括旋前圆肌，指浅屈肌，第二、三指深屈肌，桡侧腕屈肌，拇长屈肌和旋前方肌，以及远端正中神经支配的肌肉，包括拇短展肌，拇对掌肌，以及第 I 和第 II 蚓状肌。第二、三指深屈肌，指浅屈肌和拇长屈肌的无力往往导致高位正中神经病的特征性姿势：拇指、示指和中指不能屈曲（图 18-2）。

卡压综合征

近端正中神经卡压综合征往往没有特异性的症状和体征。典型的会有卡压部位的疼痛或不适。与腕管综合征不同，它的症状不会在夜间加重。两个主要综合征包括：①近端的神经在 Struthers 韧带处卡压；②更远端的神经卡压：腱膜下、旋前

圆肌内或浅桥下（图 18-1）。后三个位置的卡压通常被统称为"旋前圆肌综合征"，严格来说，这个名称应该只留给旋前圆肌内的卡压，不过这三个位置的卡压通常都产生类似的临床综合征。

Struthers 韧带卡压

在 Struthers 韧带处卡压是一种非常罕见的综合征，Struthers 韧带从内上髁连接到远端肱骨内侧的骨突，正中神经在此处受卡压（图 18-3）。肱骨髁上骨突在人群中的出现率大约是 1%～2%。该综合征的特征是前臂掌侧疼痛和正中神经支配手指异样感觉，前臂旋后和伸肘时加重。因为肱动脉也行经 Struthers 韧带下方，所以这些动作也会导致肱动脉搏动减弱。骨突在肱骨远端可能触及。旋前圆肌和其他正中神经支配的肌肉可能会出现无力，包括鱼际在内的正中神经感觉支配区域可出现轻度的感觉缺失。

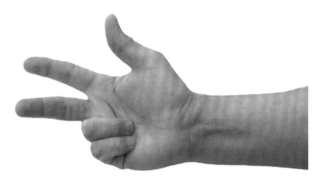

图 18-2　高位正中神经病的手部姿势。完全性高位正中神经所致的经典手部姿势：患者试图握拳时无法屈曲拇指，示指和中指

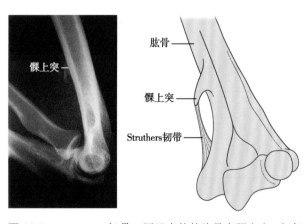

图 18-3　Struthers 韧带。罕见个体的肱骨有髁上突，上有韧带（Struthers 韧带）连接肱骨内上髁。正中神经及肱动脉在韧带下方经过。此髁上突可在骨 X 线片上显现（Adapted from Struthers，J.，1854. On some points in the abnormal anatomy of the arm. Br Foreign Med Ch Rev 13, 523-533.）

旋前圆肌综合征

旋前圆肌综合征虽然比较少见，但还是比 Stru-thers 韧带卡压多见。旋前圆肌纤维肥大或变紧，在卡压位置出现 Tinel 征。疼痛可向近端放射，上臂活动时加重，尤其是反复旋前／旋后。基于不同的卡压位置，特定动作会诱发前臂疼痛和正中神经支配手指的异样感觉（图 18-4）：伸肘时前臂抗阻力旋前（旋前圆肌）；中指的近端指间关节抗阻力屈曲（浅桥）；前臂旋后时抗阻力屈肘（腱膜）。这些动作仅导致单独的疼痛加重并不是可靠的征象，除非伴有正中神经支配区域异样感觉。正中神经支配的肌肉罕有显著的无力或萎缩，但拇长屈肌和拇短展肌的轻度乏力的情况并不少见，偶尔也会累及第二、三指深屈肌和拇对掌肌。旋前圆肌通常都不会受累。偶尔会有异样感觉放射至正中神经支配的手指，并伴有包括鱼际在内的正中神经支配区域感觉轻度减退。

前骨间神经综合征

前骨间神经是正中神经的最大分支，在正中神经主干旋前圆肌远端处发出，支配三块肌肉：拇长屈肌，第二、三指深屈肌，和旋前方肌。它含有支配腕关节和前臂骨筋膜的深感觉纤维，但不含皮肤感觉纤维。临床上患者表现为拇指、示指和中指的远端指节不能屈曲和前臂旋前肌力减弱。应该在屈肘时检查旋前方肌的无力，以避免旋前圆肌的参与旋前动作，因为旋前圆肌在前骨间神经综合征中不受累。屈肘体位下，旋前方肌是主要的旋前肌肉；伸肘体位下，旋前圆肌是主要的旋前肌肉。没有感觉缺失。当患者尝试做一个"OK"的手势时会出现一个特征性的代偿姿势：拇指和示指远端指节不能屈曲，示指远端指间关节和拇指指间关节代偿性过伸（图 18-5）。据报道前骨间神经病（anterior interosseous neuropathy，AIN）多发生于骨折和挤压伤后。此外，它很少见于卡压性神经病，而更常见于变异型的臂丛神经炎。关于它的完整讨论包括电生理评估，可参阅第 30 章的臂丛神经炎部分。

前骨间神经病偶尔也可能会难以识别。一些患者的第三指指深屈肌由尺神经支配，所以尽管罹患此病，中指屈曲功能也未受累。更复杂的情况是前骨间神经病合并在存在 Martin-Gruber 吻合

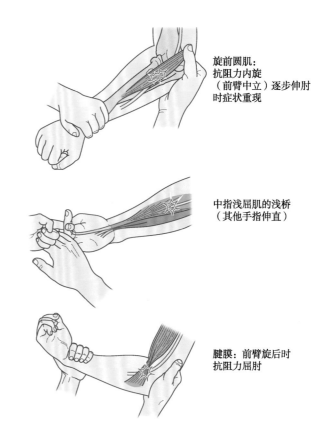

图 18-4　旋前圆肌综合征的激惹动作。基于卡压位置，不同的激惹动作可使与旋前圆肌相关的症状重现：旋前圆肌、浅桥（指浅屈肌弓）和腱膜。注意：很多人认为这些动作不可靠且无特异性，做这些动作时仅有疼痛加重，特别不可靠，除非伴有正中神经支配区域异样感觉（From Omer，G.E.，Spinner，M.，1980. Management of peripheral nerve problems. WB Saunders，Philadelphia.）

旋前圆肌：抗阻力内旋（前臂中立）逐步伸肘时症状重现

中指浅屈肌的浅桥（其他手指伸直）

腱膜：前臂旋后时抗阻力屈肘

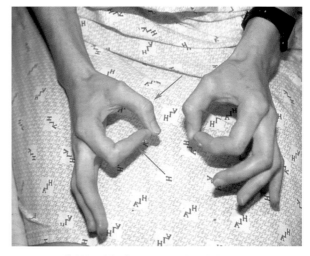

图 18-5　前骨间神经病。前骨间神经病变导致拇长屈肌、第 2、3 指深屈肌和旋前方肌无力。患者特征性地不能作"OK"手势（即，拇指和示指形成一个圆形）。拇指和示指分别不能屈曲指间关节和远端指间关节（箭头）

支（Martin-Gruber anastomosis，MGA）的时候。在 MGA 中，正中神经与尺神经之间有一条异常的交通支。偶尔，正中神经纤维交通支进入前骨间神经。如果 Martin-Gruber 吻合支存在并且交通支纤维进入前骨间神经，那么这个患者罹患前骨间神经病时，其一些由尺神经支配的手内在肌也会出现力弱。

鉴别诊断

在急性外伤或受伤的情况下，临床鉴别诊断的范围有限而且诊断通常直接。不过，肘窝区域卡压综合征的鉴别诊断范围广泛，因为它症状往往比较模糊。例如，局部的骨科问题也可能会出现类似临床表现。腕部正中神经病也可混淆诊断。腕管综合征患者可以出现前臂定位模糊的疼痛及沉重感，伴正中神经区域皮肤异样感觉，这种表现与近端正中神经卡压综合征的表现相似。此外，颈神经根病患者也可能出现手部放射痛伴异样感觉。不过颈神经根病通常有颈部疼痛放射到手臂的病史。颈神经根病体检可能出现正中神经支配范围之外的无力，同时也会出现肱二头肌、肱桡肌或肱三头肌反射减弱。

电生理评估

对疑似近端正中神经病进行神经传导和肌电图检查的目的是：①证明正中神经在腕部至近端有异常；②排除更高位臂丛或颈神经根病变。然而，电诊断的评估可能会因为以下事实而变得复杂：无论在理论上如何期待，真实的近端正中神经卡压病例的电生理表现往往是正常或缺乏特异性的。

神经传导检查

神经传导检查应包括在腕和肘窝刺激、拇短展肌记录的常规正中神经运动检查（框 18-1）。如果是在 Struthers 韧带卡压，还需要在近端腋部刺激。也需做常规的尺神经运动和感觉检查用于排除并存的多发性神经病。总是需要做正中神经支配手指的感觉传导检查（在症状最明显的手指上记录），特别是已经在临床体查发现有木感或异样感觉的手指。如果检查值临界或仅仅轻度超过正常上限，则应与对侧进行比较。最后，所有的疑似

框 18-1　近端正中神经病神经传导检查推荐

常规检查：
1. 正中神经运动检查：拇短展肌记录，腕，肘窝、腋刺激
2. 尺神经运动检查：小指展肌记录，腕、（尺神经）沟下、沟上刺激
3. 正中神经和尺神经 F 反应。
4. 正中神经感觉反应：第 2 或 3 指记录，腕刺激（建议双侧检查）
5. 尺神经感觉反应：第 5 指记录，腕刺激
6. 正中神经和尺神经掌 - 腕混合神经检查，距离均为 8cm

下面的模式提示近端正中神经病可能：
1. 正中神经 CMAP 和 / 或 SNAP 波幅降低伴远端潜伏期正常或仅轻度延长（不在脱髓鞘范围内），且正中神经掌 - 腕潜伏期和尺神经相较无明显延长
2. 正中神经运动检查传导阻滞 / 时程离散，或腕 - 肘窝段 / 肘窝 - 腋段传导速度明显减慢伴正常或仅轻度延长的远端潜伏期。
3. 正中神经 F 反应延长，尽管远端 CMAP 潜伏期及波幅均相对正常。

正中神经病都应进行至少一项跨腕部的正中神经 - 尺神经对比检查以排除腕部正中神经病。如果检查值临界或仅仅轻微超过正常上限，则应进行第二项正中神经 - 尺神经对比检查以寻找腕部正中神经病。

正中神经病变所致的沃勒变性，无论病变在何处，都会导致病变远端的 CMAP 和 SNAP 波幅降低。由于快纤维轴突的丢失，通常远端潜伏期轻度延长，传导速度也轻度减慢。然而，尽管这些发现是异常的并提示正中神经病变，但却不能定位病变。如果在 Struthers 韧带处存在局灶性脱髓鞘，则在肘窝 - 腋段可能会看到局灶性减慢或波幅降低（即传导阻滞或时程离散）。如果肘窝有局灶性病变，则腕 - 肘窝段可能出现传导阻滞。虽然在理论上可以期待这样的结果，但在实际上却很少发生。

肌电图检查方法

在对疑似近端正中神经病患者的检查中，肌电图往往比神经传导检查更有意义（框 18-2）。应总是检查远端的拇短展肌，但检查的关键部分却是仔细地检查几块腕管近端正中神经支配的肌肉。它们包括旋前圆肌，桡侧腕屈肌，指浅屈肌，第二、三指指深屈肌，拇长屈肌和旋前方肌。如果这些肌肉中任何一块有异常（失神经支配或神经再支配的证据），说明问题出在腕部近端。如果病变是在

框 18-2　近端正中神经病的肌电图检查推荐方案

针电极检查：
1. 腕管远端的正中神经肌肉（拇短展肌）
2. 至少两块腕管近端正中神经肌肉，包括旋前圆肌和以下之一：拇长屈肌、桡侧腕屈肌、指浅屈肌

如果拇短展肌异常：
3. 检查至少两块下干 /C8～T1 支配但非正中神经支配的肌肉（如第一背侧骨间、示指固有伸肌、第 4 和 5 指深屈肌）以排除下干臂丛病、多发性神经病或 C8～T1 神经根病

如果近端正中神经支配肌肉异常：
4. 检查至少一块由 C6～C7 和 C7～C8 支配但而非正中神经支配的肌肉（如肱三头肌、指总伸肌、示指固有伸肌）以排除更近端的臂丛病或颈神经根病

注意：如果神经传导检查提示未定位的正中神经病，则肌电图只能将病变定位在异常肌肉肌支起始部位或该部位的更近端。例如，桡侧腕屈肌异常与旋前圆肌正常并不能定位病变在这两块肌肉之间，而仅能定位在桡侧腕屈肌肌支起始部位或该部位的更近端。尽管这样看起来像是违反直觉的，但要记住：在近端神经病变中，病灶远端的肌肉并非全部同时受累，一些肌肉在其他肌肉受累时保持正常。

Struthers 韧带水平，肌电图异常可以出现于所有正中神经支配的肌肉，包括旋前圆肌。旋前肌综合征的肌电图异常最常被报告在拇长屈肌和第二、三指指深屈肌，较少在指浅屈肌和拇短展肌，只有极少数在旋前圆肌，因为压迫部位最常发生在神经支配的远端。如果任何一块正中神经支配的近端肌肉异常，那么必须检查与它相同的肌节但不同支配神经的其他肌肉，以此排除更近端的臂丛和颈神经根的病变。至少必须检查一块非正中神经支配的 C6～C7 支配肌肉（如肱三头肌）和一块非正中神经支配的 C8～T1 支配肌肉（如第一背侧骨间肌）。

要记住一些重要的技术要点。近端正中神经支配的肌肉中，最好获取和最容易检查的是旋前圆肌、拇长屈肌和桡侧腕屈肌；所有疑似近端正中神经病，都应检查旋前圆肌和以上其他肌肉中的至少一块。第二、三指指深屈肌和旋前方肌是两块比较难于检查的近端肌肉。指深屈肌有两片：正中神经支配的第二、三指指深屈肌和尺神经支配的第四、五指指深屈肌。后者位置表浅很容易被检查，前者则因在深面而定位要困难得多。同样地，旋前方肌在拇指和示指伸肌之下，使得检查在技术上比较困难。

 病例分析

病例 18-1

病史和体检

男，24 岁，发现右手拇指、示指和中指木感。患者因外伤做了腕关节融合术，术后石膏固定 6 周。去除外固定后出现手指木感。

体检发现鱼际萎缩。拇指外展中度无力。屈腕功能因手术影响难以评估。拇指、示指和中指以及鱼际感觉减退。

总结

临床病史和体检都提示正中神经病变。考虑到腕部的外伤和随后的手术，腕部正中神经病看起来是个很可能的诊断。然而，鱼际感觉减退应警惕更近端病变，因为此处感觉在正中神经腕管病变时不受累。

后续的神经传导检查中，右侧正中神经运动传导显著异常：波幅明显降低伴远端运动潜伏期中度延长和传导速度中度减慢；6.1ms 的远端潜伏期高度提示腕部和记录点间脱髓鞘的可能性。事实上，6.1ms 的远端潜伏期接近明确的脱髓鞘范围。虽然这种减慢程度可以代表真正的脱髓鞘，但它同时也可以代表继发于严重轴突丢失的中等和最快传导纤维的显著丢失。如果是严重的轴突丢失，可以预期远端 CMAP 的波幅很低和显著异常的针肌电图。在本病例中，两者都真实存在。远端正中神经 CMAP 波幅低至 0.4mV，提示严重的轴突丢失。拇短展肌的肌电图显示轴突丢失征象（活动性失神经支配和神经再支配伴 MUAP 募集减少）也证实了这一点。

右侧正中 F 反应消失。从理论上讲，这个发现应该代表正中神经近端病变。不过，远端 CMAP 波幅如此之低常会导致 F 反应消失，而不是因为近端病变。因为正常的 F 反应波幅只有远端 CMAP 波幅的 1%～5%，F 反应在远端 CMAP 波幅如此低的情况下通常不存在或难以获得。

尺神经运动检查和尺神经、桡神经感觉反应完全正常，提示问题局限于正中神经。正中神经感觉检查和掌 - 腕混合神经检查显示正常潜伏期伴波幅降低。正中神经和尺神经掌 - 腕的混合潜伏期比较无明显差异。这些检查结果都高度提示正中神经的病变不在腕部。

概括来说，神经传导检查显示严重正中神经

病，运动和感觉神经纤维均受累。神经病不定位于腕部，基于以下原因：尽管正中神经感觉和混合神经波幅降低，但其潜伏期没有延长。拇短展肌的远端运动潜伏期中度延长，但这有可能是由严重的轴突丢失引起，不能因此定位于腕部。

针肌电图检查发现右侧拇短展肌大量纤颤电位、募集中度减少。MUAP 长时限、多相位。这从肌电图方面确定拇短展肌有严重的轴突丢失。因拇短展肌的异常，随后检查了第一背侧骨间肌以

排除 C8～T1 神经根病或更重要的广泛的臂丛病，根据正中神经感觉和混合电位的异常。右侧示指固有伸肌也因同样原因受检。第一背侧骨间肌和示指固有伸肌正常而拇短展肌异常高度否定臂丛下干或 C8～T1 神经根病变，这进一步确定病变仅限于正中神经。

更近端的正中神经肌肉，包括桡侧腕屈肌和指浅屈肌失神经支配。旋前圆肌和桡侧腕屈肌还显示神经再支配的证据。由于近端正中神经支配

病例 18-1 神经传导检查

刺激神经	刺激点	记录点	运动 /mV；感觉 /μV			潜伏期 /ms			传导速度 /(m/s)			F 波潜伏期 /ms		
			右侧	左侧	正常值	右侧	左侧	正常值	右侧	左侧	正常值	右侧	左侧	正常值
正中神经（m）	腕	拇短展肌	0.4	8.6	≥4	6.1	3.8	≤4.4				NR	28	≤31
	肘窝	拇短展肌	0.3	8.4		10.6	7.6		44	52	≥49			
尺神经（m）	腕	小指展肌	11.2		≥6	3.0		≤3.3				27		≤32
	肘下	小指展肌	11.2			6.3			60		≥49			
	肘上	小指展肌	11.1			9.6			61		≥49			
正中神经（s）	腕	示指	4	22	≥20	3.1	3.0	≤3.5	54	56	≥50			
尺神经（s）	腕	小指	24		≥17	2.9		≤3.1	62		≥50			
正中神经（混合检查）	掌	腕	9		≥50	1.6		≤2.2	62		≥50			
尺神经（混合检查）	掌	腕	23		≥15	1.6		≤2.2	62		≥50			
混合差值						0.0		≤0.3						

m＝运动检查；s＝感觉检查；NR＝无反应。

注意：所有感觉和混合神经潜伏期都是峰潜伏期，所有感觉和混合神经传导速度都是以起始潜伏期计算，报告中的 F 波潜伏期代表 F 波最短潜伏期。

病例 18-1 肌电图

肌肉	插入电位	自发电位		自主 MUAP		形态		
		纤颤电位	束颤电位	激活	募集	时限	波幅	多相电位
右侧拇短展肌	↑	+3	0	NL	↓↓	+1	+1	+3
右侧第一背侧骨间肌	NL	0	0	NL	NL	NL	NL	NL
右侧示指固有伸肌	NL	0	0	NL	NL	NL	NL	NL
右侧旋前圆肌	NL	0	0	NL	↓	+1	+1	+1
右侧肱三头肌	NL	0	0	NL	NL	NL	NL	NL
右侧桡侧腕屈肌	↑	+1	0	Fair	↓	+1	+1	+1
右侧指浅屈肌	↑	+1	0	NL	NL	NL	NL	NL
右侧肱二头肌	NL	0	0	NL	NL	NL	NL	NL

↑＝增加；↓＝轻度减少；↓↓＝中度减少；NL＝正常。

肌肉的异常改变,检查肱二头肌和肱三头肌以排除 C6 或 C7 神经根病或臂丛病。

因为这些肌肉都是正常的,而所有异常肌电图改变均限于正中神经支配的跨越几个肌节(C6～T1)的肌肉,所以可以得出电生理印象。

印象:电生理证据符合严重的右侧正中神经病,定位于旋前圆肌支起始处或其近端。

本例高位正中神经病最有可能的病因是外固定。对于患者来说它太紧了,导致在肘窝处对正中神经的慢性压迫。尽管患者腕部遭受了严重的外伤,还进行了腕关节融合术,但没有正中神经在腕管局灶性减慢的确切电生理证据。如果只检查正中神经的运动、感觉和 F 反应,肌电图也只限于检查拇短展肌和第一背侧骨间肌,就会很容易得出在正中神经在腕管病变的错误诊断,还有可能导致不恰当的腕部正中神经减压术。

要求扩大检查范围的临床线索包括:①大鱼际木感,这不应该出现在腕管综合征中;②实际上,木感不是发生在最初的外伤之后,而是在去除因腕关节融合术而放置的外固定之后才有木感。

病例 18-2

病史和体检

男,25 岁。两个月以前被枪击中左手臂。子弹从后臂进入,向前从肱二头肌中间穿出。患者主诉拇指、示指和中指持续木感并手活动欠灵巧。

体检见鱼际明显萎缩。拇指外展和对掌明显无力。拇指,示指和中指远端和近端指间关节屈曲中度无力。前臂前旋轻度无力;其余肌运动及反射检查均正常。左手拇指、示指和中指及鱼际感觉缺失。

总结

病史和体检与正中神经近端病变一致。在通常情况下神经传导及肌电图检查明确定位方面是最有价值的,但在本病例中,病变部位已经是明显而没有疑问的(即子弹孔)。神经传导及肌电图检查对于确定病变的严重程度以及有严重外伤的这些病例的预后起重要作用。

刺激左侧正中神经拇短展肌无反应,左侧正中神经感觉反应也消失。而左侧尺神经运动检查和右侧正中神经运动和感觉神经传导检查完全正常。这些发现高度提示单独的左侧正中神经病变。包括左侧尺神经、桡神经和前臂外侧皮神经的感觉传导均正常。这些也倾向于排除更近端神经丛病变。正中神经运动和感觉完全缺失使正中神经病的诊断毫无疑问;然而,神经传导结果对病变定位没有价值。

在肌电图检查中,拇短展肌见大量纤颤电位,无 MUAP 激活。正中神经运动反应缺失的神经传导发现和拇短展肌大量纤颤电位及无 MUAP 的肌电图发现都高度提示到远端正中神经支配肌的神经轴突连续性丧失。检查更近端的正中神经支配

病例 18-2　神经传导检查			波幅											
刺激神经	刺激点	记录点	运动 /mV;感觉 /μV			潜伏期 /ms			传导速度 /(m/s)			F 波潜伏期 /ms		
			右侧	左侧	正常值	右侧	左侧	正常值	右侧	左侧	正常值	右侧	左侧	正常值
正中神经(m)	腕	拇短展肌	6.2	NR	≥4	4.2	NR	≤4.4				29	NR	≤31
	肘窝	拇短展肌	6.0			7.9			54		≥49			
尺神经(m)	腕	小指展肌		9.0	≥6		2.9	≤3.3					28	≤32
	肘下	小指展肌		8.9			6.4			57	≥49			
	肘上	小指展肌		8.7			8.1			59	≥49			
正中神经(s)	腕	示指	24	NR	≥20	3.4	NR	≤3.5	56	NR	≥50			
尺神经(s)	腕	小指	22	23	≥17	2.9	3.0	≤3.1	62	64	≥50			
桡神经(s)	前臂	虎口	35		≥15	2.4		≤2.9	65		≥50			
前臂外侧皮神经(感觉)	肘	前臂	19		≥10	2.9		≤3.0	62		≥55			

m=运动检查;s=感觉检查;NR=无反应。

注意:所有感觉和混合神经潜伏期都是峰潜伏期,所有感觉和混合神经传导速度都是以起始潜伏期计算,报告中的 F 波潜伏期代表 F 波最短潜伏期。

病例 18-2　肌电图

肌肉	插入电位	自发电位		自主 MUAP		形态		
		纤颤电位	束颤电位	激活	募集	时限	波幅	多相电位
左侧拇短展肌	↑	+3	0	无				
左侧拇长屈肌	↑	+2	0	NL	↓↓↓	+3	+1	+1
左侧旋前圆肌	↑	+3	0	NL	↓↓	−1/+1	NL	+1
左侧桡侧腕屈肌	↑	+3	0	NL	↓↓	−1/+1	NL	+1
左侧第一背侧骨间肌	NL	0	0	NL	NL	NL	NL	NL
左侧肱二头肌	NL	0	0	NL	NL	NL	NL	NL
左侧肱三头肌	NL	0	0	NL	NL	NL	NL	NL

↑=增加；↓↓=中度减少；NL=正常。

肌肉，包括旋前圆肌、桡侧腕屈肌和拇长屈肌都见到纤颤电位。更重要的是 MUAP 都存在。在旋前圆肌和桡侧腕屈肌可见短时限和长时限的 MUAP，伴中度至明显的募集减少。

检查肱二头肌和肱三头肌以排除同时存在 C6 或 C7 神经根病或上/中干臂丛病，这些病变可以解释近端正中神经支配肌肉的异常。第一背侧骨间肌检查可以排除同时存在有 C8-T1 神经根病。这些肌肉都全部正常。

现在可以形成电生理印象了。

印象：电生理证据符合严重的左侧正中神经病，定位于旋前圆肌支起始处或其近端。无轴突延续到拇短展肌。建议 2~3 个月后复查，以进一步评估轴突的连续性。

在本病例中，病变的定位显而易见，由清晰地穿过上臂正中神经区域的子弹处来定位。严重的病损导致大多数正中神经支配的肌肉明显失神经支配。值得注意的是，两块近端正中神经支配的肌肉同时存在短时限和长时限的多相位 MUAP。短时限多相位 MUAP 可能会导致一个问题：是否有共同存在的肌病？答案显然是否定的。这些MUAP 代表早期神经再支配，或称新生运动单位。鉴别新生运动单位电位和肌病性运动单位电位的关键在于神经性病损情况下募集减少，而肌病性病损募集正常或早募集。

在本病例中，外科医生考虑通过肌腱转位来恢复左手拇指功能。连续的肌电图复查在决定是否行肌腱转位术前是否有帮助？虽然肌电图是非常有用的诊断工具，但在一般情况下它对随访患者改善不会有什么作用。例外的情况是在需要证明神经轴突连续性时，在这种情况下，正中神经有严重的创伤性病变，拇短展肌完全失神经支配，在最初的肌电图检查中没有轴突延续到拇短展肌的证据。在考虑肌腱转移术前，数周或数月后复查肌电图，对寻找拇短展肌早期神经再支配证据会有用。外伤和沃勒变性后，轴突大约每天再生1mm。因此，一个在上臂病变的神经可能几个月到一年都无法支配拇短展肌。本病例中，如果拇短展肌获得再支配，肌电图的首先变化可能是出现新生运动单位，募集差，有纤颤电位。新生运动单位电位的出现将是明确的延迟手术的指征，要进一步观察希望轴突继续再生从而避免手术。

（黎　鸣　朱　愈译）

推荐阅读

Dang, A.C., Rodner, C.M., 2009. Unusual compression neuropathies of the forearm, part II: median nerve. J Hand Surgery (AM) 34(10), 1915–1920.

Dawson, D.M., Hallet, M., Wilbourn, A.J., 1999. Entrapment neuropathies, third ed. Lippincott, Philadelphia.

Gross, P.T., Jones, H.R., 1992. Proximal median neuropathies: electromyographic and clinical correlation. Muscle Nerve 15, 390–395.

Kimura, J., 1983. Electrodiagnosis in diseases of nerve and muscle: principles and practice. FA Davis, Philadelphia.

Omer, G.E., Spinner, M., 1980. Management of peripheral nerve problems. WB Saunders, Philadelphia.

Struthers, J., 1954. On some points in the abnormal anatomy of the arm. Br Foreign Med Ch Rev 13, 523–533.

Tetro, A.M., Pichora, D.R. High median nerve entrapments. An obscure cause of upper-extremity pain. Available at: www.simmonsortho.com/literature/highmediannerve/highmediannerve.html

Wilbourn, A.J., 1991. The pronator syndrome. Focal peripheral neuropathies: selected topics. AAEM continuing education course, Vancouver, British Columbia, Canada, p. 29.

肘部尺神经病 $\begin{array}{c}\textbf{19}\end{array}$

肘部尺神经病（UNE）是仅次于腕部正中神经卡压（如腕管综合征）的最常见的上肢卡压性神经病。相对于腕管综合征，尺神经病的电诊断定位往往更为困难。事实上，不能定位的尺神经病并非罕见。肘部为尺神经卡压最常见的部位，但其他部位也可能受到压迫，尤其是腕部。此外，下臂丛神经病或 C8～T1 根病也有类似肘部尺神经病的症状。临床肌电图医生的作用是仔细对肘部尺神经病进行诊断、定位和排除与之临床表现相似的疾病。

解剖

尺神经纤维来源于 C8～T1 神经根（图 19-1），也有一些解剖研究显示其很小部分纤维来自 C7 神经根。因此尺神经的几乎所有纤维主要来源于臂丛下干，而后延续进入内侧束，继续走行成为尺神经。臂内侧及前臂内侧皮神经与正中神经的大部分也从内侧束延续而来。尺神经在上臂内侧走行的过程中不发出任何肌支，它穿过内侧肌间隔，跨过由深筋膜、肱三头肌内侧头肌纤维和臂内侧韧带组成的 Struthers 弓，接着在内侧向远端走行至肘部。

在肘部，尺神经进入由肱骨内上髁和尺骨鹰嘴组成的尺神经沟，在前臂尺神经沟稍远处穿行经过由尺侧腕屈肌两个头组成的腱弓（肱尺腱膜，亦称肘管）。支配尺侧腕屈肌及指深屈肌内侧半（第四、五指）的肌支由此发出。

尺神经继续在前臂走行至腕部之前不再发出肌支，在腕横纹以上 5～8cm 处发出手背尺侧皮神经支，分布于手背内侧半和第五指背侧及第四指背内侧的皮肤。在尺骨茎突水平，尺神经发出掌侧皮支分布于近端手掌内侧皮肤。

然后尺神经走行至腕部内侧经过 Guyon 管，发出皮支分布于第五指及第四指内侧的掌侧皮肤，发出肌支支配小鱼际肌肉、掌侧及背侧骨间肌、第三及第四蚓状肌和鱼际隆起处的两块肌肉——拇收肌和拇短屈肌深头。

肘部解剖细节

尺神经在进入尺神经沟处的解剖位置非常表浅（图 19-2），通常走行于肱骨内上髁和尺骨鹰嘴组成的尺神经沟内。有些个体在完全屈肘时会出现尺神经半脱位，尺神经滑出尺神经沟至内上髁

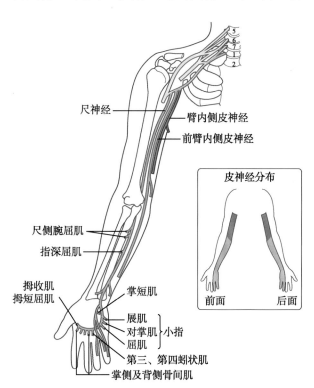

图 19-1　**尺神经解剖。**尺神经和臂内侧皮神经、前臂内侧皮神经一起从臂丛内侧束发出。**嵌插图：**尺神经、臂内侧皮神经、前臂内侧皮神经的皮肤感觉分布

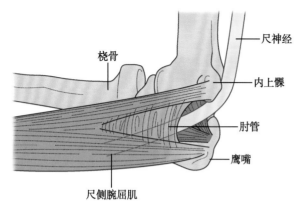

图 19-2   肘部尺神经细节解剖。尺神经可能出现的卡压点——尺神经沟（内上髁和鹰嘴之间）和肘管远端

内侧。在少部分个体中，在肱骨内上髁和尺骨鹰嘴之间存在一条致密的纤维肌腱带和 / 或滑车上肘肌，肘管即在尺神经沟远端。

在尸体解剖观察中尺神经沟至肘管的距离约 3～20mm，而该值在手术当中观察在 0～20mm 之间。这一解剖变异强调了常规尺神经运动传导检查时肘下刺激点必须在肘部远端 3cm 以上，以保证刺激点在肘管远端，而此处是容易发生神经卡压的地方。在肘管中尺神经继续走行于尺侧腕屈肌深面，在尺侧腕屈肌与指深屈肌之间的深筋膜处穿出肘管。尸体解剖表明，该穿出点距离尺神经沟 3～7cm 不等。93%～95% 的尸体解剖中，尺神经在肘管远端发出肌支支配尺侧腕屈肌，且该分支常与尺神经主干伴行。

病因学

肘部尺神经病通常由于尺神经在尺神经沟或肘管处受到慢性机械性卡压或牵拉。虽然在极少部分病例中，尺神经沟尺神经病是由于囊肿、肿瘤、纤维束或副肌引起的，但大部分病例是由外部卡压和重复慢性损伤引起的。早年的肘部骨折及由此导致的肘关节炎性改变可能导致迟发性尺神经麻痹。此外，长期微小创伤和压迫（包括肘部支撑）可加重或导致尺神经沟尺神经病。此外，因手术导致的肘关节制动、麻醉或昏迷状态下的肘部持续压迫也有可能导致尺神经沟尺神经病。另一种更具有争议的病因是屈肘时尺神经沟处神经反复半脱位，这也有可能导致尺神经病。

尺神经沟远端即为肘管，该处是尺神经在肘部另一个易受压的主要的地方。虽然有些情况下

"肘管综合征"可以泛指所有肘部尺神经病，但更为准确地说，它是指尺神经在肱尺腱膜下的压迫。有些个体肘管先天狭窄，因此尺神经对压迫更敏感。重复持续屈肘使得尺神经受到牵拉并使得肘管内压力增加，导致尺神经病。

临床表现

无论卡压部位在尺神经沟还是在肘管，肘部尺神经病的临床表现都是相似的。与腕管综合征以感觉症状为主不同，尺神经病常常以运动症状为主，尤其在慢性患者中。在有些病例当中，尺神经病，尤其是由于慢性机械性压迫导致的病变，可以表现为不伴感觉症状的隐匿性运动功能丧失。由于手内在肌主要由尺神经支配，尺神经病常导致手内在肌肌力下降，从而出现精细动作障碍及握力、捏力下降，这常为患者就诊的原因。临床上还可见大鱼际肌和小鱼际肌同时萎缩，因为大鱼际中的拇收肌和拇短屈肌深头是尺神经支配的，但正中神经和桡神经支配的拇外展肌不受累。

在中度到重度病例中，常可见尺神经支配肌萎缩的典型手势，其中被熟知的是"爪形手"（benediction posture，"祈祷手"）（图 19-3）。环指和小指呈爪形，掌指关节过伸，近端和远端指间关节屈曲（由于第三、四蚓状肌无力），同时各指轻度外展（由于骨间肌和拇收肌无力）。Wartenberg 征是另一个典型姿势——由于掌侧第三骨间肌肌力下降导致的小指被动外展（图 19-4）。临床上患者的主诉常为手插口袋时小指被卡住。Froment 征常出现在患者试图拿捏物体或纸张的时候（图 19-5），为了代偿尺神经支配手内在肌的无力，会使用拇指及示指的长屈肌（正中神经支配），造成拇指和示指屈曲的手势。

体检中嘱患者握拳常可发现异常，尺神经支配的指深屈肌的无力会导致环指和小指关节的屈曲困难，嘱患者握拳即可显示（图 19-6）。尺神经病的患者在握拳时不能完全屈曲第四、五指的远端关节，而受正中神经支配的第二、三指远端关节则不受累。

在肘部尺神经病患者中，感觉障碍常见于第五指、第四指内侧及手内侧掌侧和背侧的皮肤区域（图 19-7）。感觉障碍范围在近端不会太超过腕部，若其范围达到了前臂，则说明有可能有较高位的臂丛或神经根损伤（即直接来源于臂丛内侧束的

前臂内侧皮神经病变）。手背内侧的皮肤是感觉减退的常见区域。此区域的感觉异常在诊断肘部尺神经病中也有很重要的意义，因为它提示手背尺侧皮神经受累，这可以帮助排除腕部尺神经病，因为手背尺侧皮神经发出点在腕部以上，腕部及以下病变不会累及该神经。

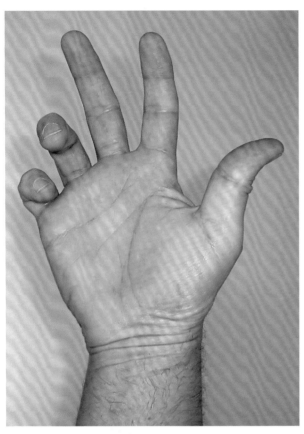

图 19-3　爪形手，祈祷手势。该手势是因为手指内收无力（骨间肌）及第四、五指屈曲（由于第三、四蚓状肌无力导致的掌指关节伸展和指间关节屈曲）引起的

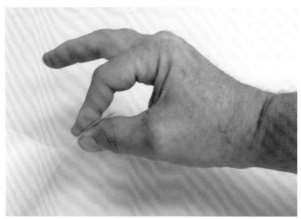

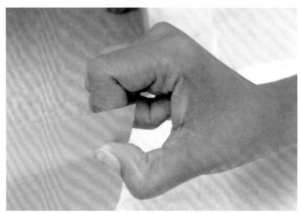

图 19-5　Froment 征。上图：正常情况下拿捏纸张时拇指和示指做对掌动作，该动作由尺神经支配的拇内收肌和第一背侧骨间肌共同完成。下图：在尺神经病中，尺神经支配肌无力导致上图手势。作为代偿，正中神经支配的拇长屈肌和示指指深屈肌收缩，导致拇指和示指的指间关节屈曲

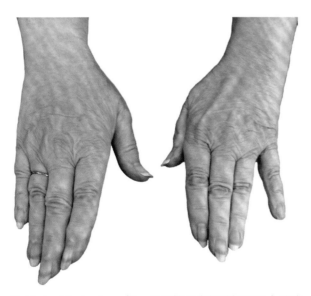

图 19-4　Wartenberg 征。由于第三掌侧骨间肌无力导致的小指内收受限，图中患者被嘱双手各指并拢，但患者左侧小指仍然处在外展位置

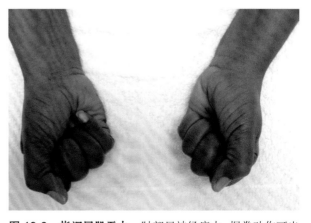

图 19-6　指深屈肌无力。肘部尺神经病中，握拳动作可出现第四、五指的远端指骨不能完全屈曲，这是由于指深屈肌尺侧半无力导致的。由正中神经支配的指深屈肌桡侧半不受累（图片中患者右手尺侧受累）

临床上疼痛症状（如有）可出现在肘部或放射至前臂内侧和腕部，检查时屈肘或压迫内上髁后方的尺神经沟可能会诱发异样感觉。扣诊可发现尺神经增粗或压痛，也可发现神经僵直并伴有活动度下降，这在肘管尺神经病患者当中尤其明显。

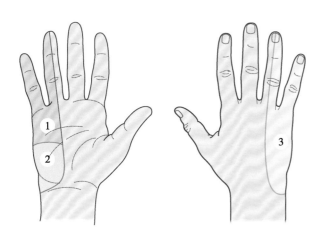

图 19-7 尺神经病的感觉缺失。 尺神经发出三条感觉支：1. 尺侧远端感觉支，分布于掌侧小指及环指尺侧的皮肤；2. 掌侧皮支，在腕横纹以上 1～2cm 处发出，分布于掌侧皮肤；3. 尺背侧皮支，在腕横纹以上 5～7cm 处发出，分布于手掌背侧尺侧皮肤及第四、五指背侧皮肤。肘部病变可导致以上三支神经同时受损，但腕部病变不累及掌侧皮支和尺背侧皮支

鉴别诊断

肘部尺神经病的鉴别诊断（表 19-1）主要包括 C8～T1 神经根病、下干或内侧束臂丛病、腕部尺神经病等，在极少部分病例中可见上肢近端或前臂的尺神经卡压病。

C8～T1 节段的神经根型颈椎病，尽管较 C6、C7 节段的神经根型颈椎病少见（后者常见于颈椎退行性疾病），但与尺神经病的鉴别在临床上较为困难。颈部疼痛放射至手臂，感觉障碍延伸到前臂，正中神经和桡神经的 C8～T1 支配肌无力是主要的鉴别特征。但神经根病的肌无力通常较轻，感觉障碍较模糊，因此鉴别较轻的 C8～T1 神经根病与尺神经病在临床上较为困难。

臂丛下干或内侧束病变不常见，由于纤维带或肌肉肥厚造成的下干卡压称为"神经源性胸廓出口综合征"（见第 30 章）。肿瘤浸润、放射损伤或自身免疫性疾病（如痛性肌肉萎缩）也可以导致臂丛下干病变。和 C8～T1 神经根病类似，臂丛下干病变可能表现为 C8～T1 非尺神经支配肌无力和延伸至前臂内侧的感觉障碍。

在肘部以外的尺神经卡压较为少见。在上臂，有报道 Struthers 弓处可能发生卡压，前臂肘管出口处的卡压也有少数报道，具体是由于尺侧腕屈肌和指深屈肌之间的深筋膜卡压了神经。也有少

表 19-1 尺神经病的临床鉴别诊断	腕部尺神经病*	肘部尺神经病	内侧束	下干	C8～T1
骨间肌无力	+	+	+	+	+
小鱼际肌无力	+	+	+	+	+
第三、四蚓状肌无力	+	+	+	+	+
环指、小指远端屈曲无力		+	+	+	+
拇指外展无力			+	+	+
拇指屈曲无力			+	+	+
示指伸展无力				+	+
手掌尺侧、小指掌侧及环指掌侧尺侧皮肤感觉减退	+	+	+	+	+
手背尺侧、小指背侧、环指背侧尺侧皮肤感觉减退		+	+	+	+
前臂尺侧感觉减退			+	+	+
肘部 Tinel 征		+			
颈痛					+

* 假设运动和感觉支同时受累；有些腕部尺神经病的患者小鱼际和／或感觉支不受累（详见第 20 章）。

＋可能出现的症状。

数据道显示,若尺侧腕屈肌过于肥大,则其供应血管所形成的纤维血管带可能在前臂远端造成尺神经卡压。上述不常见的尺神经卡压与典型肘部尺神经病在临床鉴别诊断上较为困难,通常需要仔细的电生理检查、手术探查或肘部尺神经手术失败后的二次手术探查。

尺神经病的电生理评估

与其他单神经病类似,神经传导和肌电图检查的目的在于明确异常只局限于单根神经,在这里指的是尺神经。在临床表现相似的病例中,虽然大多数病例的病变部位在肘部,仍然应与腕部、臂丛内侧束或下干的卡压、或 C8～T1 神经根病仔细鉴别,神经传导及肌电图的异常模式常可帮助鉴别(表 19-2)。如果是尺神经脱髓鞘,神经传导检查可显示卡压部位的传导速度减慢或传导阻滞,或两者均有。但许多肘部尺神经病的病理生理改变为轴突丢失,神经传导检查仅显示为不可定位的尺神经病,如果某些肌肉肌电图检查发现异常,只可以定位至支配该肌肉肌支的发出点或以上。由于尺神经在肘部以上不发出肌支,如果在尺侧腕屈肌(尺神经支配的最近端肌肉)肌电图异常,则可定位病变部位在该肌支发出点或以上,即更近端。

神经传导检查

在肘部尺神经病检查中,神经传导检查的目的是发现肘部局部脱髓鞘(框 19-1)。局部的脱髓鞘可表现为病变近端、远端刺激点之间的神经传导速度减慢或传导阻滞(图 19-8)。医生需要考虑减慢程度为多少才可明确为传导减慢。总体来说,近端神经节段的传导速度比远端快或相同,这是由于下列原因的综合:①近端纤维直径更大且分支更少(因此上肢传导速度大于下肢);②近端肢体温度较远端更高。而在尺神经运动传导检查时,需要严格控制肘关节体位上述因素才起作用。

差异性传导减慢:屈肘位和伸肘位的神经传导检查技术

肘关节体位是影响尺神经传导检查结果的最重要因素之一。许多研究表明肘关节体位在尺神经传导检查中会对传导速度的计算产生很大影响。伸肘位尺神经传导检查常常会出现人为减慢,该误差是由于低估伸肘位尺神经长度导致计算得到的跨肘关节传导速度偏低(图 19-9),因为在伸

表 19-2　肌电图和神经传导检查的异常定位尺神经病的病变部位	腕部尺神经病	肘部尺神经病	内侧束	下干	C8 ~ T1
肌电图检查					
第一背侧骨间肌	+	+	+	+	+
小指展肌	+	+	+	+	+
指深屈肌(第四、五指)		+	+	+	+
尺侧腕屈肌		+	+	+	+
拇短展肌			+	+	+
拇长屈肌			+	+	+
示指伸肌				+	+
颈椎旁肌					+
神经传导检查					
尺神经第五指 SNAP 异常(如果轴突性)	+	+	+	+	
手背尺侧皮神经 SNAP 异常(如果轴突性)		+	+	+	
前臂内侧皮神经 SNAP 异常(如果轴突性)			+	+	
尺神经 CMAP 波幅减低(如果轴突性)	+	+	+	+	
正中神经 CMAP 波幅减低(如果轴突性)			+	+	+
尺神经肘部传导减慢或阻滞(如果脱髓鞘性)		+			
+ 可能出现的症状。					

框 19-1　肘部尺神经病神经传导检查推荐

常规 NCS：
- 小指展肌记录尺神经运动传导（屈肘位，刺激腕部、肘下、肘上，肘下刺激点为内上髁远端 3cm）
- 正中神经运动传导
- 正中神经、尺神经 F 波
- 尺神经感觉传导（小指记录，腕部刺激）
- 正中神经感觉传导（示指或中指记录，腕部刺激）
- 桡神经感觉传导

有以下几种结果：
- 同时有脱髓鞘和轴突丢失的肘部尺神经病
  - 尺神经 SNAP 波幅降低
  - 尺神经 CMAP 波幅正常或降低，远端潜伏期正常或轻度延长
  - 明确的肘部脱髓鞘证据（传导阻滞和 / 或肘段传导速度较前臂段减慢 >10～11m/s，屈肘位）

- 单纯脱髓鞘病变的肘部尺神经病
  - 远端尺神经 SNAP、CMAP 波幅和潜伏期正常。
  - 明确的肘部脱髓鞘证据（传导阻滞和 / 或肘段传导速度较前臂段减慢 >10～11m/s，屈肘位）
- 不能定位的尺神经病（单纯轴突丢失）
  - 尺神经 SNAP 波幅降低
  - 尺神经 CMAP 波幅正常或降低，远端潜伏期正常或轻度延长
  - 跨肘段无传导减慢或传导阻滞

不能定位的尺神经病，可以考虑的 NCS：
- 第 1 骨间背侧肌记录尺神经运动传导
- 跨肘部寸移
- 跨肘部尺神经感觉神经神经传导或混合神经传导
- 双侧手背尺侧皮神经 SNAP（记住在有些肘部尺神经病患者可以正常）
- 双侧前臂内侧皮神经 SNAP（如果查体感觉减退超过腕部或临床提示下臂丛神经病变）

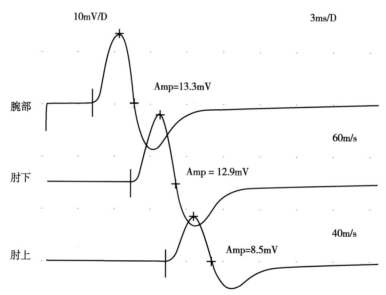

图 19-8　肘部节段性传导减慢或阻滞。尺神经在腕部及肘下的 CMAP 波幅正常，肘上刺激点可发现 CMAP 波幅显著下降，尺神经在肘上肘下之间的传导速度（40m/s）相比前臂（60m/s）明显减慢。这是局灶脱髓鞘的典型表现，可作为肘部尺神经病的定位诊断

肘位时尺神经处于松弛状态，且可能有弯曲缩叠。在正常个体中，伸肘位传导检查中会发现计算得到的跨肘关节传导速度低于上臂或前臂传导速度。解剖研究也肯定了屈肘位测量肘部尺神经长度更为准确。

　　在几个针对正常个体的研究中，屈肘位（90°～135°）时跨肘关节的传导速度与前臂传导速度之差平均为 0m/s，正常差异的上限为 10～11m/s；相反地，在伸肘位时，前者平均比后者减慢 10～11m/s，

正常差异的上限在 25～30m/s（再次强调，在正常个体研究中！）。然而在有些肌电图室，伸肘位传导速度测量的人为误差还没有引起重视。有些肌电图室武断地以伸肘位肘部传导速度减慢 10m/s 为肘部尺神经病的定位诊断标准，但如果考虑到上述正常个体研究中的人为误差，应当警惕将正常个体误诊为肘部尺神经病。如果机械性地以伸肘位肘部传导速度比前臂减慢 10m/s 作为肘部尺神经病的诊断标准，则会造成许多肘部尺神经病的

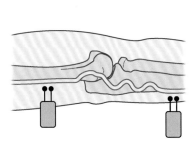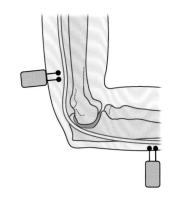

测量距离=10cm
实际距离=12cm
计算传导速度=50m/s

测量距离=10cm
实际距离=10cm
计算传导速度=60m/s

图 19-9　屈肘及伸肘检查及测量误差。**左图**：伸肘位的尺神经传导检查常常由于低估神经长度导致的测得的传导速度偏慢，因为在伸肘位尺神经在肘部有弯曲，因此测量时可能低估尺神经此段的长度；**右图**：屈肘位测量尺神经肘部长度更为准确，此时计算的传导速度也更为可靠。因此，屈肘位神经传导检查是尺神经肘部检查的合适方式

假阳性诊断。如果以此为诊断标准，那么由于 C8 神经根病而出现小指感觉缺失的患者很有可能被误诊为肘部尺神经病，进而接受尺神经手术，但显然这样的治疗并不能得到满意的疗效。

类似的情况也出现在正常对照跨肘传导速度绝对值中。在伸肘位，正常个体肘部传导速度的下限在 38m/s，但在屈肘位，这一速度不会低于 49m/s。有学者认为肘部传导速度绝对值比肘部相对传导减慢更具有诊断意义。虽然传导速度绝对值对诊断尺神经病更为敏感，但并不能提供病变的定位信息。在严重轴突或大传导纤维丧失的病例中，各个节段神经的传导速度都会降低。如果肘部及前臂尺神经的传导速度都降低到 40m/s，则传导速度绝对值的降低并没有定位诊断价值。

与伸肘位相比较，屈肘位神经传导检查对于肘部尺神经病的定位诊断更有价值。两者的区别在于，在伸肘位，绝对的及差异性传导速度的正常变化范围都较大，因此诊断阈值也相应较低。

综上所述，选取屈肘位进行肘部尺神经传导检查更为合适。但是屈肘位时肘部尺神经的解剖长度测量对技术要求较高。此外，屈肘位神经检查可能会导致对尺神经半脱位的肘部尺神经病患者病情估计偏轻，因为常规方法测得的神经长度常大于真实神经长度（见下）。但即使屈肘位检查可能低估合并尺神经半脱位患者的肘部尺神经病严重程度，也比用伸肘位检查时用错误的诊断阈值将正常人误诊为肘部尺神经病好，毕竟半脱位的患者不常见。

传导阻滞

除局部传导减慢以外，脱髓鞘的另一典型电生理表现为传导阻滞（图 19-8）。远端与近端相比波幅或面积下降多少可明确为传导阻滞，至今仍有某些争议（见第 3 章）。在正常人群的尺神经传导检查中，肘上 CMAP 波幅相比肘下最多下降 10%，肘上 CMAP 波幅相比腕部最多下降 20%～25%。因此，如果肘上比肘下波幅下降超过 10%，尤其是电极移动距离很小或有传导速度突然下降时，很有可能是真正的脱髓鞘，该结果有定位意义。

在正确解读传导阻滞的过程当中，另一注意事项是与 Martin-Gruber 交通支（MGA）相鉴别。在常规尺神经传导检查中，MGA 的典型表现为肘下 CMAP 波幅及面积相比腕部显著下降（即与前臂传导阻滞相似）。常见的 MGA 部位为内上髁远端 3～10cm 处，该位置对于肘部尺神经病的电生理诊断并无显著影响。但是，有个别报道显示，有些非常近端的 MGA，其中 CMAP 波幅或面积下降出现在肘下与肘上刺激点之间，即跨肘部波幅或面积的下降。因此对于所有肘部有传导阻滞之电生理表现的病例，都应谨慎检查有无 MGA（可通过在腕部和肘部刺激正中神经并在尺神经支配肌记录 CMAP 分析有无 MGA）（详见下文中"神经传导误差"部分）。

短距离递增检查（寸步法）

短距离递增检查（SSIS）也被称为寸步法（inching）检查，可以对跨肘部的尺神经进行检查，寻找潜伏

期或波幅的骤变的部位。该检查的具体步骤如下：

1. 记录部位在小指展肌（ADM）或第一背侧骨间肌（FDI），首先在内上髁和鹰嘴连线中点做一记号标记尺神经沟位置，这一步骤与确定刺激器直接在神经表面的步骤基本相同（见第 3 章）。为了达到这一目的，可以用低强度刺激（超强刺激的 10%～25%）在跨肘部神经的可能部位由内向外连续刺激，自肘下至肘上在几个部位按顺序进行该检查，得到 CMAP 波幅最大的部位为最靠近神经的刺激点，用记号笔标记；跨肘部标记点的连线即为神经走行的体表位置。

2. 将内上髁和鹰嘴连线与神经走行线交点标记为"0"点，该点也是靠近内上髁处的刺激点。接着在"0"点下 4cm 至上 4～6cm 这一段每隔 1cm 做一标记。

3. 在上述标记点（从下至上连续刺激跨内上髁段尺神经，间隔为 1cm）以超强刺激兴奋尺神经（图 19-10）。

在连续刺激过程中，潜伏期的突然延长或波幅的突然下降都提示局灶脱髓鞘改变。在正常个体中，相邻两点（间隔 1cm）的潜伏期差值一般在

0.1～0.3ms，很少达到 0.4ms（图 19-11），更大的潜伏期变化（即大于 0.5ms）都提示局部传导速度减慢和脱髓鞘改变（图 19-12）。"寸移"技术对脱髓鞘改变非常敏感，但技术要求较高。因为相邻两刺激点之间的距离很小，测量上的细小误差都会对结果产生较大影响。该技术可以对尺神经沟或肘管处的病变进行精确定位，除了科研需求外，这一优势也帮助临床医生优化手术方案（例如肘管处的病变可采用直接松解的方式，而不需要神经前置）。

第一背侧骨间肌记录

在尺神经卡压病中，支配某些特定肌肉的神经纤维会首先受影响，而另一部分神经纤维则不会。

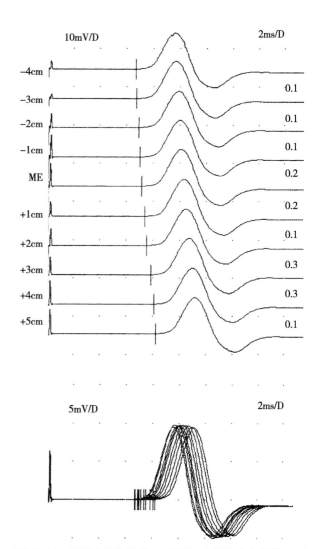

图 19-11　肘部寸步法检查——正常。上图为在内上髁（ME）上方 4cm 至下方 5cm 处沿尺神经走行每隔 1cm 刺激一次，共进行 10 次刺激所得的波形，下图为波形的叠加。右侧数值为相邻两波形之间潜伏期的差异（ms）。注意：在正常个体当中，"寸移"检查所得波幅大小保持不变，相邻两波形的潜伏期相差 0.1～0.3ms

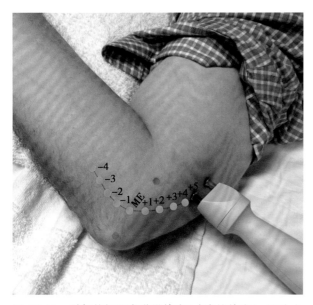

图 19-10　肘部的短距离递增检查（寸步法检查）。取内上髁与鹰嘴之间连线中点做一标记，自肘下至肘上在尺神经走行附近用低强刺激由内侧向外侧连续刺激，以明确尺神经在肘部的具体走行位置，最靠近尺神经处的 CMAP 波幅最高。标记尺神经在肘下至肘上走行的正确位置，从肘下 4cm 至肘上 6cm 每隔 1cm 做一标记，用超强刺激由下至上在每个点依次刺激，观察是否有相邻两点之间波幅的突然降低或潜伏期的突然延长

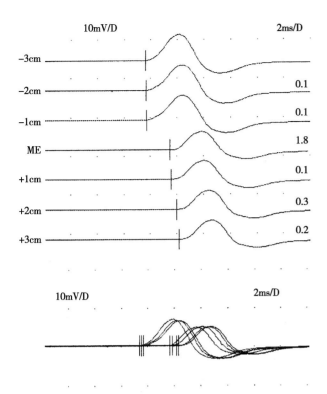

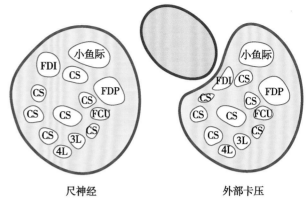

图 19-13　卡压性神经病中神经束的受累与否。在一根神经中，支配不同肌肉的神经纤维分别走行于不同的纤维束中，纤维束之间以结缔组织分开。外部卡压首先累及最靠近卡压部位的神经束，走行于其中的神经纤维所支配的肌肉也最先受累。因此在多块肌肉记录时可以提高局部传导减慢或传导阻滞的检出率。如图所示，支配第一背侧骨间肌（FDI）的神经束距离卡压部位最近，因此在 FDI 进行记录可以提高检出率。3L，第三蚓状肌；4L，第四蚓状肌；FCU，尺侧腕屈肌；FDP，指深屈肌；CS，皮肤感觉

图 19-12　肘部"寸移"检查——肘管综合征。上图为内上髁上方 3cm 处至下方 3cm 处沿尺神经走行每隔 1cm 刺激一次，共连续刺激 7 次所得波形。下图为 7 次波形的叠加。右侧数字为相邻两波形之间潜伏期的差异（ms）。注意：在肘下 1cm 至内上髁两处刺激点之间，有一潜伏期的突然变化（1.8ms）及波幅的突然下降。在这个病例中，"寸移"检查不仅确诊了肘部尺神经病，还将病变部位准确地定位于肘管处

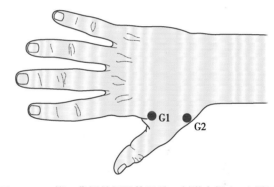

图 19-14　第一背侧骨间肌的记录。刺激电极（G1）置于肌腹，参考电极（G2）置于拇指的掌指关节。第一背侧骨间肌的记录有利于腕部及肘部的尺神经病的诊断

在神经内部，支配不同肌肉的神经纤维被结缔组织分隔，走行于不同的神经纤维束。外部卡压通常最先累及距离卡压部位最近的神经纤维束，其支配的肌肉也最先受累（图 19-13）。因此，在多块肌肉上记录有时有助于更好地发现局部传导减慢和传导阻滞。有研究表明第一背侧骨间肌（FDI）的记录比小指展肌（ADM）对肘部尺神经病更敏感一些。在第一背侧骨间肌记录时，应将记录电极置于肌腹处，参考电极置于拇指的掌指关节（图 19-14）。如果将参考电极置于示指的掌指关节，则常会记录到初始为正波的波形，使潜伏期的测量变复杂（图 19-15）。

混合神经和感觉神经传导检查

　　肘部混合神经和感觉神经传导检查可以更敏感地发现肘部尺神经病患者肘部局部传导减慢或传导阻滞。感觉神经传导可以采用逆向法或顺向法检测，在第五指及腕部、肘下、肘上分别进行记录或刺激。同样地，混合神经电位可以在腕部刺激，在肘上和肘下记录。

　　虽然混合神经和感觉神经传导检查可以提高对肘部尺神经病的敏感性，但技术上存在明显的困难。感觉神经和混合神经电位在较远处记录时会有较大幅度的衰减，这是由正常的时程离散和相位抵消所致（图 19-16）。例如，利用逆向法在腕部刺激所得的尺神经感觉动作电位（SNAP）约为 20μV，但在肘下刺激时 SNAP 下降为 5μV，在肘上则下降至 2μV。在尺神经病的患者中，若有轴突丢失，SNAP 波幅会更低，在肘下和肘上刺激时所得波幅可能很小或记录不到。因此在感觉神经记录时通常需要多次叠加，而且分辨波幅很低的电

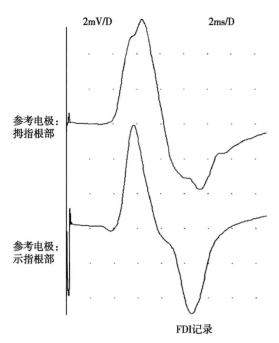

图 19-15　**第一背侧骨间肌 - 复合肌肉动作电位形态和参考电极的放置**。在第一背侧骨间肌进行记录时，最好将记录电极放置于肌腹，将参考电极放置于拇指的第一掌指关节。如果将参考电极置于示指的掌指关节，则常常会出现初始正波，影响潜伏期的测量

位的潜伏期非常困难。这项技术在轻度肘部尺神经病中较为适用，因为此时远端感觉神经和混合神经电位的波幅相对正常。需要强调的是，用此项技术是为了发现跨肘局部的传导减慢而不是传导阻滞。因为感觉神经和混合神经电位波幅正常值随距离增加而减小，区分传导阻滞与正常的时程离散和相位抵消可能非常困难（除非相邻刺激点之间距离很近，例如在腕管部进行的间隔 1cm 的寸步法检查）。

手背尺侧皮神经感觉传导检查

　　对于怀疑有尺神经病的患者，手背尺侧皮神经感觉传导检查是一项有意义的检查。手背尺侧皮神经在腕横纹近端 5～8cm 处发出，分布于手背尺侧、第五指背侧及第四指背内侧的皮肤。手背尺侧皮神经 SNAP 测量时要求手旋前，记录部位在第四、五指间背侧指蹼处，刺激点在记录点近端 8～10cm 处，约在尺骨茎突近端（图 19-17）。通常很小电流刺激就可记录到电位（约 5～15mA）。通常逆向法记录得到的波幅大于 8μV，但值得注意的是，在这种非常规的感觉传导检查中，与对侧无症状侧的对比常会有所帮助。如果波幅比对侧无症状侧降低 50% 以上则可认为是异常。

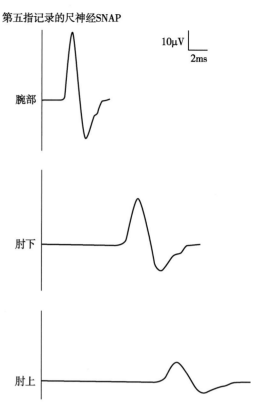

第五指记录的尺神经SNAP

图 19-16　**尺神经传导检查——正常波形**。逆向法感觉神经动作电位可以在第五指记录，在腕部、肘下和肘上分别进行刺激。正常情况下，随着刺激点靠近近端，波幅和面积均有明显下降，而时程有明显延长，这是因为正常的时程离散和位相抵消。因此明确近端感觉纤维的脱髓鞘只能根据传导速度减慢，而不能根据波幅或面积减小

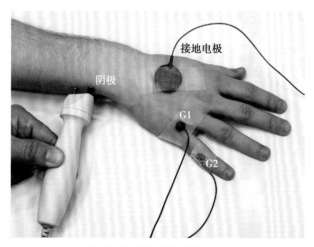

图 19-17　**手背尺侧皮神经感觉传导检查**。前臂旋前位，记录电极放置于手背第四、五指间指蹼，刺激点位于尺骨茎突下方，即记录点近端 8～10cm 处

　　了解了常规的第五指 SNAP 及尺神经背支 SNAP，我们可以预测肘部和腕部尺神经病变可能出现的异常模式（图 19-18）。在肘部尺神经病中，若两个 SNAP 均有异常，则表示可能存在轴突丢

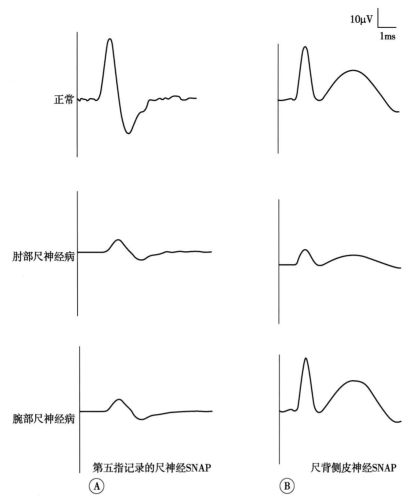

图 19-18　尺神经感觉波幅：肘部及腕部尺神经病的典型波形。第五指记录的常规检查波形（**A**）及手背尺侧皮神经感觉神经动作电位（SNAP）波形（**B**）。均假设病变为轴突丢失且无手背尺侧皮神经的异常支配。但是这些典型波形也有例外：（1）若肘部尺神经病仅有脱髓鞘；（2）若腕部尺神经病不累及感觉支。在上述两种情况中，两个尺神经 SNAP 均可能正常。此外，在轴突丢失较轻的肘部尺神经病中，手背尺侧皮神经受累不明显，则该检查的结果与腕部尺神经病类似，即手背尺侧皮神经波形正常

失；如果病变为单纯的脱髓鞘病变，则远端感觉波幅正常。相反，如果检查发现手背尺侧皮神经 SNAP 正常而第五指 SNAP 异常，则提示病变在腕部（因为手背尺侧皮神经在腕部以上发出），但这种结果并不能完全排除肘部尺神经病。在有些确诊为肘部尺神经病且伴轴突丢失的患者中，手背尺侧皮神经 SNAP 并不受累，这可能是由于在肘部手背尺侧皮神经纤维并未受卡压。微观解剖学研究发现，包绕手背尺侧皮神经纤维的束膜常在肘部以上即与尺神经主干分开，在前臂走行为与尺神经伴行但独立的神经。因此需注意对尺背侧 SNAP 正常而第五指 SNAP 异常这一检查结果的仔细解读。这一结果不足以作为诊断依据，需要结合其他腕部定位检查进行全面评估。手背尺侧

皮神经 SNAP 的电生理测量意义有限，其异常表现提示病变部位在腕部以上。综上所述，手背尺侧皮神经 SNAP 异常提示病变部位在腕部以上，但反之不尽然。

神经传导检查常见误区

在进行尺神经传导检查时，检查者需注意一下几项重要的技术要点：

1. 在肘下刺激时，需注意刺激点在尺神经沟远端 3cm 以外，以确保刺激点在肘管远端；
2. 在肘下刺激时，注意刺激点不能过远，如果刺激点过远，被检查者又恰好有高位 Martin-Gruber 变异，则有可能被误诊为肘部尺神经病。此时检查者可见肘下与肘上刺激点间有明显的

波幅降低。此时最合适的肘下刺激位点为内上髁远端 3cm 处。另外，由于神经走行于尺侧腕屈肌深面，在肘下刺激时需要更强的电流才能达到超强刺激。

3. 肘上和肘下刺激点之间的理想距离应为 10cm。如果距离过短，则细小的测量误差会导致神经传导速度计算的较大差异。如果距离过长，则所取的正常神经节段较长，可能会稀释肘部局部神经传导的减慢，得出假阴性结果。

4. 检查者应注意腕部与肘下之间明显的传导阻滞（图 19-19）。尽管前臂尺神经病的确存在（非常少见，例如肘管出口处、前臂的血管纤维带卡压），这一结果常常提示存在 Martin-Gruber 解剖变异，该变异是正常的。在这种情况下，需要在腕部及肘窝处刺激正中神经，在尺神经支配肌（如小指展肌或第一背侧骨间肌）记录波幅，以确定该解剖变异的存在。

5. 如上所述，Martin-Gruber 变异在尺神经运动传导检查中通常表现为腕部到肘下刺激点间波幅大小及面积的显著下降，但也有少数报道显示高位的 Martin-Gruber 变异可表现为在肘上和肘下刺激点之间波幅的显著下降（例如跨肘部部位），这与肘部神经传导阻滞非常

相像。肘下刺激点的合适位置在内上髁远端 3cm 处，应大于 2cm 从而使刺激点在肘管远端，并应小于 4cm，否则神经行走至肌肉深面处难以刺激。虽然多数 Martin-Gruber 变异发生在前臂，对肘部尺神经病的电生理诊断影响不大，但是有报道显示 Martin-Gruber 变异可发生在内上髁远端 3cm 处（图 19-20），因此，在这一不常见的部位发生变异，会导致将

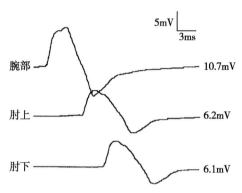

图 19-19　**Martin-Gruber 解剖变异与前臂尺神经传导阻滞类似。**在常规尺神经传导检查中，腕部和肘部之间波幅下降最常见的原因并不是真正的传导阻滞，而是 Martin-Greuber 解剖变异。应当进行正中神经肘窝及腕部刺激检查，仔细排除 Martin-Gruber 解剖变异后方可诊断前臂尺神经传导阻滞

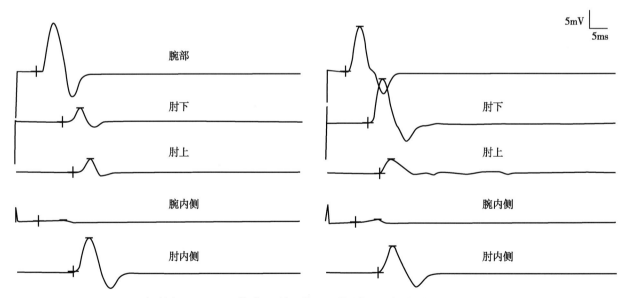

图 19-20　**Martin-Gruber 解剖变异（MGA）：前臂及肘部"传导阻滞"波形。左图：**在第一背侧骨间肌（FDI）记录，可见在腕部及肘下刺激点波幅有一显著下降，提示前臂有一传导阻滞。但是在肘窝及腕部刺激正中神经并于第一背侧骨间肌（FDI）记录时，可见在肘部刺激时波幅显著高于腕部，可确认 Martin-Greuber 解剖变异的存在。这是 Martin-Greuber 解剖变异存在时尺神经传导检查的常见表现。**右图：**在第一背侧骨间肌记录，在肘上和肘下刺激点间波幅有一显著下降，这表明肘部可能有传导阻滞（如肘部尺神经病）。但是，在肘窝及腕部刺激正中神经，在 FDI 记录时，可以发现 Martin-Greuber 解剖变异的存在（肘部刺激时得到的 CMAP 波幅明显高于腕部）。在"寸移"检查中，可以发现 Martin-Greuber 解剖变异的具体位置在尺神经沟远端 3cm 处。这种与肘部尺神经病十分类似的 Martin-Greuber 解剖变异非常少见

Martin-Gruber 变异误判为肘部传导阻滞。这一点更加说明了尺神经检查时肘下刺激点应在内上髁远端 3cm 处。所有怀疑有肘部尺神经传导阻滞的病例，都应该仔细排除 Martin-Gruber 变异的可能性（在腕部和肘部刺激正中神经，在尺神经支配肌记录波形）。

6. 另一少见情况是在屈肘时尺神经滑脱出尺神经沟至内上髁内侧。反复的尺神经脱位可能是尺神经反复创伤和肘部尺神经病的原因之一。因此，在确诊肘部尺神经病并伴有屈肘位尺神经脱位的患者，尺神经沟附近的神经长度可能被高估，从而导致测得的肘部传导速度偏快（图 19-21）。在对肘部尺神经脱位的正常人的研究中，发现测得距离比实际神经走行距离平均高出 1.6cm（0.6～2.5cm），相当于测得的神经传导速度比实际值高 7.9m/s（3.0～13.0m/s）。由此可见如果肘部传导速度被高估且测得结果高于肘部尺神经病诊断标准，则有可能造成肘部尺神经病的漏诊。因此必须强调，肘部尺神经半脱位的存在对于肘部传导速度的检查有很大干扰，但对明确传导阻滞则影响不大。这种情况进一步强调了短距离递增检查（寸步法检查）对于疑似肘部尺神经病的诊断意义，该方法可以明确尺神经病变的位置及传导速度减慢的准确部位。

肌电图检查

肘部尺神经病的肌电图检查目的在于明确失神经或神经再支配仅发生于手部和前臂的尺神经支配肌（框 19-2）。对于尺神经病较有诊断意义的肌肉检查包括第一背侧骨间肌（FDI），指深屈肌（FDP）（第 4、5 指）和尺侧腕屈肌（FCU）。在尺神经支配的手内在肌中，第一背侧骨间肌检查最易被患者接受，而小指展肌（ADM）的检查则痛苦程度更高，与拇短展肌（APB）的程度相当。正中神经及桡神经支配的 C8 肌肉也应检查，以排除 C8 神经根病或臂丛下干病变。APB、拇长屈肌、示指伸肌也是较有意义的检查肌肉。如果根据病史不能排除颈椎病，那么椎旁肌的检查也有必要。

值得一提的是，在许多手术确诊的肘部尺神经病中，尺侧腕屈肌（FCU）的肌电图检查通常是正常的或仅有轻微病变。总的来说，尺侧腕屈肌的受累程度与临床及电生理所见的尺神经损伤严重程度均有关系。一般来说，相比肘管病变，尺神经沟处病变中尺侧腕屈肌受累更多。过去认为尺侧腕屈肌受累较少是因为该肌支在尺神经沟上方发出，但是尸体解剖发现并非如此。尺侧腕屈肌受累较少的原因可能为"神经束敏感性差异"（例如不同神经束受累程度不同可能是由于不同神经束在神经干中的解剖部位与压迫部位之间的关系不

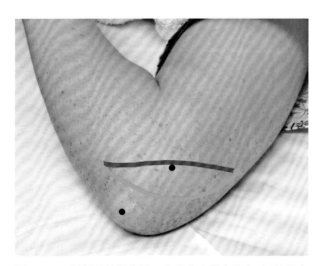

图 19-21　肘部尺神经位置。 在绝大多数个体中，尺神经在肘部走行于内上髁（上方黑点）与鹰嘴（下方黑点）之间的尺神经沟内（如绿线所示）。但是在有些个体当中，屈肘时尺神经会从尺神经沟内脱出至内上髁内侧（走行如红线所示）。在这种情况下，按绿线所测得的尺神经肘部走行距离将大于实际走行距离（红线长度），从而高估跨肘部尺神经传导速度（例如传导速度虚高），造成肘部尺神经病的漏诊

框 19-2　肘部尺神经肌电图检查方案

常规检查肌肉：

1. 腕部远端尺神经支配肌肉（第一背侧骨间肌或小指展肌）；

2. 前臂尺神经支配肌肉（第五指指深屈肌或尺侧腕屈肌）；

如果上述所检查的肌肉有异常发现，则增加检查以下肌肉：

3. 至少两块非尺神经下干 /C8～T1 支配肌（例如，拇短展肌、拇长屈肌、示指伸肌），以排除臂丛下干损伤、多发性神经病或 C8～T1 神经根病；

4. C8～T1 椎旁肌；

特殊注意点：

5. 如果有尺神经病合并其他病况（如多发性神经病、臂丛病、神经根病），则需要更为细致的肌电图检查；

6. 小指展肌检查很痛，对某些患者较困难，而第一背侧骨间肌检查则较易耐受；

7. 在肘部尺神经病中，即使第五指指深屈肌有异常，尺侧腕屈肌也可能不受累；

8. 如果神经传导检查不提示尺神经病，则肌电图检查应当结合临床表现，着重于排除下干臂丛病和 C8～T1 神经根病。

同)或神经病的"逆行性坏死"(例如最远端的肌肉受累较重,而近端肌肉相对受累较轻)。在肌电图检查中,发现第一背侧骨间肌及第四、五指 FDP 受累而尺侧腕屈肌不受累对于肘部尺神经病有较为重要的诊断意义。

肘部上方没有尺神经支配肌,如果全部尺神经支配肌(包括尺侧腕屈肌)都有异常,但是神经传导检查没有发现肘部局部传导速度的减慢或传导阻滞,那么电生理诊断最多可以提示是尺侧腕屈肌支发出处或近端部位的尺神经病。大多数有此电生理表现的患者的确是患肘部尺神经病,但是电生理检查不能排除上臂的尺神经病变或仅累及尺神经纤维的下干臂丛病。前臂内侧皮神经从臂丛内侧束直接发出,针对该神经的电生理检查可帮助确定下臂丛的病变。

病例分析

病例 19-1

病史和体检

男,44 岁,主诉右上肢和手木感和疼痛数月余。患者主诉几个月前出现右手第四、五指木感并伴有右侧肘部、肩部及颈部疼痛。体检示右侧尺神经分布区感觉减退。所有手内肌肌力轻度下降。双侧反射正常。尺神经沟处无压痛。

总结

病史及体检提示右侧尺神经分布区功能异常。第四、五指及大部分手内在肌均受尺神经支配,病史提示上述肌群肌力轻度下降,病史及体检并未提供更进一步的定位信息。患者确有肘部及肩颈部疼痛,但尺神经沟处无压痛,症状较为复杂,鉴别诊断包括腕部尺神经病、肘部尺神经病、下干臂丛病、C8～T1 神经根病等。肘部尺神经病患者偶尔有放射至手臂及肩部的放射痛,但不涉及颈部,颈部疼痛伴有上肢远端木感无力更有可能提示颈神经根病。

患者首先接受了常规正中神经运动传导检查(拇短展肌记录),检查显示 CMAP 波幅及传导速度正常,但远端运动传导潜伏期轻度延长。该延长可能是由于腕部正中神经病变,但也有可能提示 C8～T1 脊髓前角运动神经元发出的快传导纤维有轴突丢失,需要进一步检查进行鉴别。患者继续接受常规尺神经运动传导检查(小指展肌记

录),检查显示明显的波幅下降但潜伏期正常,前臂神经传导速度正常,但肘部传导速度显著降低(34m/s)。相比正常值和正中神经,尺神经的 F 波也相应延长。该尺神经检查明确提示肘部尺神经病:尺神经肘部节段有明显的脱髓鞘。前臂节段传导速度与跨肘部节段相比有明显的差异性传导减慢(24m/s),屈肘位传导速度降低 10～11m/s 以上即提示局部传导减慢。尺神经 F 波延长的原因与 CTS 中正中神经 F 波延长的原因相似。F 波由刺激点经过肘部病变部位沿尺神经轴突逆向传导,至脊髓前角细胞后折返,再次经过病变部位,最终传导至小指展肌并被记录。因为 F 波两次经过脱髓鞘的病变部位,肘部尺神经病中常可见 F 波的延长、离散或消失。

患者继而接受了正中神经感觉传导检查,检查结果正常,其中远端峰潜伏期为 3.2ms。因此这并不能佐证前述远端运动传导潜伏期延长是由于腕部正中神经病的假设,因为正中神经感觉传导正常而运动传导异常在腕管综合征中是非常罕见的。常规尺神经传导检查显示右侧(受累侧)SNAP 波幅减低,而对侧(健侧)正常。尺神经 SNAP 的异常可以用肘部尺神经病解释,尺神经运动传导检查已显示肘部尺神经病的存在,而感觉波幅降低则是尺神经感觉传导纤维继发性的轴突丢失所致,且运动纤维亦有受累。此外,患者桡神经感觉传导检查结果正常,说明不存在多发性神经病或臂丛病。最后,患者接受了正中神经和尺神经掌至腕部的混合神经检查,结果显示峰潜伏期分别为 2.2ms 和 2.3ms,尺神经波幅降低。虽然尺神经潜伏期与正常值相比有轻度延长,但双侧对比并无显著差异,且电生理检查无腕部正中神经病的证据。虽然正中神经运动传导检查(拇短展肌记录)当中的潜伏期轻度延长目前无法解释,但正中神经感觉传导及掌至腕部混合神经传导检查均正常,可基本排除腕部正中神经病。

患者还接受了肌电图检查,其中第一背侧骨间肌检查发现显著的失神经及神经再生表现,并有募集减少,这与之前肘部尺神经病的诊断相符;虽然拇短展肌检查未显示失神经支配,但也有募集减少以及神经再支配的运动单位动作电位(MUAP)。这一检查结果与正中神经运动神经传导检查发现的潜伏期延长相符,提示快传导纤维可能有部分轴突丢失。为何正中神经 CMAP 波幅正常而肌电图却显示轴突丢失?CMAP 波幅在正常范围内

病例 19-1　神经传导检查

刺激神经	刺激点	记录点	波幅 运动 /mV；感觉 /μV 右侧	左侧	正常值	潜伏期 /ms 右侧	左侧	正常值	传导速度 /(m/s) 右侧	左侧	正常值	F 波潜伏期 /ms 右侧	左侧	正常值
正中神经(m)	腕部	APB	6.4		≥4	4.6		≤4.4				31		≤31
	肘窝	APB	6.0			8.3			55		≥49			
尺神经(m)	腕部	ADM	2.9		≥6	3.2		≤3.3				34		≤32
	肘下	ADM	2.7			6.5			58		≥49			
	肘上	ADM	2.4			9.4			34		≥49			
正中神经(s)	腕部	示指	27		≥20	3.2		≤3.5	58		≥50			
尺神经(s)	腕部	小指	7	22	≥17	3.1	3.0	≤3.1	49	53	≥50			
桡神经(s)	前臂	鼻烟窝	28		≥15	2.5		≤2.9	55		≥50			
正中神经(混合检查)	手掌	腕部	50		≥50	2.2		≤2.2	50		≥50			
尺神经(混合检查)	手掌	腕部	4		≥12	2.3		≤2.2	49		≥50			
传导差异						-0.1		≤0.3						

m=运动检查；s=感觉检查；APB=拇短展肌；ADM=小指展肌。

注意：所有感觉和混合神经潜伏期都是峰潜伏期，所有感觉和混合神经传导速度都是以起始潜伏期计算，报告中的 F 波潜伏期代表 F 波最短潜伏期。

病例 19-1　肌电图检查

肌肉	插入电位	自发电位 纤颤电位	束颤电位	自主 MUAP 激活	募集	形态 时限	波幅	多相电位
右侧 FDI	↑	+3	0	NL	↓↓	+2	+2	+2
右侧 APB	NL	0	0	NL	↓	+1	+1	NL
右侧示指伸肌	↑	0	0	NL	↓↓	+1	+1	+1
右侧 FCU	NL	0	0	NL	↓	NL	+1	NL
右侧 FDP 5	NL	0	0	NL	↓	+1	+1	NL
右侧肱二头肌	NL	0	0	NL	NL	NL	NL	NL
右侧旋前圆肌	NL	0	0	NL	NL	NL	NL	NL
右侧肱三头肌	NL	0	0	NL	↓	NL	NL	NL/+1
右侧 C7 椎旁肌	↑	0	0	NL	NL	NL	NL	NL
右侧 C8 椎旁肌	↑	+2	0	NL	NL	NL	+1	+1
右侧 T1 椎旁肌	NL	0	0	NL	NL	NL	NL	NL

NL=正常；↑=增加；↓=轻度降低；↓↓=中度降低；FDI=第一背侧骨间肌；APB=拇短展肌；FCU=尺侧腕屈肌；FDP=指深屈肌。

可能有如下原因：第一，如果神经再支配充分，则 CMAP 波幅可能正常；第二，CMAP 波幅仍在正常范围。正常值范围相当大。在本例中，患者起初可能 CMAP 波幅较大，而后降低，但仍然处于"正常范围"。

拇短展肌神经再支配的原因不明，除肘部尺神经病外患者还有可能合并其他神经病。此外，示指伸肌（亦为 C8 支配肌）检查不仅显示插入电位增加，还显示募集和 MUAP 大小的明显改变。拇短展肌与示指伸肌的异常结果提示可能还存在远端病变（因为二者均为远端肌肉）如多发性神经病，或合并臂丛下干病变或 C8 神经根病。但是，正中神经及桡神经的感觉传导检查正常，可以排除多发性神经病，因此肌电图的异常提示患者可能合并臂丛下干病变或 C8 神经根病。示指伸肌（桡神经、后束支配肌）检查显示异常，可以排除臂丛内侧束病变；因此合并的病变部位肯定位于臂丛下干或更近端。进一步肌电图检查显示尺侧腕屈肌（FCU）和第五指指深屈肌均有募集减少和轻度的神经再支配，这与肘部尺神经病（神经传导检查表现）和可能合并的病变相符。肱二头肌和旋前圆肌的检查结果正常，显示 C6～C7 神经根或臂丛上干和中干无累及。肱三头肌的检查显示轻微异常，但该肌为 C6～C7～C8 支配肌，神经纤维走行于臂丛中干和下干。最后，椎旁肌的肌电图检查提供了更多的信息，显示 C8 椎旁肌有明显的纤颤电位，这一结果明确地显示合并病变在颈神经根或该水平以上，当然，该病变的肌节水平应由受累的肌节水平来确定。

最后，我们可以形成如下电生理学印象：

神经电生理检查符合肘部尺神经病合并 C8 神经根病。

需要思考的几个问题：

1. 临床 - 肌电图关联有意义吗？

本例中最重要的发现是明确的肘部传导异常显示了病变的部位，以及肌电图检查显示几个 C8 节段支配肌，包括尺神经支配肌以外的其他肌肉，以及椎旁肌，明确的神经源性改变，椎旁肌的异常表明病位于或高于神经根水平，神经根或运动神经元。结合电生理检查结果回顾病史及体检，患者的症状得到了更好的解释，即患者肩部和肘部的疼痛是由于肘部尺神经病引起的，而颈部的疼痛可能是神经根病引起的。神经根病也解释了所有手内在肌肌力轻度降低，因为神经根病与肘部尺神经病同时存在，正中神经及尺神经支配的手内在肌均有受累。有人将这一表现描述为"双卡综合征"，即尺神经有两处受累。但两处病变之间是否有联系，目前仍存在争议。需要详细的神经传导和肌电图检查来显示的确有两个合并重叠的病变。如果神经传导检查仅局限于尺神经，而肌电图检查仅限于尺神经支配肌及拇短展肌，那么颈神经根病就很容易被漏诊，该患者会被诊断有尺神经病，可能合并有腕部正中神经病。但是正如前文所述，正中神经感觉传导检查及正中神经掌至腕部混合神经检查的正常结果可以排除腕部正中神经病的可能性。

2. 若无腕管综合征，为何正中神经传导的潜伏期会延长？

正中神经远端运动潜伏期的轻度延长与快传导纤维的丢失一致。完成电生理检查可以为此提供合理的解释。由于 C8 神经根病的存在，部分支配拇短展肌的快传导纤维丢失，远端潜伏期的轻度延长并不提示确定的脱髓鞘，而只是在轴突丢失的范围内。针肌电图检查显示明显的拇短展肌的神经再支配，提示存在轴突丢失。

病例 19-2

病史和体检

男，53 岁，右利手。主诉右手第四、五指木感。无肘部创伤病史。随后患者出现握力减弱及精细动作受限。

体检示右肘部 Tinel 征阳性，右手尺神经支配内在肌轻度萎缩，小指远端屈指无力。第五指及第四指尺侧皮肤感觉缺失，范围延伸到远端腕横纹附近。

总结

该患者的病史及体检与病例 19-1 相似，尺神经分布区也有显著异常。患者有第四、五指木感，该区域恰为尺神经分布区；握力下降及精细动作障碍也可以用尺神经支配的手内在肌无力解释。右侧肘部 Tinel 征阳性表明病变可能位于肘部。但对 Tinel 征的解释需慎重，因为正常人也可出现此体征阳性。感觉减退与尺神经病也十分吻合。

患者运动神经传导检查显示正中神经 CMAP 波幅、潜伏期、传导速度及 F 波均正常，右侧（患侧）尺神经 CMAP 波幅降低，对侧正常，患侧远端潜伏期位于正常上限。值得注意的是，尺神经肘部传导速度有轻度减慢，但与前臂相比差值未达到 10～11m/s，也未达到脱髓鞘的诊断标准（<35m/s），此外没有证据表明肘部存在传导阻滞。尺神经 F 波与正中神经相比有所延长。

患者感觉神经传导检查显示双侧正中神经 SNAP 波幅、潜伏期、传导速度正常，尺神经传导检查显示右侧波形未引出，左侧正常。至此电生理检查显示尺神经运动和感觉纤维明确受累。但是电生理检查目前并未提供病变的定位信息。唯一的定位信息为感觉波幅的缺失，提示节后神经病，这一表现与颈神经根病不符。

为了寻找腕部尺神经病的证据，患者又接受

病例 19-2　神经传导检查

刺激神经	刺激点	记录点	波幅 运动/mV；感觉/μV			潜伏期/ms			传导速度/(m/s)			F波潜伏期/ms		
			右侧	左侧	正常值	右侧	左侧	正常值	右侧	左侧	正常值	右侧	左侧	正常值
正中神经(m)	腕部	APB	5.8	8.2	≥4	3.3		≤4.4				25	26	≤31
	肘窝	APB	5.4	7.1		7.2			51	53	≥49			
尺神经(m)	腕部	ADM	3.2	8.2	≥6	3.3		≤3.3				31	28	≤32
	肘下	ADM	2.9	8.1		6.4			65	68	≥49			
	肘上	ADM	2.8	8.1		8.0			61	66	≥49			
正中神经(s)	腕部	示指	21	23	≥20μV	3.1		≤3.5	54	56	≥50			
尺神经(s)	腕部	小指	无	20	≥17	2.7	3.0	≤3.1	无	55	≥50			
尺背侧神经(s)	腕部	手背内侧	无	10	≥15	3.0		≤2.8	无	57	≥50			
正中神经(混合检查)	手掌	腕部	52		≥50			≤2.2	53		≥50			
尺神经(混合检查)	手掌	腕部	无		≥12			≤2.2	无		≥50			

m=运动检查；s=感觉检查；APB=拇短展肌；ADM=小指展肌。

注意：所有感觉和混合神经潜伏期都是峰潜伏期，所有感觉和混合神经传导速度都是以起始潜伏期计算，报告中的F波潜伏期代表F波最短潜伏期。

病例 19-2　肌电图检查

肌肉	插入电位	自发电位		自主 MUAP		形态		
		纤颤电位	束颤电位	激活	募集	时限	波幅	多相电位
右侧 FDI	↑	+2	0	NL	↓↓	+1	NL	NL
右侧 ADM	NL	+1	0	NL	↓	+1	+1	+1
右侧 APB	NL	0	0	NL	NL	NL	NL	NL
右侧示指伸肌	NL	0	0	NL	NL	NL	NL	NL
右侧 FCU	NL	0	0	NL	NL	NL	NL	NL
右侧 FDP 4、5	↑	+1	0	NL	NL	+1	+1	+1
右侧肱二头肌	NL	0	0	NL	NL	NL	NL	NL
右侧拇长屈肌	NL	0	0	NL	NL	NL	NL	NL
右侧肱三头肌	NL	0	0	NL	NL	NL	NL	NL
右侧三角肌	NL	0	0	NL	NL	NL	NL	NL
右侧 C7 椎旁肌	NL	0	0	NL	NL	NL	NL	NL
右侧 C8 椎旁肌	NL	0	0	NL	NL	NL	NL	NL
右侧 T1 椎旁肌	NL	0	0	NL	NL	NL	NL	NL

NL=正常；↑=增加；↓=轻度降低；↓↓=中度降低；FDI=第一背侧骨间肌；ADM=小指展肌；APB=拇短展肌；FCU=尺侧腕屈肌；FDP=指深屈肌。

了更详细的检查。手背尺侧皮神经传导检查显示右侧波幅不能引出，对侧正常。由于手背尺侧皮神经在腕部以上发出，这一结果可以排除腕部尺神经病；该患者的病变部位定位仍不明确，但可以肯定在腕部以上，需要肌电图检查进一步协助定位。

肌电图检查显示第一背侧骨间肌、小指展肌、第四、五指指深屈肌存在明确的失神经及神经再支配改变，上述肌肉均为尺神经支配肌，而尺侧腕屈肌无异常。C8～T1 节段非尺神经支配肌检查（拇短展肌、拇长屈肌、示指伸肌）均正常。这些肌肉无异常可初步排除 C8～T1 神经根病或下干臂丛病。下颈段椎旁肌检查均正常。

此时可形成如下肌电图印象：

神经电生理检查显示指深屈肌肌支分支处或其近端的尺神经病。

需要思考的几个问题：

1. 尺神经病可否更为精确地定位？

如何用已有检查结果进行更进一步的定位诊断？例如，检查显示指深屈肌异常而尺侧腕屈肌正常，那么是否可以肯定病变位于两者之间？答案是否定的。不论对于何种神经病，远端肌肉总是最易累及。此外，尤其在卡压性病中，总是存在某些神经束易于受累而另一些相对不易受累。

要在电生理检查不能明确定位于肘部的情况下明确尺神经病（最可能为肘部尺神经病）对于肌电图医师来说非常困难。在本例中，手背尺侧皮神经感觉波幅消失可以排除腕部病变，而指深屈肌检查异常可以排除前臂远端病变，则可明确病变部位位于此部位或以上。在肘部尺神经病中常可以发现尺侧腕屈肌不受累，神经沟或肘管处的尺神经病均可有此表现。

2. 哪些检查可更进一步协助定位？

肘部寸步法检查是否可以进一步提供定位信息？该检查技术要求较高，但的确可以增加电生理检查的敏感性。从肘上到肘下间隔1cm进行连续刺激以观察有无相邻两刺激点之间波幅或潜伏期的突然变化，对肘部病变的定位非常有价值。

另一个可能提供定位信息的检查方法为在第一背侧骨间肌记录的尺神经运动传导检查。有些情况下在小指展肌记录得到的运动传导结果正常的，但在第一背侧骨间肌记录则可以发现局部传导减慢或传导阻滞。肘部感觉或混合神经传导检查是否有意义？尽管感觉及混合神经传导比运动传导检查更敏感，但在本例中，常规腕部SNAP不能引出，而SNAP本身越靠近近端越难记录，不难推测肘部SNAP或混合神经波幅也缺如，则此检查并无意义。通常该检查对临床确认为尺神经病且远端SNAP相对完整的病例意义更大。

SNAP的缺如提示病变位于背根神经节远端，指深屈肌肌电图检查异常提示病变位于或在该肌支以上。该病变位于两者之间，但现有检查不能提供更精准的定位信息。电生理检查不能完全排除一些不常见的病变部位，例如上臂近端的不常受累部位或臂丛下部，下干或内侧束。如果临床上怀疑下部臂丛病，可加做前臂内侧皮神经检查。

（聂　聪　郑超君　译）

推荐阅读

Bhala, R.P., 1976. Electrodiagnosis of ulnar nerve lesions at the elbow. Arch Phys Med Rehabil 57, 206.

Bielawski, M., Hallet, M., 1989. Position of the elbow in determination of abnormal motor conduction of the ulnar nerve across the elbow. Muscle Nerve 12, 803.

Campbell, W.W., 1989. AAEE case report no. 18: ulnar neuropathy in the distal forearm. Muscle Nerve 12, 347.

Campbell, W.W., Pridgeon, R.M., Riaz, G., et al., 1988. Sparing of the FCU in ulnar neuropathy at the elbow. Muscle Nerve 12, 965.

Campbell, W.W., Pridgeon, R.M., Riaz, G., et al., 1991. Variations in anatomy of the ulnar nerve at the cubital tunnel: pitfalls in the diagnosis of ulnar neuropathy at the elbow. Muscle Nerve 14, 733.

Campbell, W.W., Pridgeon, R.M., Sahni, S.K., 1988. Entrapment neuropathy of the ulnar nerve at its point of exit from the flexor carpi ulnaris muscle. Muscle Nerve 11, 467.

Campbell, W.W., Pridgeon, R.M., Sahni, S.K., 1992. Short segment incremental studies in the evaluation of ulnar neuropathy at the elbow. Muscle Nerve 15, 1050.

Campbell, W.W., Sahni, S.K., Pridgeon, R.M., et al., 1988. Intraoperative electroneurography: management of ulnar neuropathy at the elbow. Muscle Nerve 11, 75.

Checkles, N.S., Russakov, A.D., Piero, D.L., 1971. Ulnar nerve conduction velocity: effect of elbow position on measurement. Arch Phys Med Rehabil 53, 362.

Herrmann, D.N., Preston, D.C., McIntosh, K.A., et al., 2001. Localization of ulnar neuropathy with conduction block across the elbow. Muscle Nerve 24, 698–700.

Jabley, M.E., Wallace, W.H., Heckler, F.R., 1980. Internal topography of the major nerves of the forearm and hand. J Hand Surg 5, 1.

Jabre, J.F., 1980. Ulnar nerve lesions at the wrist: new technique for recording from the dorsal branch of the ulnar nerve. Neurology 30, 873.

Kim, D.J., Kalantri, A., Guhas, S., et al., 1981. Dorsal ulnar cutaneous nerve conduction: diagnostic aid in ulnar neuropathy. Arch Neurol 38, 321.

Kimura, J., 1989. Electrodiagnosis in diseases of nerve and muscle: principles and practice, second ed. FA Davis, Philadelphia.

Kincaid, J.C., 1988. AAEE minimonograph no. 31: the electrodiagnosis of ulnar neuropathy at the elbow. Muscle Nerve 11, 1005.

Kincaid, J.C., Phillips, L.H., Daube, J.R., 1986. The evaluation of suspected ulnar neuropathy at the elbow: normal conduction study values. Arch Neurol 43, 44.

Kothari, M.J., Preston, D.C., 1995. Comparison of the flexed and extended elbow positions in localizing ulnar neuropathy at the elbow. Muscle Nerve 18, 336.

Leis, A.A., Stetkarova, I., Wells, K.J., 2010. Martin–Gruber anastomosis with anomalous superficial radial innervation to ulnar dorsum of hand: a pitfall when common variants coexist. Muscle Nerve 41, 313–317.

Miller, R.G., 1979. The cubital tunnel syndrome: diagnosis and precise localization. Ann Neurol 6, 56.

Miller, R.G., 1991. AAEM case report no. 1: ulnar neuropathy at the elbow. Muscle Nerve 14, 97.

Practice parameter for electrodiagnostic studies in ulnar neuropathy at the elbow: American Academy of Electrodiagnostic Medicine, American Academy of Neurology, American Academy of Physical Medicine and Rehabilitation. 1999 Muscle Nerve 22(Suppl. 8), S171–S205.

Raynor, E.M., Shefner, J.M., Preston, D.C., et al., 1994. Sensory and mixed nerve conduction studies in the evaluation of ulnar neuropathy at the elbow. Muscle Nerve 17, 785.

Venkatesh, S., Kothari, M.J., Preston, D.C., 1995. The limitations of the dorsal ulnar cutaneous sensory response in patients with ulnar neuropathy at the elbow. Muscle Nerve 18, 345.

Whitaker, C.H., Felice, K.H., 2004. Apparent conduction block in patients with ulnar neuropathy at the elbow and proximal Martin–Gruber anastomosis. Muscle Nerve 30, 808–811.

Won, S.J., Yoon, J.S., Kim, J.Y., et al., 2011. Avoiding false negative nerve conduction study in ulnar neuropathy at the elbow. Muscle Nerve 44 (4), 583–586.

20 腕部尺神经病

腕部尺神经病是一类较少见的疾病，有时会与肘部尺神经病混淆，更常与早期运动神经元病混淆。了解尺神经在腕部的解剖细节对于理解腕部尺神经病几种独特的临床和电生理表现类型很重要（图20-1）。

解剖

在腕部，尺神经在远端腕横纹水平进入**腕尺管**（Guyon's canal）。腕尺管近端由豌豆骨、远端由钩骨钩构成。腕尺管底部由较厚的腕横韧带和相邻的钩骨、三角骨联合构成。腕尺管顶部结构较为疏松。而在腕尺管出口即豆钩裂孔处，则有一条从钩骨钩到豌豆骨的质厚韧带。在腕尺管内，尺神经分为**浅支**和**深支**。在出豆钩裂孔前，尺神经深支（也称为**掌深运动支**）发出的运动纤维支配了四块小鱼际肌中的三块（小指展肌，小指屈肌和小指对掌肌）。出裂孔后，浅支支配小指及尺侧环指的掌侧感觉，并支配另一块小鱼际肌，掌短肌。掌深运动支继续支配第三和第四蚓状肌，四块背侧骨间肌和三块掌侧骨间肌，拇收肌以及拇短屈肌的深头。

临床

根据尺神经病变的确切位置与累及纤维的不同，腕部尺神经病可以分成几种类型（表20-1和框20-1）。已有记载的病变类型如下：

- 掌深运动支远端病变：累及除小鱼际肌以外的所有掌深运动支支配肌；浅支（包含感觉纤维并支配掌短肌）不受累。
- 掌深运动支近端病变：累及所有尺神经支配的手内肌，包括除掌短肌以外的所有小鱼际肌；浅支（包含感觉纤维并支配掌短肌）不受累。

- 腕尺管内近端病变：累及尺神经所有分支，包括近端和远端的掌深运动支，以及浅支（包含感觉纤维并支配掌短肌）。

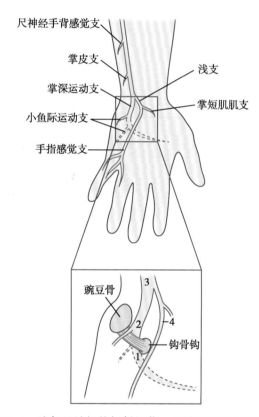

图20-1　腕部尺神经的解剖细节。尺神经腕部卡压可有几种类型：1.单纯运动型，只累及远端掌深运动支，即小鱼际肌运动支的远端部分；2.单纯运动型，累及近端掌深运动支，包括小鱼际肌运动支；3.运动和感觉型（腕尺管内近端病变），较少见；4.感觉型，累及浅支，包括至第4、5指尺侧的感觉纤维。浅支只支配一块肌肉，即掌短肌。但无论是临床还是通过肌电图，都很难对该肌肉进行检查，虽然有一些"掌短肌征"的报道提到在掌深运动支病变时，该肌肉不受累，或变得明显（见图20-2）(Adapted with permission from Olney, R.K., Hanson, M., 1988. AAEE case report no. 15: ulnar neuropathy at or distal to the wrist. Muscle Nerve 11, 828.)

表 20-1　腕部尺神经病不同类型的临床和电生理鉴别要点

	掌深运动支远端	掌深运动支近端	腕尺管近端	浅支*
无力——骨间肌和第三、第四蚓状肌	×	×	×	
无力——小鱼际肌（小指展肌，小指对掌肌，小指屈肌）		×	×	
感觉缺失——手掌尺侧及小指、环指尺侧半			×	×
第一背侧骨间肌的 CMAP 降低	×	×	×	
小指展肌的 CMAP 降低		×	×	
第一背侧骨间肌的潜伏期延长	×	×	×	
小指展肌的潜伏期延长		×	×	
第 5 指 SNAP 降低			×	×
骨间肌较第二蚓状肌潜伏期延长	×	×	×	
腕部传导阻滞	×	×	×	
腕部传导速度减慢	×	×	×	
第一背侧骨间肌的肌电图异常	×	×	×	
小指展肌的肌电图异常		×	×	

×＝可能出现异常；CMAP＝复合肌肉动作电位；SNAP＝感觉神经动作电位。
* 浅支常被认为是"感觉支"，但它支配了一块肌肉，掌短肌。

框 20-1　不符合腕部尺神经病的临床和电生理异常

临床
- 拇指外展无力（拇短展肌——正中神经支配）
- 第 4、5 指的指屈肌无力（指深屈肌——前臂尺神经支配）
- 示指伸指无力（示指伸肌——桡神经支配）
- 尺侧手背 / 第 4、5 指背（尺神经手背皮支的支配区）的感觉症状 / 体征
- 前臂内侧的感觉症状 / 体征（前臂内侧皮神经的支配区）

神经传导检查
- 正中神经运动传导检查异常（除非同时存在腕管综合征）
- 尺神经手背皮支感觉传导检查异常
- 肘部尺神经局部传导减慢或传导阻滞

针肌电图
- 尺神经支配的近端肌肉异常（尺侧腕屈肌和第 4、5 指深屈肌）
- C8 来源的非尺神经支配肌异常（拇短展肌、拇短屈肌、示指伸肌）

- 浅支病变：仅累及浅支，其主要为感觉纤维。注意虽然掌短肌也受累，但在临床上表现不明显。

前两种类型最为常见，占腕部尺神经病所有病例的 75% 以上。在这两种情况中，浅支均未受累，因此并没有感觉症状或感觉缺失。患者表现为尺神经支配的手内肌无痛性无力与萎缩。由于尺神经支配的拇收肌和拇短屈肌均位于大鱼际中，当病变位于掌深运动支的近端时，小鱼际和大鱼际均有可能出现萎缩。与肘部尺神经病变类似，晚期患者可出现爪形手或祈祷手姿势（benediction hand posture）、Froment 征（见第 19 章）、Wartenberg 征（见第 19 章）等表现。除此之外，在掌深运动支严重病变时可见到另一种相对不明显的体征，即"掌短肌征"。由于掌短肌是由尺神经浅支支配的唯一肌肉，在深支病变时掌短肌不受累。当掌短肌收缩时，手掌近端尺侧边缘的皮肤会出现褶皱。故在更为常见的腕部尺神经掌深运动支病变中，由于其他手内肌萎缩，第 5 指用力外展时可见到掌短肌明显收缩（可能出现肌肉过度肥厚）（"掌短肌征"，图 20-2）。

在更近端的病变中，浅支也会受累，导致小指及尺侧环指的掌侧感觉障碍。但由于尺神经手背皮支于腕上几厘米处分出，其支配的尺侧手和手指背侧感觉不受累。在鉴别尺神经是在腕部还是更近端病变时，这是一个重要的临床鉴别点。另外，近端掌部尺侧的感觉同样不受累，因为掌皮支也从腕部近端分出。

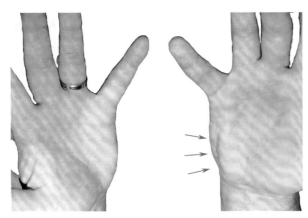

图 20-2　掌短肌征。当掌短肌收缩时,手掌近端尺侧边缘的皮肤会出现褶皱,由于掌短肌是腕部尺神经的浅支支配的唯一肌肉,在深支病变时掌短肌不会受累。因此,在更常见的腕部尺神经掌深运动支病变时,用力外展第五指,可以见到掌短肌的明显收缩。与正常的左手相比,注意右手掌短肌的明显收缩和出现的皮肤折皱(箭头处)(Adapted with permission from Iyer, V.G., 1998. Palmaris brevis sign in ulnar neuropathy. Muscle Nerve 21, 675-677.)

病因学

尺神经于腕部卡压的情况远少于肘部卡压。有记载其与创伤和腕部骨折有关。但更为常见的情况则是 Guyon 管内的腱鞘囊肿对尺神经的卡压(图 20-3)。偶尔也有报道为变异肌肉或其他肿块病变,包括尺动脉瘤,脂肪瘤及其他肿瘤。此外,反复活动腕部或压迫尺侧手腕的某些职业或活动也会使此处易发生病变。尤其是自行车手或经常

使用同一种手持工具的劳动者,常导致对小鱼际的压迫(图 20-4)。这类患者的小鱼际区受压点可变硬生茧。

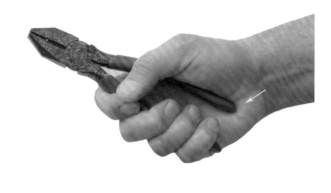

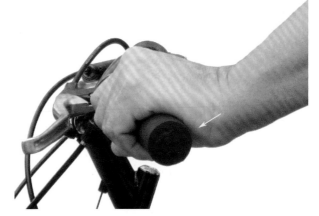

图 20-4　腕部尺神经病的职业性和活动性危险因素。需要反复使用手持工具的工作可造成对小鱼际的压迫(上箭头)。另外,某些特定活动,特别是长时间骑行,也可导致腕部尺神经病(下箭头)

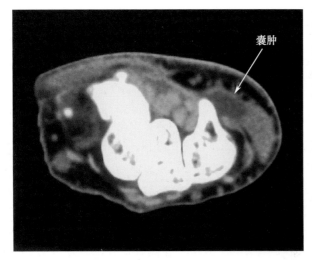

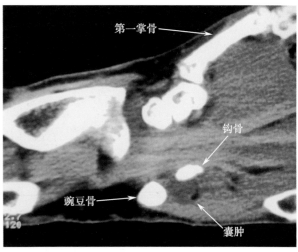

图 20-3　Guyon 管内的腱鞘囊肿。腕部尺神经病更常见的病因之一是腱鞘囊肿对尺神经的压迫。腕部 CT 扫描:**左图:**轴位扫描,手掌向上。注意囊肿在钩骨钩内侧。**右图:**冠状位扫描,手外侧向上。注意囊肿在豌豆骨与钩骨之间(From Preston, D.C., Shapiro, B.E., Schecht, H.M., 2001. Ganglion cyst at Guyon's canal: electrophysiology and pathology. J Clin Neuromusc Dis 3, 89-91.)

鉴别诊断

当病变未累及包含感觉纤维的浅支时，腕部尺神经病常和早期运动神经元病相混淆。运动神经元病常表现为远端肢体的无痛性肌萎缩和无力，这与远端腕部尺神经病基本相同。**鉴别的关键点是体检时腕部尺神经病患者的拇短展肌（正中神经支配）肌力正常，肌腹饱满**。在运动神经元病中，C8-T1 支配的肌肉预期均会受累。而在腕部尺神经病中，则有一个明显的差异：来自 C8～T1 的尺神经支配肌出现无力和萎缩，来自 C8～T1 的正中神经支配肌不受累。然而，这种差异在一些非典型运动神经元疾病中也可以见到，例如伴传导阻滞的多灶性运动神经病，这是一种罕见的自身免疫介导的运动神经病，其倾向于累及远端肌肉，表现为非肌节型的无力（见第 26 章）。

对于累及浅支（含感觉纤维）的腕部近端病变，其鉴别诊断和肘部尺神经病的鉴别诊断类似。实际上，对于累及感觉的腕部尺神经病，须排除的最重要的诊断就是肘部尺神经病。明确的尺侧手背与指背的感觉缺失，和 / 或环、小指的远端屈肌无力符合肘部病变的表现，而非腕部。但在轻度或早期肘部尺神经病中，这些体征可能不会出现。除了肘部尺神经病外，还应注意 C8～T1 神经根病、臂丛下干或内侧束病变，以及罕见的尺神经在上臂或者前臂的卡压，都可能出现相似的症状和体征。

电生理学检查

神经传导检查

在腕部尺神经病中，神经传导检查的发现取决于：①是否累及浅支感觉纤维；②如果累及掌深运动支，那么受累位置是在小鱼际肌运动支的近端还是远端。如果病灶在远端，仅累及到掌深运动支在分出小鱼际肌运动支之后的部分，则在第五指记录的常规尺神经感觉传导检查，以及在小指展肌记录的常规尺神经运动传导检查都将正常。对于疑似腕部尺神经病的患者，必须进行额外的神经传导检查以发现常规尺神经运动与感觉传导检查所不能表现出的异常（框 20-2）。

除了常规尺神经运动传导检查（小指展肌记录）与感觉传导检查（第 5 指记录）以外，下列检查也很有用。

在第一背侧骨间肌记录的尺神经运动传导检查

对所有疑似腕部尺神经病的病例，将第一背侧骨间肌（FDI）作为记录点行尺神经运动传导检查十分必要。如果病变位于掌深运动支的远端，在 FDI 记录可出现潜伏期延长伴复合肌肉动作电位（CMAP）波幅降低。与健侧进行对比也常常有用。如果病变位于更近端，累及小鱼际运动支，则在小指展肌记录也可出现远端潜伏期延长伴 CMAP 波幅降低。但是，如果病变更多累及远端掌深运动支，即表现为尺神经运动传导检查中在第一背侧骨间肌记录的异常程度显著高于在小指展肌记录，则高度提示为腕部尺神经病。比较它们的远端潜伏期通常有用。

正常值：

在 FDI 记录的远端潜伏期：≤4.5ms

在 FDI 与 ADM 记录的远端潜伏期差值：≤2.0ms

患侧与对侧对比，在 FDI 记录的远端潜伏期差值：≤1.3ms

注：FDI，第一背侧骨间肌；ADM：小指展肌。

尺神经手背皮支感觉传导检查

如果疑似腕部尺神经病的患者常规尺神经感觉传导（第五指记录）异常，那么检查尺神经手背皮支就很重要。由于尺神经手背皮支分出于腕上 5～8cm 处，在腕部尺神经病的所有病例中该神经都应正常。逆向传导检查的正常值为大于 8μV，但和其他非常规感觉神经传导检查一样，与健侧进行对比通常更有用。只要低于健侧波幅的 50%，即使其绝对波幅大于 8μV*，也提示为异常。

虽然尺神经手背皮支感觉传导检查对于确定病变部位很有用，但肌电图医生也应了解其有一些明显的局限性。虽然当第五指尺神经感觉检查异常而尺神经手背皮支感觉检查正常，通常提示为腕部尺神经病，但也有例外。该表现模式不能完全排除肘部尺神经病的可能（见第 19 章）。在一些确诊为肘部尺神经病伴轴突丢失（通常很轻）的患者中，尺神经手背皮支感觉电位并未出现异常。这可能和尺神经手背皮支的纤维束选择性豁免有关。因此，如果患者的尺神经手背皮支 SNAP 正常，而第五指的尺神经感觉传导检查异常，特别是

---

* 罕见情况下会出现异位神经支配，由桡浅神经支配整个手背的感觉，包括尺神经手背皮支通常的感觉支配区。因此，如果尺神经手背皮电位缺失，出于谨慎应在桡骨外侧缘刺激桡浅神经，并在尺神经手背皮支传导检查的记录位置记录，以排除异位神经支配的可能（见第 7 章，图 7-12）。

框 20-2 推荐的腕部尺神经病神经传导检查方案

常规检查:

1. 尺神经运动传导检查,屈肘位,在腕部、肘下、肘上刺激,小指展肌记录
2. 尺神经运动传导检查,屈肘位,在腕部、肘下、肘上刺激,第一背侧骨间肌记录
3. 尺神经运动传导检查,在腕部(远端腕横纹上 3cm)、掌部(远端腕横纹下 4cm)刺激,第一背侧骨间肌记录
4. 正中神经运动传导检查,在腕部、肘窝刺激,拇短展肌记录
5. 正中和尺神经 F 波
6. 尺神经感觉传导检查,在腕部刺激,第 5 指记录(双侧检查)
7. 正中神经感觉传导检查,在腕部刺激,第 2 或 3 指记录
8. 尺神经手背皮支感觉传导检查(双侧检查)

可考虑的追加检查:

9. 对侧尺神经运动传导检查,在腕部刺激,第一背侧骨间肌记录(以对比双侧远端潜伏期和波幅)
10. 蚓状肌 - 骨间肌远端潜伏期对比检查
11. 尺神经运动传导检查,采用寸步法,在跨腕段每间隔 1cm 进行连续刺激,第一背侧骨间肌记录

以下表现类型符合腕部尺神经病:

　　至第一背侧骨间肌的远端潜伏期:>4.5ms(如果 CMAP 波幅没有明显降低)
　　第一背侧骨间肌与小指展肌相比,远端潜伏期差值 >2.0ms
　　患侧与对侧相比,至第一背侧骨间肌的远端潜伏期差值 >1.3ms
　　骨间肌与第二蚓状肌相比,远端潜伏期差值 >0.4ms

以下表现类型提示明确的腕部尺神经病

　　至第一背侧骨间肌的远端潜伏期在脱髓鞘范围:>130% 正常上限(如,任何至第一背侧骨间肌的远端潜伏期 >6.0ms)
　　跨腕段寸步法检查发现局部传导减慢:以 1cm 递增时潜伏期差 ≥0.5ms,第一背侧骨间肌记录。
　　传导阻滞,对比掌部和腕部刺激,第一背侧骨间肌记录。
　　跨腕段传导速度减慢,第一背侧骨间肌记录。

特别注意:

- 如果浅感觉支受累,SNAP 波幅会降低或者消失,而尺神经手背皮支 SNAP 正常(解释这一表现类型时必须谨慎,因为其在肘部尺神经病患者中亦可出现)
- 检查至第一背侧骨间肌或小指展肌的远端潜伏期;比较至第一背侧骨间肌和小指展肌的远端潜伏期;以及蚓状肌 - 骨间肌对比检查,以上检查偶可出现假阳性,特别是在伴有轴突丢失的中重度肘部尺神经病的病例中。此时应行腕部和掌部刺激对比检查,或者跨腕段寸步法检查来证实腕部尺神经病。
- 如果尺神经手背皮支电位缺失,出于谨慎应在桡骨外侧缘刺激桡浅神经,并在尺神经手背皮支检查的记录位置记录,以排除异位神经支配的可能(罕见情况下会出现异位神经支配,由桡浅神经支配整个手背的感觉,包括尺神经手背皮支通常的感觉支配区)。

没有在肘部发现传导阻滞或局部传导速度减慢时,解释这些发现必须很谨慎。这些发现必须与尺神经运动传导和针肌电图检查的结果结合起来解释。只有当尺神经手背皮支感觉检查确定为异常时,才能确定病变位于手腕以上水平,而相反则不一定正确。

正中神经第二蚓状肌与尺神经骨间肌的远端潜伏期比较

　　蚓状肌 - 骨间肌远端潜伏期比较法作为一项敏感的、自身对比的检查方法,常用于证实正中神经通过腕管时传导减慢(见第 17 章,图 17-9)。该检查同样可有效地用于证实腕部尺神经病(图 20-5),其表现为跨腕段的尺神经相对正中神经的传导速度显著减慢。由于骨间肌是由尺神经掌深运动支远端支配,第二蚓状肌是由正中神经支配,故这一对比检查法对证实尺神经在腕部存在传导减慢非常有用。在相同距离刺激神经,如果骨间肌(尺神经)与第二蚓状肌(正中神经)的远端潜伏期差值在 0.4ms 以上,则提示尺神经跨腕段存在局部传导速度减慢。

　　这项检查可靠且易于操作,但应注意其有两个局限。第一,如果尺神经存在中度或重度的轴突丢失,那么无论病变位于腕部还是更近端,预期都会出现单纯由快传导纤维丢失而引起的跨腕段传导速度轻度减慢。第二,如果腕部尺神经病的患者同时存在腕部正中神经病,则不适用蚓状肌 - 骨间肌对比检查法。对腕部正中神经病的患者采

用该检查方法通常没有问题，因为腕部尺神经病很少见。但是，对于腕部尺神经病的患者，同时存在腕部正中神经病的情况并不少见。

短距离递进刺激检查

与检查尺神经肘部病变时相同，短距离递进刺激检查（short segment incremental studies，SSIS）或寸步法（inching）也能有效应用于腕部，在第一背侧骨间肌记录，寻找潜伏期或波幅的突然改变（图20-6）。从远端腕横纹上2~4cm 到其下4~5cm，每隔1cm 进行标记。然后从腕下至腕上，每

隔1cm 对尺神经连续进行超强刺激。两个连续刺激点间任何突然出现的潜伏期延长或波幅下降均提示为局灶性脱髓鞘。在正常个体中，两个相邻刺激点间的潜伏期差一般在0.1~0.3ms 之间，0.4ms 少见。潜伏期改变≥0.5ms 即提示局部传导速度减慢。

腕部和掌部刺激

对比腕、掌部刺激所得CMAP 波幅的方法，在技术上较跨腕段的寸步法更简单，也能得到相似的信息（图20-7）。进行这项检查时，在腕上3cm

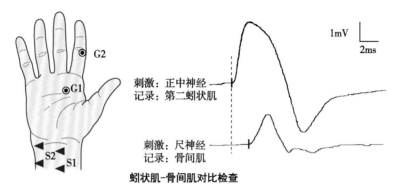

蚓状肌-骨间肌对比检查

图20-5 蚓状肌-骨间肌对比检查。这一检查最常用于诊断腕管综合征，但在诊断腕部尺神经病时同样有用。在腕部刺激正中神经，第二蚓状肌记录（**右上波形**）；同样距离，在腕部刺激尺神经，骨间肌记录（**右下波形**）。在正常对照中，二者的潜伏期接近。而在腕部尺神经病患者中，骨间肌较第二蚓状肌的潜伏期延长

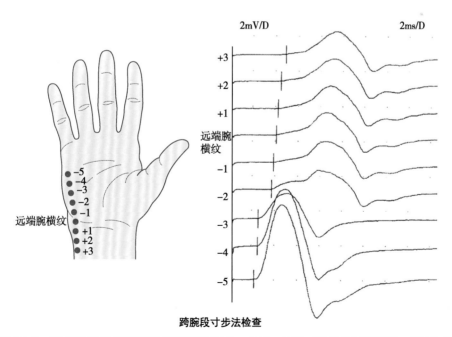

跨腕段寸步法检查

图20-6 跨腕段尺神经短距离递进刺激检查。**左侧：**在第一背侧骨间肌记录，对尺神经在跨腕段每间隔1cm 进行连续刺激。**右侧：**注意在远端腕横纹（DWC）远端2~3cm 之间突然出现波幅增加、潜伏期改变、CMAP 波形改变。寸步法检查可以准确地对病变进行定位（From Preston，D.C.，Shapiro，B.E.，Schecht，H.M.，2001. Ganglion cyst at Guyon's canal: electrophysiology and pathology. J Clin Neuromusc Dis 3，89-91.）

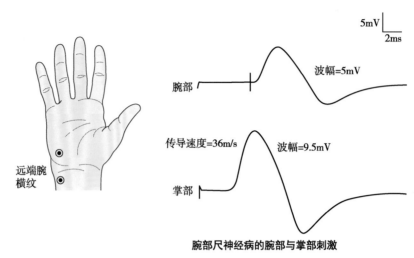

腕部尺神经病的腕部与掌部刺激

图 20-7   腕部尺神经病的腕部和掌部刺激。作为寸步法的替代方法,可分别在腕部和掌部刺激,在第一骨间背侧肌记录 CMAP,寻找跨腕段尺神经的传导阻滞和 / 或传导速度减慢。需要注意的是,在这例腕部尺神经病中,腕部刺激较掌部刺激的波幅大幅下降,提示传导阻滞,并且传导速度也减慢。这两个发现提示尺神经病变位于腕部

和远端腕横纹以远 4cm 处刺激尺神经,在第一背侧骨间肌记录。相较于寸步法需要对间隔 1cm 的多点进行刺激,该检查方法只需要在腕部和掌部单点刺激。如果发现腕部与掌部刺激点间存在传导阻滞或跨腕段传导速度减慢,即可确定为腕部尺神经病。与所有的常规运动传导检查相似,对同一神经在两个位置进行刺激,就可计算出传导速度。**对于腕部尺神经病,只要传导速度低于 37m/s 即可认为异常并具有定位价值。**传导阻滞或传导速度减慢的表现对腕部尺神经病变的准确定位最为重要。此外,还能获得预后信息,脱髓鞘病变的预后远好于轴突丢失的病变。

腕部尺神经病各种电生理检查方法的比较

因为腕部尺神经病相对少见,故对于之前概述的各种检查方法,比较它们相对有用性的数据尚不足。关于腕部尺神经病的大多数报道为单一或少数病例报告。在一项对连续 20 名经临床确定为腕部尺神经病的患者进行的大宗前瞻性研究中,对比了以下检查方法:①腕部和掌部刺激检查,在第一背侧骨间肌记录,观察是否存在跨腕段的传导阻滞;②腕部和掌部刺激检查,在第一背侧骨间肌记录,观察是否存在跨腕段的传导速度减慢;③蚓状肌 - 骨间肌检查,对比尺神经与正中神经的远端潜伏期;④常规尺神经运动传导检查,在第一背侧骨间肌和小指展肌记录,对比他们分别的远端潜伏期。并对其中 5 名患者进行了跨腕段的寸

步法检查。重要的是,还在 30 例无症状的正常对照组和连续 20 例确诊为肘部尺神经病的疾病对照组中进行了这些检查的对比。

对定位腕部病变最敏感和最特异的检查发现是跨腕段的传导阻滞和腕 - 掌传导速度减慢(在第一背侧骨间肌记录)。采用腕部和掌部刺激法,在腕部尺神经病患者的 70% 中可发现传导阻滞,在 80% 中可发现腕 - 掌传导速度减慢(图 20-8)。总的来说,95% 的腕部尺神经病患者存在传导阻滞或传导速度减慢,这些检查发现均有 100% 特异性。在肘部尺神经病对照组中,没有任何患者发现存在跨腕段的传导阻滞或传导速度减慢。在施行寸步法的 5 名患者中,都存在局部传导速度减慢和传导阻滞。

蚓状肌 - 骨间肌对比检查的敏感性为 60%(图 20-9)。但一名严重肘部尺神经病的患者该检查也异常(潜伏期差为 0.6ms)。这项检查的敏感性低于预期的一个原因在于 25% 的患者同时存在腕部正中神经病。

至第一背侧骨间肌或小指展肌远端潜伏期延长的敏感性更低,在 55%~60% 之间(图 20-9)。更重要的是,这些肌肉远端潜伏期延长的特异性也不如前述的检查方法。在一名轻度肘部尺神经病患者和 40% 的重度肘部尺神经病患者中也发现了第一背侧骨间肌记录的远端潜伏期延长。同样,在 40% 的重度肘部尺神经病患者中发现小指展肌记录的远端潜伏期延长。肘部尺神经病患者出现

远端潜伏期延长可能是因为轴突丢失而损失了部分快传导纤维所致。

对腕部尺神经病最不敏感的检查方法是比较至第一背侧骨间肌和至小指展肌的远端潜伏期，只在15%的腕部尺神经病患者中发现异常。而且，一名轻度肘部尺神经病患者也发现至第一背侧骨间肌相较至小指展肌的远端潜伏期相对延长。

从该项研究得到的重点如下：

1. 在第一背侧骨间肌记录时，通过追加掌部刺激，跨腕段的传导阻滞或局部传导速度减慢可见于95%经临床确诊为腕部尺神经病的患者。

2. 跨腕段的寸步法检查同样具有很高的敏感性与特异性。但相较于简单追加掌部刺激点的方法，该检查耗时更多且技术要求也更高。

3. 蚓状肌-骨间肌检查是一项敏感且有用的检查，但有一个重要例外。如果患者同时存在腕部正中神经病，那么这项检查的价值将大大降低。对于重度肘部尺神经病的患者，有较小可能性得到假阳性的结果。将临界值提高至0.7ms或者更高，或能消除该问题。

4. 远端潜伏期延长（在第一背侧骨间肌或小指展肌记录），与跨腕段传导阻滞或传导速度减慢（在第一背侧骨间肌记录）相比，前者的敏感性低很多。此外，它的特异性也更低，在一些肘部尺神经病的患者中也可出现。

5. 比较至第一背侧骨间肌和至小指展肌的远端潜伏期的检查方法很少有用，其对腕部尺神经病也很不敏感。

肌电图检查

对于疑似腕部尺神经病的患者，针肌电图检查是一项直接的检查方法（框20-3）。第一背侧骨间肌和小指展肌必须检查，以了解掌深运动支远端和近端的受累情况。第5指深屈肌和尺侧腕屈

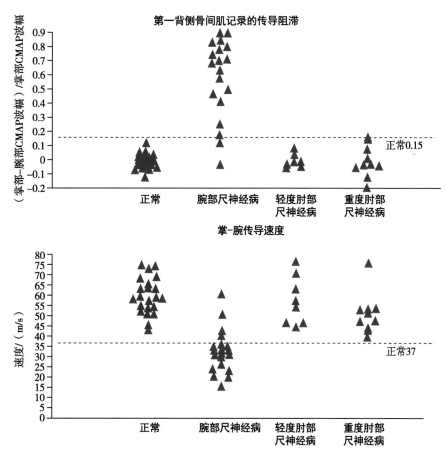

图20-8 跨腕段的传导阻滞和局部传导速度减慢。上图：尺神经腕上和腕下刺激时，第一骨间背侧肌CMAP波幅的变化。传导阻滞的计算方式为（掌部-腕部CMAP波幅）/掌部CMAP波幅。下图：尺神经跨腕段的传导速度，在第一背侧骨间肌记录。上下图均分别绘制了正常组，腕部尺神经病组和肘部尺神经病组（轻度和重度）。正常值以虚线表示（From Cowdery, S.R., Preston, D.C., Herrmann, D.N., et al., 2002. Electrodiagnosis of ulnar neuropathy at the wrist: conduction block versus traditional tests. Neurology 59, 420-427.）

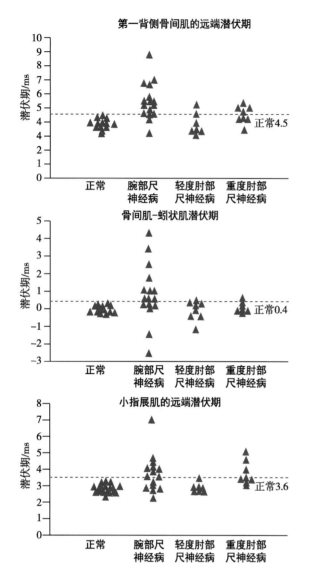

第一背侧骨间肌的远端潜伏期

骨间肌-蚓状肌潜伏期

小指展肌的远端潜伏期

图 20-9　腕部尺神经病远端潜伏期的检查。 至第一骨间背侧肌的远端潜伏期(**上图**),骨间肌和蚓状肌的远端潜伏期差值(**中图**),至小指展肌的远端潜伏期(**下图**)。分别绘制了正常组,腕部尺神经病组和肘部尺神经病组(轻度和重度)。正常值以虚线表示。注意一些肘部尺神经病患者出现了假阳性结果(From Cowdery, S.R., Preston, D.C., Herrmann, D.N., et al., 2002. Electrodiagnosis of ulnar neuropathy at the wrist: conduction block versus traditional tests. Neurology 59, 420-427.)

肌也必须检查,以排除腕部以近的尺神经病变。最后,正中神经和桡神经支配的 C8 肌肉(例如,拇短展肌,拇长屈肌,示指伸肌)及下部颈椎旁肌同样必须检查,以排除神经根或运动神经元病变。

同肘部尺神经病一样,腕部尺神经病的病变也可以是单纯轴突性的,表现为小指展肌和第一背侧骨间肌记录的 CMAP 波幅降低,而远端潜伏期正常或仅轻度延长。在这些病例中,将掌深运动支的病变与背根根神经节近端(颈神经根或运动

神经元)的病变区分开是比较困难的。而针肌电图检查在这方面则很有用。通过增加对近端尺神经支配肌和 C8~T1 来源的非尺神经支配肌的检查,肌电图医生就可确定异常仅局限于腕以远的尺神经支配肌中。再次提示,早期运动神经元病可能难以排除。因此在这些病例中,临床表现和后期随访同样重要。

 病例分析

病例 20-1

病史和体检

男,36 岁,右利手。主诉右手第 4、5 指有异样感觉及木感,伴右臂疼痛 6 个月。近几周感觉障碍的症状加重。患者在图书馆从事书籍整理工作,否认外伤史,述存在模糊的肘部疼痛。

体检:手内肌轻度萎缩,右手小指展肌和骨间肌轻度无力。第 4、5 指深屈肌肌力正常,肘部 Tinel 征(−)。针刺觉和轻触觉正常。

总结

病史和体检均提示尺神经病变。尽管感觉体检是正常的,但患者提到尺神经支配的环、小指有异样感觉及木感。此外,运动体检显示右侧小指展肌和骨间肌有肌萎缩和无力。因此,患者有明显的尺神经感觉和运动障碍的症状。右肘部的疼痛提示应考虑到肘部尺神经病的可能。但此时未发现其他有助于病变定位的体征。第 4、5 指深屈肌(尺神经支配的指深屈肌部分)正常提示尺神经病变或者较轻,没有累及这些近端肌肉,或者病变位于更远端。

该病例的临床诊断思路与其他尺神经功能异常的病例相似。鉴别诊断包括腕部尺神经病，肘部尺神经病，臂丛下干 / 内侧束病变，或 C8～T1 神经根病。

神经传导检查，首先，在拇短展肌记录的正中神经运动传导检查正常。但是，在小指展肌记录的尺神经运动传导检查显示 CMAP 波幅轻度降低，伴远端潜伏期中度延长，而前臂段和跨肘段的传导速度正常。尺神经在跨肘段无传导阻滞或显著的传导速度减慢（与前臂段传导速度差值 >10～11m/s），故不能证实肘部尺神经病的可能性。接下来进行正中神经和尺神经常规感觉传导检查。正中神经检查完全正常，但尺神经检查显示右侧波幅下降而左侧正常。因此，当检查进行到此时，可

病例 20-1　神经传导检查

刺激神经	刺激点	记录点	波幅（运动 /mV；感觉 /μV）			潜伏期 /ms			传导速度 /（m/s）			F 波潜伏期 /ms		
			右侧	左侧	正常值	右侧	左侧	正常值	右侧	左侧	正常值	右侧	左侧	正常值
正中神经（m）	腕部	拇短展肌	12.5		≥4	4.2		≤4.4				28		≤31
	肘窝	拇短展肌	12.2			8.3			50		≥49			
尺神经（m）	腕部	小指展肌	4.2		≥6	4.1		≤3.3				31		≤32
	肘下	小指展肌	4.1			7.4			60		≥49			
	肘上	小指展肌	4.1			9.2			57		≥49			
正中神经（s）	腕部	示指	48		≥20	3.2		≤3.5	58		≥50			
尺神经（s）	腕部	小指	10	23	≥17	3.4	3.2	≤3.1	42	52	≥50			

m= 运动检查；s= 感觉检查。

注意：所有感觉和混合神经潜伏期都是峰潜伏期，所有感觉和混合神经传导速度都是以起始潜伏期计算，报告中的 F 波潜伏期代表 F 波最短潜伏期。

病例 20-1　追加的神经传导检查

刺激神经	刺激点	记录点	波幅（运动 /mV；感觉 /μV）			潜伏期 /ms			传导速度 /（m/s）			F 波潜伏期 /ms		
			右侧	左侧	正常值	右侧	左侧	正常值	右侧	左侧	正常值	右侧	左侧	正常值
尺神经手背皮支（s）	腕部外侧	尺侧手背	24	26	≥8	2.1	2.2	≤2.8	50	51	≥50			
正中神经（m）	腕部	第二蚓状肌	4.1	3.8	≥1.0	4.4	4.4							
尺神经（m）	腕部	骨间肌	5.5	6.2	≥2.5	5.5	4.4							
蚓状肌 - 骨间肌差值						1.1	0.0	≤0.4						
尺神经（m）	腕部	第一背侧骨间肌	3.6	11	≥7	5.2	4.4	≤4.5						
	肘下	第一背侧骨间肌	3.4			7.6			55		≥50			
	肘上	第一背侧骨间肌	3.4			8.9			57		≥50			
	掌部	第一背侧骨间肌	8.0			3.2			35		≥50			

病例 20-1   肌电图

肌肉	插入电位	自发电位		自主 MUAP				
		纤颤电位	束颤电位	激活	募集	形态		
						时限	波幅	多相电位
右第一背侧骨间肌	↑	+1	0	NL	↓	+1	+1	+1
右小指展肌	↑	+1	0	NL	↓	+1	+1	+1
右拇短展肌	NL	0	0	NL	NL	NL	NL	NL
右示指伸肌	NL	0	0	NL	NL	NL	NL	NL
右尺侧腕屈肌	NL	0	0	NL	NL	NL	NL	NL
右第 5 指深屈肌	NL	0	0	NL	NL	NL	NL	NL

NL＝正常；↑＝增多；↓＝轻度减少。

以很肯定患者存在尺神经病变，因为尺神经运动和感觉检查都是异常的。在解释尺神经运动和感觉检查的异常发现时，正中神经的运动和感觉检查正常排除了更广泛的病变，例如多发性神经病。虽然臂丛下干病变仍然不能排除，但如果臂丛下干病变，预期应出现正中神经 CMAP 波幅也减低。此时，我们就面临一个常见的问题，即无法定位的尺神经病。因为没有局部传导减慢或传导阻滞来支持肘部尺神经病的诊断。

需要解决的几个问题：

尺神经远端潜伏期延长的意义是什么？

唯一的不寻常的异常发现是至小指展肌的远端潜伏期中度延长（4.1ms）。该值超过了正常上限的 125%，提示腕部尺神经脱髓鞘病变的可能。回顾病史，患者反复用手整理书籍，可能是造成腕部尺神经卡压的危险因素。提示需要对腕部尺神经行进一步检查。

有哪些其他检查可帮助定位病变部位？

因为常规尺神经传导检查对腕部尺神经病的检查结果通常为正常或可疑，所以要将病变定位于腕部，需要追加神经传导检查（框 20-2）。在腕部尺神经病中，尺神经手背皮支感觉检查应正常，而小指感觉检查可能异常。当检查了尺神经手背皮支并与对侧对比后，发现其感觉电位正常并且双侧对称。尺神经手背皮支感觉电位正常而尺神经小指的感觉电位异常，符合腕部尺神经病的表现。但是，正如前所述，这一表现模式偶尔也可见于轻度的肘部尺神经病患者。

接下来，在相同的距离上进行了蚓状肌 - 骨间肌对比检查。左侧（健侧）至蚓状肌和骨间肌的远端潜伏期均为 4.4ms。而右侧（患侧）则出现了明显

的不对称：尺神经潜伏期较正中神经延长了 1.1ms。差值超过 0.4ms 均提示跨腕段局部传导减慢。

最后，改为第一背侧骨间肌记录，再次行尺神经运动传导检查。未见跨肘段局部传导减慢或传导阻滞，但发现右侧（患侧）远端潜伏期中度延长（5.2ms），而正常对侧为 4.4ms。此外，右侧 CMAP 波幅也较左侧降低。对比至第一背侧骨间肌和至小指展肌的远端潜伏期，其差值为 1.1ms，在正常范围内（≤2.0ms）。当追加掌部刺激并于第一背侧骨间肌记录时，波幅显著提高至 8.0mV，提示腕 - 掌之间存在传导阻滞。此外，跨腕段的传导速度也在脱髓鞘病变的范围内，即低于 37m/s。

肌电图检查，应特别关注腕部以上尺神经支配肌的情况，其在腕部尺神经病中应该是正常的。肌电图显示在第一背侧骨间肌（由尺神经掌深运动支的远端支配）存在活动性失神经和再支配的表现。右侧小指展肌也有相同的发现，提示至小鱼际肌的分支也受累。右侧拇短展肌和示指伸肌正常。这两块 C8 的非尺神经支配肌正常提示病变很可能局限于尺神经。最后，尺侧腕屈肌和第 5 指深屈肌这两块近端尺神经支配肌检查也为正常。

因此，根据神经传导和肌电图检查结果，我们可以给出肌电图印象。

印象：电生理证据符合腕部尺神经病。

结合神经传导和肌电图检查结果，我们可以推断患者存在腕部尺神经病变，累及浅感觉支和近端掌深运动支。这是腕部尺神经病的其中一种类型。在这个病例中，患者的病史、体检和电生理结果互相符合。手内肌的萎缩和无力与神经传导检查发现的尺神经 CMAP 波幅降低，以及肌电图检查发现的失神经和再支配及 MUAP 募集减少等

电生理结果相符合。肌电图的异常局限于腕以远的尺神经支配肌，尺神经手背皮支感觉电位正常，以及蚓状肌 - 骨间肌检查中尺神经潜伏期延长，综合以上发现，提示病变位于腕部。然而，能明确地将尺神经病变定位于腕部的检查是掌部与腕部刺激的对比（第一背侧骨间肌记录）。跨腕段的局灶性神经脱髓鞘表现（传导阻滞和 / 或传导速度减慢）才是关键发现。

如果没有追加检查（如，尺神经手背皮支的感觉传导检查，包括腕部刺激的在第一背侧骨间肌记录的运动传导检查，以及蚓状肌 - 骨间肌远端潜伏期对比检查），那么可能会误诊为无法定位的尺神经病。该诊断的最初线索是运动传导检查中至小指展肌的远端潜伏期相对延长伴 CMAP 波幅仅轻度下降。

在这个病例中，感觉症状和神经传导检查的异常提示尺神经病变。但是，需要记住，在其他腕部尺神经病的病例中，如果病变单独累及掌深运动支，将只有运动纤维受累，而感觉纤维豁免。在这种情况下，排除背根根神经节近端（神经根或前角细胞）的病变可能非常困难。如果病理改变是单纯的轴突丢失，跨腕段尺神经没有局部传导减慢或传导阻滞，那么将无法进行鉴别。对于这些不常见的病例，应将这种不确定性进行报告。尽管肌电图异常可能局限于尺神经支配肌，但并不能完全排除是神经根或前角细胞病变首先累及了这些肌肉。确实，有些局部的运动神经元病在起初表现上与腕部尺神经病很相似，首先累及掌深运动支。这需要结合临床病史和定期的电生理检查随访来进行鉴别。

（冯俊涛　译）

推荐阅读

Bakke, J.L., Wolff, H.G., 1948. Occupational pressure neuritis of the deep palmar branch of the ulnar nerve. Arch. Neurol. Psychiatry 60, 549.

Cowdery, S.R., Preston, D.C., Herrmann, D.N., et al., 2002. Electrodiagnosis of ulnar neuropathy at the wrist: conduction block versus traditional tests. Neurology 59, 420–427.

Eckman, P.B., Perlstein, G., Altrocchi, P.H., 1975. Ulnar neuropathy in bicycle riders. Arch. Neurol. 32, 130.

Hunt, J.R., 1908. Occupation neuritis of deep palmar branch of ulnar nerve: well defined clinical type of professional palsy of hand. J. Nerv. Ment. Dis. 35, 673.

Iyer, V.G., 1998. Palmaris brevis sign in ulnar neuropathy. Muscle Nerve 21, 675–677.

Kothari, M.J., Preston, D.C., Logigian, E.L., 1996. Lumbrical and interossei recordings localize ulnar neuropathy at the wrist. Muscle Nerve 19, 170–174.

McIntosh, K.A., Preston, D.C., Logigian, E.L., 1998. Short segment incremental studies to localize ulnar entrapments at the wrist. Neurology 50, 303–306.

Moneim, M.S., 1992. Ulnar nerve compression at the wrist: ulnar tunnel syndrome. Hand Clin. 8:337.

Olney, R.K., Hanson, M., 1988. AAEE case report no. 15: ulnar neuropathy at or distal to the wrist. Muscle Nerve 11, 828.

Raynor, E.M., Shefner, J.M., Preston, D.C., et al., 1994. Sensory and mixed nerve conduction studies in the evaluation of ulnar neuropathy at the elbow. Muscle Nerve 17, 785.

Shea, J.D., McClain, E.J., 1969. Ulnar-nerve compression syndrome at and below the wrist. J. Bone Joint Surg. Am. 51, 1095.

Wu, J.S., Morris, J.D., Hogan, G.R., 1985. Ulnar neuropathy at the wrist: case report and review of the literature. Arch. Phys. Med. Rehabil. 66, 785.

21 桡神经病

在临床电生理检查中，有关桡神经的检查远比正中神经、尺神经及其常见疾病少，但临床上也可见到桡神经卡压的病例，卡压常累及上臂或腋窝处的桡神经主干，也有病例单纯累及前臂分支、骨间后神经或桡神经浅支（感觉支）。尽管桡神经运动传导检查较为困难，电生理检查仍然可以提供定位信息，并对临床疾病的病理生理、严重程度和预后进行评估。

解剖

桡神经纤维来自臂丛上、中、下三干，相应纤维来自 C5～T1 神经根（图 21-1、图 21-2）。臂丛的每干又分别分出前股和后股，每干的后股合并形成后束。后束在走行为桡神经之前，依次发出腋神经、胸背神经和肩胛下神经。在上臂，桡神经首先发出臂后侧皮神经、臂外侧下皮神经和前臂后侧皮神经（图 21-3），之后发出支配肱三头肌的三个头（内侧头、长头和外侧头）及肘肌的肌支。肘肌是前臂近端的一块小肌肉，实际上是肱三头肌内侧头的延伸。在发出这些肌支后，桡神经从肱骨后侧绕行至桡神经沟（原文为螺旋沟——译者注）。桡神经继续下行至肘部，发出肌支支配肱桡肌及桡侧腕伸肌长头。接着，在外上髁远端 3～4cm 处，桡神经分叉为两条神经，一条较为表浅，一条位置较深。桡神经浅支为感觉支，在桡骨表面下行至前臂，分布于手背外侧、部分拇指及示、中、环背侧近端的部分皮肤（图 21-4）。该神经走行至远端时位置非常表浅，在拇指伸肌腱浅面，易被扪及（图 21-5）。

桡神经深支为运动支，在 Frohse 弓（Arcade of Frohse）下方进入旋后肌之前，它发出分支支配桡侧腕短伸肌和旋后肌（图 21-6）。Frohse 弓是旋后肌的上缘，在某些个体可非常强健。桡神经深支进入旋后肌后走行为骨间后神经，支配其余腕伸肌、拇伸肌及指伸肌（指总伸肌、尺侧腕伸肌、拇长展肌、示指伸肌、拇长伸肌及拇短伸肌）。虽然骨间后神经被认为是纯运动支（不发出分布于皮肤的感觉支），它也包含感觉纤维，分布于骨间膜及桡尺关节，负责局部深感觉的传导。

肘部桡神经分支的命名

不同资料常对桡神经在肘部的分支的命名不统一，造成对桡神经解剖的一定混淆（图 21-7）。下面一些要点可能对桡神经此处潜在病变的电生理检查有所帮助。

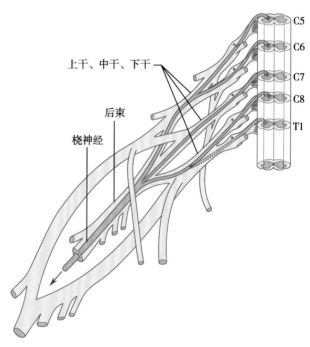

图 21-1　桡神经解剖。桡神经接受来自臂丛上、中、下三干的纤维，相应纤维来自 C5～T1 神经根（Adapted with permission from Haymaker, W., Woodhall, B., 1953. Peripheral nerve injuries. WB Saunders, Philadelphia.）

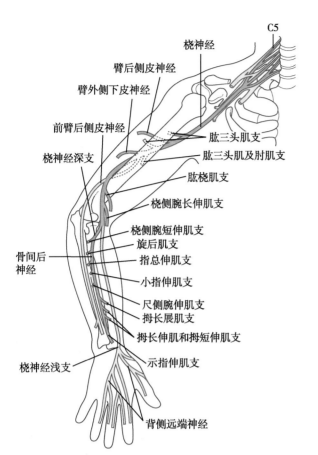

图 21-2　**桡神经解剖**。桡神经起源于臂丛后束。在上臂，桡神经首先发出臂后侧皮神经及臂外侧下皮神经，接着发出肌支支配肱三头肌及肘肌。桡神经绕肱骨蜿蜒至后侧后下行至肘部，发出肌支支配肱桡肌和桡侧腕伸肌长头。而后神经分叉为桡神经浅支（感觉支）和深支（运动支）。桡神经深支发出肌支支配桡侧腕短伸肌（大部分情况）和旋后肌后，走行为骨间后神经，支配其余腕伸肌及指伸肌，以及拇长展肌（Adapted with permission from Haymaker, W., Woodhall, B., 1953. Peripheral nerve injuries. WB Saunders, Philadelphia.）

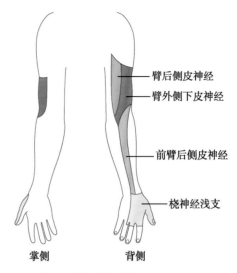

图 21-3　**桡神经的皮肤感觉分布**（Adapted with permission from Haymaker, W., Woodhall, B., 1953. Peripheral nerve injuries. WB Saunders, Philadelphia.）

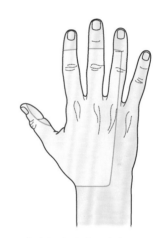

图 21-4　**桡神经浅支的皮肤感觉分布**。桡神经浅支分布于手背外侧、部分拇指及示、中、环背侧近端的部分皮肤

肘部桡神经沟以下分叉以上的桡神经

1. 在桡神经沟以下、肘部以上，桡神经主干通常支配两块肌肉：肱桡肌和桡侧腕长伸肌（也称桡侧腕伸肌长头）；
2. 在一些个体中，此处桡神经主干还支配第三块肌肉——桡侧腕短伸肌*。

肘部桡神经分叉

　　桡神经主干分叉为浅支和深支的部位常常恰在肘部远端。

---

* 桡侧腕短伸肌的支配有一些正常变异：桡神经主干、桡神经浅支、桡神经深支。

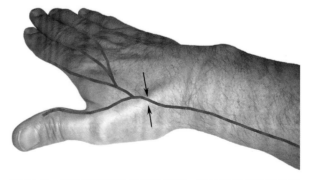

图 21-5　**桡神经浅支的走行示意图**。桡神经浅支沿桡骨表面下行至前臂远端，分布于手背外侧、部分拇指及示、中、环背侧近端的部分皮肤。其在拇指背部的走行表浅，跨过拇指伸肌腱表面，易被扪及（箭头所示）

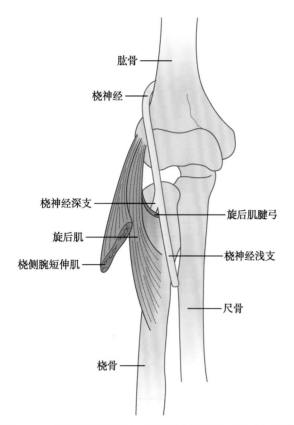

图 21-6　肘部桡神经解剖。桡神经在肘部以下分叉为桡神经浅支（感觉支）和深支（运动支）。桡神经深支在旋后肌腱弓下进入旋后肌，此后该神经移行为骨间后神经，支配其余腕伸肌及指伸肌（Adapted with permission from Wilbourn，A.J.，1992. Electrodiagnosis with entrapment neuropathies. AAEM plenary session Ⅰ: entrapment neuropathies. Charleston，South Carolina.

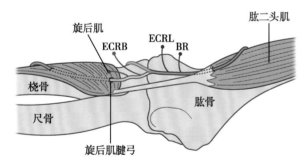

图 21-7　肘部桡神经的解剖和命名。桡神经主干进入肘部区域（紫色）后，发出肌支支配肱桡肌（BR）和桡侧腕长伸肌（ECRL）。随后主干分叉为桡神经浅支（绿色）和桡神经深支（黄色）。在进入旋后肌之前，桡神经深支发出肌支支配桡侧腕短伸肌和旋后肌。在旋后肌腱弓下进入旋后肌后，桡神经深支移行为骨间后神经（蓝色）。但是有些教材认为骨间后神经起自桡神经主干分叉处，认为桡神经深支和骨间后神经两者可以互换。如果用上述定义，则桡侧腕短伸肌和旋后肌均为骨间后神经支配（Adapted with permission from Thomas，S.J.，Yakin，D.E.，Parry，B.R.，et al.，2000. The anatomical relationship between the posterior interosseous nerve and the supinator muscle. J Hand Surg Am 25（5），936-941.）

浅支

1. 桡神经浅支通常为纯皮肤感觉支（桡神经感觉浅支）；
2. 但是在少数个体中，桡神经浅支发生解剖变异，在其分支处可发出肌支支配一块肌肉——桡侧腕短伸肌。

深支

1. 在某些个体中，桡神经深支首先支配桡侧腕短伸肌[*]；
2. 在进入旋后肌之前，它发出一个或多个分支支配旋后肌本身；
3. 桡神经深支在旋后肌腱弓（旋后肌上缘）下方穿过旋后肌。
4. 穿出旋后肌之后，桡神经深支发出分支支配拇指及其余几指的伸肌，以及拇长展肌和尺侧腕伸肌。此处分支命名的不统一主要是骨间后神经起始部位的模糊以及骨间后神经与桡神经深支是否为同一神经。
   （1）在某些教材和临床报道中，整条桡神经深支均被称为骨间后神经，两名称可互换。根据此解剖定义，完全性的骨间后神经病会累及旋后肌和桡侧腕短伸肌，以及拇指和其余几指的伸肌、拇长展肌和尺侧腕伸肌；
   （2）多数教材仅将桡神经主干分叉后至旋后肌腱弓处进入旋后肌之前的一段神经成为桡神经深支，而在进入旋后肌之后，该神经延续为骨间后神经。本书在后文中将用此解剖定义。在这种定义下，完全性骨间后神经病不会累及旋后肌及桡侧腕短伸肌，因为骨间后神经的卡压部位通常在旋后肌腱弓，这一定义与常见的临床综合征也相符合。

临床表现

根据病变部位，桡神经病可分为桡神经沟处、腋部病变及骨间后神经、桡神经浅支的单独病变，根据临床表现可对不同病变进行鉴别。

桡神经沟处桡神经病

桡神经沟处病变是最常见的桡神经病，此处

---

[*] 桡侧腕短伸肌的支配有一些正常变异：桡神经主干、桡神经浅支、桡神经深支。

神经走行紧贴肱骨，易受卡压，尤其在长期制动时更易受到卡压（图21-8）。最典型的卡压发生于患者醉酒或深睡中手臂从椅背垂下的时候（"周六夜麻痹"），长时间制动导致桡神经的卡压和脱髓鞘病变。另外，肌肉剧烈运动、肱骨骨折、血管炎造成缺血等均为导致桡神经沟处病变。临床典型症状为垂腕和垂指（由于示指伸肌、指总伸肌、尺侧腕伸肌、桡侧腕伸肌长头无力造成），以及旋后、屈肘肌力轻度下降（旋后肌、肱桡肌无力造成），而伸肘肌力正常（肱三头肌不受累）。桡神经浅支分布区域的皮肤感觉障碍，表现为手背外侧、部分拇指及示、中、环背侧近端部分皮肤的感觉异常。

在桡神经沟处的桡神经病中，正中神经和尺神经支配的肌肉均正常。但是查体发现垂腕和垂指姿势及手指外展无力等临床表现，可能被误认为是尺神经病的表现。为了避免这种错误，医生需在手指、手腕被动背伸并处于中立位时仔细检查手指外展肌力（尺神经支配），也可将手臂放于平面做此检查。

腋部桡神经病

长期卡压会造成腋部的桡神经病，例如长期不恰当使用腋杖的患者，腋部即受到长期压迫。腋部与桡神经沟处的桡神经病临床表现相似，但前者还会出现额外的伸肘受限（肱三头肌）及累及前臂、上臂后侧皮肤感觉损害（前臂和臂后侧皮神经）。腋部的桡神经病不伴有三角肌（腋神经支配）和背阔肌（胸背神经支配）受累，这一点可以与臂丛后束病变等更为近端的神经病变相鉴别。

骨间后神经病

骨间后神经病（posterior interosseous neuropathy，PIN）与桡神经沟处卡压的临床表现非常相似，两者都会出现垂腕及垂指但伸肘肌力正常。但是仔细检查就会发现两者之间有许多较易鉴别的不同之处。在骨间后神经病中，在骨间后神经发出点以上的桡神经支配肌均不受累（如肱桡肌、桡侧腕伸肌长头和短头、肱三头肌），因此骨间后神经病患者可伸腕但肌力较弱，且向桡侧偏斜，这是由于桡侧腕伸肌长头和短头的肌力相对保留，但尺侧腕伸肌肌力下降的原因。另外两者的感觉受累表现也不相同，在骨间后神经病中，因为桡神经浅支不受累，所以无皮肤感觉缺失，但是骨间后神经深感觉纤维分布于骨间膜和关节囊，其损害可能导致前臂疼痛。

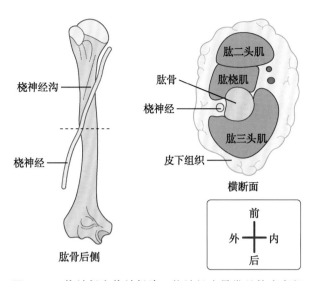

图21-8　桡神经和桡神经沟。桡神经病最常见的病变部位为肱骨后侧的桡神经沟处。桡神经在此处的走行紧贴骨面，易受到外部卡压

骨间后神经病常常是由于旋后肌腱弓处的卡压造成的，也可由腱鞘囊肿、肿瘤等引起。

桡管综合征

桡管综合征的患者常出现前臂伸肌的疼痛和压痛，通常认为是由于骨间后神经起始部位卡压引起，与慢性网球肘类似。但是桡管综合征是一种争议最多的卡压性疾病，与真性骨间后神经病（前述）不同，该病患者查体常常无客观神经病学体征，电生理检查也常常正常。患者主诉涉及桡侧腕伸肌或旋后肌收缩的动作时疼痛加剧（例如中指伸展受限或旋后动作受限）。但是没有证据表明这种长期疼痛综合征是由于卡压引起的。但是这种综合征还是需要引起一定重视，因为这些患者会接受神经电生理检查以评估"桡管综合征"。在这些患者中，神经电生理检查的目的是寻找骨间后神经损伤的客观证据，桡管综合征患者常无明显无力或其他神经病学体征，且电生理检查常常正常。

桡神经浅支感觉神经病

桡神经浅支在肘部从桡神经主干分支，在前臂远端三分之一处于皮下沿桡骨走行。由于走行表浅且靠近桡骨，桡神经浅支易受卡压性损伤，称为"手部异样感觉"（Cheiralgia Paresthetica），译自希腊语，意为手部的疼痛。绑带、手表、手链均会导致桡神经浅支压迫，如果袖口过紧也会导致典型的桡神经卡压症状。因为桡神经浅支为纯感觉

支,患者不会有肌无力的症状。患者通常会出现手背外侧、部分拇指及示、中、环背侧近端部分皮肤的感觉异常。

鉴别诊断

垂腕的鉴别诊断除了桡神经的桡神经沟处、腋部损伤和骨间后神经病以外,还包括不典型的C7～C8神经根病、臂丛损伤或中枢神经病(框21-1)。因为腕、指伸肌多数为C7神经根发出的纤维支配,C7神经根病很少单纯表现为垂腕和垂指,而非桡神经支配的C7支配肌不受累。临床上有一些特征可以帮助鉴别C7神经根病与桡神经病、骨间后神经病、臂丛损伤或中枢神经损伤(表21-1)。桡神经的桡神经沟处及腋部病变会导致肱桡肌无力,该肌为C5～C6支配肌,在C7神经根病中不受累。另一方面,桡神经的桡神经沟处病变和后骨间神经病不累及肱三头肌,但在C7神经根病中该肌常常受累。如果C7神经根病较为严重,已经引起了肌无力,那么非桡神经支配的C7支配肌(如旋前

框 21-1   垂腕:可能的病变部位

1. 骨间后神经
2. 桡神经沟处的桡神经病
3. 腋部桡神经病
4. 臂丛后束病变
5. C7神经根
6. 中枢神经病变

圆肌、桡侧腕屈肌)也应当有无力症状。但是在少数情况下,非桡神经支配的C7支配肌也有可能不受累,此时根据临床症状进行鉴别诊断较为困难。

电生理检查

在对垂腕的评估中,神经传导检查和肌电图检查的目的在于发现桡神经病、定位及严重程度评估、并根据病理生理对预后进行明确(表21-2)。

神经传导检查

对于垂腕的神经传导检查中最有意义的检查为桡神经运动传导检查(框21-2)。桡神经CMAP可于示指伸肌记录,记录电极在尺骨茎突以上两横指,参考电极位于尺骨茎突(图21-9);刺激点位于前臂、肘部(肱二头肌与肱桡肌的肌间沟处)以及桡神经沟上下。在示指伸肌记录的桡神经CMAP正常值为2～5mV,双侧对比非常重要。轴突丢失发生后3～5天后,运动纤维发生沃勒变性,电生理检查即可发现远端CMAP波幅的降低,两侧对比检查可对损伤程度进行评估。

桡神经运动传导检查在技术上有以下要点需要注意:首先,在示指伸肌上记录CMAP通常会得到初始正向波,这是由于容积传导导致记录到了其他桡神经支配肌的动作电位(如拇短伸肌和拇长伸肌),造成示指伸肌记录的CMAP受干扰。其次,体表进行桡神经长度测量较为困难,因为桡神经绕肱骨走行并在前臂有一定程度的迂回,所以

表 21-1   垂腕的鉴别诊断

	骨间后神经病	桡神经病:桡神经沟处	桡神经病:腋部	臂丛后束病变	C7神经根病
垂腕或垂指	X	X	X	X	X
伸腕向桡侧偏斜	X				
旋后无力(轻度)		X	X	X	
屈肘无力(轻度)		X	X	X	
桡骨膜反射减弱		X	X	X	
伸肘无力			X	X	X
肱三头肌反射减弱			X	X	X
肩外展无力				X	
手背外侧感觉减退		X	X		X(肯定出现)
上臂及前臂后侧感觉减退			X	X	X(肯定出现)
伸腕无力					X

注:X=可能出现。

表 21-2　电生理检查对垂腕的定位诊断

	骨间后神经病	桡神经病：桡神经沟处	桡神经病：腋部	臂丛后束病变	C7 神经根病
肌电图检查					
示指伸肌	X	X	X	X	X
指总伸肌	X	X	X	X	X
尺侧腕伸肌	X	X	X	X	X
桡侧腕长伸肌		X	X	X	X
肱桡肌		X	X	X	
旋后肌		X	X	X	
肘肌			X	X	X
肱三头肌			X	X	X
三角肌				X	
背阔肌				X	X
桡侧腕屈肌、旋前圆肌					X
颈椎旁肌					X
神经传导检查					
桡神经 SNAP 异常（若为轴突丢失）		X	X	X	
桡神经 CMAP 波幅降低（若为轴突丢失）	X	X	X	X	X
桡神经沟处传导阻滞（若为脱髓鞘改变）		X			
前臂和肘部之间传导阻滞（若为脱髓鞘改变）	X				

注：X＝可能出现；CMAP＝复合肌肉动作电位；SNAP＝感觉神经动作电位。

体表神经长度的测量通常是不准确的。用产钳测量可以在一定程度上避免误差。但是测量困难及初始正波两个方面造成了 CMAP 潜伏期测量的较大误差，对神经传导速度的测量造成的很大影响。桡神经运动传导检查的传导速度结果常常偏快（>75m/s）。桡神经运动传导检查的意义不在于传导速度绝对值的测量，而在于发现远端和近端之间的局部传导阻滞以及比较 CMAP 波幅的相对大小以明确有无轴突丢失（图 21-10）。

在桡神经沟的桡神经病中，如果仅有脱髓鞘病，则在前臂、肘部及桡神经沟下刺激得到的 CMAP 可以完全正常，但是在桡神经沟以上的刺激可以发现传导阻滞，例如显著的波幅或面积降低。近端 CMAP 相较远端降低可能提示部分神经纤维存在传导阻滞。

在少数骨间后神经病中也可见前臂与肘部之间的传导阻滞。但是多数骨间后神经病病例为单纯的轴突丢失（与肘部尺神经病类似），电生理检查无传导阻滞表现。在这些病例中，桡神经远端 CMAP 波幅下降的比例与轴突丢失的比例相符。

与桡神经运动传导检查不同，桡神经的感觉传导检查易于刺激和记录（图 21-11、图 21-12）。记录电极置于拇指伸肌肌腱，参考点击置于刺激电极远端 3～4cm 处，刺激点位于记录点近端 10cm 处的桡骨表面。如果有继发性的轴突丢失，则波幅有可能消失。与运动传导检查类似，与健侧的对比检查是有意义的。如果是单纯或主要为近端脱髓鞘病，电生理检查有可能会发现一个有趣现象：尽管患者主诉桡神经浅支分布区域有明显木感，但桡神经浅支的 SNAP 是正常的（与健侧对比同样正常）。这一结果（桡神经浅支分布区域皮肤木感但 SNAP 正常）仅出现于以下情况：①超急性轴突丢失（沃勒变性发生之前）；②病变在背根神经节以上；③病变由于近端脱髓鞘引起。因此，在桡神

框21-2　桡神经病神经传导检查推荐方案

常规检查：
1. 桡神经运动传导检查：记录部位为示指伸肌（EIP），刺激部位为前臂、肘部、桡神经沟上下；常规进行双侧检查；
2. 尺神经运动传导检查：记录部位在小指展肌，刺激部位为腕部、屈肘位尺神经沟上下；
3. 正中神经运动传导检查：记录部位在拇短展肌，刺激部位在腕部及肘窝；
4. 正中神经及尺神经F反应；
5. 桡神经浅支感觉传导检查：记录部位在拇指伸肌肌腱，刺激部位在前臂；常规进行双侧检查；
6. 尺神经感觉传导检查：记录部位在第五指，刺激部位在腕部；
7. 正中神经感觉传导检查：记录点在第二、三指，刺激部位在腕部。

检查可能出现的结果：
1. 骨间后神经病（轴突丢失）：桡神经浅支SNAP正常，桡神经远端CMAP降低；
2. 骨间后神经病（脱髓鞘改变）：桡神经浅支SNAP正常，桡神经远端CMAP正常，前臂与肘部之间存在运动传导阻滞；
3. 骨间后神经病（轴突丢失合并脱髓鞘改变）：桡神经浅支SNAP正常，桡神经远端CMAP降低且有前臂与肘部之间的运动传导阻滞；
4. 桡神经沟处的桡神经病（轴突丢失）：桡神经浅支SNAP减小，桡神经远端CMAP减小，桡神经沟处无传导阻滞；
5. 桡神经沟处的桡神经病（脱髓鞘改变）：桡神经浅支SNAP正常，桡神经远端CMAP正常，桡神经沟处存在传导阻滞；
6. 桡神经沟处的桡神经病（轴突丢失合并脱髓鞘改变）：桡神经浅支SNAP减小，桡神经远端CMAP减小，桡神经沟处运动传导阻滞；
7. 腋部桡神经病（轴突丢失）：桡神经浅支SNAP减小，桡神经远端CMAP减小；
8. 腋部桡神经病（脱髓鞘改变）：桡神经浅支SNAP正常，桡神经远端CMAP正常，桡神经沟以上的运动传导检查正常；
9. 桡神经浅支病：桡神经浅支SNAP减小，桡神经运动传导检查正常。

注：CMAP=复合肌肉运动电位；SNAP=感觉神经动作电位。

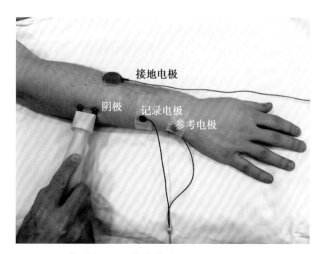

图21-9　**桡神经运动传导检查。**记录电极置于示指伸肌上，尺骨茎突近端两横指，参考电极置于尺骨茎突，刺激点位于前臂、肘部（肱二头肌与肱桡肌的肌间沟处）以及桡神经沟上下

　　如果临床检查显示患者肌力减弱的范围大于桡神经的支配范围，则可能存在更广泛的神经病变，因此需要对其他神经进行运动传导检查，有可能发现有传导阻滞的多灶性运动神经病（见第26章）。

肌电图检查

　　肌电图检查是诊断桡神经病最为直接的方法（框21-4）。对于有垂腕及垂指症状的患者，肌电图检查需与骨间后神经病、桡神经沟处及腋部桡神经病、臂丛后束病变、C7神经根病和中枢神经病变进行鉴别。骨间后神经病患者肌电图检查的异常发现局限于骨间后神经支配肌（包括示指伸肌、指总伸肌及尺侧腕伸肌），而肱桡肌、桡侧腕伸肌长头及肱三头肌不受累。桡神经沟处的桡神经病肌电图的异常发现可见于骨间后神经支配肌以外的肌肉，即肱桡肌、桡侧腕伸肌长头及旋后肌，而肱三头肌不受累；在腋部桡神经病中，所有上述肌肉（包括肱三头肌和肘肌）均有异常发现。臂丛后束近端的病变除了上述肌肉的异常以外，还有三角肌（腋神经支配）和背阔肌（胸背神经支配）异常。C7神经根病有颈部椎旁肌异常及C7节段桡神经支配肌（如肱三头肌、指总伸肌）、C7节段非桡神经支配肌（如旋前圆肌、桡侧腕屈肌）异常。在中枢病变中，在肌力减弱的肌肉中，MUAP的形态和募集都正常，但可见MUAP的激活减弱。

有关桡神经支配肌针肌电图检查的解剖学要点

　　桡神经病的肌电图检查非常有序，因为桡神

经沟或腋部的桡神经病中，单纯的脱髓鞘病变会导致桡浅神经的感觉电位正常，尽管临床检查有感觉缺失。骨间后神经病中桡神经浅支感觉检查也可得到正常结果，因为骨间后神经不含皮肤感觉纤维。如果患者有垂腕且桡神经浅支SNAP正常，则需鉴别的疾病较少（框21-3）。

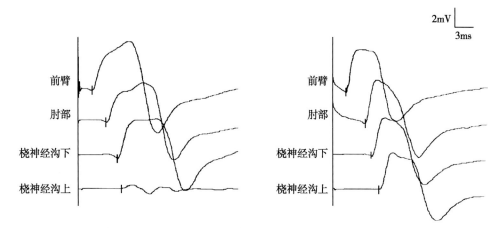

图 21-10 桡神经沟处桡神经病的运动传导检查。左图：患侧；右图：健侧。记录点为示指伸肌，刺激点在前臂、肘部、桡神经沟上下。左图显示患侧跨桡神经沟有一明显的波幅下降（传导阻滞），而远端 CMAP 波幅正常且与健侧对称。以上结果提示病变主要为桡神经沟处的脱髓鞘改变

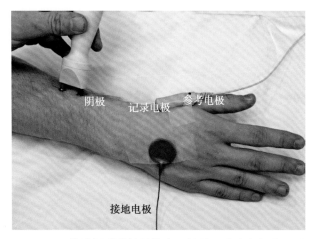

图 21-11 桡神经感觉传导检查。桡神经浅支在拇伸肌腱处走行表浅，易于扪及。记录点击置于神经表面，参考电极置于记录电极远端 3～4cm。桡神经浅支的刺激点位于刺激电极近端 10cm 处桡骨表面

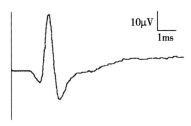

图 21-12 桡神经感觉动作电位。桡神经感觉动作电位易于记录且典型波形为三相波。在骨间后神经病及更高位的单纯脱髓鞘性桡神经病中，该检查结果应为正常

框 21-3 垂腕且桡神经浅支感觉传导正常的可能病因

1. 骨间后神经病
2. 桡神经沟处或腋部桡神经脱髓鞘病变
3. C7 神经根病
4. 中枢神经病变
5. 桡神经主干超急性轴突丢失（＜4 天）

框 21-4 桡神经病肌电图检查推荐方案

常规检查肌肉：
1. 至少两块骨间后神经支配肌（如示指伸肌、尺侧腕伸肌、指总伸肌）；
2. 至少一块分叉以上、桡神经沟以下肘段桡神经支配肌（如肱桡肌、桡侧腕伸肌长头）；
3. 至少一块桡神经沟以上的桡神经支配肌（如肱三头肌、肘肌）；
4. 至少一块非桡神经支配的臂丛后束支配肌（如三角肌、背阔肌）；
5. 至少一块非桡神经支配的 C7 神经根支配肌（如桡侧腕屈肌、旋前圆肌、指浅屈肌、颈椎旁肌）。

特别注意点：
1. 在单纯脱髓鞘病变存在传导阻滞的情况下，肌电图检查的唯一发现可能为受累肌 MUAP 的募集减少；
2. 最好避免检查旋后肌，该肌位置较深且难以定位，且在骨间后神经病中常常不受累。

MUAP＝运动单位动作电位。

经支配的肌肉较多且分布有序，常见卡压部位上下均有不同肌支发出。但是某些肌肉具有一些特殊特征和局限性：

1. 肘肌 肘肌是一块特殊肌肉，它是前臂肌肉中唯一一块由桡神经沟上方发出肌支支配的肌肉。肘肌在本质上可视为肱三头肌内侧头的延伸。因此，如果桡神经沟处的桡神经病非常严重，可见前臂桡神经支配肌以及旋后

肌、肱桡肌均受累（包括每块腕及指伸肌），只有肘肌不受累。

2. 旋后肌 在桡神经沟与骨间后神经起始部（旋后肌腱弓）之间，桡神经发出分支支配四块肌肉：肱桡肌、桡侧腕长伸肌、桡侧腕短伸肌和旋后肌。这些肌肉的肌电图检查可提供定位信息，通过检查可明确病变位置在骨间后神经水平还是在其以上的肘部。但是旋后肌有一定的局限性：第一，它解剖位置较深（横断面看在前臂中央），因此检查针很难准确插入；第二，旋后肌的旋后功能很容易被肱二头肌代偿（肱二头肌的主要功能是屈肘，其次就是前臂旋后），因此在桡神经病中旋后肌无力很难被发现；第三，旋后肌和桡神经的关系与旋前圆肌和正中神经的关系类似：桡神经穿过旋后肌后成为骨间后神经，但是支配旋后肌的肌支是在进入旋后肌腱弓之前发出的。此部位的病变中旋后肌可能受累也可能不受累（与旋前圆肌综合征中旋前圆肌不一定受累类似）。由于这些局限性，肌电图检查可不检查该肌，因为其余受桡神经沟与骨间后神经之间发出的肌支支配的肌肉（肱桡肌、桡侧腕长伸肌、桡侧腕短伸肌和旋后肌）相对容易检查。

3. 桡侧腕长伸肌 如上文所述，在桡神经沟与骨间后神经起始部（旋后肌腱弓）之间，桡神经发出分支支配肱桡肌、桡侧腕长伸肌、桡侧腕短伸肌和旋后肌，这些肌肉的肌电图检查可提供一定的定位信息。但是桡侧腕长伸肌的解剖位置与桡侧腕短伸肌相邻，因此肌电图检查针的插入位置需要非常准确。这一点非常重要，如果检查针误插入桡侧腕短伸肌中，并得到异常结果，那么该结果可能被误判为病变位于桡神经主干或肘部以上，但其实病变可能位于更远端，如桡神经深支。这是由于桡侧腕短伸肌支有数种常见的解剖变异：它既可以在肘部从桡神经主干发出，也可以从桡神经深支发出，极少数可从桡神经浅支发出。如果桡侧腕短伸肌的肌支从桡神经深支发出，而不是从主干发出，那么检查针误插入该肌所得的结果可能让检查者明确病变部位在主干，而实际病变部位可能在桡神经深支。由于桡侧腕短伸肌支解剖变异的存在，该肌检查结果的异常不能区分病变位于肘部桡神经主干处还是桡神经深支。

因此虽然桡侧腕长伸肌是常规检查肌之一，但在桡神经沟与骨间后神经起始部（旋后肌腱弓）之间桡神经发出分支支配四块肌肉当中，肱桡肌的检查最为容易且潜在问题最少。

病例分析

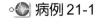
病例 21-1

病史和体检

男，42 岁，主诉持续性左侧腕下垂。患者诉三周前某天醒来突发左侧近乎完全性垂腕和垂指。患者无疼痛，但有拇指和示指之间手背感觉异常。患者曾于当地急诊就诊，怀疑卒中，但无明确诊断。患者患病三周以来症状明显好转。

查体发现患者一般状况良好，左侧明显垂腕及垂指，伸腕及伸指肌力 I 级；手指外展无力，但被动伸展至中立位时肌力明显好转；腕及指屈曲肌力正常，伸肘及屈肘肌力正常，肩关节外展正常。感觉检查发现感觉木感区域在左手背外侧，拇指示指之间至示指、中指、环指近端关节。双侧肱二头肌及肱三头肌反射正常且对称，左侧桡骨膜反射消失，右侧正常。下肢反射检查中，双侧膝反射正常，双侧踝反射较难引出。

总结

本例患者因急性垂腕垂指入院，鉴别诊断包括骨间后神经病、桡神经沟处或腋部桡神经病、臂丛后束疾病、不典型的 C7 神经根病及中枢神经病变等。从查体来看，肌力减弱的表现提示桡神经沟桡神经病可能性较大。根据患者的临床表现可初步排除骨间后神经病，因为：①存在桡神经浅支分布区域异样感觉（提示桡神经浅支病）；②存在桡骨膜反射异常（提示肘部以上的桡神经病）。不能排除腋部桡神经病，但可能性不大，因为患者不存在前臂及臂后侧皮神经分布区域异样感觉，且肱三头肌肌力及反射正常。上述原因也可基本排除臂丛后束的病变，且患者没有三角肌和背阔肌肌力的减弱（如果病变部位在后束，则上述肌肉应有受累）。C7神经根病在临床表现上与桡神经病相似，但 C7 神经根病应有肱三头肌肌力减弱及 C7 节段正中神经支配肌（例如旋前圆肌和桡侧腕屈肌）的受累。最后，中枢系统疾病的可能性较小，因为运动及感觉损伤范围与周围神经（即桡神经）分布相符，且不存在反射、痉挛等上运动神经元损伤表现。

患者首先接受了桡神经运动传导检查。左侧前臂、肘部、桡神经沟下刺激时示指伸肌记录的桡神经CMAP正常，但桡神经沟上刺激点得到的CMAP波幅有明显下降（桡神经沟下为4.6mV，桡神经沟上为0.7mV）。该异常（传导阻滞）明确提示桡神经沟处的脱髓鞘病变；对侧绕神经传导检查正常，近端刺激点无波幅下降。患者双侧远端CMAP无明显差别（患侧波幅较健侧稍高）。本例病程为3周，如有神经损伤，则运动纤维的沃勒变性已经发生（一般发生时间为损伤后3～5天），双侧CMAP波幅对比是评估轴突丢失数量的有效手段。至此可初步明确该桡神经病主要为脱髓鞘，因为电生理检查显示桡神经沟处传导阻滞及远端CMAP波幅正常。患者接着接受了正中神经和桡神经检查以排除臂丛神经更为广泛的病变，此神经运动传导检查均正常。

患者接着接受了感觉神经传导检查。正中神经的SNAP波幅降低且有轻度的峰潜伏期延长，但是这些改变均为双侧对称的；尺神经感觉传导检查也有相似发现。但桡神经感觉传导有明显的不对称，左侧波幅比右侧波幅显著降低。

至此有足够证据表明该患者有左侧桡神经沟处桡神经病，病变类型主要为脱髓鞘，桡神经浅支感觉波幅的降低表明患者也存在一定的轴突丢失。此外，患者还存在双侧的正中神经和尺神经感觉波幅降低，但单侧的臂丛神经病不能解释该改变。这提示该患者有可能合并多发性神经病。为了排除该可能，患者进一步接受了腓肠神经感觉传导检查，同样发现了感觉波幅降低。综上所述，感觉神经传导检查提示患者可能存在潜在的轻度多发性神经病。

该患者的肌电图检查首先对骨间后神经支配的三块肌肉（示指伸肌、指总伸肌、尺侧腕伸肌）进行检查，三者均出现了纤颤电位及显著的募集减少，而MUAP波形正常，表现出亚急性损伤的典型特征。本例病程较长，纤颤电位已经产生（一般在损伤后2～3周出现），但神经再支配的表现还未出现（一般在损伤后数月出现）。这是神经发生急性损伤、卡压或缺血后的典型表现。注意该表现常提示数周前出现的急性病变，典型的多发性神经病进展缓慢，一般不会出现该表现。

骨间后神经起始点以上的肌肉肌电图检查发现，肱桡肌和桡侧腕长伸肌存在与骨间后神经病支配肌相似的表现。桡侧腕长伸肌的检查较为重

要，因为支配该肌的肌支由桡神经在分叉点以上肘部附近发出，而支配桡侧腕短伸肌的肌支由桡神经深支或肘部桡神经主干发出。肱三头肌和三角肌内侧束的肌电图检查均正常，该结果可初步排除桡神经沟以上的病变，如桡神经腋部病变、臂丛后束病变等。两块非桡神经支配的远端肌肉（如拇短展肌和第一背侧骨间肌）的肌电图检查显示多相增宽的MUAP，形态处于临界，但无纤颤电位。上述结果的异常程度显著小于桡神经支配肌，且上述肌肉为远端肌群，上述异常结果可能是由于潜在的多发性神经病引起的。最后，近端C6～C7节段非桡神经支配的肌肉（旋前圆肌、肱二头肌）检查均正常。

此时我们可形成如下电生理印象：

电生理证据提示亚急性，主要有脱髓鞘性桡神经沟桡神经病，合并轻度的轴突性感觉运动性多发性神经病。

需要思考的几个问题：

1. 桡神经病与感觉运动性多发性神经病可能有相同病因吗？

肌电图检查后，检查者向患者询问了饮酒史。患者自述饮酒史十余年，垂腕发生前晚饮酒过量。该病史可解释潜在的多发性神经病（由酒精引起）及患者醒来发生急性卡压性桡神经沟处桡神经损伤的原因——醉酒后深睡导致的长时间制动是该种桡神经病最常见的原因。

2. 本例中神经传导检查与肌电图检查结果相符吗？

神经传导检查与肌电图结果相符合。神经传导异常提示跨桡神经沟的神经传导阻滞，而肌电图检查发现亚急性改变仅出现在桡神经沟下方发出肌支的支配肌中，即神经传导检查和肌电图检查结果均将病变定位于桡神经沟处。另外，电生理检查结果也可对病变严重程度进行评估并发现其潜在的病理生理改变类型。该患者的电生理检查表明病变较为严重：肌电图显示受累肌明显的MUAP募集减少，表明多数运动纤维受到了阻滞。此外，尽管病变较为严重，但远端桡神经CMAP波幅正常，且其余电生理表现也提示该病变主要为脱髓鞘病变，其预后相对较好。

3. 如果病变主要为脱髓鞘改变，为何肌电图检查显示较多纤颤电位？

根据电生理检查结果可肯定病变主要为脱髓

病例 21-1　神经传导检查

刺激神经	刺激点	记录点	波幅 运动/mV；感觉/μV			潜伏期/ms			传导速度/(m/s)			F 波潜伏期/ms		
			右侧	左侧	正常值	右侧	左侧	正常值	右侧	左侧	正常值	右侧	左侧	正常值
桡神经（m）	前臂	EIP	5.0	5.7	≥2	3.1	3.1	≤3.3						
	肘部	EIP	5.0	4.6		6.6	6.7		57	55	≥49			
	桡神经沟下	EIP	4.5	4.6		9.4	9.3		60	63	≥49			
	桡神经沟上	EIP	4.3	0.7		11.0	11.7		65	45	≥49			
正中神经（m）	腕部	APB		8.0	≥4		4.3	≤4.4					31	≤31
	肘窝	APB		6.9			8.2			51	≥49			
尺神经（m）	腕部	ADM		7.1	≥6		2.9	≤3.3					31	≥32
	肘下	ADM		6.7			6.5			55	≥49			
	肘上	ADM		5.7			8.5			50	≥49			
桡神经（s）	腕部	鼻烟窝	21	10	≥15	2.2	2.6	≤2.9	63	55	≥50			
正中神经（s）	前臂	示指	12	11	≥20	3.6	3.7	≤3.5	48	46	≥50			
尺神经（s）	手掌	小指	11	12	≥17	2.9	3.2	≤3.1	44	46	≥50			
腓肠神经（s）	前臂	后踝		2	≥6		4.3	≤4.4		45	≥40			

m＝运动检查；s＝感觉检查；EIP＝示指伸肌；APB＝拇短展肌；ADM＝小指展肌。

注意：所有感觉和混合神经潜伏期都是峰潜伏期，所有感觉和混合神经传导速度都是以起始潜伏期计算，报告中的 F 波潜伏期代表 F 波最短潜伏期。

病例 21-1　肌电图检查

肌肉	插入电位	自发电位		自主 MUAP		形态		
		纤颤电位	束颤电位	激活	募集	时限	波幅	多相电位
左侧 EIP	↑	+2	0	NL	↓↓↓	NL	NL	NL
左侧指总伸肌	↑	+2	0	NL	↓↓↓	NL	NL	NL
左侧尺侧腕伸肌	↑	+1	0	NL	↓↓↓	NL	NL	NL
左侧桡侧腕长伸肌	↑	+2	0	NL	↓↓↓	NL	NL	NL
左侧肱桡肌	NL	+1	0	NL	↓↓↓	NL	NL	NL
左侧肱三头肌	NL	0	0	NL	NL	NL	NL	NL
左侧三角肌内侧束	NL	0	0	NL	NL	NL	NL	NL
左侧 APB	NL	0	0	NL	NL	NL/+1	NL/+1	NL/+1
左侧 FDI	NL	0	0	NL	NL	NL/+1	NL/+1	NL/+1
左侧旋前圆肌	NL	0	0	NL	NL	NL	NL	NL
左侧肱二头肌	NL	0	0	NL	NL	NL	NL	NL

NL＝正常；↑＝增加；↓↓↓＝重度降低；EIP＝示指伸肌；APB＝拇短展肌；FDI＝第一背侧骨间肌。

鞘病变，因为本例有明确的跨桡神经沟的传导阻滞，且远端桡神经 CMAP 波幅正常。但如果主要为脱髓鞘改变，为何肌电图显示较多纤颤电位？因为几乎所有脱髓鞘改变都合并继发性轴突丢失，因此会有纤颤电位。但是许多研究都发现，纤颤电位的多少与轴突丢失的数量并不相关，小部分轴突丢失也可见许多纤颤电位。CMAP 波幅的降低与轴突丢失的数量更加相关，急性病变（沃勒变性发生后）中尤其如此。因此，尽管本例电生理检查提示桡神经病同时伴有脱髓鞘改变及轴突丢失，前者仍然是主要病理改变。这一结论对明确预后很有帮助，因为脱髓鞘改变的预后通常较好。本例患者有希望在数周或数月后完全恢复。但是如果远端 CMAP 波幅很低，即存在严重的轴突丢失，那么其预后就相对较差。在本例中，神经以约 1mm/d 的速度从残端开始再生，再生至整条手臂长度可能需要数月至数年，且有可能再生不完全。

◎ 病例 21-2

病史和体检

男，18 岁，主诉右手无力 2 月，不伴有感觉症状。查体示右侧伸指肌力明显下降，腕伸肌力也有下降，且伸腕时向桡侧偏斜；屈腕及屈指肌力均正常，手内在肌肌力正常；反射及感觉检查均正常。

总结

本例病史及查体示垂腕及垂指，鉴别诊断包括骨间后神经病、桡神经沟处或腋部的桡神经病变、臂丛后束的病变、C7 神经根病及中枢神经系统病变等。查体中有一些重要线索可以帮助缩小鉴别诊断范围。首先，患者无感觉症状，因此本病更有可能为骨间后神经病，而非桡神经主干的病变。当然此时不能下定论，因为桡神经病的感觉缺失可能较模糊或范围不明确，且中枢神经病感觉可能正常。患者主动伸腕时存在向桡侧的偏斜，提示与尺侧腕伸肌相比，桡侧腕长伸肌的肌力相对保留。这一特征与单纯骨间后神经病相符合。

患者接受了桡神经运动传导检查。右侧前臂刺激、示指伸肌记录的 CMAP 波幅很低，而肘部以上刺激记录不到波形；左侧 CMAP 波幅正常，且近端刺激未发现明显波幅下降。该结果表明右侧桡神经运动纤维存在明显的轴突丢失。是否有可能在前臂和肘部之间存在传导阻滞？在远端波幅很低的情况下，近端波幅的降低并无显著意义。患者接受了正中神经和尺神经运动及感觉传导检查，以排除更为广泛的神经病变。上述检查均无异常发现。右侧桡神经浅支的感觉波幅正常且与对侧无显著差异。这表明该病变单或为纯运动神经病变，或为背根神经节以上水平的病变（如神经根或前角运动细胞病变）。桡神经主干病变几乎不可能仅累及运动纤维而不累及感觉纤维。本例检查结果还与骨间后神经病相符合，它主要为运动纤维，不传导皮肤感觉。

肌电图检查可发现示指伸肌较多纤颤电位，MUAP 募集显著减少，波形短小且呈多相。在指总伸肌和尺侧腕伸肌中也可见纤颤电位和募集减少。以上三块被检肌均为骨间后神经支配肌。另外，尺侧腕伸肌除纤颤电位以外还伴有肌纤维颤搐。骨间后神经起始点以上的桡神经支配肌（桡侧腕长伸肌、肱桡肌、肱三头肌、肘肌）的肌电图检查均正常，C5～T1 水平非桡神经支配肌的检查结果同样无异常。

至此，我们可以形成如下电生理印象：

电生理证据提示严重的骨间后神经病，以轴突丢失为主。

本例病史、查体及电生理检查均提示骨间后神经病。在骨间后神经病中，桡神经感觉传导检查无异常，因为桡神经浅支在前臂近端骨间后神经起始点以上分出，在本病中不受累。这可以解释为何患者无感觉症状以及为何桡神经感觉传导波幅正常且双侧对称。极少数情况下，在骨间后神经病中，桡神经运动传导检查可出现前臂至肘部之间的传导阻滞，但通常是轴突丢失性的。

肌电图是定位病变在骨间后神经的最重要的检查，显示异常仅限于该神经的支配肌。如果肌电图检查发现了骨间后神经支配肌异常，那么后续检查的重点在于骨间后神经近端的桡神经支配肌（如桡侧腕长伸肌、肱桡肌、肘肌和肱三头肌）。

需要思考的几个问题：

1. 肌纤维颤搐的临床意义是什么？

在本例电生理检查中有一些特别之处。首先是尺侧腕伸肌中出现肌纤维颤搐。肌纤维颤搐是由运动单位成组重复放电所构成的一类自发活动。肌纤维颤搐是由于运动神经异常产生的，其病理生理机制为脱髓鞘。典型的肌纤维颤搐见于放射性神经损伤、吉兰 - 巴雷综合征、多发性硬化和脑干肿瘤等，但也可见于某些卡压性神经病。的确，

病例 21-2　神经传导检查

刺激神经	刺激点	记录点	波幅 运动/mV；感觉/μV 右侧	左侧	正常值	潜伏期/ms 右侧	左侧	正常值	传导速度/(m/s) 右侧	左侧	正常值	F波潜伏期/ms 右侧	左侧	正常值
桡神经(m)	前臂	EIP	0.2	7.8	≥2	2.4	1.7	≤2.9						
	肘部	EIP	NR	7.7	≥2	NR	4.7		67		≥49			
	桡神经沟上	EIP	NR	7.7	≥2	NR	8.9		64		≥49			
正中神经(m)	腕部	APB	5.4		≥4	3.6		≤4.4				27		≤31
	肘窝	APB	5.3		≥4	7.0			59		≥49			
尺神经(m)	腕部	ADM	9.8		≥6	2.7		≤3.3				25		≥32
	肘下	ADM	9.6		≥6	6.0			61		≥49			
	肘上	ADM	9.0		≥6	7.6			63		≥49			
桡神经(s)	腕部	鼻烟窝	31	30	≥15	1.9	1.7	≤2.9	66	68	≥50			
正中神经(s)	前臂	示指	50		≥20	2.6		≤3.5	69		≥50			
尺神经(s)	手掌	小指	33		≥17	2.2		≤3.1	65		≥50			

m=运动检查；s=感觉检查；NR=无反应；EIP=示指伸肌；APB=拇短展肌；ADM=小指展肌。
注意：所有感觉和混合神经潜伏期都是峰潜伏期，所有感觉和混合神经传导速度都是以起始潜伏期计算，报告中的F波潜伏期代表F波最短潜伏期。

病例 21-2　肌电图检查

肌肉	插入电位	自发电位 纤颤电位	束颤电位	自主MUAP 激活	募集	形态 时限	波幅	多相电位
右侧 EIP	↑	+3	0	NL	↓↓↓	NL/−1	NL/−1	+2
右侧指总伸肌	↑	+2	0	NL	↓↓↓	NL	NL	NL
右侧尺侧腕伸肌	MK	+1	0	NL	↓	+1	+1	+2
右侧桡侧腕长伸肌	NL	0	0	NL	NL	NL	NL	NL
右侧肱桡肌	NL	0	0	NL	NL	NL	NL	NL
右侧肱三头肌	NL	0	0	NL	NL	NL	NL	NL
右侧肘肌	NL	0	0	NL	NL	NL	NL	NL
右侧 FDI	NL	0	0	NL	NL	NL	NL	NL
右侧肱二头肌	NL	0	0	NL	NL	NL	NL	NL
右侧旋前圆肌	NL	0	0	NL	NL	NL	NL	NL
右侧三角肌内侧束	NL	0	0	NL	NL	NL	NL	NL

NL=正常；↑=增加；↓=轻度下降；↓↓↓=重度降低；MK=肌纤维颤搐；EIP=示指伸肌；FDI=第一背侧骨间肌。

腕管综合征患者很少见拇短展肌的肌纤维颤搐，但本例中，肌纤维颤搐见于骨间后神经支配肌之一，其病因可能为骨间后神经的卡压，有一定程度的脱髓鞘。

2. MUAP 波形短小、多相的临床意义是什么？

示指固有伸肌中 MUAP 波形短小、多相表示单个运动单位包含的肌纤维数量少于正常。这种减少通常提示肌肉疾病或支配单一肌肉的神经纤维被阻滞的严重的神经肌接头疾病。那么本例是否合并肌病或神经肌接头疾病呢？答案无疑是否定的。另一种会出现这种 MUAP 情况为新生的运动单位。在严重的失神经改变后，肌纤维受到再支配的唯一途径为接受神经残端再生的轴突的重新支配，因为神经受损过于严重，失去神经支配的肌纤维附近没有其他运动单位以侧芽支配方式对其进行再支配。当神经再生发生时，神经再支配的初始阶段轴突仅与很少的肌纤维相连（即，"新生运动单位"），相应地，这些运动单位在肌电图检查中会表现为 MUAP 形态的短小和多相。那么检查者如何区分新生运动单位和肌病的 MUAP 呢？在肌病中，MUAP 的发放数量相对于激活水平是正常的。因此募集正常甚至有轻度早募集。相反的情况出现在新生运动单位中，因为继发于严重的失神经改变，其募集总是中度至重度减少，且常伴有明显的纤颤电位。回顾本例示指固有伸肌的肌电图检查可发现，许多证据可证明新生运动单位的存在。除了短小、多相的 MUAP，还有明显的纤颤电位，且 MUAP 也募集显著减少。

电生理检查后，患者接受了骨间后神经的手术探查。旋后肌腱弓处的神经卡压被确定并受解压。术后，患者的垂腕和垂指完全恢复，其康复时间约为 12 个月，这进一步表示了疾病的病理生理机制为轴突丢失。

（聂　聪　郑超君　译）

推荐阅读

Branovacki, G., Hanson, M., Cash, R., et al., 1998. The innervation pattern of the radial nerve at the elbow and in the forearm. J Hand Surg (British and European Volume) 23 (2), 167–169.

Brown, W.F., Watson, B.V., 1993. AAEM case report no. 27: acute retrohumeral radial neuropathies. American Association of Electrodiagnostic Medicine, Rochester, MN.

Dawson, D.M., Hallet, M., Millender, L.H., 1983. Entrapment neuropathies. Brown, Boston: Little.

Rosenbaum, R., 1999. Disputed radial tunnel syndrome. Muscle Nerve 22, 960–967.

Schnall, S.B., Wongworawat, M.D., 2002. Apparent inconsistency regarding the nomenclature of the branches of the radial nerve near the elbow. J Hand Surg Am 27 (5), 916–917.

Sprofkin, B.E., 1954. Cheiralgia Paresthetica – Wartenberg's disease. Neurology 4 (11), 857.

Sunderland, S., 1945. Traumatic injuries of the peripheral nerves: simple compression injuries of the radial nerve. Brain 68, 56.

Thomas, S.J., Yakin, D.E., Parry, B.R., et al., 2000. The anatomical relationship between the posterior interosseous nerve and the supinator muscle. J Hand Surg Am 25 (5), 936–941.

22 腓总神经病

腓总神经病是下肢最常见的单神经病之一。腓总神经病最常见的发病部位是在腓骨颈处，腓总神经在该处最表浅易受累。患者通常表现为足下垂和小腿外侧和足背的感觉障碍。由于腓总神经纤维更易受累，坐骨神经病、腰骶丛病或 L5 神经根病的患者所表现的木感和无力模式相同。经常需要肌电图来鉴别诊断这些病变。此外电生理检查通常可以定位腓总神经的病变水平，确定其病理生理和预后。

解剖

腓总神经主要源于 L4～S1 神经根，经过腰骶丛最终是坐骨神经。在坐骨神经内，最终形成腓总神经的纤维与在远端形成的胫神经的纤维分开独立走行（图 22-1）。在大腿后面，坐骨神经内的腓总神经纤维支配**股二头肌短头，是在腓骨颈水平以上唯一由腓总神经纤维支配的肌肉**（图 22-2）。更远端，坐骨神经在腘窝上方分叉为腓总神经和胫神经。腓总神经分出的第一支是膝外侧皮神经，在绕腓骨头前支配外侧膝关节的感觉，通过腓骨长肌和腓骨之间的通道走行。在腓骨颈处，神经纤维束的解剖是最终形成腓深神经的纤维位于更内侧（毗邻腓骨）而最终形成腓浅神经纤维更靠外侧（图 22-3）。于是腓总神经分为浅支和深支。**腓深神经**（图 22-4）支配第三腓骨肌和踝和趾背屈肌，包括胫前肌（TA）、趾长伸肌、蹋长伸肌（EHL）和趾短伸肌（EDB）。它继续支配第一、二趾蹼的感觉。腓浅神经（图 22-5）支配踝外翻动作（腓骨长肌和腓骨短肌）然后支配外侧小腿的中下方感觉。当它经过足背时，分为内侧和中间足背皮神经，支配足背和内侧三个或四个足趾背侧直到趾间关节水平的感觉。在 15%～20% 的患者中，副腓神经离开腓浅神经的主支走行在外踝后方最终支配外侧趾短伸肌（EDB）。这在常规神经传导检查中是重要的正常变异。

临床

在腓骨颈处的腓总神经病

在腓骨颈处有腓总神经病的患者典型的神经病学表现。最常见的是腓深神经和腓浅神经都受累。累及腓深神经导致足趾和踝背屈无力，结果是足和趾下垂。腓浅神经的功能障碍导致足外翻

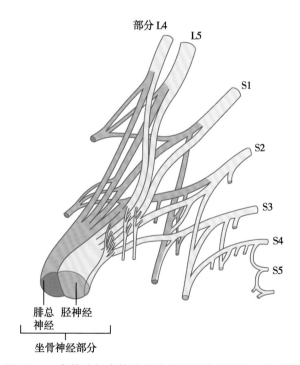

图 22-1　坐骨神经内的腓总神经和胫神经纤维。 在坐骨神经内，形成腓总神经的纤维与最终形成胫神经的纤维分开走行（Adapted with permission from Hollinshead, W.H., 1969. Anatomy for surgeons, volume 2: the back and limbs. Harper & Row, New York.）

无力。临床上，这些肌肉无力导致一系列经典症状模式。患者自己注意到行走脚踩地时会出现足拍地的特点。外翻无力导致绊倒的倾向，特别是在不平的人行道或路边，同时增加踝扭伤的风险。观察行走，患者有跨越步态，患者把膝抬的比寻常

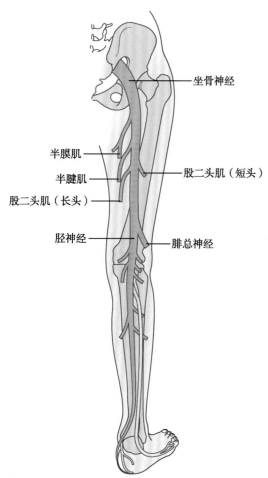

图 22-2　坐骨神经在大腿支配的肌肉。 股二头肌短头是腓骨颈上方唯一由坐骨神经中的腓总神经成分支配的肌肉。大腿后方其他所有坐骨神经中胫神经成分支配肌肉（半腱肌、半膜肌、股二头肌长头）（Adapted with permission from Haymaker，W.，Woodhall，B.，1953. Peripheral nerve injuries. WB Saunders，Philadelphia.）

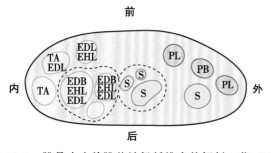

图 22-3　腓骨小头处腓总神经纤维束的解剖。 黄：踝和足趾背屈肌；绿：皮肤感觉纤维；紫：踝外翻肌（TA = 胫前肌；EDL = 趾长伸肌；EDB= 趾短伸肌；EHL =姆长伸肌；S = 感觉纤维；PL = 腓骨长肌；PB = 腓骨短肌）（Adapted with permission from Sunderland，S.，1973. Nerves and nerve injuries，second ed. Churchill-Livingstone，London.）

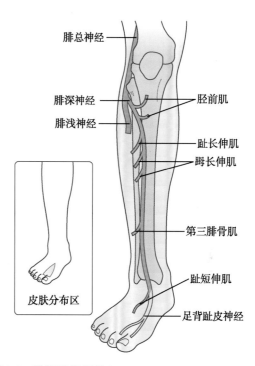

图 22-4　腓深神经解剖（Reprinted with permission from Haymaker，W.，Woodhall，B.，1953. Peripheral nerve injuries. WB Saunders，Philadelphia.）

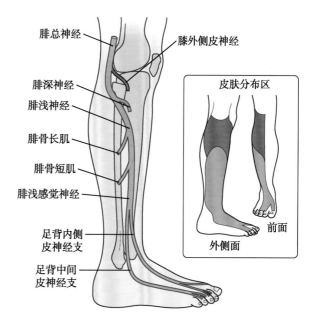

图 22-5　腓总神经和腓浅神经解剖（Reprinted with permission from Haymaker，W.，Woodhall，B.，1953. Peripheral nerve injuries. WB Saunders，Philadelphia.）

更高以便下垂的足廓清地面。小腿外侧中部和下部，以及足背有感觉障碍。腓骨颈外侧可有局部疼痛和 Tinel 征。

在单独的腓骨颈处的腓神经病中，坐骨神经、胫神经和腓肠神经仍正常。最重要的是，由胫后肌控制的踝内翻不受累（L5，坐骨神经 - 胫神经支配）。然而，如果在足下垂位置检查正常人，踝内翻也可出现类似的无力（类似于在腕下垂位置检查手指外展）。因此，为了检查足下垂患者踝内翻，踝部应该被动背屈以便避免胫后肌无力的错误印象。由胫神经和坐骨神经支配的其余的肌肉（踝和足趾屈肌，屈膝肌）正常。髋外展、内旋、伸展也正常，由臀上和臀下神经支配，它们由腰骶丛直接发出。足外侧（腓肠神经支配区），包括足底（足底内外侧神经支配区）、小腿和足内侧（隐神经支配区），感觉正常。膝外侧感觉保留，因为该区域由膝外侧皮神经支配，是由腓总神经在腓骨颈以上发出。最后在单独腓神经病中所有反射，包括踝反射正常。

如前述，坐骨神经病变、腰骶丛病变、L5 神经根病可能出现足下垂和小腿外侧和足背木感。的确，这些病变，特别是早期，偶尔与腓神经麻痹几乎精确地相似，包括感觉异常（表 22-1）。电诊断对这些病例的研究特别有帮助。在临床检查中，患有足下垂的患者如有以下的任何异常应该提示

腓神经在腓骨颈更近端的病变：
- 踝内翻无力（胫后肌 - 胫神经支配）。
- 当两者相比，踇长伸肌（EHL）（L5～S1）比胫前肌（TA）（L4～L5）更明显无力。在腓神经病，这两块肌肉通常同等受累；在 L5 神经根病，踇长伸肌通常比胫前肌更无力，因为它主要由 L5 支配。
- 膝外侧感觉缺失（膝外侧皮神经分布区）。
- 足底、足外侧或小腿内侧（分别为足底，腓肠，隐神经支配区）感觉缺失。
- 任何髋外展、伸展或内旋无力（臀中肌，阔筋膜张肌，臀大肌，由臀上和臀下神经支配）。因为这些肌肉非常强壮，以至临床检查时难以发现轻度的肌无力。
- 踝反射不对称。

踝部腓深神经病

踝部腓深神经压迫称为"前跗管综合征"，是少见的卡压性神经病，发生于踝部的下伸肌支持带对下方腓深神经的压迫。患者表现为足痛和足背的第一、二足趾趾蹼异样感觉。可能出现趾短伸肌萎缩和无力。第一、二足趾趾蹼区域可能有感觉减退。足跖屈可导致症状加重，足背屈可能使症状减轻。轻叩踝前方可能引出 Tinel 征。

表 22-1　足下垂的临床鉴别因素					
	腓深神经	腓总神经	坐骨神经	腰骶丛	L5
足背屈无力	X	X	X	X	X
足外翻无力		X	X	X	X
足内翻无力			X	X	X
屈膝无力			X	X	X
臀肌无力				X	X
踝反射降低			X*	X*	X*
大踇趾趾蹼感觉消失	X	X	X	X	X
足背感觉消失		X	X	X	X
小腿外侧感觉消失		X	X	X	X
膝外侧感觉消失			X	X	X
足底感觉消失			X*	X*	X*
大腿后方感觉消失				X*	X*
腓骨颈处 Tinel 征	X	X			
髋和大腿痛			X	X	X
背痛					X
直腿抬高试验阳性					X
X，可能出现。* 如果病变也累及 S1 纤维时，可能异常。					

病因学

腓骨颈处腓神经病可见于许多不同的情况（框 22-1）。急性腓神经病经常发生于外伤、暴力牵拉伤或长时间固定压迫后。医院里，腓骨颈处腓神经病最常发生于接受麻醉或深度镇静的术后患者。缓慢进展的病变常提示肿块病变，例如腱鞘囊肿或神经鞘瘤。腓总神经在腓管的卡压虽然很不常见，也可能以进展的方式表现。

还有几种情况易引起腓骨头腓神经病。习惯性交叉腿可能使腓神经在非常表浅的腓骨颈处反复受累。同样，重复的下蹲引起的牵拉，例如园丁，与腓骨颈处腓神经病有关。此外，体形消瘦或最近大量减肥的患者可能容易患腓神经麻痹，很可能由于腓骨颈处保护支持性的脂肪组织减少。单纯的腓浅感觉神经病很少有报道。然而，腓神经可能受外界压迫，特别是很紧的靴子，最常见的是滑雪靴（图 22-6）。

腓深神经在前跗管的压迫，可见于外伤、紧的鞋子（尤其舞蹈者）、踝关节骨的异常、腱鞘囊肿和高弓足。

电生理评估

神经传导检查

足下垂和可疑腓神经病的患者，应该首先进行腓神经运动、F 反应和腓浅感觉检查（框 22-2）。结果取决于病变的位置、其严重程度以及基础的病理生理是脱髓鞘还是轴突丢失或者两者均有（图 22-7）。在脱髓鞘病变中，如果在绕过腓骨颈处可见腓神经运动传导局部减慢或传导阻滞，可以据此定位病变。通常，传导速度减慢超过 10m/s 考虑有意义。波幅或面积降低超过 20%，特别在一段很短的节段，提示局部传导阻滞（图 22-8）。可以比较刺激外侧腘窝和腓骨头下方的 CMAP 波幅，大约地定量传导阻滞。腓骨颈处单纯脱髓鞘病变，远端腓浅感觉传导仍正常。

如果主要是轴突丢失，腓神经 CMAP 波幅会在所有刺激点处降低（踝、腓骨头下方，外侧腘窝）。如同其他轴突丢失的病变，如果最快传导轴突丢失，传导速度和远端运动潜伏期可能正常或轻度减慢。同样，腓浅神经感觉动作电位（SNAP）波幅会降低或消失。如果病理生理是单纯的轴突丢

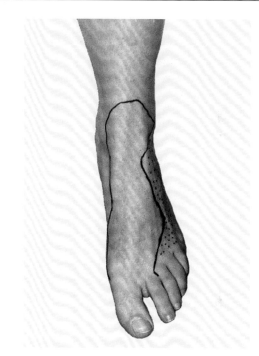

框 22-1　腓骨颈腓神经病病因学

外伤（包括骨折）
牵拉（暴力性踝内翻）
压迫
　石膏
　袜子
　麻醉，镇静后固定或中毒
职业的
　园艺
　干农活（蹲，跪）
卡压（腓管）
肿物病变（腱鞘囊肿，肿瘤，Baker 囊肿）
其他种类（减肥，习惯性交叉腿）

图 22-6　滑雪靴神经病。 患者滑雪后左足木感。用线标出轮廓的区域完全木感，点标出的区域感觉降低。这些区域分别对应于腓浅神经的内侧和中间背侧皮神经支。有时，穿紧的鞋子或靴子可以压迫腓浅神经远端感觉支

框 22-2　腓神经病神经传导检查推荐

常规检查：
1. 腓神经运动检查，趾短伸肌记录，踝部、腓骨头下和腘窝外侧分别刺激。如果腓骨颈处未见局灶性减慢或传导阻滞，做腓神经运动检查的胫前肌记录，刺激腓骨头下方和腘窝外侧。
2. 胫神经运动检查，跚短展肌记录，内踝和腘窝刺激
3. 腓浅神经感觉检查，刺激小腿外侧，外踝记录
4. 腓肠感觉检查，刺激小腿，踝后记录
5. 胫神经和腓神经 F 反应

特别注意： 如果检查结果是异常或临界值，特别是运动或感觉波幅，应与无症状侧做比较。

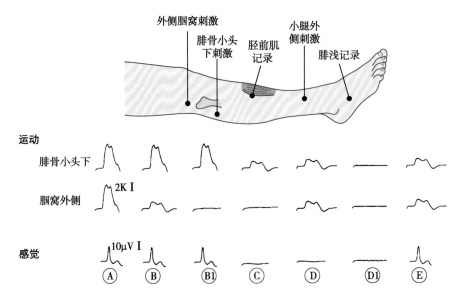

图 22-7　腓神经病神经传导模式。 在每个板块，最上面的波形是腓神经运动波，腓骨小头下刺激，胫前肌记录；中间是腓神经运动波，外侧腘窝刺激胫前肌记录；最下面是腓浅神经感觉波，小腿外侧刺激，外踝记录。**A.** 正常；**B.** 部分性传导阻滞；**B1:** 完全性传导阻滞；**C.** 完全性传导阻滞伴轴突丢失；**D.** 部分性轴突丢失；**D1:** 完全性轴突丢失；**E.** 腓深神经部分轴突丢失病变（注意：最后一种也可见于 L5 神经根病或前角细胞疾病）

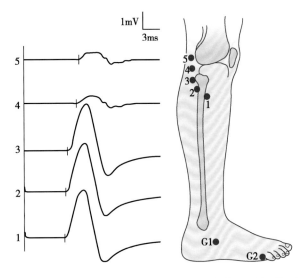

图 22-8　绕腓骨颈的传导阻滞。 刺激腓总神经，趾短伸肌记录。自下而上：从腓骨颈下方，向近端每移位 1cm 进行刺激

失，尽管神经传导检查证明是腓神经病，但不能定位病变水平。可以比较受累侧和对侧非症状侧的远端 CMAP 波幅，大约地定量轴突的丢失。经常会证实，同一个患者既有轴突丢失又有脱髓鞘。

　　腓神经运动传导的记录部位一般为趾短伸肌（EDB）。然而，伴有足下垂的患者临床的异常是由于胫前肌无力。因此当进行腓神经运动检查时在胫前肌记录通常比在常规运动传导的趾短伸肌记录更有价值。的确，在腓骨颈腓神经病的病例中，

传导阻滞常可显示在胫前肌记录，而不是在趾短伸肌记录（图 22-9）。如果先在趾短伸肌记录，没有发现局部减慢或传导阻滞而不能定位病变，应该再次在胫前肌记录腓神经运动传导，分别在腓骨头下方和外侧腘窝刺激。

　　此外，除了检查腓神经运动和感觉传导，还应检查胫神经运动、F 反应和腓肠感觉传导。因为坐骨神经和腰骶丛病变常以类似腓神经病的方式出现，所以排除更大范围的病变至关重要。当然，如果运动或感觉检查是临界值，与对侧非症状侧对比，常常会有帮助。

　　大部分腓神经病，浅支和深支都受累。然而，深支一般比浅支受累更重。偶尔可见只有腓深神经受累，大概是由于深支纤维束最接近腓骨而更易选择性地受压（图 22-3）。在这些病例中，神经传导检查的解释比较困难。感觉反应是由腓神经浅支支配，所以正常。如果腓神经运动传导仅显示轴突丢失，没有绕腓骨颈的局部传导速度减慢或传导阻滞，则单独的腓深神经病的神经传导可能与严重轴突丢失的 L5 神经根病的神经传导表现相同。

肌电图方法

　　神经传导检查完成后，用肌电图（框 22-3）来进一步确定定位和评估病变严重性，而且最重要

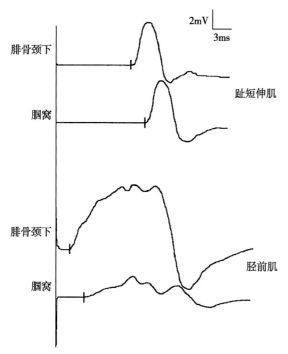

2mV

3ms

腓骨颈下

腘窝

趾短伸肌

腓骨颈下

腘窝

胫前肌

图 22-9　腓神经病在胫前肌记录的优点。进行腓神经运动传导检查，在胫前肌记录常常比常规在趾短伸肌记录提供的信息更多。腓骨颈腓神经病的病例中，常常在胫前肌记录发现传导阻滞，而不在趾短伸肌。图形显示腓神经在腓骨小头下方和外侧腘窝刺激，胫前肌和趾短伸肌同时记录。注意，是在胫前肌而不是趾短伸肌上记录到了传导阻滞。这个检查来自一名职业性重复下蹲，腓骨颈处腓神经麻痹的患者

框 22-3　腓神经病肌电图检查方案推荐

常规肌肉：

1. 至少两块由腓深神经支配的肌肉（例如，胫前肌、姆长伸肌）
2. 至少一块由腓浅神经支配的肌肉（例如，腓骨长肌、腓骨短肌）
3. 胫后肌和至少一块胫神经支配的其他肌（例如，腓肠肌内侧头、比目鱼肌、趾长屈肌）
4. 股二头肌短头

特别要注意：

● 如果某块肌肉显示临界值，须与对侧对比。

● 如果股二头肌短头或胫神经支配肌异常或神经传导检查显示非局灶性腓神经病或胫神经运动或腓肠神经传导异常，需做更广泛的坐骨神经支配肌，臀肌和椎旁肌检查以确定病变水平。

● 如果考虑前跗管综合征（ATTS），检查者应选趾短伸肌。建议两侧对比。前跗管综合征是临床诊断；趾短伸肌肌电图异常是支持性的但非诊断性的。许多没有该综合征的正常个体可在趾短伸肌上显示有神经再支配（可能由于踝部前方鞋子的重复压迫）。这种情况很常见所以不推荐常规选择趾短伸肌做肌电图，因为很难确定什么才是真正的"异常"。

的是排除坐骨神经病、腰骶丛病或神经根病，以上病变都可以拟似腓神经病（表 22-2）。应该首先检查腓深和腓浅神经支配的肌肉[胫前肌（TA）、姆长伸肌（EHL）、腓骨长肌]。伴有轴突丢失的急性到亚急性病变会出现纤颤电位，以及正常形态的运动单位动作电位（MUAP）的募集减少。在慢性轴突病变中，可见长时程、高波幅、多相位 MUAP 的募集减少。如果病变主要是伴有传导阻滞的脱髓鞘，则只会发生 MUAP 募集减少，而 MUAP 形态保持正常。

如果腓神经支配肌有异常，必须检查由 L5 神经根支配的非腓神经支配肌，以排除坐骨神经病、腰骶丛神经病或根病。注意即使传导检查定位为腓骨颈腓神经病变（局部减慢或传导阻滞），仍然应该检查几个关键的非腓神经 L5 支配的肌肉，以确定病变局限在腓神经和排除叠加的病变。检查胫神经支配肌肉，尤其是胫后肌，它是 L5 支配肌，控制踝内翻。也可以检查趾长屈肌。如果发现这些肌肉中任何一个异常，就排除了单独的腓总神经病变。

下一步，应该检查腘绳肌。检查股二头肌短头在诊断可疑的腓骨颈处腓神经病中有重要意义。这是唯一在腓骨颈以上由坐骨神经的腓神经成分支配的肌肉。这块肌肉或任何腘绳肌的异常提示病变在腓神经近端，坐骨神经或更高位置。在一些病例中，除了股二头肌短头发现异常之外，坐骨神经病可能拟似腓神经病的肌电图模式。在膝外侧以上四指宽处，股二头肌长头腱内侧，易于检查股二头肌短头。如果神经传导检查明确显示是腓骨颈处腓神经病，而且如果仅在腓神经支配肌肉上发现肌电图异常，而胫后肌和股二头肌短头均不受累，就可不再做更多的针肌电图检查。

如果在腘绳肌或远端胫神经支配肌肉上发现任何异常，针肌电图检查应该更广泛，包括检查臀肌和椎旁肌。同样，如果神经传导检查显示腓神经非局灶性轴突丢失性病变（腓神经 CMAP 和 SNAP 波幅低而没有局灶性减慢或传导阻滞）或胫神经运动或腓肠神经传导异常，则应做更广泛的针肌电图检查，至少到臀肌水平。如果发现异常，肌电图定位只能提示病变在最近端的异常肌肉的支配分支的发出处，或其更近端。

腓骨头腓神经病经典的电生理表现为，与对侧比较，腓运动波幅降低，绕腓骨头典型的传导阻滞（局部减慢则较少见），腓浅神经 SNAP 波幅

表 22-2　肌电图和神经传导异常对足下垂的病变定位

	腓深神经	腓总神经	坐骨神经	腰骶丛	L5
肌电图发现					
胫前肌	X	X	X	X	X
蹈长伸肌	X	X	X	X	X
腓骨长肌		X	X	X	X
胫后肌			X	X	X
趾长屈肌			X	X	X
股二头肌短头			X	X	X*
臀中肌				X	X
阔筋膜张肌				X	X
椎旁肌					X
神经传导检查发现					
腓浅神经 SNAP 异常（轴突性）		X	X	X	
腓肠神经 SNAP 异常（轴突性）			X	X	
腓神经 CMAP 降低（轴突性）	X	X	X	X	X
胫神经 CMAP 降低（轴突性）			X*	X*	X*
H 反射异常			X*	X*	X*
传导速度减慢／腓骨颈传导阻滞（脱髓鞘性）	X	X			

X，可能出现。CMAP，复合肌肉动作电位；SNAP，感觉神经动作电位。* 如果病变也累及 S1 纤维时，可能异常。

降低。症状侧腓神经 F 反应通常延长或消失，对侧腓神经 F 反应和胫神经传导正常。胫神经运动和腓肠感觉传导正常。针肌电图显示腓深和腓浅神经支配肌活动性失神经和／或神经再支配。胫神经和坐骨神经支配肌不受累。尤其是胫后肌和股二头肌短头。如果病变单纯是脱髓鞘，腓浅神经 SNAP 和腓神经运动远端潜伏期和波幅正常，运动传导检查有传导阻滞和／或绕过腓骨颈处局部减慢。针肌电图仅仅显示募集减少没有活动性失神经或 MUAP 形态的改变。如果病变主要是脱髓鞘性，对预后有重要意义。因为基础的轴突仍然完好，如果卡压的病因不再出现，相对短期内可完全恢复，预后很好。

在相对少见的前跗管综合征，仅有的异常是局限于趾短伸肌（EDB）的失神经和／或神经再支配。评估趾短伸肌要小心。常常可见趾短伸肌出现神经再支配而无任何症状的"正常"个体。所以一般不推荐将趾短伸肌作为常规针肌电图检查。对症状限于一侧的患者，推荐比较对侧趾短伸肌。然而，注意趾短伸肌针肌电图异常更常见于周围神经病，腓骨颈腓神经病或 L5 神经根病，而不是前跗管综合征。

 病例分析

病例 22-1

病史和体检

　　男，56 岁，因为冠脉搭桥术后 3 周以来持续性的足下垂就诊。麻醉苏醒后不久，患者发现右足和足趾背屈困难。此外，右足背有针刺样感觉。他发现当他行走时，右足跨越步态。无痛，左腿不受累。

　　体检，患者个高很瘦。肌容积和肌张力正常，双侧对称。右踝和趾背屈（1/5）和踝外翻（2/5）明显的无力。似有轻微足内翻力弱。踝和趾跖屈，膝屈曲，所有髋活动正常。腱反射正常对称，包括踝反射。感觉检查显示右侧足背延伸到外侧小腿针刺觉和温度觉丧失，有明显的界限。右外侧膝、外侧足、足底、小腿内侧感觉正常。右侧腓骨颈腓神经触诊无痛觉，Tinel 征未引出。

总结

　　患者手术清醒后发现足下垂，有 3 周的病史。起初表现为周围神经病变，在腓神经支配区有异样感觉和力弱。体检结果提示腓深腓浅神经支配区有明显的力弱(分别为踝背伸和外翻)。然而,有右足内翻力弱的迹象。这很可能是个很重要的体征,提示胫后肌力弱,它是非腓神经支配的肌肉。如果真有足内翻力弱,则单独的腓神经病变应被排除。其他胫神经支配肌正常,包括踝和足趾跖屈。此外,踝反射,由胫神经和坐骨神经支配,正常且对称。

外侧足、足底、小腿内侧感觉检查正常,分别代表腓肠神经、足底神经和隐神经支配区域。此外,右膝外侧感觉由膝外侧皮神经支配,这是正常的。在这些区域发现任何异常都表明病变在腓神经近端以上,然而,上述区域感觉均正常。足背和小腿外侧的针刺觉和温度觉缺失有明显的界限。感觉缺失如果界限明确,提示周围神经病变;这在神经根病中不常见,因为皮节通常与邻近皮节区有广泛重叠。

病例 22-1 神经传导检查

刺激神经	刺激点	记录点	波幅 运动 /mV;感觉 /μV			潜伏期 /ms			传导速度 /(m/s)			F 波潜伏期 /ms		
			RT	LT	NL	RT	LT	NL	RT	LT	NL	RT	LT	NL
腓神经(m)	踝	趾短伸肌	6.3	7.1	≥2	5.8	5.6	≤6.5				NR	47	≤56
	腓骨头下	趾短伸肌	6.2	6.9		12.6	12.1		44	46	≥44			
	外侧腘窝	趾短伸肌	1.7	6.6		16.0	14.2		20	47	≥44			
胫神经(m)	踝	踇短展肌	12.2		≥4	4.8		≤5.8				48		≤56
	腘窝	踇短展肌	10.8		≥4	13.4			45		≥41			
腓神经(s)	外侧小腿	踝	7	16	≥6	3.5	3.2	≤4.4	47	50	≥40			
腓肠(s)	小腿	踝后	14	12	≥6	3.5	3.4	≤4.4	47	48	≥40			

m=运动检查;s=感觉检查;RT=右侧;LT=左侧;NL=正常值;NR=无反应。
注意:所有感觉和混合神经潜伏期都是峰潜伏期,所有感觉和混合神经传导速度都是以起始潜伏期计算,报告中的 F 波潜伏期代表 F 波最短潜伏期。

病例 22-1 肌电图

肌肉	插入电位	自发电位		自主 MUAP		形态		
		纤颤电位	束颤电位	激活	募集	时限	波幅	多相电位
右胫前肌	↑	+2	0	NL	↓↓↓	NL	NL	NL
右踇长伸肌	↑	+1	0	NL	↓↓↓	NL	NL	NL
右腓骨长肌	↑	+1	0	NL	↓↓↓	NL	NL	NL
右胫后肌	NL	0	0	NL	NL	NL	NL	NL
右腓肠肌内侧头	NL	0	0	NL	NL	NL	NL	NL
右股二头肌(短头)	NL	0	0	NL	NL	NL	NL	NL
右股二头肌(长头)	NL	0	0	NL	NL	NL	NL	NL
右臀中肌	NL	0	0	NL	NL	NL	NL	NL
右 L5 椎旁肌	NL	0	0	NL	NL	NL	NL	NL
右 S1 椎旁肌	NL	0	0	NL	NL	NL	NL	NL

↑=增多;↓↓↓=明显减少;NL=正常。

因此，在做神经传导检查和肌电图之前，临床怀疑是腓神经病，最可能在腓骨颈，但是更近端的病变也必须考虑因为有可疑的足内翻力弱。

神经传导检查，右腓神经运动检查显示踝和腓骨颈以下刺激点的 CMAP 波幅正常。下肢运动远端潜伏期和传导速度正常。然而在外侧腘窝刺激腓骨颈以上显示明显的波幅降低伴有传导速度减慢到脱髓鞘范围（20m/s）。对侧非症状侧，腓神经 CMAP 波幅稍高些，腓骨颈处没有传导阻滞或局部传导减慢。F 反应右侧消失，但对侧存在并正常。然后做患侧胫神经运动传导检查；显示 CMAP 波幅，远端潜伏期和传导速度正常。胫神经 F 波也正常。

右侧腓浅神经感觉波幅正常。波幅仅仅稍高于正常值下限。然而，比较对侧，反应明显不对称。左侧腓浅神经 SNAP 波幅比右侧高得多。因此，尽管右侧腓浅神经感觉波幅就其本身的数值可以考虑为完全正常，而与对侧比较，显著异常。受累的右侧，腓肠神经感觉正常，并且比腓浅神经感觉电位波幅高。受累侧和对侧比较，腓肠神经反应没有显著不对称。右侧腓肠神经反应实际上比左侧稍高，但差异不明显。因此，完成神经传导检查后，假设没有技术问题，明确在右侧腓骨颈处存在腓神经病。即绕腓骨颈处同时有传导阻滞和局部传导减慢的脱髓鞘的明确证据。因为远端记录腓浅神经感觉电位明显低于对侧，也一定有些轴突变性。然而对比双侧腓神经运动传导几乎没有不对称，提示轴突丢失很可能很轻。

肌电图检查，首先检查腓深神经支配的肌肉（胫前肌、踇长伸肌）。这两块肌肉都显示纤颤电位和募集减少的正常形态的 MUAP。腓骨长肌，由腓浅神经支配，有同样的发现。接着检查胫后肌。需要特别注意这块肌肉主要功能是足内翻，在体检时发现可能轻度力弱。胫后肌有异常表示超过腓神经的范围更广泛的病变。胫后肌肌电图检查完全正常。此外，胫神经支配的腓肠肌内侧头正常。接着，检查股二头肌短头和长头均正常。最后，检查更近端非坐骨神经 L5 支配肌，臀中肌和下腰椎旁肌都正常。

此时得出电诊断印象。

印象：电生理发现符合右侧腓骨颈亚急性腓总神经病，主要为脱髓鞘，伴有一些轴突丢失。

几个重要的问题需要考虑。

腓神经病最可能的病因是什么？

本例中，患者最可能是由于手术期间长时间体位固定导致了腓神经病。体瘦也可能使他倾向于有这个并发症。患者瘦，或更重要的是近期有大量体重减轻史是腓骨颈腓神经病的更大危险因素，可能是由于周围脂肪组织的支持保护作用降低。

电生理怎么明确病变是亚急性的？

神经传导和肌电图改变与亚急性 3 周的病史相一致。首先，腓神经传导检查的远端波幅异常（例如，腓浅感觉传导波幅降低）表示已经发生沃勒变性，运动神经纤维通常需要 3~5 天，感觉纤维需要 6~10 天。其次，神经病变后肌电图显示 MUAP 募集立即减少，反映运动单位的缺失。募集减少可以发生在脱髓鞘和传导阻滞，或轴突的连续性中断。然而，纤颤电位不会立即产生，其时程取决于被检肌肉和病变位置之间的神经长度。腓骨颈腓神经病如果伴有轴突丢失，腓神经支配的小腿肌肉在 2~3 周后出现纤颤电位。失神经后神经再支配一般需要许多周，通常数月。因此，神经传导检查显示远端感觉波幅降低，加上肌电图显示纤颤电位以及正常形态 MUAP 募集减少（例如，还没有神经再支配），两者一起提示病变为亚急性。

如果是单纯腓神经病变怎样解释轻度足内翻力弱？

尽管从病史和体检最初表现很像是腓骨颈腓神经病，但是可能存在的足内翻力弱使临床诊断产生疑问。在腓骨颈腓神经病中足内翻应该不受累，因为胫后肌肌力正常。然而，腓神经病足下垂患者可能轻度足内翻力弱有两个原因。首先，当足在下垂位置时，可能表现为足内翻力弱，虽然胫后肌功能并未受累，因为足在这个体位难以内翻，由单纯力学原因引起。这类似于在垂腕位检查手指外展。在足下垂患者中，最好在踝被动背屈到中立位时检查足内翻。其次，容易被忽略的是，实际上胫前肌虽然主踝背屈，也有次要的轻度足内翻的作用。如果仔细观察踝部，注意到胫前肌止于踝内侧，在内侧楔骨和第一跖骨间（图 22-10）。就是这个轻度偏内侧的止点导致胫前肌收缩足内翻。在肌电图实验室也可以通过让患者踝内翻，很容易用肌电图针极插入胫前肌检查证实这一功能。可以看到做踝内翻动作时胫前肌 MUAP 发放。因此腓骨颈腓神经病踝内翻轻度无力不是不常见。然而，其显著无力应该是表示胫后肌功能障碍，因此提示更高部位的病变。

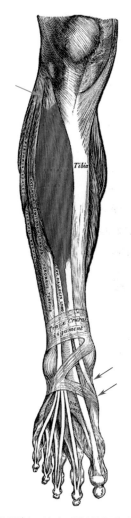

图 22-10 胫前肌解剖。 注意到胫前肌起始于胫骨外侧面上 2/3（绿箭头）止于足内侧楔骨和第一跖骨间（红箭头）。其主要作用是背屈足，同时也是足内翻的次要肌（From Gray's anatomy of the human body，1918.）

基础的病理生理是什么？

电生理检查已经定位了病变和准确地评估了病程。最后并且很可能最重要的是，研究病理生理是轴突丢失还是脱髓鞘。在这个病例中，主要的病理生理机制是脱髓鞘。首先，腓骨颈处有明显的传导阻滞和传导减慢。阻滞纤维的数目可以近似地比较病变以上和以下的 CMAP 波幅。该病例中，CMAP 波幅在腓骨颈以上是 1.7mV，以下是6.3mV。因此，大约 75% 的腓神经 CMAP 被脱髓鞘所阻滞，这是相当大的部分。

为了估计轴突变性的纤维数目，可以将患侧与对侧远端 CMAP 波幅做对比。假设对侧是正常未受累的，比较患侧和对侧（6.3mV vs 7.1mV）因沃勒变性的轴突丢失量约 10%。除了轻度 CMAP 波幅降低，还有腓浅神经 SNAP 波幅降低和肌电图检查腓神经支配的肌肉有纤颤电位，证明有继发性轴突丢失。众所周知，纤颤电位的数量与轴突丢失的程度不完全相关。的确，少量轴突丢失可以有许多纤颤电位。最好的定量轴突丢失的方法是将患侧远端 CMAP 波幅与以下项目做比较：患者自己的基线值（如果已知），对侧正常一侧，或正常对照值。

基础的病理生理对评估预后尤其重要。总的来说，脱髓鞘病变的预后比轴突丢失病变好得多。脱髓鞘，基本上轴突仍然完整，修复过程在于髓鞘再生，通常为数周。而轴突丢失病变的恢复需要末端轴突的再生，或邻近的未病变的轴突的侧芽支配。各个过程通常非常缓慢（轴突再生速率大约1mm/d），恢复可能不完全。腓骨颈腓神经病严重轴突丢失的患者可能需要数月甚至超过一年才能恢复功能。而腓神经脱髓鞘神经病患者可能 1～2 个月就完全恢复。当然，这一快速恢复是假定腓神经病的病因不再存在，就像这里讨论的这个病例一样，腓神经病可能由于麻醉和手术在腓骨颈长时间的压迫导致。这个患者的预后很可能非常好。

（刘 芳译）

推荐阅读

Dawson, D.M., Hallett, M., Millender, L.H., 1990. Entrapment neuropathies, second ed. Little, Brown, Boston, p. 291.

Katirji, M.B., Wilbourn, A.J., 1988. Common peroneal mononeuropathy: a clinical and electrophysiologic study of 116 lesions. Neurology 38, 1723.

Katirji, M.B., Wilbourn, A.J., 1994. High sciatic lesions mimicking peroneal neuropathy at the fibular head. J Neurol Sci 121, 172.

Liu, Z., Zhou, J., Zhao, L., 1991. Anterior tarsal tunnel syndrome. J Bone Joint Surg [Br] 73 (3), 470–473.

Sourkes, M., Stewart, J.D., 1991. Common peroneal neuropathy: a study of selective motor and sensory involvement. Neurology 41, 1029.

23 股神经病

在肌电图（EMG）检查中，单独的股神经病并不常见。更常见的是腰丛或L2～L4神经根的病变，它们可能表现出与股神经病类似的症状和体征。特别是在较轻的病例中，区分这三种类型的病变可能相当困难。肌电图在疑似股神经病的诊断中主要有两个作用。首先，定位病变，常提示正确的诊断；其次，可以评估轴突丢失的严重程度，对预后和残疾的病程有直接影响。

解剖

股神经起源于腰丛，由L2、L3和L4部分神经根组成（图23-1）。在骨盆中，股神经发于腰大肌后侧，向外侧走行，深入到髂肌上方的髂筋膜。股神经在进入腹股沟韧带下方之前首先发出肌支，支配腰肌，然后支配髂肌（有时合称为髂腰肌）。股神经进入大腿外侧，到达股动脉，位于腹股沟韧带后方，在腹股沟韧带下方大约4cm处分为前支和后支。前支分出股内侧皮神经和股中间皮神经，肌支支配缝匠肌和耻骨肌。后支支配股四头肌，然后继续沿着小腿的内侧缘形成隐神经（图23-2）。大腿外侧不是由股神经支配，而是由股外侧皮神经支配，它直接来自腰丛，由L2～L3神经根支配。

临床

股神经病患者（由于股四头肌无力）膝关节出现屈曲，难以抬起大腿，并（由于髂腰肌无力）行走时拖拽腿。在大腿内侧和前侧以及小腿内侧有感觉障碍。

体检可见，由于股四头肌无力，患者表现为伸膝无力。由于股四头肌的四个头肌肉发达，患者体位常需处于力学劣势位才能看出轻微的肌无力，

即让患者以屈膝位从地板上站起来。严重时，股四头肌可能萎缩。髋关节屈曲无力是股神经病变的重要的体征，因为这提示髂腰肌受累，定位病变在腹股沟韧带的近端。

腱反射检查很重要。股神经病变中，股四头肌反射减弱或者消失。其他反射应该正常。

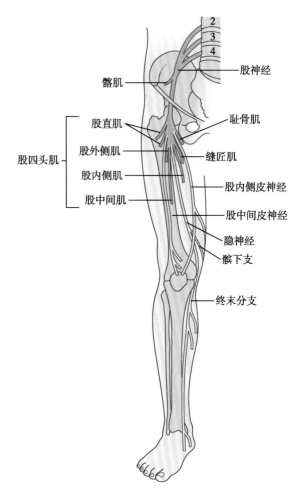

图23-1　股神经的解剖（Reprinted with permission from Haymaker，W.，Woodhall，B.，1953. Peripheral nerve injuries. WB Saunders，Philadelphia.）

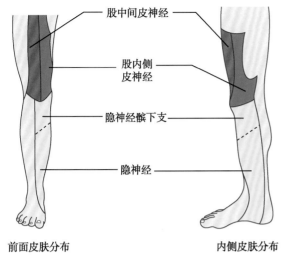

图 23-2 股神经感觉支的皮区（Adapted from Haymaker, W., Woodhall, B., 1953. Peripheral nerve injuries. WB Saunders, Philadelphia. with permission.）

感觉检查可能显示大腿内侧或大腿前部的感觉障碍。感觉障碍也可能发生在小腿内侧，延伸至内踝远端（隐神经的感觉区）。大腿外侧（股外侧皮神经支配区），大腿内侧最近端（闭孔神经感觉区）的感觉不受累。这些部位的感觉异常表示腰丛或根的病变。

病因

股神经病的病因有许多报道，虽然大多数病例是由于腹部或骨盆手术时的体位或压迫引起的（框 23-1）。最常见的病因是许多盆腔和腹部手术中使用自持式手术拉钩，其压迫股神经于骨盆。此外，关于股神经病作为全髋关节置换术（THA）的并发症的报道增加，尤其是全髋关节置换翻修手术。坐骨神经病仍然是最常见的与全髋关节置换术有关的围手术期神经病，但是在全髋关节置换术时股神经损伤机制尚不完全明确。某些情况下，可能是由于拉钩造成的损伤，尤其是前侧或前外侧入路。在其他情况下，这可能是由于髋关节假体从后方压迫股神经所致。在其他情况中，如同坐骨神经的报道，用于固定假体的过多的骨水泥可能损伤股神经。

另一个很常见的引起股神经病的原因是在髋关节屈曲和外旋时腹股沟韧带对于股神经的压迫。这种情况最常见于患者手术中处于截石位时间过长。最常见的是分娩以及妇科和泌尿外科的操作。

有很少数报道股神经病发生于肾移植后，认

框 23-1 股神经病的病因	
压迫	外科手术或操作
髂腰肌，盆腔或	经腹全子宫切除术
腹膜后	植骨
血肿	髋关节置换术
抗凝治疗	疝修补术
血友病	髂骨活检
盆腔占位（肿瘤、脓肿，囊肿）	腹腔镜检查
主动脉或髂总动脉瘤	经尿道内窥镜
腹股沟淋巴结	外科手术
过伸牵拉	盆腔手术
外伤	根治性前列腺切除术
舞蹈	肾移植
"垂腿综合征"	脊柱手术（经腹手术）
直接损伤	输卵管成形术
战争受伤	经阴道子宫切除术
骨盆骨折	阴道分娩
医源性	
手术裂伤	
动脉造影	
错位注射	
辐射损伤	
缺血	
糖尿病	
静脉药物滥用	
髂总动脉闭塞	
术中低血压	
血管手术中的主动脉的钳夹	

Adapted from Al Hakim, M., Katirji, M.B., 1993. Femoral mononeuropathy induced by the lithotomy position: a report of 5 cases and a review of the literature. Muscle Nerve 16, 891.

为是由于神经缺血引起的。在肾移植中，移植肾动脉吻合于髂内动脉、髂外动脉或髂总动脉。由于股神经中段和远段依赖髂内或髂外动脉的血液供应，如果局部有明显的"盗血"，可能从股神经的血供分流血液。

另外，单独的股神经病不常见。医源性股神经病可发生于腹股沟区，是由大腿导管误插形成血肿导致。股神经病也可能发生于糖尿病患者，推测由于神经梗死。然而，这通常是在一个更广泛的多发性神经根神经丛病（即，糖尿病性肌萎缩）的情况下发生。

同样，腹膜后出血，常因过度使用抗凝剂，可能导致具有明显的股神经受累的腰丛神经病（见第32章）。罕见的病例由肿瘤或其他肿块病变也可能累及股神经。

鉴别诊断

股神经病的鉴别诊断包括腰丛病和 L2~L4 神经根病（表 23-1）。

表面上，三者可能表现非常相似。三种病都可能有股四头肌无力，以及膝反射减弱或消失。但是，在单独的股神经病中，L2~L4 支配的非股神经支配肌正常。特别是，由闭孔神经支配的内收肌和腓神经（L4~L5）支配的踝背屈肌（胫前肌）正常。然而，这些肌肉由于腰丛或腰神经根的病变可能无力。如果疼痛显著，就可能很难发现轻度的内收肌无力。来自腰背或者由于腰背活动加重的放射性疼痛提示神经根病。股神经病，腰丛病和 L2~L4 神根病感觉异常的区域可能很相似。然而，在单独的股神经病中，大腿外侧（股外侧皮神经区域）或近端大腿内侧（闭孔神经区）没有感觉异常，这些区域的感觉异常提示是神经丛或神经根病变。

电生理学检查

神经传导检查

对疑似股神经病变，神经传导检查作用有限（框 23-2）。表面记录电极放置在股四头肌（通常是股直肌），在腹股沟韧带下刺激股神经（图 23-3）。在分析轴突丢失程度（图 23-4）时，比较两侧（CMAP）的波幅是有用的。如果 CMAP 波幅减小，通常表示轴突丢失。当然，CMAP 波幅低也可能发生在运动神经元病，伴有阻滞的神经肌肉接头疾病，以及肌病。例如，有严重的股四头肌萎缩的包涵体

肌炎的患者，可有股神经（CMAP）波幅降低。有时，虽然临床表现有无力，但是刺激股神经病变处的远端，在腹股沟韧带处或其上端的单纯脱髓鞘病变会显示正常的 CMAP 波幅。

感觉传导，检查隐神经感觉传导对鉴别股神经病或腰丛病与 L2~L4 的神经根病（图 23-5）最有帮助。隐神经，是感觉神经，是股神经的末端延伸，在轴突丢失的节后神经节病变（即，腰神经丛或股神经）感觉传导表现异常。隐神经刺激点在腓肠肌内侧和胫骨间的凹陷，近端于记录电极 10~14cm，记录电极是位于胫骨前肌肌腱和内踝的中间。如同其他不常用的感觉传导检查，症状侧和无症状侧感觉神经动作电位（SNAP）波幅的对比常有用。即使在正常的个体，隐神经的感觉电位也常较小（5~10μV），并且在老年患者中很难引出。因此，除非是明确的双侧不对称，不应认定隐神经感觉传导异常。双侧隐神经 SNAP 消失没有诊断意义，尤其是中年和老年患者。

框 23-2 股神经病神经传导检查推荐

常规检查：
1. 股神经运动传导检查记录于股直肌，刺激于腹股沟韧带下股神经；双侧检查
2. 隐神经感觉检查，记录于内踝，刺激于小腿内侧；双侧检查

排除较广泛的神经丛病或多发性神经病：
1. 同侧胫神经运动传导检查，记录于踇短展肌，刺激于内踝和腘窝
2. 同侧腓总神经运动传导检查，记录于趾短伸肌，刺激于踝，腓骨小头及腘窝的外侧部
3. 同侧胫神经和腓总神经 F 反应
4. 同侧腓肠神经感觉检查，记录于外踝后，刺激于小腿

表 23-1 股神经病的临床鉴别

	股神经病（远端病变）	股神经病（腹股沟韧带上方）	腰丛病	L2~L4 神经根病
伸膝无力	X	X	X	X
屈髋无力		X	X	X
髋关节内收无力			X	X
踝关节背屈无力			X	X
膝反射减弱	X	X	X	X
大腿前内侧的感觉缺失	X	X	X	X
小腿内侧感觉缺失	X	X	X	X
大腿近端内侧感觉缺失			X	X
大腿外侧感觉缺失			X	X
X，可能存在。				

图 23-3 **股神经运动传导检查。** 股神经可以在腹股沟韧带下方刺激，记录股直肌（G1 在肌腹上，G2 在髌骨上的股四头肌肌腱处）

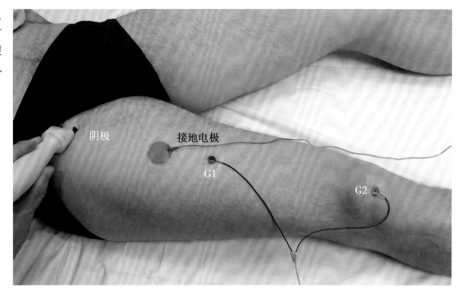

肌电图检查

　　肌电图检查（框 23-3）是为了鉴别股神经病，腰丛病和 L2～L4 神经根病。首先，检查股四头肌，应该至少检查两个头；股外侧肌以及股内侧肌或股直肌，这些都是最容易检查的肌肉（图 23-6）。股外侧肌和股内侧肌可由伸膝和伸大腿来激活。而股直肌屈髋伸膝时更易激活。这些神经源性异常

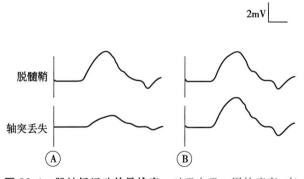

图 23-4 **股神经运动传导检查。** 对于大于 1 周的病变，在有症状侧（A）的股四头肌动作电位（CMAP）与对侧无症状侧（B）的波幅相比较反映了未受损的轴突数量。在单纯的脱髓鞘病变中，如果神经在病变的远端受到刺激，股神经 CMAP 将是正常的。在轴突丢失病变中，CMAP 波幅值与轴突丢失量成正比减少。预后和恢复时间取决于轴突丢失的数量

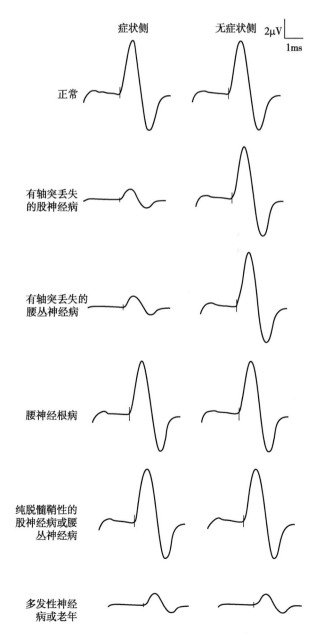

图 23-5 **隐神经感觉传导检查：正常和病理模式。** 需要比较症状侧和对侧，尤其是老年或有轻度多发性神经病患者，隐神经的感觉电位可能难以记录到

框 23-3　股神经病肌电图检查推荐

常规肌肉:
1. 股四头肌中的至少两块肌肉(股外侧肌,股内侧肌或股直肌)
2. 髂肌
3. 至少一块闭孔神经支配的内收肌(短收肌,长收肌或大收肌)
4. 胫骨前肌
5. L2、L3 和 L4 椎旁肌
6. 至少两块非股神经和非 L2~L4 神经支配的肌肉,以排除更广泛的病变(例如,腓肠肌内侧头,胫骨后肌,股二头肌,臀大肌)

尤其注意:
　　如果上述任何肌肉存疑,比较对侧。
　　如果是纯脱髓鞘病变,针肌电图的唯一异常是在无力的肌肉中正常形态的运动单位的动作电位募集减少。

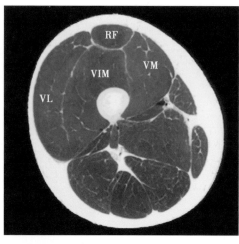

图 23-6　股四头肌。大腿中部轴向横截面。股四头肌的四个头,股外侧肌(VL),股内侧肌(VM),股直肌(RF)最表浅,易做针肌电图检查。股中间肌(VIM)较深,较难检查

提示或者符合股神经病、腰丛病或 L2~L4 神经根病。接下来,检查髂肌,寻找可能提示腹股沟韧带近端病变类似的表现。再下一步,检查具有某些 L4 神经根支配而非股神经支配的肌肉。大腿内收肌(L2~L4)和胫前肌(L4~L5)都应该检查。这两块肌肉的针肌电图检查在单独的股神经病中应该正常。在腰神经根或腰丛病变,它们可能异常。如果在 L2~L4 神经根支配的非股神经支配的区域异常,就需要检查由腓总神经、胫神经和坐骨神经支配的肌肉,以确定这些异常发现不是由于更广泛的周围神经病或多发性神经根病。最后,检查 L2、L3 和 L4 水平的椎旁肌非常重要,因为其异常提示神经根或更近端水平的病变。

神经传导检查和针肌电图结合,通常可以鉴别单独的股神经病,腰丛神经病,以及 L2~L3~L4 神经根病(表 23-2)。另外,我们可以从股神经运动和隐神经感觉的波幅来分析轴突丢失的程度,以及在针肌电图上发现失神经支配和再支配。

表 23-2　股神经病病变部位定位诊断的肌电图和神经传导异常

	股神经病 (远端病变)	股神经病 (腹股沟韧带的近端)	腰丛病	L2~L4 神经根病
肌电图结果				
股内侧肌	X	X	X	X
股外侧肌	X	X	X	X
股直肌	X	X	X	X
髂肌		X	X	X
大腿内收肌			X	X
胫骨前肌			X	X
腰椎脊旁肌				X
神经传导检查结果				
异常的隐神经感觉神经动作电位(如果轴突丢失)†	X	X	X	
下肢股神经复合肌肉动作电位(如果轴突丢失)	X	X	X	X

X,可能表现异常。
在 40 岁以上的个体,隐神经感觉电位可能难以记录,在这些人中,隐神经检查异常只是在双侧不对称时才有诊断意义。

病例分析

病例 23-1

病史和体检

女, 38 岁, 外科术后持续行走困难 5 周。4 周前入院, 在硬膜外麻醉下行选择性阴道子宫切除术。手术持续了两个半小时, 没有并发症。术后 3 天出院。术后, 患者发现左腿偶发膝软无力, 几次几乎摔倒。

有针刺样感觉从大腿前侧放射到小腿内侧。腿部没有明显的疼痛。背部硬膜外导管放置处有轻度不适。右腿无症状。

体检, 肌容积和肌张力正常。左侧膝反射消失, 右侧正常。所有其他反射均正常。床旁的肌力检查显示所有肌肉的肌力正常, 包括屈髋、踝背屈, 大腿内收。一名检查者考虑患者可能有左侧轻度伸膝无力。嘱患者从跪姿起立时, 左腿单腿起立不能完成, 右腿单腿起立可以轻松完成。

感觉检查显示大腿前侧和小腿内侧感觉减退。大腿外侧、小腿外侧和脚底感觉正常。

总结

38 岁女性患者在骨盆术后发生左膝软无力不能伸直, 大腿前侧和小腿内侧感觉异常。症状和体征提示股神经有问题。左膝反射消失, 右侧正常, 提示股神经、腰丛或 L2～L4 神经根病变。需要指出的是, 通常在床边很难检查出比较强壮肌肉的无力。在这个病例中, 股四头肌在力学劣势的情况下收缩, 才能看出有轻微的肌无力。嘱患者从跪姿起立时, 左腿不能完成, 提示左侧股四头肌无力。髋关节屈肌完好提示股神经支配的更近端的髂腰肌未受累。内收肌以及踝背屈肌的检查正常很重要, 因为这表示非股神经支配的 L2～L4 神经根支配的肌肉正常。

神经传导检查显示左侧的股神经运动 CMAP 较右侧降低, 虽然波幅值明确在正常范围内。这种双侧电位轻度的不对称本身不考虑为异常。但是, 双侧隐神经感觉电位有明显的不对称。左侧显著低于右侧 (波幅差大于 50%)。这是关键证据, 因为这高度提示病变位于背根神经节或其远端, 或者在腰丛或股神经。在下肢进行常规神经传导检查, 包括胫神经, 腓神经的运动检查和腓肠神经感觉检查, 以排除共存的多发性神经病或可能的腰骶丛病。这些检查结果均正常, 排除了神经丛病或多发性神经病的可能性。

针肌电图显示股四头肌 (特别是股外侧肌和股内侧肌) 有纤颤电位, 伴正常形态的运动单位动作电位 (MUAP) 的募集减少。很明显, 髂肌正常。

病例 23-1 神经传导检查

刺激神经	刺激点	记录点	波幅运动 /mV; 感觉 /μV 右侧	左侧	正常值	潜伏期 /ms 右侧	左侧	正常值	传导速度 /(m/s) 右侧	左侧	正常值	F 波潜伏期 /ms 右侧	左侧	正常值
股神经 (m)	腹股沟	股直肌	8.6	7.3	≥3	6.5	7.0							
隐神经 (s)	小腿内侧	踝关节内侧	8	2	≥4	3.6	3.8	≤4.4	49	47	≥40			
胫神经 (m)	踝关节	踇展肌	12.2		≥4	5.3		≤5.8				48		≤56
	腘窝	踇展肌	10.1						50		≥41			
腓神经 (m)	踝关节	趾短伸肌	4.3		≥2	5.8		≤6.5				47		≤56
	腓骨头下方	趾短伸肌	4.2			9.2			47		≥44			
	腘窝外侧	趾短伸肌	4.0			12.3			49		≥44			
腓肠神经 (s)	小腿	踝后	12		≥6	3.8		≤4.4	48		≥40			

m = 运动检查; s = 感觉检查。

注意: 所有感觉和混合神经潜伏期都是峰潜伏期, 所有感觉和混合神经传导速度都是以起始潜伏期计算, 报告中的 F 波潜伏期代表 F 波最短潜伏期。

病例 23-1   肌电图

| 肌肉 | 插入电位 | 自发电位 | | 自主MUAP | | 形态 | | |
		纤颤电位	束颤电位	激活	募集	时限	波幅	多相电位
左股外侧肌	↑	+1	0	NL	↓↓	NL	NL	NL
左髂肌	NL	0	0	NL	NL	NL	NL	NL
左股内侧肌	↑	+1	0	NL	↓↓	NL	NL	NL
左胫前肌	NL	0	0	NL	NL	NL	NL	NL
左大腿内收肌	NL	0	0	NL	NL	NL	NL	NL
左L3椎旁肌	NL	0	0	NL	NL	NL	NL	NL
左L4椎旁肌	NL	0	0	NL	NL	NL	NL	NL

↑=增加；↓↓=中度降低；NL=正常。

非股神经支配，腰神经根支配肌，尤其是大腿内收肌（L2～L4）和胫前肌（L4～L5）正常，L3和L4椎旁肌也正常。

至此，我们可以提出电生理诊断。

印象： 电生理证据提示，亚急性股神经病，最可能位于腹股沟韧带处，脱髓鞘性病变为主，并继发一定的轴突丢失。

这个病例提示了几个重要的问题。

如何确定病变主要是脱髓鞘？

病变主要是脱髓鞘，因为CMAP的波幅是相当对称，但患者有明显肌无力。因为超过5天的时间，运动神经纤维的沃勒变性已经完成。因此，病变远端相对正常的CMAP波幅，表示大部分的股神经轴突保持完整。无力的最主要原因应该是在腹股沟韧带处的股神经的脱髓鞘，其在刺激点（就在腹股沟韧带的下方）的近端。脱髓鞘时，轴突被阻滞，然后出现肌无力。

针肌电图检查主要表现为MUAP的募集中度减少。然而，MUAP形态正常，原因如下：①病变主要是脱髓鞘；②还没有足够的时间出现神经再支配。注意，股外侧肌和股内侧肌有纤颤电位。大多数脱髓鞘病变会有一定程度继发性轴突丢失。隐神经感觉电位波幅降低也提示轴突丢失。然而，分析轴突丢失的最好方法不是根据纤颤电位的程度，而是根据CMAP的波幅。在这个病例中，症状侧的CMAP波幅大约是无症状侧的85%，表明大约有15%的轴突丢失。然而，这只是一个估计，这种两侧不对称程度的可能在正常范围之内。

肌电图对股神经病的病因和预后是否有帮助？

神经传导检查和肌电图能清楚显示股神经节后病变，病变最可能在腹股沟韧带处。正常的屈髋肌力符合髂肌正常肌电图表现。这对于排除腹股沟韧带近端的病变很重要。肌电图诊断病变位于腹股沟韧带，有助于确定神经病变最可能的病因是患者在外科截石位过程中发生神经压迫。

肌电图对预后也很有帮助。由于CMAP波幅相对正常，且可能的病理生理为脱髓鞘，因此，预后恢复很好。在这种情况下，髓鞘再生通常需要数周。因此，患者功能障碍的时间可能是短期的。毫无疑问，在接下来的数周到数月发生髓鞘再生伴全部力量恢复。

（聂 梅 朱冬青 译）

推荐阅读

Al-Ajmi, A., Rousseff, R.T., Khuraibet, A.J., 2010. Iatrogenic femoral neuropathy: two cases and literature update. J Clin Neuromusc Dis 12, 66–75.

Al Hakim, M., Katirji, M.B., 1993. Femoral mononeuropathy induced by the lithotomy position: a report of 5 cases and a review of the literature. Muscle Nerve 16, 891.

Dawson, D.M., Hallet, M., Wilbourn, A.J., 1999. Entrapment neuropathies, third ed. Lippincott Raven, Philadelphia.

Sharma, K.R., Cross, J., Santiago, F., et al., 2002. Incidence of acute femoral neuropathy following renal transplantation. Arch Neurol 59, 541–545.

跗管综合征 24

足部疼痛、有木感的患者常会转介至肌电图室以检查是否有跗管综合征（tarsal tunnel syndrome，TTS）。跗管综合征是由于内踝屈肌支持带下方的远端胫神经受压所导致。表面上看，踝部屈肌支持带下胫神经的卡压与腕部屈肌支持带下正中神经的卡压［即腕管综合征（carpal tunnel syndrom，CTS）］类似。但是，与常见的腕管综合征不同，跗管综合征非常少见。在那些真正为跗管综合征的少量病例中，尽管电生理检查可以证实跗管处存在局部传导减慢，但肌电图检查者都应认识到，在检查远端胫神经及其支配肌时常常会遇到技术上的困难，尤其是在老年患者中。

解剖

胫神经下行至内踝时，走行于踝内侧的屈肌支持带下方，穿过跗管（图 24-1）。跗管是一个纤维骨性通道，位于内踝下方，底面为骨性结构，顶面为屈肌支持带。除了胫神经外，还有胫动脉，以及姆长屈肌、趾长屈肌、胫后肌的肌腱也穿行跗管。远端胫神经分为 3～4 支。其中 1～2 支（**跟内、外侧感觉神经**）为纯感觉神经，支配足底跟部的感觉（图 24-2）。另两支，**足底内侧神经和足底外侧神经**，则包含运动和感觉纤维，分别支配足底内侧和外侧。通常情况下，足底内侧神经支配内侧三趾半（包括大姆趾），足底外侧神经则支配小趾及四趾外侧。两支足底神经均支配足内肌。最易使用针肌电图进行检查的肌肉有足底内侧神经支配的姆短展肌（abductor hallucis brevis，AHB）、姆短屈肌（flexor hallucis brevis，FHB）、趾短屈肌（flexor digitorum brevis，FDB），以及足底外侧神经支配的小趾展肌（abductor digiti quinti pedis，ADQP）。

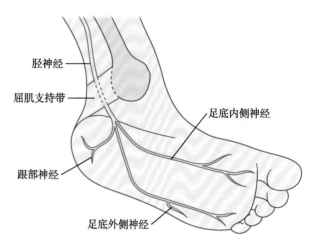

图 24-1　远端胫神经（在踝与足底）的解剖。远端胫神经在踝内侧走行于内踝后方的屈肌支持带之下（即穿过跗管），然后分出足底内侧神经、足底外侧神经和足跟神经。足跟神经为纯感觉神经，支配足底和足跟感觉；足底内侧支、足底外侧支都包含运动纤维与感觉纤维，运动纤维支配足内肌，感觉纤维分别支配足底内、外侧感觉

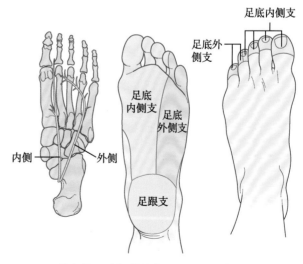

图 24-2　足部的胫神经感觉支配。远端胫神经通过足底内侧、足底外侧与足跟感觉神经支配足底感觉（Adapted from Omer, G.E., Spinner, M., 1980. Management of peripheral nerve problems. WB Saunders, Philadelphia.）

临床

跗管综合征患者最常见的临床症状是踝周疼痛。这种踝部及足跟的疼痛通常为灼痛，且常在负重时或夜间加重。足底神经或跟部神经卡压，还可出现足底的异样感觉或者感觉缺失（图 24-3）。几乎没有其他可靠的临床体征。可能出现足内肌萎缩，但对跗管综合征没有特异性，因其同样可见于 L5～S1 神经根病、近端的胫神经病或多发性神经病。足内肌的肌力很难进行评估，因为足趾与踝关节的大部分重要功能都是由位于小腿的长伸肌和长屈肌来完成，而它们是由近端的胫、腓神经支配。最后，很多人认为跗管处的 Tinel 征提示跗管综合征。但遗憾的是，和其他部位的 Tinel 征一样，这是一个非特异性体征，在一些正常人中也可出现。应该注意到，跗管综合征患者的踝反射正常，是因为支配该反射的胫神经部分位于跗管近端。足外侧感觉（腓肠神经）及足背感觉（腓浅神经）正常也是因为同样的原因。

病因学

跗管综合征的发病率尚有争议。一些足踝科医生认为其很常见，但大多数神经科及电生理医生则认为其很少见。足底内、外侧神经的病变多为外伤所致（包括扭伤和骨折），偶尔也见于骨质退行性病变或结缔组织疾病。另有少数跗管综合征病例由静脉曲张或其他少见的占位病变引起（如脂肪瘤、腱鞘囊肿、囊肿、骨疣）。但不同于腕管综合征，因反复活动导致屈肌支持带肥大而引起的跗管综合征很少见。三个神经分支（跟部神经、足底内侧神经、足底外侧神经）可单独或多支同时受累。

鉴别诊断

跗管综合征的鉴别诊断包括足部的骨科疾病（特别是肌腱炎或筋膜炎）、近端胫神经病，以及多发性周围神经病（尤其是早期、轻度的）。S1 神经根病或者腰骶丛神经病也会引起足底的感觉缺失，但这两者通常都不会引起局部的足痛。多发性周围神经病患者误诊为跗管综合征并不罕见。我们实验室接诊的疑似跗管综合征患者中，多数的电生理检查结果或为正常（可能存在局部骨科疾病），或发现存在轻度的远端的多发性周围神经病。

电生理学检查

神经传导检查

如果疑似跗管综合征的患者一侧有症状而另一侧正常，那么检查就可极大的简化。这种情况下可采用双侧对比检查法（框 24-1）。重要的神经传导检查包括双侧胫神经的远端运动潜伏期（在内踝的跗管近端刺激胫神经，并分别在足底内侧神经支配的踇短展肌和足底外侧神经支配的小趾展肌记录）（图 24-4）。将复合肌肉动作电位（CMAP）波幅和远端潜伏期进行双侧对比。理论上如果穿过跗管段的神经发生脱髓鞘病变，那么患侧的远端潜伏期会显著延长。如果是轴突丢失的病变，CMAP波幅会降低，而潜伏期将正常或仅轻度延长。

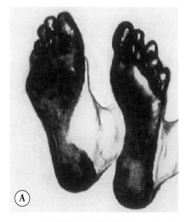
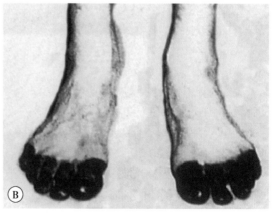

图 24-3   跗管综合征的感觉缺失部位。A. Captian Keck 在一次募兵时报道了第一例跗管综合征，其表现为足部疼痛和远端胫神经支配区感觉缺失。**B.** 黑色区域表示首个报告病例的感觉缺失区域（From Keck，C.，1962. The tarsal tunnel syndrome. J Bone Joint Surg 44，180.）

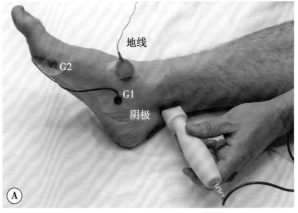

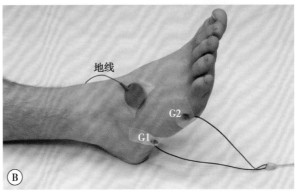

图 24-4 远端胫神经运动传导检查。于内踝后方刺激胫神经,踇短展肌(A)和小趾展肌(B)分别记录,测量足底内侧神经与足底外侧神经的远端运动潜伏期

表面电极记录的感觉和混合神经检查比较困难,即使在正常人中也如此,但它们可以提高跗管综合征电生理诊断的敏感性。表面电极顺向感觉检查法是刺激大踇趾或小趾(分别对应足底内侧神经和足底外侧神经)并在跗管近端的胫神经记录。该电位波幅通常很低,需要采集多个电位进行平均。也可以采用表面电极逆向感觉检查法,但也存在同样的技术限制。逆向法表面电极记录足底混合神经稍为容易(图 24-5)。足底内侧和足底外侧混合神经均可在足底刺激,内踝(跗管近端)胫神经记录。测量这些微小的电位,同样需要采用平均技术,在老年人中可能引不出波形。**即使在正常人中,足底内侧与足底外侧的感觉及混合神经电位也有不能引出。**因此,电位波幅低或电位缺失不应考虑为异常,除非双侧对比存在明显差异,双侧刺激点与记录点间的距离相同。双侧足底混合或感觉神经电位均缺失并没有诊断意义,特别是在中老年人中。必须强调的是,足底混合与感觉神经是下肢最远端的神经,因此在正常情况下它们的传导速度会比其他更近端的神经慢一些,也更容易受到温度和低温的影响。

除了双侧足底运动、感觉及混合神经传导检查以外,还需常规进行神经传导检查,特别是用于排除多发性神经病。检查包括:胫神经、腓神经的常规运动传导及 F 波,以及腓肠神经感觉传导。如果腓肠神经感觉电位异常,则足底神经的异常都可能是继发于多发性神经病,或者相对较少见的坐骨神经或腰骶丛病变。在某些情况下,双侧 H 反射检查也能提供有用信息。H 反射在跗管综合征患者中正常,但在多发性神经病、近端胫神经病、坐骨神经与腰骶丛病变,以及 S1 神经根病的患者中可能异常,这些疾病临床上都可能引起足底感觉异常。

肌电图检查

在跗管综合征的评估中,肌电图检查常会遇到一些问题(框 24-2),特别是在足内肌的检查。首先,患者对检查的耐受能力有限。因为足底非常敏感,对于大多数患者来说,肌电图针插入足内肌都会很痛。其次,这些肌肉也很难激活。因此,常常难以采集到足够的运动单位动作电位(MUAP)进行分析。最后,对于"正常"的解释同样存在困难。足内肌常可见插入电位增多,偶也可见纤颤电位和宽大 MUAP——这些是神经源性病变的表现,**但这些发现即使在无症状的正常人中也并不罕见。**

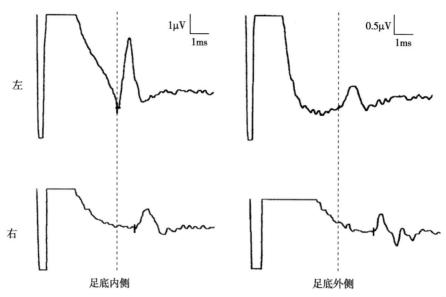

图 24-5　足底内、外侧混合神经传导检查：症状侧与无症状侧（对侧）对比的价值。在足底内侧及外侧刺激，内踝处胫神经记录。感觉及混合神经电位波幅很低，须采用平均技术以从噪声中显示波形。尽管右侧足底内侧混合神经电位波幅较左侧降低了 2～3 倍，但绝对差值只有 2～3μV。另外右侧足底内侧及外侧混合神经电位潜伏期较左侧明显延迟

该现象通常认为与双足的日常磨损有关，但因此也给这些异常发现的解释带来困扰。要明确足内肌的肌电图表现为异常，需要满足：①异常非常明显；②对侧无症状侧的肌电图表现明显不同于症状侧。

除了足底神经支配的足内肌（踇短展肌，踇短屈肌，小趾展肌）外，胫神经和腓神经支配的小腿

肌肉也应检查，以排除更近端的病变和多发性神经病。如果这些肌肉发现异常，则还需继续扩大检查范围，以明确其是否为近端胫神经病、坐骨神经病、腰骶丛神经病、神经根病，或多发性神经病。

框 24-2　踝管综合征肌电图检查方案推荐
常规肌肉： 1. 踇短展肌、小趾展肌（须与对侧比较） 2. 至少两块踝管以近的胫神经支配肌（如腓肠肌内侧头，比目鱼肌，胫后肌，趾长屈肌） 3. 至少一块腓神经支配的远端小腿肌肉（胫前肌，踇长伸肌） 特殊考虑： ● 如果任何踝管近端的肌肉异常，还须检查额外的肌肉以明确是否为更近端的胫神经病、坐骨神经病、腰骶丛神经病、神经根病，或多发性神经病。 ● 从实践的角度来看，基本上不可能在有多发性神经病存在时诊断踝管综合征。 ● 足内肌的检查很痛，也很难激活。而无症状的正常人中也常见插入电位增多，偶见纤颤电位和宽大 MUAP。要明确足内肌的肌电图表现为异常，需要满足：①异常非常明显；②无症状侧的肌电图表现明显不同于症状侧。

病例分析

病例 24-1

病史和体检

女性，41 岁，因踝部骨折后出现足部持续性疼痛前来就诊。4 月前患者右踝部骨折（无移位），并石膏固定 6 周。患者持续踝部疼痛，并于步行时加重。

体检发现内踝有压痛，右侧足内肌轻度萎缩，足趾及踝的屈伸功能正常。右足外侧及足背感觉正常，右足底针刺觉和温度觉出现异样感觉。腱反射包括踝反射可引出，并且双侧对称。

总结

患者的病史中几乎没有提示神经损伤的信息。外伤和踝部骨折后持续疼痛很可能源于局部的骨科问题。但神经系统体检却显示存在轻度异常。右侧足内肌有轻度肌萎缩，也可能是石膏固定导致的废用性萎缩。感觉检查发现足外侧及足背感觉正常，但右足底的针刺觉和温度觉减退。对于

典型的多发性神经病,仅足底的感觉异常而足外侧及足背感觉完全正常的情况很少见,因其会首先累及所有的远端纤维。这一发现提示了足底神经病变的可能。除了多发性神经病,足底的木感还可见于另外一些疾病,包括近端胫神经病、坐骨神经病、腰骶丛神经病,和 S1～S2 神经根病。双侧踝反射正常也是有用的信息。例如,S1 神经根、腰骶丛神经、坐骨神经、或更近端的胫神经病变均能导致症状侧踝反射异常。

神经传导检查方面,应特别注意检查结果是否与临床体检情况相关。首先,双侧踇短展肌记录的胫神经运动传导检查结果均正常,但两侧轻度不对称:症状侧波幅稍低、远端潜伏期稍长,但差异不显著。但需注意的是踇短展肌记录的常规

病例 24-1　神经传导检查

刺激神经	刺激点	记录点	波幅 运动 mV;感觉 μV			潜伏期 /ms			传导速度 /(m/s)			F 波潜伏期 /ms		
			右侧	左侧	正常值	右侧	左侧	正常值	右侧	左侧	正常值	右侧	左侧	正常值
胫神经(m)	踝	踇短展肌	6.5	10.6	≥4	5.3	4.8	≤5.8				54	51	≤56
	腘窝	踇短展肌	5.0	8.5		12.1	11.1		44	48	≥41			
胫神经(m)	踝	小趾展肌	4.2	5.3	≥3	5.8	5.2	≤6.3						
腓神经(m)	踝	趾短伸肌	4.1		≥2	4.7		≤6.5				55		≤56
	腓骨颈下	趾短伸肌	4.0			10.7			50		≥44			
	外侧腘窝	趾短伸肌	3.9			12.9			51		≥44			
腓肠神经(s)	小腿	踝后	17		≥6	3.0		≤4.4	52		≥40			
腓神经(s)	小腿外侧	踝部	27		≥6	3.2		≤4.4	50		≥40			
足底内侧(混合检查)	足底内侧	内踝	1	8	≥3	4.1	3.3	≤3.7						
足底外侧(混合检查)	足底外侧	内踝	0.5	4	≥3	4.4	3.5	≤3.7						

注意:所有感觉和混合神经潜伏期都是峰潜伏期,所有感觉和混合神经传导速度都是以起始潜伏期计算,报告中的 F 波潜伏期代表 F 波最短潜伏期。

病例 24-1　肌电图

肌肉	插入电位	自发电位		自主 MUAP		形态		
		纤颤电位	束颤电位	激活	募集	时限	波幅	多相电位
右踇短展肌	↑	+1	0	减弱	NL	+1	+1	NL
右小趾展肌	↑	0	0	减弱	NL	NL/+1	NL	NL
左踇短展肌	↑	+1	0	减弱	NL	NL/+1	NL/+1	NL
左小趾展肌	NL	0	0	减弱	NL	NL/+1	NL	NL
右内侧腓肠肌	NL	0	0	尚可	NL	NL	NL	NL
右胫后肌	NL	0	0	NL	NL	NL	NL	NL
右胫前肌	NL	0	0	NL	NL	NL	NL	NL

NL= 正常;↑= 增大。

胫神经运动传导仅检查了足底内侧神经。其后在双侧小趾展肌记录的胫神经运动传导检查则对足底外侧神经进行了评估。虽然波幅和潜伏期均正常，但双侧同样不对称：右侧与左侧相比，波幅稍低，潜伏期稍长。随后进行的症状侧腓神经运动传导检查结果正常。

运动传导检查完后，做了感觉传导检查，包括右侧腓肠神经和腓浅神经，结果均完全正常。腓肠神经传导正常与足外侧感觉正常相符，腓浅神经传导正常与足背感觉正常相符。右侧的足底内、外侧混合神经传导电位波幅很低，单独来看并不能确定其为异常，因为足底混合与感觉电位在正常人中也经常很小或难以引出，但与对侧（无症状侧）对比时发现波幅有显著差异（双侧对比差异＞50%）。此外右侧潜伏期也相对左侧延长。潜伏期延长的程度未达到脱髓鞘的范围，这可能是轴突丢失和快传导纤维丢失的结果。

神经传导检查完后，就有了强证据提示远端胫神经病变并累及了足底内侧和足底外侧神经。多发性神经病的可能性不大，因为腓肠神经和腓浅神经传导正常，而足底混合神经传导双侧不对称。足底内侧及足底外侧混合神经波幅降低及潜伏期临界性延长都在轴突丢失范围内，提示轴突丢失，因此仍然存在近端（小腿）胫神经病的可能。但腓肠神经起源于腘窝位置的胫神经和腓神经，其传导正常不支持胫神经近端病变。针肌电图检查有助于确定病变的位置，尤其要关注位于跗管近端胫神经支配的小腿肌肉。

接着肌电图检查发现右侧姆短展肌有纤颤电位。该肌激活很弱，只能记录到少量 MUAP，但这在正常人中也并不少见。这些少量的 MUAP 看似时限轻度增宽、波幅轻度增高，这些通常提示神经病性病变。但是，检查足内肌时需谨慎，因为无主诉的正常人也可能出现足内肌的轻度活动性失神经或神经再支配（或同时存在）。果然，在对侧姆短展肌的检查中也发现了少量纤颤电位以及临界性宽大 MUAP。因此，尽管刚开始可能认为右侧姆短展肌异常，但在检查了对侧之后，我们明确右侧的异常没有肯定意义。双侧小趾展肌也没有不对称，虽然两侧均轻度异常。然后检查了两块跗管上方的胫神经支配肌（腓肠肌内侧头、胫后肌），结果完全正常。最后检查了胫前肌，该肌为腓神经支配肌，也完全正常。

现在，我们准备好形成电生理印象。

印象：电生理发现符合右侧远端胫神经病，累及足底内侧和足底外侧神经。

现在我们来讨论一个重要问题。

如何将病变定位在足底神经？

电生理异常局限于远端胫神经，即足底内侧与足底外侧神经。足底内、外侧混合神经电位波幅均较对侧低，并伴峰潜伏期轻度延长。这一异常模式可见于跗管综合征，但同样可见于近端胫神经病、坐骨神经病或腰骶丛神经病。但肌电图检查未发现任何跗管以近的胫神经或腓神经支配肌异常，故可排除近端胫神经病、坐骨神经病，及腰骶丛神经病。注意在本例中混合神经传导的不对称性异常不符合骶神经根病的表现，因为感觉电位（混合神经电位的主要成分）在背根神经节近端的病变中不受累。而足外侧与足背感觉正常的临床发现亦高度不支持多发性神经病、坐骨神经病，或腰骶丛神经病。这些发现在随后的神经传导检查中被证实，其显示腓肠和腓浅神经感觉电位正常。因此，尽管电生理检查不能明确这个病变的定位，但有足够证据支持是位于踝部的远端胫神经病变（足底内侧与足底外侧神经），特别是考虑到符合外伤与持续性疼痛的部位。

（陈 劼 译）

推荐阅读

Almeida, D.F., Scremin, L., Zuniga, S.F., et al., 2010. Focal conduction block in a case of tarsal tunnel syndrome. Muscle Nerve 42, 452–455.

Cimino, W.R., 1990. Tarsal tunnel syndrome: review of the literature. Foot Ankle 11, 47.

Dawson, D.M., Hallett, M., Millender, L.H., 1990. Entrapment neuropathies, second ed. Little, Brown, Boston.

Felsenthal, G., Butler, D.H., Shear, M.S., 1992. Across tarsal tunnel motor nerve conduction technique. Arch Phys Med Rehabil 73, 64–69.

Keck, C., 1962. The tarsal tunnel syndrome. J Bone Joint Surg 44, 180.

Oh, S.J., Arnold, T.W., Park, K.H., et al., 1991. Electrophysiological improvement in tarsal tunnel syndrome following decompression surgery. Muscle Nerve 14, 407.

Oh, S.J., Meyer, R.D., 1999. Entrapment neuropathies of the tibial (posterior tibial) nerve. Neurol Clin 17, 593–615.

Oh, S.J., Sarala, P.K., Kuba, T., et al., 1979. Tarsal tunnel syndrome: electrophysiological study. Ann Neurol 5, 327.

Patel, A.T., Gaines, K., Malamut, R., et al., 2005. Usefulness of electrodiagnostic techniques in the evaluation of suspected tarsal tunnel syndrome: an evidence-based review. Muscle Nerve 32, 236–240.

面神经病和三叉神经病

25

神经传导与肌电图（EMG）检查最常用于检查周围神经与肌肉疾病，它们同样可以用于检查脑神经病变。在脑干外，除了嗅神经（Ⅰ）与视神经（Ⅱ），其他脑神经与周围神经在根本上是相同的，均包含运动、感觉和自主神经纤维。

在肌电图实验室所检查的脑神经病变中，累及面神经（Ⅶ）和三叉神经（Ⅴ）的单神经病最为常见。面神经可采用常规神经传导技术来直接刺激和记录。瞬目反射可用于检查面神经与三叉神经。而面肌与咀嚼肌（分别由第Ⅶ对和第Ⅴ对脑神经支配），则可使用 EMG 针电极进行检查。如同其他神经肌肉疾病，在面神经与三叉神经病变中，电生理检查也可用于确定病变的位置，评估病变的病理生理和严重程度，以及提示预后。事实上，对于最常见的脑神经病变——特发性面神经麻痹（即贝尔麻痹）而言，评估其严重程度和预后往往是肌电图医生需要处理的关键问题。

解剖

面神经

面神经，即第Ⅶ对脑神经，是一对复杂的神经，包含几种不同的纤维束，包括：

- 支配所有面部表情肌，及二腹肌后腹，镫骨肌和茎突舌骨肌的运动纤维
- 支配软腭黏膜，以及唾液腺和泪腺的副交感神经运动纤维
- 支配舌前 2/3 味觉的纤维
- 支配唾液腺和鼻、咽黏膜内脏感觉的副交感神经感觉纤维
- 支配一小部分外耳道和耳皮肤的躯体感觉纤维
- 自面部肌肉传入的本体感觉纤维

面神经由**面神经运动根**（facial motor root）和相邻的**中间神经**（nervus intermedius）组成。面神经运动根支配面部表情肌，起于位于脑桥下部腹外侧被盖的面神经运动核。中间神经包含味觉、感觉和副交感纤维，分别起于孤束核（延髓），三叉神经感觉核（延髓 - 脑桥），上泌涎核（脑桥）。

面神经，包括运动根和中间神经，自桥小脑角区出脑干，进入内耳道，经过膝神经节后穿行面神经管。在骨性面神经管内，面神经主干分出几根分支神经（图 25-1）。首先分出副交感纤维至**岩大神经**（greater petrosal nerve）和**岩小神经**（lesser petrosal nerve），去往翼腭与耳神经节。其次，发出一个小运动支，支配内耳的镫骨肌。然后发出**鼓索**（chorda tympani），包含至前 2/3 舌的味觉纤维和至下颌下腺与舌下腺的副交感纤维。

面神经由茎乳孔出颅，穿过腮腺。出茎乳孔后，面神经支配茎突舌骨肌和二腹肌的后腹，然后发出一耳后皮支，再分出五大主要外周分支：颞支（又称额支）、颧支、颊支、下颌缘支和颈支，支配面部表情肌（图 25-2）。

三叉神经

三叉神经，即第Ⅴ对脑神经，包含至面部的感觉纤维和至咀嚼肌的运动纤维。它发自位于脑干的几个不同的核团，包括一个运动核团（中上脑桥）和三个独立的感觉核团。感觉核团包括司轻触觉的感觉主核（中上脑桥），司痛觉和温度觉的三叉神经脊束核（脑桥至颈髓上部），以及司面部肌肉本体觉的三叉神经中脑核（中脑下部）。出外侧中部脑桥后，其被称为三叉神经，是因为它从三叉神经节（又称**半月神经节**（semilunar ganglion）或**加瑟神经节**（gasserian ganglion））分出了三条主要的周围神经（图 25-3）。三叉神经节位于脑干外，中颅

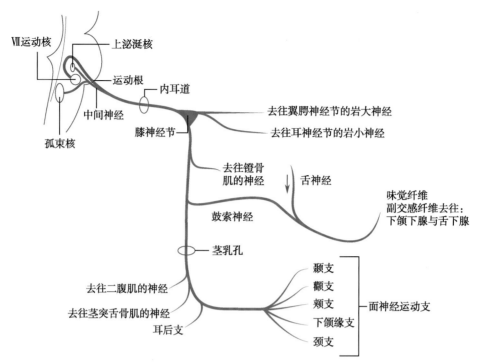

图 25-1 面神经管中面神经的运动根与中间神经分支的行程。面神经由面神经运动根与临近的中间神经合并所形成。运动根支配面部表情肌。中间神经包含味觉、感觉和副交感神经纤维。在骨性面神经管内，从面神经干分出几条分支。副交感纤维分出至岩大神经和岩小神经，去往翼腭与耳神经节。其后发出一个小运动支，支配内耳的镫骨肌。然后发出鼓索，包含支配舌前三分之二的味觉纤维以及支配下颌下腺与舌下腺的副交感纤维

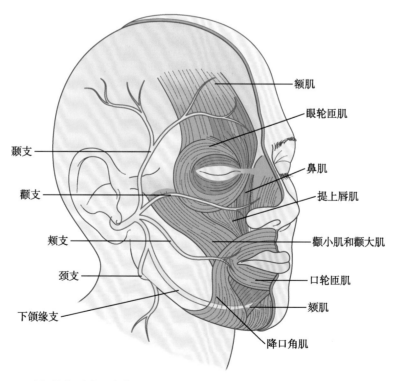

图 25-2 面神经的主要外周分支。出茎突孔后，面神经分出 5 条主要外周分支：颞支，颧支，颊支，下颌缘支和颈支，支配面部表情肌（From Oh，S.J. 1993. Clinical electromyography：nerve conduction studies，2nd ed. Williams & Wilkins，Baltimore，with permission.）

窝的岩骨之上。由硬脑膜折叠所形成，容纳三叉神经节，有脑脊液充盈的腔体结构，称为美克氏腔（Meckel's Cave）。三叉神经节包含了来自感觉主核及三叉神经脊束核的感觉纤维的胞体，而三叉神经运动纤维支配肌肌梭的本体感觉纤维的胞体则包含在位于中脑的三叉神经中脑核中。

三叉神经的三大主要周围神经分支分别是眼神经（V₁），上颌神经（V₂）和下颌神经（V₃），每个神经都通过不同的开口出颅：①眼神经通过眶上裂；②上颌神经通过圆孔；③下颌神经通过卵圆孔。这三大主要神经分支都包含感觉纤维，而运动纤维则仅包含于下颌神经分支中，支配咀嚼肌（咬肌、颞肌、翼内肌和翼外肌），二腹肌的前腹，下颌舌骨肌，腭帆张肌和鼓膜张肌。三叉神经的各分支支配面部皮肤，前半部头皮，大部分口腔和鼻腔黏膜，前三分之二舌，及前、中颅窝硬脑膜的轻触觉、痛觉、温度觉（图25-4）。

临床

面神经病

最常见的单脑神经病是面神经麻痹，常表现为特发性**贝尔麻痹**（Bell's palsy）。一些病例发生于感染后，越来越多的证据表明，在很多病例中，贝尔麻痹是由1型单纯疱疹病毒所诱导的脑神经炎。另外，高血压或糖尿病患者及孕期妇女（特别是在怀孕后期或产后早期）罹患贝尔麻痹的风险会增加。

单侧面瘫也可见于一些相关疾病，最常见的是糖尿病。另外，面瘫也可发生于侵袭膝神经节的带状疱疹（拉姆齐-亨特综合征，Ramsay Hunt syndrome），淋巴瘤，麻风病，桥小脑角肿瘤如听神经瘤，多发性硬化，脑卒中，及许多其他疾病（框25-1）。双侧面瘫较少见，可见于吉兰-巴雷综合征、莱姆病、结节病、梅-罗综合征（Melkersson-Rosenthal syndrome）、结核性脑膜炎、软脑膜淋巴瘤/癌。双侧面瘫同样可见于一些神经肌肉接头疾病和各种肌营养不良。

面神经麻痹的临床表现取决于病变位置，病理生理和病变的严重程度。中枢病变（面神经核以近）引起对侧下半面部为主的无力，而接受双侧支配的眼轮匝肌和额肌则相对保留。此外，中枢性病变，笑或哭时有可能出现面部运动，这是因为调

节情绪刺激反应的通路与调节主动面部运动的通路是不同的。周围性病变（面神经核及核以远）引起同侧面瘫，包括上、下面部肌肉，导致不能皱额，

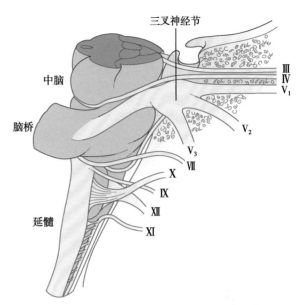

图25-3　三叉神经节与三条主要周围神经分支的起源。出外侧中部脑桥后，三叉神经分为三条主要周围神经：眼神经（V₁），上颌神经（V₂）和下颌神经（V₃）。它们分出自三叉神经节，其位于脑干外，中颅窝的岩骨之上（Adapted with permission from Montgomery，E.B.，Wall，M.，Henderson，V.W.，1986. Principles of neurologic diagnosis. Little，Brown，Boston.）

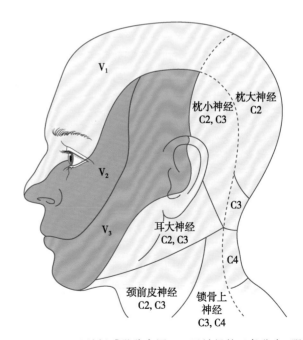

图25-4　三叉神经感觉分布区。三叉神经的三条分支：眼神经（V₁），上颌神经（V₂）和下颌神经（V₃），支配面部和前半部头皮的感觉（Adapted with permission from Haymaker，W.，Woodhall，B.，1953. Peripheral nerve injuries. WB Saunders，Philadelphia.）

框 25-1　面肌无力的鉴别诊断

特发性贝尔麻痹
与系统性疾病相关
　　吉兰 - 巴雷综合征*
　　莱姆病*
　　糖尿病
　　带状疱疹（拉姆齐 - 亨特综合征）
　　血管炎
浸润性病变
　　淋巴瘤
　　软脑膜淋巴瘤 / 癌*
　　结核性脑膜炎*
　　麻风病
　　结节病*
　　梅 - 罗综合征*
多发性硬化
与肿瘤相关
　　桥小脑角肿瘤
　　鼻咽癌
与神经肌肉接头疾病相关
　　重症肌无力*
　　Lambert-Eaton 肌无力综合征*
肌营养不良
　　面肩肱型肌营养不良*
　　眼咽型肌营养不良*
　　强直性肌营养不良*
脑卒中

* 通常双侧受累。

闭眼或笑。另外，还可出现前三分之二舌的功能障碍和味觉缺失，这取决于穿过面神经管的面神经哪些分支被累及。

罹患贝尔麻痹的患者，累及上、下面部的完全性面瘫通常发生在 24 小时以内，且通常伴有同侧耳后疼痛。其病因认为是面神经炎，导致了面神经管内神经的肿胀与卡压。

大多数患者预后良好，可在几周至几月后功能完全恢复。但在一些更严重的病例中，通常是存在显著轴突丢失的患者，会遗留永久的面瘫，或者随着神经再生出现神经的错杂再支配。错杂再支配可表现为以下两种形式之一：①先前支配某一肌肉的神经生长进入另一神经束并支配另一肌肉；②单个神经轴突分成两个或多个轴突分支并支配两块或多块肌肉。这两种类型的错杂再支配均可导致面部的联带运动。例如，闭眼（眼轮匝肌）可能伴嘴唇（口轮匝肌）运动。临床上，这样的异常再支配可以很轻微，也可以很严重。在最极端

的病例中，联带运动可引起单侧面部的大范围收缩。因大多数人每隔几秒会自发地眨眼，当联带运动累及眼轮匝肌和其他面部肌肉时，其临床表现会与偏侧面肌抽搐十分相似，即使它们的病因完全不同。

错杂再支配也可发生在面神经的运动轴突与副交感轴突（即源于面神经运动根的神经纤维与源于中间神经的神经纤维）之间。因此，副交感轴突可能支配运动终板，以及相反地，运动轴突也可能支配副交感神经终板。这可导致在面部肌肉激活时出现流泪、流涎和 / 或偏侧面部出汗。想象这样一个窘境：进食时分泌眼泪，而不是唾液。

偏侧面肌抽搐

偏侧面肌抽搐是一种慢性的，大多为进行性的疾病，常与面神经的慢性卡压或损伤有关。该疾病的特点是一侧面部的一块或多块肌肉不自主抽搐。抽搐通常首先发生在眼周，随后扩展至同侧的其他面部肌肉。抽搐经常是不规则的，睡觉期间也会持续出现。尽管还有一些不常见的慢性激惹的诱因见于文献报道，但最常见的病因还是在面神经出脑干区有异常血管与面神经接触。抽搐产生的原因认为是面神经部分轴突损伤后与临近的其他轴突形成旁触传递。通过手术减压使血管与面神经分离，通常可完全恢复。

如前所述，继发于特发性面神经麻痹的大量神经再支配及随之出现的面肌联带运动，可引起与偏侧面肌抽搐几乎相同的临床表现。但偏侧面肌抽搐的病理生理（面神经损伤伴旁触传递）与面瘫后综合征（自发眨眼引发的联带运动，由特发性面神经麻痹后肌肉的神经错杂再支配导致）是有区别的。

三叉神经病

三叉神经病较面神经麻痹少见。它常作为一种纯感觉神经病并发于结缔组织疾病，特别是干燥综合征（Sjögren syndrome）或系统性红斑狼疮。另外，三叉神经病可并发于中毒性神经病，有时亦单独出现。罕见情况下，患者罹患局部或转移癌，可单独累及 V_3 的颏分支 [称为 "颏木钝综合征"（numb chin syndrome）]。偶尔可见三叉神经单独运动受累，其常并发于肿块病变或手术后。

V 脑神经纯感觉功能障碍的患者表现为同侧面部感觉减退。感觉减退的分布区取决于神经的

受累范围及三叉神经的哪些分支被累及。运动分支受累可引起咀嚼困难以及张口时下巴歪向对侧。

三叉神经痛

三叉神经痛，是一种以三叉神经一个或多个分支的分布区发作性剧烈疼痛为特征的疾病。它最常发生于上颌神经分支。一些轻微的刺激，例如轻触面颊，进食，或刷牙即能引起十分剧烈的疼痛。三叉神经分布区没有相关的感觉及运动功能障碍，常规神经传导及肌电图检查也均正常。瞬目反射通常为正常，但偶尔会出现患侧 R1 成分异常（发现于少于 5% 的患者）。

电生理检查

面神经病

面神经可联合采用直接面神经刺激、瞬目反射和针肌电图检查（框 25-2）的方法。电生理检查主要针对以下 4 个问题：

1. 病变是中枢性还是周围性？
2. 如果病变是周围性，其受累的范围？是神经的所有分支均受累还是选择性受累？
3. 其基础的病理生理是什么？脱髓鞘，轴突丢失，还是两者皆有？
4. 恢复的预后如何？

框 25-2　面神经与三叉神经病变的电生理检查

面神经
1. 面神经检查
   a. 刺激面神经干，在乳突前下方或直接在耳屏前刺激，面肌记录（通常如鼻肌或眼轮匝肌）；双侧检查；或者
   b. 刺激面神经分支
      i. 额支。眼外侧三至四指宽处刺激，额肌记录，双侧检查。
      ii. 颧支。耳前颧骨上刺激，鼻肌记录，双侧检查。
      iii. 下颌缘支。下颌角刺激，颏肌记录，双侧检查。
2. 瞬目反射检查，眶上神经刺激，眼轮匝肌记录，双侧检查
3. 针肌电图检查，检查各主要分支的支配肌，包括额肌（颞支），眼轮匝肌（颧支），口轮匝肌（颊支），和颏肌（下颌缘支）

三叉神经
1. 瞬目反射检查，眶上神经刺激，眼轮匝肌记录，双侧检查
2. 针肌电图检查，检查咬肌和颞肌

神经传导检查

使用手持刺激器，可在耳下乳突前或直接在耳屏前刺激面神经（图 25-5）。患者应处于放松的状态，仰卧于检查台上。刺激阴极置于阳极的前上方，但也可能需要旋转阳极来减小刺激伪迹或避免直接刺激到咬肌。作用电极（如盘状电极）放置于鼻肌，参考电极放置于对侧鼻肌。下眼轮匝肌也是常用记录部位，作用电极放置于中位瞳孔的外下方皮肤，参考电极放置于眼角外侧。以下肌肉都可用于记录：额肌，鼻肌，眼轮匝肌，口轮匝肌，颏肌，或颈阔肌，但其中一些肌肉可能需要采用针电极来记录。参考电极可放置于面部对侧的相同肌肉上。接地电极放置于额部或下巴处。

在更远端的位置还可选择性对面神经的分支进行刺激，包括在额肌记录的颞支，鼻肌记录的颧支，口轮匝肌记录的颊支，颏肌记录的下颌缘支，以及颈阔肌记录的颈支。避免直接刺激到咬肌非常重要，可以通过观察电刺激时咬肌是否收缩来明确。

与其他任何运动传导检查一样，远端的复合肌肉动作电位（CMAP）波幅与未受损的轴突数量是成正比的，远端潜伏期则反映了面神经远段传导速度最快的纤维的传导时间。轴突丢失的程度直接提示了预后情况及恢复所需的时间。总的来说，波幅较对侧降低 50%～75%，提示可能预后较差，恢复时间较长，及出现错杂再支配。注意，面神经 CMAP 检查应在面瘫发生至少 6 天后进行，

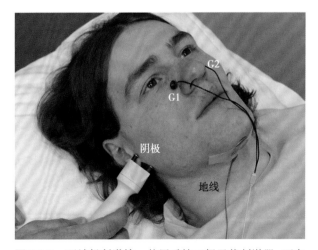

图 25-5　面神经刺激法。使用手持双极叉状刺激器，可在耳下乳突前或直接在耳屏前刺激。患者应仰卧于检查台上。采用标准盘状电极，作用电极放置于鼻肌的皮肤上，参考电极放置于对侧鼻肌。眼轮匝肌和其他面部肌肉同样可用于记录。接地电极可放置于额部或下巴处

使运动纤维沃勒变性充分。如果面神经麻痹的患者在症状出现后 3 天内进行检查，沃勒变性尚未开始。如果在 3～5 天时检查，沃勒变性尚不完全，这会导致对轴突丢失程度及预后情况评估不准确。

瞬目反射

直接面神经刺激仅能检查远段神经。瞬目反射则可检查三叉神经与面神经的整个反射弧，包括近段面神经（见第 5 章）。因此，要检查近段面神经，可联合采用瞬目反射与直接面神经刺激。面神经病变可引起瞬目反射中同侧（患侧）R1 与 R2 成分异常，而其对侧（健侧）R2 成分正常。在正常的对侧刺激，则会见到相反的现象：该侧（健侧）的 R1 与 R2 正常，而其对侧（患侧）的 R2 异常。

瞬目反射同样可应用于慢性面神经麻痹，以寻找错杂再支配的电生理证据。瞬目反射检查时，刺激眶上神经，同时在眼轮匝肌及额肌记录。如果同侧的 R1 和 R2 反应同时出现在这两块肌肉上，则可能发生了错杂再支配，因为额肌通常并不参与瞬目反射。

肌电图检查

面部肌肉检查常采用细小的同心圆针，对面神经各主要分支的支配肌进行检查。最易于检查的肌肉包括额肌（颞支），眼轮匝肌（颧支），口轮匝肌（颊支），及颏肌（下颌缘支）。第 V 对脑神经支配的肌肉（咬肌、颞肌）同样应检查以寻找更广泛脑神经病变的证据。面部肌肉的运动单位动作电位（MUAP）较肢体肌肉偏窄小。此外，其起始发放频率也较大多数肢体肌肉更高（8～10Hz 相对于 4～5Hz）。因此，检查者应熟练掌握面部肌肉的针肌电图检查，以避免将正常的小 MUAP 误认为肌源性运动单位电位。

在针肌电图检查中，肌颤搐放电可见于多发性硬化，脑干肿瘤（特别是脑桥的神经胶质瘤）或吉兰 - 巴雷综合征患者的面部肌肉中，或患者面部及颈部区域曾接受过辐射照射。

针肌电图同样可用于寻找由神经错杂再支配所引起的联带运动的证据。小同心圆针电极同时放置于面神经不同分支所支配的肌肉中，检查者寻找是否出现肌肉共同收缩。例如，当要求患者闭眼时，额肌记录到了 MUAP 发放，则可能存在联带运动。但必须注意区分自主控制下的肌肉共同收缩与不自主的肌肉共同收缩，而后者才表示联带运动。

偏侧面肌抽搐

神经传导检查与瞬目反射

偏侧面肌抽搐患者的直接面神经传导检查通常是正常的。但是，可以通过瞬目反射和其他特定神经传导检查方法来寻找侧方扩散（lateral spread）（旁触传递）现象，这对证实异常可能有用。选择性面神经传导检查，刺激单个面神经分支，并在不同分支的支配肌同时记录。例如，刺激偏侧面肌抽搐患者的颞支，同时在眼轮匝肌（颞支）和颏肌（下颌缘支）记录，可以在眼轮匝肌的反应之后，在颏肌发现一个延迟的侧方扩散反应（可能是旁触传递）（图 25-6）。和其他神经传导检查一样，刺激面神经分支，去极化同时沿顺向和逆向传播。而在

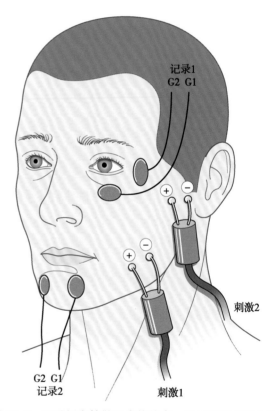

图 25-6 记录侧方扩散反应的技术。 使用两组记录电极，分别放置在面神经不同分支所支配的肌肉上，并恰当放置参考电极。该例所示，记录电极放置于颞支所支配的眼轮匝肌（记录 1），另一记录电极放置于下颌缘支所支配的颏肌（记录 2）。各面神经分支（颞支或下颌缘支）分别进行刺激，并在这些肌肉上同时记录。在正常个体中，分支神经被刺激时，只有其所支配的肌肉才能记录到电位。而偏侧面肌抽搐的患者，在非直接刺激的分支神经所支配的肌肉上也可记录到一个延迟反应，这可能来源于神经损伤或卡压处的旁触传递（From Harper，C.M.，1991. AAEM case report no. 21: hemifacial spasm: preoperative diagnosis and intraoperative management. Muscle Nerve 14，213. Reprinted by permission of Wiley.）

偏侧面肌抽搐患者中，逆向传导的电位可能在通过神经损伤区域时，经旁触传递至相邻的其他分支神经纤维，引起邻近的面神经分支所支配的肌肉出现一个延迟反应。当面神经成功减压后，侧方扩散反应消失。

类似地，瞬目反射检查时刺激眶上神经，并在眼轮匝肌和额肌同时记录，同侧 R1 和 R2 反应可同时见于这两块肌肉。慢性面神经麻痹患者发生神经错杂再支配也会有类似现象。但是偏侧面肌抽搐患者，在额肌记录到的反应通常不会持续出现或其潜伏期不固定，而慢性面神经麻痹患者，该反应通常保持一致并重复出现。注意，该现象不会见于眼睑痉挛或其他中枢性运动障碍的患者。

肌电图检查

偏侧面肌抽搐患者的检查中，针肌电图通常表现为 MUAP 高频重复发放（如，80～150Hz），常为不规则成簇的模式。MUAP 形态一般是正常的。在很多方面，该模式与肌纤维颤搐放电相似。该发放模式可将偏侧面肌抽搐与眼睑痉挛及其他中枢性运动障碍疾病区分开来，因后者肌电图表现为正常的 MUAP，在自主收缩下发放呈难以区分的模式。

三叉神经病

三叉神经可联合使用瞬目反射和针肌电图检查（框 25-2）进行检查。

瞬目反射

瞬目反射的传入支可用于检查眼神经（V_1）眶上神经分支的感觉纤维，位于脑桥中部的第 V 对脑神经感觉主核，位于脑桥下部和延髓的第 V 对脑神经脊束核，以及位于脑桥下部和外侧延髓的中间神经元。三叉神经眶上神经分支的病变可导致瞬目反射同侧 R1 和 R2 成分以及对侧 R2 成分的异常。

肌电图检查

要检查 V_3 脑神经的运动功能，采用细小的同心圆针对咬肌和颞肌进行检查是最简便的方式。上文已提到面部肌肉的 MUAP 相对窄小，应避免将其与肌源性运动单位电位混淆。

病例分析

病例 25-1

病史和体检

女，50 岁，在出现症状的 3 天前发生左侧耳后疼痛。次日她的左侧面部开始松垂，不能眨眼，不能将食物保持在口中，并出现特定单词发音障碍。患者左侧口角流涎，并发现味觉减弱。既往病史值得注意的有高血压和糖尿病。

第 3 天检查时，患者左侧完全性面瘫，同时累及面部的上下部分。左侧不能皱额，眨眼，及微笑。以"b"或"p"开头的单词发音困难，不能辨别放置在舌左前部的糖块。角膜反射检查中，无论左侧或右侧的角膜刺激均不能引起左眼眨眼。听力及泪液分泌正常。否认听觉过敏。抬腭对称，伸舌居中。其他脑神经检查正常，包括面部和头皮的感觉及咬肌的肌力。其他神经病学检查也正常。外耳道未见疱疹。

电生理检查在出现症状的 2 周后进行，并在 6月后复查。

总结

这位 50 岁的女性表现为同时累及面部上下部分肌肉的急性左侧面瘫，并与同侧耳后疼痛相关，符合特发性贝尔麻痹。累及上下面部肌肉的左侧完全性面瘫提示为周围性病变。味觉改变，而听力及泪液分泌正常，提示为面神经管内远端的病变。没有可提示为更广泛脑神经病变的其他神经系统发现。

症状出现的 2 周后进行了神经传导检查。直接面神经刺激，在眼轮匝肌记录，提示左侧 CMAP 波幅显著降低（为对侧波幅的 1/6），远端潜伏期正常。瞬目反射检查，左侧眶上刺激表现为 R1 及同侧 R2 反应消失。而反映右侧面神经传出纤维的对侧 R2 反应则正常。相反，在右侧眶上刺激，可诱发出正常的 R1 和同侧 R2，而反映左侧面神经传出纤维的对侧 R2 反应消失。此时，面神经传导及瞬目反射检查的联合发现，给出了病变累及左侧面神经的电生理证据。直接面神经刺激检查中显著

病例 25-1　神经传导检查，出现症状 2 周后			运动波幅 /mV			潜伏期 /ms		
刺激神经	刺激点	记录点	右侧	左侧	正常值	右侧	左侧	正常值
面神经（运动检查）	乳突前	眼轮匝肌	1.8	0.3	≥1	2	2.5	≤3.1

病例 25-1 瞬目反射检查，出现症状 2 周后			R1 潜伏期 /ms			R2 潜伏期 /ms		
刺激神经	刺激点	记录点	右侧	左侧	正常值	右侧	左侧	正常值
右眶上神经（V₁）	眶上裂	眼轮匝肌	9.0	—	≤13	34.1	无反应	≤41（同侧） ≤44（对侧）
左眶上神经（V₁）	眶上裂	眼轮匝肌	—	无反应	≤13	31.8	无反应	≤41（同侧） ≤44（对侧）

病例 25-1 肌电图检查，出现症状 2 周后		自发电位		自主 MUAP				
						形态		
肌肉	插入电位	纤颤电位	束颤电位	激活	募集	时限	波幅	多相电位
左额肌	↑	+2	0	无				
左眼轮匝肌	↑	+2	0	正常	↓↓↓	正常	正常	正常
左口轮匝肌	↑	+1	0	无				
左额肌	↑	+1	0	无				
左颞肌	正常	0	0	正常	正常	正常	正常	正常
左咬肌	正常	0	0	正常	正常	正常	正常	正常

↑＝增加；↓↓↓＝显著减少。

减低的 CMAP 波幅提示严重的轴突丢失。

随即进行的肌电图检查用来证实神经传导及瞬目反射的发现，明确累及面神经的哪些分支，及寻找可能存在的更广泛累及邻近神经的证据。肌电图检查显示左额肌，眼轮匝肌，口轮匝肌和颏肌的插入电位延长，有纤颤电位，以及眼轮匝肌的 MUAP 形态正常但募集显著减少。其他面神经支配肌均无 MUAP 激活。由 V₃ 脑神经支配的咬肌和颞肌正常。

有了以上信息，我们就准备好给出电生理印象。

印象： 电生理发现符合累及左侧面神经多个分支的重度急性轴突病变。至眼轮匝肌的神经连续性存在。建议 3～6 月后复查以了解神经再支配的情况。

联合直接面神经刺激，瞬目反射，和针肌电图检查，可以回答以下 4 个关于患者面瘫的关键问题。

病变是周围性还是中枢性？

CMAP 波幅降低，瞬目反射中同（左）侧 R1 和 R2 反应消失伴对侧 R2 正常，存在自发电位、MUAP 形态正常但募集减少，以上发现都符合Ⅶ脑神经的急性周围性病变。而在急性中枢性病变中，直接面神经刺激检查应正常。同样，在中枢性病变中面肌的针肌电图也应正常，尽管会出现 MUAP 激活减弱但 MUAP 的募集仍是正常的。

病变累及的范围？

直接面神经刺激，瞬目反射，针肌电图中的所有异常发现，均提示为单独的左侧面神经病变。异常发现包括在左侧眼轮匝肌记录，直接面神经刺激时 CMAP 波幅降低；瞬目反射中左侧刺激时同侧 R1 和 R2 反应消失但对侧 R2 反应正常。针肌电图检查提示异常出现在左侧面神经至少 4 个分支的分布区中，包括颞支，颧支，颊支和下颌缘支所支配肌肉的活动性失神经。其中 3 个分支所支配的肌肉没有 MUAP 激活。瞬目反射中左侧刺激时对侧 R2 反应正常，右侧刺激时同侧 R1 和 R2 反应正常提示双侧的 V₁ 脑神经，V 脑神经感觉主核，V 脑神经脊束核及右侧Ⅶ脑神经均正常。左侧咬肌和颞肌的针肌电图检查正常，提示左侧第 V 对脑神经（V₃）的运动成分同样是正常的。

基础的病理生理是什么？

面瘫 2 周后 CMAP 波幅减低，远端潜伏期正常，以及广泛存在的纤颤电位均指向急性轴突病变。此时已有足够时间发生沃勒变性，导致 CMAP 波幅降低。症状出现 2 周后即检出纤颤电位，其出现相对较早（少于3周），可能是因为面神经的长度较短所致。

恢复的预后如何？

恢复的预后判断是基于基础的病理生理。最佳的预后指标是直接面神经刺激所获得的CMAP波幅，其与未受损的轴突数量成正比。第14天，沃勒变性发生之后，此时显著减低的CMAP波幅及正常的远端潜伏期，提示为重度轴突变性。其波幅（0.3mV）与对侧（1.8mV）的比例可用于评估未受损的运动轴突数量。在该病例中，其波幅是正常侧的1/6。CMAP波幅低于正常对侧的一半，提示预后不佳，包括恢复缓慢并且通常不完全。

在6个月时复查，针肌电图发现窄小、多相的MUAP，以及募集减少。它们也被称为新生运动单位电位，是严重失神经后，新近再支配的MUAP。严重病损后神经再生，通常只有少部分肌纤维可

被再支配。此时，窄小多相的MUAP与肌病时的所见相似。区分这两者的要点是募集类型。在早期神经再支配中，可见到中度至显著募集减少的新生MUAP；而在肌病中，MUAP募集正常或呈早募集。尽管在6个月时复查发现面神经所有分支均有新生运动单位电位提示神经连续性存在，但此时神经再支配仍是不完全的。

在6个月时，瞬目反射检查显示在左侧眶上神经刺激，同时在眼轮匝肌和额肌记录均存在同侧的R1和R2反应。额肌通常并不参与瞬目反射。刺激眶上神经时，额肌的反应提示其可能来自继发于面神经错杂再支配的联带运动。与之相似，针肌电图发现眼轮匝肌与口轮匝肌的MUAP在眼轮匝肌主动收缩时可同时被激活，也提示为联带运动。这些发现与6个月时的临床发现相平行，尝试闭上左眼可引起左侧嘴角抽动。

病例 25-1　神经传导检查，出现症状6月后

刺激神经	刺激点	记录点	运动波幅/mV			潜伏期/ms		
			右侧	左侧	正常值	右侧	左侧	正常值
面神经（运动检查）	乳突前	眼轮匝肌	1.3	0.8	≥1	2	2	≤3.1

病例 25-1　瞬目反射检查，出现症状6月后

刺激神经	刺激点	记录点	R1潜伏期/ms			R2潜伏期/ms		
			右侧	左侧	正常值	右侧	左侧	正常值
右眶上神经（V₁）	眶上裂	眼轮匝肌	9.0	—	≤13	33.4	35.6	≤41（同侧）
								≤44（对侧）
		额肌	无反应	—		无反应	无反应	无反应
左眶上神经（V₁）	眶上裂	眼轮匝肌	—	10.4	≤13	34.7	32.8	≤41（同侧）
								≤44（对侧）
		额肌		11.6			36.2	无反应

病例 25-1　肌电图检查，出现症状6月后

肌肉	插入电位	自发电位		自主MUAP				
		纤颤电位	束颤电位	激活	募集	形态		
						时限	波幅	多相电位
左额肌	正常	0	0	正常	↓↓	-2	-2	+2
左眼轮匝肌	正常	0	0	正常	↓↓	-2	-2	+2
左口轮匝肌*	正常	0	0	正常	↓↓	-1/+1	-2	+2
左额肌	正常	0	0	正常	↓↓	-1/+1	-1	+2

↓↓ = 中度减少。

* 当患者闭眼，自主运动单位电位同样可见于该肌肉。

病例 25-2

病史和体检

女，60 岁，在过去的 5 月中逐渐发现右侧面部有木钝感。未述面部疼痛，无力，复视，吞咽或言语困难，及右侧面部以外的区域存在木感。发现口干和眼干 1 年。既往史和系统回顾无其他特殊异常。

神经病学检查值得注意的是右侧 V_1 和 V_2 分布区轻触觉和针刺觉减弱。右侧角膜反射减弱。无上睑下垂。延髓肌肉和面神经肌肉，包括咬肌的肌力正常。张口时无下颌关节脱位。除了小腿中部中度振动觉减弱，轻度足内肌萎缩，及双侧踝反射消失以外，其余脑神经和神经病学检查均正常。

总结

该患者表现为亚急性起病的右侧面部感觉减退，累及三叉神经的眼神经（V_1）和上颌神经（V_2）分布区。未述其他神经症状，但在过去的一年中有口干及眼干的病史。神经病学检查证实存在 V_1 和 V_2 分布区感觉减退。另外，她的一些体征符合轻度周围神经病，包括下肢远端振动觉减退，轻度的足内肌萎缩，以及双侧下肢踝反射消失。

下肢的神经传导检查显示腓肠神经电位缺失，CMAP 波幅轻度降低，传导速度轻度减慢，胫神经和腓神经 F 波潜伏期轻度延长，双侧 H 反射缺失。这些发现符合感觉运动周围神经病。随之进行的瞬目反射检查，刺激右侧眶上神经，R1 反应及双侧 R2 反应均未引出。刺激左侧眶上神经可引出正常的 R1 反应和双侧 R2 反应。因为刺激右侧眶上神经未引出同侧 R1 及双侧 R2 反应，而刺激左侧眶上神经能引出正常的 R1 和双侧 R2 反应，则必然存在右侧三叉神经 V_1 分支感觉纤维的病变。至此，电生理检查证实为周围神经病，并叠加了右侧三叉神经病。

病例 25-2　神经传导检查

| 刺激神经 | 刺激点 | 记录点 | 波幅 运动 /mV；感觉 /μV | | | 潜伏期 /ms | | | 传导速度 /（m/s） | | | F 波潜伏期 /ms | | |
			右侧	左侧	正常值	右侧	左侧	正常值	右侧	左侧	正常值	右侧	左侧	正常值
胫神经（m）	踝	踇短展肌	4.2	3.7	≥4	4.7	4.8	≤5.8				56	57	≤56
	腘窝	踇短展肌	3.6	3.2		11.8	12.1		42	41	≥41			
腓神经（m）	踝	趾短伸肌	1.8	2.2	≥2	5.2	5.4	≤6.5				57	58	≤56
	腓骨下	趾短伸肌	1.7	2.1		12.1	12.2		43	44	≥44			
	外侧腘窝	趾短伸肌	1.6	2.1		14.5	14.7		42	40	≥44			
腓肠神经（s）	小腿	踝后	NR	NR	≥6	NR	NR	≤4.4	NR	NR	≥40			
H 反射	腘窝	比目鱼肌	NR	NR		NR	NR	≤34						

m＝运动检查；s＝感觉检查；NR＝无反应。

注意：所有感觉和混合神经潜伏期都是峰潜伏期，所有感觉和混合神经传导速度都是以起始潜伏期计算，报告中的 F 波潜伏期代表 F 波最短潜伏期。

病例 25-2　瞬目反射检查

| 刺激神经 | 刺激点 | 记录点 | R1 潜伏期 /ms | | | R2 潜伏期 /ms | | |
			右侧	左侧	正常值	右侧	左侧	正常值
右眶上神经（V_1）	眶上裂	眼轮匝肌	无反应	—	≤13	无反应	无反应	≤41（同侧） ≤44（对侧）
左眶上神经（V_1）	眶上裂	眼轮匝肌	—	9.6	≤13	33.8	32.6	≤41（同侧） ≤44（对侧）

病例25-2　肌电图检查

肌肉	插入电位	自发电位		自主MUAP		形态		
		纤颤电位	束颤电位	激活	募集	时限	波幅	多相电位
左胫前肌	NL	0	0	NL	↓	+1	+1	+1
左𧿹长伸肌	↑	+1	0	NL	↓	+1	NL	+1
左内侧腓肠肌	NL	+1	0	NL	NL	+1	NL	NL
左臀中肌	NL	0	0	NL	NL	NL	NL	NL
左股外侧肌	NL	0	0	NL	NL	NL	NL	NL
左L5椎旁肌	NL	0	0	NL	NL	NL	NL	NL
右内侧腓肠肌	↑	+1	0	NL	↓	+1	+1	NL
右𧿹长伸肌	NL	+1	0	NL	↓	+1	+1	+1
右股外侧肌	NL	0	0	NL	NL	NL	NL	NL
右L5椎旁肌	NL	0	0	NL	NL	NL	NL	NL
右咬肌	NL	0	0	NL	NL	NL	NL	NL
右颞肌	NL	0	0	NL	NL	NL	NL	NL

NL＝正常；↑＝增加；↓＝轻度减少。

继续进行针肌电图检查，双侧下肢的远端肌肉发现有少量纤颤电位，稍宽大的MUAP，以及轻度的募集减少。下肢近端肌肉，包括腰椎旁肌均正常。这些发现与神经传导检查的结果是一致的，均提示为周围神经病。脑神经V₃支配的右侧咬肌和颞肌的针肌电图检查是正常的。因此，尽管瞬目反射有异常，但没有三叉神经运动纤维受累的证据。

此时，我们就准备好给出电生理印象。

印象：电生理证据符合轻度广泛轴突性感觉运动周围神经病。此外，还有电生理证据符合叠加的右侧三叉神经感觉纤维病变。

进一步的实验室检查包括血沉速度，抗核抗体，类风湿因子，抗Ro和抗La抗体，泪液分泌试验，及唇活检显示有符合干燥综合征（Sjögren syndrome）的证据。该疾病的神经系统并发症包括三叉神经病和广泛的感觉运动周围神经病。

（唐枭然　译）

推荐阅读

Gilchrist, J.M., 1993. AAEM case report no. 26: seventh cranial neuropathy. Muscle Nerve 16, 447.

Harper, C.M., 1991. AAEM case report no. 21: hemifacial spasm: preoperative diagnosis and intraoperative management. Muscle Nerve 14, 213.

Kimura, J., 1989. Electrodiagnosis in diseases of nerve and muscle: principles and practice, 2nd ed. FA Davis, Philadelphia.

Nielsen, V.G., 1984. Pathophysiology of hemifacial spasm. I: Ephaptic transmission and ectopic excitation. Neurology 34, 418.

Nielsen, V.G., 1984. Pathophysiology of hemifacial spasm. II: Lateral spread of the supraorbital nerve reflex. Neurology 34, 427.

Valls-Solé, J., 2007. Electrodiagnostic studies of the facial nerve in peripheral facial palsy and hemifacial spasm. Muscle Nerve 36, 14–20.

26

多发性神经病

神经传导检查和肌电图对诊断多发性神经病（也称多发性周围神经病）有重要作用。虽然多发性神经病有数百种潜在病因，但可以把他们分成几大类（图 26-1）。诊断多发性神经病的第一步要把鉴别诊断的范围尽量缩小。完成这一步需要从病史、体检以及电生理检查结果中获取重要信息。电生理检查有以下作用：①明确有无多发性神经病存在；②评价其严重性和类型；③判断受累纤维是运动，感觉还是混合的；④最重要的是判断潜在病理改变是轴突丢失还是脱髓鞘。如果发现有脱髓鞘性多发性神经病的证据，可进一步鉴别是获得性还是遗传性的。电生理检查的结果与临床重要信息相结合，可缩小鉴别诊断范围，从而进一步选择合适的实验室检查，完成最终诊断。

临床

多发性神经病定义是许多周围神经或所有周围神经的功能障碍或疾病。因为周围神经对疾病的反应局限于几种方式，所以许多不同病因导致的多发性神经病可能表现相似的症状和体征。事实上，大多数多发性神经病的患者最初表现为足部或下肢的感觉和运动的症状和体征，随后向下肢近端、手、上肢逐步扩散。尽管有许多相似之处，通过回答以下 7 个关键问题，可以缩小多发性神经病的鉴别诊断范围。

重要问题 1：多发性神经病的病程以及进展是怎样？（急性，亚急性，慢性；逐渐进展，阶梯样进展，缓解 / 复发）？

我们可单独通过询问病史来获得病程和进展，常根据电生理的证据来证实。大多数多发性神经病是慢性，所以起病时间不容易获得。急性多发

性神经病不常见（框 26-1）。其中吉兰 - 巴雷综合征（及其常见类型，急性炎性脱髓鞘性多发性神经病 [AIDP]）是最独特的，起病通常数天，最多数周。大多数多发性神经病是慢性进展（图 26-2）。阶梯样进展的多发性神经病少见且常与多发性单神经病变有关（随后讨论）。缓解 / 复发模式的病程比较独特不常见，提示间歇性的暴露或中毒，或慢性炎性脱髓鞘性多发性神经病（CIDP）的变异型。

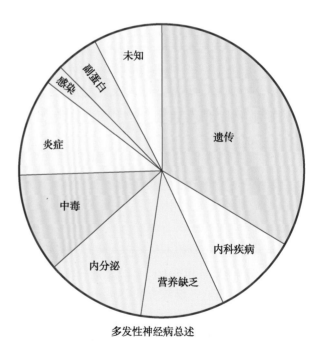

多发性神经病总述

图 26-1　多发性神经病总述。虽然多发性神经病有数百种原因，他们可以分为几大类。尽管用尽检查方法，仍然有约 20% 的患者病因未明。图中的分类只是形象地表述其相对大小比例，不具有权威性，因为对于不同类型的多发性神经病并无大小足够的流行病学资料。但是，遗传性神经病很常见，同样常见的有中毒、营养缺乏（比如维生素缺乏）、内分泌失调，以及其他可能导致多发性神经病的内科疾病。另外，副蛋白占少量（5%～10%），特别是在难诊断的多发性神经病中

框 26-1 急性多发性神经病

吉兰 - 巴雷综合征
卟啉病
白喉
药物性（氨苯酚、呋喃妥因、长春新碱）
中毒性（砷、铊、三甲酚磷酸酯）
蜱麻痹
血管炎

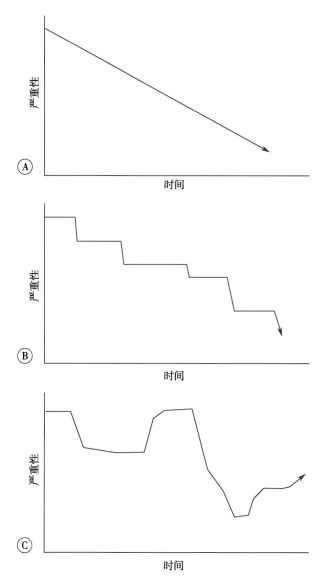

图 26-2 多发性神经病的病程。多发性神经病的病程对诊断多发性神经病的病因很关键（注：严重程度加重显示为病程线下行）。**A.** 慢性进展；**B.** 阶梯样进展；**C.** 复发缓解

重要问题 2：哪种类型纤维受累（运动，大感觉，小感觉，自主神经？）

下一步就是明确哪种类型纤维受累。主要通过病史获得，根据体检和电生理检查证实。神经

纤维可以通过传导类型分类（运动、感觉、自主神经），或者纤维大小分类。所有的运动纤维是大直径的，有髓鞘纤维；所有自主神经纤维是小直径，大多数是无髓鞘纤维。感觉纤维有大直径也有小直径的。大的感觉纤维传导振动觉、本体感觉、触觉，小纤维传导痛温觉。

当神经病变时，只有有限的几种反应形式。因此，许多神经病变虽然病因不同但表现为相似的症状。神经功能障碍的症状和体征可以表现为缺失症状（阴性症状和体征），或者刺激症状（阳性症状和体征）。如某人枕着手臂睡着后，可以先出现木感或者感觉缺失（阴性症状），随后因为血液循环恢复出现强烈的针刺样异样感觉（阳性症状）。神经病变后特征性的阴性或阳性症状和体征可以帮助我们识别哪种纤维受累（表 26-1）。

识别受累的纤维类型有重要的诊断意义。电生理检查提示大多数多发性神经病感觉和运动纤维均受累，尽管临床上多数远端轴突性多发性神经病中出现感觉症状和体征要明显早于无力症状，后者常由疾病进展到一定程度才出现。某些遗传性多发性神经病患者（如 Charcot-Marie-Tooth 多发性神经病）和铅中毒、卟啉症以及吉兰 - 巴雷综

表 26-1 周围神经病的阴性和阳性症状与体征

	阴性	阳性
运动	无力	束颤
	疲劳	痛性肌抽筋
	腱反射减弱或消失	肌颤搐
	肌张力降低	不宁腿
	骨关节畸形	"紧绷感"
	（比如，高弓足，杵状趾）	"肌紧张"
感觉		
大纤维	振动觉减退	"麻"
	关节（位置）觉减退	"针刺感"
	腱反射减退或消失	
	共济失调	
	肌张力降低	
小纤维	痛觉减退	"灼烧感"
	温度觉减退	"戳刺感"
		"刺痛感"
自主神经	低血压	高血压
	心律失常	心律失常
	出汗减少	出汗增加
	阳痿	
	尿潴留	

合征则以出现运动症状和体征为主。另一方面，纯感觉神经病不常见，通常提示背根神经节为主要病变部位。这些感觉神经元病很罕见，急性或亚急性起病，与副癌综合征、感染、干燥综合征或者维生素 B_6 中毒有关。慢性感觉神经元病可见于遗传性感觉神经病和某些遗传性神经退行性病的组成部分[如弗里德赖希共济失调（Friedreich's ataxia）]。

大多数多发性神经病大小纤维都受累。只有很少一部分多发性神经病选择性累及小纤维（框 26-2）。临床表现为自主神经功能障碍和远端感觉障碍，特别是针刺觉，常有疼痛灼烧的异样感觉。很重要的是，常规神经传导检查只能检查大的有髓鞘纤维。如果患者只有单纯小纤维多发性神经病，大纤维完全不受累，电生理检查可完全正常。相反，大纤维多发性神经病电生理检查总是出现异常。大纤维受累为主的多发性神经病临床上可以表现为感觉障碍（特别是振动觉和触觉），无力，腱反射消失，伴或不伴自主神经障碍以及痛温觉缺失。

重要问题 3：多发性神经病的分布模式：（远端逆行性坏死（远端 - 近端），短神经，多发单神经，对称，不对称）？

多发性神经病的分布模式大部分通过临床检查获得，可根据电生理检查补充和证实。大多数多发性神经病，表现为由远端到近端进展的症状和体征。大多数多发性神经病的远端的症状和体征相当程度上提示其潜在病理改变是轴突丢失。大多数轴突性多发性神经病所表现的是从远端到近端病变，逆向性坏死，反映了神经病变的形式是长度依赖性的（图 26-3）。因此，最长的神经最先受累，导致袜子 - 手套样分布的感觉症状。患者先出现足趾和脚的木感或无力，逐渐慢慢向上进展到腿。当症状上升到小腿的上部，手指也出现症状，因为腰骶髓到小腿上部的距离和颈髓到手指的距离相同。只有少见的多发性神经病首先累及短或者近端神经，早于远端神经（比如，卟啉症，糖尿病近端神经病，某些炎性脱髓鞘多发性神经病）。

评价是否是远端到近端的模式后，我们下一步要评估多发性病变神经是否对称。几乎所有的多发性神经病都是对称的。如果出现任何显著的不对称则是重要的发现。由此可以排除大多数中毒，代谢，遗传导致的对称性神经病。不对称分布提示以下可能性：①多发单神经病；②叠加神经根

或卡压性神经病；③ CIDP 变异型。神经传导检查和肌电图通常可以帮助分清这些可能性。

多发单神经的模式是需要认识的最重要的模式之一，要鉴别于长度依赖性、逆行性坏死和轴突性多发性神经病。其临床表现有特异性，单脑神经和 / 或周围神经不对称，阶梯性进展（图 26-4）。

框 26-2 　小纤维神经病
糖尿病
淀粉样变（遗传或获得）
中毒（特别是酒精性）
药物（特别是 ddl，ddC）
高甘油三酯血症
遗传性感觉神经病
丹吉尔病
法布里病
获得性免疫缺陷综合征
特发性（特别是老年人）

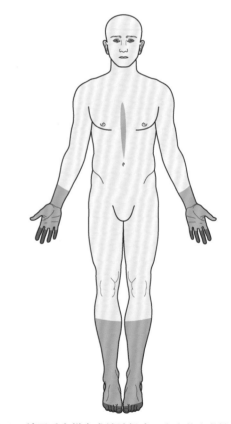

图 26-3　袜子手套样多发性神经病。大多数多发性神经病，特别是轴突性多发性神经病，是长度依赖的，导致症状和体征是袜子 - 手套样分布。症状首先出现在足趾，逐渐进展到小腿。当症状上升到小腿上部，手指会出现症状。多发性神经病逐渐加重，症状可能发展到前胸和腹部，提示肋间神经远端轴突的病变（Reprinted with permission from Schaumburg, H.H., Spencer, P.S., Thomas, P.K., 1983. Disorders of peripheral nerves. FA Davis, Philadelphia.）

随着病情进展，多发单神经的病变逐渐融合后，会与多发性神经病难以鉴别。在大多数病例中，单神经病变累及有单独名称（比如正中、尺、腓总神经等等）的神经，而不是小神经分支。多发单神经病鉴别诊断范围有限（框 26-3）多见于血管炎和血管性神经病。随着各个神经逐渐梗死，疼痛出现（通常严重），数小时或数天后，在该神经支配区域出现无力和木感。虽然其他器官也常受累，系统性血管炎的最初临床表现可能只有周围神经系统。其实目前已有很多明确的血管炎病例只累及周围神经系统。

重要问题 4：神经病变的病理是（轴突、脱髓鞘或混合）？

病理学上，神经病变有两种主要的过程：轴突丢失或脱髓鞘。多发性神经病绝大多数是原发性轴突性的。在多发性脱髓鞘神经病中，最初神经病变提示施万细胞和髓鞘损伤或功能障碍。脱髓鞘病变导致神经传导受损，出现传导速度的明显减慢或传导阻滞。脱髓鞘的存在对鉴别诊断周围神经病是一个关键证据（见后）。脱髓鞘可以通过神经活检病理证实，或者更容易的，通过电生理检查发现。当神经传导检查发现以脱髓鞘为主的多发性神经病时，鉴别诊断的范围大大缩小（框 26-4）。

重要问题 5：是否有多发性神经病的家族史？

对任何多发性神经病患者，特别是诊断不明的，尤需询问家族史。遗传性多发神经病有很多类型。虽然大部分只能对症治疗，但正确的诊断对基因咨询和预后有重要意义，也能避免不必要和不合适的检查和治疗。Charcot-Marie-Tooth 神经病（CMT）指一组遗传性疾病表现为慢性运动感觉多发性神经病。CMT 占遗传性神经病的大部分，在难以诊断的多发性神经病中占据重要部分。CMT 的分类取决于遗传方式和电生理特征：脱髓鞘显性遗传型是 CMT1；轴突性显性遗传型是 CMT2；隐性遗传脱髓鞘型是 CMT4；X 连锁脱髓鞘型是 CMTX。各大类中根据特殊基因缺陷分若干亚型。与 CMT 相反，有一小部分的遗传性神经病与代谢异常有关。大部分都极为罕见，并且伴有其他系统异常病变。

遗传性神经病对某些个体的影响可以非常轻微或者非常缓慢地终身进展，以致患者从未求医。因此，对家族中的其他成员进行临床和电生理检查有助于诊断。有一些临床线索支持遗传性多发神经病的可能（图 26-5）：

- 足形态异常（马蹄足、锤状趾、高足弓）；
- 长期存在的神经病史（数年或数十年）；
- 进展非常缓慢；

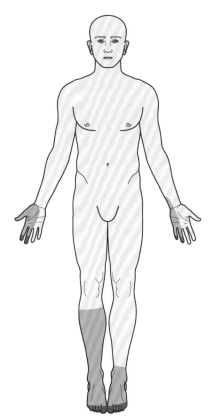

图 26-4 多发性单神经病变模式。多发性单神经病是一种特异的模式，表现为非对称、阶梯样进展的单神经或脑神经病，通常累及有命名的神经。随疾病进展神经广泛受累而难以与多发性神经病鉴别。多发性单神经病特征性地见于血管炎性多发性单神经病。本图演示了不对称分布模式的多发性神经病，累及左侧尺神经、右侧正中神经、左侧腓总神经远端、右侧隐神经和右侧腓总神经（Adapted and reprinted with permission from Schaumburg, H.H., Spencer, P.S., Thomas, P.K., 1983. Disorders of peripheral nerves. FA Davis. Philadelphia.）

框 26-3　多发性单神经病的鉴别诊断

血管炎［比如结节性多动脉炎、Churg-Strauss 综合征、韦格纳肉芽肿（Wegner's syndrome）、敏感性增高、冷球蛋白血症、系统性红斑狼疮、类风湿关节炎、干燥综合征、慢性活动性肝炎］

糖尿病

多灶性炎性脱髓鞘神经病（Lewis-Sumner 变异型）

多发卡压疾病（遗传或获得性）

感染（比如莱姆病、麻风病、人类免疫缺陷病毒）

浸润［比如肉芽肿病（结节病），肿瘤（淋巴瘤、白血病）］

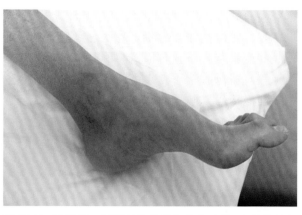

框 26-4   脱髓鞘神经病

遗传性
腓骨肌萎缩症，Ⅰ型（CMT1）
腓骨肌萎缩症，Ⅳ型（CMT4）
腓骨肌萎缩症，X- 连锁（CMTX）
Dejerine-Sottas 病 *
Refsum 病
压力敏感性遗传性神经病（HNPP）
易染性脑白质营养不良
Krabbe 病
肾上腺脑白质营养不良 / 肾上腺脊髓神经病
Cockayne 综合征
Niemann-Pick 病
脑腱黄瘤病
线粒体脑肌病 -（MNGIE）

获得性
急性炎性脱髓鞘多发性神经根神经病（AIDP，吉兰 -
巴雷综合征最常见类型）
慢性炎性脱髓鞘性多发性神经根神经病（CIDP）
特发性
人免疫缺陷病毒（HIV）感染相关
MGUS 相关（特别是 IgM）
抗 -MAG 抗体相关
骨髓瘤相关
冷球蛋白血症相关   巨球蛋白血症相关
多灶性运动神经病伴传导阻滞（±GM 抗体）
白喉
中毒（如氨碘达隆、冠心宁、砒霜、气胶、鼠李属植物
灌木中毒）

*Dejerine-Sottas 病是一类儿童的严重的脱髓鞘神经病。典型的表现是婴儿肌张力低下，腱反射消失，伴神经粗大。神经传导显著减慢，典型约 6m/s。以前认为是明显的独立发病的常染色体隐性遗传，基因分析已证明 Dejerine-Sottas 不是隐性遗传就是点突变常染色体显性遗传。隐性遗传型现在分类为 CMT4。点突变常染色体显性型在涉及 CMT1 的相同基因上有突变）主要基因与 CMT1 的基因一样（P0、PMP22, and EGR2），但基因缺陷导致更严重的（脱髓鞘性）神经病变。

- 很少阳性感觉症状；
- 家族中有脊灰、关节炎、风湿病等病史，实际上可能是遗传性多发性神经病。

重要问题 6: 是否有内科疾病或是否有体征提示内科疾病相关多发性神经病?

　　仔细询问病史和体检对于诊断多发性神经病是非常重要的。有些内科状况与多发性神经病联系紧密。其中最显著的是糖尿病以及其他内分泌疾病，肿瘤，结缔组织病，卟啉症，维生素以及其他缺乏症和人类免疫缺陷病毒感染（HIV）。

图 26-5　马蹄足。马蹄足是足部骨关节畸形，表现为前部短小足，高弓和锤状趾。马蹄足的形成由于从小足内肌无力以及相对保留的小腿的长屈肌和长伸肌。因为大多数多发性神经病相对偏向累及远端肌。从小开始发展的多发性神经病，最终会导致这种足部畸形。因为儿童起病的绝大多数多发性神经病为遗传性的，如果神经病患者合并有马蹄足，提示儿童起病，很可能是遗传性

重要问题 7: 是否有与多发性神经病相关的职业性或中毒性物质的暴露?

　　最后，很重要是要询问职业和暴露因素。药物方面，尤其是肿瘤化疗药可以导致临床或电生理可以证实的多发性神经病。另外很多处方药物以及非处方药也可导致多发性神经病。详细的回顾所有药物很重要。

　　询问患者的职业以及娱乐活动，有时是导致中毒性神经病的来源。应询问每个患者的饮酒情况，这是中毒性多发神经病的最常见原因。

轴突性多发神经病

　　大多数的多发性神经病的潜在病理改变是轴突变性，通常运动和感觉均受累。轴突性多发神经病包括了几乎所有糖尿病性，中毒性，代谢，药物，营养，结缔组织病，以及内分泌相关的多发性神经病。有一小部分遗传性 CMT 神经病变也是轴突性的。常染色体显性遗传的轴突型的 CMT 称为 CMT2。CMT2 根据其特殊的基因缺陷又分为几个亚型，约占 CMT 遗传性神经病的 10%～15%。

临床表现

　　轴突性多发性神经病临床通常表现为袜子 - 手套样分布的症状和体征，包括远端感觉缺失和无力。膝反射和上肢反射保留而踝反射消失，除非

是严重的多发性神经病。

在严重病例，病变的模式可能更复杂。感觉症状和体征可以不仅在肢体，而且出现在前胸和腹部（escutcheon征，盾牌状），反映了胸部肋间神经的远端变性，肋间神经起于背部，走行至腹部和胸部。如果不认识这一模式，可能误诊为脊髓疾病。（注意：体检发现异常的感觉平面出现在前部而不是背部）在极少数病例，由于三叉神经或颈神经的远端变性，感觉缺失可以发展至头顶。

电生理表现

如果病程足够长，已发生沃勒变性（即3～9天以上），轴突性多发性神经病则出现特征性的神经传导异常模式。一般而言，感觉和运动神经波幅降低，远端潜伏期，晚反应以及传导速度正常或轻度减慢。这些改变下肢明显，因为下肢是病变最严重的部位。

同样的，针肌电图也有轴突丢失的证据，远端重于近端，下肢重于上肢。当然肌电图的异常取决于多发性神经病病程的长短。典型的，失神经需要数周时间，而神经再生需要数周到数月。不同的病程会出现不同模式的异常表现。如果病变相对活跃和进展，就会出现失神经电位和神经再支配的运动单位动作电位（MUAP）同时存在伴募集减少，这类异常表现在远端肌更显著。在非常缓慢进展的慢性多发性神经病中，神经再生可以和失神经完全同步。这些病例中，只表现为远端肌神经再支配MUAP伴募集减少，而没有或少量失神经电位。

大多数轴突性多发性神经病都在出现症状数月或数年后才进行肌电图检查。相应的，当一个患有轴突性多发性神经病的患者第一次来做肌电图时，常出现失神经和神经再支配同时存在的表现。

轴突性多发性神经病的特殊情况：在轻度多发性神经病中应用腓肠/桡神经波幅比率

几乎所有轴突性多发性神经病都表现为远端受累的异常模式。因此下肢最早而且最明显受累。相应的，腓肠神经感觉波幅（正常或异常）对于电生理检查诊断多数轴突性多发性神经病很重要。但是腓肠神经波幅的解释却有些局限性，特别是以下情况：

1. 青年人腓肠神经波幅基线明显高于老年人。因此如果年轻人腓肠神经波幅为30μV，而后出现轴突性多发性神经病，波幅降低到15μV，但大部分实验室认为这数值为正常范围。

2. 老年人的腓肠神经基线电位就很低或难以获得。因此一位80岁患者出现足部木感而腓肠神经波幅为3μV，这就很难判断是否存在神经病变或仅仅与年龄相关。

3. 在肥胖个体中，皮肤和神经之间增加的脂肪组织会导致感觉神经波幅衰减。因此如果肥胖患者的腓肠神经波幅为5μV，很难判断波幅降低是由于神经病变还是下肢脂肪组织干扰导致的技术问题。

在这些情况中，腓肠神经和桡神经波幅比（SRAR）会有所帮助。SRAR对判断临界的腓肠神经波幅特别有帮助。SRAR的理论很直接：在远端逆向坏死的轴突性神经病中，腓肠神经波幅与桡神经波幅受累程度不同。在Rutkove等最早对这一技术的描述中，如果SRAR比值小于0.40对发现轴突性多发性神经病的特异性为90%，敏感性为90%。另外，SRAR相比腓肠神经波幅较少受年龄影响，也不受体重指数的影响。随后大量正常人群研究提示0.4作为分界值可能太高，0.21可能是更合理的分界值。把分界值下降到0.21可以提高特异性到95%（即，假阳性率降低至5%以下）。

因此，SRAR是电生理诊断轴突性多发性神经病的有用补充。当然，与其他神经传导数据一样，依赖于获得有效数据。必须确定每根神经得到的是最大波幅并且记录电极都正确地放在每个神经上。另外，在一些罕见情况下，如果腓肠神经病叠加桡神经病，SRAR就不能作为电生理诊断轴突性多发性神经病的有用指标。

轴突性多发性神经病的特殊情况：急性起病

急性或亚急性轴突性神经病的模式是非常特异的。如果多发性神经病是非常急性的（少于数周），失神经电位还没有出现，针肌电图只能见到MUAP形态正常伴募集减少。然而，急性脱髓鞘性多发性神经病也表现为这种模式。如果一个轴突性多发性神经病是亚急性的（多于数周而少于数月），活动性失神经电位会出现，MUAP形态仍可以正常，但募集减少。肌电图室很少出现这两种模式，因为多发性神经病很少是急性或亚急性的，如果是急性或亚急性，大部分是脱髓鞘而不是轴突丢失。急性的轴突性多发性神经病包括卟啉病，血管炎性以及少见的轴突性吉兰-巴雷综合征，而非脱髓鞘性。

轴突性多发性神经病的特殊情况：不对称表现

　　神经传导检查和肌电图有助于诊断轴突性的多发性神经病。几乎所有的轴突性多发性神经病都表现为对称分布和远端为重。任何不对称都是很不寻常的，提示：①是否是多发单神经病模式；②叠加第二种病变，如神经根病或卡压性神经病。当然，任何类型的多发性神经病的患者都更容易在易卡压部位出现单神经病，尤其是正中神经在腕部卡压或者尺神经在肘部卡压。神经传导检查和肌电图发现任何不对称，不能用卡压性单神经病或叠加神经根病解释，需要仔细考虑潜在多发单神经病的可能性，也要考虑是否是血管炎性多发性神经病的可能性。

轴突性多发性神经病的特殊情况：非长度依赖性表现

　　与不对称的表现类似，如果发现近端重于远端的异常表现对轴突性多发性神经病的鉴别诊断有重要意义。近端改变（如椎旁肌，肩带肌或腰带肌）提示非长度依赖的模式，提示卟啉病的可能性，其特征是先累及较短神经，周围神经和神经根同时受累的病变（即，多发性神经根神经病）。糖尿病神经病是最好的多发性神经根神经病的例子，近端和远端都出现异常。

糖尿病

　　提到轴突性神经病，特别要注意糖尿病神经病变。糖尿病的周围神经系统表现有多种类型。单个脑神经病变（如面神经麻痹），肋间神经（糖尿病胸腹部神经病），或者周围神经。多发性神经病有很多类型。最常见，远端感觉运动多发性神经病，是典型的轴突性多发性神经病，累及大小感觉纤维。然而，针肌电图上常表现为多发性神经根神经病。糖尿病患者可表现为纯自主神经的多发性神经病或小纤维多发性感觉神经病，表现为远端灼烧感和疼痛。如果大感觉纤维和运动纤维不受累，这类患者电生理诊断完全正常。某些糖尿病患者表现为较近端的神经病变，在神经根或神经丛水平，尤其在下肢（即，近端糖尿病神经病，糖尿病肌萎缩等。）大纤维糖尿病神经病通常在神经传导检查上表现为轴突丢失。虽然大多数轴突性多发性神经病，包括与糖尿病相关的，有继发性脱髓鞘，但不能达到原发性脱髓鞘的电生理诊断标准。只有某些尿毒症多发性神经病患者，特别是合并糖尿病性多发性神经病，神经传导速度明显减慢，可以达到脱髓鞘的诊断标准。

临界的病例：鉴别轴突和脱髓鞘导致的速度减慢

　　神经传导速度减慢到正常值下限的 75% 以下是诊断多发性神经病原发性脱髓鞘的重要电生理标准之一。当由于轴突丢失导致复合肌肉动作电位（CMAP）明显下降时，神经传导速度减慢可继发于最快传导轴突的丢失。如果远端 CMAP 波幅降低，神经传导速度减慢到接近正常下限的 75%，就很难区分是原发性的脱髓鞘性还是严重的轴突性多发性神经病。

　　在这种情况时，可用一个有效的方法，比较神经的同一节段分别在近端肌和远端肌记录时的传导速度。在下肢，这一技术对腓总神经是最有用的。腓总神经运动检查是分别刺激腓骨头下方以及腘窝外侧腓骨头上方，同时在远端肌的趾短伸肌（EDB），和近端肌的胫前肌记录（图 26-6）。比较腓总神经在腓骨头上下这一节段的传导速度。

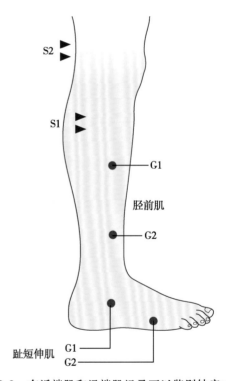

图 26-6　在近端肌和远端肌记录可以鉴别轴突或脱髓鞘病变导致的减慢。近端肌和远端肌同时记录，比较同一节段神经的传导速度可以在临界病例帮助鉴别轴突或是脱髓鞘导致的传导速度减慢。这里，记录电极用肌腹 - 肌腱的标准模式放在胫前肌和趾短伸肌，在腓骨头下和腘窝外侧刺激腓总神经，在两个部位记录跨越同一节段的传导速度（Reprinted with permission from Raynor, E.M., Ross, M.H., Shefner, J.M., et al., 1995. Differentiation between axonal and demyelinating neuropathies: identical segments recorded from proximal and distal muscles. Muscle Nerve 18, 402.）

在脱髓鞘性多发性神经病患者中，神经传导速度在两个记录部位都减慢，远端肌和近端肌记录没有差别（图26-7）。在轴突性多发性神经病患者中，记录在趾短伸肌的传导速度会减慢，但记录在胫前肌的传导速度常正常或仅是轻度减慢。这种轴突性多发性神经病所表现的远端到近端神经传导速度的减慢模式，可有助于鉴别脱髓鞘性和轴突性多发性神经病，尤其在远端传导速度接近脱髓鞘诊断标准的临界值时。

脱髓鞘多发神经病

任何多发性神经病的患者，出现脱髓鞘为主的病理改变对诊断有特殊意义。几乎所有的多发性神经病都导致原发性轴突丢失，脱髓鞘表现是继发现象。小部分多发性神经病的原发病理改变是脱髓鞘。虽然脱髓鞘大部分情况可通过神经传导检查证实，少数可通过神经活检证实，有些临床线索也可提示原发性的脱髓鞘：

- 广泛的腱反射消失
- 增粗的神经
- 中度到重度的无力伴有相对保留的肌容积
- 运动症状和体征比感觉更显著

在神经传导检查中，原发性脱髓鞘主要表现

为远端潜伏期显著延长（大于130%正常上限），传导速度减慢（小于75%正常下限），晚反应消失或潜伏期明显延长（大于130%正常上限）。

另外，神经传导检查可以鉴别遗传性和获得性脱髓鞘多发性神经病。如果是遗传性的患者，所有髓鞘均匀受累，因此传导速度均匀减慢。相对应的是，神经传导检查两侧对比也是对称的。相反，获得性脱髓鞘病变（如吉兰-巴雷综合征，CIDP）表现为片状，多灶性脱髓鞘。所以，神经传导检查表现为不对称（甚至在临床上表现为对称时），同时伴有传导阻滞和时程离散的证据。在非卡压部位的传导阻滞和时程离散是区别遗传性或获得性脱髓鞘的关键（图26-8）。

吉兰-巴雷综合征

现在认为吉兰-巴雷综合征（GBS）是一组包含多个亚型的综合征，其中急性炎性脱髓鞘性多发性神经病（AIDP）是在北美最常见的类型。GBS是免疫介导的，快速进展的，运动为主的多发性神经病，常累及球部和呼吸困难。GBS是所有神经肌肉病急症中的最常见类型。虽然超过80%患者总体预后还可以，但住院时间长，恢复时间长。神经传导检查和肌电图对诊断GBS有重要价值，因为必须早期识别后开始合理治疗以及避免潜在并发症。

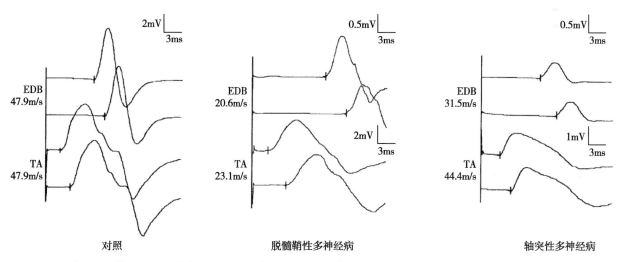

图26-7 近端肌和远端肌记录用来鉴别传导速度减慢是由于脱髓鞘还是轴突。神经传导速度下降到75%以下是诊断脱髓鞘的依据。当CMAP明显下降，神经传导速度减慢提示快传导轴突的丢失。如果CMAP波幅很低，速度在75%以下，就很难判断是原发的脱髓鞘还是轴突丢失。这种情况时就比较同一节段神经在近端肌肉和远端肌肉记录时的不同速度。在正常人，在近端肌（胫前肌 TA）和远端肌（趾短伸肌 EDB）传导速度没有明显区别。在脱髓鞘神经病，远端肌记录和近端肌记录传导速度均减慢。在严重的轴突性神经病伴快纤维的丢失，传导速度减慢可能在下肢脱髓鞘的临界值（<30m/s下肢）。但是传导速度在近端肌记录时通常较快或正常。这一远端-近端的传导速度减慢是轴突性神经病的特征（Reprinted with permission from Raynor，E.M.，Ross，M.H.，ShefnAer，J.M.，et al.，1995. Differentiation between axonal and demyelinating neuropathies: identical segments recorded from proximal and distal muscles. Muscle Nerve 18，402.）

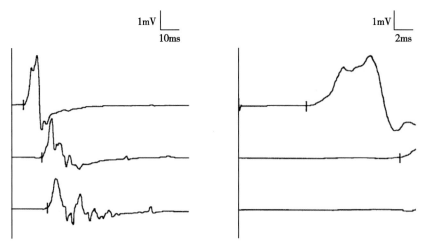

图 26-8　获得性脱髓鞘性多发性神经病可见时程离散。传导阻滞或时程离散可提示脱髓鞘神经病是获得性而不是遗传性。在这一病例（尺神经腕，肘下，肘上刺激，小指展肌记录）。在肘下和肘上有明显的时程离散。当扫描速度调整到每格 2ms（常规设置），近端波形消失在屏幕外

虽然 GBS 最常见于年轻人，但任何年龄都可发病。60% 的患者有前驱感染史，常为上呼吸道或胃肠道感染。常见诱因包括空肠弯曲菌，巨细胞病毒，EB 病毒，HIV 感染，以及疫苗，外伤，手术，肿瘤（特别是淋巴瘤）。

临床表现

GBS 最典型的表现是快速上升型瘫痪。有很多变异型，包括近端无力，下降型无力，Miller-Fisher 变异型（眼外肌麻痹、共济失调、腱反射消失）。病程早期，患者出现平衡障碍或行走不协调。常见的情况是一个患者由于仅有轻度的行走不稳而从急诊室送回家，但到家的第二天出现了快速进展的无力。感觉症状常只有轻微主观感觉减退，通常手指和足趾远端可同时出现异样感觉（不同于其他多发性神经病）。没有感觉平面。早期出现腱反射减退或消失。任何肢体无力但腱反射正常都必须置疑 GBS 的诊断。双侧面肌无力出现在 50% 患者。延髓麻痹导致构音障碍和吞咽困难十分常见。其他脑神经受累较罕见。背部和放射性疼痛可以出现在高达 25% 的患者，可能需要止痛药。自主神经障碍可以出现。常见稳定性的静息状态下心动过速。可发生以下情况：肠梗阻，短暂膀胱功能失调，心律失常，血压不稳定，抗利尿剂激素分泌失调，体温调节失常。

大部分患者数天到数周持续进展，随后进入平台期，然后逐渐恢复。1/3 的患者需要气管插管，通常在第 6～18 天之间。GBS 患者持续进展超过 4 周很罕见。

电生理

起病最初数天，所有的神经传导检查都可能正常。AIDP 最早改变可能是 F 波和 H 反射潜伏期延长，消失或 F 波出现率降低，反映了近端脱髓鞘。事实上，AIDP 的病理改变从神经根水平开始，所以是多发性神经根病。随后常规神经传导检查出现远端潜伏期延长，以及其他节段性脱髓鞘证据，特别是传导阻滞和时程离散。50% 的患者在第二周，85% 的患者在第三周出现这些异常。然而，进展过程不同，分布范围不同。某些患者早期出现神经兴奋性降低，原因是沃勒变性或推测远端脱髓鞘。应该注意，10% 的患者达不到获得性脱髓鞘的诊断标准，有时是因为电刺激引不出 CMAP。虽然 GBS 中最常见类型是 AIDP，有很少数病例临床表现类似，但神经传导出现轴突性改变。如果综合征单纯是运动和轴突性，那就是急性运动轴突性神经病（AMAN）。如果运动和感觉纤维都受累，那就命名为急性运动感觉轴突性神经病（AMSAN）。后者，特别需要与卟啉病鉴别，卟啉病也表现为严重的急性轴突性多发性神经病。

为了在运动神经传导检查上发现节段性脱髓鞘的证据，必须看到以下表现，合并存在传导阻滞或时程离散，或远端潜伏期，传导速度或晚反应潜伏期显著减慢。对于急性多发性神经病，节段性脱髓鞘的诊断标准是放宽的（框 26-5）。

虽然 90% 的患者在最初几周会有运动传导异常，但感觉传导异常的患者要远少于此。特征性的是，感觉传导检查早期正常。一周或两周左

右之后,感觉传导检查出现腓肠神经保留的模式(即,腓肠神经正常,但正中或尺神经波幅降低或消失)。这一模式在典型的轴突性,逆向坏死性多发性神经病中极为罕见。很多人认为在典型的临床表现中,腓肠神经保留对 AIDP 极具诊断意义。为什么出现腓肠神经保留尚未明确,可能是 AIDP 早期偏向累及小的髓鞘纤维。虽然不直观,但记录到的腓肠神经实际是比正中和尺神经大的,是相对应的有更多髓鞘的感觉纤维。常规正中和尺神经检查在远端手指记录,神经直径比腓肠神经小。腓肠神经在小腿下部刺激和记录到的是较大直径的髓鞘纤维。推测大直径纤维对早期炎症和脱髓鞘的侵袭有相对较强的抵抗力。

AIDP 患者早期针肌电图表现为特征性的脱髓鞘模式:没有失神经,MUAP 形态正常,但是无力肌肉募集减少。也有特例,可在早期 AIDP 中发现相对大的 MUAP。这些 MUAP 不是再支配导致,他们的出现和腓肠神经保留的机制类似:AIDP 中小的髓鞘纤维先被影响。因此,正常的相对小的 MUAP 由于受小髓鞘纤维支配而先被阻断。而正常的较大的 MUAP 可能保留,不被阻断。这些相对大的 MUAP 在常规肌电图检查中看不到。因为他们最晚被募集,通常在最大力收缩时才出现,而可能被淹没在干扰相内了。然而,在小的 MUAP 被阻断的情况下,这些较大的 MUAP"不被掩盖",才可能看到。

AIDP 病程早期,通常没有静息下的自发电位。唯一例外是可能见到偶发的肌颤搐电位,肌颤搐电位可见于肢体,特别是面部,即使患者没有临床的肌颤搐。

虽然 AIDP 主要病理生理是脱髓鞘,但总有继发性轴突丢失。针肌电图上会出现纤颤电位,一般在 2~5 周内发生,6~10 周最明显。有趣的是,纤颤电位在近端肌和远端肌都会等同出现,这一发现可代表随机的多灶性分布的病理改变。纤颤电位可能持续数月。再支配后,MUAP 可以变得更加多相位(多数在第 4 周),随后见波幅增加和时限延长。

虽然神经传导检查和肌电图主要用于诊断,他们也可以帮助判断预后。最好的预测指标是远端 CMAP 波幅。远端 CMAP 波幅降低(3~5 周时,小于正常下限的 20%)是提示预后差或病程延长的最佳单指标。其他神经传导检查和肌电图的数据(包括纤颤电位的数量)事实上与预后关系很少。的确,某些患者临床症状好转但神经传导结果似乎变差。这一结果可能提示之前被阻断的纤维的早期恢复,这些纤维现在能够传导但传导的非常缓慢。

慢性脱髓鞘性多发性神经病

慢性多发性神经病患者,当神经传导检查出现以脱髓鞘为主要病理改变时(框 26-6),鉴别诊断的范围相对减少。但是需要鉴别诊断某些疾病(框 26-4)。这些疾病除了周围神经系统还同时累及中枢神经系统或儿童期发病。从实践的角度,单独成人的慢性脱髓鞘多发性神经病的鉴别诊断,没有中枢神经系统或其他系统的异常表现可能是遗传性多发性神经病(比如 CMT1A 型),或者 CIDP 或者 CIDP 变异型。神经传导检查可以鉴别上述疾病。

腓骨肌萎缩症

腓骨肌萎缩症(CMT)是一组遗传性的神经病,包含一些大类(CMT1,CMT2,CMT4,和 CMTX),这些类型根据遗传方式(显性,隐性,X 连锁)以及主要的病理位于髓鞘还是轴突来区分。每一大类的 CMT 进一步根据分子和基因的特殊结构分型。

框 26-5 急性脱髓鞘多发性神经病的电生理诊断

运动神经至少以下中的 3 条异常:
1. 二条或更多的远端潜伏期延长,非卡压部位
   DL>115% 正常上限(正常波幅 CMAP)
   DL>125% 正常上限(CMAP 波幅低于正常下限)
2. 二条或更多的传导速度减慢,非卡压部位
   CV<90% 正常下限(CMAP>50% 正常下限)
   CV<80% 低限(CMAP 波幅<50% 正常下限)
   (注意:CV 在 AIDP 早期通常保留。)
3. 一条或多个神经的 F 波或 H 反射潜伏期延长
   >125% 正常上限
   (注意:如果远端波幅很低,F 波消失不提示异常。)
4. 一条或多条神经的传导阻滞或时程离散:
   明确的传导阻滞:近端/远端 CMAP 波幅比值<0.50
   可能的传导阻滞:近端/远端 CMAP 波幅比值<0.70
   时程离散:近端/远端 CMAP 时限比值>1.15

CMAP,复合运动动作电位;CV 传导速度;DL,远端潜伏期。
Source: Adapted from Albers,J.W.,Kelly,J.J. 1989. Acquired inflammatory demyelinating polyneuropathies: clinical and electrodiagnostic features. Muscle Nerve 12,435. Reprinted by permission of John Wiley & Sons,Inc.

框 26-6　慢性脱髓鞘性多发性神经病电生理诊断标准

运动神经至少以下中的 3 条异常：

1. 两条或更多的 DL 延长，非卡压部位，DL > 130% 正常上限

2. 两条或更多的 CV 减慢，非卡压部位，CV < 75% 正常下限

3. 一条或多条神经的 F 波或 H 反射延长：> 130% 正常上限（如果远端 CMAP 波幅非常低，F 波消失不能认为是异常）

4. 一条或更多条神经传导阻滞或时程离散：
   确定的近端 / 远端 CMAP 波幅比值 < 0.50
   可能的传导阻滞：近端 / 远端 CMAP 波幅比值 < 0.70
   时程离散：近端 / 远端 CMAP 时限比值 > 1.15

（注意：这些标准在遗传性的多发性神经病中作了调整。前三条中至少两条必须有。传导阻滞 / 时程离散在遗传性神经病中不出现。有一例外是婴儿或儿童起病的严重遗传性脱髓鞘神经病。文献里命名 Dejerine-Sottas 综合征或 HMSN-Ⅲ 这类疾病，神经病变表现为严重传导速度减慢（典型 < 10m/s），通常近端刺激因为有显著的时程离散以及波形相位抵消导致离散的，低波幅的波形。但是，远端和近端刺激面积减少不超过 50%）。

CMAP，复合运动动作电位；CV 传导速度；DL，远端潜伏期。

Source: Adapted from Albers, J.W., Kelly, J.J. 1989. Acquired inflammatory demyelinating polyneuropathies: clinical and electro-diagnostic features. Muscle Nerve 12(6), 435-451.

Reprinted by permission of John Wiley & Sons, Inc.

CMT 已发现超过 40 个不同基因位点。最常见的类型是 CMT1，大约占 40%～50%。CMT1 包含一组脱髓鞘神经病，是肌电图实验室最常见的脱髓鞘神经病的类型，也是最常见的遗传性神经病。过去 CMT1 在文献里是指遗传性感觉运动神经病 Ⅰ 型（HMSN-Ⅰ），儿童起病出现腓骨肌萎缩，增粗或洋葱样神经。CMTX 指一组 X 连锁的脱髓鞘神经病，约占 CMT 的 10%～15%。女性症状轻且很罕见。最后 CMT4 代表了一组常染色体隐性脱髓鞘神经病，极为罕见，临床不太考虑。

临床表现

CMT 是一种进展缓慢，远端为重，运动重于感觉的神经病伴高弓足和杵状趾。某些患者有脊柱侧突以及其他骨骼畸形。脱髓鞘型是 CMT1，CMT4 和 CMTX，可能合并增粗的神经。感觉症状不常见，但仔细地体检可以发现轻度感觉体征。常见的 CMT1 和 CMTX 型不伴颅神经体征。CMT 主要影响足内肌和小腿前群肌导致典型下肢远端肌肉萎缩。远端无力导致足下垂以及跨越步态，随后无力蔓延到远端大腿以及手内肌，可形成爪型手。踝反射通常消失，典型病例所有腱反射均消失。通常儿童期起病，表现为足部畸形和运动发育延迟。有些患者可能在十几岁起病。有些患者可能受累较轻直到中年或更晚才会去就诊。

基因

脱髓鞘型 CMT 的基因是异质性的。在 CMT1，遗传是常染色体显性，最近发现 CMT1 有 6 个亚型（CMT1A，1B，1C，1D，1E，1F）。最常见的类型是 CMT1A，约占 CMT1 的 70%～80%。基因缺陷是染色体 17p11.2 上 1.5- 碱基 DNA 区域复制错误。这一区域包括周围髓鞘蛋白基因 PMP22（和遗传性压力易感性神经病的删除错误在同一位置）。在没有家族史的患者中发现相同的复制，提示某些病例可能是重复突变。第二常见的 CMT1 亚型是 CMT1B，占 10% 左右。CMT1B 是由于常染色体 1 上髓鞘蛋白聚集基因（MPZ）的点突变。其他 CMT1 的亚型非常少见，每种占不到 1%。然而 CMT1A 家系和 CMT1B 家系之间临床表型差异小，CMT1B 的患者比 CMT1A 严重，传导速度更慢。目前大部分地区可进行 CMT1 常见亚型的 DNA 检查。

CMT4，是常染色体隐性脱髓鞘型，非常少见。想反，CMTX 是 X 连锁形式，是更常见，偶尔可在肌电图实验室发现。CMTX 最常见的基因缺陷形式是 CMTX1，编码连接蛋白 32 的间隙连接蛋白 1 基因（GJB1）突变。连接蛋白 32 是形成结旁区髓鞘间隙连接的重要蛋白。

病理和影像

在半数以上的脱髓鞘型腓骨肌萎缩症病例出现脑脊液蛋白水平增高。周围神经病理显示节段性脱髓鞘和施万细胞增生，伴洋葱头样形状。无髓纤维不受累。腰椎的影像可出现腰骶神经根增粗，在某些特殊病例，可导致椎管狭窄。

预后

很多病例的预后相对良好。虽然有极少数病例最终需要轮椅，大多数只有轻度功能障碍，可依靠简单的支具辅助。

电生理

在脱髓鞘型 CMT 中，神经传导检查提示显著的传导速度减慢，通常低于 75% 正常下限。所有神经均匀减慢，没有时程离散或传导阻滞。下肢

神经 CMAP 可能非常低或消失。几乎所有病例中，上肢可以出现传导减慢（正中运动神经传导速度小于 38m/s）。大多数 CMT1A 患者上肢传导速度在 20～25m/s。但是，CMT1B 患者传导速度更慢，15m/s 左右或更慢。相反，CMTX 的男性患者可能传导速度相对快（如 25～38m/s）。CMTX 的女性患者，可有周围神经病的临床症状，但是传导速度只有轻度减慢或在正常范围。

传导速度减慢的程度与临床症状很少相关。最早的 3～5 年中减慢的程度最大，随后就很少有改变。文献报道最年轻的 6 个月大的患者就出现减慢。在最开始的 10 年远端潜伏期可逐渐延长。感觉检查通常异常，一般表现为波幅降低或消失。大多数脱髓鞘多发性神经病会有继发轴突丢失。事实上，是继发轴突丢失导致了无力和功能障碍。相应的，典型的肌电图会出现远端再支配证据，较少出现自发电位。神经传导检查对早期诊断极为重要。如果一个数月大或年龄更大的患者没有 CMT 临床体征，来做电生理检查，神经传导检查正常，脱髓鞘型 CMT 的诊断可以排除。

慢性炎性脱髓鞘性多发性神经病（CIDP）
临床

CIDP 是获得性，脱髓鞘性，免疫介导的运动和感觉神经病，所有年龄均可发病，但最多见于 50～60 岁。近端和远端肌肉都受累，临床表现通常对称。CIDP 的病程长于 AIDP（大于 6 周），病程可以单相进展，或阶梯样进展或缓解复发。CIDP 早期难以与 AIDP 鉴别。CIDP 患者大多进展缓慢（数周到数月），功能障碍主要表现为行走不稳。腱反射消失或减退。大感觉纤维丢失（触觉、振动觉、位置觉）比小纤维（疼痛、温度觉）更常见。龙贝格征（Romberg sign，又称闭目难立征）常阳性。可能出现震颤，特别是上肢。严重的延髓或呼吸肌无力则很少出现。

病因

CIDP 可能是特发性，或可能与 HIV 感染、骨硬化性骨髓瘤、华尔登斯特伦巨球蛋白血症、淋巴瘤、未明原因单克隆丙种球蛋白血症或者抗髓鞘相关抗体（MAG）有关。因此，所有患者必须做血液检查，包括血清蛋白电泳、免疫固定电泳、抗髓鞘相关抗体以及 HIV。患者要做骨扫描，筛查骨髓瘤。患者如果发现单克隆蛋白，必须做进一步血液系统检查排除可能浆细胞恶性病变。

病理

脑脊液检查通常提示蛋白增高，细胞正常（除了 HIV 相关 CIDP，淋巴细胞会增高）。病理检查可提示节段性脱髓鞘伴单核细胞在神经血管周边或弥漫浸润，而没有血管炎，虽然许多活检大多显示非特异性改变。

预后

CIDP 的诊断很重要，因为患者可能通过血浆置换，免疫球蛋白或免疫抑制治疗而改善。特发性 CIDP 可能对激素、硫唑嘌呤、麦考酚脂、环磷酰胺、环孢霉素以及血浆置换有效。与单克隆免疫球蛋白（IgM）抗体有关的 CIDP，B 细胞单克隆抗体（利妥昔单抗）可有效。与骨硬化性骨髓瘤相关 CIDP，针对浆细胞瘤的手术或放射治疗可能对神经病的恢复有效。

电生理

在神经传导检查和肌电图上，CIDP 表现为慢性脱髓鞘性多发性神经病，继发的轴突丢失。原发的脱髓鞘的证据表现为远端潜伏期明显延长（> 130% 正常上限），传导速度明显减慢（< 75% 正常下限），晚反应明显延长或消失（> 130% 正常上限）。因为 CIDP 常是多灶性的，不同节段的神经影响不同，虽然临床表现对称，神经传导异常通常不对称。最重要的是，传导阻滞、时程离散或两者都提示获得性多发性神经病。

继发性轴突改变也是线索，远端 CMAP 和感觉神经电位（SNAP）波幅降低，下肢更加明显。针肌电图有慢性或进行性轴突丢失的神经病性病变模式：纤颤电位和长时限、多相位、大的 MUAP 同时存在伴募集减少。因为 CIDP 其实是多发性神经根神经病，近端肌也出现异常，包括椎旁肌。

特发性 CIDP 及其变异型在神经传导检查和肌电图上的表现类似。特例是多灶性运动神经病伴传导阻滞（MMNCB，详见后文）以及某些与抗 MAG 有关的多发性神经病。抗 MAG 的 CIDP 发展很慢，主要以感觉神经受累为重，老年男性多见。患者通常出现行走不稳以及大感觉纤维功能障碍。某些患者有明显的意向性震颤。虽然电生理提示获得性脱髓鞘性运动感觉多发性神经病，最显著的异常是远端潜伏期明显延长（有时称之为远端髓鞘病）。如果脱髓鞘性多发性神经病表现为远端潜伏期明显延长，与其他电生理异常不相应，则应该考虑诊断抗 MAG 性多发性神经病。多数抗 MAG 多发性神经病与 IgM 单克隆蛋白有关。

多灶性运动神经病伴传导阻滞

早在 90 年代初就注意到纯运动神经病，通常与抗神经节苷脂抗体（特别是抗 -GM1）有关。未发现单克隆蛋白。这类患者表现为纯下运动神经元综合征，临床类似于肌萎缩侧索硬化（ALS）的变异型，进行性脊肌萎缩症。但是，电生理检查有运动神经获得性节段性脱髓鞘伴传导阻滞，与 CIDP 类似，而感觉神经非常轻度受累或完全不受累。这类患者是否是 CIDP 的变异型或单独一类疾病还不清楚。对多灶性运动神经病伴传导阻滞（MMNCB）的认识，目前具有重要的治疗和预后意义，丙种球蛋白静脉注射治疗对大多数患者有效。环磷酰胺和利妥西单抗对某些难治的病例有用。通常需要肌电图医生来鉴别 ALS 和 MMNCB，前者致命，后者对免疫调节治疗有效。

临床表现

多灶性运动神经病伴传导阻滞的患者表现为进行性，不对称肌肉无力和萎缩，常先影响上肢远端肌。大多数患者小于 50 岁，比典型的 ALS 年轻。男性比女性多见。某些病例可以看到无力的分布符合某些运动神经支配，而同一肌节其他神经支配肌肉不受累（临床多灶性运动神经病）。这一模式不见于 ALS 及其变异型，后者同一肌节所有肌肉同时受累。偶尔患者表现显著无力但没有萎缩，这与单纯脱髓鞘有关。没有上运动神经元体征，虽然可以出现与无力和萎缩不相应的腱反射活跃。延髓功能正常，感觉特征性的不受累，虽然可出现轻度或短暂的感觉症状。

很多人认为这一类疾病是 CIDP 的变异型。但是，不对称，上肢受累为主，感觉相对不受累，对激素反应差等提示可能是独立的一种疾病，与 CIDP 的常见表现不同。

电生理

MMNCB 在运动神经传导检查上的表现和 CIDP 类似。有脱髓鞘的证据包括显著的远端潜伏期延长，传导速度减慢，晚反应延长。但是，特征性表现是运动神经出现传导阻滞，时程离散或两者都有。

传导阻滞确切的电生理定义仍有争议（见第 3 章），许多关于传导阻滞定义的有意义的讨论其实是因为这个疾病。电脑模拟的模型显示，近端

CMAP 面积降低超过 50% 提示传导阻滞，而不能单以时程离散来解释。只要 CMAP 面积或波幅突然降低，特别是短节段，就提示传导阻滞。当然，传导阻滞通过某些已知卡压部位（比如肘部的尺神经，腓骨头处腓总神经），不能用于诊断 MMNCB 或任何获得性脱髓鞘性多发性神经病。

因为 MMNCB 是可治的，ALS 是致死的，所以必须精细查找传导阻滞。这一检查有价值，但应仅对表现为下运动神经元症状和体征的患者做检查。MMNCB 的患者没有明确的上运动神经元体征（即，肌张力增加，病理征阳性或病理性反射增高）或者延髓功能障碍。即使达不到传导阻滞严格的诊断标准，如果出现显著的传导速度减慢或远端潜伏期延长（排除卡压部位和记录部位的肌肉严重萎缩），或 F 反应显著延长，则 ALS 的诊断就要置疑。ALS 不出现电生理脱髓鞘表现。

在寻找传导阻滞时，应检查神经的更近端（如腋神经，Erb 点，颈神经根）。在特殊病例，传导阻滞可能只出现在近端。但是 MMNCB 典型的传导阻滞往往在远端常规检查的神经。总要记得，做近端刺激技术是关键，特别是确保超强刺激。如果近端没有达到超强刺激，则可能出现误测的传导阻滞。另外，生理性的时程离散，刺激节段越长，离散越明显。在 ALS 患者近端刺激，可能出现波幅和面积的降低，但波幅降低不会超过 50%。最后，近端刺激可能同时刺激到临近神经。这点在正中神经和尺神经中特别明显，需要做对冲试验以排除临近神经被刺激所导致的波幅改变（见第 30 章）。

MMNCB 患者，感觉神经检查通常完全正常（虽然轻度感觉异常可出现）。的确，感觉检查常正常，甚至在运动神经出现传导阻滞的节段也正常（图 26-9）。当然，任何感觉异常都应置疑 ALS 的诊断，除非有已知的其他病理改变导致叠加的多发性神经病。

由于近端传导阻滞，针肌电图特征性的在无力肌肉上出现 MUAP 募集减少。如 CIDP，继发性轴突改变并不少见；大部分患者会出现失神经电位和再支配 MUAP。

多发性神经病的电生理诊断

多发性神经病的电生理诊断随严重程度不同而有差异。总之，神经传导检查和肌电图检查必

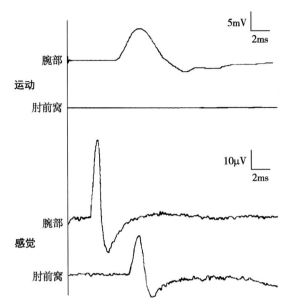

5mV
2ms

腕部

运动

肘前窝

10μV
2ms

腕部

感觉

肘前窝

图 26-9　多灶性运动神经病（MMNCB）的运动传导阻滞。
MMNCB 患者特征性的表现为运动纤维传导阻滞而同一段的感觉纤维不受累。图为 MMNCB 的患者正中神经传导，腕刺激和肘刺激拇短展肌记录（上）同时示指（下）感觉传导记录。注意到运动传导完全阻滞而感觉正常。近端感觉波幅降低在生理性的时程离散和相位抵消的变化范围内

> **框 26-7　多发性神经病的神经传导推荐**
>
> *常规运动传导检查：*
> 1. 腓神经，EDB 记录，踝和腓骨小头下，外侧腘窝刺激。
> 2. 胫神经，AHB 记录，踝和腘窝刺激。
> 3. 正中神经，APB 记录，腕和肘部刺激。
> 4. 尺神经，ADM 记录，腕，肘下，肘上刺激。
>
> *常规感觉检查：*
> 1. 腓肠神经，小腿刺激，后踝记录。
> 2. 正中神经，腕刺激，示指记录。
> 3. 尺神经，腕刺激，小指记录。
> 4. 桡神经，前臂刺激，鼻烟窝记录。
>
> *晚反应：*
> 1. 正中，尺，胫，腓 F 波。
> 2. 比目鱼肌 H 反射。
>
> *注意：*
> - 所有检查可以单侧检查。但需要做对侧肢体的至少一个神经。如果症状和体征有不对称，必须做对侧。对有些患者需要做更近端或更远端的检查。
> - 要寻找脱髓鞘证据和传导阻滞，需要做其他运动神经或其他节段。某些特殊病例，对侧运动神经也应常规做，近端刺激也需要做。
> - 如是临界病例，需要比较腓肠神经和桡浅神经比值。比值 < 0.21 支持轴突性多发性神经病的电生理诊断。

须按照从远端到近端的顺序（从长的神经到短的神经）。严重的多发性神经病，下肢所有刺激反应均消失；在这类病例，神经传导检查取决于上肢。检查须从远端做到近端，直到出现接近正常的神经/肌肉。如前所述，电生理检查的目的首先是明确是否存在多发性神经病，评价其分布模式和严重性；明确累及纤维，感觉、运动或混合性；最重要的是，评价其潜在病理主要是原发性轴突丢失或脱髓鞘。

神经传导检查

神经传导检查应该从一侧下肢运动神经开始（框 26-7）。常规是腓总神经和胫神经以及其 F 反应。如果常规远端肌肉（即，趾短伸肌，蹞展肌）记录的运动电位消失，可以在较近端肌肉，胫前肌记录。同样，胫神经电位也可以在近端的比目鱼肌记录到，可用 H 反射同样的界面。[注意：这一情况，只能有一个刺激部位（即腘窝）]，因此可获得波幅和远端潜伏期，而不能获得传导速度）。下肢运动传导检查完成后，需要做下肢感觉传导检查，可以是腓肠神经或腓浅神经，或者两者都做。因为波幅可能很小，需要叠加计算记录波幅。对侧至少做一条运动和一条感觉神经以判断其对称性。

总之，两侧波幅差 50% 认为是异常（如波幅从高到低下降 50%，或者从低到高增加 100%）。最后，可做下肢比目鱼肌 H 反射。大多数多发性神经病踝反射消失，同样 H 反射也消失，对诊断不增加多少信息。但是 H 反射在诊断早期多发性神经病就很重要。在轻度或早期多发性神经病，轻度的 H 反射潜伏期延长可能是最早出现的异常。

下肢检查完随后，再进行上肢检查。如果仅进行下肢检查，其检查结果可能也符合腰骶神经丛病，不易鉴别。上肢先做正中神经和尺神经传导检查，及其 F 反应，也要做相对应的感觉神经传导检查。在轴突性的多发性神经病中，正中和尺神经感觉虽然异常，但是比较下肢腓浅神经和腓肠神经常常相对保留。当然，我们要确认感觉异常不是继发于局灶性的神经病。就此而言，桡浅感觉神经检查有用，因其在卡压性神经病中不受累。比较腓肠神经和桡浅神经的最大波幅可以对诊断有用（见前 SRAR 讨论）。比值小于 0.21 支持轴突性神经病。和下肢一样，双侧比较 1 条运动和感觉神经可以评价对称性。如果有临床不对称表现，要进行更多的神经比较。

为了寻找传导阻滞和脱髓鞘的电生理证据，常应该检查更多的神经。脱髓鞘神经病正式的诊断

标准基于发现异常的神经个数(框 26-5 和框 26-6)。如果诊断标准只是部分达到,必须进行更加详细检查从而确诊脱髓鞘神经病。

肌电图推荐

多发性神经病的肌电图检查推荐(框 26-8)与神经传导检查类似。至少检查一个上肢和下肢的远端和近端肌肉。多发性神经病中,典型的远端到近端渐进性的神经病性病变(下肢比上肢更容易受累;小腿比大腿易受累,手指比前臂易受累)。多发性神经病中臀肌或上肢或肩带肌受累少见。重要的例外包括 AIDP,它是多发性神经根神经病,以及其他近端受累严重的疾病,包括卟啉病和某些糖尿病神经病。和神经传导检查一样,很重要的是与对侧肌肉比较评估对称性。如果临床有不对称,检查更多肌肉,特别是不对称分布区域。

虽然足内肌是最远端肌肉,在检查多发性神经病中最好避免足内肌检查。第一,检查这些肌肉很痛,大多数患者很难忍。第二,激活这些肌肉通常很难,或者几乎不可能(特别是胫神经支配的足内肌),因此 MUAP 分析也很难。最后也是最重要的,正常患者也可能出现失神经和神经再支配表现,特别是趾短伸肌。比如鞋,行走,跑步导致的反复外伤从而影响足远端神经。足内肌肌电图

框 26-8   多发性神经病的针肌电图推荐

下肢常规肌肉:
1. 蹬长伸肌
2. 胫前肌
3. 腓肠或比目鱼肌
4. 股四头肌
5. 臀肌或阔筋膜张肌

上肢常规肌肉:
1. 第一背侧骨间肌
2. 指总伸肌
3. 前臂肌肉(比如旋前圆肌,桡侧腕屈肌)
4. 肱二头肌
5. 三角肌内侧头

特殊考虑:
- 可以单侧检查,需要检查对侧肢体的至少一块肌肉。如果发现临床表现不对称,需要近一步检查更多的肌肉。
- 足内肌检查要避免。(正常人也可能足内肌有失神经和再支配)
- 如果近端肌肉(如臀肌,肱桡肌)有异常,必须做椎旁肌。

异常需要小心解释,也需要两侧对比。总之,最佳远端肌肉是小腿肌,特别是蹬长伸肌和趾长屈肌。

诊断多发性神经病,肌电图是电生理诊断中比较更敏感的检查。虽然典型的多发性神经病在肌电图和神经传导上都出现远端异常,某些轻度多发性神经病可能只有肌电图上出现异常。少量的轴突丢失可以导致肌电图上出现纤颤电位,而感觉和运动神经传导几乎没有可查到的异常。举例说明一下,轻度的神经病如只有 10% 的纤维丢失,腓肠神经波幅从 20μV 降低到 18μV(正常大于 6μV),胫神经运动波幅从 10mV 降低到 9mV(正常大于 4mV)。因此,神经传导检查结果仍被认为"在正常范围"。但是,蹬长伸肌可能有 200 个运动单位(比如 200 个轴突)。每个运动单位可能支配 50 个肌纤维。这样,如果 10% 的纤维丢失(20 根轴突),$20 \times 50 = 1\,000$ 个肌纤维,在针肌电图上可以很容易发现纤颤电位。

病例分析

对于以下的多发性神经病,我们通过病史,体检以及电生理诊断来回答诊断多发性神经病的 7 个关键问题。这样,鉴别诊断可以小到一定范围,从而用很直接和合理的方法来分析和治疗。

病例 26-1

病史和体检

女,45 岁,出现下肢木感和针刺样感觉障碍。6 月之前出现双侧足趾木感,随后的几个月中,木感逐渐进展到踝部并出现针刺样异样感觉。她表述足部的感觉像踩着软木。近期木感蔓延至小腿,同时出现手指麻刺感。打开罐头,解纽扣以及转动钥匙困难。

体检发现双侧轻度的足内肌萎缩,特别是双侧趾短伸肌。四肢肌力正常。双侧踝反射消失。膝反射存在但减弱。上肢反射正常对称。感觉检查提示踝以下振动觉减退,双侧膝以下及双侧手指轻触觉和针刺觉减退。龙贝格征阴性。步态和共济正常。没有多发性神经病家族史和既往明显的病史。

总结

这一例是典型的多发性神经病病史:数月逐渐进展病程,起病隐匿,没有明确日期。症状从足

部开始缓慢上升到腿部。继而表现为长度依赖性的模式；累及小腿上部的同时出现指尖症状（因为颈髓到指尖的距离和腰髓到小腿的距离相似）。

这一病例的症状主要累及感觉，包括远端的感觉减退和针刺样异样感觉。体检提示远端袜子手套样的振动觉和针刺觉减退。虽然症状主要是感觉，也有一些运动障碍。双侧趾短伸肌萎缩。踝反射消失，上肢和膝反射完整，是远端多发性神经病的常见表现。

基于病史和体检，患者有对称性的多发性神经病，累及大感觉纤维为主（轻触觉和振动觉减退）。但是，运动和小感觉纤维也有受累（针刺觉减退）。

病例 26-1　神经传导检查

刺激神经	刺激点	记录点	波幅 运动/mV；感觉/μV RT	LT	NL	潜伏期/ms RT	LT	NL	传导速度/(m/s) RT	LT	NL	F 波潜伏期/ms RT	LT	NL
正中神经(m)	腕	APB	6.2	5.8	≥4	3.5	3.2	≤4.4				31	32	≤31
	肘窝	APB	6.1	5.8		7.3	7.2		52	50	≥49			
尺神经(m)	腕	ADM	7.3		≥6	3.1		≤3.3				32		≤32
	肘下	ADM	7.2			6.4			55		≥49			
	肘上	ADM	7.2			8.3			53		≥49			
正中神经(s)	腕	示指	13	12	≥20	3.4	3.3	≤3.5	50	51	≥50			
尺神经(s)	腕	小指	7		≥17	3.1		≤3.1	49		≥50			
胫神经(m)	踝	AHB	3.2	2.8	≥4	5.7	5.6	≤5.8				57	56	≤56
	腘窝	AHB	2.5	2.2		12.1	11.7		39	41	≥41			
腓总神经(m)	踝	EDB	1.1		≥2	6.2		≤5.6				NR		≤56
	腓骨头下	EDB	0.9			12.6			39		≥44			
	腘窝外侧	EDB	0.8			15.3			37		≥41			
腓肠神经(s)	小腿	外踝后	NR	NR	≥6			≤4.4			≥40			

m＝运动检查；s＝感觉检查；RT＝右侧；LT＝左侧；NL＝正常值；NR＝无反应；APB＝拇短展肌；ADM＝小指展肌；AHB＝踇展肌；EDB＝趾短伸肌。

注意：所有感觉和混合神经潜伏期都是峰潜伏期，所有感觉和混合神经传导速度都是以起始潜伏期计算，报告中的 F 波潜伏期代表 F 波最短潜伏期。

病例 26-1　肌电图

肌肉	插入电位	自发电位 纤颤电位	束颤电位	自主 MUAP 激活	募集	形态 时限	波幅	多相电位
右踇长伸肌	↑	+3	0	NL	↓↓	+2	+2	+2
右胫前肌	↑	+2	0	NL	↓↓	+2	+1	+1
右腓内肌	↑	+2	0	NL	↓↓	+2	+1	+1
右股外肌	NL	+1	0	NL	↓	+1	+1	NL
右臀中肌	NL	0	0	NL	NL	N	NL	NL
右第一背侧骨间肌	↑	+2	0	NL	↓↓	+2	+1	+1
右示指固有伸肌	↑	+1	0	NL	↓	+1	+1	+1
右旋前圆肌	NL	0	0	NL	↓	+1	NL/+1	NL/+1
右肱二头肌	NL	0	0	NL	NL	NL	NL	NL
右三角肌内侧头	NL	0	0	NL	NL	NL	NL	NL
左胫前肌	↑	+2	0	NL	↓↓	+2	+2	+2
左肱二头肌	NL	0	0	NL	NL	NL	NL	NL

↑＝增加；↓＝轻度降低；↓↓＝中度降低；NL＝正常。

做了右下肢和右上肢神经传导检查，也对照了对侧一些神经以评价对称性。大多数的异常出现在下肢。腓总神经运动检查提示波幅低，近端刺激没有明显的波幅降低，远端潜伏期正常，轻度传导速度减慢。相似的发现也出现在胫神经运动传导检查中：波幅低，正常潜伏期和临界的传导速度。胫神经 F 反应潜伏期轻度延长。虽然腓总神经 F 反应消失，这一发现意义不清，正常人也会出现未引出。腓肠神经双侧消失。

下肢运动传导检查与轴突丢失相符：波幅低，传导速度和潜伏期正常或轻度减慢。胫神经运动和腓肠神经感觉反应两侧对称。上肢，运动神经完全正常和对称。但是感觉传导出现低波幅电位，潜伏期正常，传导速度临界。这些异常与轴突丢失相符。

神经传导检查发现远端为主的异常，下肢重于上肢。而神经传导检查几乎两侧对称。

针肌电图，右下肢远端肌出现纤颤电位和大，长时限，多相位 MUAP 伴募集减少。较近端肌肉发现相对较少的纤颤电位，MUAP 改变没有远端肌明显。很近端的臀大肌则没有异常。

在上肢，类似的远端到近端的模式也出现。第一背侧骨间肌和示指固有伸肌出现纤颤电位和大的 MUAP 以及募集减少。但是旋前圆肌没有纤颤电位，只有临界增大的 MUAP。更加近端的，肱二头肌和三角肌 MUAP 正常，没有自发电位。比较对侧两块肌肉，胫前肌和肱桡肌的肌电图表现对称。

我们现在可以得出电生理诊断意见。

印象： *电生理证据符合活动性和慢性感觉运动远端轴突性多发性神经病。*

对这例多发性神经病我们现在有充分的信息来回答以下七个重点问题：

神经病的关键问题	回答
病程	亚急性/慢性；缓慢进展
受累纤维	感觉（大小纤维）>运动
分布模式	对称；袜子手套样
病理	轴突，活动性和慢性
家族史	无
相关病史	无
中毒/职业性暴露	无

通过这些信息，这例可以进一步分析以及回答更多重要问题。

临床和电生理是否相关？

该病例的重点发现是临床表现与神经传导检查以及肌电图异常模式的相似性。所有都显示了长度依赖性，远端为重的表现。而且，体检与神经传导以及肌电图均没有发现不对称。

这例多发性神经病，感觉和运动纤维均受累。病史和体检提示异样感觉，与神经传导的感觉电位异常符合。虽然患者仅有很轻度的运动主诉，体检发现轻度运动体征，神经传导检查和肌电图也均发现明确的运动障碍的证据。

神经病理改变是否帮助缩小鉴别诊断的范围？

神经传导异常的模式提示对称性轴突病变，累及感觉和运动神经。肌电图上可以看到纤颤电位和大的 MUAP，分别提示急性和慢性轴突丢失。神经传导波幅明显降低，但潜伏期，传导速度和晚反应轻度延长，这些为轴突丢失的电生理表现。没有传导阻滞或显著延长的潜伏期或减慢的传导速度所提示的脱髓鞘表现。

该病例是典型的亚急性 - 慢性的轴突性多发性神经病。这种表现可见于许多轴突性多发性神经病中。比如中毒，代谢，内分泌，药物均需要考虑。由于没有脱髓鞘的证据，不考虑脱髓鞘性多发性神经病，这些可能性可以从鉴别诊断中排除。同样的，有些实验室检查也可以免除。比如，做骨扫描排除骨髓瘤或抗 MAG 抗体的检查的意义就不大，这两种都是怀疑慢性脱髓鞘性多发性神经病时做的。该病例当然需要进行糖尿病，甲状腺功能，维生素 B_{12} 的检查。

病例随访

后面进行了糖尿病、甲状腺疾病、维生素缺乏、结缔组织病以及单克隆蛋白的筛查。没有发现异常。反复询问病史后，患者承认有多年饮酒史，而之前她不愿意承认。随后该患者给予对症处理，建议她戒酒并改善其营养。

病例 26-2

病史和体检

女，62 岁，逐渐出现左手第四、五指木感数周。1 月后出现双大腿内侧也出现木感症状，随后蔓延到大腿外侧以及小腿。类似的感觉障碍出现在下背部和腹部。左手其余部位以及整个右手也出现木感。没有无力，没有尿便障碍，没有视觉改变。

有步态不稳。既往有轻度类风湿关节炎病史。有吸烟史，每年40包。

体检提示脑神经功能正常。眼球活动正常。没有面肌无力。角膜反射和面部感觉正常。四肢肌力正常。四肢振动觉显著减退，下肢关节位置觉减退。针刺觉和温度觉在四肢呈斑片状减退。上肢可见假性手足徐动。四肢腱反射消失。共济失调步态，龙贝格征阳性。

总结

病史和体检提示多发性神经病，但非常不同于上述病例26-1表现的典型的袜子手套样，长度依赖性多发性神经病。这一病例，病史是不对称，阶梯样进展，与多数单神经相符。这与中毒，代谢，内分泌，药物或遗传性的远端对称的多发性神经病不同。

体检仅提示感觉异常，主要累及大感觉纤维。所有的腱反射均消失，四肢严重的振动觉和位置觉消失。斑片状的针刺觉和温度觉减退，提示小感觉纤维也累及。

上述发现提示严重感觉神经失神经支配。假性手足徐动是重要体征，提示关节位置觉的严重受损。当要求患者闭眼平举双上肢时，通常几乎不会有移动。如果有严重感觉受累的病例，由于不知道肢体的空间位置，手指手腕部会出现徐动。另外，如果患者有严重感觉受累，龙贝格征会出现阳性。最后，步态会出现感觉性共济失调。这强调了共济失调不总是由于小脑的问题，也可能由于感觉通路受损，或者在脊髓水平（即后索）或者在周围神经。这一病例的运动系统完全不受累，虽然需要在神经传导检查和肌电图上进一步证实，临床表现和感觉的不对称受累也表现在神经传导检查上。几乎所有的感觉电位都异常。正中感觉电位双侧均低，潜伏期和传导速度正常。右尺神经感觉电位很低，左侧未引出。双侧桡神经电位均低。下肢右侧腓肠神经波幅低，左侧正常。这些感觉电位异常，但传导速度和潜伏期正常或轻度异常，所有这些都在轴突丢失的范围内。腓肠神经不对称是重要发现，不同于典型的长度依赖性远端轴突性多发性神经病。

上下肢的运动传导检查都正常。这样，完成了所有的神经传导检查后，我们看到这样一个特殊的模式：仅限于感觉系统的非对称性分布。

再做了肌电图，完全正常，上下肢近端肌或远端肌均没有失神经和神经再支配的表现。所有被检肌肉募集正常。结合神经传导检查，肌电图排

| 病例 26-2　神经传导检查 | | | 波幅 | | | | | | | | | | | |
| | | | 运动 /mV；感觉 /µV | | | 潜伏期 /ms | | | 传导速度 /(m/s) | | | F 波潜伏期 /ms | | |
刺激神经	刺激点	记录点	RT	LT	NL	RT	LT	NL	RT	LT	NL	RT	LT	NL
正中神经（m）	腕	APB	6.5	7.2	≥4	3.4	3.2	≤4.4				25	27	≤31
	肘窝	APB	6.4	7.0		6.9	6.6		57	59	≥49			
尺神经（m）	腕	ADM	6.7		≥6	2.7		≤3.3				28		≤32
	肘下	ADM	6.2			5.7			60		≥49			
	肘上	ADM	6.0			7.5			55		≥49			
正中神经（s）	腕	示指	7	9	≥20	3.2	3.0	≤3.5	52	54	≥50			
尺神经（s）	腕	小指	3	NR	≥17	2		≤3.1	55		≥50			
桡神经（s）	前臂	虎口	5	7	≥15	2.8	2.8	≤2.9	54	54	≥50			
胫神经（m）	踝	AHB	10	11	≥4	4.8	4.5	≤5.8				52	51	≤56
	腘窝	AHB	8.2	7		9.4	9.0		54	55	≥41			
腓总神经（m）	踝	EDB	4.9		≥2	5.2		≤6.5				49		≤56
	腓骨头下	EDB	4.4			9.3			44		≥44			
	腘窝外侧	EDB	4.4			11.3			50		≥44			
腓肠神经（s）	小腿	外踝后	3	10	≥6	4.0	3.6	≤4.4	39	52	≥40			

m = 运动检查；s = 感觉检查；RT = 右侧；LT = 左侧；NL = 正常值；NR = 无反应；APB = 拇短展肌；ADM = 小指展肌；AHB = 踇展肌；EDB = 趾短伸肌。

注意：所有感觉和混合神经潜伏期都是峰潜伏期，所有感觉和混合神经传导速度都是以起始潜伏期计算，报告中的 F 波潜伏期代表 F 波最短潜伏期。

病例 26-2　肌电图

肌肉	插入电位	自发电位		自主 MUAP		形态		
		纤颤电位	束颤电位	激活	募集	时限	波幅	多相电位
右踇长伸肌	NL	0	0	NL	NL	NL	NL	NL
右胫前肌	NL	0	0	NL	NL	NL	NL	NL
右腓内肌	NL	0	0	NL	NL	NL	NL	NL
右股外肌	NL	0	0	NL	NL	NL	NL	NL
右臀中肌	NL	0	0	NL	NL	NL/+1	NL	NL
右第一背侧骨间肌	NL	0	0	NL	NL	NL	NL	NL
右示指固有伸肌	NL	0	0	NL	NL	NL	NL	NL
右旋前圆肌	NL	0	0	NL	NL	NL	NL	NL
右肱二头肌	NL	0	0	NL	NL	NL	NL	NL
右三角肌内侧头	NL	0	0	NL	NL	NL	NL	NL
左胫前肌	NL	0	0	NL	NL	NL	NL	NL
左肱二头肌	NL	0	0	NL	NL	NL	NL	NL

NL＝正常。

除了运动纤维受累。肌电图是检查轻度运动纤维受累的最敏感方法。如果只有少量运动纤维丢失，运动神经传导可能没有发现异常，但肌电图上可以看到失神经电位。

现在我们可以做出诊断：

印象：电生理证据符合不对称性，感觉神经病或感觉神经元病。

我们现在所有信息可以回答该病例的多发性神经病的七个关键问题：

重要问题	回答
病程	亚急性；阶梯样
受累纤维	局限于感觉（大纤维＞小纤维）
分布模式	不对称
病理	轴突，不对称，感觉
家族史	无
相关病史	类风湿关节炎
中毒／职业性暴露	吸烟

根据这些信息，可以进一步分析这个病例，同时可以回答其他问题。

纯感觉受累是否了缩小鉴别诊断范围？

这个病例非常特殊。病史和体检，神经传导检查，肌电图提示这一疾病只累及感觉系统。运动系统完全正常。大感觉以及小感觉纤维都受累。大感觉纤维功能障碍导致其振动觉和位置觉障碍，反射消失，龙贝格征阳性，假性手足徐动，共济失调步态。小感觉纤维轻度受累，表现为针刺觉温度觉减退。

因为几乎所有的多发性神经病都有运动和感觉病变，尤其是在神经传导和肌电图上，这个特殊病例确实是个例外。不对称以及上下肢累及程度一样，该模式提示感觉神经元病变，也就是背根神经节病。感觉神经元病非常罕见，在某些病例感觉神经元病可能是神经变性疾病的一个组成部分。如，弗里德赖希共济失调和某些慢性脊髓小脑萎缩综合征可能合并感觉神经元病。在急性或亚急性的病例，如本例，可能与仅仅几种特别的疾病有关。可能是副肿瘤相关感觉神经元病，常常与小细胞肺癌有关。其中某些病例，可能出现抗 Hu 抗体。感觉神经元病可能与干燥综合征和相关的结缔组织病有关。另外，感觉神经元病可能是感染后，维生素 B_6 中毒，或是一个单独的自身免疫性疾病。

该病例有类风湿关节炎和吸烟病史，我们必须筛查类风湿关节炎相关的干燥综合征，以及潜在未发现的肿瘤导致的副肿瘤相关感觉神经元病的可能性。随后的检查和评估与病例 26-1 远端轴突性感觉运动多发性神经病非常不同。

病例随访

随后的检查没有提示干燥综合征，没有维生素 B$_6$ 中毒。胸部 X 线片提示肺门肿块，活检提示小细胞肺癌。血抗 Hu 抗体阳性。

病例 26-3

病史和体检

男，65 岁，发热，进行性体重减轻，进行性木感和无力数月。3 周前突发左大腿后侧疼痛伴足背伸无力以及足背和小腿外侧木感。一周前右下肢也发生类似情形。就诊前 1 天突发左上肢前臂内侧疼痛，左手握力降低和左手小指和无名指木感。

体检：恶性病容。左下肢前外侧肌肉萎缩，双侧足下垂。左侧第一背侧骨间肌，小指展肌，第四、五指深屈肌明显无力。但是左侧示指固有伸肌，拇短展肌和拇短屈肌肌力正常。踝反射消失，其余腱反射正常。左手小鱼际区域以及第 4、5 指感觉减退，下肢所有各种感觉袜子手套样减退，双足背更明显。

总结

病史提示某种系统性疾病，表现为发热和体重减轻，随后出现进展性的多发性神经病。但是这个多发性神经病有特殊表现：不对称，阶梯样进展的木感和无力，之前有突发的疼痛。整个病程是急性的；最开始的事件发生仅在 3 周前。虽然不能通过病史准确定位，但 3 周前可能是左侧腓总神经纤维受累（足下垂和木感）。一周前右下肢出现类似事件。一天前，左尺神经纤维受累，第四指和小指木感以及抓握无力。

体检提示双侧足下垂，与患者 1 周和 3 周的症状符合。左下肢有些肌肉萎缩。左手尺神经分布区有异常，包括第一背侧骨间肌、小指展肌、指深屈肌无力。同时左侧小鱼际肌及第四、五指有感觉减退，提示左侧尺神经受累。由不同神经支配的远端肌（如，示指固有伸肌、拇短展肌和拇短屈肌）正常。这种选择性的累及某些远端肌并不发生于典型的远端轴突性多发性神经病。另外，病史和体检也提示单神经受累的模式。下肢的感觉检

病例 26-3　神经传导检查

刺激神经	刺激点	记录点	波幅 运动 /mV；感觉 /μV			潜伏期 /ms			传导速度 /（m/s）			F 波潜伏期 /ms		
			RT	LT	NL	RT	LT	NL	RT	LT	NL	RT	LT	NL
正中神经（m）	腕	APB	5.2	5.4	≥4	4.2	4.0	≤4.4				30	28	≤31
	肘窝	APB	5.0	5.1		7.4	7.0		56	59	≥49			
尺神经（m）	腕	ADM	11.2	12	≥6	3.1	3.2	≤3.3				28	28	≤32
	肘下	ADM	11.2	11.2		6.1	6.5		60	55	≥49			
	肘上	ADM	11.2	11		7.8	8.3		60	57	≥49			
正中神经（s）	腕	示指	34	32	≥20	3.3	3.2	≤3.5	55	55	≥50			
尺神经（s）	腕	小指	24	22	≥17	2.9	2.9	≤3.1	58	56	≥50			
胫神经（m）	踝	AHB	4.2	2.1	≥4	5.7	6.0	≤5.8				56	56	≤56
	腘窝	AHB	3.8	1.7		11.9	12.4		40	39	≥41			
腓总神经（m）	踝	EDB	0.2	0.3	≥2	6.2	6.4	≤6.5				NR	NR	≤56
	腓骨头下	EDB	0.2	0.2		11.0	11.5		41	39	≥44			
	腘窝外侧	EDB	0.2	0.2		13.5	14		40	40	≥44			
腓浅神经（s）	小腿外侧	外踝	NR	NR	≥6			≤4.4			≥40			
腓肠神经（s）	小腿	外踝后	12	3	≥6	4.1	4.2	≤4.4	45	46	≥40			

m＝运动检查；s＝感觉检查；RT＝右侧；LT＝左侧；NL＝正常值；NR＝无反应；APB＝拇短展肌；ADM＝小指展肌；AHB＝踇展肌；EDB＝趾短伸肌。

注意：所有感觉和混合神经潜伏期都是峰潜伏期，所有感觉和混合神经传导速度都是以起始潜伏期计算，报告中的 F 波潜伏期代表 F 波最短潜伏期。

病例26-3 肌电图

肌肉	插入电位	自发电位		自主MUAP		形态		
		纤颤电位	束颤电位	激活	募集	时限	波幅	多相电位
右踇长伸肌	NL	0	0	NL	↓↓↓	NL	NL	NL
右胫前肌	↑	0	0	NL	↓↓↓	NL	NL	NL
右腓内肌	NL	0	0	NL	NL	NL	NL	NL
右胫后肌	NL	0	0	NL	NL	NL	NL	NL
右股外肌	NL	0	0	NL	NL	NL	NL	NL
右臀中肌	NL	0	0	NL	NL	NL	NL	NL
左胫前肌	↑	+2	0	NL	↓↓↓	NL	NL	NL
左腓内肌	↑	+1	0	NL	↓↓	NL	NL	NL
左胫后肌	↑	+1	0	NL	↓↓	NL	NL	NL
左股外肌	NL	0	0	NL	NL	NL	NL	NL
左股二头肌短头	↑	+2	0	NL	↓↓↓	NL	NL	NL
右拇短展肌	NL	0	0	NL	NL	NL	NL	NL
右第一背侧骨间肌	NL	0	0	NL	NL	NL	NL	NL
右旋前圆肌	NL	0	0	NL	NL	NL	NL	NL
右肱二头肌	NL	0	0	NL	NL	NL	NL	NL
右三角肌	NL	0	0	NL	NL	NL	NL	NL
左拇短展肌	NL	0	0	NL	NL	NL	NL	NL
左第一背侧骨间肌	NL	0	0	NL	↓↓↓	NL	NL	NL
左指深屈肌（Ⅴ）	NL	0	0	NL	↓↓↓	NL	NL	NL
左肱桡肌	NL	0	0	NL	NL	NL	NL	NL

↑=增加；↓↓=中度减退；↓↓↓=明显减少；NL=正常；Ⅴ=第五指。

查提示深浅感觉的袜套样减退，足背更严重。足背接受腓浅神经支配。

病史和体检告诉我们患者的表现很可能为系统性疾病，不对称阶梯样进展的病程，三周前左腓总神经，一周前右腓总神经，一天前左尺神经。

由于临床表现的不对称，神经传导和肌电图评价是否对称是很重要的。在下肢双侧腓总神经运动传导检查提示波幅低，潜伏期正常，传导速度轻度减慢，表现为轴突丢失的模式。在胫神经运动传导检查中，右侧正常，左侧波幅降低，远端潜伏期正常，传导速度临界范围。因此，左胫神经也表现为轴突丢失。下肢感觉神经传导检查中，双侧腓浅神经均消失，与临床足背感觉减退相符合。但是腓肠神经传导却是不对称的，左侧异常但右侧正常。异常的腓肠神经和胫神经是重要的发现，不能用典型的逆向坏死性轴突性多发性神经病来

解释。另外，左侧异常的胫神经和腓总神经提示足下垂可能继发于更近端病变。因此，神经传导检查有双侧腓总神经和左侧胫神经病变的明确证据。

正中运动传导检查完全正常并且对称。尺神经双侧正常和对称。这时可能有疑问，为什么左侧尺神经运动传导检查完全正常，而患者有明显的尺侧无力。回忆尺神经病变只有一天，沃勒变性还没有发生。在超急性期，神经传导检查可能正常。同样的，正中和尺神经感觉传导检查也正常和对称，传导速度潜伏期均正常。再强调一次，尺神经分布区木感和尺神经感觉电位正常是不符合的。这一特殊的表现（临床感觉减退但木感分布区感觉电位正常）可以出现在以下三种情况：①超急性轴突丢失；②近端脱髓鞘；③背根神经节前病变。在此病例，感觉电位正常可能由于病程（不够时间发生沃勒变性）。

肌电图,先检查右下肢。右下肢1周前受累,右下肢神经传导检查提示腓总和腓浅神经波幅降低。右下肢肌电图没有活动性失神经表现,所有MUAP都正常。但是,在腓总神经支配的拇长伸肌和胫前肌MUAP募集显著降低。胫神经支配的肌肉正常,更近端的股外肌和臀中肌也正常。综合右下肢肌电图和神经传导检查,提示急性腓总神经病变。沃勒变性已经发生,导致波幅降低,但时间还不够发生失神经和神经再支配。这是典型急性轴突丢失模式:肌电图仅见募集减少而MUAP正常。

检查左下肢时腓总神经和胫神经支配肌包括股二头肌短头,在腘窝以上,有明确的失神经电位。综合股二头肌短头、腓总神经、胫神经、腓浅神经以及腓肠神经均异常,提示病变在坐骨神经。同样,肌电图上MUAP形态正常,但募集减少。这是典型的亚急性轴突丢失表现:足够时间发生沃勒变性,导致神经传导检查异常;足够时间发生失神经,但不够时间出现神经再支配。这一特殊模式发生于数周到数月。

临床上,右上肢没有受累,所有肌肉均正常。但是左上肢体检有尺神经运动和感觉障碍,但尺神经传导检查正常。我们发现尺神经支配肌有募集减少。没有失神经电位和神经再支配MUAP。其他颈8支配肌(如拇短展肌)正常。综合左上肢体检,肌电图和神经传导检查,提示尺神经超急性轴突丢失。没有足够时间(1天)发生沃勒变性,失神经和神经再支配。发现唯一的异常表现是无力肌募集减少。

至此,我们可以做出诊断。

印象:电生理证据符合多发单神经病,轴突丢失为主,左侧尺神经超急性期病变,右侧腓总神经急性病变,左侧坐骨神经亚急性病变。

我们现在有足够的信息回答这个病例的关于多发性神经病的七个关键问题:

关键问题	答案
病程	亚急性,阶梯样进展
受累纤维	运动和感觉
分布	不对称,多数单神经
病理类型	轴突,不对称,多数单神经
家族史	无
相关病史	发热,体重降低
中毒/职业暴露	无

基于这些信息,我们可以进一步分析病例回答更多问题。这个病例的主要临床和电生理表现提示多发性单神经病的模式。临床表现很独特:单神经的不对称阶梯样进展。如果疾病早期做神经传导检查和肌电图,会发现不对称的证据。不对称的发现可以排除中毒、代谢、内分泌、药物和遗传性等多发性神经病,后者表现为对称,逆向坏死性,袜子手套样模式。

多发性单神经病的病程是否符合电生理的数据?

多发单神经病是少见的几种表现为急性病程的多发性神经病之一。了解患者症状的持续时间,以及多发性单神经病的发展节奏,对解释神经传导检查和肌电图很重要。正如这个病例,如果发病1周内做检查,神经传导检查和肌电图会完全正常,除了无力肌MUAP的募集减少(超急性期)。如果检查在一周后,数周前做,神经传导检查会异常,但肌电图表现仍为类似(急性轴突丢失病变)。如果数周后至数月前做,神经传导异常会伴随肌电图出现纤颤电位,MUAP仍会正常但募集减少(亚急性轴突丢失表现)。这一表现并不出现在典型的慢性进展的多发性神经病中。当多发性神经病的患者到肌电图室时,神经传导检查已经出现异常,肌电图也有失神经和神经再支配的表现。

多发单神经的鉴别诊断是什么?

这一特殊病例,病史提示合并系统性疾病,可能是系统性血管炎,特别是结节性多动脉炎。结节性多动脉炎是神经病急症,需要快速诊断和治疗,以避免其他神经和内脏的梗死(比如肾脏,肠道,心脏)。该患者下一步需要尽快进行神经和肌肉活检,寻找血管炎的证据。该病例最佳活检神经是左侧腓肠神经,该神经传导检查异常。肌电图检查过的肌肉不适合做活检,由于针电极可能导致炎症反应,混淆活检结果。

这病例是典型的血管炎性多发单神经病,不对称,纯轴突丢失,电生理上没有脱髓鞘证据。虽然血管炎是多发单神经病最常见原因,也要考虑其他情况(表26-3),其中之一就是CIDP变异型,由于该病例神经传导检查没有脱髓鞘证据,可以排除。同样糖尿病,多发的卡压性神经病,感染和浸润性疾病也可以出现多发性单神经病变表现。

病例随访

ESR显著增高110mm/h,肝功能轻度异常。左侧腓肠神经和腓肠肌外侧头进行活检。显示小和中等动脉血管壁炎性细胞浸润，伴血管周围纤维样坏死。最终诊断为结节性多动脉炎，患者后续予大剂量激素和环磷酰胺治疗。

◯ 病例 26-4

病史和体检

女，32 岁，进行性无力和木感。3 周前出现腹泻和发热持续数日后缓解。10 天前出现双侧手足针刺样异样感觉，而后出现四肢进行性无力和行走不稳。

体检发现双侧面肌无力，轻度以及广泛的四肢无力。上肢腱反射很弱，下肢腱反射消失。四肢远端轻度针刺觉，轻触觉以及振动觉减退。

总结

患者为快速进展，亚急性多发性神经病患，感染性疾病数天后出现。病史和体检提示运动和感觉功能异常。但是模式不同寻常：手和足部同时出现针刺样异样感觉。这一现象不出现在典型的远端长度依赖的多发性神经病，这类疾病足部先出现症状，随后发展到小腿中部时出现手的症状。

本例体检特点为腱反射消失，以及运动异常为主，感觉受累较轻。这些临床表现以及同时累及手与足部，提示脱髓鞘性多发性神经病。

神经传导检查提示上下肢运动传导检查完全正常。所有波幅都正常，传导速度正常，远端潜伏期也正常。近端刺激没有显示有传导阻滞。但是所有 F 波均消失，虽然远端波幅和传导速度均正常。这一特殊表现提示近端脱髓鞘，可能在神经丛或神经根。

感觉传导检查的结果十分特别：双侧腓肠神经正常，但是正中和尺神经感觉波幅降低。这一表现不发生于典型的远端，长度依赖性多发性神经病。腓肠神经保留这一现象高度提示吉兰-巴雷综合征的诊断。

肌电图上所有肌肉均没有失神经表现，大多数肌肉出现中度募集减少。大部分 MUAP 形态正常，但是胫前肌和腓内肌 MUAP 轻度增大，时限轻度延长。

我们现在可以得出电生理诊断：

印象：电生理表现符合急性脱髓鞘性多发性神经根神经病。

病例 26-4 神经传导检查			波幅 运动/mV；感觉/μV			潜伏期/ms			传导速度/(m/s)			F波潜伏期/ms		
刺激神经	刺激点	记录点	RT	LT	NL	RT	LT	NL	RT	LT	NL	RT	LT	NL
正中神经(m)	腕	APB	5.4	6.0	≥4	4.1	3.8	≤4.4				NR	NR	≤31
	肘窝	APB	5.0	6.0		7.3	7.0		56	55	≥49			
尺神经(m)	腕	ADM	10.2		≥6	3.1		≤3.3				NR		≤32
	肘上	ADM	10.2			6.6			57		≥49			
	肘下	ADM	10.2			8.3			59		≥49			
正中神经(s)	腕	示指	3	4	≥20	3.5	3.4	≤3.5	54	53	≥50			
尺神经(s)	腕	小指	5		≥17	2.9		≤3.1	45		≥50			
胫神经(m)	踝	AHB	5.7	4.2	≥4	5.8	5.6	≤5.8				NR	NR	≤56
	腘窝	AHB	4.8	4.0		11.7	11.6		42	41	≥41			
腓总神经(m)	踝	EDB	5.2		≥2	5.6		≤6.5				NR		≤56
	腓骨头下	EDB	5.0			11.2			44		≥44			
	腘窝外侧	EDB	5.0			13.4			45		≥44			
腓肠神经(s)	小腿	外踝后	23	18	≥6	4.2	4.1	≤4.4	45	47	≥40			

m=运动检查；s=感觉检查；RT=右侧；LT=左侧；NL=正常值；NR=无反应；APB=拇短展肌；ADM=小指展肌；AHB=踇展肌；EDB=趾短伸肌。

注意：所有感觉和混合神经潜伏期都是峰潜伏期，所有感觉和混合神经传导速度都是以起始潜伏期计算，报告中的 F 波潜伏期代表 F 波最短潜伏期。

病例 26-4 肌电图

| 肌肉 | 插入电位 | 自发电位 | | 自主 MUAP | | | | |
| | | 纤颤电位 | 束颤电位 | 激活 | 募集 | 形态 | | |
						时限	波幅	多相电位
右踇长伸肌	NL	0	0	NL	↓↓	NL	NL	NL
右胫前肌	NL	0	0	NL	↓↓	+1	+1	NL
右腓内肌	NL	0	0	NL	↓↓	+1	+1	NL
右股外肌	NL	0	0	NL	↓↓	NL	NL	NL
右臀中肌	NL	0	0	NL	↓	NL	NL	NL
右第一背侧骨间肌	NL	0	0	NL	↓↓	NL	NL	NL
右指固有伸肌	NL	0	0	NL	↓↓	NL	NL	NL
右旋前圆肌	NL	0	0	NL	↓↓	NL	NL	NL
右肱二头肌	NL	0	0	NL	↓↓	NL	NL	NL
右三角肌内侧头	NL	0	0	NL	↓↓	NL	NL	NL
左胫前肌	NL	0	0	NL	↓↓	+1	+1	NL
左肱二头肌	NL	0	0	NL	↓↓	NL	NL	NL

↓=轻度降低；↓↓=中度降低；NL=正常。

基于所有这些信息我们可以回答这例多发性神经病的七个重要问题：

重要问题	答案
病程	急性
受累纤维	运动和感觉
分布	非长度依赖，对称；双侧面神经
病理类型	脱髓鞘，腓肠神经保留
家族史	无
相关病史	10天前胃肠道感染
中毒/职业性暴露	无

根据这些信息，可以进一步分析该病例，回答更多重要问题。该病例在临床和电生理上表现为典型的吉兰-巴雷综合征，特别是 AIDP，为最常见类型。AIDP 常发生在感染后，出现快速进展的无力和腱反射消失。异样感觉很常见，但体检出现感觉减退相对不常见。

F 波消失的意义是什么？

神经传导检查出现 F 波消失或出现率低是 AIDP 最早的表现，提示近端脱髓鞘。AIDP 开始是多发性神经根病，脱髓鞘发生在神经根水平。F 波消失或出现率低可能是起病数日内唯一的异常表现。其他脱髓鞘证据（即潜伏期延长，传导速度减慢，传导阻滞）可能需要几周才出现。

腓肠神经保留的意义是什么？

和运动神经传导检查的结果一样，所有感觉电位在疾病最初几天通常正常。差不多第一周结束时，腓肠神经保留可能会出现在某些病例。在这一模式中，腓肠神经电位正常，但上肢正中和尺神经感觉电位异常。其发生的原因可能是 AIDP 早期可能选择性累及较小的髓鞘纤维。在小腿下部记录的腓肠神经比手指记录的正中和尺神经要大而且髓鞘多。正中和尺神经的记录位置很远端，在神经远端为圆锥形，所以较少髓鞘包裹。

如果神经病变为急性，大的 MUAP 的意义是什么？

早期 AIDP 的肌电图表现很独特，针肌电图除了由于运动纤维近端传导阻滞导致 MUAP 募集减少，其余通常正常。唯一的异常是无力肌肉募集减少。当然，大多数的 AIDP 病例有继发的轴突丢失，导致肌电图上出现失神经和神经再支配表现。

某些 AIDP 早期会出现轻度增大的 MUAP，如这例患者的胫前肌和腓内肌。虽然我们首先要考虑是否由于伴随疾病引起的神经再支配，但这一发现也见于某些早期 AIDP 患者。机制与腓肠神经保留相似。每块肌肉的 MUAP 大小都有正常范围。当肌肉收缩时，小的，I 类 MUAP 阈值较低所以先发放。更多力量收缩时，这些 MUAP 发放增快并且更多的 MUAP 开始发放。最大收缩时，最大的 MUAP 才会发放。这些大的，Ⅱ类 MUAP 由大的有较多髓鞘的轴突支配。通常，这些大的 MUAP 在肌电图检查时不会单独看见。因为当这些大的 MUAP 被募集时，干扰相已经出现，无法分辨单个 MUAP。某些 AIDP，由于小的髓鞘纤维支配的小的 MUAP 被阻滞，只剩下大的未被阻滞的 MUAP，这时可以被看见。因此在这些病例，大的，正常的 MUAP 可以不被遮盖，其出现并不提示神经再支配。

病例随访

随后的腰椎穿刺提示蛋白增高达 110mg/dL，但是细胞正常。她随后接受了五天的剂量为 400mg/（kg·d）的静脉丙种球蛋白治疗。第三次治疗后肌力出现好转。丙种球蛋白治疗疗程完成后，她出院到康复中心，6 周后完全康复。

◦◉ 病例 26-5

病史和体检

男，52 岁，进行性肢体无力木感 6 个月。6 月前足趾隐匿地出现针刺样异样感觉，随后缓慢进展到足底和小腿。近来针刺样感觉障碍进展到手指，最近出现手不灵活伴行走绊跌。

体检袜子手套样振动觉，针刺觉减退。广泛性腱反射减退，踝反射消失。肌力检查提示轻度远端无力和萎缩。龙贝格征阳性，步态中度共济失调。

总结

病史和体检高度提示典型的袜子手套样多发性神经病。临床上很多方面很像病例 26-1 袜子手套样轴突性多发性神经病。正如许多多发性神经病一样，该病例缓慢发展，症状从远端向近端发展。体检有感觉运动受累的表现，包括大感觉（振动）以及小感觉（针刺）纤维。唯一的临床区别是更广泛的腱反射减退。而大多数袜子手套样多发性神经病，上肢腱反射保留。

神经传导检查有特殊表现。下肢胫神经腘窝刺激波幅比预想的低很多。另外，胫神经远端潜伏期显著延长，超过正常上限 200%。传导速度显著减慢，晚反应消失。类似的发现也见于腓总神经运动传导检查中。双侧腓肠神经感觉电位均消失。

病例 26-5　神经传导检查

刺激神经	刺激点	记录点	波幅 运动 /mV；感觉 /μV			潜伏期 /ms			传导速度 /（m/s）			F 波潜伏期 /ms		
			RT	LT	NL	RT	LT	NL	RT	LT	NL	RT	LT	NL
正中神经（m）	腕	APB	6.4	7.2	≥4	8.4	6.5	≤4.4				NR	NR	≤31
	肘窝	APB	1.2	5.8		15.9	13.4		24	26	≥49			
尺神经（m）	腕	ADM	4.6		≥6	6.7		≤3.3				NR		≤32
	肘下	ADM	2.2			14.9			22		≥49			
	肘上	ADM	2.2			20.1			19		≥49			
正中神经（s）	腕	示指		5	≥20	4.5	4.1	≤3.5	32	37	≥50			
尺神经（s）	腕	小指	5		≥17	3.7		≤3.1	34		≥50			
胫神经（m）	踝	AHB	4.2	3.2	≥4	12.5	10.2	≤5.8				NR	NR	≤56
	腘窝	AHB	0.5	0.2		24.4	23.3		21	19	≥41			
腓总神经（m）	踝	EDB	3.1		≥2	9.5		≤6.5				NR		≤56
	腓骨头下	EDB	1.0			20.6			18		≥44			
	腘窝外侧	EDB	0.5			25.9			19		≥44			
腓肠神经（s）	小腿	外踝后	NR	NR	≥6			≤4.4			≥40			

m = 运动检查；s = 感觉检查；RT = 右侧；LT = 左侧；NL = 正常值；NR = 无反应；APB = 拇短展肌；ADM = 小指展肌；AHB = 跨展肌；EDB = 趾短伸肌。

注意：所有感觉和混合神经潜伏期都是峰潜伏期，所有感觉和混合神经传导速度都是以起始潜伏期计算，报告中的 F 波潜伏期代表 F 波最短潜伏期。

病例 26-5 肌电图

| 肌肉 | 插入电位 | 自发电位 | | 自主 MUAP | | | | |
| | | 纤颤电位 | 束颤电位 | 激活 | 募集 | 形态 | | |
						时限	波幅	多相电位
右踇长伸肌	↑	+2	0	NL	↓↓	+2	+2	+1
右胫前肌	↑	+1	0	NL	↓↓	+1	+1	+1
右腓内肌	↑	+1	0	NL	↓↓	+1	+1	+1
右股外肌	NL	0	0	NL	↓↓	+1	+1	+1
右臀中肌	NL	0	0	NL	↓	NL	NL	NL
右第一背侧骨间肌	↑	+1	0	NL	↓	+1	+2	+1
右示指固有伸肌	↑	0	0	NL	↓	NL/+1	+1	NL/+1
右旋前圆肌	NL	0	0	NL	↓	NL/+1	NL/+1	NL
右肱二头肌	NL	0	0	NL	NL	NL	NL	NL
右三角肌内侧头	NL	0	0	NL	NL	NL	NL	NL
左胫前肌	↑	+1	0	NL	↓↓	+2	+2	+1
左肱二头肌	NL	0	0	NL	NL	NL	NL	NL

↓=轻度减少；↓↓=中度减少；NL=正常。

上肢两侧正中神经运动远端波幅正常，右侧近端刺激波幅明显降低，从 6.4mV 降到 1.2mV。远端潜伏期显著延长，传导速度明显减慢。双侧正中 F 波消失。所以说双侧正中神经运动传导检查明显不对称；右侧有明显传导阻滞，左侧没有。右尺神经运动传导在腕和肘下有明显波幅降低，潜伏期延长伴传导速度非常慢，F 波消失。正中和尺神经感觉波幅降低，峰潜伏期延长，传导速度明显减慢。

因此，神经传导检查的最后有明确的证据提示多发性感觉运动脱髓鞘性神经病。第一，远端潜伏期明显延长，其中很多超过 130% 正常上限。第二，传导速度明显减慢，几乎全部低于正常下限 75%。第三，所有晚反应均消失。第四，可能最重要的是，多个神经有传导阻滞和不对称（比如双侧正中神经）。最后一点提示获得性脱髓鞘多发性神经病。

针肌电图，上下肢远端均有失神经表现，下肢更明显。MUAP 变大，时限增宽，多相位，伴募集减少，下肢更明显。针肌电图所有发现提示由远端到近端发展的模式。

现在可以得出电生理诊断意见。

提示： 电生理表现符合慢性，感觉运动，脱髓鞘性多发性神经病，有继发性轴突丢失。此外，不对称和传导阻滞提示获得性脱髓鞘。

现在可以回答这个病例的七个重要问题：

重要问题	答案
病程	亚急性一慢性
受累纤维	运动和感觉
分布模式	对称，袜子手套样
病理改变	脱髓鞘伴传导阻滞以及不对称
家族史	无
相关病史	无
中毒／职业性暴露	无

通过这些信息，这例患者可以进一步分析，其他问题也可以得到答案。

如何鉴别获得性和遗传性脱髓鞘神经病？

虽然病史和体检起初仅提示典型的，远端轴突性多发性神经病，但神经传导检查显示确凿无疑的原发性脱髓鞘证据。原发性脱髓鞘的发现大大缩小了鉴别诊断的范围。轴突性神经病有数百种病因，但脱髓鞘为主的只有几种。另外，近端刺激所见的不对称和传导阻滞高度提示获得性病况。不对称和传导阻滞不见于遗传性多发性神经病，比如 CMT。压力易感性遗传性神经病（HNPP）是这一规律的特例，这类病在易卡压部位可以看到传导阻滞或其他脱髓鞘表现，也表现为不对称。

虽然本例多个神经见传导阻滞，我们还是可

以置疑在右侧尺神经腕部和肘下发现的传导阻滞。这样的波幅降低也可见于 Martin-Gruber 变异。记住,无论何时出现尺神经前臂传导阻滞都需要排除 Martin-Gruber 变异。当然,本例其他多个神经也在近端刺激时出现传导阻滞,所以本例不需要特别排除 Martin-Gruber 变异。

获得性脱髓鞘的电生理表现是否对进一步评价有帮助?

神经传导检查和肌电图结果大大缩小了鉴别诊断范围。虽然吉兰 - 巴雷综合征可以看到这一现象,但本例病史太长。可能的诊断是 CIDP。据此进一步查血清蛋白,免疫电泳,抗神经节苷脂抗体,骨扫描排查多发性骨髓瘤;以及排查 HIV 相关神经病。电生理提示获得性脱髓鞘,所以不需要进行中毒,代谢,内分泌相关的检查。虽然胺碘酮和很少的几种毒素可以导致脱髓鞘性多发性神经病。

病例随访

患者进行了腰椎穿刺,显示脑脊液蛋白增高达 400mg/dL,细胞数正常。血液检查显示 HIV、单克隆蛋白和抗神经节苷脂抗体均阴性。骨扫描在胸 3 椎体见硬化病灶。活检提示骨硬化性骨髓瘤。随后患者接受了化疗和放疗。

◦🜁 病例 26-6

病史和体检

男,35 岁,逐渐进展的足下垂 2 年。患者一直很健康,爱好运动,但从 2 年前开始,他注意到逐渐加重的行走时易绊。双下肢均受累,没有感觉主诉没有疼痛。

体检提示下肢远端和足部肌肉萎缩,双侧足下垂。可见高弓足,腱反射消失。振动觉和轻触觉袜子样轻度减退。触诊神经有增粗变大。

总结

该病例为逐渐进展双足下垂。虽然病史提示纯运动症状,但体检提示有轻度感觉减退,也有其他不寻常的发现。

第一个是马蹄足。马蹄足是足部畸形,高弓足。马蹄足的形成需要从小开始足内肌萎缩以及相对保留的小腿内趾长伸肌和趾长屈肌的共同作用。因为大多数多发性神经病倾向于累及远端肌,儿童发育期就存在的多发性神经病会形成马蹄足。同理,如果多发性神经病的患者出现马蹄足提示该病从儿童发育期就存在,很可能是遗传性。我们可能会问,如果马蹄足提示慢性,为什么患者主诉只有两年病史。在遗传性疾病中这一现象不少

病例 26-6　神经传导检查												
			波幅									
			运动 /mV;感觉 /μV			潜伏期 /ms			传导速度 /(m/s)			F 波潜伏期 /ms
刺激神经	刺激点	记录点	RT	LT	NL	RT	LT	NL	RT	LT	NL	RT	LT	NL
正中神经(m)	腕	APB	6.5	7.2	≥4	8.9	9.2	≤4.4				47	44	≤31
	肘窝	APB	6.2	7.0		17.5	18.2		21	20	≥49			
尺神经(m)	腕	ADM	7.2		≥6	7.2		≤3.3				44		≤32
	肘下	ADM	7.0			16.2			18		≥49			
	肘上	ADM	6.9			21.2			20		≥49			
正中神经(s)	腕	示指	2	3	≥20	5.2	5.4	≤3.5	22	21	≥50			
尺神经(s)	腕	小指	NR		≥17			≤3.1			≥50			
胫神经(m)	踝	AHB	2.0	1.5	≥4	12.2	13.3	≤5.8				95		≤56
	腘窝	AHB	1.6	1.1		27.8	29.9		16	15	≥41			
腓总神经(m)	踝	EDB	0.8		≥2	10.5		≤6.5				NR		≤56
	腓骨头下	EDB	0.7			22.3			17		≥44			
	腘窝外侧	EDB	0.5			28.9			15		≥44			
腓肠神经(s)	小腿	外踝后	NR	NR	≥6			≤4.4			≥40			

m= 运动检查;s = 感觉检查;RT = 右侧;LT = 左侧;NL = 正常值;NR = 无反应;APB = 拇短展肌;ADM = 小指展肌;AHB = 踇展肌;EDB = 趾短伸肌。

注意:所有感觉和混合神经潜伏期都是峰潜伏期,所有感觉和混合神经传导速度都是以起始潜伏期计算,报告中的 F 波潜伏期代表 F 波最短潜伏期。

病例 26-6　肌电图

| 肌肉 | 插入电位 | 自发电位 | | 自主 MUAP | | | | |
| | | 纤颤电位 | 束颤电位 | 激活 | 募集 | 形态 | | |
						时限	波幅	多相电位
右踇长伸肌	NL	+1	0	NL	↓↓	+2	+2	+1
右胫前肌	NL	0	0	NL	↓↓	+2	+2	NL
右腓内肌	NL	0	0	NL	↓↓	+2	+1	+1
右股外肌	NL	0	0	NL	↓	+1	+1	NL
右臀中肌	NL	0	0	NL	NL	NL/+1	NL	NL
右第一背侧骨间肌	NL	0	0	NL	↓↓	+1	+1	NL
右示指固有伸肌	NL	0	0	NL	↓	NL/+1	NL/+1	NL
右旋前圆肌	NL	0	0	NL	NL	NL	NL	NL
右肱二头肌	NL	0	0	NL	NL	NL	NL	NL
右三角肌内侧头	NL	0	0	NL	NL	NL	NL	NL
左胫前肌	NL	0	0	NL	↓↓	+2	+1	+1
左肱二头肌	NL	0	0	NL	NL	NL	NL	NL

↓＝轻度减少；↓↓＝中度减少；NL＝正常。

见，因为这类多发性神经病通常非常轻微，进展缓慢，患者通常直到中年或更晚才出现症状和寻求医疗帮助。因此，很多这类遗传性神经病患者只说有几月或者几年的功能障碍。当然，某些遗传性神经病很严重，患者从婴儿或幼儿就出现症状。但是马蹄足不总是提示慢性多发性神经病，马蹄足也可见于其他慢性病况，如家族性痉挛性截瘫，慢性进展脊髓肿瘤，局部性骨科疾病。

第二个不寻常的发现是全部反射消失。在典型的轴突性袜子手套样多发性神经病患者，常只有踝反射消失。广泛腱反射消失提示脱髓鞘性多发性神经病。

第三，体检发现可触诊的粗大神经。神经粗大可见于浸润或感染（比如麻风），最常见于慢性脱髓鞘疾病。粗大神经是遗传性脱髓鞘多发性神经病 CMT 的特征。

神经传导检查显示许多异常。在下肢，运动传导波幅低，潜伏期显著延长，传导速度减慢。右侧胫神经 F 波显著延长。双侧腓肠神经感觉电位消失。值得注意的是，双侧对比没有明显的不对称。另外，近端刺激没有波幅降低，没有传导阻滞。正中和尺神经运动传导波幅正常，但是潜伏期明显延长和传导速度明显减慢。另外，晚反应明显延长。正中感觉神经电位波幅明显降低，潜伏期和传导速度减慢。尺神经感觉电位消失。

针肌电图，未见失神经电位，除了非常远端的踇长伸肌。MUAP 有神经再支配，募集减少。远端比近端明显，下肢比上肢明显。

现在可以形成电生理学印象：

电生理证据符合感觉运动脱髓鞘性多发性神经病，继发轴突丢失。不存在不对称和传导阻滞提示遗传性疾病。

我们现在可以回答这例多发性神经病所有重要问题：

重要问题	回答
病程	慢性（另外，马蹄足提示从小存在）
受累纤维	运动 ≫ 感觉
分布模式	远端，对称
病理类型	脱髓鞘，没有不对称和传导阻滞
家族史	需要查询
相关病史	无
中度/职业性暴露	无

基于这些信息，可以进一步分析本病例，其他的问题也可以回答。临床检查发现马蹄足和增粗的神经提示遗传性的脱髓鞘多发性神经病，最可能是 CMT 的某型。神经传导检查发现原发性脱髓鞘的确凿证据：显著延长的潜伏期和传导速度减慢，以及晚反应显著延长或消失。

如何区分遗传性和获得性脱髓鞘神经病？

在遗传性疾病，所有髓鞘均等受累。因此，均匀的传导减慢没有不对称和传导阻滞或时程离散。虽然 CMT 某些类型主要是脱髓鞘，但总会发生继发性轴突丢失。神经传导出现运动和感觉波幅降低以及针肌电图出现失神经和神经再支配可以显示这一点。

CMT 典型表现为非常缓慢，运动重于感觉的症状和体征。仔细临床体检，总可发现感觉障碍，也可以在感觉神经传导检查中发现异常。

该病例恰当的实验室检查是哪些？

该患者血 DNA 测试可在染色体 17 上查找复制错误，与 CMT 最常见类型 CMT1A 型有关。注意许多抗体检查以及对 CIDP 所常规需要的检查不应该用在该病例上。因为结合临床和电生理证据清楚地提示了遗传性脱髓鞘性多发性神经病。

病例随访

这个病例 DNA 测试提示 CMT1A，染色体 17p11.2 出现复制错误。随后他穿戴踝足矫形器，进行物理治疗。我们也建议了遗传咨询。

（朱冬青　译）

推荐阅读

Albers, J.W., Donofrio, P.D., McGonagle, T.K., 1985. Sequential electrodiagnostic abnormalities in acute inflammatory demyelinating polyradiculoneuropathy. Muscle Nerve 8, 528.

Albers, J.W., Kelly, J.J., 1989. Acquired inflammatory demyelinating polyneuropathies: clinical and electrodiagnostic features. Muscle Nerve 12, 435.

Barohn, R.J., Kissel, J.T., Warmolts, J.R., et al., 1989. Chronic inflammatory demyelinating polyradiculoneuropathy: clinical characteristics, course, and recommendations for diagnostic criteria. Arch Neurol 46, 878.

Bird, T.D., 2012. Charcot–Marie–Tooth Hereditary Neuropathy Overview. http://www.ncbi.nlm.nih.gov/books/NBK1358/

Bromberg, M.B., 1991. Comparison of electrodiagnostic criteria for primary demyelination in chronic polyneuropathy. Muscle Nerve 14, 968.

Chalk, C.H., Windebank, A.J., Kimmel, D.W., et al., 1992. The distinctive clinical features of paraneoplastic sensory neuronopathy. Can J Neurol Sci 19, 346.

Donofrio, P.D., Albers, J.W., 1990. AAEM minimonograph no. 34: polyneuropathy: classification by nerve conduction studies and electromyography. Muscle Nerve 13, 889.

England, J.D., Gronseth, G.S., Franklin, G., et al., 2009. Evaluation of distal symmetric polyneuropathy: the role of laboratory and genetic testing (an evidence-based review). Muscle Nerve 39 (1), 116–125.

Esper, G.J., Nardin, R.A., Benatar, M., et al., 2005. Sural and radial sensory responses in healthy adults: diagnostic implications for polyneuropathy. Muscle Nerve 31 (5), 628–632.

Gabreeels-Festen, A., 2002. Dejerine-Sottas syndrome grown to maturity: overview of genetic and morphological heterogeneity and follow-up of 25 patients. J Anat 200, 341–356.

Griffin, J.W., Li, C.Y., Ho, T.W., et al., 1996. Pathology of the motor-sensory axonal Guillain–Barré syndrome. Ann Neurol 39, 17–28.

Horwich, M.S., Cho, L., Porro, R.S., et al., 1977. Subacute sensory neuronopathy: a remote effect of carcinoma. Ann Neurol 2, 7.

Lewis, R.A., Sumner, A.J., 1980. Electrodiagnostic distinctions between chronic acquired and familial demyelinative neuropathies. Neurology 30, 371.

Malinow, K., Yannakakis, G.D., Glusman, S.M., et al., 1986. Subacute sensory neuronopathy secondary to dorsal root ganglionitis in primary Sjögrens syndrome. Ann Neurol 20, 535.

McKann, G.M., Cornblath, D.R., Griffin, J.W., et al., 1993. Acute motor axonal neuropathy: a frequent cause of acute flaccid paralysis in China. Ann Neurol 33, 333–342.

Pareyson, D., Scaioli, V., Laurà, M., 2006. Clinical and electrophysiological aspects of Charcot–Marie–Tooth disease. NeuroMol Med 8 (1–2), 3–22.

Plante-Bordeneuve, V., Said, G., 2002. Dejerine-Sottas disease and hereditary demyelinating polyneuropathy of infancy. Muscle Nerve 26 (5), 608–621.

Raynor, E.M., Ross, M.H., Shefner, J.M., et al., 1995. Differentiation between axonal and demyelinating neuropathies: identical segments recorded from proximal and distal muscles. Muscle Nerve 18, 402.

Reilly, M.M., Shy, M.E., 2009. Diagnosis and new treatments in genetic neuropathies. J Neurol Neurosurg Psychiatry 80 (12), 1304–1314.

Rutkove, S.B., Kothari, M.J., Raynor, E.M., et al., 1997. Sural/radial amplitude ratio in the diagnosis of mild axonal polyneuropathy. Muscle Nerve 20 (10), 1236–1241.

Saporta, A.S., Sottile, S.L., Miller, L.J., et al., 2011. Charcot–Marie–Tooth disease subtypes and genetic testing strategies. Ann Neurol 69 (1), 22–33.

Schaumburg, H.H., Spencer, P.S., Thomas, P.K., 1983. Disorders of peripheral nerves. FA Davis, Philadelphia.

Sterman, A.B., Schaumburg, M.D., Asbury, A.K., 1980. The acute sensory neuronopathy syndrome: a distinct clinical entity. Ann Neurol 7, 354.

肌萎缩侧索硬化及其变异型 27

在肌萎缩侧索硬化（amyotrophic lateral sclerosis, ALS）这一运动神经元疾病最常见类型患者的评估中，电诊断检查起着至关重要的作用。尽管先前有人描述过这个疾病，法国神经学家 Jean-Martin Charcot 被认为是这个疾病的命名者，他在 1869 年将其命名为肌萎缩侧索硬化症。在美国著名棒球运动员卢·格里克（Lou Gehrig）于 1941 年病逝于该病后，在美国 ALS 通常被称作卢格里克病（Lou Gehrig's disease）。

ALS 最常表现为一种病因不明的散发性、进行性、退行性疾病，特征是上、下运动神经元同时累及，感觉和自主神经功能不受累。少数 ALS（约 10%）病例为家族性，这些在第 28 章讨论。此外，ALS 有几种众所周知的变异型：进行性延髓麻痹、进行性肌萎缩以及原发性侧索硬化。另外有不太常见的运动神经元疾病，包括由基因突变、感染及免疫性疾病引起的不典型运动神经元病损表现（见第 28 章）。和其他运动神经元疾病相比，ALS 的预后总体较差。因此，得出正确的诊断很重要。

肌电图和神经传导测定最常用于支持 ALS 的诊断。然而，更重要的是，它们有助于排除另一些临床表现类似 ALS 的可治性疾病。

没有什么疾病的临床 - 电生理相关性比 ALS 的更重要了。不能单靠电诊断检查来作出 ALS 的诊断。应该说 ALS 是一个由电诊断发现支持的临床诊断。肌电图医生要明白，其他疾病（如并存颈神经根病和腰神经根病）会显示同样见于 ALS 的那些电诊断发现，因此，结合临床与电诊断表现才能得出最终诊断。

临床

典型肌萎缩侧索硬化

典型肌萎缩侧索硬化（ALS）是一种上、下运动神经元都累及的进行性、退行性疾病。虽然年轻点的患者可能得病，但该病通常发生在 55～60 岁，男性患者略为更多见。下运动神经元功能障碍的体征和症状包括肌肉萎缩、肌无力、肌束颤动和肌抽搐。上运动神经元功能障碍表现为僵硬、动作缓慢、痉挛、无力、反射异常亢进、巴宾斯基征阳性。同一肌节中上、下运动神经元病损征象并存是 ALS 的特征。从出现症状到死亡的平均病程大约是三年。然而应该记住，大约 10% 的患者会表现一个比较良性的过程，可以存活很多年。

ALS 的显著特点是选择性累及运动系统。尽管详细的病理学研究已发现有感觉神经纤维的轻度丢失，但发现感觉的主诉和体检异常是很不寻常的。同样的，没有视觉、听觉以及自主神经系统障碍。在疾病的晚期，痉挛会影响膀胱，产生尿急尿频的症状。临床上，在一些患者中发现认知障碍与 ALS 之间存在一定的相关性，特别是 ALS 与额颞叶痴呆（frontotemporal dementia, FTD）之间。这种相关性在散发性和家族性的 ALS 与 FTD 中都能见到。如果给典型 ALS 患者做正式的神经心理学测试，一些（40%～50%）患者会显示有轻度执行功能障碍的证据。大约有 5%～15% ALS 患者会发生 FTD，反之，10%～15% 的 FTD 患者会表现相关的运动神经元综合征。ALS 通常是一种区域性疾病，常常由身体的某一区域开始并向邻近肌节发展。大多数病例由上肢或下肢远端的隐匿性肌无力起病。在上肢，首发症状可模仿尺神经病，特别是腕部尺神经病。在下肢，常见的表现是进行性足下垂，有时会被误诊为腓总神经麻痹或 L5 神经根病。随着时间的推移，症状发展至同一肢体的相邻肌节，然后蔓延到对侧肢体。并继续进展到其他肢体，最终累及延髓和呼吸肌。通常由于呼吸衰竭或长期不活动所致的内科并发症（肺栓塞、败血症、肺炎等）而导致死亡。

埃斯科里亚尔（El Escorial）标准是得出 ALS 诊断的时候最常被引用的。这个标准由在西班牙埃斯科里亚尔召开的世界神经病联盟会议制定，并于 1994 年发表。该标准将身体设定为四个不同的区域：延髓、颈、胸和腰骶。确诊的 ALS 要求在这些区域中至少有三个区域同时存在上、下运动神经元病损的表现。很可能的 ALS 要求有两个区域同时存在上、下运动神经元病损的表现，且上运动神经元病损要在下运动神经元病损的头侧；可能的 ALS 则要求有一个区域同时存在上、下运动神经元病损的表现或至少两个区域存在上运动神经元病损的表现。除了这些标准，一定不能有电诊断、病理学或放射学的证据会支持其他可能拟似 ALS 的疾病。

在适当的年龄组和临床背景下，具备典型 ALS 表现包括广泛肌萎缩、无力、束颤和痉挛的患者，相对容易被诊断。然而不是所有的病例都那么简单，特别在疾病早期，患者表现为解剖上局限分布的体征和症状。此外，典型 ALS 谱系中的几个变异型也存在诊断难题（在之后的章节讨论）。

进行性延髓麻痹

进行性延髓麻痹患者的首发症状局限于延髓肌肉。他们／她们通常表现为数月进行性构音障碍伴恶心、呛咳以及体重下降的病史，发音功能的失常可导致完全性构音障碍。这些患者常常被误诊，而且为了查找构音障碍或吞咽困难的原因，许多患者进行了详细的耳、鼻、喉以及胃肠道检查。偶尔情况下，患者还会由于误吸而出现呼吸窘迫。发音最常表现为缓慢和痉挛性，伴无力的特征，无力的不同取决于下运动神经元功能障碍的程度。舌肌可表现萎缩伴纤颤，伴有下颌反射、咽反射和面肌反射活跃（图 27-1）。一个特别的征象是"餐巾纸或手帕征"。由于球部面肌无力引起流涎过多，患者常常手上拿着纸巾，频繁地擦干净他们／她们嘴和脸上的口水。少数情况下症状始终相对局限于延髓肌肉。然而在绝大多数患者，如同典型 ALS，疾病最终会发展到累及四肢。大约有 25%

的 ALS 患者是延髓起病型。

进行性脊肌萎缩

大约 15% 的散发性运动神经元病患者表现为单纯下运动神经元综合征，被称为进行性脊肌萎缩（progressive muscular atrophy，PMA）。这些患者表现肢体远端肌肉萎缩和无力、束颤和肌肉抽搐，没有感觉症状和体征。无力肢体的反射可能存在，但通常减弱或消失。临床病程通常较长，症状缓慢向近端肌肉发展。球部累及不常见，即使有也发生得很迟。没有明确的上运动神经元功能障碍，然而一些患者的腱反射会保留或轻度活跃，与其肢体无力和萎缩程度不相称。在所有的 ALS 变异型中，进行性肌萎缩是特别有必要进行详细的评估以排除其他疾病的一个类型，尤其排除可治性的伴传导阻滞的多灶性运动神经病（MMNCB，在鉴别诊断部分讨论）。

原发性侧索硬化

原发性侧索硬化（primary lateral sclerosis，PLS）是一种非常罕见的疾病，以进行性、选择性累及上运动神经元而下运动神经元不受累为特征。在获得性运动神经元疾病患者中它占了不到 1% 的比例。这个疾病的特征是痉挛、无力、腱反射异常活跃、巴宾斯基征阳性、假性延髓性麻痹的发音和情感表现，没有肌萎缩（除外失用性）、肌束颤动或其

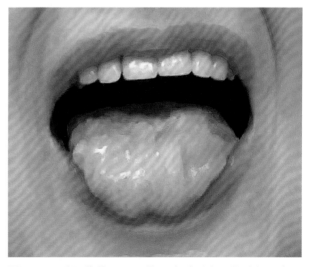

图 27-1　舌肌萎缩。 ALS 的一个重要表现是球部肌肉无力。ALS 的舌肌通常受累。典型下运动神经元病损的征象包括肌萎缩、束颤和肌无力；上运动神经元功能障碍也可以表现为舌头难以快速左右移动。注意这个照片中舌肌有明显的萎缩，特别是左侧

他下运动神经元病损表现。这个疾病通常表现为进行性截瘫或四肢瘫。偶尔患者会出现进行性延髓肌无力（痉挛型）或偏瘫。病程往往较长，预后比典型 ALS 好，一些患者在发病后可生存几十年。

连枷臂和连枷腿综合征

连枷臂（flail arm，FA）和连枷腿（flail leg，FL）的表型已被认识有一个多世纪了，但最近才进行了更详细的研究。连枷臂综合征曾有过许多命名，包括进行性肌萎缩肩肱变异型、悬臂综合征和桶中人综合征。它表现为进行性的双上肢无力和萎缩，通常对称性，近端肌肉可以先于远端肌肉受累。然而，下肢或延髓肌肉几乎不受累。男性发病的比例超过女性（4:1）。许多患者在多年后仍可以行走。同样，连枷腿综合征（又称为假性多发性神经病变异型 ALS）表现为下肢肌肉萎缩和无力。上运动神经元病损征象没有或很轻，或在病程晚期出现。不同于连枷臂综合征，连枷腿综合征没有呈现男性多于女性的倾向。典型的连枷臂综合征和连枷腿综合征通常在 1～3 年内分别保持局限在上肢或下肢。

连枷臂综合征和连枷腿综合征的症状都有重要的预后预测意义。两者进展都非常缓慢，5 年生存率明显高于肢体起病的典型 ALS（连枷臂：52%，连枷腿：64%，典型 ALS：20%）。然而十年后连枷臂、连枷腿综合征的生存率和典型 ALS 相似。

病因

散发性运动神经元疾病的病因未明。推测的病因有免疫性、感染性以及兴奋性毒性，但没有一个被证实。由于发现了与家族性 ALS 相关的新基因突变，对散发性 ALS 患者的基因筛选显示，很小比例的患者有一个与家族性 ALS 相关的基因突变。

鉴别诊断

在那些肢体和延髓肌肉都表现明显的上运动神经元和下运动神经元病损表现的患者中，ALS 的诊断通常是直接明了的。然而，大多数患者在疾病的早期首次就诊，那时临床上往往只有一个肢体受累。此外，有其他的疾病（其中一些是可治的）可以表现和 ALS 及其变异型相似的临床症状或电生理表现，或两者兼有（框 27-1；也见于第 28

章）。这些疾病将在后面详细讨论。在典型 ALS 病例中，需要考虑的最重要诊断是同时存在的颈腰退行性病变症。对进行性肌萎缩或以下运动神经元病损征象为主要表现的 ALS（包括连枷臂和连枷腿综合征）而言，需要考虑的最重要诊断是脱髓鞘性运动神经病（特别是伴传导阻滞的多灶性运动神经病）和包涵体肌炎。此外要记得良性束颤综合征和肌强直病变。在原发性侧索硬化，有一大列神经系统疾病会和它相混淆，需要通过适当的影像检查和其他实验室检查来排除（见之后的原发性侧索硬化章节）。

颈/腰退行性病变症

颈部和背部的退行性疾病非常常见，尤其在年龄较大者当中。同时患颈椎病和腰椎病偶尔会在临床和肌电图上都与 ALS 表现相似。颈椎病本身就是老年人步态异常的常见病因。颈部的压迫

框 27-1 运动神经元病的鉴别诊断

特发性
　肌萎缩侧索硬化
　肌萎缩侧索硬化变异型
　　进行性延髓麻痹
　　原发性侧索硬化
　　进行性肌萎缩
　　连枷臂综合征
　　连枷腿综合征
　单肢肌萎缩（良性局灶性肌萎缩、平山病）
感染性或感染后
　脊髓灰质炎
　脊髓灰质炎后综合征
　逆转录病毒相关性综合征
　西尼罗河病毒脑炎
遗传性
　家族性肌萎缩侧索硬化
　脊肌萎缩症
　　成人或青少年近端起病（Kugelberg-Welander 病）
　　X 连锁延髓脊髓肌萎缩症（肯尼迪病）
　　远端型脊肌萎缩症（脊髓型 Charcot-Marie-Tooth 病）
　氨基己糖苷酶 A 缺陷
表现类似运动神经元病的其他病况
　颈椎或腰椎损伤
　中毒综合征（如铅中毒）
　辐射后综合征
　免疫介导的脱髓鞘性运动神经病
　　伴传导阻滞的多灶性运动神经病
　　不典型慢性炎症性脱髓鞘性多神经根神经病
　　与淋巴瘤及其他恶性肿瘤相关的运动神经病

会导致累及颈神经根的多神经根病以及脊髓直接受压产生的脊髓病变。这可以造成上肢呈下运动神经元病损和下肢呈上运动神经元病损的临床征象（图 27-2）。如果有另外的压迫发生在 C5 水平以上，则上肢同样会出现上运动神经元病损体征。合并腰椎退行性病变的患者其腰骶肌节会出现下运动神经元病损体征，这会使情况变得更加复杂。总之，临床征象可以像 ALS 一样。

　　然而，患者病史和神经系统检查的几个特点会让人考虑到颈椎和 / 或腰椎退行性病变症的诊断：颈椎退行性病变症通常呈阶梯式进展，有些时期还有改善。此外，通常有一些颈部或放射性疼痛，伴随颈部活动受限及手臂的感觉症状。由于脊髓后柱受压可出现下肢异常感觉和振动觉缺失。可出现闭目难立征阳性。合并腰椎退行性病变时通常伴随背痛。在行走一段距离后，这种疼痛或异常感觉会加重，这个症状只有在坐位才能缓解。

　　上述体征和症状通常提示颈椎和腰椎退行性病变症的诊断。不过偶尔情况下，颈椎和腰椎退行性病变症的患者表现相对单纯的运动综合征，包括肌肉无力、萎缩和痉挛，使得难以与 ALS 鉴别。在这些患者中，对延髓肌和胸段椎旁肌的临床以及肌电图评估显得尤其重要，因为在局限于颈椎或腰椎的病变中，这些肌肉不应出现异常（见第 26 章）。

伴传导阻滞的多灶性运动神经病

　　与 ALS 进行性肌萎缩型临床表现相仿的一种重要疾病是脱髓鞘性运动神经病。几乎所有的周围神经病均兼有运动和感觉的症状体征，因此，它们很少会和 ALS 相混淆。仅有很少数周围神经病是纯运动型或是以运动为主的。其中大多数是脱髓鞘性疾病且被认为是由免疫介导的。尽管确切的病理生理未知，推测运动神经或髓鞘的某些成分被免疫系统选择性攻击，导致运动功能障碍。在这种情况下，运动神经的病变可能会被误认为是运动神经元的病变（即运动神经元病）。尽管极为少见，**伴传导阻滞的多灶性运动神经病**（multifocal motor neuropathy with conduction block，MMNCB）（见第 26 章）仍是必须要排除的一种运动神经病，特别是在以下运动神经元功能障碍为主的患者中。

　　MMNCB 通常只累及运动纤维而感觉纤维保留。和 ALS 一样，它通常由肢体远端起病并缓慢进展。此外，束颤和抽搐很常见。但与 ALS 不同的是，它更常见于较年轻的患者（<45 岁），且男性患者多见（男女发病率比大约是 2∶1）。在检查中有几条重要的线索可能提示 MMNCB。单个运动神经的受累程度常常和相同肌节的相邻神经不成比例（因此称多灶性运动神经病）。例如，MMNCB 会出现正中神经支配的远端肌肉严重无力而同一肌节尺神经支配肌肉却相对幸免，这在 ALS 中很少出现，标志着这个疾病是一种运动神经病而不是运动神经元病。其次，MMNCB 的肌肉无力程度超出肌肉萎缩的程度，尤其是在病程早期，反映了它的主要病理机制是脱髓鞘而不是轴突丢失。

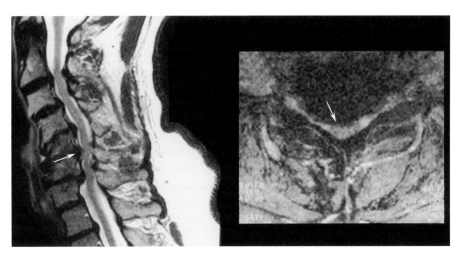

图 27-2　颈椎病。在 ALS 的鉴别诊断中，颈椎病是要排除的最重要疾病之一。神经根受压导致多神经根病（**左侧箭头所示**），而脊髓直接受压则导致脊髓病（**右侧箭头所示**）。这会产生上肢出现下运动神经元病损的征象及下肢出现上运动神经元病损的征象。如果有另外的压迫发生在 C5 水平以上，则上肢同样会出现上运动神经元病损体征

最后，MMNCB 不会导致任何上运动神经元功能障碍。反射通常减弱或正常。腱反射异常亢进、痉挛以及巴宾斯基征都不会出现。

MMNCB 的诊断可以通过临床表现和抗神经节苷脂抗体滴度增高来提示，有超过半数的患者出现这种抗体。最通常的情况是，MMNCB 的诊断通过神经传导检查获得，它显示了在运动纤维远端和近端节段间传导阻滞的证据。不把这个诊断漏掉是非常重要的，因为 MMNCB 患者的预后远远好于 ALS 患者。大多数 MMNCB 患者对免疫调节治疗都有良好的反应，特别是静脉注射免疫球蛋白治疗。

包涵体肌炎

包涵体肌炎（inclusion body myositis，IBM）是一种肌肉特发性炎性疾病，临床上会和 ALS 进行性肌萎缩变异型相混淆，有时电生理上也会混淆。目前它是 50 岁以上个体中最常见的炎性肌病。在临床上 IBM 表现为缓慢进展的肌无力。在男性比女性多见。随着近端肌无力，远端肌肉也出现肌无力。一些患者的远端肌无力比近端更重。虽然无力分布最常见是对称的，也经常见到不对称的。这个病倾向于累及特定的肌肉，包括髂腰肌、股四头肌、胫前肌、肱二头肌、肱三头肌和指长屈肌。近端肌肉萎缩特别是股四头肌萎缩很常见。不会出现面肌及眼肌无力。然而吞咽困难常见。在病程早期腱反射常常减低或消失，特别是股四头肌反射。有严重近远端肌无力、萎缩以及腱反射减低的包涵体肌炎患者，很容易被误诊为下运动神经元疾病，比如进行性肌萎缩。

不幸的是，电生理表现常常使包涵体肌炎的诊断复杂化。常可见很多的纤颤电位和正锐波。运动单位动作电位（MUAP）可以是典型肌病样的小而窄，也可以是提示神经病性改变的大而宽，或者两者兼有。尽管在典型情况下，大而长时限的 MUAP 和神经病性疾病相关，它们也可以见于慢性肌肉病变，特别是那些与去神经支配相关的肌病（例如，通常是炎性或坏死性肌病）。

存在束颤和肌抽搐是鉴别下运动神经元病与包涵体肌炎的一个关键特征。束颤和肌抽搐都是神经病性病损的现象，它们不会见于任何肌病，包括包涵体肌炎在内。一个表现下运动神经元综合征却没有肌束震颤和肌抽搐的患者，有时需要做肌肉活检来鉴别运动神经元病和包涵体肌炎。

良性束颤综合征

几乎所有人都体验过束颤，是一种良性现象。但是由于束颤与 ALS 之间众所周知的关系，某些人尤其是医务工作者或有家人罹患 ALS 的人更关注束颤，并因此去找医生看。绝大多数有束颤体验的人没有神经科疾病。对一些频繁肌肉束颤超于常人体验，但神经系统和肌电图检查均正常（除了束颤）的个体，会诊断良性束颤综合征（benign fasciculation syndrome，BFS）。一些良性束颤综合征的患者可能会伴有疲劳、肌抽搐以及运动不耐受。大量随访研究显示，没有一个良性束颤综合征的患者会进展为 ALS 或其他任何明确的神经系统疾病。因此让有良性束颤综合征的患者消除疑虑很重要，他们患运动神经元病的风险不比其他任何个体要高。

肌强直综合征

表现某一型肌强直综合征的患者（见第 36 章）通常在临床上不会和 ALS 或其他运动神经元疾病相混淆。不过偶尔也有患者被误诊为运动神经元病，基于肌电图医生把肌强直放电误认为是去神经电位（纤颤电位和正锐波）。肌强直放电与纤颤电位和正锐波一样，是肌纤维的自发性放电，但区别在于其波幅和频率特征性消长的、渐强渐弱的变化。由于波幅和频率的消长变化，在肌电图上强直性放电表现为特有的"引擎发动"声。发生这个错误是由于两者都由肌纤维产生，有相同的形态，在临床上去神经电位常见但是强直性放电不常见。然而，一旦认识到强直性电位的消长变化声，就容易做出鉴别诊断。

类原发性侧索硬化症

有很多神经系统疾病可以表现与原发性侧索硬化（PLS）相似的上运动神经元病损的症状和体征。绝大部分可以通过头颅和颈椎影像检查加以排除。有时脑部 MRI 会显示符合原发性侧索硬化的异常。在这些病例中，MRI 会见到局限于皮质脊髓束的 T_2 或 FLAIR（水抑制快速反转脉冲序列）异常信号（图 27-3）。尽管如此，影像检查通常被首先推荐用于帮助排除某些疾病，诸如多发性硬化、多发性脑梗死、颈椎病、脊髓空洞症、小脑扁桃体下疝畸形、枕骨大孔区压迫性病变以及脊髓肿瘤等，这些疾病都可能和原发性侧索硬化相混淆。

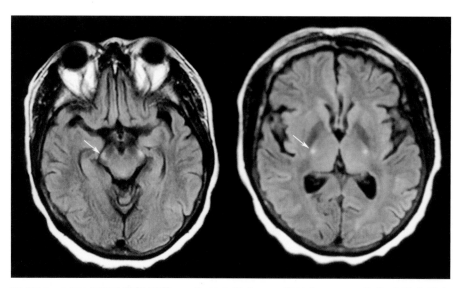

图 27-3　**MRI 与运动神经元病**。一位 PLS 患者 MRI 的轴位 FLAIR 序列：中脑上部水平（左），基底节/内囊水平（右）。注意双侧大脑脚和双侧内囊的异常信号，对应于皮质脊髓束的位置。偶而在 ALS 患者中会有同样发现

另外，如果没有明确的家族史，家族性痉挛性截瘫（Strümpell 病）和肾上腺脊髓神经病的一些病例可能难以和原发性侧索硬化鉴别，在肾上腺脊髓神经病，还需要化验血长链脂肪酸。许多类型的家族性痉挛性截瘫能通过商业化的基因检测得以确诊。尽管患者下肢会有轻度的感觉缺失，由人类 T 淋巴细胞 I 型病毒（HTLV-I）感染所致的热带痉挛性截瘫很难与 PLS 相鉴别。血检查 HTLV-I 抗体可明确这个诊断。最后，还有一些罕见的人类免疫缺陷病毒阳性的病例表现原发性侧索硬化样或 ALS 样综合征。经过抗病毒治疗，其运动神经元综合征可得到改善或恢复。

电生理评估

神经传导检查

在疑似 ALS 的患者，运动和感觉神经传导都做检查是必要的（框 27-2）。在接着做针肌电图检查前，至少要在一个上肢和一个下肢（最好是症状最明显的那侧）做常规运动、感觉神经传导以及晚反应检查。

ALS 患者的运动神经传导检查结果可以正常，尤其在临床没有受累的肢体中，但更常见的是显示轴突丢失的证据。无论病变的水平是在运动神经元、神经根、神经丛还是周围神经，轴突丢失引起运动神经传导检查的改变是相似的。复合肌肉

动作电位（CMAP）的波幅降低而远端潜伏期（DL）和传导速度（CV）相对保持正常。如果快的和大的运动轴突丢失，则出现一定程度的传导速度减慢和远端潜伏期延长（图 27-4），尽管减慢的程度通常不会达到明确的脱髓鞘范围（即传导速度值小于正常值下限的 75%，远端潜伏期值大于正常值上限的 130%）。发现有些轻至中度的传导速度减慢和远端潜伏期延长并不少见，尤其在 CMAP 波幅很低的时候。

尽管不是完全特指 ALS，可以见到的一个现象是"分裂手综合征"，这个词由 Wilbourn 首先提出。在 ALS 患者，肌肉萎缩在手部外侧肌肉（鱼际肌和第一背侧骨间肌）和内侧（小鱼际肌）不成比例，外侧更为明显。神经传导检查的结果相似，在拇短展肌和第一背侧骨间肌记录的运动波幅比在小指展肌记录的波幅降低更明显，尽管这三块肌肉都由 C8～T1 支配。一项研究中，ALS 患者拇短展肌/小指展肌比值和第一背侧骨间肌/小指展肌比值都比对照组低。在常规正中神经和尺神经运动传导检查时，通过测量拇短展肌、第一背侧骨间肌和小指展肌的 CMAP 波幅可以简单算出这些比值。有 40% ALS 患者的拇短展肌/小指展肌小于 0.6（被认为是异常的），相比之下对照组只有 5%；有 34% ALS 患者的第一背侧骨间肌/小指展肌小于 0.9（被认为是异常的），相比之下对照组只有 1%；有 20% ALS 患者的两个比值都异常，正常对照组没有一例。这些结果提示分裂手综合征支持 ALS

的诊断。一些 ALS 患者出现这种模式的原因仍不清楚。不过在皮层中支配拇短展肌和第一背侧骨间肌的皮质运动神经元的数目要大于支配小指展肌的数目。另一个可能的解释与 C8 和 T1 纤维对

第一背侧骨间肌、拇短展肌和小指展肌的相对贡献有关。第一背侧骨间肌、拇短展肌更多接受 T1 纤维的支配而小指展肌则更多接受 C8 纤维的支配。因此，和小指展肌受累相比，T1 运动神经元变

框 27-2 运动神经元病神经传导推荐检查流程

常规运动神经检查（症状最明显的一侧）
1. 正中神经检查，拇短展肌记录，腕和肘窝刺激
2. 尺神经检查，小指展肌记录，腕、肘下和肘上刺激
3. 尺神经检查，第一背侧骨间肌记录，腕、肘下和肘上刺激
4. 腓总神经检查，趾短伸肌记录，踝、腓骨小头下和腘窝外侧刺激
5. 胫神经检查，拇展肌记录，踝和腘窝刺激

常规感觉神经检查（症状最明显的同侧）
1. 正中神经 SNAP，腕刺激，第二指记录
2. 尺神经 SNAP，腕刺激，第五指记录
3. 桡神经 SNAP，前臂刺激，鼻烟窝记录
4. 腓肠神经 SNAP，小腿刺激，踝后记录

晚反应（症状最明显的一侧）
1. F 波：正中神经、尺神经、腓总神经和胫神经
2. H 反射

特殊考虑：

● 当检查额外的运动神经或节段时传导阻滞的检出率增加。在选定的患者中，可以做对侧常规运动神经传导检查或同侧神经近端刺激（或两者兼做）。用表面电极在腋和 Erb 点刺激尺神经和正中神经。在 C8 神经根做针电极刺激。在臀沟和 S1 神经根用针电极刺激近端胫神经。近端刺激检查有明显的技术限制。

● 需要考虑做对侧运动神经检查，尤其在以下运动神经元病损征象为主而没有明确上运动神经元病损征象的患者中。以下运动神经元病损征象为主的患者以及运动传导正常而晚反应异常（提示近端病损的模式）的患者，需要考虑做近端刺激检查。

● 计算拇短展肌／小指展肌和第一背侧骨间肌／小指展肌的波幅比值。在一些 ALS 病例中，手部外侧受累比内侧明显。这使得拇短展肌／小指展肌比值 <0.6，第一背侧骨间肌／小指展肌比值 <0.9。在适当的临床环境中，如果这两个值都异常，那么它们支持 ALS 诊断。

SNAP（sensory nerve action potential），感觉神经动作电位。

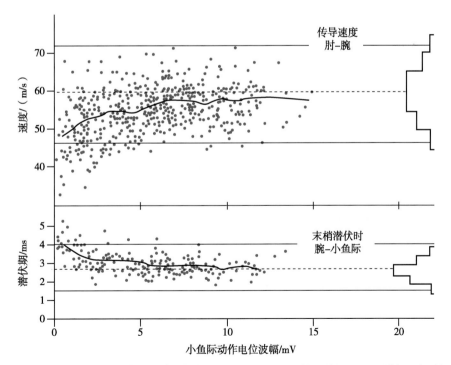

图 27-4 ALS 的传导速度和远端潜伏期。在小鱼际肌记录的尺神经 CMAP 波幅，分别与传导速度（上）和远端潜伏期（下）对应。每一点代表一个患者，黑色实线显示平均值。注意传导速度和远端潜伏期的均值保持在正常范围内，但随 CMAP 波幅降低而变慢、变长（Reprinted from Lambert EH. Electromyography in ALS. In: Norris HF Jr, Kurland LT, eds. Motor neuron diseases. New York: Grune & Stratton, 1969. With permission.）

性会不成比例地累及第一背侧骨间肌、拇短展肌。

做运动神经传导检查的最重要原因是寻找脱髓鞘的明确证据，特别是沿运动神经上的传导阻滞。存在运动神经传导阻滞表明：①可能的疾病是运动神经病而非运动神经元病；②肌无力的主要原因是传导阻滞而非运动神经元或轴突丢失；③这个病可以用免疫调节疗法治疗。MMNCB 患者的主要电生理表现是运动神经纤维的传导阻滞（图 27-5），也可以看到脱髓鞘的其他电生理学证据（传导速度减慢、远端潜伏期延长、晚反应延迟）。

因为不伴传导阻滞的时间离散也可能导致近端和远端刺激点之间的 CMAP 波幅和面积都出现某些程度的降低，所以传导阻滞的电生理标准是复杂的。计算机拟似模型显示，即便没有传导阻滞，显著的时间离散可导致近端和远端刺激点间 CMAP 波幅下降超过 50%。相反的，这些拟似模型同时显示如果近端和远端刺激点间 CMAP 面积下降超过 50%，则总是提示传导阻滞，不能单独基于时间离散来解释。时间离散的效应在长距离地检查神经时更加明显。在实践中给正常个体或轴突丢失的患者做常规的神经节段（肘至腕、膝至踝）检查，很少有 CMAP 面积和波幅都降低超过 20%。因此，在短节段上 CMAP 面积或波幅超过 20% 的

降低，通常都提示传导阻滞，尤其伴有局部传导减慢时。

为了增加神经传导检查中传导阻滞的检出率，在疑似运动神经元病的患者中经常尝试近端刺激（腋、Erb 点和神经根）。尽管这个技术在部分个体中可能是有价值的，一定要记住几个重要的技术问题。首先，即使用最大的输出电流也难以达到超强刺激，尤其在 Erb 点和神经根水平。如果次强刺激被误认为是超强刺激，那么就有可能被误为是传导阻滞。其次，近端刺激常常导致共同刺激相邻神经。例如，在 Erb 点和 C8 神经根处，只刺激尺神经的运动纤维而不同时刺激到正中神经的运动纤维是不可能的。除非使用对冲技术消除这种共同刺激的影响，否则结果将难以解释（见第 30 章）。最后，随着距离的增加，时间离散的效应也会增大。例如，当在肘和腕之间节段检查尺神经时，允许最高达 20% 的 CMAP 面积或波幅下降是由于时间离散导致的正常效应。然而在 Erb 点（所以距离加倍）刺激尺神经，允许最高达 40% 的 CMAP 面积和波幅下降是由正常时间离散导致的。对证据明确的 ALS 患者做神经近端刺激，其 CMAP 面积和波幅下降不会超过 50%。

在疑似运动神经元病特别是 PMA 的患者中，运动神经上存在传导阻滞通常提示脱髓鞘性神经病，这通常指 MMNCB。当然，MMNCB 的诊断不能根据仅在平常神经易卡压部位发现的传导阻滞，如肘部尺神经病或腓骨小头处腓总神经病。因此，一个因体重下降及制动而发生肘部尺神经病的 ALS 患者，其疾病仍然是 ALS 而不是 MMNCB。

与运动神经检查一样，感觉神经传导检查应该在一个上肢和一个下肢进行。在 ALS 及其变异型中，感觉神经传导检查总是正常。除非由于患者潜在多发性神经病或卡压性神经病的明确原因，否则存在异常感觉神经传导检查都应该让临床医生认真质疑 ALS 的诊断。对运动神经元病感觉神经传导检查正常唯一值得注意的例外是 X-连锁延髓脊髓肌肉萎缩症，患者的感觉神经动作电位可以异常或消失，可能是由于背根神经节受累所致（见第 28 章）。

需要特别注意的是，在 ALS 患者和颈/腰退行性病变患者中，运动和感觉神经传导检查可以是完全相同的。在两者中任一诊断的患者，SNAPs 都会正常，但原因不同。ALS 患者没有感觉症状，而颈/腰退行性病变患者可能有感觉缺失，但由于

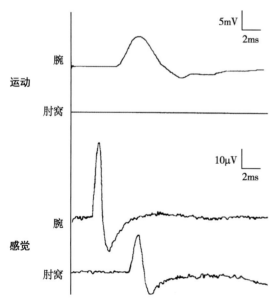

图 27-5   多灶性运动神经病中的传导阻滞。 正中神经运动感觉传导检查，拇短展肌与第二指联合记录、腕和肘刺激。MMNCB 患者的特征性表现是在近端与远端刺激点间运动神经纤维存在传导阻滞而感觉纤维不存在。运动神经完全性阻滞（上），感觉波幅降低在正常范围之内，是可预见的正常相位消减（下）。ALS 患者或其他运动神经元疾病患者中不会出现运动传导阻滞

病损在背根神经节近端，SNAPs 不受累。运动传导检查在这两种病的患者中都可能正常或显示轴突丢失的证据。晚反应可能有助于两者的鉴别，但不能作为唯一的鉴别因素。F 波异常（延长、出现率降低、离散或消失）更可能出现在多神经根病当中。同样，在累及 S1 神经根的腰退行性病变中，H 反射可以消失或延迟。

在一些 ALS 患者，特别是病程晚期，也可表现轻微的晚反应异常。由于运动神经元丢失，能参与 F 波的运动单位变少，有些肌肉甚至只剩下几个运动单位。在这种情况下，F 波可能仅间歇出现，反映可折返兴奋的运动单位数目减少。如果最大和传导最快的运动单位已经丢失，那么 F- 波最短潜伏期可能轻度延长，反映的是正常但传导更慢的运动神经元仍然存在。此外，"重复 F 波"时常会增加出现。一般来说，因为可用于参加 F 波应的运动单位通常很多，很少会看到两次形态相同的 F 波。可是在 ALS 患者，如果一些运动单位保留下来，只有那些少数的运动单位可用于产生 F 波。因此，看到两次同样的 F 波的可能性增加。总之，尽管晚反应的异常更多提示是多发性神经根病而不是 ALS，由于在 ALS 中也可以见到类似的异常，它们不能明确鉴别两者。

肌电图的检查方法

疑诊 ALS 的患者的肌电图评估通常是很广泛的（框 27-3），所检肌肉常常涉及四肢肌肉、椎旁肌和延髓肌。患者初诊时症状通常仅局限于一个或两个肢体，但其肌电图检查往往显示广泛的失神经支配和神经再支配表现，甚至在疾病的早期也是这样。

因为 ALS 的诊断关系着一个危及生命的预后，所以在得出结论前始终必须进行全面的评估。要得到使肌电图检查结果支持 ALS 诊断，至少在四个节段（延髓、颈、胸和腰骶）中的三个要发现伴有神经再支配的活动性失神经，而且不能用多数单神经病或神经根病来解释。

要在每一块检查的肌肉中寻找陈旧性轴突丢失（神经再支配）同时有进行性轴突丢失（失神经支配）的证据。自发活动通常明显，表现为纤颤电位、正锐波和束颤电位的形式。束颤电位是运动单位自发性的去极化，常常不规则而且频率很慢（<1Hz）。寻找束颤电位最好的办法是把针插入肌肉，让患者放松，接下来最重要的是，移开针上的

手。束颤电位本身不足以作为活动性失神经支配的证据。要得出活动性失神经支配的结论必须基于发现纤颤电位和正锐波，因为束颤电位发生于许多其他疾病中，在许多正常个体中也被视为一种良性现象。

尽管存在明显的失神经支配，但在 ALS 中发现复杂重复放电并不常见。复杂重复放电是一种慢性的现象，当它在运动神经元疾病患者中被观察到，更经常提示一个非常慢性的运动神经元疾病，如陈旧性脊髓灰质炎，或者是成人起病的氨基己糖苷酶 A 缺乏症的下运动神经元型（见第 28 章）。

在 ALS 中，伴随异常自发活动的同时始终有代偿性神经再支配的证据。除脊髓灰质炎外，所有运动神经元疾病通常是缓慢进展的。在 ALS 中不会看到急性或亚急性神经性病损的模式（活动性失神经支配伴 MUAP 形态正常以及 MUAP 募集减少）。

在疑似 ALS 的患者中，要检查多块肌肉以确认这个疾病潜在广泛病损的性质。要在相同和不同肌节分布的不同神经支配的肌肉中证实神经性病损改变。这一点怎么强调都不过分。例如，如果一块 C7 节段正中神经支配的肌肉严重异常，而另一块 C7 节段桡神经支配的肌肉正常，则要严重质疑任何类型运动神经元疾病的诊断。本质上运

框 27-3　运动神经元疾病肌电图推荐检查流程

肢体肌肉：
　　至少在三个肢体，确保在每个肢体检查：远端和近端的肌肉、不同神经支配的肌肉和不同神经根支配的肌肉
胸椎旁肌：
　　至少在三个节段检查
　　避免检查 T11～T12（少数情况下可能受脊椎病变影响）
延髓肌肉：
　　至少检查一块肌肉（延髓麻痹的患者应检查更多的肌肉）
　　可以检查舌肌、咬肌、胸锁乳突肌及面肌
特别考虑：
- 符合 ALS 的电生理学证据通常被定义为在四个体节（延髓、颈、胸和腰骶）中的三个出现活动性失神经和神经再支配，不能用多个单神经病或神经根病来解释。因此，胸椎旁肌和延髓肌的检查在 ALS 与颈 / 腰椎多发性神经根病的电生理鉴别中特别重要。
- 陈旧性脊髓灰质炎患者经常显示广泛慢性神经再支配伴 MUAP 募集减少。然而明显的活动性失神经支配不常见。

动神经元病是一种肌节性疾病,它们不会在同一肌节中分开累及单个神经,而 MMNCB 经常会这样。

除了记录失神经支配和神经再支配,必须特别注意 MUAP 的募集。募集减少表明运动单位丢失,这是运动神经元疾病的主要问题所在。评价 MUAP 的募集让肌电图医生能够评估有功能的运动单位的数目。虽然有些电生理技术可用来计算一个特定肌肉的运动单位数目,大多数很耗时,而且各有其潜在的技术问题。

MUAP 募集的评估对鉴别运动神经元疾病与一些伴失神经表现的慢性肌病也起关键作用。如前面所述,一些包涵体肌炎和其他慢性肌病的患者可能有大量的纤颤电位和正锐波,伴长时限、高波幅、多相位的 MUAP(即典型的和急、慢性轴突丢失相关的模式)。尽管某些慢性肌病患者也可能有短时限、低波幅、多相位的 MUAP(所谓的肌病性运动单位电位),另一些患者可能没有。正是在这些没有肌病性运动单位电位的患者中,MUAP 募集的评估通常能将神经性疾病从肌病中区分开来。和运动神经元疾病中募集减少相反,慢性肌病的募集通常保持正常或早募集。如果减少(在罕见情况下),其减少程度比由失神经支配和神经再支配程度所预期的要低。

伴随募集减少,在 ALS 患者中也可能见到激活减弱。激活是使可用的运动单位更快发放的能力,是一种中枢神经系统的过程。ALS 患者的上运动神经元功能障碍导致激活减弱。总的来说,典型 ALS 的肌电图表现是:在不同神经和肌节支配的多块肌肉中出现失神经支配、神经再支配、募集减少以及 MUAP 激活降低。

在疑似 ALS 的患者中,通常首先检查肢体的肌肉。当然,在肢体肌肉发现广泛的肌电图异常不能区分 ALS 和重度颈/腰椎多发性神经根病。在这些病例中,胸椎旁肌和颅延髓肌的评估具有重要的诊断意义。

失神经支配在 ALS 患者的胸椎旁肌中经常被发现。这个发现对排除拟似 ALS 的并存颈腰退行性病变的可能性很重要。一项对拟诊 ALS 来就医患者的前瞻性研究发现,在用常规方法最终被确诊为 ALS 的所有患者当中,当三或四个体节被评估时,有 78% 患者有胸椎旁肌的失神经证据。在一组颈椎病患者的对照组中,胸椎节段失神经支配非常少见,21 例中只有 1 例(5%)发生。这个患者有严重的腰椎及相邻胸椎退行性病变。胸椎旁肌通常是针肌电图检查安全且便于操作的一个位置,也是有助于鉴别脊柱病变和 ALS 患者的最有用的检查部位之一。唯一经常遇到的困难是肌肉不能充分放松。尤其在非常虚弱的患者中这是个问题,因为随着每一次呼吸他们的胸椎旁肌可能激活,使得难以确定自发活动的存在。

肌电图异常显示重大诊断意义的另一个区域是延髓肌肉。延髓肌肉确切的失神经和神经再支配证据可以排除单纯由颈椎或腰椎病导致运动功能障碍的可能性。经常选择做检查的肌肉包括舌肌、咬肌和面肌。然而,当评估延髓肌肉时必须考虑一些要点。首先,对患者而言放松舌肌是困难的,所以其自发活动的评价常常有难度。其次,延髓肌肉 MUAP 的大小和放电模式与肢体肌肉的不同。延髓 MUAP 的时限比肢体肌肉中见到的要短,可能被误认为是纤颤电位或肌病性 MUAP。此外,延髓肌肉的起始发放频率比肢体肌肉高,即使在正常肌肉中可能表现为神经性病损的募集模式。每个肌电图医生在检查疑似 ALS 患者的延髓肌肉之前,都要熟悉正常延髓肌肉的 MUAP。

 病例分析

病例 27-1

病史和体检

女,54 岁,因过去的 8 个月内进行性无力转诊。无力以左下肢足下垂起始,两个月后对侧下肢出现相似症状。无外伤史、疼痛、异常感觉或感觉缺失。这个患者没有上肢的主诉。

神经系统检查中,精神状态和脑神经功能正常。上肢双侧手内肌轻度萎缩,以鱼际肌明显,但肌力正常。双下肢膝以下的所有肌肉痉挛伴明显萎缩及肌束震颤。肌力检查显示双侧明显足下垂,此外,在远端,踝关节跖屈、内翻及外翻无力;下肢近端,屈髋、伸髋、髋外展和内收轻度无力。双上肢腱反射正常存在。双下肢腱反射亢进伴踝阵挛。双侧跖反射伸性。感觉检查显示轻触觉、温度觉和振动觉正常。

总结

这个病例的病史主要是双侧足下垂。单就病史而言,它可能提示由腓骨小头处的压迫或卡压所致双侧腓总神经病。也可能是另一种原因如多发性单神经炎导致的双侧腓总神经病。多发性单神经炎累及双侧腓总神经并以不对称、阶梯式方式进展的并不少见。不过，有几点不支持这两种诊断。首先，患者描述她的问题是缓慢进展的。其次且更为重要的是，确实缺乏感觉症状（即木感或异常感觉）。因此，临床感觉检查和感觉神经传导检查至关重要。

在体检中，脑神经和上肢正常，唯一发现是双侧鱼际肌轻微萎缩。在双下肢有明显的足下垂伴双侧小腿萎缩，符合病史的预期。然而，踝关节跖屈和内翻无力（都是胫神经支配的功能）使对异常的定位明显超出腓总神经的支配区域。此外，还有轻度的屈髋、伸髋、髋外展和内收无力。在双下肢也可以见到肌束震颤。就此，临床异常不符合任何一条神经或神经根的分布。病变应该累及双下肢的多条神经、腰骶丛或多个神经根。然而，感觉检查却完全正常。发现肌无力而感觉不受累提示我们面对的是一个以运动为主的问题。感觉检查正常使多发性单神经病、腰骶神经丛病或多发性神经根病显得不可能。最后也可能最重要的是，

腱反射亢进伴踝阵挛。双侧跖反射伸性。反射亢进、肌张力增高（痉挛）和跖反射伸性提示这个患者叠加了上运动神经元病损。如此，神经科体检显示双下肢同时有上、下运动神经元功能障碍且感觉系统不受累的证据。而且上、下运动神经元体征在同一个脊髓节段。例如，跖屈肌（L5～S1 节段）无力、萎缩及束颤，但在踝部（S1 节段）也有痉挛和阵挛。这种情况很不寻常，强烈提示 ALS。

首先做神经传导检查，肌电图医生要记住很大的可能性是 ALS。如前所述，对一个疑似 ALS 患者，神经传导检查的主要作用是排除脱髓鞘性多发性神经病，尤其和传导阻滞相关的。为此，在一侧上肢和一侧下肢做了神经传导检查。除了尺神经运动传导检查在小指展肌上记录的 CMAP 波幅轻微减低外，正中、尺、胫、腓总神经的 CMAP 波幅、传导速度和 F 波最短潜伏期均正常。其他运动传导检查中仅有的异常是正中、尺、胫神经的远端运动潜伏期稍延长。没有一条被检查的神经显示近端刺激时异常的 CMAP 波幅降低，除了胫神

病例 27-1　神经传导检查

刺激神经	刺激点	记录点	波幅 运动 /mV；感觉 /μV			潜伏期 /ms			传导速度 /（m/s）			F 波潜伏期 /ms		
			RT	LT	NL	RT	LT	NL	RT	LT	NL	RT	LT	NL
正中神经（m）	腕	APB	4.2		≥4	4.6		≤4.4				24		≤31
	肘窝	APB	4.0			8.4			53		≥49			
尺神经（m）	腕	ADM	8.8		≥6	3.9		≤3.3				25		≤32
	肘下	ADM	8.4			7.3			59		≥49			
	肘上	ADM	8.4			8.4			65		≥49			
尺神经（m）	腕	FDI	5.2		≥6	4.2		≤4.5				27		≤32
	肘下	FDI	5.1			8.5			57		≥49			
	肘上	FDI	5.0			9.7			59		≥49			
正中神经（s）	腕	示指	46		≥20	3.3		≤3.5	55		≥50			
尺神经（s）	腕	小指	35		≥17	2.9		≤3.1	57		≥50			
桡神经（s）	前臂	虎口	42		≥17	2.5		≤2.9	60		≥50			
胫神经（m）	踝	AHB	11.8		≥4	6.4		≤5.8				46		≤56
	腘窝	AHB	8.9			14.1			43		≥41			
腓神经（m）	踝	EDB	2.4		≥2	4.9		≤6.5				45		≤56
	腓骨小头下	EDB	2.3			12.8			46		≥44			
	腘窝外侧	EDB	2.0		1	13.1			51		≥44			
腓肠神经（s）	小腿	踝后侧	9		≥6	4.3		≤4.4	47		≥40			

m = 运动检查；s = 感觉检查；RT = 右侧；LT = 左侧；NL = 正常值；APB = 拇短展肌；ADM = 小指展肌；FDI = 第一背侧骨间肌；AHB = 跨展肌；EDB = 趾短伸肌。

注意：所有感觉和混合神经潜伏期都是峰潜伏期，所有感觉和混合神经传导速度都是以起始潜伏期计算，报告中的 F 波潜伏期代表 F 波最短潜伏期。

病例 27-1　肌电图

| 肌电图 | 插入电位 | 自发电位 | | 自主 MUAP | | | | |
| | | 纤颤电位 | 束颤电位 | 激活 | 募集 | 形态 | | |
						时限	波幅	多相电位
右侧胫骨前肌	↑	+2	+1	尚可	↓↓	+3	+2	+2
右侧腓肠肌内侧头	↑	+2	+2	差	↓↓	+2	+2	+2
右侧股外侧肌	↑	+1	+1	NL	↓	+1	+2	+2
右侧髂肌	↑	+1	0	NL	↓	+1	+1	+1
右侧臀中肌	↑	+2	+1	尚可	↓↓	+2	+2	+2
右侧臀大肌	↑	+2	0	NL	↓	+1	+1	+1
左侧胫骨前肌	↑	+3	0	差	↓↓↓	+3	+3	+2
左侧腓肠肌内侧头	↑	+2	+2	尚可	↓	+2	+2	+2
左侧股外侧肌	↑	+2	+1	尚可	↓	+2	+1	+1
左侧髂肌	↑	+2	0	NL	↓	+1	+1	+1
左侧臀中肌	↑	+2	+1	NL	↓↓	+2	+1	+1
右侧第一背侧骨间肌	↑	+1	0	NL	↓	+1	NL	+1
右侧拇短展肌	↑	+1	0	NL	↓	+1	+1	+1
右侧旋前圆肌	↑	+1	+1	NL	↓	+1	NL	+1
右侧肱二头肌	↑	+1	0	NL	NL	NL/+1	+1	NL
右侧肱三头肌	↑	+2	+1	NL	NL	NL/+1	+1	+1
右侧 T6 椎旁肌	↑	+2	0					
右侧 T8 椎旁肌	↑	+2	0					
右侧舌肌	NL	0	0	NL	NL	NL	NL	NL

↑＝增加；↓＝轻度减少；↓↓＝中度减少；↓↓↓＝重度减少；NL＝正常。

经，胫神经 CMAP 波幅从远端的 11.8mV 下降到近端的 8.9mV。不过对于胫神经，这个下降的数值应该认为是正常的。

接着做感觉神经传导检查，正中、尺、桡、腓肠神经感觉传导检查显示 SNAP 波幅都很高，潜伏期和传导速度均正常。因此，感觉神经传导检查和病史及体检的相关性很好，感觉系统看起来未受累。

在肌电图检查过程中，注意力首先集中在无力的双下肢。在双下肢的大多数被检肌肉中有广泛自发活动的证据，表现为纤颤电位和束颤电位。记录下纤颤电位的数量。此外，所有下肢被检肌肉均显示波幅高、长时限、多相位的 MUAP 伴募集减少。数个远端肌肉还显示激活减弱。

尽管双上肢除了轻度远端肌萎缩外，在临床上并未见受累，但在肌电图上却有广泛失神经支配的证据且在右上肢见到偶发的束颤。所有被检肌肉也有轻度神经再支配的证据以及 MUAP 募集减少。一个非常重要的发现是在 T6 和 T8 水平的

胸段椎旁肌显示大量纤颤电位。最后检查了舌肌（延髓肌肉），结果正常。

这时，我们已经准备好得出我们的电生理印象了。

印象： 电生理检查结果符合活动性、广泛性病变，累及运动神经元、其轴突，或两者兼有。

这个病例显示了 ALS 这一典型运动神经元疾病的许多临床与肌电图的显著特征。通常 ALS 由肢体远端起病，导致手部无力或足下垂。因此它在早期经常被误诊为尺神经病或腓神经麻痹。然而病程持续进展，通常在几个月之内进展至对侧肢体。ALS 通常以局灶性病变开始，然后发展到相邻的肌节。得出诊断的重要线索之一是完全没有感觉症状，经临床检查及感觉神经传导检查证实。唯一经常引起感觉障碍的运动神经元疾病是罕见的 X 连锁延髓脊髓肌萎缩症（肯尼迪病），其SNAP 可能降低或缺失。

至此，有几个重要的问题可以被解决了：

神经传导检查如何有助于运动神经元病的评估？

在运动神经元病患者的评估中，神经传导检查必不可少。除了确证感觉纤维正常之外，它们的主要作用是排除仿似运动神经元病的伴传导阻滞的脱髓鞘性运动神经病。在以下运动神经元综合征为主（即没有痉挛或反射亢进等上运动神经元功能障碍的临床证据）的患者中，这种鉴别尤为重要，在这些患者中必须做全面的运动传导检查。为了寻找运动神经的传导阻滞，可以进行双侧及近端检查。在少数脱髓鞘性运动神经病患者，远端检查正常，但近端检查（如在腋窝、Erb 点、颈神经根处刺激）偶尔可能异常。在远端传导检查正常但晚反应异常（提示近端脱髓鞘的模式）的患者，近端检查可能特别有帮助。不过近端刺激在技术上存在困难，如果没有正确检查，可能会导致令人困惑和误导的结果，记住这一点很重要。

上肢神经传导检查的运动波幅如何有助于运动神经元病的评估？

做常规正中神经、尺神经运动传导检查时，除第一背侧骨间肌的波幅是临界低值外，其他所有波幅都是正常的。然而，看看拇短展肌的波幅，仅仅略高于正常值下限。对比小指展肌的波幅，它远远高于其正常值下限。如果我们计算拇短展肌 / 小指展肌和第一背侧骨间肌 / 小指展肌 CMAP 的比值，两者都降低，分别是 0.5 和 0.6。在临床表现符合"可能 ALS"的情况下，拇短展肌 / 小指展肌比值 <0.6 且第一背侧骨间肌 / 小指展肌比值 <0.9 支持 ALS 的电生理诊断。"分裂手"现象，即手外侧（拇短展肌和第一背侧骨间肌）比手内侧（小指展肌）受累更明显的现象，可以见于典型 ALS。

这个检查符合弥漫的严重多发性神经根病吗？

肌电图不能鉴别严重的多发性神经根病和下运动神经元疾病。实际上，没有什么好的肌电图学方法能够区分神经根和运动神经元的病变。这两种病变的神经运动传导检查都基本正常。在下运动神经元疾病，SNAP 幸免于受累。在多发性神经根病，由于病变在背根神经节近端，其 SNAP 也幸免于受累。二者的运动神经传导检查完全一样，它们或正常或显示轴突丢失的证据。二者针肌电图的发现都可能显示广泛失神经支配和神经再生的证据。尽管由结构性病损引起的多发性神经根

病很少累及胸段椎旁肌；但在感染性、炎症性和浸润性病变时，胸椎旁肌当然可能被累及。只有晚反应（特别是 F 反应）在多发性神经根病中比在运动神经元病中更可能是异常的。然而，如果仅仅依据 F 反应来区分二者，则往往令人犹豫不决。

因此，尽管根据肌电图和神经传导检查，多发性神经根病和下运动神经元疾病没有什么区别，它们临床的差异是清楚而明确的。多发性神经根病的患者有明显的感觉症状，包括疼痛和异常感觉；然而在运动神经元病，患者完全没有感觉症状和体征。因此，根据病史和体检，相同的肌电图可以有完全不同的解释。如果这个病例的肌电图结果是在一个有进行性脊柱疼痛伴放射至腿、胸和上肢的异常感觉，同时临床体检显示反射减低和感觉缺失的患者身上发现的，则把同样的神经传导检查和肌电图结果解释为符合严重的活动性多神经根病会更适合。

针肌电图检查为什么做那么多块肌肉？

对一个疑似 ALS 患者的针肌电图检查必须是全面的，肌电图医生要在当中寻找活动性失神经支配和神经再支配的证据。为了避免将多神经根病或单神经病错误地解释为 ALS，检查由不同神经和不同神经根支配的多块肌肉是很重要的。还要证实是一个广泛的过程。虽然大多数患者表现的症状局限于一个或两个肢体，在临床未受累肢体上发现广泛失神经支配和神经再支配的证据并不少见。

肌电图检查中有两个区域的肌肉特别重要：胸段椎旁肌和颅段延髓肌肉。胸段脊旁肌通常不受椎关节硬化的影响，而且这里的异常不能用能模仿 ALS 的颈腰椎并存疾病来解释。胸段椎旁肌的大量失神经表现通常更支持 ALS 而不是椎关节硬化致多神经根病的诊断，尽管如前所述，在感染、炎症和浸润性病变等罕见情况下，胸段椎旁肌可能会受累。此外，检查颅段延髓肌肉总是很重要，因为那里的异常可以明确排除由单纯的颈椎病导致患者肌无力。这里所描述的病例中，症状由下肢起始，延髓肌肉还没有受累。然而，如果患者在几个月后做检查，那里也可能发现异常。

这个患者还有重叠腕管综合征吗？

至拇短展肌的正中神经远端运动潜伏期延长。这是否提示这名患者也有腕管综合征？我们要记住，腕管综合征是一个临床诊断。这名患者没有

临床症状或体征提示腕管综合征的诊断。考虑到拇短展肌的远端运动潜伏期延长，也许有人要问患者是否仅仅有一个无症状的腕部正中神经病？可以考虑这种可能性，但要注意尺神经及胫神经也显示轻度远端运动潜伏期延长。不太可能患者也有在 Guyon 管的尺神经病和在跗管的胫神经病。此外，正中神经感觉潜伏期正常。正中神经的运动而不是感觉减慢，这不是腕管综合征纤维病损的典型模式（腕管综合征的感觉纤维往往比运动纤维更经常出现异常）。在这个病例中，远端潜伏期减慢仅仅代表轴突丢失，失去了一些最大和最快的运动神经元 / 轴突。在正中神经、尺神经、胫神经支配肌肉的肌电图检查有助于厘清这一情况，因为它显示进行性轴突丢失（纤颤电位）的明确证据和大的再支配的 MUAP。因此，即使远端运动潜伏期轻度延长，也仅仅是由运动神经元病本身引起轴突丢失的一种表现。

和患者痉挛及上运动神经元病变相关的肌电图表现是什么？

尽管肌电图和神经传导检查主要用于评估周围神经系统，它们经常能提供某些对中枢神经系统的了解。在肌电图检查中，可以通过 MUAP 的发放模式来评估中枢神经系统。激活（使可用的运动单位发放更快的能力）完全是一个中枢的过程。由于中枢性病变导致肌无力的患者，在肌电图上表现为 MUAP 激活降低。因此，在 ALS 这种上下运动神经元都病损的疾病中，可以经常见到 MUAP 激活降低和募集减少这样不寻常的组合。激活降低代表上运动神经元病变，而募集减少代表下运动神经元丢失。

（车春晖 译）

推荐阅读

Brooks, B.R., 1994. El Escorial World Federation of Neurology criteria for the diagnosis of amyotrophic lateral sclerosis: Subcommittee on Motor Neuron Diseases/Amyotrophic Lateral Sclerosis of the World Federation of Neurology Research Group on Neuromuscular Diseases and the El Escorial "Clinical Limits of Amyotrophic Lateral Sclerosis" workshop contributors. J Neurol Sci 124 (Suppl), 96–107.

Daube, J.R., 1985. Diagnosis and prognosis of motor neuron diseases. In: Aminoff, M.J. (Ed.), Symposium on electrodiagnosis. Neurology clinics. WB Saunders, Philadelphia, 3, p. 473.

Kuncl, R.W., Cornblath, D.R., Griffin, J.W., 1988. Assessment of thoracic paraspinal muscles in the diagnosis of ALS. Muscle Nerve 11, 484.

Kuwabara, S., Sonoo, S., Komori, T., 2008. Dissociated small hand muscle atrophy in amyotrophic lateral sclerosis: frequency, extent, and specificity. Muscle Nerve 37, 426–430.

Lambert, E.H., 1969. Electromyography in ALS. In: Norris, F.H. Jr, Kurland, L.T. (Eds.), Motor neuron diseases. Grune & Stratton, New York.

Lomen-Hoerth, C., Anderson, T., Miller, B., 2002. The overlap of amyotrophic lateral sclerosis and frontotemporal dementia. Neurology 59, 1077–1079.

Rhee, E., England, J., Sumner, A., 1990. A computer simulation of conduction block: effects produced by actual block versus interphase cancellation. Ann Neurol 28, 146.

Wijesekera, L.C., Mathers, S., Talman, P., et al., 2009. Natural history and clinical features of the flail arm and flail leg ALS variants. Neurology 72, 1087–1094.

Wilbourn, A.J., 2000. The "split hand syndrome." Muscle Nerve 23, 138.

不典型的运动神经元疾病

28

不典型的运动神经元疾病（atypical motor neuron disorders）是指一组累及运动神经元的各不相同的疾病，并不多见但是识别它们很重要，因为这些疾病常常类似肌萎缩侧索硬化症（ALS），故称为不典型的运动神经元疾病。尽管许多不典型的运动

神经元疾病与 ALS 有一些共同特征，但是常常可以通过临床表现和电生理特征来鉴别（框 28-1 和框 28-2）。

最易于与运动神经元病混淆的不典型的运动神经元疾病是免疫介导的运动神经病，多灶性运

框 28-1　不典型的运动神经元疾病的临床线索

急性起病
　麻痹性脊髓灰质炎
　西尼罗河脑炎
非肌节型无力
　多灶性运动神经病伴传导阻滞
慢性肢体无力无明显肌肉萎缩
　多灶性运动神经病伴传导阻滞
下运动神经元体征为主
　多灶性运动神经病伴传导阻滞
　肯尼迪病
　脊肌萎缩症
　放射性损伤
　麻痹性脊髓灰质炎
　西尼罗河脑炎
　单肢肌萎缩
出现感觉症状和 / 或体征
　HTLV-1（人类 T 细胞嗜淋巴细胞病毒 1 型）相关的脊髓病
　成人多聚糖体病
　晚发型 Tay-Sachs 病（成人起病的氨基己糖苷酶 A 缺乏）
膀胱或直肠功能障碍
　HTLV-1（人类 T 细胞嗜淋巴细胞病毒 1 型）相关的脊髓病
　成人多聚糖体病
小脑，锥体外系，认知和 / 或精神功能障碍
　晚发型 Tay-Sachs 病（成人起病的氨基己糖苷酶 A 缺乏）
　遗传性痉挛性截瘫（复杂型）
　成人多聚糖体病
病程超过 5 年
　肯尼迪病
　放疗损伤

　晚发型 Tay-Sachs 病（成人起病的氨基己糖苷酶 A 缺乏）
　脊肌萎缩症
　遗传性痉挛性截瘫
40 岁以前起病
　晚发型 Tay-Sachs 病（成人起病的氨基己糖苷酶 A 缺乏）
　家族性肌萎缩性侧索硬化症
　脊肌萎缩症
　遗传性痉挛性截瘫
　单肢肌萎缩
阳性家族史
　肯尼迪病
　晚发型 Tay-Sachs 病（成人起病的氨基己糖苷酶 A 缺乏）
　家族性肌萎缩侧索硬化症
　脊肌萎缩症
　遗传性痉挛性截瘫
　成人多聚糖体病
放疗病史
　与放疗损伤相关的运动神经元病
肿瘤病史
　副肿瘤性运动神经元病（特别是淋巴瘤）
既往脊髓灰质炎病史
　脊髓灰质炎后综合征
电击伤史
　电击伤引起的运动神经元病
人类免疫缺陷病毒感染史
　逆转录病毒相关的运动神经元疾病

框 28-2　不典型的运动神经元疾病的电诊断线索

运动神经传导检查有传导阻滞（不在易卡压部位）
　　多灶性运动神经病伴传导阻滞
传导速度明显减慢或远端潜伏延长（不在易卡压部位）
　　多灶性运动神经病伴传导阻滞
感觉神经传导异常
　　肯尼迪病
　　成人多聚糖体病
　　晚发型 Tay-Sachs 病（成人起病的氨基己糖苷酶 A 缺乏）
　　多灶性运动神经病伴传导阻滞（少见）
　　西尼罗河脑炎（少见）
肌颤搐电位
　　放疗损伤
明显的复杂重复放电（CRD）
　　晚发型 Tay-Sachs 病（成人起病的氨基己糖苷酶 A 缺乏）
面肌束颤 / 活动引起的成组的重复发放的运动单位
　　肯尼迪病
针肌电图急性或亚急性神经病性病变模式
　　麻痹性脊髓灰质炎，包括西尼罗河脑炎

动神经病伴传导阻滞（MMNCB）。在第 26 章中有详细讨论，严格地说，这是一种运动神经的疾病。患者表现首先累及上肢远端的进展性，不对称的肌肉无力和萎缩。无力发生在特定的运动神经的分布区，而同一肌节的其他神经常不受累（临床多灶性运动神经病）。ALS 或其进行性脊肌萎缩变异型不表现为上述模式，而表现为典型的整个肌节的所有肌肉同时受累。患者偶尔表现无力但无萎缩，通常是脱髓鞘的表现。该病缓慢进展，好发于男性，一般在 50 岁之前发病。虽然可见腱反射保留或与无力和萎缩肢体不相称的腱反射轻度活跃，但是无明确的上运动神经元体征。延髓功能和感觉功能均不受累。可有轻度或短暂的感觉症状。运动神经传导检查的特点是运动神经传导阻滞，时程离散，或两者都有。也可见其他的脱髓鞘表现，包括传导速度减慢，F 波消失或出现率降低，和远端运动潜伏期延长。感觉传导检查通常正常。

　　不同于多灶性运动神经病伴传导阻滞，最常见的不典型的运动神经元疾病与某些病毒感染有关，或是特定基因突变的结果。不典型的运动神经元疾病的罕见病因有某些肿瘤远隔效应，电击伤或放疗损伤。因为 ALS 患者比这些不典型的运动神经元疾病患者的预后差，所以正确的诊断非常重要。此外，其中有些疾病是可以治疗的；其他病的基因咨询很重要。

感染性运动神经元疾病

瘫痪型脊髓灰质炎和脊髓灰质炎后综合征

　　瘫痪型脊髓灰质炎曾是急性下运动神经元功能障碍的常见病因。1951—1955 年间美国平均每年发生 15 000 多例。口服脊髓灰质炎疫苗使急性脊髓灰质炎发病率急剧降低。目前大多数病例与口服脊髓灰质炎减毒活疫苗有关，发生在接种疫苗者或与其密切接触的个体，特别是免疫功能不全的患者。其他病例则发生在去过脊髓灰质炎流行疫区的旅行者；在 2011 年，这些国家包括阿富汗、印度、尼日利亚、巴基斯坦。散发型暴发也发生在其他发展中国家。少量散发病例推测是由于不完全免疫状态导致的感染引起。大多数的散发病例不再与脊髓灰质炎病毒有关，而是柯萨奇病毒、艾柯病毒或肠道病毒感染的结果。

　　急性脊髓灰质炎患者表现发热，头痛，肌痛和胃肠功能紊乱。起病的第一周或第二周出现无力，萎缩和腱反射减弱。肌无力典型地表现为不对称，下肢最常受累。上肢、躯干、膈肌和延髓肌肉偶尔受累。感觉和自主神经功能不受累。在瘫痪前期，脑脊液典型地表现为淋巴细胞异常增多，常为 $100 \sim 200$ 个 $/mm^3$（偶尔，早期可见多形核白细胞）。细胞总数在瘫痪前期增加，无力开始后降低。脑脊液蛋白水平一般在发病几周内升高，而脑脊液葡萄糖正常。虽然在瘫痪期的 10 天内通常可以从粪便中分离得到病毒，但脑脊液分离病毒培养通常失败。此外，急性期和恢复期的抗体滴度可以确认病毒。

　　目前肌电图室最常见的与脊髓灰质炎相关的无力不是急性期，而是脊髓灰质炎后综合征（PPS）的患者。既往感染的患者至少有 1/4 发生脊髓灰质炎后综合征，通常在急性脊髓灰质炎发病后 $25 \sim 30$ 年发生。患者出现疼痛，疲劳和无力，最常在脊髓灰质炎累及的肌群中出现。既往临床表现正常的肌肉也可能出现症状，提示既往脊髓灰质炎的弥漫性病损的本质。脊髓灰质炎后综合征病因未完全明白，最可能与在原有慢性失神经肌肉的基础上，叠加了正常的衰老过程有关（即，大多数人 55 岁以后开始丢失部分运动神经元）。脊髓灰质炎后综合征的患者症状加重，常送检肌电图室，以明确疲劳、疼痛和无力症状的加重，是否由于新发的、叠加的其他疾病，如神经根病，卡压性神经病，肌病或运动神经元病所致。

西尼罗河脑炎

在过去的几年，与西尼罗河脑炎相关的"脊髓灰质炎样"综合征的报道增加。责任病毒是黄病毒家族成员，由单链 RNA 组成，首次在乌干达北部分离出该病毒。在自然界，病毒通过蚊子在鸟类之间传播（图 28-1）。橿鸟、黑鹂、雀类、啭鸟、麻雀和乌鸦似乎是感染的最重要的携带者。有病例报道通过移植的器官和已感染的血制品感染人，但是通过蚊子叮咬感染最常见。因为该病主要通过蚊子传播，所以夏季和早秋是感染的高发期。

所幸的是，大多数西尼罗河病毒感染无症状，只有 1/150 的感染导致神经系统受累。老年人和免疫力低下人群有更高的患病风险。潜伏期数日后，出现发热，头痛，关节肌肉痛的非特异性感冒样症状。有些患者可能有西尼罗河病毒感染的其他特点，包括眶后痛，面部充血和皮疹。脑脊液或血清中出现 IgM 抗体可确诊。

有神经系统受累的患者可合并脑炎、脑膜炎和脊髓炎。常有弥漫性的无力，认为由脑炎引起。也可见其他类型的无力，包括单瘫，弛缓性四肢瘫，延髓肌无力，呼吸肌无力。有些没有脑膜炎或脑炎的患者出现急性节段性弛缓性瘫痪是西尼罗河病毒的首发症状。最初曾经认为无力是由吉兰-巴雷综合征引起，现在清楚更可能是由于前角细胞病损导致了无力。电诊断检查，神经传导检查显示 CMAP 波幅降低，感觉神经传导检查相对正常。没有脱髓鞘证据。罕见的，患者有感觉传导异常，提示病变累及背根神经节或周围感觉神经纤维。针肌电图提示轴突丢失。电生理结果的类型取决于起病时间和电生理检查时间之间的关系。

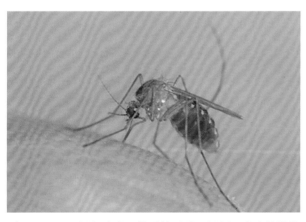

图 28-1 西尼罗河病毒。 普通蚊子是西尼罗河病毒的携带者。尽管很少见，但脊髓灰质炎的病例数的增加与该病毒有关，可单独发病或是与脑炎相关

因此，除了柯萨奇病毒、艾柯病毒和肠病毒，可将西尼罗河病毒纳入可导致前角细胞急性感染的感染源列表中。所以，瘫痪型脊髓灰质炎最好被认为是一种临床综合征，可以由多种病毒引起，而不仅是脊髓灰质炎病毒。

逆转录病毒相关的运动神经元疾病

人类免疫缺陷病毒（HIV）与多种神经肌肉疾病相关，包括周围神经病、肌病和神经根病。小鼠的实验研究显示逆转录病毒可引起小鼠的下运动神经元综合征，提示逆转录病毒和运动神经元病之间的病理关系。有很少数的报道关于 HIV 感染和典型的 ALS，或类似于原发性侧索硬化症的临床综合征的病例，其症状不能用其他原因解释。另有一些患者有局限的下运动神经元体征。对患者进行高度积极的抗反转录病毒治疗，后有报道发现综合征的改善或完全缓解。

人们熟知的另一个逆转录病毒，人类 T 细胞嗜淋巴细胞病毒 1 型（HTLV-1），是与地方性痉挛性截瘫相关（即，加勒比海流域，日本西南部，美国东南部，意大利南部和撒哈拉沙漠以南的非洲），引起的症状称为人类 T 细胞嗜淋巴细胞病毒 1 型相关的脊髓病或热带痉挛性截瘫（HAM/TSP）。除了痉挛性截瘫，患者通常伴有膀胱功能障碍和轻微感觉症状。在人类 T 细胞嗜淋巴细胞病毒 1 型感染的一系列患者中，也观察到拟似 ALS 的运动神经元综合征。出现痉挛性截瘫，或者甚至出现典型的 ALS 症状，伴轻微的感觉症状或膀胱功能障碍，特别是有人类 T 细胞嗜淋巴细胞病毒 1 型疫区史的患者，应积极查找人类 T 细胞嗜淋巴细胞病毒 1 型抗体。

遗传性运动神经元疾病

家族性肌萎缩侧索硬化症

肌萎缩侧索硬化（ALS）中大约 10% 的病例是家族性的。通常是常染色体显性遗传。已经确认的基因超过 10 个，最常见的是位于 21 号染色体的超氧化物歧化酶（SOD-1）基因突变。15%～20% 的家族性肌萎缩侧索硬化症的患者有超氧化物歧化酶基因的突变。其他更常见确定的基因包括肉瘤内融合基因（FUS）和 TAR（交互反应）DNA-结合蛋白（TDP-43）基因。这两个基因分别占家族性肌萎缩侧索硬化症（FALS）的 3%～5% 和 1%～3%。最近

发现乌奎林 2（Ubiquilin 2）是 X 连锁型家族性肌萎缩侧索硬化症的病因。此外，在很多 ALS 患者中发现含有乌奎林 2 的包涵体提示了其共同的病理机制。乌奎林 2 参与蛋白质降解通路。最近，在部分家族性肌萎缩侧索硬化症患者（23%）或额颞叶痴呆患者（12%）中发现 9 号染色体开放解读码组 72（C9ORF72）基因突变，导致基因的非编码区六核苷酸重复扩增。家族性肌萎缩侧索硬化症患者的临床表现和预后与散发病例相似。对于有家族史或早期有临床表现的 ALS 患者应该考虑家族性肌萎缩侧索硬化症的诊断。更常见的基因突变可以用市场上有供应的 DNA 检查。散发 ALS（即，无家族史）患者极少报道有这些基因突变。

脊肌萎缩症

很多遗传性脊肌萎缩症（SMA）导致选择性下运动神经元变性。临床表现特点是进展的，对称性，近端肌肉无力萎缩，无上运动神经元体征。大多数是隐性遗传，与染色体 5q 上存活运动神经元 1（SMN1）基因有关。在各种类型中，最严重的类型是婴儿期（Werdnig-Hoffmann 病）起病，患儿通常 2 岁前死亡。其他类型在儿童早期，青少年或成年起病（Kugelberg-Welander 病）有好得多的预后。虽然偶尔与 ALS 相混淆，成人起病的脊肌萎缩症临床上更易误认为肌病。目前市场上有供应的直接 DNA 删除分析，但不能发现所有病例。近端肌肉最常受累，而其他解剖变异型包括肩胛腓型，面肩肱型和全身型。此外，远端脊肌萎缩症（也称为远端遗传性运动神经病或神经元病）很少见，其临床表型类似于腓骨肌萎缩症（Charcot-Marie-Tooth），也明显地没有感觉症状或体征。这种变异型常称为腓骨肌萎缩症的脊髓型。

X 连锁的延髓脊髓肌萎缩症（肯尼迪病）

这一类遗传性脊肌萎缩症是 X 连锁的延髓脊髓肌萎缩症（肯尼迪病），因为它和 ALS 的变异型进展性延髓麻痹容易混淆，所以需要特别重视。仅为男性患病，30～50 岁起病，缓慢进展。因为常没有明显的 X 连锁疾病的家族史，许多这类病例起初像是散发病例。

一些患者主诉运动诱发的肌抽筋（muscle cramps）和手震颤数年之后出现肌无力。近端肌肉先受累，然后延髓肌肉受累，并且随后可能会很明显。构音障碍和吞咽困难，与面肌，下颌和舌肌萎缩和无力相关。由于延髓明显受累，肯尼迪病很难与 ALS 的延髓变异型相鉴别。典型和突出的临床特点是出现面肌束颤，最明显位于口周和下颌。束颤在安静时出现，但肌肉收缩时更明显，嘱患者吹口哨或鼓腮吹气是引出束颤的最好方法。病例报告有超过 90% 的患者有面肌束颤。远端肌肉在病程晚期受累。腱反射减弱或消失。无锥体束征。少见感觉消失或感觉症状。虽然不是全部，但大部分患者男性乳房发育，有的有其他内分泌异常，包括糖尿病和不育。

实验室检查结果可见肌酸激酶（CK）水平中度升高（常 500～1 500IU）外，高于在脊肌萎缩症或其他运动神经元疾病可见的肌酸激酶轻度升高，其余结果正常。神经传导检查的运动传导常正常。但是如果在无力和萎缩的肌肉记录，CMAP 波幅可能降低。大多数患者感觉神经动作电位波幅低或消失（SNAP），提示与肯尼迪病的背根神经节变性有关。这与 ALS 不同，是鉴别肯尼迪病的重要线索。针肌电图显示神经病性改变，包括受累肌肉插入电位延长，大的，长时限，多相的 MUAP 的募集减少。面肌的针肌电图检查显示在轻度自主收缩时，重复运动单位电位成组发放。因为这些电位是轻度自主收缩时产生而不是自发发放，可以与肌颤搐或神经性肌强直放电鉴别，前者是肯尼迪病的明显特征。

患者有明显的延髓肌肉无力和相应的误吸风险，但通常不影响患者的寿命。因此，正确的诊断对于预后和基因咨询都很重要。男性运动神经元病患者出现近端和延髓肌肉无力，有阳性家族史，面肌有束颤或男性乳房发育，其电诊断检查除了有弥漫性的神经病性病变模式还有感觉传导检查异常，都应该怀疑肯尼迪病的诊断。肌酸激酶水平不寻常地升高也是重要线索。可做市场上提供的 DNA 检查。基因是雄激素受体基因的三核苷酸密码子（CAG）重复扩增。

遗传性痉挛性截瘫

遗传性痉挛性截瘫，也称为家族性痉挛性截瘫，由不同的基因疾病组成，以进展性痉挛伴 / 不伴下肢无力为特征。根据遗传类型分类（常染色体显性、常染色体隐性或 X 染色体连锁），根据痉挛是否为该病的唯一表现，将其命名为非复杂型或单纯型痉挛性截瘫，或伴有其他异常表现（命名为复杂型痉挛性截瘫）。其他临床表现可能包括共济失调、痴呆、智力发育迟滞、视神经病、视网膜病、周围神经病、肌萎缩、锥体外系功能障碍，聋或鱼鳞癣。临床表现包括发病年龄，病变程度，相关症状，家庭成员本身和个体之间的变异。

如果有单纯性进展性痉挛性截瘫的家族史，诊断通常简单。如果没有已知的家族史，则考虑其他诊断，包括人类T细胞嗜淋巴细胞病毒1型（HTLV-1）相关的脊髓病（见前面），和最常见的ALS的原发性侧索硬化症变异型。

成人起病的氨基己糖苷酶A缺乏（晚发型Tay-Sachs病）

氨基己糖苷酶A是在神经节苷脂代谢中重要的溶酶体酶。缺乏这种酶会引起GM2神经节苷脂异常累积导致神经细胞变性。氨基己糖苷酶A缺乏成人起病型（也称为晚发型Tay-Sachs病）是一种罕见的退行性遗传性疾病，20世纪70年代才发现。尽管大多数患者有共存的小脑功能障碍，一半患者有精神障碍（尤其是精神病和抑郁），25%有感觉运动轴突丢失型多发性神经病，部分患者还是会被误诊为ALS或其变异型。成人起病型非常不同于熟知的氨基己糖苷酶A缺乏的快速进展婴儿型。氨基己糖苷酶A的绝对缺乏引起婴儿型Tay-Sachs病，而该酶的部分缺乏导致晚发型。

尽管该病影响多系统，几乎每个患者都有下运动神经元受累。无力萎缩最初累及下肢，近端肌肉更明显。上肢好发于某些肌肉，特别是肱三头肌。患者初诊被误诊为成人起病的脊肌萎缩症不是不常见。在一个病例系列中14名患者中9名有上运动神经元体征，但是严重痉挛很少见。小脑征常见，包括构音障碍，躯干共济失调和辨距不良。如果小脑征不明显，神经学表现可以拟似脊肌萎缩症或ALS的变异型进行性肌萎缩，或当上下运动神经元征都明显时可以拟似典型的ALS。

电诊断检查，运动神经传导检查通常正常，除非在无力肌肉记录，则有CMAP波幅低，传导速度轻度减慢或正常。感觉神经传导检查通常也正常，但是约25%的患者由于合并多发性轴突丢失的神经病而可能异常。针肌电图检查显示异常的自发电位包括束颤和纤颤电位。复杂重复放电（CRD）可能非常明显。受累肌肉可见大而多相的MUAP伴募集减少。

患者出现下运动神经元病，特别是合并有小脑和/或精神症状，或有类似疾病家族史的患者都

应把成人起病的氨基己糖苷酶A缺乏作为鉴别诊断。通过测定血清、白细胞、成纤维细胞中的氨基己糖苷酶A可以确诊。

成人多聚糖体病

成人多聚糖体病（APGBD）是一种极为罕见的神经系统疾病；报道的病例不超过30例。临床表现有进展性上下运动神经元功能障碍，感觉运动周围神经病，步态异常，尿失禁和痴呆。起病时可能不会出现所有的临床表现，而以运动症状为主。该病的病理特点是在中枢和周围神经元凸起和星形胶质细胞中出现大量葡聚糖体，结构上类似于胞质内的包涵体或淀粉样小体。有些是散发病例，有些是家族遗传性（通常是常染色体隐性遗传），在德系犹太人后代中占有高比例。推测成人多聚糖体病是基因病，特别是德系犹太人后代的患者。已有描述在该类患者中葡萄糖分支酶基因的突变引起了葡萄糖分支酶缺乏。

对于类似典型的ALS的进展性上下运动神经元功能障碍，但是伴有尿失禁，感觉运动多发性神经病和痴呆的患者应该考虑可能是该病。如果痴呆和运动神经元功能障碍明显，也应该考虑额颞叶痴呆（见上述）作为成人多聚糖体病（APGBD）的鉴别诊断。但是，与额颞叶痴呆不同，成人多聚糖体病的临床检查可能发现远端感觉减退。电诊断检查显示轻到中度的运动神经传导速度减慢和SNAP波幅降低或消失。头颅MRI常显示广泛白质变性。确诊依赖病理发现，中枢和周围神经系统有广泛多聚糖体沉淀（图28-2）。腓肠神经活检显示多灶性轴突内多聚糖体，结合相应的临床表现才能确诊成人多聚糖体病。

其他不典型的运动神经元疾病

单肢肌萎缩

单肢肌萎缩是少见的局限的运动神经元病类型。大多数为散发病例，尽管有家族性的报道。男女发病率之比为5:1，大部分患者在18～22岁发病。尽管第一例报道在日本和印度，世界各地都有青少年发病的报道。该病有很多名称，包括单肢萎缩、青少年单侧上肢肌肉萎缩、良性局灶性肌萎缩、Sobue病、平山病（Hirayama's disease）和青少年节段性肌萎缩。

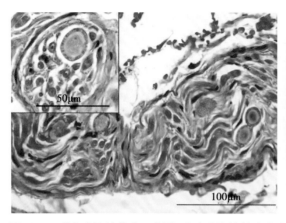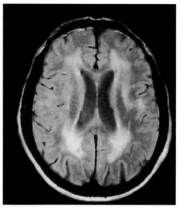

图 28-2　成人多聚糖体病。左图：成人多聚糖体病患者的神经活检的长轴切面。左上图是横断面。注意多聚糖体位于轴突内。**右图：**同一患者的大脑磁共振 FLAIR 相显示双侧脑室周围和皮质下白质信号异常，是成人多聚糖体病的特征

患者表现为隐匿起病的单侧手部肌肉无力萎缩常向前臂进展。有些病例，综合征表现为双侧，但常不对称。注意，肱桡肌通常不受累。累及 C7～C8～T1 肌肉但是 C5～C6 不受累。在大多数病例中，没有发现有特殊的感染参与或外伤。无力症状在 1～3 年内缓慢进展然后稳定。有些患者暴露在寒冷环境中无力加重，称冷麻痹。腱反射通常正常，上运动神经元体征阴性。受累肢体的感觉保留，除了少数出现手背的轻微感觉异常。

单肢肌萎缩的病因未知。假设的机制包括轻度的脊髓静脉缺血，特别是分水岭区的前角细胞，手臂或颈部的外伤或反复颈部屈曲伸展可能也参与发病。

通常根据青年男性，远端手部肌肉无力和萎缩的经典的临床表现做诊断。实验室检查包括血生化和脑脊液分析，除了血清肌酸激酶 CK 轻度升高外其他都正常。电诊断检查，运动神经传导检查可能正常或患侧手正中或尺神经 CMAP 不对称的低波幅。可能有远端运动潜伏期轻度延长或传导速度轻度减慢，取决于轴突丢失的程度。SNAPs 总是保留。

请回想散发性典型的 ALS 患者可能发生"分裂手综合征"这一模式，患者的第一骨间背侧肌（FDI）和拇短展肌（APB）比小指展肌（ADM）病变更严重（见第 27 章）。而单肢肌萎缩，更常见到这样的不同模式：小指展肌比拇短展肌无力萎缩更明显。与此临床表现相关的是常规尺神经和正中神经运动神经传导显示的特别模式：小指展肌 / 拇短展肌 CMAP 波幅比 <0.6，高度提示单肢肌萎缩而不是 ALS。这一比值首先由 Lyu 等提出，常规

尺神经和正中神经运动传导检查测出小指展肌和拇短展肌的波幅就可以容易地计算出比率。小指展肌 / 拇短展肌 CMAP 波幅比 <0.6 考虑异常。相反，小指展肌 / 拇短展肌 CMAP 波幅比 >4.5 或正中神经运动波幅消失而尺神经运动传导在小指展肌记录存在，这一模式仅仅发生于 ALS。当然，该结论是没有考虑合并叠加的正中和或尺神经受累的情况，特别是腕部正中神经病或肘部尺神经病。对考虑诊断单肢肌萎缩和 ALS 的患者，重视小指展肌 / 拇短展肌波幅比可能有用。

针肌电图，纤颤电位不明显；稍少于一半的患者有纤颤电位。大而长时限的 MUAP，募集相总是减少。大约 20% 的患者有低波幅，短时限 MUAP，代表早期再支配的运动单位电位。临床不受累的对侧肢体经常可发现相似的电生理异常。脊髓 CT 或 MRI 影像学发现可能有脊髓受累肌节的节段性萎缩，特别是下颈段和上胸段脊髓。单肢肌萎缩病程一般是良性的。

电击伤相关的运动神经元病

有少数的病例报道成人和儿童暴露于电击伤或闪电后出现的延迟的上和下运动神经元综合征。电击伤通常发生于高压电线，家用电路，或闪电。电休克后立即发生短暂的神经功能障碍，通常数小时或数日后恢复。更严重的电击伤可能会损伤脊髓，导致非进展性的综合征，包括下或上运动神经元病损，常与电流传入和传出的水平部位相关。非进展性综合征的患者可能部分或完全恢复。

而进展性运动神经元综合征可能在电击伤后的不同时期发生。无力始于受伤部位附近，以

ALS 方式向对侧肢体进展。随后出现延髓肌肉无力和上运动神经元体征。在电击伤区域出现感觉症状。与电击伤相关的进展性运动神经元综合征的临床病程与典型的 ALS 的进程相似，起病后 3 年内死亡。电击伤和进展性运动神经元综合征之间是否真有因果关系仍未知。

电击伤的机制与脊髓病损，特别是前角细胞之间的关系仍不明。一例电击伤后出现运动神经元病的患者尸检证据显示出 ALS 的经典改变，包括脊髓前角细胞和舌下神经核运动神经元丢失，和皮质脊髓束变性。没有血管性脊髓病变或机械性脊髓扭曲的证据。因此，电击伤和 ALS 的关系仍然极微薄。

迟发型放射性运动神经元综合征

已有报道描述迟发的放疗后出现进展性单纯下运动神经元综合征，尤其是放疗总剂量为 5 000～6 000 拉德的患者。临床表现为进展性无力，通常是下肢，明显的萎缩和束颤，放疗后数月到数年出现。受累肢体腱反射减弱或消失。括约肌功能以及感觉不受累，上运动神经元体征阴性。有意思的是，尽管放疗可能照射整个脑脊髓，但下肢更易受累。无力一般数月后稳定，虽然有些患者可持续进展至数年。有报道描述不同癌症患者行头部和颈部放疗后，出现迟发型真性延髓麻痹，包括构音障碍、吞咽困难，某些病例出现颈部肌肉无力（图 28-3）。

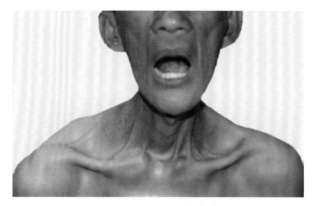

图 28-3　迟发型下运动神经元性真性延髓麻痹。41 岁男性因鼻咽癌接受颈部放疗后出现进展性吞咽困难和言语障碍 14 年。发音有鼻音和构音障碍；软腭不能上抬。注意颈前部肌肉弥漫性萎缩，左侧更明显

诊断根据放射线暴露后数月到数年出现主要累及下肢的，下运动神经元无力的病史。脑脊液通常正常，尽管可能有脑脊液蛋白轻度增高。电诊断检查，神经传导显示下肢 CMAP 波幅降低，SNAP 正常。针肌电图通常出现下肢显著纤颤电位。当然，如果肌肉无力和萎缩累及球面部和颈部，相应肌肉也会出现纤颤电位。可在受累肌肉发现肌颤搐电位，是放射导致的病变的重要标志（图 28-4）。大多数病例的上肢电诊断检查正常，取决于放疗部位。临床病程进展缓慢，通常局限于放疗暴露的脊髓区域。尽管无力可能严重，使人衰弱，但大多数患者起病数月后稳定，通常在出现症状后可存活 15～20 年。

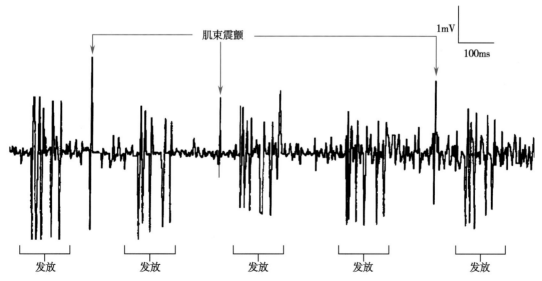

图 28-4　肌颤搐电位和迟发型放射性运动神经元疾病。图迹来自图 28-3 的同一患者的舌肌针肌电图。临床上见不停的波动型的活动。图迹显示成组的运动单位电位的重复发放（肌颤搐电位）和束颤。尽管肌颤搐电位也可见于其他疾病，但它是放射性损伤的特征表现

迟发型放射导致损伤的发病机制尚不明确。一些证据提示下肢受累是因为病损了腰骶神经前根，而其他证据提示病损了脊髓前角细胞。根据放射导致的脑病的可能的机制，很可能这些因素联合引起了放射后导致的运动神经元综合征。这些因素包括放射线对神经元的直接病损和放射线对血管内皮细胞病损引起的缺血改变。

副肿瘤性运动神经元病

副肿瘤病变是癌症的远隔效应。运动神经元病是否以副肿瘤综合征出现仍有争议。因为最初报道了几例副肿瘤性运动神经元综合征，许多人提出疑问，癌症和运动神经元病这两种相对常见的疾病之间关联仅仅是巧合还是两者之间真有病因联系。尽管几个小样本研究报道了癌症患者患 ALS 的概率似乎比一般人高，但是一些流行病学研究没有发现癌症患者 ALS 的患病率比一般人群更高。

关于副肿瘤性运动神经元病的相对强的证据之一是其发生于淋巴瘤。该报道描述了这种亚急性，无痛的下运动神经元无力伴极少或没有感觉症状的临床综合征。神经症状进展模式多样。有些患者进展缓慢；有些甚至出现临床改善或正常，这些似乎与癌症相互独立。其他一些患者，疾病进展伴有上运动神经元体征，临床病程与典型的 ALS 相似。

电生理检查

神经传导检查

疑似不典型的运动神经元疾病的神经传导检查方案与 ALS 的方案相同（见第 27 章）。至少，在进行针肌电图前应该检查有症状的上下肢的常规的运动感觉传导和晚反应。进行运动神经传导检查的最重要的原因如下：

- 运动神经脱髓鞘的确凿证据，特别是在非卡压点出现传导阻滞。ALS 不发生脱髓鞘，如果发现脱髓鞘则高度支持别的可治疗的疾病诊断，通常是多灶性运动神经病伴传导阻滞（图 28-5）。
- 感觉神经传导检查异常。ALS 的感觉神经传导检查总是正常，除非患者有其他疾病（例如，多发性神经病或卡压性神经病）。如有感觉神经传导检查的异常，则应高度质疑 ALS

的诊断。异常感觉传导检查常见于肯尼迪病和成人多聚糖体病。此外，感觉传导异常也见于西尼罗河脑炎和脱髓鞘性运动神经病伴传导阻滞的一些很罕见病例。

肌电图方案

和神经传导检查一样，可疑不典型的运动神经元疾病患者的肌电图检查与 ALS 类似。需要做广泛的检查，常常做四肢，椎旁肌，延髓肌肉。可疑不典型的运动神经元疾病的患者中，某些类型的自发电位对患者有特殊的意义。复杂重复放电（CRD）提示较慢性的病理过程，在 ALS 中不常见。报道中最多的是关于显著的 CRD 出现于非常慢性的运动神经元疾病，特别是迟发型 Tay-Sachs 病，成人起病的脊肌萎缩症和老年脊髓灰质炎。肌颤搐电位高度提示放射导致的神经病损的可能性。此外，在获得性脱髓鞘神经病中可见肌颤搐电位。最后，明显的面肌束颤电位或肌收缩激活后成组发放的电位提示肯尼迪病的可能性。

几乎所有运动神经元疾病都进展缓慢。因此 MUAP 是宽大多相波伴募集减少。ALS 中见不到急性或亚急性神经病性轴突丢失的模式（活动性失神经，伴 MUAP 形态正常和募集减少）。这一模式提示两种情况，一种是急性或亚急性运动神经元病，如急性脊髓灰质炎或西尼罗河脑炎、脊髓炎，或者是脱髓鞘伴传导阻滞和继发性轴突丢失。

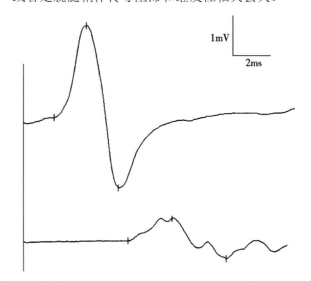

1mV

2ms

图 28-5　多灶性运动神经病患者的传导阻滞。拇短展肌记录的正中神经运功神经传导，腕部刺激（顶部图迹）和肘部刺激（底部图迹）。注意刺激腕部和肘部的复合肌肉动作电位的面积和波幅下降。在可疑运动神经元疾病的患者，传导阻滞与 ALS 是不符合的；而是提示脱髓鞘性运动神经病，通常是多灶性运动神经病伴传导阻滞

病例

病例28-1

病史和体检

男，49岁，因进行性无力和疲劳就诊。主诉近6个月以来行走困难逐渐加重，左下肢进行性无力。5岁时患有麻痹性脊髓灰质炎。当时住院2周，双下肢进展性无力左侧为重。上肢、球面肌和呼吸肌不受累。脊髓灰质炎患病后1年内，他的双下肢功能完全恢复。高中和大学时，他可以没有任何障碍地参加常规体育活动。

体检，左下肢比右下肢略短小。神经病学体检，精神状态和脑神经正常。上肢，肌容积、肌张力、肌力正常。踝关节周围所有肌肉运动轻度无力，特别是左侧。此外，双侧伸髋和髋外展轻度无力。下肢腱反射消失，上肢减弱。所有类型感觉检查正常。

总结

男，49岁，双下肢轻度进行性无力和疲劳，左侧为重。无疼痛或明显感觉减退。仅根据病史，病因尚不清。症状可能由于某种髋或下肢的骨科疾病或轻度神经病，例如卡压性神经病，更可能是腰骶神经根病。体检显示仅有双下肢远端和近端

无力，有些像L5~S1肌节分布区。然而，受累分布区没有相应的感觉异常，神经根病的诊断可能性小。双下肢反射消失和双上肢反射减弱提示是更广泛的病变。

左下肢比右下肢短小，可能是由于之前的脊髓灰质炎。在童年发育期出现的无力，常会导致继发性骨科病况。患者回忆他5岁时患脊髓灰质炎，左下肢受累比右下肢重。尽管当时无力，后来他恢复得相当好，没有留下明显的后遗症。他能像其他青少年一样常规地参加体育活动。而且，我们知道在疾病早期他仅仅住院2周，再次提示他患的脊髓灰质炎不严重（许多更严重的患者需要数月住院或康复理疗）。因此，完成问病史和体检后，除了患者左下肢的骨科方面的变化很可能是由于以前的脊髓灰质炎之外，诊断仍不明确。

做了双下肢和一侧上肢的神经传导检查。CMAP波幅在正常范围，没有局部传导减慢和传导阻滞，或远端潜伏期延长的证据。所有最短F波潜伏期正常。同样，SNAP波幅和潜伏期全部正常，包括腓肠神经。总之，传导检查的结果除了排除了某些疾病以外，没有提供更多信息。神经传导检查正常，基本上排除了会引起反射减弱和无力的多发性神经病或神经丛病。注意，因为体检双侧不对称而且仅有下运动神经元体征，提示可能是多

病例28-1 神经传导检查			波幅 运动/mV；感觉/μV			潜伏期/ms			传导速度/(m/s)			F波潜伏期/ms		
刺激神经	刺激点	记录点	RT	LT	NL	RT	LT	NL	RT	LT	NL	RT	LT	NL
正中神经(m)	腕	拇短展肌	6.2	≥4		3.9		≤4.4					25	≤31
	肘窝	拇短展肌	6.0			6.7			54	≥49				
尺神经(m)	腕	小指展肌	8.2	≥6		3.1		≤3.3						≤32
	肘下	小指展肌	8.0			5.8			53	≥49		26		
	肘上	小指展肌	7.8			7.2			55	≥49				
正中神经(s)	腕	示指	29	≥20		3.3		≤3.5		57	≥50			
尺神经(s)	腕	小指	22	≥17		2.8		≤3.1		58	≥50			
胫神经(m)	踝	姆展肌	5.3	4.2	≥4	5.3	5.5	≤5.8				44	45	≤56
	腘窝	姆展肌	4.2	3.8		13.0	13.2		46	45	≥41			
腓神经(m)	踝	趾短伸肌	2.8	2.3	≥2	5.4	5.8	≤6.5				43	44	≤56
	腓骨头下	趾短伸肌	2.6	2.2		9.9	10.3		46	45	≥44			
	外侧腘窝	趾短伸肌	2.5	2.2		11.9	12.3		48	44	≥44			
腓肠神经(s)	小腿	踝后	15	14	≥6	4.2	4.2	≤4.4	48	48	≥40			

m=运动检查；s=感觉检查；RT=右侧；LT=左侧；NL=正常值。
注意：所有感觉和混合神经潜伏期都是峰潜伏期，所有感觉和混合神经传导速度都是以起始潜伏期计算，报告中的F波潜伏期代表F波最短潜伏期。

病例 28-1　肌电图

| 肌肉 | 插入电位 | 自发电位 | | 自主 MUAP | | 波形 | | |
		纤颤电位	束颤电位	激活	募集	时限	波幅	多相电位
左胫前肌	↑	0	0	NL	↓↓↓	+3	+2	+2
左腓肠肌内侧头	NL	0	0	NL	↓↓↓	+2	+2	+2
左腓骨长肌	CRD	+1	0	NL	↓↓↓	+2	+3	+2
左股外侧肌	NL	0	0	NL	↓↓	+2	+2	+2
左髂肌	NL	0	0	NL	↓↓	+2	+2	+2
左臀中肌	NL	0	0	NL	↓↓	+3	+2	+2
右胫前肌	↑	±	0	NL	↓↓↓	+3	+2	+1
右腓骨长肌	↑	±	0	NL	↓↓↓	+2	+1	+2
右腓肠肌内侧头	NL	0	0	NL	↓↓↓	+2	+2	+2
右股外侧肌	NL	0	0	NL	↓↓	+2	+2	+3
右髂肌	NL	0	0	NL	↓↓	+2	+2	+2
左第一骨间背侧肌	NL	0	0	NL	↓↓	+2	+2	+1
左拇短展肌	NL	0	0	NL	↓↓	+1	+2	+1
左旋前圆肌	NL	0	0	NL	↓↓	+2	+2	+1
左肱二头肌	NL	0	0	NL	↓↓	+2	+1	+2
左三角肌内侧头	NL	0	0	NL	↓↓	+2	+2	+2

↑＝增多；↓↓＝中度减少；↓↓↓＝明显减少；NL＝正常；CRD＝复杂重复放电。

灶性运动神经病伴传导阻滞或其他的脱髓鞘神经病。但由于没有传导阻滞或其他脱髓鞘的证据，基本上排除了这些诊断。

针肌电图，检查了双下肢肌肉。所有被检肌肉几乎都显示非常巨大，长时限，多相 MUAP 伴明显的中度到重度募集减少。双侧有类似的改变，双下肢无明显不对称。少数肌肉有插入电位延长，但仅左侧腓骨长肌有持续性纤颤电位。显然，神经再支配的程度比进行性失神经的程度大。也在左侧腓骨长肌中见到 CRD。接着检查了临床未受累的左上肢。有些惊讶，发现了非常大，长时限，多相 MUAP，伴中度募集减少。尽管不如下肢显著，但仍非常明显。

此时，我们得出电生理印象。

印象： 电生理发现符合累及运动神经元或其轴突，或二者均受累的慢性疾病，下肢重于上肢。

需要注意的几个问题。

临床 - 电生理相关性是否清楚？

这个病例的临床诊断是脊髓灰质炎后综合征（PPS）。临床病史和随后的针肌电图检查找到脊髓灰质炎后综合征的许多重要发现。脊髓灰质炎是病毒感染脊髓前角细胞，随后导致受感染的前角细胞坏死。表现为发热，头痛，肌痛和胃肠功能紊乱。瘫痪通常不对称，1～2 周内进展。急性失神经然后发生神经再支配。如果神经再支配相当成功，大多数失神经支配的肌纤维可以被再支配。因此肌力常常恢复正常范围，尽管其运动神经元数目已经大量减少。确实，有许多脊髓灰质炎的患者功能恢复到正常水平。腱反射在病程早期通常减弱或消失，在有些病例不再恢复。

随着年龄增大，正常人在 50～60 岁开始总会有部分运动神经元丢失。大多数人在这个正常老龄化过程中没有注意到显著的力量减少。在有脊髓灰质炎病史的患者中，那些存活的运动神经元数目明显减少，伴进一步运动神经元丢失时就会有临床症状。这种情况下，常见症状是疲劳，接着是无力和经常性疼痛。脊髓灰质炎后综合征通常更易累及受先前的脊髓灰质炎影响最重的肢体。在原来的脊髓灰质炎感染期间似乎并未累及的肢体，也可能被脊髓灰质炎后综合征所累及。在原来的脊髓灰质炎感染期，其他肢体节段也无例外地被亚临床地累及。该病例中，临床未受累的左上肢也显示神经再支配的 MUAP，但是没有下肢的明显，也是由于原先的感染。

脊髓灰质炎后综合征中，SNAPs 总是正常，除非合并有其他病变。运动神经传导检查，除了可能有轴突丢失的证据外，其余基本正常。该病例中最重要的发现是针肌电图检查。全部是弥漫性的，大的，长时限，多相 MUAP 伴募集减少，即使是临床未受累的肌肉。尽管在脊髓灰质炎后综合征中可见一些活动性失神经，一般失神经程度非常轻，特别是相对于再支配的数量来说。时而可见 CRD，它是慢性失神经的标志，但在 ALS 中通常非常少见。

有哪些鉴别诊断？

曾经患有脊髓灰质炎的患者，其存活的有功能的运动神经元和运动神经都减少。他们更容易受叠加的神经系统和骨科疾病的影响，这可能会不成比例地加重功能障碍。对曾患脊髓灰质炎的患者常需要依靠肌电图检查来帮助排除其他叠加的疾病如神经根病或肌病。然而，大多数曾患脊髓灰质炎的患者的针肌电图有弥漫性的慢性基础的异常表现。所以，很难发现新的叠加的神经病性病变的证据。这常常使得评估脊髓灰质炎后综合征患者是否合并有神经根病的情况变得复杂。这里讨论的病例，很难排除其症状加重是由于叠加了轻度 L5～S1 神经根病。

病例 28-2

病史和体检

男，60岁，5年来逐渐进展的下肢无力。从低矮凳椅坐起困难，上下楼梯困难。主诉除了偶尔双手痉挛外没有疼痛。肩带肌轻度无力，如，当给自己的汽车换油时。当被直接问到是否有肌肉抽动时，他回答有，特别是下颌和面部肌肉。没有类似家族史。血常规除了肌酸激酶水平升高，为 1 425IU 之外，其余正常。

体检发现下颌和左侧面肌有束颤。舌头看起来是扇贝形但是没有明显萎缩。无构音障碍。运动检查显示双下肢远端和近端肌肉轻度萎缩。双上肢肌力测试完全正常。双下肢抗阻力测试几乎正常。然而，功能测试，他必须用上肢支撑才能从低矮的凳椅上坐起。腱反射都存在但都减弱。足趾下垂。感觉检查显示远端轻度的温度觉减退。步态为跨域步态和鸭步的联合步态。共济检查正常。

总结

60 岁男性，近端肌肉无力和肌酸激酶升高。典型的近端肌肉无力的症状（即，从低矮的凳椅上坐起和上下楼梯困难）。开始会认为是典型的肌病。然而，体检有与肌病不一致的重要发现：下颌和面肌束颤。束颤总是神经病性病变表现，不见于肌病。此外，体检远端有轻度的感觉减退。这在肌病或运动神经元疾病中不典型但是在周围神经病中常见。因此，在做神经传导检查和肌电图之前，我们仍会考虑肌病的可能，但是束颤将病变限定在前角细胞或周围神经病，感觉减退肯定了周围神经病的可能性。

神经传导检查，正中神经和尺神经运动传导和 F 波完全正常。然而，所有上肢感觉传导为低波幅，与轴突丢失模式一致。下肢，腓总神经运动波幅基本正常，传导速度和 F 波潜伏期为临界值。但是腓肠神经感觉波幅降低。因此，从神经传导我们得知是明确的轻度感觉神经病。

接着进行针肌电图，几乎每块肌肉都异常，显示插入电位延长，大多数肌肉，特别是下肢，显示纤颤电位。此外，几乎所有肌肉的运动单位电位为大，长时限，多相伴募集减少。这一广泛的模式与弥漫性运动神经元疾病一致。据此，我们得出电生理印象。

印象： *电生理发现符合活动性和慢性广泛运动神经元和 / 或轴突疾病，合并轻度周围感觉神经病。*

该病例提出几个重要问题。

整合临床，实验室检查和电诊断信息，最可能的诊断是什么？

患者表现为近端肌无力，下颌和面肌束颤，肌酸激酶水平升高。电诊断检查发现弥漫性运动神经元疾病伴轻度感觉神经病。将所有信息整合，与 X 连锁的延髓脊髓肌萎缩症，也称肯尼迪病一致。由于近端肌无力和肌酸激酶水平升高，肯尼迪病多次被误诊为肌病。因为肯尼迪病表现为近端肌无力，肌酸激酶升高，常被不恰当地认为是由于肌病引起。该例中，升高的肌酸激酶为进一步诊断肯尼迪病提供了一个重要的信息。

电诊断检查后，血送检做 DNA 分析，证明了雄激素受体基因的三核苷酸（CAG）序列重复扩增，确诊为肯尼迪病。

病例 28-2　神经传导检查

刺激神经	刺激点	记录点	波幅 运动/mV；感觉/μV			潜伏期/ms			传导速度/(m/s)			F波潜伏期/ms		
			RT	LT	NL	RT	LT	NL	RT	LT	NL	RT	LT	NL
正中神经（m）	腕	拇短展肌	8.1		≥4	3.2		≤4.4				29.5		≤31
	肘窝	拇短展肌	7.3			8.2			54		≥49			
尺神经（m）	腕	小指展肌	8.4		≥6	2.5		≤3.3				32.8		≤32
	肘下	小指展肌	7.2			7.1			57		≥49			
	肘上	小指展肌	7.0			9.5			63		≥49			
正中神经（s）	腕	示指	3		≥20	3.5		≤3.5	46		≥50			
尺神经（s）	腕	小指	3		≥17	3.0		≤3.1	52		≥40			
桡神经（s）	前臂	鼻烟壶	12		≥15	2.3			58		≥50			
腓神经（m）	踝	趾短伸肌	4.3		≥2	5.1		≤6.5				58.5		≤56
	腓骨头下	趾短伸肌	3.7			12.2			40		≥44			
	外侧腘窝	趾短伸肌	3.7			15.0			40		≥44			
腓肠神经（s）	小腿	踝后	5		≥6	4.3		≤4.4	37		≥40			

m=运动检查；s=感觉检查；RT=右侧；LT=左侧；NL=正常值。

注意：所有感觉和混合神经潜伏期都是峰潜伏期，所有感觉和混合神经传导速度都是以起始潜伏期计算，报告中的 F 波潜伏期代表 F 波最短潜伏期。

病例 28-2　肌电图

肌肉	插入电位	自发电位		自主 MUAP		波形		
		纤颤电位	束颤电位	激活	募集	时限	波幅	多相电位
右胫前肌	↑	+1	0	NL	↓	+1	+1	+1
右踇长伸肌	↑	+2	0	NL	↓↓	+2	+1	+2
右腓肠肌内侧头	↑	+1	0	NL	NL	+1	NL/+1	NL
右股外侧肌	↑	+1	0	NL	↓↓	+2	+2	+2
右股内侧肌	↑	+1	0	NL	↓↓	+2	+2	+2
右髂肌	NL	0	0	NL	↓	+1	+1	+1
右第一骨间背侧肌	↑	+1	0	NL	↓	+1	+1	+1
右示指固有伸肌	NL	0	0	NL	↓	+1	+1	+1
右旋前圆肌	CRD	0	0	NL	NL	NL/+1	NL/+1	NL/+1
右肱二头肌	NL	0	0	NL	↓↓	+2	+2	+2
右肱三头肌	NL	0	0	NL	↓↓	+2	+2	+2
右三角肌内侧头	NL	0	0	NL	↓↓	+2	+2	+2
右冈下肌	↑	+1	0	NL	↓	+2	+1	+1
右菱形肌	NL	0	0	NL	NL	NL	NL	NL
右颈椎旁肌	NL	0	0	NL	NL	NL	NL	NL
右 T6 椎旁肌	NL	0	0	NL	NL	NL	NL	NL

↑=增多；↓=轻度减少；↓↓=中度减少；NL=正常；CRD=复杂重复放电。

应该建议哪些基因咨询?

肯尼迪病,X 连锁基因病。只有男性发病。因为该病为 X 染色体连锁,所有患病父亲的儿子不会患病,不可能将该病遗传给他们的孩子。但是,肯尼迪病患者的女儿将携带致病基因。尽管她们一个都不会患病,但她们可能将异常的 X 染色体遗传给她们的孩子。她们的女儿有一半成为携带者,而她们的儿子有一半患病,另一半完全正常。肯尼迪病与寿命的改变一般不相关,但可致患者严重残疾;因此,基因咨询非常重要。

◑ 病例 28-3

病史和体检

女,25 岁,既往体健,因头痛、颈痛、发热寒战 3 天收住院。除了轻度颈项强直外,其余神经科体检完全正常。脑脊液检查显示蛋白升高(152mg/dL),葡萄糖正常,淋巴细胞 60 个 /mm³。细菌培养阴性。入院后第二天,出现左臂无力。体检,左肱二头肌和肱三头肌重度无力,远端手部肌肉轻度无力。左上肢反射均消失。感觉检查正常。数周后做肌电图时仍存在无力。

总结

青年女性既往体健以临床高度提示脑膜炎入院。发热数天,寒战、头痛、颈痛,伴脑脊液淋巴细胞异常增多。主要为淋巴细胞,与非细菌感染最为符合。在这种情况下,患者的左臂出现急性软弱无力,腱反射消失,感觉完全正常。该病例显然不寻常。感染和无力可能相关,不是直接相关就是和感染后免疫介导相关。

神经传导检查,左上肢详细的检查,和右上肢做的有限的检查对比。注意到正中,尺,桡神经运动传导都显示波幅降低,伴远端潜伏期,传导速度和 F 反应相对正常。与对侧明显不对称。而所有的感觉电位,包括正中、尺、桡、前臂外侧皮神经,和前臂内侧皮神经完全正常。比较对侧尺神经和前臂内侧皮神经感觉传导显示没有明显不对称。因此,做完神经传导检查,根据运动波幅低而传导速度和远端潜伏期相对正常和没有感觉传导异常,发现主要为运动轴突丢失病变。尽管根据运动波幅降低和感觉电位保留,有多发性颈神经根病可能,但体检没有感觉减退。因此神经传导结果,结合目前的临床情况,高度提示运动神经元疾病。注

病例 28-3 神经传导检查

刺激神经	刺激点	记录点	波幅 运动 /mV;感觉 /µV			潜伏期 /ms			传导速度 /(m/s)			F 波潜伏期 /ms		
			RT	LT	NL	RT	LT	NL	RT	LT	NL	RT	LT	NL
正中神经(m)	腕	拇短展肌	6.5	1.7	≥4	2.9	3.6	≤4.4					26.3	≤31
	肘窝	拇短展肌		1.4			7.9			48	≥49			
尺神经(m)	腕	小指展肌	5.7	3.3	≥6	2.9	3.1	≤3.3					27.9	≤32
	肘下	小指展肌		3.0			6.2			53	≥49			
	肘上	小指展肌		2.8			8.1			56	≥49			
桡神经(m)	桡神经沟下	示指固有伸肌	1.8	0.3	≥2	4.2	4.3				≥50			
	桡神经沟上	示指固有伸肌		0.3			7.0			56	≥49			
正中神经(s)	腕	示指		41	≥20		2.5	≤3.5		57	≥50			
尺神经(s)	腕	小指	38	41	≥17	2.8	2.5	≤3.1	54	58	≥50			
桡神经(s)	前臂	鼻烟壶		54	≥15		1.8	≤2.9		62	≥50			
前臂外侧皮神经(s)	肘	前臂外侧		17	≥10		2.5	≤3.0		59	≥55			
前臂内侧皮神经(s)	肘	前臂内侧	8	11	≥5	2.4	2.4	≤3.2	52	52	≥50			

m=运动检查;s=感觉检查;RT=右侧;LT=左侧;NL=正常值。

注意:所有感觉和混合神经潜伏期都是峰潜伏期,所有感觉和混合神经传导速度都是以起始潜伏期计算,报告中的 F 波潜伏期代表 F 波最短潜伏期。

病例 28-3　肌电图

| 肌肉 | 插入电位 | 自发电位 | | 自主 MUAP | | | | |
| | | 纤颤电位 | 束颤 | 激活 | 募集 | 时程 | 波幅 | 多相 |
						形态		
左第一骨间背侧肌	↑	0	0	NL	↓↓	NL	NL	NL
左拇长屈肌	↑	+1	0	NL	↓↓	NL	NL	NL
左肱二头肌	↑	+2	0	NL	↓↓↓	NL	NL	NL
左肱三头肌	↑	+3	0	NL	↓↓↓	NL	NL	NL
左三角肌内侧	↑	+2	0	NL	无	NL	NL	NL
左菱形肌	↑	+2	0	NL	↓↓↓	NL	NL	NL
左 C5 椎旁肌	↑	0	0	NL	无	NL	NL	NL
左 C8 椎旁肌	↑	+1	0	NL	无	NL	NL	NL
左上斜方肌	NL	0	0	NL	NL	NL	NL	NL

↓↓ = 中度减少；↓↓↓ = 明显减少；NL = 正常。

意到左上肢运动波幅低可能提示突触前膜神经肌肉接头疾病，但是明显的不对称，排除了上述可能。

接着做针肌电图检查，左上肢几乎每块肌肉都显示插入电位延长和明显的纤颤电位。注意，所有 MUAP 形态均正常，但是几乎所有肌肉都有中度到重度的募集减少。据此，我们形成电生理印象。

印象：电生理发现符合重度的亚急性左侧颈运动神经元，其轴突病变，或二者均受累。上述改变符合急性脊髓灰质炎。

该病例提出几个重要问题。

电诊断检查符合吉兰 - 巴雷综合征的诊断吗？

感染后急性无力，可能考虑为吉兰 - 巴雷综合征变异型。但是，神经传导没有脱髓鞘的证据（即，没有传导阻滞，传导速度减慢，潜伏期延长，或晚反应出现率低或消失）。而且，电生理检查和临床体检都显示两侧明显不对称，这尤其在吉兰 - 巴雷综合征不常见。

电诊断检查符合多发性颈神经根病吗？

如果只做神经传导检查或只做针肌电图，检查结果符合多发性颈神经根病。所有感觉电位正常，可考虑神经根病（即，病变在背根神经节近端），伴远端运动波幅降低和针肌电图广泛失神经。该病例强调了神经传导和针肌电图结果要结合临床背景理解。神经根疾病（例如，神经根病 / 多发性神经根病）和前角细胞疾病（局灶性运动神经元病 / 弥漫性运动神经元病）的电诊断发现没有区别。然而，二者的临床鉴别非常容易。神经根病的患者有明显的疼痛和感觉症状或体征，而这些在运动神经元病的患者中不可见。该病例，感觉症状和体征完全阴性，高度提示病变不在神经根水平而在前角细胞水平。

最可能的诊断是什么？

检查结果符合颈部前角细胞节段性受累。为麻痹性脊髓灰质炎的表现。脊髓灰质炎是发热性疾病，通常在感染期就伴有进展性无力或瘫痪，这与吉兰 - 巴雷综合征不同，后者从感染到出现无力，典型的有数天到数周的潜伏期。因为针对脊髓灰质炎病毒的有效免疫，麻痹性脊髓灰质炎很少由急性脊髓灰质炎病毒引起。更常见的是肠道病毒、埃可病毒或柯萨奇病毒。此外，现在西尼罗河病毒与许多患者所表现的脊髓灰质炎样综合征相关。这些患者的西尼罗河病毒血清免疫球蛋白 IgM 阳性，证实了西尼罗河病毒导致了脊髓灰质炎。

病变的病程多久？

从神经传导检查我们得知运动波幅显示异常，病程至少已经 3～5 天，因为这是神经发生沃勒变性所需的时间。针肌电图检查，有活动性失神经。因此，至少已有数周。然而，MUAP 波形完全正常，提示没有足够的时间发生神经再支配。这是典型的亚急性模式，在起病后数周出现。亚急性运动神经元疾病的特殊模式仅在脊髓灰质炎样综合征中可见。ALS 患者和其他运动神经元疾病都是慢性进展，当出现临床症状时，已显示活动性失神经和神经再支配的征象。因此，大多数运动神经元疾病，有慢性和急性两方面表现。这种亚急性前角细胞疾病模式在该例中非常不寻常，是不典型的运动神经元疾病的一个重要特征和标志。该患者，血清学检查证明是由西尼罗河病毒引起的麻痹性脊髓灰质炎综合征。

（刘　芳　朱冬青　译）

推荐阅读

Abhinav, K., Al-Chalabi, A., Hortobagyi, T., et al., 2007. Electrical injury and amyotrophic lateral sclerosis: a systematic review of the literature. J Neurol Neurosurg Psychiatry 78, 450–453.

Boonyapisit, K., Shapiro, B.E., 2003. Atypical motor neuron disease. In: Samuels, M.A., Feske, S. (Eds.), Office practice of neurology. Churchill Livingstone Inc., New York.

1986. Current trends: poliomyelitis – United States, 1975–1984. MMWR 35, 180.

Daube, J.R., 1985. Diagnosis and prognosis of motor neuron diseases. In: Aminoff, M.J. (Ed.), Symposium on electrodiagnosis. Neurology clinics. WB Saunders, Philadelphia, 3, 473.

deCarvalhoa, M., Swasha, M., 2011. Amyotrophic lateral sclerosis: an update. Curr Opin Neurol 24, 497–503.

Deng, H., Chen, W., Hong, S.T., et al., 2011. Mutations in UBQLN2 cause dominant X-linked juvenile and adult-onset ALS and ALS/dementia. Nature 477, 211–215.

Donofrio, P.D., 1994. AAEM case report #28: monomelic amyotrophy. Muscle Nerve 17, 1129–1134.

Fink, J.K., 1997. Advances in hereditary spastic paraplegia. Curr Opin Neurol 10, 313–118.

Glass, J.D., Samuels, O., Rich, M.M., 2002. Poliomyelitis due to West Nile virus. N Engl J Med 347, 1280–1281.

Hirayama, K., Tomonaga, M., Kitano, K., et al., 1987. Focal cervical poliopathy causing juvenile muscular atrophy of distal upper extremity: a pathological study. J Neurol Neurosurg Psychiatry 50, 285–290.

Jeha, L.E., Sila, C.A., Lederman, R.J., et al., 2003. West Nile virus infection: a new acute paralytic illness. Neurology 61, 55–59.

Kennedy, W.R., Alter, M., Sung, J.H., 1968. Progressive proximal spinal and bulbar muscular atrophy of late onset: a sex linked recessive trait. Neurology 18, 671–680.

Li, J., Loeb, J.A., Shy, M.D., et al., 2003. Asymmetric flaccid paralysis: a neuromuscular presentation of West Nile virus infection. Ann Neurol 53, 703–710.

Lyu, R.K., Huang, Y.C., Wu, Y.R., et al., 2011. Electrophysiological features of Hirayama disease. Muscle Nerve 44 (2), 185–190.

Meriggioli, M.N., Rowin, J., Sanders, D.B., 1999. Distinguishing clinical and electrodiagnostic features of X-linked bulbospinal neuronopathy. Muscle Nerve 22, 1693–1697.

Misra, U.K., Kalita, J., Mishra, V.N., et al., 2005. A clinical, magnetic resonance imaging, and survival motor neuron gene deletion study of Hirayama disease. Arch Neurol 62 (1), 120–123.

Moulignier, A., Moulonguet, A., Pialoux, G., et al., 2001. Reversible ALS-like disorder in HIV infection. Neurology 57, 995–1001.

Nash, D.D., Mostashari, F., Fine, A., et al., 2001. The outbreak of West Nile virus in New York City area in 1999. N Engl J Med 344, 1807–1814.

Pestronk, A., Cornblath, D.R., Ilyas, A.A., et al., 1988. A treatable multifocal motor neuropathy with antibodies to GM1 ganglioside. Ann Neurol 24, 73.

Preston, D.C., Kelly, J.J., 1993. Atypical motor neuron disease. In: Brown, W.F., Bolton, C.F. (Eds.), Clinical electromyography, second ed. Butterworth-Heinemann, Stoneham, MA, p. 451.

Shapiro, B.E., Logigian, E.L., Kolodny, E.H., et al., 2008. Late-onset Tay–Sachs disease: the spectrum of peripheral neuropathy in 30 affected patients. Muscle Nerve 38, 1012–1015.

So, Y.T., Olney, R.K., 1991. AAEM case report no. 23: acute paralytic poliomyelitis. Muscle Nerve 14, 1159.

Sobue, I., Ando, K., Nishigaki, S., 1963. Localized regional muscular atrophy. Brain Nerve 15, 1021–1027.

29　神经根病

　　神经根病是神经肌电图检查中最常见的诊断之一。即使在磁共振成像技术广泛应用的现在，肌电图仍然在神经根病的诊断中扮演着重要的角色。虽然影像学检查通常对于更为常见的结构性病变引起的神经根病是诊断性的，但这一技术却常常无法显示由感染、化学物质浸润、脱髓鞘病变，或梗死等因素所致的神经根病。尽管影像学技术很好地将脊髓、神经根、以及它们与椎体及椎间盘等结构的关系变得可视化，然而它却无法提供关于神经本身功能情况的信息。在这方面上，肌电图因其不仅能定位病变，而且能评估神经功能，与磁共振成像技术是互补的。然而，每个肌电图医生都应该意识到肌电图技术在评估神经根病时也存在着明显的局限性，可以导致假阴性的结果。

临床特征

　　神经根病的典型临床症状包括沿神经根支配区分布的放射性疼痛与异样感觉，且常伴有感觉缺失及椎旁肌紧张。神经根病患者有时也会出现运动功能障碍。骨与椎间盘退行性变所引起的神经根病最常累及颈椎（C3～C8）以及下腰椎和骶椎（L3～S1）节段，引起众所周知的临床综合征（表 29-1 及表 29-2）。相关的椎旁肌紧张常导致患者活动度受限，且颈部或背部的活动会进一步加重症状。

　　根据受累神经根的不同，神经根病会表现出特异性的感觉及运动症状。各神经根支配某一特定区域的皮肤感觉，称为皮节（图 29-1 及图 29-2）；而各神经根运动支所支配的特定肌肉，称为肌节（表 29-3 及表 29-4）。各皮节与邻近皮节的支配区存在着广泛的重叠。因此，单一神经根病的患者很少出现严重的或明确的感觉障碍。密集的木感通常提示存在周围神经病变的可能性高于神经根病。在神经根病的患者中，尽管存在异样感觉，但感觉缺失则多模糊不清，很难予以明确分界，或者不存在感觉缺失的症状。

　　如同皮节一样，肌节之间也存在着广泛的重

表 29-1　颈神经根受压综合征				
神经根	疼痛部位	感觉异常分布	肌力减弱	反射改变
C3～C4	椎旁肌，上肩部	颈部	膈肌，颈背部肌肉，肩胛带肌	无
C5	颈部，肩部，上臂前方	肩部	三角肌，冈上肌，冈下肌，菱形肌，肱二头肌，肱桡肌	肱二头肌反射，肱桡肌反射
C6	颈部，肩部，上臂前方放射至肘窝处	拇指，示指，前臂桡侧	三角肌，冈上肌，冈下肌，菱形肌，肱二头肌，肱桡肌，旋前圆肌，桡侧腕屈肌，桡侧腕伸肌	肱二头肌反射，肱桡肌反射
C7	颈部，肩部，前臂背侧	中指	肱三头肌，背阔肌，旋前圆肌，桡侧腕屈肌，桡侧腕伸肌	肱三头肌反射
C8	颈部，肩部，前臂尺侧	环指，小指，小鱼际	手内在肌，伸指肌，屈指肌	无
T1	颈部，肩部，前臂尺侧	前臂尺侧	手内在肌（霍纳综合征）	无

Adapted from Geckle, D.S., Hlavin, M.L., 1995. Spondylosis and disc disease. In: Samuels, M.A., Feske, S. (Eds.), Offie practice of neurology. Churchill Livingstone, New York, NY.

表 29-2 腰椎神经根受压综合征

神经根	疼痛部位	感觉异常分布	肌力减弱	反射改变
L3	大腿前方,腹股沟	大腿前方	髂腰肌,内收肌,股四头肌	(膝反射)
L4	大腿前方	小腿内侧,足内侧	股四头肌,内收肌,(髂腰肌)	膝反射
L5	大腿及小腿后外侧,放射至大踇趾及足背	足背,大踇趾,小腿外侧	胫前肌,胫后肌,踇长伸肌,腓骨肌,臀中肌,阔筋膜张肌	无
S1	大腿及小腿后外侧,放射至外侧足趾及足跟部	足外侧,小腿后方,足底,	腓肠肌-比目鱼肌,腘绳肌,臀大肌	踝反射

Adapted from Geckle, D.S., Hlavin, M.L., 1995. Spondylosis and disc disease. In: Samuels, M.A., Feske, S., (Eds.), Offie practice of neurology. Churchill Livingstone, New York, NY.

叠支配。实际上,几乎每块肌肉都被 2~3 个肌节(即神经根)所支配。例如,肱三头肌主要由 C7 神经根所支配,但同时也受到 C6 及 C8 神经根的支配。因此,单一神经根病很少造成某块肌肉的完全瘫痪。即使在极其严重甚至完全性病变的 C7 神经根病中,肱三头肌也仅会出现肌力减弱而不会出现完全性的瘫痪,这得益于肱三头肌部分肌力来源于 C6 及 C8 神经根支配。

神经根病的腱反射可能异常,取决于发生的腱反射的肌肉的神经根支配。因此,有 C5 或 C6 神经根病变的患者可能出现肱二头肌及肱桡肌反

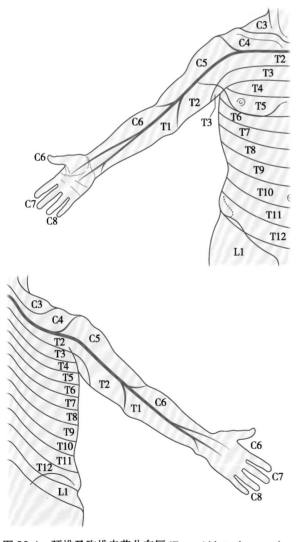

图 29-1 颈椎及胸椎皮节分布区(From Aids to the examination of the peripheral nervous system. London: Baillière Tindall. With permission,1986.)

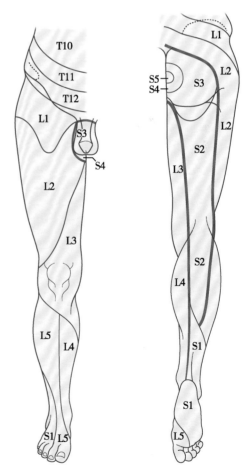

图 29-2 下胸椎及腰骶椎皮节分布区(From Aids to the examination of the peripheral nervous system. London: Baillière Tindall. With permission,1986.)

神经根	肌肉	神经
表29-3　上肢主要肌肉的神经根支配		
C4 5	菱形肌	肩胛背神经
C5 6	冈上肌	肩胛上神经
C5 6	冈下肌	肩胛上神经
C5 6	三角肌	腋神经
C5 6	肱二头肌	肌皮神经
C5 6	肱桡肌	桡神经
C5 6 7	前锯肌	胸长神经
C5 6 7	胸大肌：锁骨段	胸外侧神经
C6 7 8 T1	胸大肌：胸骨段	胸内侧神经
C6 7	桡侧腕屈肌	正中神经
C6 7	旋前圆肌	正中神经
C6 7	桡侧腕长伸肌	桡神经
C6 7 8	背阔肌	胸背神经
C6 7 8	肱三头肌	桡神经
C6 7 8	肘肌	桡神经
C7 8	指总伸肌	桡神经
C7 8	指浅屈肌	正中神经
C7 8	示指固有伸肌	桡神经
C7 8	尺侧腕伸肌	桡神经
C7 8 T1	拇长屈肌	正中神经
C7 8 T1	指深屈肌	正中神经 / 尺神经
C8 T1	尺侧腕屈肌*	尺神经
C8 T1	背侧第一骨间肌	尺神经
C8 T1	小指展肌	尺神经
C8 T1	拇短展肌	正中神经

*在部分个体中，尺侧腕屈肌可能含有 C7 神经根的成分。
注意：下划线指主要支配该肌肉的神经根。

神经根	肌肉	神经
表29-4　下肢主要肌肉的神经根支配		
L2 3 4	髂肌	股神经
L2 3 4	股直肌	股神经
L2 3 4	股内侧肌，股外侧肌	股神经
L2 3 4	内收肌	闭孔神经
L4 5	胫骨前肌	腓深神经
L4 5	趾长伸肌	腓深神经
L4 5 S1	蹈长伸肌	腓深神经
L4 5 S1	趾短伸肌	腓深神经
L4 5 S1	内侧腘绳肌	坐骨神经
L4 5 S1	臀中肌	臀上神经
L4 5 S1	阔筋膜张肌	臀上神经
L5 S1	胫后肌	胫神经
L5 S1	趾长屈肌	胫神经
L5 S1	腓骨肌	腓浅神经
L5 S1	外侧腘绳肌（股二头肌）	坐骨神经
L5 S1 2	腓肠肌外侧头	胫神经
L5 S1 2	臀大肌	臀下神经
L5 S1 2	蹈短展肌	胫神经 - 足底内侧神经
S1 2	小趾展肌	胫神经 - 足底外侧神经
S1 2	腓肠肌内侧头	胫神经
S1 2	比目鱼肌	胫神经

注意：下划线指主要支配该肌肉的神经根。

射的减弱。典型的肱三头肌反射减弱最常见于 C7 神经根病变，但由于该肌有相当一部分由 C6 神经根所支配，因此在 C6 神经根病变时也可能出现肱三头肌反射的减弱。没有常规的肌腱反射来检查 C8 或 T1 神经根是否存在病变。在下肢，常规进行膝反射及踝反射检查。膝反射的减弱可能提示 L3 或 L4 神经根（极少数为 L2）的病变，而踝反射减弱则提示 S1 神经根的病变。同样的，也没有常规的肌腱反射检查 L5 神经根是否存在病变。偶尔，当胫后肌或内侧腘绳肌可以引出反射、而两侧反射又存在不对称时，则可能提示着 L5 神经根病。然而在正常人中也常常无法引出上述反射。

病因

许多原因可能导致神经根病。最常见的原因是结构性病变，包括椎间盘突出，脊柱退行性变所致的骨赘压迫，以及占位性病病变，例如硬膜外脓肿以及脊柱转移性肿瘤。

更难鉴别的是，没有明显可见病灶，仅在显微水平发现的病变也可引起的神经根病。可能的原因为肿瘤浸润（癌性或淋巴瘤性脊膜炎）、肉芽肿性组织浸润（例如，结节病），或感染（例如，莱姆病、带状疱疹、巨细胞病毒、单纯疱疹）。极少的情况下，单纯的神经根病或多发性神经根病也可能是获得性脱髓鞘性神经病所致（例如，早期吉兰 - 巴雷综合征）。此外，神经根病也有可能是神经根梗死所致，这一情况常发生于血管炎性神经病，可能也常发生于糖尿病性多发性神经根病。上述非结构性病因解释了为何部分患者存在着明确的临床神经根病的症状而影像学检查却完全正常。在这类情况下，肌电图可以在生理学上显示神经根病，因而尤其有价值。

鉴别诊断

疼痛及放射性异样感觉的鉴别诊断不仅包括神经根病，还包括近端神经病、神经丛病以及卡压性神经病等多种病。尽管神经丛病相对于神经根病而言非常少见，但想要仅通过临床病史及体检来鉴别神经丛病与神经根病很困难。然而，某些卡压性神经病也可能被误诊为神经根病，尤其当症状较轻时。这主要是由于卡压的神经会引起牵涉性疼痛及异样感觉，因此远端神经卡压也可能会造成肢体近端出现症状。例如，在肘部尺神经卡压，疼痛放射至上臂或肩部的情况并不少见。部分腕管综合征的患者也可能出现前臂、上臂疼痛，甚至极少数患者会出现肩部疼痛。卡压性神经病所致的牵涉痛及远端异样感觉可能提示着神经根病。然而，颈背部疼痛及颈背部运动致使疼痛加重的情况却不会发生于卡压性神经病，因而

上述临床症状提供了一条重要的临床线索以提示神经根病的存在。

除神经丛病、近端神经病，以及卡压性神经病外，神经根病还需要与引起疼痛及继发性肌肉紧张的局部骨科病相鉴别。此时，肌电图最关键的任务在于鉴别疼痛是由于肌肉紧张还是由神经根功能障碍所致。

电生理评估

神经传导检查

在神经根病患者中，典型的神经传导检查结果通常是正常的，因此主要依靠针肌电图结果来获得电生理诊断（框 29-1）。尽管在神经根病中有时也会出现运动传导的异常，但进行神经传导检查更为重要的原因在于排除其他与神经根病相类似的病况，尤其是卡压性神经病与神经丛病。对于存在上肢病变的患者，肘部尺神经病以及腕管综合征须予排除。尺神经病与 C8 神经根病都可能引起上臂疼痛伴小指及环指的木感。同样的，上臂疼痛伴拇指、示指及中指的异样感觉也可见于

框 29-1　诊断神经根病的神经传导检查推荐

上肢

运动神经传导检查：

- 进行正中及尺神经运动传导检查时，记录电极应分别放置于拇短展肌与小指展肌。在可疑的 C6～C7 神经根病中应明确排除腕管综合征，而在可疑的 C8 神经根病中则应明确排除肘部的尺神经卡压。如果 CMAP 的远端潜伏期、波幅或传导速度异常或位于临界值，则最好进行双侧运动神经传导检查。

感觉 / 混合神经传导检查：

- 至少检查一个神经的感觉传导，最好在疑似神经根病的分布区（见表 29-6）。如果在患侧存在感觉电位波幅的下降或位于临界值则最好进行双侧感觉神经传导检查。
- 在可疑的 C6～C7 神经根病中（拇指、示指、与中指异样感觉），至少进行一项正中神经 vs 尺神经内部对比检查（例如，正中神经 vs 尺神经的掌 - 腕混合神经传导检查），这一敏感的内控对照可以排除腕部正中神经病的电生理证据。

晚反应：

- 进行正中神经及尺神经 F 波检查。在可疑的 C8 神经根病中，如果结果在症状侧存在异常或位于临界值则应进行双侧 F 波检查。

下肢

运动神经传导检查：

- 进行腓神经及胫神经运动传导检查，记录电极应分别放置在趾短伸肌与踇短展肌。应明确排除腓骨颈处腓神经麻痹的可能性，尤其在可疑的 L5 神经根病中。如果 CMAP 的远端潜伏期、波幅或传导速度异常或位于临界值，则最好进行双侧运动神经传导检查。

感觉神经传导检查：

- 至少检查一个神经的感觉传导，最好在疑似神经根病的分布区（见表 29-6）。如果在症状侧存在感觉电位波幅的下降或位于临界值则最好进行双侧感觉神经传导检查。

晚反应：

- 进行胫神经及腓神经 F 波检查。如果结果在症状侧存在异常或位于临界状态则应进行双侧 F 波检查。
- 进行双侧比目鱼肌 H 反射检查，尤其当考虑为 S1 神经根病时。

CMAP，复合肌肉动作电位。

C6～C7 神经根病或腕管综合征。存在下肢症状的患者必须排除腓骨颈处的腓神经病。腓神经麻痹及 L5 神经根病都可能导致下肢疼痛，并伴足下垂及足背和小腿外侧的异样感觉。在病情较重的患者中，神经根病与常见卡压性神经病的临床鉴别通常直接明白。然而，在轻度或早期的患者中，鉴别诊断就较为困难，此时神经传导检查可以有效地诊断或排除卡压性神经病。

根据病变的病理生理机制及病变水平，神经根病患者有时可能会出现神经传导检查及 F 波检查的异常。如果病理生理改变主要为脱髓鞘，则神经轴突保存完整。在那种情况下，远端刺激及记录运动传导检查都会表现出正常的潜伏期、传导速度，及复合肌肉动作电位（CMAP）波幅。仅 F 波可能会出现异常表现。因为 F 波可以同时对神经传导通路的近端及远端进行评估，因此 F 波异常、远端神经传导正常提示近端病变，即近端神经、神经丛或神经根的病变。当然，F 波仅在病变的神经根支配的肌肉上记录才会异常。

在上肢，常规仅进行正中神经及尺神经 F 波的检查，上述神经主要来源于 C8～T1 神经根。因此，异常的正中神经及尺神经 F 波可见于 C8～T1 神经根病；然而，上述神经根在椎间盘突出或后方骨赘压迫等最为常见的原因所导致的神经根病中却很少受累。在神经根病中最常受累的神经根为 C5、C6 及 C7 神经根，而正中神经或尺神经 F 波却无法反应上述神经根的病变。在下肢情况则完全不同，下肢 F 波主要记录自远端腓神经及胫神经所支配的肌肉（趾短伸肌，姆短展肌），上述肌肉主要由 L5 及 S1 神经根所支配。上述神经根在神经根病中较常受累。因此，在 L5～S1 神经根病中，腓神经及胫神经 F 波潜伏期可能会出现延长，尤其当与对侧相比较时。

H 反射有时也可以帮助评估下肢神经根病。然而，H 反射主要记录自比目鱼肌，仅可评估可能存在的 S1 神经根病。当将症状侧 H 反射与无症状侧相比较时，H 反射最具有诊断价值。H 反射是踝反射的电生理表现形式；因此，会导致踝反射减弱的病变，包括多发性神经病、坐骨神经病、腰骶丛神经病，以及 S1 神经根病，H 反射都可能会出现潜伏期延长或消失。可惜的是，远端运动传导检查正常合并 H 反射异常并不能帮助鉴别神经丛病与神经根病，只能提示近端病变。

如果病理生理涉及轴突丢失，则运动传导检查也可能出现异常。与之前相同，神经传导检查仅在支配记录肌肉的神经根受累时才表现出异常。轴突丢失可能会导致 CMAP 波幅下降，伴传导速度一定程度的减慢及远端潜伏期延长，尤其当大的神经纤维受累时。例如，在伴有轴突丢失的 L5～S1 神经根病中，单侧腓神经及胫神经运动电位可能会出现轻度的传导速度减慢、轻度的远端潜伏期延长，以及 CMAP 波幅的下降，尤其在与对侧对比时则更为明显。尽管存在远端潜伏期延长及传导速度减慢，但异常程度不会严重至脱髓鞘的范畴。

感觉传导检查是评估神经根病的神经传导检查中最为重要的部分。当病变位于背根神经节近端时，感觉神经动作电位（SNAP）仍然维持正常（图 29-3）。几乎所有的神经根病，包括那些由于椎间盘突出或脊柱退行性变压迫引起的，病变位置都位于背根神经节的近端（图 29-4）。而如果病变累及背根神经节或其远端且存在轴突丢失，则会导致 SNAP 波幅降低。因此，神经丛及周围神经（近端以及远端神经）的病变常伴有异常的 SNAP，而神经根病变中 SNAP 通常保持正常。

检查感觉症状分布区域的 SNAP 很必要（表 29-5）。例如，如果患者存在沿上臂向下的放射性疼痛，伴有，中指的麻刺感及异样感觉，则应该在中指检查正中神经感觉电位。在上述病例中，如果病变累及背根神经节或位于其远端（例如，臂丛或正中神经）且存在轴突丢失，同时，如果病变时间足以发生沃勒变性，则 SNAP 波幅将出现异常。另一方面，如果病变位于背根神经节的近端（例如，C7 神经根病），则 SNAP 的波幅将保持正常。正常的 SNAP 提供了非常重要的诊断信息。在感觉症状及体征异常的区域内 SNAP 表现正常则常提示病变位于背根神经节的近端（尽管神经近端脱髓鞘或急性周围神经病变时 SNAP 通常也保持正常）。但对于上述理论也存在着非常罕见的例外，具体讨论如下。

腓浅神经 SNAP 与 L5 神经根病：罕见的例外

如果遵循"在神经根病（或病变位于背根神经节近端时）的电生理检查中 SNAP 必然保持正常"这一重要信条，进而分析 SNAP 异常必然来源于存在轴突丢失的周围神经病变（病变累及背根神经节或位于其远端），那么在 99% 的情况下这一分析是正确的。然而，存在着一种非常重要的例外值得

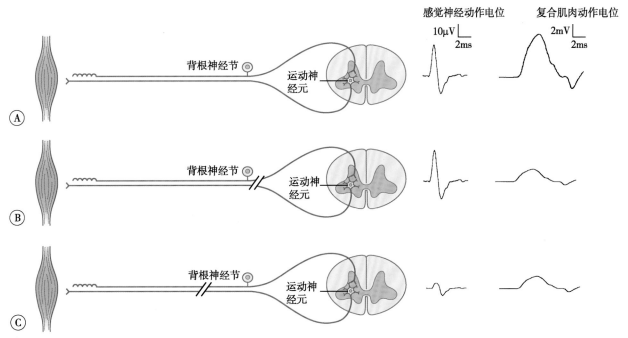

图 29-3 轴突丢失位于背根神经节近端及远端时的感觉及运动电位。A. 正常；**B.** 病变位于背根神经节近端；**C.** 病变累及背根神经节或位于其远端。轴突丢失无论位于背根神经节的近端还是远端，变性的运动神经纤维都会引起复合肌肉动作电位波幅的下降。如果较粗大的运动神经纤维病变，则运动传导速度与远端潜伏期也可能会出现轻度地减慢。感觉神经纤维的表现则不同。当病变位于背根神经节近端时，仅导致近端连接脊髓的感觉神经纤维变性。由于背根神经节为双极细胞，故在上述情况下其与远端神经纤维的连续性依然得以保存。因此，当进行远端刺激及记录时，感觉神经动作电位（SNAP）依然维持正常。当轴突丢失累及背根神经节或位于其远端时，远端感觉神经纤维如同运动神经纤维一样发生变性。因此，在神经丛及周围神经病变中，SNAP 降低；而在神经根病或其他位于背根神经节近端时，SNAP 则保持正常

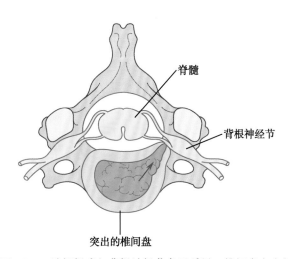

图 29-4 神经根病与背根神经节免于受累。 椎间盘突出是引起颈椎及腰椎神经根病的常见原因。椎间盘常向后外侧突出，而背根神经节则位于突出位置的远端。在椎间盘突出中，这一解剖的相关性导致了突出的椎间盘会造成神经根病变但不影响背根神经节及周围感觉神经。因此，在神经根病中，感觉神经传导检查通常保持正常（From Wilbourn，A.J.，1993 Radiculopathies. In: Brown，W.F.，Bolton，C.F.（Eds.），Clinical electromyography, 2nd ed. Butterworth，Boston. With permission.）

进一步讨论：在极少数 L5 神经根病的患者中，腓浅神经 SNAP 可能出现异常（这一异常通常表现为：SNAP 消失，波幅明显低于正常值范围，或为对侧腓浅神经 SNAP 波幅的 50% 以下）。导致这一现象的主要原因目前尚不明确。在尸体解剖及其他解剖学研究中，10%～40% 的个体中 L5 神经根的背根神经节实际上位于椎间孔的近端，此处理论上易于在椎管内受到外压（如，来源于椎间盘）。部分 S1 背根神经节也位于相似的位置，但在 S1 根病的患者中却从未出现过腓肠神经感觉电位的异常。这种不一致的表现可以根据尸体解剖予以解释，部分 L5 背根神经节会与上关节突关节面紧靠在一起。这一上关节突关节面构成了椎间孔的一部分。相对的，在 S1 神经根出口的椎间孔就不存在构成椎间孔的关节突关节面。

不论改变因素是什么，尽管非常少见，但在 L5 神经根病中可以有腓浅神经 SNAP 异常。关键信息如下：除腓浅神经 SNAP 异常外，其余临床及电生理发现都与 L5 神经根病相一致时，则初步电生理诊断可以认为是 L5 神经根病，不过仍需在报告

表 29-5   神经根病中需检查的感觉神经电位

SNAP	神经根
前臂外侧皮神经	C5～C6
拇指 - 桡神经	C6
拇指 - 正中神经	C6
鼻烟窝 - 桡神经	C6～C7
示指 - 正中神经	C6～C7
中指 - 正中神经	C7
环指 - 正中神经	C7～C8
环指 - 尺神经	C7～C8
小指 - 尺神经	C8
手背尺神经皮支	C8
前臂内侧皮神经	T1
隐神经	L4
腓浅神经感觉支	L5
腓肠神经	S1

SNAP，感觉神经动作电位。

注意：病变位于背根神经节近端时 SNAP 正常，包括导致神经根病的病变。当评估可疑的神经根病时，至少需要检查可疑神经根病所支配皮区内的一个 SNAP。例如，小指 - 尺神经 SNAP 在 C8 神经根病中应该是正常的。如果出现异常，则病变可能并不位于神经根，除非存在其他可能导致 SNAP 出现异常的原因，例如同时合并有肘部的尺神经病。

仅通过检查上述肌肉就无法鉴别桡神经病与 C7 神经根病。而如果桡侧腕屈肌（C6～C7）或旋前圆肌（C6～C7）也被证实存在纤颤电位及 MUAP 募集的减少，则该电生理异常表现不再仅由单个神经病（桡神经病）解释，因为后两块肌肉都主要受正中神经支配。尽管上述肌肉为不同周围神经所支配，但所有这些肌肉都由 C7 神经根支配，因此通过该电生理异常表现证实了病变位于神经根水平。注意，由于几乎所有肌肉都受到多个肌节支配，只有某些肌肉是主要受到某一肌节支配，故这些肌肉在电生理诊断神经根病时具有最重要的价值（表 29-6 以及表 29-7）。

中另行说明上述发现可能也提示着腰骶神经丛病变。而如果电生理初步诊断为腰骶神经丛病，而感觉电位的异常仅有腓浅神经 SNAP 异常，那么同样需要在报告中另行说明上述发现可能提示着非常少见的伴有腓浅感觉神经受累的 L5 神经根病。

肌电图检查

神经根病的针肌电图检查策略直接明白。症状侧肢体的远端、近端肌肉以及椎旁肌肉都需要进行检查，以发现超过某一根周围神经的支配区域的肌电图异常，而表现为肌节模式异常（框 29-2）。排除症状及体征相似的单神经病、多发性神经病，或累及范围更广泛的疾病很重要。

1. 必须检查同一肌节但不同神经支配的肌肉以排除单神经病。例如，纤颤电位与运动单位动作电位（MUAP）的募集减少存在于肱三头肌（C6～C7～C8）、桡侧腕伸肌（C6～C7），以及尺侧腕伸肌（C7～C8）则证实存在急性 C7 神经根受累为主的神经根病，因为上述肌肉都同时受到这一神经根的支配。然而，因为上述每一块肌肉也都受到桡神经支配，因此

2. 同一肌节所支配的远端及近端肌肉都需要进行检查，以排除电生理异常的远 - 近端型（远端及近端肢体异常程度存在明显差异的病），如多发性神经病。例如，当发现纤颤电位及 MUAP 募集减少存在于踇长伸肌（L5～S1），腓肠肌内侧头（S1～S2），以及腓骨长肌（L5～S1）时，符合 L5～S1 神经根病。然而，由于上述肌肉都位于肢体远端，因而不能排除典型的远端多发性神经病，尤其当腓肠感觉电位在正常值下限时。另一方面，如果 S1 神经根所支配的近端肌肉，例如臀大肌（L5～S1～S2），也存在相似的异常表现，则可以排除远 - 近端梯度型（远端及近端肢体异常程度存在明显差异的病），更可能符合神经根病的诊断。

3. 疑似病变神经根的上下相邻节段神经根所支配的肌肉也必须检查以排除更广泛性或弥漫性病变。例如，如果怀疑 C7 神经根病，则 C5～C6 以及 C8～T1 神经根支配为主的肌肉也应检查。

表29-6　神经根病上肢肌电图检查：最有价值的肌肉

	C5	C6	C7	C8	T1
肩胛背神经					
大/小菱形肌	■				
肩胛上神经					
冈上肌	■	■			
冈下肌	■	■			
腋神经					
三角肌	■	■			
肌皮神经					
肱二头肌	■	■			
正中神经					
旋前圆肌		■	■		
桡侧腕屈肌		■	■		
拇长屈肌				■	■
拇短展肌				■	■
尺神经					
尺侧腕屈肌			■	■	■
指深屈肌（Ⅴ）				■	■
小指展肌				■	■
背侧第一骨间肌				■	■
桡神经					
肱三头肌		■	■	■	
肱桡肌	■	■			
桡侧腕伸肌		■	■		
指总伸肌			■	■	
尺侧腕伸肌			■	■	
示指固有伸肌				■	

注意：绿色方块代表"标志性"肌肉，即在某单一神经根病中最常出现异常者。蓝色的方块代表可能受累的肌肉，但发生异常的可能性相对较少。该图表中的肌肉对于明确神经根病的电生理诊断非常具有帮助，但这并不表示着某一块肌肉的异常就可以代表整个肌节都存在问题（见表29-3）。From Wilbourn, A.J., 1993. Radiculopathies. In: Brown, W.F., Bolton, C.F.（Eds.），Clinical electromyography, 2nd ed. Butterworth, Boston, with permission.

表29-7　神经根病下肢肌电图检查：最有价值的肌肉

	L2	L3	L4	L5	S1	S2
臀下神经						
臀大肌				■	■	
臀上神经						
臀中肌				■	■	
阔筋膜张肌				■	■	
闭孔神经						
长收肌	■	■	■			
股神经						
髂腰肌	■	■	■			
股直肌	■	■	■			
股内侧肌/股外侧肌		■	■			
坐骨神经						
内侧腘绳肌				■	■	
外侧腘绳肌					■	■
腓深神经						
胫骨前肌			■	■		
踇长伸肌				■	■	
腓浅神经						
腓骨长肌				■	■	
胫神经						
腓肠肌内侧头					■	■
比目鱼肌					■	■
趾长屈肌					■	■
胫骨后肌				■	■	
踇短展肌					■	■
小趾展肌					■	■

注意：绿色方块代表"标志性"肌肉，即在某单一神经根病中最常出现异常者。蓝色的方块代表可能受累的肌肉，但发生异常的可能性相对较少。该图表中的肌肉对于明确神经根病的电生理诊断非常具有帮助，但这并不表示某一块肌肉的异常就可以代表整个肌节都存在问题（见表29-3）。From Wilbourn, A.J., 1993. Radiculopathies. In: Brown, W.F., Bolton, C.F.（Eds.），Clinical electromyography, 2nd ed. Butterworth, Boston, with permission.

4. 应该检查椎旁肌。在评估神经根病时，椎旁肌的检查非常重要。椎旁肌主要由背侧支支配，背侧支则直接来源于脊神经。椎旁肌出现神经病性异常几乎总是提示病变位于神经根或神经根的近端。除了感觉神经传导检查正常这一电生理表现，椎旁肌的电生理异常也可以明确地将神经根病与神经丛病区分开来。不幸的是，只有约50%的神经根病患者椎旁肌受累。因此，椎旁肌没有电生理异常不能排除神经根病的诊断；然而，当椎旁肌存在电生理异常时则可以明确定位病变位于神经根或脊髓前角细胞水平。注意，如果患者之前经历过颈背部手术，则位于既往手术区域内的椎旁肌通常在术后数年都可能存在电生理异常表现，因而在上述椎旁肌出现电生理异常无助于区分异常是来源于新近病变还是既往手术的远期影响。因此，通常不检查既往手术区域内的椎旁肌（见下）。

神经根病的病程进展

为了合理地解释电生理检查的结果，肌电图医生必须充分了解神经根病与病程相关的改变。在所有神经病性病变所致的轴突丢失，肌肉开始出现纤颤电位（即，失神经支配）所经历的时间主要取决于被检查肌肉与神经病变部位之间的距离。随后所发生的正常的神经再支配过程通常非常缓慢、耗时较长。举例如下：患者今天托举沉重的皮箱后，致使 L4～L5 椎间盘突出，进而引起了严重的 L5 神经根压迫。患者立即出现了严重的腰背部疼痛并放射至臀部及下肢，同时伴有足背部的木感以及髋外展及踝背伸无力。

在肌电图室进行检查，唯一的异常发现是在临床肌力减弱的肌肉中（在本病例中，即肌力下降的 L5 神经根所支配的肌肉）出现了 MUAP 募集减少这一急性期表现。募集减少的产生主要是由于部分 L5 运动单位被阻滞或丢失。在急性期内，MUAP 的形态通常维持正常。随后的电生理改变通常发生于伤后大约 10～14 天左右，此时椎旁肌内（这一肌肉距离病变部位最近）开始出现纤颤电位及正锐波（即，失神经电位）。相似的电生理改变通常于伤后 2～3 周左右出现于 L5 神经根所支配的近端肌肉（例如阔筋膜张肌，臀中肌等）。到伤后 3～4 周，下肢远端 L5 神经根所支配的肌肉才会出现纤颤电位（例如，胫骨前肌），且直至伤后 5～6 周才会在 L5 神经根支配为主的最远端的肌肉上出现失神经支配电位。在上述整个病程进展过程中，MUAP 保持正常形态，仅有募集的减少，就如同其在起病第 1 天的表现。发生失神经后，再支配就开始发生，先是 MUAP 发展为多相，然后成为长时限、高波幅、多相的 MUAP。如同失神经支配一样，神经再支配最先发生于最近端的肌肉。数月过后，再支配越来越发展，而纤颤电位则逐渐减少，最终的是宽大的再支配 MUAP，伴募集减少。

因此，通过检查自发电位、MUAP 的形态以及募集形式，检查者可以大约地估计任何神经病性病变，包括神经根病的病程。

针肌电图检查在神经根病检查中的局限

尽管肌电图检查在诊断神经根病时非常敏感且可以大致定位，然而在神经根病患者中获得模棱两可或假阴性结果的情况也不少见。为疑似神经根病患者做检查的肌电图医生以及送检并根据检查结果负责治疗的医生都必须了解神经传导检查及针肌电图检查的局限性，要记住下列几点：

可能难以将神经根病定位至单个神经根

尽管肌电图检查对确认神经根病很敏感，但由于绝大多数的肌肉都受到多个肌节的支配，因此定位特定节段水平很困难。例如，当肱二头肌、三角肌、冈下肌以及颈椎中段椎旁肌有纤颤电位且伴有 MUAP 的募集减少时，则符合 C5～C6 肌节模式。在此例中，可以明确不是由于单一的周围神经病变，因为电生理异常见不仅于神经根背侧支所支配的肌肉，同时还出现在肌皮神经、腋神经及肩胛上神经所支配的肌肉。然而，在此例中，要明确病变究竟归因于 C5 神经根病还是 C6 神经根病则是个更大的挑战，有时是不可能的。

在此例中，可以进一步检查由其中一个肌节支配而不含有另一肌节成分的肌肉来明确具体病变节段。例如，检查部分由 C5 神经根支配而不含有 C6 神经根纤维的肌肉，或部分由 C6 神经根支配而不含 C5 神经根纤维的肌肉很有帮助。例如，如果菱形肌（C4～C5）无异常，而旋前圆肌（C6～C7）有纤颤电位，则提示 C6 神经根病变的可能性高于 C5 神经根。相同的方法也用来明确其他节段的神经根病。可以看到，确定哪些肌肉是正常的，哪些是异常的，对于定位异常神经根同样重要。因此，经常需要检查多块肌肉以明确受累肌节。

在经由手术明确具体受累节段的单节段神经根病患者中进行检查发现，通过广泛的针肌电图检查往往可以正确的显示出受累节段（图 29-5 及图 29-6）。然而，由于相邻节段间支配区域明显重叠的，从而常常使得单一神经根的定位诊断非常困难。鉴别最为困难的节段为 C6 与 C7 神经根。

如为急性病变，则肌电图检查可能是正常的

如前所示，在急性神经根病起病 10～14 天后，除在肌力下降的肌肉中出现 MUAP 募集减少外，通常针肌电图不会出现其他任何异常表现。由于在神经根病中很少出现明显的肌力减弱，因此在急性期，肌电图检查结果通常完全正常。纤颤电位通常需要数周的时间才能在远端肢体肌肉中出现。因此，最好在起病数周后再对患者进行肌电图检查，除非想在几周后继正常的检查后重复检查以观察重复检查的新的变化。

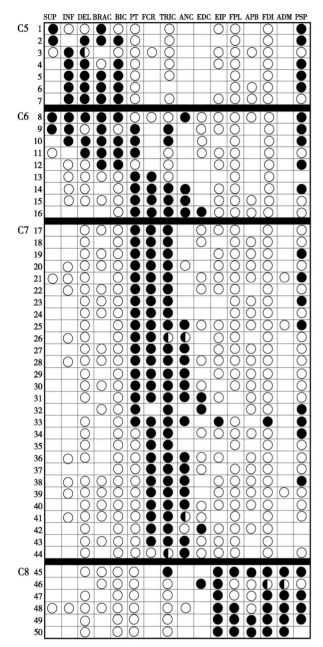

图 29-5　颈椎神经根病：50 例通过手术明确具体受累神经根水平的患者的针肌电图检查结果。●代表正锐波或纤颤电位合并 / 不合并神经源性募集改变及 MUAP 改变。◑代表仅存在神经源性募集改变。○代表检查结果正常。ADM，小指展肌；ANC，肘肌；APB，拇短展肌；BIC，肱二头肌；BRAC，肱桡肌；DEL，三角肌；EDC，指总伸肌；EIP，示指固有伸肌；FCR，桡侧腕屈肌；FDI，第一背侧骨间肌；FPL，拇长屈肌；INF，冈下肌；PSP，椎旁肌；PT，旋前圆肌；SUP，冈上肌；TRIC：肱三头肌（From Levin, K.H., Maggiano, H.J., Wilbourn, A.J., 1996. Cervical radiculopathies: comparison of surgical and EMG localization of single-root lesions. Neurology 46, 1022-1025. With permission.）

如果神经根病是单纯的脱髓鞘病变，则肌电图检查结果正常

如果神经根受压引起的是脱髓鞘而没有轴突丢失，则针肌电图检查结果完全正常。使用肌电图来诊断神经根病通常依赖于识别失神经支配及神经再支配，均为轴突丢失的标志。如果没有轴突丢失，则检查结果往往正常。只有当脱髓鞘导致显著的传导阻滞，伴肌力减弱时，肌电图检查才会出现 MUAP 募集的减少。然而，这种情况在神经根病中非常少见。

如果主要是感觉神经根受累，则肌电图检查会是正常

大部分神经根病患者都存在明显的感觉症状，包括疼痛及异样感觉，提示感觉神经根功能障碍。如果病变仅累及感觉神经根而运动神经根未受累，则肌电图检查往往表现正常。遗憾的是，常规的神经传导检查无法有效地检查近端感觉节段。体感诱发电位常被用来检查近端节段，但同 F 波一样有许多局限。大多数的皮肤区域同时受到多个皮节的支配。因此，尽管结果显示单一脊神经根有严重病变，但是由于邻近神经根未受累（该神经根所支配的皮节与受累神经根支配区相互重叠），因此体感诱发电位的潜伏期可能是正常的。

不同的神经纤维束可能易于受累或不易受累

如同其他神经卡压综合征一样，同一肌节中部分神经纤维束发生病变而其他纤维束却未受累的情况并不少见。实际上，特定肌节所支配的某些肌肉可能较易受累，而同时另一部分肌肉却常常受累较轻、甚至完全不受累。例如，在 C7 神经根病中，肱三头肌可能出现纤颤电位及 MUAP 募集的减少，然而桡侧腕屈肌却基本正常，尽管两者都以 C7 神经根支配为主。因此，增加检查肌肉的数量可以明显增加神经根病的肌电图异常发现。但是作为肌电图医生必须在患者的耐受程度，检查的时间长度，以及获得尽可能多的有效信息这一目标之间进行权衡。

椎旁肌可能是正常的

我们一般预期在神经根病中椎旁肌可见异常，也的确常常如此（图 29-5 及图 29-6）。然而，在部分病例中，椎旁肌却是正常的。这可能归因于构

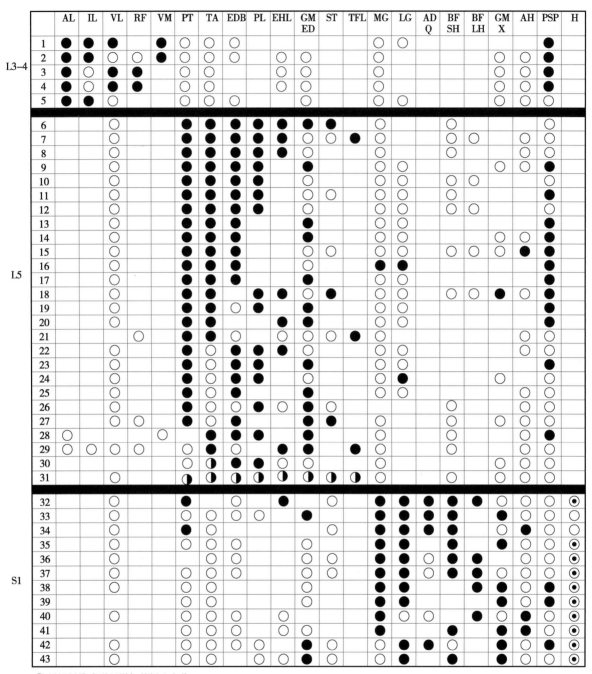

●纤颤纤维或明显增加的插入电位
◐仅存在神经源性募集改变
○检查结果正常
⊙反射消失

图 29-6　腰骶椎神经根病：43 例通过手术明确具体受累神经根的患者的针肌电图检查结果。●代表正锐波或纤颤电位合并 / 不合并神经源性募集改变及 MUAP 改变。◐代表仅存在神经源性募集改变。○代表检查结果正常。ADQ，小趾展肌；AH，蹈趾展肌；AL，长收肌；BFLH，股二头肌长头；BFSH，股二头肌短头；EDB，趾短伸肌；EHL，蹈长伸肌；GMED，臀中肌；GMX，臀大肌；H，H 反射；IL，髂腰肌；LG，腓肠肌外侧头；MG，腓肠肌内侧头；PL，腓骨长肌；PSP，椎旁肌；PT，胫后肌；RF，股直肌；ST，半腱肌；TA，胫前肌；TFL，阔筋膜张肌；VL，股外侧肌（From Levin，K.H.，2002. Electrodiagnostic approach to the patient with suspected radiculopathy. Neurol Clin 20，397-421. With permission.）

成背侧支的神经纤维未受到病变,或简单的仅由于取样误差所致。此外,也有可能是由于部分患者无法忍耐椎旁肌检查,从而在检查过程中无法放松肌肉所造成的。进行椎旁针肌电图检查时,最好让患者呈胎儿状侧卧,且检查侧向上。这一体位常可放松椎旁肌。然而,如果放松不完全,则很难甚至无法排除失神经支配的存在。这种情况最常见于胸椎椎旁肌。

另外,神经再支配,如同失神经支配一样,最先发生于最近端的肌肉。因此,椎旁肌最早被神经再支配,常造成肢体肌肉发现失神经支配而椎旁肌则没有,这种情况与神经丛病的电生理异常同样。这种情况下,在有感觉主诉的区域内发现正常的 SNAP 可以有效帮助鉴别神经丛病与神经根病。虽然检查时患者不易激活这些椎旁肌,也可以通过在椎旁肌内寻找再支配 MUAP 来鉴别神经丛病与神经根病。

椎旁肌异常可用来明确神经根病但不能定位病变节段

椎旁肌(即竖脊肌)沿脊柱自颅骨的枕骨下行止于骶骨。根据功能的不同,椎旁肌可以分为三部分:①髂肋肌(浅表、外侧);②最长肌(浅表、内侧);③多裂肌(深部,邻近于棘突及椎板)。在肌电图检查中,最常检查的是浅层的髂肋肌及最长肌,其神经支配有明显的重叠。因此,上述椎旁肌的失神经支配不仅可能出现于神经根病的受累节段(具体受累节段主要根据肢体肌肉检查明确),在其上下相邻的一个或多个节段都可能会出现椎旁肌的失神经支配。因此,出现于上述两块椎旁肌内的肌电图异常仅可用来证明病变位于神经根水平或神经根水平的近端,而不能以此来定位诊断具体受累的神经根。

而深层的椎旁肌,即多裂肌,常常仅由单个神经根所支配 - 棘突下方来源的神经根。因此,如果检查多裂肌并发现异常,则这一异常便可以归因于支配这一肌肉的特定神经根(及脊髓节段)。多裂肌主要起到向对侧侧屈及旋转脊柱的作用。下述方法可以帮助定位及检查多裂肌:

- 首先应明确定位并标记棘突。
- 进针点应定位于棘突外侧 2.5cm,向头顶约 1.0cm(图 29-7)。
- 进针方向应向内倾 45°,入针深度不要超过 3.5cm。
- 当针尖达到骨面,应将针轻轻回撤。

- 如果未能接触到骨性结构,则应拔出针,再次入针角度为内倾 60°,深度不应超过 5cm。

使用这一技术,可以检查最初标记的棘突的上一节段的多裂肌。例如,如果明确定位 L4 棘突,则使用这一技术便可以检查 L3 的多裂肌,其主要由 L3 神经根所支配。

由于上述技术仅通过椎旁肌检查就可以明确神经根病的具体受累节段,因而十分的具有吸引力,但实际上这一技术具有几点明显的局限性。第一,通过尸体解剖研究证实能够准确检查到多裂肌的概率大约只有 80%(即,存在 20% 的假阳性率)。第二,这一技术依赖于明确定位棘突,而想要准确定位棘突则主要依靠解剖学标志——即自最低的棘突(L5)和 / 或平行于髂棘顶点的 L4 棘突向上计数。在许多个体中,明确上述解剖学标志非常困难;在超重个体中,要明确上述解剖学标志几乎不可能。因此,由于上述局限性,应谨慎地将椎旁肌电生理异常仅作为明确病变位于神经根水平或其近端的标志,而准确定位具体受累神经根则应根据电生理异常在肢体肌肉的具体分布情况来明确。

神经根病 / 多发性神经根病与局灶性 / 弥漫性运动神经元病的肌电图表现无差别

这是一个非常重要而又经常被肌电图医生所忽略的概念。单纯依靠肌电图结果,无法鉴别异

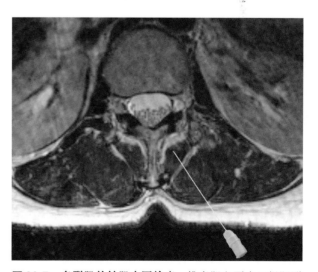

图 29-7　多裂肌的针肌电图检查。 椎旁肌主要由三组肌群组成:髂肋肌是位置最靠表层及外侧,最长肌位于表层内侧,而多裂肌位置较深。多个神经根共同参与支配了表层的髂肋肌与最长肌。然而,多裂肌通常仅由单一神经根所支配。检查多裂肌的技术已在文章说明(见原文)。在腰椎磁共振中,肌电图针位于多裂肌内(红色)。注意多裂肌位置较深,比邻于棘突与椎板

常的电生理结果到底归因于神经根病变还是支配
上述神经根的运动神经元。肌电图与神经传导检
查的表现在上述两种病中是一致的。第一点，在
两种病中所有的感觉神经传导检查结果都正常。
在神经根病中，感觉神经根可能会受累，但由于病
变位于背根神经节的近端，因此 SNAP 通常维持
正常。在运动神经元病中，感觉神经不受累。第
二点，在神经根病与运动神经元病中运动神经传
导检查通常正常，除非记录肌肉由受累的神经根
或脊髓前角细胞支配。如果存在由于神经根或脊
髓前角细胞病变所引起的轴突丢失，则在两种病
中都会出现 CMAP 波幅降低，并伴轻度远端潜伏
期延长及轻度传导速度减慢。第三点，在两种病
中，肌电图都会提示在受累肌节及椎旁肌内存在
失神经和 / 或再支配。因此，在多发性神经根病与
弥漫性运动神经元病之间，或者单节段神经根病
与仅累及单节段的运动神经元病之间没有电生理
差异。

　　尽管肌电图无法鉴别神经根病与运动神经元
病，但是可以依靠明显的临床症状与体征的差异
对两种病进行区分。例如，在运动神经元病（例
如，肌萎缩侧索硬化症，ALS）患者与患有弥漫性
浸润多个神经根与脑神经的恶性淋巴瘤的患者中，
肌电图结果往往不存在明显区别。F 波可能会在
多发性神经根病中出现异常而在运动神经元病中
不出现异常，但其他检查结果可能是一致的（正常
的 SNAP，弥漫性的失神经支配与神经再支配）。
然而，两种病的临床表现与神经病学体检结果却
存在着明显的不同。在运动神经元病中，不存在
感觉症状或体征。而在多发性神经根病中疼痛与
异样感觉是较为突出的症状。在多发性神经根病
中，腱反射往往减弱或消失，然而在 ALS 中上述反
射不仅存在甚至会出现亢进（尽管在进行性肌萎缩
变异型 ALS 中上述反射也会出现减弱）。因此必
须反复地强调：只有在结合临床病史与体检肌电
图与神经传导检查的结果才能被合理地解读。

脊柱术后椎旁肌内可能长期存在纤颤电位

　　患者椎间盘术后如出现持续性疼痛或疼痛复
发则往往需要进行神经电生理检查。然而，如在
上述患者椎旁肌内发现纤颤电位则不能简单地给
予解释。既往研究证实即使椎间盘手术非常成功
且术后患者神经根症状或体征也得到了明显缓解，
但患者椎旁肌内仍然将长期存在纤颤电位，甚至

常持续数年之久。尚不清楚为何会出现这种情况，
但是可能与椎旁肌内的手术瘢痕相关。出于上述
原因，术后患者的椎旁肌肌电图检查不再具有与术
前相同的诊断价值，因此就存在这样的疑问：对于
此类患者进行椎旁肌肌电图检查是否仍有必要（例
如，不存在失神经电位时不能排除神经根病；然而，
当存在失神经电位时也可能是多年前脊柱手术所
造成的"正常"发现，从而不具有临床意义）。

在神经根病中可能仅存在远端肌肉的神经电生理异常

　　神经根病的诊断是建立在远端、近端及椎旁
肌肉存在以肌节模式分布的神经病性改变的基础
之上的。神经再支配，如同失神经支配，从近端
肌肉开始逐渐发展至远端肌肉。此外，失神经支
配的部位越靠近近端，则神经再支配就会越成功。
因此，如果近端肢体与椎旁肌肉已经发生成功的
神经再支配，慢性神经根病可能仅在远端肌肉显
示失神经支配。一旦在近端肌肉发生了神经再支
配，则可能无法再单独依靠针肌电图检查来区分
神经根病与神经丛病或远端神经病了。

在椎管狭窄症患者中可能没有明确的肌电图异常表现

　　腰骶椎管狭窄症是一类常见病，尤其在老年
人中。患者可有神经源性间歇性跛行（站立或行走
时下肢疼痛与异样感觉加重，坐位时则缓解）。上
述症状主要是由于腰骶神经根间歇性受压。因为
症状是间歇性的且仅发生于站立位神经根受压时，
故很少出现固定的肌电图异常表现。更多的时候，
在椎管狭窄症患者中，尤其是症状轻至中度的患
者中，肌电图检查结果往往是正常的，至多不过是
模棱两可的。

椎旁肌出现纤颤电位并不一定提示神经根病

　　绝大多数情况下，当椎旁肌内出现纤颤电位
时自然可以解释为诊断神经根病的证据。尽管椎
旁肌内出现纤颤电位是神经根病的一项非常重
要的特征，但这一特征也可见于其他病，其中最为重
要的几种如下：①炎症性或坏死性近端肌病（例
如，多发性肌炎）；②运动神经元病（例如，ALS，脊
髓固有病）；③肉毒素中毒；④影响神经根背侧支
的神经病（例如，糖尿病性多发性神经病）。如同其
他电生理检查一样，最终的诊断不能仅依靠单一发

现，而需要将所有神经传导检查及肌电图检查所得数据与临床信息进行综合性分析后才能获得。

此外，稀疏的纤颤电位及正锐波（尤其是后者）有时也可在正常人的椎旁肌内出现。尽管这种情况在40岁以下的正常人群中非常罕见，但既往研究显示约40%的老年人在腰骶椎的椎旁肌内可能会出现持续时间较短的纤颤电位或正锐波。在这一研究中，只有当持续时间长于0.5s时才会被计为失神经支配电位。记住，传统上只有当你在某块肌肉上2处或超过2处都发现了持续时间长于3s的纤颤电位和/或正锐波时才能分级为+1纤颤电位。注意：仅局限于椎旁肌的插入电位的延长或少量持续时间较短的纤颤电位或正锐波的出现可能并不具有临床意义，尤其在老年患者中更是如此，因此对于上述电生理表现的解释需要谨慎。另外，还需要谨记肌电图检查的一条基本原理：当存在怀疑时，不应过度诊断，因为需要避免Ⅰ类错误（即，得出异常的电生理诊断，但实际上上述异常并不真的存在）。

在老年人中，可能无法鉴别轻度慢性远端多发性神经病与轻度慢性双侧L5～S1神经根病

正常情况下，随着年龄的增长神经传导速度会出现轻度的减慢、感觉电位波幅降低。此外，多发性神经病与腰骶椎间盘退行性病变二者都是老年人的常见病。

考虑以下在老年人中的模式：

- 腓肠神经及腓浅神经SNAP波幅位于正常值的下限。
- 腓神经与胫神经CMAP波幅轻度降低，伴传导速度轻度减慢，虽然传导速度仍在轴突丢失的范围内。
- 腓神经与胫神经F波及H反射的潜伏期轻度延长。
- 下肢远端肌肉有失神经支配/神经再支配改变。
- 上肢神经传导速度及肌电图检查正常。

如果上述模式在老年患者两侧均存在，则无法得出明确的诊断结论。可能为双侧L5～S1神经根病，而此时椎旁肌及近端肢体肌肉可能已成功完成了神经再支配，而位于正常值下限的SNAP则可能由于较大的年龄。然而上述电生理表现符合远端多发性神经病，较多的远端多发性神经病可以导致患者下肢SNAP降低至正常值下限范围，而不累及上肢。

 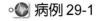
病例分析

病例29-1

病史和体检

女，50岁，右手中指及示指麻刺感数月。患者还诉右上肢弥漫性疼痛3～4周。体检示肌力及腱反射都正常。感觉检查发现右手第2、3指指腹感觉减退。腕部Tinel征（-），且Phalen试验并不能加重症状。

总结

临床表现主要为上肢疼痛伴中指及示指异样感觉，根据病史或体检未见其他具有定位意义的发现。由于示指及中指的感觉主要由正中神经、臂丛神经及C6～C7神经根所支配，因此最可能的诊断包括腕管综合征及颈神经根病。而其他可能性较小的诊断则包括臂丛神经病或位于旋前圆肌或Struthers韧带处的近端正中神经病。可是，没有其他具有定位意义的发现能够帮助区分上述临床鉴别诊断。没有提示神经根病的颈部疼痛或椎旁肌紧张的病史，也没有能够提示腕部正中神经病变的局限性症状，例如Tinel征或Phalen试验阳性等。运动功能检查正常，即无肌力减弱，所以没有特别的肌无力提示可能的正中神经或颈神经根的问题。

这种弥漫性无明确定位的疼痛伴异样感觉的情况在门诊时常会遇到。肌电图检查在此类病变的定位诊断方面常起到关键性作用。在进行神经传导及肌电图检查前，我们必须将所有之前提及的可能的诊断都纳入考虑范围。在所有电生理检查中最有意义的是示指及中指的SNAP。如果这些SNAP波幅出现了下降，则病变必然累及背根神经节或位于其远端，则病变既可以位于正中神经也可能在臂丛神经。相反，此两手指的SNAP都正常则提示病变可能位于更近端的神经根水平。

继续进行神经传导检查，正中神经与尺神经运动传导检查（包括F波）都正常。正中神经与尺神经感觉电位都正常且很高。当电位位于临界值或轻度超过正常值下限时，需要与对侧比较以明确是否有显著的不对称。在本例中没有必要这么做，因为正中神经SNAP波幅在患侧示指记录时为57μV。患侧SNAP的波幅如此之大，我们是不可能在对侧找到波幅两倍于这一数值的SNAP的，只有当存在这样两倍水平的差异时才可认为两侧存

在明显的不对称。同时桡神经感觉检查的结果也正常。

最后，检查了正中神经与尺神经掌 - 腕混合神经传导，对比两者潜伏期。也同样是正常的，潜伏期没有明显的差异。通过正中神经与尺神经掌部混合神经传导检查可以基本排除腕部正中神经病的可能性。如果仅进行正中神经运动与感觉传导检查，而不附加例如掌部混合神经传导检查这样的"正中神经 - 尺神经"对比检查，则大约有 10%～20% 的腕部正中神经病患者可能在肌电图检查时被漏诊。

随后进行肌电图检查，应特别关注由 C6 及 C7 神经根所支配的肌肉，因为患者在上述神经根支

病例 29-1 神经传导检查

刺激神经	刺激点	记录点	波幅（运动 /mV；感觉 /μV）			潜伏期 /ms			传导速度 /(m/s)			F 波潜伏期 /ms		
			RT	LT	NL	RT	LT	NL	RT	LT	NL	RT	LT	NL
正中神经（m）	腕部	APB	8.0		≥4	3.6		≤4.4				24		≤31
	肘窝	APB	7.8			7.6			57		≥49			
尺神经（m）	腕部	ADM	9.8		≥6	3.2		≤3.3						≤32
	肘下	ADM	8.8			7.5			54		≥49	26		
	肘上	ADM	8.6			8.8			59		≥49			
正中神经（s）	腕部	示指	57		≥20	3.2		≤3.5	62		≥50			
尺神经（s）	腕部	小指	48		≥17	2.9		≤3.1	58		≥50			
桡神经（s）	前臂	鼻烟窝	37		≥15	2.2		≤2.9	62		≥50			
正中神经（混合检查）	掌部	腕部	126		≥50	1.7		≤2.2	58		≥50			
尺神经（混合检查）	掌部	腕部	38		≥12	1.8		≤2.2	56		≥50			
混合差值						-0.1		≤0.3						

m = 运动检查；s = 感觉检查；RT = 右侧；LT = 左侧；NL = 正常值；APB = 拇短展肌；ADM = 小指展肌。

注意：所有感觉和混合神经潜伏期都是峰潜伏期，所有感觉和混合神经传导速度都是以起始潜伏期计算，报告中的 F 波潜伏期代表 F 波最短潜伏期。

病例 29-1 肌电图

肌肉	插入电位	自发电位		自主 MUAP		形态		
		纤颤电位	束颤电位	激活	募集	时限	波幅	多相电位
右侧肱二头肌	NL	0	0	NL	NL	NL	NL	NL
右侧旋前圆肌	↑	+2	0	NL	↓	NL	NL	NL
右侧肱三头肌	↑	+1	0	NL	↓	+1	NL	NL
右侧指总伸肌	↑	+1	0	NL	NL	NL/+1	NL	NL
右侧内侧三角肌	NL	0	0	NL	NL	NL	NL	NL
右侧背侧第一骨间肌	NL	0	0	NL	NL	NL	NL	NL
右侧拇短展肌	NL	0	0	NL	NL	NL	NL	NL
右侧示指固有伸肌	NL	0	0	NL	NL	NL	NL	NL
右侧尺侧腕屈肌	NL	0	0	NL	NL	NL	NL	NL
右侧 C7 椎旁肌	↑	0	0	NL	NL	NL	NL	NL
右侧 C6 椎旁肌	↑	+1	0	NL	NL	+1	NL	+1

↑ = 增加；↓ = 轻度减弱；NL = 正常。

配区域内存在明显的异样感觉。旋前圆肌、肱三头肌以及伸指总肌内出现纤颤电位及 MUAP 募集的减少。此外，肱三头肌与伸指总肌内 MUAP 出现轻度神经再支配。C5～C6 神经根所支配的肌肉（肱二头肌，三角肌内侧束）都未见异常电位，C8～T1 神经根所支配肌肉（拇短展肌，第一背侧骨间肌）也未见异常电位。最后，检查 C6 与 C7 椎旁肌，提示在 C6 水平的椎旁肌内存在插入电位延长及纤颤电位。

至此，便可以初步明确神经电生理诊断了。

印象：神经电生理发现符合右侧 C7 神经根病。

尽管没有具有定位价值的临床症状，神经电生理检查清楚地显示病变位于颈神经根水平。正中神经病变（在腕管或更近端）基本可以通过正常的正中神经运动、感觉以及掌部混合神经传导检查予以排除。尽管存在颈神经根病，但 F 波却仍然维持正常。这主要是由于正中神经与尺神经 F 波的传导通路仅涉及 C8～T1 神经根。因此累及 C5、C6 或 C7 神经根的神经根病都不会导致正中神经及尺神经 F 波异常。

在这里，有几项重要的问题需要进一步澄清。

是否能将病变明确定位于某一神经根？

针肌电图检查显示在肱三头肌，指总伸肌，以及旋前圆肌内存在明确的神经病性电生理异常表现。上述异常累及两个不同神经的支配区域：桡神经及正中神经。因此，不能以单个的周围神经病变来解释这肌电图的异常表现。正常的 SNAP 也提示病变位于背根神经节的近端。分析神经电生理异常在肢体肌肉的具体分布是最好的定位病变节段的方法。为什么认为 C7 神经根最有可能存在病变呢？首先，有三块肌肉存在异常（旋前圆肌，肱三头肌，指总伸肌），三者皆由 C7 神经根所支配，尽管它们同样也受到部分 C6 神经根的支配，且后两者同时还受到部分 C8 神经根的支配。如何排除 C6 或 C8 神经根病呢？受 C6 神经根支配但不受 C7 神经根支配的肌肉（例如，肱二头肌，三角肌）都未出现异常。相似的，由 C8 神经根所支配但不受 C7 神经根支配肌（例如，拇短展肌，第一背侧骨间肌）同样也不存在异常。总结，尽管存在电生理异常的肌肉同时受到 C6 和 C7 神经根支配，但其他由 C6 或 C8 神经根支配而不含有 C7 神经根成分的肌肉却正常。因此，C6 神经根病的可能性相对较小，因为在其他 C6 支配肌中未出现异

常。而 C8 神经根病可能性较低的原因也与之相似，并且 C8 神经根病也无法解释旋前圆肌的电生理异常，因为该肌肉不受 C8 神经根支配。因此，神经根病受累节段水平的确定不仅依靠异常的肌电图还依靠正常肌肉的合并模式。

椎旁肌如何帮助诊断神经根病？

在此病例中，颈椎椎旁肌存在明确的神经病性改变。检查椎旁肌非常重要，因为椎旁肌的异常提示着病变位于神经根水平或其近端。注意：在此病例中，纤颤电位在 C6 椎旁肌水平更明显，而电生理诊断则为 C7 神经根病。由于支配椎旁肌的神经支配存在广泛重叠，因此神经根水平不能根据椎旁肌的异常来定位。椎旁肌的异常明确病变位于神经根或其近端，而肢体肌异常模式明确受累节段水平。

病例 29-2

病史和体检

男，36 岁，被送至肌电图室检查下肢可能的神经根病。8 周前，患者弯腰抬椅子时，突发右侧腰臀部疼痛，伴放射至小腿与足背外侧的异样感觉。在过去的数年间，患者有数次腰痛发作的病史。

神经病学体检显示下肢肌容积和肌张力正常。直腿抬高试验示右腿抬高 45° 时可以诱发疼痛及异样感觉。左下肢肌力正常。由于疼痛，右髋周围肌力检查较为困难。右下肢远端踝背伸肌力正常而跖屈肌力似乎轻度减弱。当要求踮起脚尖站立时，患者左下肢可以完成所要求的动作，而右侧则不能。感觉检查证实右侧足底及足外侧存在轻微的感觉缺失。除右侧踝反射消失外，其余所有肌腱反射正常且双侧对称。

总结

相对于之前的病例，该患者的病史及体检都明显提示神经根病。数年的腰痛病史，且近期出现放射至小腿及足背外侧的疼痛与异样感觉等加重表现，这是非常典型的椎间盘突出所致腰骶神经根病的表现。体检发现明确的体征：右下肢直腿抬高至 45° 时诱发疼痛与异样感觉。当脊柱退行性变或椎间盘突出压迫神经根时，直腿抬高试验操作过程中会导致神经受到牵拉从而引起症状。

在体检中，由于疼痛很难评估近端肌力。在神经根病或其他疼痛性病况中这是一个较为常见的

问题。然而，当使用不影响近端髋带的方法去检查远端肌力时，发现踝跖屈肌力减弱。通过要求患者跖脚尖站立进一步显示了肌力的减弱。患者左下肢可以完成这一动作而右下肢则不能，提示腓肠肌 - 比目鱼肌肌力的减弱。此外，右足底与足外侧有轻微的感觉缺失。感觉异常区域位于 S1 皮节、坐骨神经、腓肠神经以及足底神经的支配区域内。由于邻近皮节的重叠支配，继发于神经根病的感觉减弱通常是轻微或模糊的。最后，存在明确的右侧踝反射消失，其他肌腱反射则维持正常。踝反射主要由胫神经，坐骨神经，腰骶神经丛，及 S1 神经根所控制。

总的来说，肌力（踝跖屈）、感觉（足外侧及足底）以及腱反射都有异常，且伴有明确的背痛及放

病例 29-2   神经传导检查

刺激神经	刺激点	记录点	波幅 （运动 /mV；感觉 /μV）			潜伏期 /ms			传导速度 /(m/s)			F 波潜伏期 /ms		
			RT	LT	NL	RT	LT	NL	RT	LT	NL	RT	LT	NL
胫神经（m）	踝部	AHB	3.2	5.3	≥4	5.3	4.8	≤5.8				58	52	≤56
	腘窝	AHB	2.8	4.8		13.6	13.0		40	46	≥41			
腓神经（m）	踝部	EDB	4.4	4.8	≥2	5.8	5.7	≤6.5				52	47	≤56
	腓骨小头 下方	EDB	4.0	4.8		10.6	10.4		45	46	≥44			
	腘窝外侧	EDB	3.9	4.6		13.5	13.3		47	48	≥44			
腓肠神经（s）	小腿	后踝	13	12	≥6	3.7	3.6	≤4.4	48	47	≥40			
腓神经（s）	小腿外侧	外踝	11	10	≥6	3.6	3.8	≤4.4	49	47	≥40			
H 反射	腘窝	比目鱼 肌				NR	32	≤34						

m=运动检查；s=感觉检查；RT=右侧；LT=左侧；NL=正常值；NR=无反应；AHB=踇短展肌；EDB=趾短伸肌。

注意：所有感觉和混合神经潜伏期都是峰潜伏期，所有感觉和混合神经传导速度都是以起始潜伏期计算，报告中的 F 波潜伏期代表 F 波最短潜伏期。

病例 29-2   肌电图

肌肉	插入电位	自发电位		自主 MUAP		形态		
		纤颤电位	束颤电位	激活	募集	时限	波幅	多相电位
右侧胫骨前肌	NL	0	0	NL	NL	NL	NL	NL
右侧腓肠肌内侧头	↑	+3	0	NL	↓↓	NL	NL	NL
右侧踇长伸肌	↑	+1	0	NL	↓	NL	NL	NL
右侧腓骨长肌	↑	+1	0	NL	↓	NL	NL	NL
右侧股二头肌	↑	+1	0	NL	↓	NL	NL	NL
右侧臀大肌	↑	+2	0	NL	↓	NL	NL	NL
右侧臀中肌	↑	+1	0	NL	NL	NL	NL	NL
右侧阔筋膜张肌	↑	0	0	NL	NL	NL	NL	NL
右侧股外侧肌	NL	0	0	NL	NL	NL	NL	NL
右侧髂肌	NL	0	0	NL	NL	NL	NL	NL
右侧 S1 椎旁肌	NL	0	0	NL	NL	NL	NL	NL
右侧 L5 椎旁肌	NL	0	0	NL	NL	NL	NL	NL
右侧 L4 椎旁肌	NL	0	0	NL	NL	NL	NL	NL
右侧 L3 椎旁肌	NL	0	0	NL	NL	NL	NL	NL

↑=增加；↓=轻度减弱；↓↓=中等程度减弱；NL=正常。

射性异样感觉。临床上，最可能的诊断为 S1 神经根病。仅有的其他可能的诊断包括近端坐骨神经病变或下腰骶丛病变，虽然腰背痛与上述两种病并不明确相关。最后，在进行神经传导及肌电图检查之前，要记得患者在 8 周之前出现过急性疼痛。

当进行胫神经与腓神经运动传导检查时，受累的右侧胫神经运动波幅明显降低。因此，该波幅与对侧、无症状侧对比，胫神经运动传导检查明显的双侧不对称，而腓神经运动传导正常。胫神经 CMAP 波幅相对降低，神经传导速度轻度减慢，F 波潜伏期轻度延长。该发现与胫神经运动纤维的轻度轴突丢失相一致。然而，发生轴突丢失的具体部位尚不清楚，这一病变可能位于胫神经、坐骨神经、腰骶丛、或腰骶神经根。接着进行腓肠神经及腓浅神经的感觉传导检查，波幅正常、与对侧相比无明显不对称。腓肠神经感觉传导的检查尤其重要，因为在支配区域内患者存在明显的感觉症状及轻微的感觉缺失。在 8 周的病程后，仍然正常的腓肠神经感觉电位高度提示病变位于背根神经节的近端。

最后，由于 S1 神经根病的可能性很高，故检查了 H 反射。在非症状侧，H 反射潜伏期正常；而在症状侧，H 反射消失。消失的 H 反射与临床上消失的踝反射密切相关。如果临床上踝反射存在，则 H 反射总是存在。然而，如果临床上踝反射消失，H 反射偶尔可能存在。如果症状侧 H 反射存在，则对比症状侧与非症状侧 H 反射的潜伏期非常重要。如果远端胫神经传导检查正常，则 H 反射潜伏期的延长提示着近端神经病变的存在。因此，在完成感觉传导检查后，证据提示：累及胫神经运动纤维的轴突丢失，同时伴正常的腓肠神经感觉电位及消失的 H 反射。正常的腓肠神经 SNAP 提示病变位于背根神经节的近端。

下一步进行肌电图检查，下肢不同神经根支配的近端及远端肌肉进行检查。在腓肠肌内侧头、跛长伸肌、腓骨长肌、股二头肌、臀大肌以及臀中肌发现纤颤电位及 MUAP 募集的减少。上述发现在腓肠肌内侧头最明显，而且上述肌肉的 MUAP 波形正常。胫前肌，股外侧肌及髂肌都完全正常。最后，L3～S1 水平的腰骶椎旁肌正常。

至此，初步形成电生理印象。

诊断：电生理发现符合亚急性右侧 S1 神经根病。不能完全排除下腰骶丛病，虽然可能性很少。

至此，可以讨论以下问题：

神经根病如何定位于 S1 神经根的？

该例中，除椎旁肌正常，神经传导及肌电图发现符合典型的 S1 神经根病。当神经根病伴有明显的轴突丢失时，在远端运动神经传导检查中可见轴突丢失异常模式。如果 L5 或 S1 神经根病与轴突丢失相关，则腓神经及胫神经传导检查中都会分别出现轴突丢失。在此例中，右侧胫神经运动传导检查中出现了轴突丢失的异常电生理表现。由于神经根病的病变部位位于背根神经节的近端，因此尽管患者存在明显的感觉主诉，但该区域内的 SNAP 仍然维持正常。肌电图检查显示在 L5 及 S1 肌节支配肌内有明显的纤颤电位。然而，正常的胫前肌（L4～L5）使得 L5 神经根病的可能性变小。再则，无 L5 神经根支配的腓肠肌内侧头（S1～S2），S1 神经根支配的近端及远端肌肉都异常。因此，不存在远 - 近端梯度（远端及近端肢体异常程度明显差异），如多发性神经病。此外，由于 SNAP 正常，神经病或神经丛病的可能性更小。而且，H 反射消失也进一步提示 S1 神经根病。

如果是神经根病，为什么椎旁肌正常？

在肌电图检查中，尽管部分肌肉有纤颤电位，但 MUAP 形态完全正常。提示已经历了足够的时间使得肢体远端肌肉出现失神经支配，但时间尚不足以发生神经再支配。在该患者的电生理检查中唯一不符合神经根病诊断的就是椎旁肌没有失神经。在部分神经根病的病例中，椎旁肌内未见异常；可能是以下原因所致。第一点，在神经根病中，所有神经束不是同等程度受累。在神经根病中，受累肌节所支配的所有肌肉都受累是一种理想状态，但实际状况并非如此。有些情况中，神经根背侧支的神经束正常，因此椎旁肌不受累。第二点，在检查肌肉时可能存在采样误差。第三点也是最为重要的一点，神经再支配首先发生于椎旁肌，通常成功再支配。如果失神经支配程度较轻而神经再支配完全，则 MUAP 形态的改变就可能非常的轻微，难以甚至无法察觉。

是否可以排除腰骶丛病？

该患者的肌电图异常表现同样符合下腰骶丛病变。唯一强有力的支持神经根病、而不支持神经丛病诊断的证据为正常的 SNAP。因为患者在该正常的 SNAP（即，腓肠神经 SNAP）的支配区域内存在感觉症状，而病变为亚急性的轴突丢失且已经历了足够的时间发生沃勒变性，因此异常更可能是神经根病变而非神经丛病变。但是，由于椎旁肌无异常，在印象中提示腰骶神经丛病很重要，尽管可能性很小，根据该检查结果并不能完全排除腰骶丛病的可能性，虽然正常的 SNAP 质疑这一诊断的可能性。

（郑超君　译）

推荐阅读

1986. Aids to the examination of the peripheral nervous system. Baillière Tindall, London.

Geckle, D.S., Hlavin, M.L., 1995. Spondylosis and disc disease. In: Samuels, M.A., Feske, S. (Eds.), Office practice of neurology. Churchill Livingstone, New York.

Levin, K.H., 1998. L5 radiculopathy with reduced superficial peroneal sensory responses: intraspinal and extraspinal causes. Muscle Nerve 21, 3–7.

Nardin, R.A., Raynor, E.M., Rutkove, S.B., 1998. Fibrillations in lumbosacral paraspinal muscles of normal subjects. Muscle Nerve 21, 1347–1349.

Wilbourn, A.J., 1993. Radiculopathies. In: Brown, W.F., Bolton, C.F. (Eds.), Clinical electromyography, 2nd ed. Butterworth, Boston.

臂丛病 30

臂丛是由下颈部和上胸神经根腹侧支组成的复杂解剖结构。来自这些神经根的不同神经纤维束在丛内广泛混合交联，最终形成上肢所有的神经（图 30-1）。在疑似臂丛病中，神经传导检查和肌电图用于准确定位神经病变的部位和评估其严重度。其应用价值确实很大，但是臂丛病的电生理评估，需要肌电图医生熟悉上肢神经根、神经丛和周围神经的详细解剖知识。为了定位神经病变，常常需要进行详细的双侧检查，重点是感觉传导和针肌电图。定位是关键，不仅是为了排除神经根病，因其在临床上与臂丛病非常相似，也是为了提示可能的病因学。这是因为某些疾病倾向于累及臂丛的不同部位。此外，评估严重度也很重要，特别是外伤，检查结果往往有助于决定是否进行手术。

解剖学

臂丛位于下颈部和腋部之间，近端走行于前斜角肌后方，远端走行于锁骨和胸肌后方。臂丛在解剖上分为"根、干、股、束及终末周围神经"（图 30-2），虽然严格意义上讲，神经根和周围神经并不认为是臂丛的一部分。其中，两根重要神经，胸长神经和肩胛背神经，直接源于臂丛近端的神

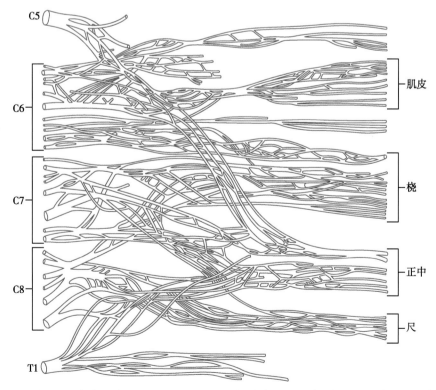

图 30-1　**臂丛显微解剖**。臂丛是一复杂的解剖结构，有来自下颈神经根和上胸神经根的神经纤维广泛交叉混合最终形成周围神经（From Kerr, A.T., 1918. Am J Anat 23, 285, with permission.）

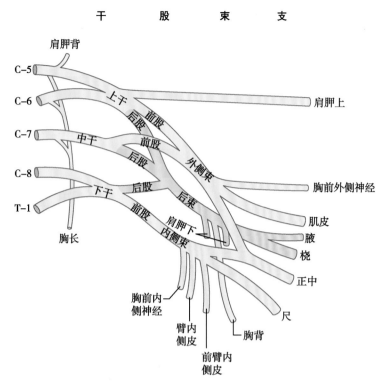

干　　　股　　　束　　　支

图 30-2　臂丛解剖。 臂丛分为根、干、股、束和终末神经（From Hollinshead，W.H.，1969. Anatomy for surgeons，volume 2：the back and limbs. Harper & Row，New York，with permission.）

经根。"胸长神经"发自 C5～C6～C7 神经根，仅支配前锯肌。肩胛背神经主要来源于 C5 神经根和较少来自 C4 神经根，支配菱形肌。在这两个神经发出后，C5～T1 神经根的前支在锁骨上水平形成臂丛的三个干。C5～C6 合成"上干"，C7 延续为"中干"，C8-T1 合成"下干"。然后每个神经干再分成前股和后股。这六股形成神经束，位于锁骨下水平。三根后股聚合形成后束，上、中干的前股形成外侧束，剩余下干的前股延续为内侧束。

上肢所有主要的神经来源于臂丛的束和干部，或很少的直接来源于根部（表 30-1）。尽管臂丛一般由 C5～T1 神经根形成，解剖变异却并不少见。例如，在一些个体中，臂丛主要由 C4～C7 神经根形成，被认为是"上移型臂丛"。在另一些个体中是"下移型臂丛"，其大部分的神经支配来自 C6～T2 神经根。

临床

由于上肢从臂丛接收其全部运动和感觉支配，根据臂丛受累部位的不同，可能呈现多种临床模式。这些重要的模式也就是神经传导检查和肌电图定位的基础模式。

全臂丛

完全的臂丛疾病导致无力、感觉缺失和整个上肢的反射降低或消失。只要神经根完整，前锯肌和菱形肌常常是仅有的不受累的肌肉，因为它们的支配神经直接来自臂丛近端的神经根。在临床和电生理方面，对这两块肌肉的评估都是鉴别臂丛性或是根性严重病变的关键。

表 30-1　主要上肢神经的支配来源

神经	支配来源
肩胛背神经	直接来源于 C4～C5 神经根
胸长神经	直接来源于 C5～C6～C7 神经根
肩胛上神经	上干
桡神经	后束
腋神经	后束
胸背神经	后束
肌皮神经	外侧束
正中神经	外侧束和内侧束
尺神经	内侧束
前臂内侧皮神经	内侧束
臂内侧皮神经	内侧束

上干臂丛病

上干由C5-C6神经根组成。因此，上干病变导致所有由C5~C6支配的肌肉无力。受累最严重的是三角肌、肱二头肌、肱桡肌、冈上肌和冈下肌。部分接受上干支配的肌肉，比如旋前圆肌（C6~C7）和肱三头肌（C6~C7~C8），可能会部分受到影响。感觉减退累及上臂外侧、前臂外侧、手部桡侧和拇指。这些区域对应于腋神经和前臂外侧皮神经的感觉支配区，以及正中神经和桡神经到拇指、示指的感觉分支（图30-3）。肱二头肌和肱桡肌肌腱反射减弱或消失，但肱三头肌反射不受累。

中干臂丛病

单纯中干病变非常少见。由于中干直接延伸自C7神经根，因此中干病变类似于C7神经根病。肌力减退主要涉及肱三头肌、桡侧屈腕肌和旋前圆肌。感觉异常主要影响中指，较少影响示、环指（正中神经的感觉分支）和前臂后侧（前臂后侧的皮神经）。腱反射检查只有肱三头肌反射出现异常。

下干臂丛病

下干由C8~T1神经根组成。全部尺神经、臂内侧皮神经和前臂内侧皮神经纤维最终都来自下干。此外，正中神经和桡神经均接受来自下干的部分运动神经支配。因此，下干病变累及全部尺神经支配肌，此外还累及正中神经C8~T1支配的肌肉[例如，拇短展肌（APB），拇长屈肌，指深屈肌]和桡神经C8支配的肌肉[例如，示指固有伸肌（EIP），拇短伸肌]。感觉减退累及上臂内侧、前臂内侧、手部内侧和环、小指。这些区域对应臂内侧皮神经，前臂内侧皮神经，尺神经感觉支和尺神经手背支（皮支）的感觉分布区（图30-4）。在单纯下干臂丛病中，没有反射异常。

外侧束臂丛病

全部肌皮神经和正中神经的C6~C7部分来源于外侧束。因此，外侧束病变导致手臂旋前（旋前圆肌）和腕部屈曲（桡侧屈腕肌）的正中神经支配肌无力，以及肘部屈曲（肱二头肌）的肌皮神经支配肌无力。感觉缺失累及前臂外侧、掌部外侧和桡侧三指。这些区域对应前臂外侧皮神经和正中神经感觉支配区。腱反射检查时，肱二头肌腱反射异常，肱三头肌和肱桡肌腱反射保留。

后侧束臂丛病

桡神经、腋神经和胸背神经来源于后束。因此，后束病变导致完全性的桡神经麻痹（垂腕和垂指，手臂伸展无力），此外还有肩外展无力（三角肌）和肩内收无力（背阔肌）。感觉减退涉及上臂外侧、上臂后侧、前臂后侧和手背桡侧。这些区域对应桡神经（桡浅神经和前臂后侧皮神经）和腋神经的感觉分布区。腱反射检查中，肱三头肌和肱桡肌腱反射异常。

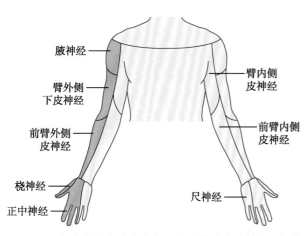

图30-3 上干臂丛病感觉消失。该区域对应腋神经、上臂远端外侧皮神经（又称为臂外侧皮神经）、前臂外侧皮神经（又称为外侧前臂皮神经）和正中神经及尺神经到拇指、示指的感觉分支的感觉分布区（Adapted with permission from Haymaker，W.，Woodhall，B.，1953. Peripheral nerve injuries. WB Saunders，Philadelphia.）

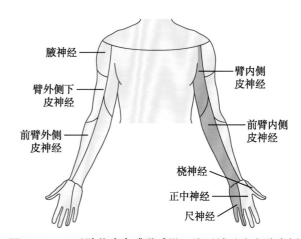

图30-4 下干臂丛病变感觉减退。该区域对应上臂内侧皮神经（又称为臂内侧皮神经）、前臂内侧皮神经（又称为内侧前臂皮神经）、尺神经感觉纤维和尺神经手背支的感觉分布区（Adapted with permission from Haymaker，W.，Woodhall，B.，1953. Peripheral nerve injuries. WB Saunders，Philadelphia.）

内侧束臂丛病

内侧束是下干前股的直接延续。因此，除了桡神经 C8 神经纤维，内侧束病变近似等同于下干病变，这些通过下干后股然后加入后束。内侧束病变引起所有尺神经支配肌无力和 C8～T1 正中神经支配肌（APB、拇长屈肌、指深屈肌 - 正中神经）无力。值得注意的是，手指伸肌，尤其是示指伸肌（桡神经支配）不受累。感觉缺失与同下干病变相同，累及上臂内侧、前臂内侧、手部内侧及环、小指。

病因学

创伤性臂丛病变

创伤是臂丛病变最常见的原因。其中，臂丛损伤最常见于汽车、摩托车或自行车事故中。刀穿刺伤或枪伤也可能损伤臂丛。臂丛损伤也可发生于新生儿中，常常由于产程中牵拉导致。

大多数创伤性臂丛病变是因牵引和拉伸引起，造成头部被推向肩部反方向的损伤（例如，人从运动中的车辆中甩出，头和肩部着地摔倒在人行道上，导致典型的上臂丛损伤，累及 C5～C6 神经纤维）（图 30-5）。这种类型的病变导致特征性的肩外展，屈肘和上臂旋后无力，称为 Erb 麻痹。这也是新生儿最常见的臂丛病变类型，可能是因为头娩出后向下牵拉，与肩部分离。新生儿 Erb 麻痹最常见的风险因素是巨大儿肩难产。相反，肩部和上臂被向上拉伸通常导致下臂丛损伤，累及 C8～T1 神经纤维。严重的手无力，称为 Klumpke 麻痹，特征性地发生在这类病变中。最常见的情况之一是个体被拖拽常常发生在无意识状态下）。

需要注意的是，严重的牵拉可以导致神经根病变以及臂丛病变。牵拉可以直接引起神经根撕脱，即神经根从脊髓中分离。这是最严重的病变类型，没有恢复的可能。神经传导检查和肌电图可以区分是根撕脱病变或是臂丛病变，或者是二者共存。

肿瘤和其他占位病变

臂丛疾病可由局部肿瘤侵犯引起。比如，肺潘克斯特瘤（pancoast tumor，译者注：肺上沟癌）可以扩散和直接侵袭臂丛。更常见的是，肿瘤转移到周围的淋巴结，淋巴结生长肿大压迫臂丛。淋

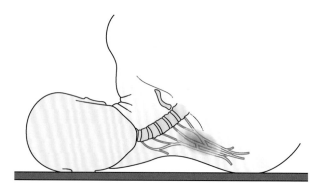

图 30-5　创伤性上干臂丛病。大多数创伤性臂丛损伤是由牵引和拉伸引起。尽管全臂丛都可能受累，但当头部被推向肩部的反方向时，上干最容易受损，人从运动中的车辆中甩出，头和肩部着地摔倒在人行道上

巴瘤、乳腺癌和肺癌是最常见的肿瘤病因。在无肿块病变时，淋巴瘤和白血病也可以直接侵袭神经而不是由于肿块。少数情况下，原发性神经鞘膜瘤（例如，许旺氏细胞瘤、神经纤维瘤或神经纤维肉瘤）可以影响臂丛。偶见非肿块性病变压迫臂丛，如血肿和血管异常（例如，动脉瘤、动静脉畸形）。肿瘤性臂丛病变特征性地导致缓慢进展性综合征，常常伴明显的疼痛。在某些情况下，要在临床上区分这些病变与更近端的颈神经根病变，是很困难或者不可能的。神经传导检查和肌电图对区别这些臂丛病变和颈神经根病变很有用。

痛性肌萎缩（臂丛神经炎）

一种常见但认识不足的疾病，常常影响上肢神经或臂丛。这种病况有多种名称，包括神经痛性肌萎缩综合征（Parsonage-Turner syndrome）、臂丛神经炎、特发性臂丛神经病和臂肌萎缩症。在多数但非所有情况下，这种综合征以触发免疫系统反应为先导，通常是病毒性疾病或免疫接种，偶因手术。在几天到几周内，开始出现典型的肩部疼痛。疼痛严重，常常使患者在睡梦中疼醒。在早期，由于突出的疼痛，体检时可能难以发现肌力减退。然而，随着疼痛消退，通常在 1～2 周后，可以显示出显著的肌无力，随后出现肌萎缩。也可能出现异样感觉和感觉减退，但是检查时常常只发现轻度的或者微小的感觉异常。有时，臂丛神经可能全部或部分受累。有时则是单根上肢神经，包括直接来自神经根的神经单独受累，模式上更像是多发性单神经病。某些神经，特别是胸长神经和前骨间神经，常常参与神经痛性肌萎缩的发生。胸长神经麻痹引起前锯肌无力，导致特征性

的翼状肩。前骨间神经麻痹主要引起拇指和示指的长屈肌无力（拇长屈肌和指深屈肌 - 正中神经）：患者无法做出"OK"的姿势。有报道膈神经也可单独或是联合其他单神经受累。特别的是，下脑神经（Ⅸ～Ⅻ）受累，伴有痛性肌萎症的其他典型表现。

大多数神经痛性肌萎缩主要是单侧的。但仔细检查，特别是肌电图，在对侧也发现一些异常并不罕见。同样，大多数情况是单次发作，可以出现反复发作，但非常少见。疼痛性臂丛神经炎反复发作高度提示遗传性痛性肌萎缩可能。遗传性痛性肌萎缩是一种罕见的与染色体 17q25 上的 SEPT-9（septin-9）基因突变相关的显性遗传疾病，与特发性臂丛病有相似的临床表现。体检可见轻度的生理缺陷（例如，眼距过窄、身材矮小、腭裂、内眦赘皮、四肢和颈部的环状皮肤皱纹和不全性并指）。

手术后臂丛损伤

臂丛损伤是冠状动脉搭桥术和其他类似的胸部手术后最常见的周围神经系统并发症。这些病变是由于胸壁回缩后引起的牵拉病变，或是继发于与颈内静脉导管有关的血肿压迫。几乎所有患者均主要累及臂丛下干或内侧束。

下干病变时，患者感到环指和小指感觉障碍（尺神经分布区），并可向近端延续至前臂内侧和上臂内侧（臂内侧皮神经和前臂内侧皮神经）。肌力减退累及所有的 C8～T1 支配肌，包括正中神经和尺神经的手内在肌，所有的前臂长屈指肌（图 30-6），较少累及伸指肌（主要是拇指和示指伸肌）。在一些患者中，疼痛可能是主要的症状。由于推测损伤是继发于拉伸和压迫，没有神经及基底膜的撕裂或剪切，因此大部分患者在几个月内可恢复良好。很少一部分患者可能无法完全恢复；偶有患者会残留下难以治疗的慢性疼痛。

迟发型放射病变

放射可能导致进行性臂丛病，典型特点是在射线暴露后数年发病。放射野通常覆盖了臂丛区域，特别是在淋巴瘤、乳腺癌、肺和颈部肿瘤的治疗中。放射诱发的臂丛病风险随放射剂量增加而增加；更常见于剂量超过 5 700 拉德时。

当有恶性肿瘤病史的患者接受放射治疗后发展为慢性进行性臂丛病变，通常在放射诱发的臂丛

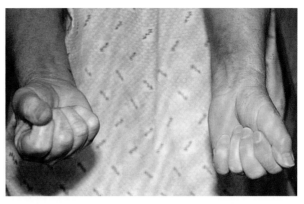

图 30-6 手术后臂丛。术后臂丛病特征性地影响走行于下臂丛的 C8～T1 神经纤维。常导致手内肌和指深屈肌的力弱。上图的患者中，可从左手抓握力弱和远节指间关节无法完全屈曲看出指深屈肌力弱

病变和复发性肿瘤的直接侵袭两者之间鉴别诊断。某些临床和肌电图检查表现可能对区分两者有所帮助。首先，疼痛在肿瘤直接侵袭中表现更早、更突出。同样，霍纳综合征（Horner's syndrome）在肿瘤直接侵袭中更加常见。相反，感觉症状（例如，异样感觉和木感）在放射性损伤中更常、更早出现。此外，放射诱发的臂丛病变患者通常在症状发生后很长时间（常常是几年之后），才引起注意而就诊。

在电生理检查中，出现肌颤搐放电和束颤非常有助于区分放射诱发性和肿瘤侵袭性的臂丛病。肌颤搐放电是放射诱发性臂丛病特征。它们可以在临床上观察到，但在肌电图检查中更明显。虽然在放射性神经炎患者中，存在跨臂丛的传导阻滞的报道，但这一发现并不特异，在肿瘤相关的臂丛病中也有报道，虽然相对少见。神经传导检查和肌电图的其他发现，包括累及的臂丛区域，以及临床上出现肌无力，对于鉴别放射诱发性和直接肿瘤侵袭性臂丛病通常没有帮助。

胸廓出口综合征

胸廓出口指的是臂丛和主要动静脉从肩部、腋部进入到上肢的出口。不同类型的胸廓出口综合征（TOS）的发生取决于哪一结构受到卡压。锁骨下血管和腋部血管受卡压可能导致血管型 TOS。臂丛本身受到卡压导致真性神经型 TOS。

过去，神经型胸廓出口综合征的诊断很常见，大部分患者接受外科手术治疗以解除胸廓出口的压迫。这些手术包括颈肋切除、第一肋骨切除、纤维束松解以及部分斜角肌切除。然而，彼时对椎

间孔处颈神经根的受压病变和在手臂常见的神经卡压病尚不很了解。此后，渐渐明确真性神经型TOS实际上是非常少见的。大部分过去被诊断为TOS的患者实际上或者有颈神经根病，或者有肘部尺神经或腕部正中神经的神经卡压病。

大多数真性神经型TOS是由一从残留颈肋到第一肋骨之间的纤维束带卡压臂丛下干引起的（图30-7）。因此，感觉和运动障碍出现在C8~T1分布区。解剖学上，该纤维束带通常更先影响T1神经纤维。导致特征性体征和症状，包括明显的大鱼际肌萎缩无力和次要明显的小鱼际肌萎缩无力（图30-8）。关于大鱼际肌相对易损性的解释目前尚不清楚，但可能是大鱼际肌更多接受T1支配，而小鱼际肌更多接受C8支配。

除了正中神经和尺神经支配的手内在肌外，手指长屈肌（例如，指深屈肌）和拇指长屈肌（拇长屈肌）也是由C8~T1支配，也可能受累。桡神经C8纤维成分支配肌的无力（例如，EIP示指伸肌）也可能发生，但不常见。异样感觉和感觉减退影

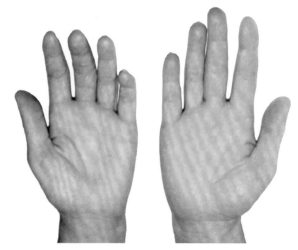

图30-8   神经型胸廓出口综合征患者手内肌萎缩和手姿势。神经型胸廓出口综合征先累及T1神经纤维。这导致特征性的大鱼际肌萎缩力弱和较不明显的小鱼际萎缩力弱（左手）。大鱼际肌相对易累及的解释可能是大鱼际肌更多接受T1支配，而小鱼际肌更多接受C8支配

响环、小指，掌部尺侧和前臂内侧。这些感觉改变出现在尺神经和前臂内侧皮神经的支配区，两者都通过臂丛下干。

临床上，神经型TOS经常与更常见的肘部尺神经病和C8~T1病变混淆。以下几条临床信息有助于区分这三者。由颈部运动诱发的颈部疼痛伴放射至手臂的疼痛史，高度支持颈神经根病的诊断。肘部出现局部压痛和疼痛通常伴肘部尺神经病。在所有这三种情况下，萎缩和无力都可能影响大鱼际和小鱼际肌。然而，肘部尺神经病时，拇外展不受累（正中神经支配）。在神经型胸廓出口综合征中，拇外展不仅受到影响，而且常常优先被影响。在C8~T1神经根病变中，拇外展可能无力，但不会与其他C8~T1支配肌的无力程度不成比例。在感觉检查中，肘部尺神经病变的感觉异常仅限于小指及环指尺侧和掌部尺侧。在神经型胸廓出口综合征和C8~T1神经根病中，感觉障碍更向近端延伸到前臂内侧区，即前臂内侧皮神经的支配区。

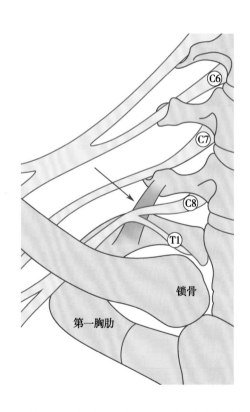

图30-7   神经型胸廓出口综合征的解剖。大多数真性神经型胸廓出口综合征由压迫臂丛下干的从颈肋到第一胸肋的纤维束带引起（箭头）(Adapted from Levin, K.H., Wilbourn, A.J., Maggiano, H.J., 1998. Cervical rib and median sternotomy-related brachial plexopathies: a reassessment. Neurology 50, 1407-1413, with permission.)

电生理评估

电生理学研究的主要目的是对疑似臂丛病作准确定位并评估其严重程度。此外，每次检查需排除类似臂丛病的神经根或多发性周围神经病的可能。在开始电生理研究前，对正常臂丛解剖的深入了解是至关重要的。同样，肌电图医生应该

具备根据体检结果分析臂丛病的可能类型的能力。

臂丛疾病的电生理评估主要依靠感觉神经动作电位（SNAP）和详细的肌电图检查。运动神经传导检查，虽然在某些情况下有所帮助，但在区分神经丛疾病和神经根疾病方面通常用处不大。

神经传导检查

感觉神经传导检查对评估可能的臂丛病起着关键作用（框30-1）。臂丛感觉神经纤维都位于背根神经节的远端。因此，臂丛病变常常导致SNAP异常，这也是区别根性病变和臂丛性病变最有用的信息之一。在上肢，前臂外侧皮神经、桡神经、正中神经、尺神经和前臂内侧皮神经感觉传导检查都容易进行。在臂丛疾病中，通常是一种或多种SNAP异常，取决于病变的部位和病因（表30-2）。在某些情况下，只有双侧对比才能发现异常的SNAP。当患侧SNAP波幅处于或刚刚低于正常值的下限时，双侧对比最有帮助。有时，SNAP波幅可能在正常范围，但左右对比可以显示出明显的不对称。一般来说，当双侧对比时，波幅必须有50%的差异我们才认为是异常的（例如，相比正常侧，异常侧波幅具有50%或者更低的波幅）。

框30-1 臂丛病神经传导检查步骤推荐

常规的感觉传导检查：
1. 感觉电位：前臂外侧皮神经、桡神经、正中神经、尺神经和前臂内侧皮神经（见表30-2）
2. 与未受累侧对比，特别是在电位低或接近正常值下限时

常规的运动传导检查：
1. 常规正中神经运动检查，记录拇短展肌，在腕和肘部刺激
2. 常规尺神经运动检查，记录小指展肌，在腕和肘上、肘下刺激

特别考虑：
- 对可疑下干/内侧束病变，可进行常规正中神经和尺神经运动传导检查，也同样在腋下或Erb点刺激。正确进行近端正中神经运动传导检查需要施加碰撞检查以消除尺神经协同刺激产生的混杂效应。
- 与对侧运动检查相对比可能会有帮助。
- 可疑后束病变，进行桡神经运动传导检查以排除桡神经在桡神经沟处病变。
- 可疑上干或中干病变，刺激Erb点，在双侧肱二头肌、肱三头肌、三角肌和竖脊肌记录以评估轴突病变程度。

F波：
- 双侧正中神经和尺神经F波，特别在疑似下干或内侧束病变时。

运动检查在评估臂丛疾病方面用处较小。其主要作用在于排除类似于臂丛病变的多处卡压性神经病。常规正中、尺和桡神经运动检查从C8或C8～T1支配肌的远端记录。因此，常规正中和尺神经运动检查仅用于评估内侧束或下干病变。同样，桡神经运动检查仅用于评估后束或下干病变。常规的运动检查在外侧束、上干或中干病变时并不出现任何异常。

如果与轴突丢失相关的臂丛病变影响下干或内侧束，正中神经和尺神经的CMAP可能出现波幅减小，伴远端潜伏期和传导速度的轻度下降。正中神经和尺神经F波可能会延长，尤其在与无症状侧对比时。桡神经运动神经传导检查可能显示与下干或后束病变相似的表现。

传导检查可以在跨越臂丛处进行，但应谨慎。大部分臂丛病主要是轴突病变。因此，大多数情况下，跨越病变部位检查不会出现局部传导减慢或传导阻滞。传导阻滞和局部减慢通常仅在一些放射性臂丛炎和炎性脱髓鞘多神经病变的病例中可出现。跨臂丛的运动传导检查需要在腋下和Erb点施加刺激。在一些个体中，即使在近端施加最大的输出电刺激，尤其在Erb点，也很难或不可能获得超强刺激。非超强的刺激，如果不被识别，可能给人传导阻滞的错误印象。

近端刺激的另一个主要问题是对临近神经的共同刺激作用（图30-9）。共同刺激通常发生在腋下

表30-2 臂丛病中感觉电位检查

SNAP	束	干
前臂外侧皮神经	外侧束	上干
桡神经（到拇指）	后束	上干
正中神经（到拇指）	外侧束	上干
桡神经（到鼻烟壶）	后束	上干/中干
正中神经（到示指）	外侧束	上干/中干
正中神经（到中指）	外侧束	中干
正中神经（到环指）	内侧束	中干/下干
尺神经（到环指）	内侧束	下干
尺神经（到小指）	内侧束	下干
尺神经手背支	内侧束	下干
前臂内侧皮神经	内侧束	下干

SNAP，感觉神经动作电位。

注意：SNAP在背根神经节或其远端病变中出现异常，包括臂丛病。在评估可能的臂丛病时，异常SNAP的形式有助于病变定位。

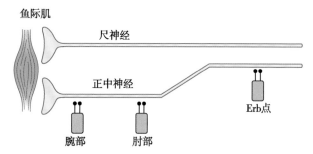

图30-9　**Erb 点处邻近神经的共同刺激**。在常规的正中神经和尺神经运动传导检查中，只有在过度刺激时，共同刺激才会发生在腕部或肘部。相反，在近端刺激时（例如，腋下和 Erb 点），尺神经和正中神经协同刺激会常规发生。在记录小指展肌时的尺神经运动传导检查中，共同刺激并不是主要的问题，因为小鱼际肌处并无正中神经支配肌存在。而在记录大鱼际肌时的正中神经运动传导检查中，共同刺激将使正中神经复合运动电位被大鱼际肌处的尺神经运动纤维干扰

和 Erb 点。当进行常规尺神经运动传导检查时，腋下或 Erb 点施加刺激导致尺神经和正中神经 C8-T1 支配肌的共同去极化。当记录小指展肌（ADM）时还不是主要问题，因为小鱼际肌处没有正中神经支配肌，故而不会潜在地影响 ADM 的 CMAP。然而，当常规正中神经运动传导检查时，记录拇短展肌，在腋下或 Erb 点的共同刺激是有影响的，因为在针电极记录位置——大鱼际肌处同时存在正中神经和尺神经的支配肌。在共同刺激下，正中神经的 CMAP 可能会被尺神经支配肌的干扰，导致波幅变大，也可能影响远端潜伏期。

正中神经运动检查时出现的近端共同刺激问题只能通过对冲检查来消除（图 30-10）。对冲消除检查的基本原理是通过在尺神经纤维的远端也施加电刺激以对冲，消除掉尺神经纤维近端刺激产

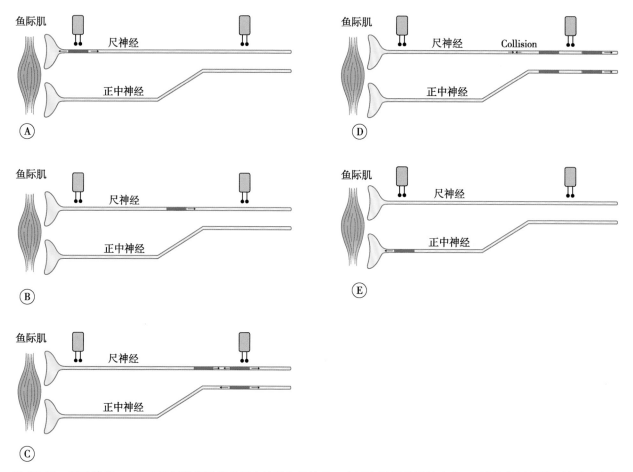

图30-10　**对冲检查**。Erb 点处刺激将同兴奋正中神经和尺神经。在正中神经传导检查中，尺神经共同刺激可被对冲电位消除。对冲检查需要两个独立的刺激源在不同时间分别施加各自的刺激。第一个刺激施加在腕部尺神经处，第二个刺激施加在 Erb 点。在腕部和 Erb 点处分别对尺神经施加超强刺激。当第一个刺激后紧跟一个延迟，再施加第二个刺激，这个过程就是对冲检查。**A.** 第一个刺激去极化尺神经，电位向近、远端传导。**B.** 远向电位引起大鱼际肌处尺神经复合运动电位（CMAP）**C.** Erb 点处的第二个刺激是在第一个刺激电位近向传导到近端刺激点前施加。正中神经和尺神经发生共同刺激。**D.** 尺神经的去极化与第一个刺激的逆行神经冲动相碰撞，导致神经冲动的消除。正中神经电位不受累，并继续沿神经走行方向向远端传导。**E.** 最后，真正的近端正中神经 CMAP 得以被记录，并可用于计算近端段传导速度和寻找传导阻滞的证据

生这部分电位。对冲检查需要两个可以在不同时间独立施加的刺激器。第一个刺激放置在腕部尺神经处，第二个刺激在近端（腋下或 Erb 点）。记录电极照常放置在正中神经支配的拇短展肌上。刺激器分别单独在腕部和近端位置施加超强刺激。通过近端刺激的潜伏期和远端刺激的潜伏期相减，我们可以计算出从近端刺激点到远端刺激点神经传导所需要的时间（以毫秒为单位）（反之亦然）。进行碰撞检查时，先给第一个刺激（腕部），间隔一个短暂的时间，再给第二个刺激（近端部位）。理想情况下，间隔时间越长越好，但不能超过其远端刺激点到近端刺激点所需的神经纤维传导时间。第一个刺激后，尺神经去极化，电位向远端和近端两个方向传导。远向传导电位可引起大鱼际肌处尺神经支配肌的 CMAP。第二个刺激稍有延迟但在第一个刺激到达近端刺激点前予以施加。第二个刺激施加在近端（腋下或 Erb 点），引起正中神经和尺神经的共同刺激。尺神经去极化后，电位沿上肢向远端传导，与向近端传导的第一个刺激电位相对冲，因此被下传电位受阻，仅留下正中神经电位沿上肢向远端传导。然后，真实的近端刺激正中神经 CMAP 可以被记录和用于计算近端正中神经传导速度及寻找传导阻滞的证据（图 30-11）。如果近端跨臂丛的正中神经检查未用对冲技术，传导阻滞和局部传导速度减慢可能会被漏诊。

Erb 点刺激也可以用于记录其他肌肉。表面电极和针电极均可以用于记录许多主要的上肢肌（比如，三角肌、肱三头肌、冈上肌、冈下肌、肱二头肌）。通过在 Erb 点刺激，我们可以对比双侧的 CMAP 波幅和潜伏期。尽管只用单个刺激部位不能检查传导阻滞，但 CAMP 波幅可以帮助评估轴突丢失的程度。在某些情况下，稍远端的部位，比如腋下，也能用于检查传导阻滞（见第 31 章）。

肌电图方法

肌电图检查对疑似臂丛病的检查是直接明了的（表 30-3）。应对多块肌肉进行大量的肌电图检查以分析出患者确实的肌电图表现的模式。理想情况下，应检查代表所有干、束和周围神经的肌肉。此外，最近端的肌肉评估对于帮助区别臂丛病变和根性病变至关重要。因为椎旁肌、菱形肌和前锯肌的神经支配直接来自神经根部，在臂丛病中，它们应该是正常的；但是，在根性病变时，它们往往是不正常的。虽然如此，我们应注意到，神

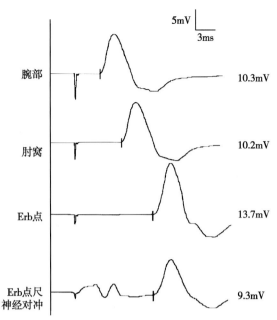

图 30-11　正中神经运动传导检查和近端共同刺激。刺激腕部（**第一张轨迹图**）、肘窝（**第二张轨迹图**）和 Erb 点（**第三张波形图**），记录拇短展肌。注意到在共同刺激和共同记录大鱼际肌时（即第三张轨迹图中在 Erb 点刺激）出现更高的波幅。在对冲检查中（**第四张波形图**），在 Erb 点刺激前 4ms 时，对腕部尺神经施加超强刺激。第一个大鱼际肌处尺神经 CMAP 来自第一个刺激，紧跟着，第二个则是碰撞后的 Erb 点刺激电位，代表真正的近端正中神经 CMAP

表 30-3 　臂丛病肌电图检查步骤推荐
1. 每根周围神经至少检查一块对应的肌肉（正中神经、尺神经、桡神经、骨间前神经、骨间后神经、腋神经、肌皮神经、肩胛上神经）。
2. 由相同神经支配但来自不同神经根纤维的靶肌肉。
3. 所有临床体检发现无力或木感的肌肉均应检查。
4. 近端肌肉必须检查，包括椎旁肌。在疑似上干病变时，需同时检查菱形肌和前锯肌。
5. 如果检查结果在临界值或模棱两可时，需与对侧比较。

检查肌肉	
正中神经	旋前圆肌，拇短展肌
骨间前神经	拇长屈肌
骨间后神经	示指伸肌，指总伸肌
尺神经	第一骨间背侧肌，屈指深肌
桡神经	桡侧伸腕肌，肱桡肌，肱三头肌
腋神经	三角肌
肌皮神经	肱二头肌
肩胛上神经	冈上肌，冈下肌
肩胛背神经	菱形肌
颈神经根后支	颈椎旁肌

经根撕脱病变可以合并臂丛病变,特别在创伤性臂丛病变的情况下。当肌电图结果轻度异常或位于临界值时,进行双侧对比是有价值的。

同其他神经肌肉疾病一样,肌电图用于寻找活动性的去神经支配,运动单位动作电位(MUAP)异常,募集相异常和异常的自发放电证据。如前所述,肌颤搐和束颤电位的出现在区分放射性诱导的臂丛病变和肿瘤直接侵袭的病变尤为重要。肌颤搐电位是单个 MUAP 的突发放电,表现为该 MUAP 成组地重复放电。通常情况下,肌颤搐电位每 0.5～2 秒放电一次,发放组内的放电频率范围长在 20～70Hz 之间。

肌电图也用于评估病变的严重程度。更重要的是评估创伤性病变后轴突的连续性。轴突连续性中断(无 CMAP,大量的去神经支配,即使患者努力收缩肌肉也无激活的 MUAP)是不祥的征兆。如果不能证明轴突连续,特别在怀疑神经根撕脱时,下一步往往会考虑手术探查、神经移植或肌腱转位,以恢复功能。如果是急性病变,则有必要观察 3～6 个月以及复查肌电图后,再考虑手术干预。通常,早期神经再支配的证据(比如,新生 MUAP)可以在发现临床症状改善前几个月内从肌电图中检查到。在大多数情况下,如果有任何轴突连续性存在的证据,那么在手术干预前需进行进一步观察。

臂丛病常见的电生理学模式

上干臂丛病

上干病变可能导致前臂外侧皮神经感觉异常。此外,桡神经和正中神经感觉反应也可能异常,特别在拇指记录时。正中和尺神经运动传导检查和 F 波可能正常。肌电图异常可能涉及三角肌、肱二头肌、肱桡肌、冈上肌和冈下肌。肱三头肌、旋前圆肌和桡侧屈腕肌可能部分受累。最重要的是,菱形肌、前锯肌和椎旁肌不受累,除非病变也涉及神经根。在上干病变可能累及 C5 神经根时,肌电图可以出现一个奇怪的现象,即"呼吸臂"。这种现象是神经异常再支配的结果,是原先支配膈神经的神经纤维重新生长并支配到上肢肌中。这导致联带运动,即一些上干支配肌有节律地自行发放动作电位。当仔细观察时,我们可以注意到自发放电仅在患者呼吸时发生,特别在吸气时。膈

神经来自 C3、C4 和 C5 神经根。在 C5 神经根发出分支到膈神经前伤及 C5 神经根的任何创伤都可以引起这种综合征。这种现象首次在 Erb 产科臂丛病中被描述,但是也可见于其他创伤或手术后。

中干臂丛病

中干病变可影响正中神经 SNAP,特别是在中指记录时。桡神经 SNAP 也可能异常。正中和尺神经运动传导检查和 F 波正常。肌电图可能显示 C7 支配肌(例如,肱三头肌、旋前圆肌、桡侧屈腕肌)异常。

下干臂丛病

下干病变影响尺神经、尺神经手背支和前臂内侧皮神经 SNAP。由于支配手内肌的正中神经和尺神经纤维成分来源于下干,因此它们各自的运动传导检查和 F 波都可能异常。如果出现轴突病变,CMAP 波幅可能减小,伴轻度的远端潜伏期延长和轻度的传导速度减慢。传统上认为这种病变大部分是轴突性的而不是脱髓鞘性的,因此跨臂丛的运动传导检查(尽管理论上很吸引人),一般没有作用。肌电图可能显示所有尺神经支配肌,含 C8 或 T1 纤维的正中神经及桡神经支配肌电位异常,包括拇长屈肌、拇短展肌、示指伸肌。

外侧束臂丛病

外侧束病变累及前臂外侧皮神经 SNAP 和记录拇指,示指或中指的正中神经 SNAP。正中神经和尺神经运动传导检查和 F 波正常。肌电图可能显示肱二头肌和近端正中神经支配的前臂肌(旋前圆肌、桡侧屈腕肌)异常。远端正中神经支配的前臂和手内肌,包括拇长屈肌和拇短展肌正常。

后束臂丛病

后束病变引起桡神经 SNAP 异常。常规的正中神经和尺神经运动传导检查和 F 波正常。由于桡神经支配示指伸肌起源于下干,因此在示指伸肌记录桡神经动作电位可能异常。如果出现轴突病变,CMAP 波幅可能减小,伴轻度的远端潜伏期延长和轻度的传导速度减慢。肌电图可能显示远端和近端桡神经支配肌(例如,示指伸肌、桡侧伸腕肌、肱桡肌、肱三头肌)都异常。此外,三角肌、小圆肌和背阔肌也可出现异常。

内侧束臂丛病

　　内侧束病变与下干病变是相同的，除了肌电图中桡神经 C8 成分的支配肌是正常的。内侧束病变可能累及尺神经，尺神经手背支和前臂内侧皮神经的 SNAP。由于正中神经和尺神经支配手内肌来源于内侧束，它们各自的运动检查和 F 波都可能异常。如果出现轴突病变，CMAP 波幅可能减小，伴轻度的远端潜伏期延长和轻度的传导速度减慢。肌电图异常仅限于所有尺神经支配肌和远端正中神经 C8～T1 成分的支配肌（例如，拇短展肌，拇长屈肌）。

神经型胸廓出口综合征

　　真性神经型胸廓出口综合征实际上是一种下干病变。在这种压迫性神经病变中，T1 神经纤维往往先受到影响，导致一种独特的神经传导检查和肌电图模式（图 30-12）。正中神经和尺神经运动纤维都出现轴突病变模式（低 CMAP 波幅），优先影响正中神经支配的大鱼际肌。正中神经和尺神经远端潜伏期和传导速度可能轻度减小。更近端的 Erb 点刺激在真性胸廓出口综合征的诊断上价值不大，因为这种病变通常是因为轴突病变而没有近端传导阻滞的证据。

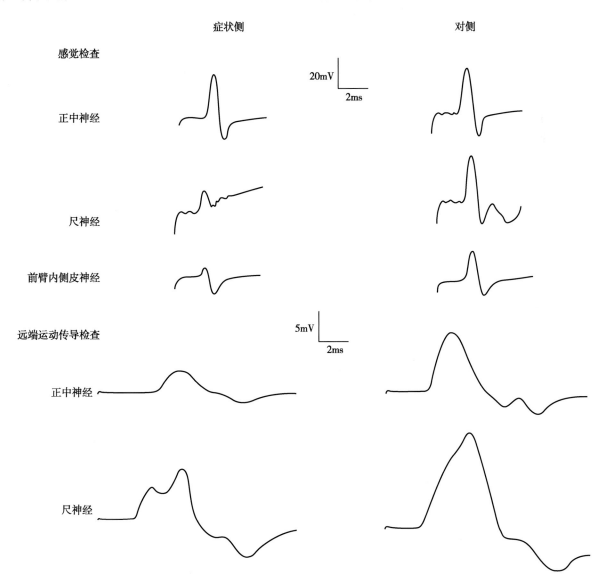

图 30-12　**胸廓出口综合征的神经传导检查**。胸廓出口综合征中可出现独特的运动和感觉传导模式。在真性神经型胸廓出口综合征中，通过下干的神经纤维，C8 和 T1（尤其是 T1）受累。在感觉传导检查中，尺神经和前臂内侧皮神经感觉动作电位（SNAP）异常，但正中神经 SNAP 正常。尺神经和前臂内侧皮神经感觉纤维都通过下干，然而正中神经感觉纤维来源于上干和中干。在运动传导检查中可以看到不同的模式。尽管正中神经和尺神经支配肌的运动纤维走行于下干，但正中神经支配的大鱼际肌通常比尺神经支配的小鱼际肌受累更严重，大概反映了相比小鱼际肌，有更多的 T1 神经纤维支配大鱼际肌

感觉神经传导检查也显示独特的模式。尽管正中神经 CMAP 波幅减小，但正中神经 SNAP 是正常的。这是因为正中神经感觉纤维不是来源于下干而是走行于上干和中干，上、中干在神经型胸廓出口综合征中并不受累。然而，尺神经感觉反应是异常的，因为尺神经感觉纤维走行于下干。在大多数情况下，尺神经 SNAP 幅度低但存在。在

真性神经型胸廓出口综合征中，前臂内侧皮神经 SNAP 通常也出现波幅降低或者消失（图 30-13）。因为该神经主要是 T1 支配并且走行于下干和内侧束，所以在神经型胸廓出口综合征中也受到影响。

肌电图异常主要出现在正中神经支配肌中，多发生于尺神经 C8～T1 成分支配肌，在桡神经 C8 成分支配肌中少见。

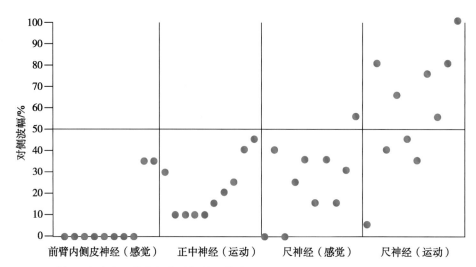

图 30-13　神经型胸廓出口综合征的神经传导检查。记录了 10 名神经型胸廓出口综合征患者患侧感觉神经运动电位（SNAP）和复合运动电位波幅占健侧的比例。感觉检查表现为独特的模式。尺神经感觉电位异常，因为尺神经感觉纤维走行于下干。在大多数患者中，尺神经 SNAP 减小但存在。前臂内侧皮神经 SNAP 也通常波幅减小或者在真性神经型胸廓出口综合征时消失。因为前臂内侧皮神经主要由 T1 支配并走行于下干和内侧束，使得在神经型胸廓出口综合征中更容易发生病变（From Levin, K.H., Wilbourn, A.J., Maggiano, H.J., 1998. Cervical rib and median sternotomy-related brachial plexopathies: a reassessment. Neurology 50, 1407-1413, with permission.）

 病例分析

病例 30-1

病史和体检

男，68 岁，冠脉搭桥术后出现左手木感和无力，术前无木感和肌无力病史。术后醒来，他发现环指、小指感觉木感，灵活性下降。没有相关疼痛。

术后第 11 天进行检查，患者左侧环指、小指以及小鱼际感觉减退。前臂内侧有很轻度的感觉减退。运动功能体检显示肌肉饱满度正常。左侧所有的手内肌中度无力，包括拇短展肌，骨间肌和小指展肌。左侧中指和拇指屈肌中度无力，手腕和手指伸肌轻度无力；示指伸肌无力最重。其他肌力及腱反射正常。

总结

病史是一位老年男性在冠脉搭桥术后醒来发现左手木感和无力。神经系统检查显示环指、小指和前臂内侧感觉减退，和左侧手内肌、中指和拇指屈肌、腕部和指伸肌的力弱但未出现萎缩。

术后 11 天的神经传导检查显示左侧尺神经 CMAP 波幅相比右侧轻度减小，尽管其在正常范围内。正中神经运动检查双侧正常，如同正中神经和尺神经的 F 波。左侧尺神经 SNAP 波幅低，前臂内侧皮神经 SNAP 无法记录到。左侧其他的 SNAP，包括正中神经、桡神经和前臂外侧皮神经 SNAP，和所有右侧的 SNAP 都是正常的。异常的尺神经和前臂内侧皮神经 SNAP 对应神经系统检查中发现的感觉异常区域。鉴于这两个感觉电位都异常，

一定发生了轴突丢失的沃勒变性，并且病变定位于背根神经节或其远端，受累纤维走行于臂丛下干或内侧束。左侧尺神经相对低波幅的 CMAP（受下干和内侧束纤维支配）也支持该病变定位。

肌电图检查显示左上肢或椎旁肌均未出现任何自发电位。第一骨间背侧肌、拇短展肌和尺侧屈腕肌轻度的 MUAP 募集减少，示指伸肌和指深屈肌中度的募集减少。所有的 MUAP 波形均正常。值得注意的是，在 C8～T1 支配肌上发现针肌电图电位异常，即由正中神经支配的（拇短展肌）、

尺神经支配的（第一骨间背侧肌，尺侧屈腕肌，第四指深屈肌）和桡神经支配的（示指伸肌），这些起源于臂丛内侧束和后束。C6～C7 支配肌，即由正中神经支配的和桡神经支配的（旋前圆肌，肱三头肌），是正常的，如同肱二头肌和 C7、C8 椎旁肌。

针电极检查提供了几条重要信息。第一，病变肯定位于非常近端，沿着 C8～T1 神经纤维分布，同时受内侧束和后束支配的肌肉因而受累。虽然椎旁肌正常，但其 SNAP 是异常的，将病变定位在背根神经节或其远端。神经传导检查指示病

病例 30-1　神经传导检查

刺激神经	刺激点	记录点	波幅 运动 /mv；感觉 /μV			潜伏期 /ms			传导速度 /（m/s）			F 波潜伏期 /ms		
			RT	LT	NL	RT	LT	NL	RT	LT	NL	RT	LT	NL
正中神经（m）	腕部	APB	10.3	8.2	≥4	3.2	3.5	≤4.4				24	26	≤31
	肘窝	APB	10.2	7.6		6.2	6.8		60	54	≥49			
尺神经（m）	腕部	ADM	9.5	6.6	≥6	2.9	3.3	≤3.3				25	28	≤32
	肘下	ADM	9.3	6.1		6.1	6.1		62	55	≥49			
	肘上	ADM	9.1	5.8		7.6	8.0		65	53	≥49			
正中神经（s）	腕部	示指	22	20	≥20	3.5	3.3	≤3.5	48	50	≥50			
尺神经（s）	腕部	小指	18	8	≥17	2.7	2.9	≤3.1	52	48	≥50			
桡神经（s）	前臂	鼻烟壶	19	15	≥15	2.3	2.3	≤2.9	56	59	≥50			
前臂外侧皮神经（s）	肘部	前臂外侧	17	18	≥10	2.2	2.4	≤3.0	70	67	≥55			
前臂内侧皮神经（s）	肘部	前臂内侧	16	NR	≥5	2.2	NR	≤3.2	70	NR	≥50			

m＝运动检查；s＝感觉检查；RT＝右侧，LT＝左侧；NL＝正常值；NR＝无反应；APB＝拇短展肌；ADM＝小指展肌。
注意：所有感觉和混合神经潜伏期都是峰潜伏期，所有感觉和混合神经传导速度都是以起始潜伏期计算，报告中的 F 波潜伏期代表 F 波最短潜伏期。

病例 30-1　肌电图

肌肉	插入电位	自发电位		自主 MUAP		波形		
		纤颤电位	束颤电位	激活	募集	时限	波幅	多相电位
左第一骨间背侧肌	NL	0	0	NL	↓	NL	NL	NL
左 APB	NL	0	0	NL	↓	NL	NL	NL
左 EIP	NL	0	0	NL	↓↓	NL	NL	NL
左尺侧屈腕肌	NL	0	0	NL	↓	NL	NL	NL
左屈指深肌（环指）	NL	0	0	NL	↓↓	NL	NL	NL
左肱二头肌	NL	0	0	NL	NL	NL	NL	NL
左旋前圆肌	NL	0	0	NL	NL	NL	NL	NL
左肱三头肌	NL	0	0	NL	NL	NL	NL	NL
左 C7 椎旁肌	NL	0	0	NL	NL	NL	NL	NL
左 C8 椎旁肌	NL	0	0	NL	NL	NL	NL	NL

↓＝轻度下降；↓↓＝中度下降；NL＝正常；APB＝拇短展肌；EIP＝示指伸肌。

变或位于内侧束,或位于下干。整合以上信息,病变应该位于臂丛下干而不是神经根水平。现在我们可以形成一个电生理学印象。

印象:电生理证据显示左侧臂丛下干的急性轴突病变。

冠脉搭桥术后立即出现环指、小指的木感和手无力提示臂丛病变,通常是由于胸壁回缩引起的牵拉病变。该例中,临床病史、检查和电生理指向臂丛下干的急性病变。神经传导检查显示病变是轴突性的。患者随后在 8 个月过程中功能完全恢复。

这个病例引伸出几个重要问题。

如果病变是轴突性,为什么没出现纤颤电位?

异常的 SNAP、低 CMAP 和正常波形 MUAP 的募集减少表明有足够的时间出现沃勒变性。然而,活动性的失神经电位(例如,纤颤电位和正锐波)通常需要 10 天到 2 周才能在最近端的肌肉中出现,在更远端的肌肉,则需要更长的时间。与 11 天临床病史相一致,这种病变是急性的。注意到能明确 MUAP 募集的重要性。在这种情况下,针肌电图中唯一能发现的异常是 MUAP 的募集减少,这有助于将病变定位在臂丛下干。

这可能是个非局灶性的尺神经病,叠加 C8～T1 神经根放射性病变的病例吗?

要记住,椎旁肌在神经根病时不必一定出现肌电图异常,特别在该例中,患者在肌无力 11 天就进行了检查,此时纤颤电位可能还没出现。然而,左侧前臂内侧皮神经 SNAP 的消失(直接来自臂丛内侧束)可以定位病变位于背根神经节或其远端,并且在尺神经分布区之外。对数据最简单的解释是臂丛下干疾病。前臂内侧皮神经 SNAP 发现异常非常重要,没有它,神经传导检查和肌电图的结果可能被解释成不能定位的尺神经病和急性 C8～T1 神经根病叠加。

◐ 病例 30-2

病史和体检

女,49 岁主诉右手木感。患者发现其右手环指和小指隐匿性渐进性木感 10 余年,不伴疼痛。症状最初是间断性,近一个月来为持续性木感。她也注意到有右手无力,特别在拧瓶盖和开车旋转钥匙时出现。

既往史主要是 20 年前因霍奇金淋巴瘤行斗篷野放射治疗,14 年前因右颈部肿瘤复发行局部放疗后,症状受到较好控制。

体检:脑神经未见异常,Horner 征阴性。右侧大鱼际和小鱼际肌出现萎缩,伴右拇外展和骨间肌力弱。尺侧一指半感觉过敏。左上肢肌肉体积、肌力和感觉正常。双上肢病理反射未引出。双下肢肌力及反射均正常且对称。右前臂及右手远端肌肉可见波动性蠕虫样运动。

总结

病史特点为:女性,出现右手环指、小指隐匿性起病木感十余年,伴手内肌萎缩及无力,不伴疼痛。患者多年前曾有霍奇金淋巴瘤斗篷野放射治疗史。神经学体检为:尺侧一指半感觉减退,伴右手内肌力弱和双上肢反射消失。右前臂及右手内肌可见波动性蠕虫样运动。其余神经学检查未见明显异常。

神经传导检查:右侧正中神经运动远端潜伏期及 F 波轻度延长。右侧尺神经运动 CMAP 波幅临界值低限,F 波正常。右侧尺神经 SNAP 虽然轻度减慢,但波幅正常,大约为左侧的 3 倍。右侧前臂内侧皮神经(来源于臂丛内侧束)的 SNAP 波幅正常,但左侧轻度下降。双侧正中神经和桡神经 SNAP 波幅均降低,如同左侧尺神经 SNAP。右腓肠神经 SNAP 正常。注意到右尺神经 SNAP 波幅正常,对应于神经系统检查中发现的木感区域。在木感区域发现 SNAP 正常,主要有以下三个原因:①病变是超急性的(例如,对于感觉神经,小于 6～10 天),没有足够的时间来发生沃勒变性;②病变位于背根神经节近端,或在神经根水平或在更中心的脊髓或大脑;③病变类型是一种近端神经脱髓鞘,可能传导阻滞,让轴突相对完整。

针肌电图检查在鉴别这些可能性中应该有用。显然病变并不是超急性的,因为肌电图在尺神经、正中神经和桡神经分布区中一些由 C7～T1 节段支配的肌肉中显示了大而时限长的再生 MUAP。旋前圆肌,肱二头肌和颈椎旁肌正常。根据正常的椎旁肌和异常的 SNAP,病变不可能位于背根神经节的近端。最后,几块上肢肌肉的纤颤电位是很好的线索。肌颤搐是单个 MUAP 节律性地、成组性地、重复性地发放,起源于脱髓鞘神经节段,可能是由于脱髓鞘神经节段的自发性去极化和沿着脱髓鞘区域的假突触传递。这种肌电图上的发

病例 30-2　神经传导检查

刺激神经	刺激点	记录点	波幅 运动 /mv；感觉 /μV			潜伏期 /ms			传导速度 /(m/s)			F 波潜伏期 /ms		
			RT	LT	NL	RT	LT	NL	RT	LT	NL	RT	LT	NL
正中神经（m）	腕部	APB	5.4		≥4	4.7		≤4.4				33	26	≤31
	肘窝	APB	4.5			9.8			47		≥49			
尺神经（m）	腕部	ADM	6.5		≥6	3.0		≤3.3				30	28	≤32
	肘下	ADM	5.2			6.9			51		≥49			
	肘上	ADM	5.0			9.2			54		≥49			
正中神经（s）	腕部	示指	7	12	≥20	3.2	2.8	≤3.5	54	62	≥50			
尺神经（s）	腕部	小指	38	13	≥17	23.0	3.0	≤2.8	47	58	≥50			
桡神经（s）	前臂	鼻烟壶	8	10	≥15	2.7	2.5	≤2.9	57	61	≥50			
前臂内侧皮神经（s）	肘部	前臂外侧	5	3	≥5	2.6	2.7	≤3.2	59	54	≥50			
腓肠神经（s）	小腿	踝后区	14		≥6	3.6		≤4.4	47		≥40			

m=运动检查；s=感觉检查；RT=右侧，LT=左侧；NL=正常值；APB=拇短展肌；ADM=小指展肌。
注意：所有感觉和混合神经潜伏期都是峰潜伏期，所有感觉和混合神经传导速度都是以起始潜伏期计算，报告中的 F 波潜伏期代表 F 波最短潜伏期。

病例 30-2　肌电图

肌肉	插入电位	自发电位		自主 MUAP		波形		
		纤颤电位	束颤电位	激活	募集	时限	波幅	多相电位
右第一骨间背侧肌	MK	0	0	NL	⇊	+1	+1	+1
右 APB	MK	0	0	NL	⇊	+2	+1	+1
右 EIP	MK	0	0	NL	⇊	+1	+1	+1
右旋前圆肌	NL	0	0	NL	NL	NL	NL	NL
右肱二头肌	NL	0	0	NL	NL	NL	NL	NL
右屈指深肌（环指）	MK	0	0	NL	NL	NL	NL	NL
右肱三头肌	NL	0	0	NL	⇊	+1	+1	+1
右 C6 椎旁肌	NL	0	0	NL	NL	NL	NL	NL
右 C7 椎旁肌	NL	0	0	NL	NL	NL	NL	NL
右 C8 椎旁肌	NL	0	0	NL	NL	NL	NL	NL

⇊=中度下降；NL=正常；MK=纤颤电位；APB=拇短展肌；EIP=示指伸肌。

放对应于临床体检发现的前臂远端和手部的波动性蠕虫样运动。

总结，上肢双侧的 SNAP 大部分都显示波幅降低，除了右侧尺神经和前臂内侧皮神经的 SNAP 是正常的，尽管患者描述这些区域有感觉减退。虽然人们可能会怀疑这些发现提示远端逆向性坏死广泛性周围神经病，但腓肠神经的 SNAP 正常否定了这种可能性。我们应该考虑臂丛病的可能性，尤其是结合患者放疗的病史。肌电图有助于显示在一些由 C7～T1 节段支配的肌肉中，再支配

MUAP 的募集减少，但伴正常的颈椎旁肌。所以截至目前，电生理检查的结果符合主要累及右侧臂丛中干和下干的病变。肌电图检查提示累及下干的病变。

我们现在可以形成电生理诊断印象。

印象： 电生理证据符合右侧慢性臂丛病变，主要累及中干和下干。肌颤搐放电符合放射诱导的臂丛病。此外，左侧异样感觉神经电位提示左侧臂丛有相似的无症状的病程。

之前接受过放射治疗的上肢隐匿性起病发生木感和无力的病史提示迟发型放射性臂丛病。迟发型放射性臂丛病的显著特点包括发病的隐匿过程长达数年，临床检查中无疼痛表现，蠕动样运动提示肌颤搐。

这个病例引伸出几个重要问题。

如果右手环指、小指木感，为什么尺神经 SNAP 是正常的？

即使临床出现感觉减退，前臂内侧皮神经和尺神经的 SNAP 也是正常的，木感，因为他们位于脱髓鞘的远端。他们远离主要的脱髓鞘病变区。部分 C7～T1 支配肌群的肌颤搐电位支持神经纤维脱髓鞘病变的特征。肌颤搐电位在迟发型放射性臂丛病中很常见。其在肌电图上的发现有助于区分是肿瘤性还是放射性引起的臂丛病变。MUAP 的慢性改变，远端正中神经潜伏期的轻度延长和其他神经感觉电位的异常提示了轴突丢失。有人通过在上臂和 Erb 点进行更近端的尺神经刺激来寻找跨臂丛的传导阻滞，以提供近端脱髓鞘的进一步证据，这已经在放射性臂丛病中报道。然而，我们应该谨慎 Erb 点的刺激，因为在该区域超强刺激本身有技术难度。如前所述，感觉减退的区域出现正常 SNAP 的其他可能解释包括超急性病变，或背根神经节近端的病变。然而，无论是临床病史还是再生 MUAP 的发现都倾向慢性而非超急性病变。此外，低波幅正中神经和桡神经 SNAP 和正常的颈椎旁肌显示病灶位于或位于或远离背根神经节的远端，使近端脱髓鞘成为最合理的解释。

左侧异常的 SNAP 是否提示该侧的臂丛病？

左侧异常 SNAP 提示该侧也可能存在臂丛病，尽管对这种可能性并没有进行充分检查，因为患者在该侧并无相应症状。腓肠神经 SNAP 正常对于排除慢性广泛性周围神经病变非常重要。双侧上肢腱反射消失而下肢腱反射正常，这一发现也支持双侧臂丛功能障碍，尽管左侧无症状。

◐ 病例 30-3

病史和体检

男，15 岁，骑自行车摔伤后左上肢木感和无力 4 月余。体格检查发现左肩和上肢肌萎缩无力。患者肩外展和屈肘完全不能，伸肘能完成，但无

力。腕屈伸和手内肌的功能未见明显异常。左肱二头肌和肱桡肌腱反射消失。其他反射存在并都正常。上臂外侧和前臂外侧感觉减退。

总结

病史为 15 岁年轻男性，自行车摔伤后左上肢出现木感和无力 4 月余，左肩带部和上肢肌群出现持续性重度肌萎缩和无力。神经系统检查发现肩外展和肘屈伸无力，上臂和前臂外侧感觉缺失，肱桡肌、肱二头肌腱反射消失。

神经传导检查示左正中神经和尺神经运动传导和 F 波正常。正中神经和尺神经 SNAP 正常且双侧对称。左桡神经 SNAP 在正常值下限，但和对侧相比显著异常（波幅小于一半）。这些发现说明在对疑似臂丛病变进行双侧感觉检查的重要性；否则左桡神经 SNAP 可能被误认为无异常。左前臂外侧皮神经 SNAP 消失，右侧正常。

肌电图显示左侧 C5～C6 支配肌插入电位增加和纤颤电位，包括肌皮神经（肱二头肌）、腋神经（三角肌内侧头）、桡神经（肱桡肌）、肩胛上神经（冈上肌）和正中神经（旋前圆肌）。这些肌肉都没有 MUAP 被激活，除了在受 C7 纤维部分支配的旋前圆肌，记录到很大、长和多相的 MUAP，伴显著募集减少。肱三头肌（C6～C7～C8 支配），可见大、长和多相的 MUAP，伴轻度的募集减少。值得注意的是，前锯肌、菱形肌和 C5、C6 椎旁肌（包含 C5～C7 神经纤维但在臂丛前就已经直接从神经根部发出）都完全正常。

总之，结合上肢异常的 SNAP，异常的肌电图及正常的前锯肌、菱形肌和正常的上颈部椎旁肌，提示严重的慢臂丛病，主要累及上干。

印象：电生理的证据符合左侧严重的上干臂丛病，在完全由上干支配的肌肉中，没有神经连续性存在的证据。3～6 个月后的随访会有助于确定上干支配肌是否发生了再支配。

这个病例引伸出几个重要问题。

病变在臂丛本身吗，还是有神经根撕脱的证据？

异常的桡神经和前臂外侧皮神经感觉电位提示病变位于背根神经节或其远端，也就是说，在神经根的远端、在臂丛。正常的前锯肌、菱形肌和上颈部椎旁肌是没有根性病变的关键证据。因为这些肌肉的神经直接从神经根发出，在臂丛近端，如果存在神经根撕脱伤，这些肌肉中至少部分肌肉

病例 30-3 神经传导检查

刺激神经	刺激点	记录点	波幅 运动 /mv; 感觉 /μV			潜伏期 /ms			传导速度 /(m/s)			F 波潜伏期 /ms		
			RT	LT	NL	RT	LT	NL	RT	LT	NL	RT	LT	NL
正中神经(m)	腕部	APB		10.2	≥4		3.3	≤4.4					25	≤31
	肘窝	APB		9.6			6.9			58	≥49			
尺神经(m)	腕部	ADM		11.4	≥6		2.8	≤3.3					24	≤32
	肘下	ADM		11.0			6.3			62	≥49			
	肘上	ADM		10.9			9.7			61	≥49			
正中神经(s)	腕部	示指	33	25	≥20	2.7	2.8	≤3.5	56	55	≥50			
尺神经(s)	腕部	小指	27	23	≥17	2.4	2.6	≤3.1	58	54	≥50			
桡神经(s)	前臂	鼻烟壶	39	16	≥15	2.0	2.2	≤2.9	57	55	≥50			
前臂外侧皮神经(s)	肘部	前臂外侧	14	NR	≥10	2.0		≤3.0	58		≥55			

m=运动检查；s=感觉检查；RT=右侧, LT=左侧；NL=正常值；NR=无反应；APB=拇短展肌；ADM=小指展肌。

注意：所有感觉和混合神经潜伏期都是峰潜伏期，所有感觉和混合神经传导速度都是以起始潜伏期计算，报告中的 F 波潜伏期代表 F 波最短潜伏期。

病例 30-3 肌电图

肌肉	插入电位	自发电位		自发运动单元动作电位		波形		
		纤颤电位	自发收缩	激活	募集	时长	波幅	多相位
左肱二头肌	↑	+3	0	无				
左内侧三角肌	↑	+3	0	无				
左肱桡肌	↑	+3	0	无				
左冈下肌	↑	+3	0	无				
左肱三头肌	NL	0	0	NL	↓	+1	+1	+1
左旋前圆肌	↑	+2	0	NL	↓↓↓	+2	+2	+2
左第一骨间背侧肌	NL	0	0	NL	NL	NL	NL	NL
左指总伸肌	NL	0	0	NL	NL	NL	NL	NL
左示指伸肌	NL	0	0	NL	NL	NL	NL	NL
左前锯肌	NL	0	0	NL	NL	NL	NL	NL
左菱形肌	NL	0	0	NL	NL	NL	NL	NL
左 C5 椎旁肌	NL	0	0	NL	NL	NL	NL	NL
左 C6 椎旁肌	NL	0	0	NL	NL	NL	NL	NL

↑=升高；↓=轻度下降；↓↓↓=显著下降；NL=正常。

的肌电图应该有异常发现。然而，请注意，有极少数臂丛神经根撕脱伤的患者，其椎旁肌的肌电图是正常的，这可能提示在这些患者的神经根损伤中，背侧支可能相对没有受累。

功能恢复的预后如何？

这次检查是在受伤后 4 个月进行的。在 C5～C6 支配肌中出现大量纤颤电位，无 MUAP 的激活，以及在 C6～C7 支配肌中出现大量 MUAP 伴募集减少，提示病变是严重和慢性的，有严重的轴突丢失。在全部由 C5～C6 神经根所支配的肌肉中，目前没有神经再支配的证据。这位患者病变很严重，是神经根撕脱伤，而神经根撕脱伤的预后比臂丛病变差。建议在本次检查 3～6 个月后，再次检查，以便观察是否出现神经再支配，及其程度如何。目前损伤后 4 个月，对预后做出确定性描述或者选择最好的治疗方式还太早。如果神经再支配仍然很差，可采取包括肌腱转位术等治疗方法。

如果有大量的轴突丢失，为什么 CMAP 会正常？

CMAP 正常是因为记录电极是在正中神经和尺神经支配的手部肌，这些肌肉主要由 C8～T1 支配。由于这些神经纤维并没有受累，所以在这些肌肉记录的 CMAP 正常，符合预期。如果分别刺激肌皮神经和腋神经，记录肱二头肌和三角肌内侧头，预期可发现 CMAP 非常小或者无法记录到。

（冯俊涛　朱　愈　译）

推荐阅读

Dawson, D.M., Hallet, M., Wilbourn, A.J., 1999. Entrapment neuropathies, third ed. Philadelphia, Lippincott.

Harper, C.M., Juergen, E.T., Cascino, T.L., et al., 1989. Distinction between neoplastic and radiation-induced brachial plexopathy, with emphasis on the role of EMG. Neurology 39, 502.

Hollinshead, W.H., 1969. Anatomy for surgeons, volume 2: the back and limbs. New York, Harper & Row.

Lederman, R.J., Wilbourn, A.J., 1984. Brachial plexopathy: recurrent cancer or radiation? Neurology 34, 1331.

Lederman, R.J., Breuer, A.C., Hanson, M.R., et al., 1982. Peripheral nervous system complications of coronary artery bypass graft surgery. Ann Neurol 12, 297.

Levin, K.H., Lederman, R.J., Wilbourn, A.J., 1987. Spectrum of EMG changes in radiation brachial plexopathy. Muscle Nerve 10, 656.

Levin, K.H., Wilbourn, A.J., Maggiano, H.J., 1998. Cervical rib and median sternotomy-related brachial plexopathies: a reassessment. Neurology 50, 1407–1413.

Swift, T.R., 1994. The breathing arm. Muscle Nerve 17 (1), 125–129.

Vahl, C.F., Carl, I., Muller-Vahl, H., et al., 1991. Brachial plexus injury after cardiac surgery: the role of internal mammary artery preparation: a prospective study on 1,000 consecutive patients. J Thorac Cardiovasc Surg 102, 724.

肩与上臂近端神经病

31

肌电图医生有时会被要求评估肩部和上臂近端的神经，包括肩胛上神经、腋神经、肌皮神经、胸长神经和副神经。这些神经的病变远比正中神经、尺神经和桡神经的卡压与压迫性病变少见。肩部和上臂近端神经的电生理检查原则上依赖于针肌电图，神经传导检查这些神经作用有限，并且由于技术因素而复杂。另外，这些神经的病变几乎都是轴突丢失，不能通过局部传导速度减慢或传导阻滞来定位。与其他单神经病相似，电生理研究的目的是尽可能准确地定位病变，以排除更广泛的病变或近端神经根病，并评估严重性。

肩胛上神经病

解剖

肩胛上神经由臂丛神经的上干发出，其神经纤维源自 C5 和 C6 神经根。神经于斜方肌后方行走，穿过 U 形的**肩胛上切迹**（位于肩胛骨上缘，上覆肩胛横韧带）进入冈上窝（图 31-1）。肩胛上神经在此首先发出运动支至冈上肌（肩外展），在向外侧行走前发出深感觉纤维至盂肩关节、肩锁关节和喙肩韧带。主干继而绕过肩胛冈的冈盂切迹（位于肩胛下横韧带下方）进入冈下窝，并在此发出运动支支配冈下肌（肩外旋）。肩胛上神经通常不含支配皮肤的感觉纤维，不过也有极少神经变异支配的报道。在这些报道中，肩胛上神经支配了上臂近端外侧的皮肤感觉，这一区域一般由腋神经支配的。

临床

肩胛上神经卡压最常容易发生在肩胛横韧带下的肩胛上切迹处，而远端冈盂切迹处的卡压则

更少些。肩胛上神经在起始处（臂丛神经上干）及肩胛上切迹处相对固定。因为肩部和肩胛骨活动度大，动作尤其是重复的动作导致神经牵拉和神经损伤（图 31-2）。此外，与大多数主要的近端上肢神经相似，肩胛上神经常在神经痛性肌萎缩症中明显受累（见第 30 章）。

有报道很少见的肩胛上神经卡压继发于肿物病变，包括腱鞘囊肿、肉瘤和转移肉瘤，腱鞘囊肿在冈盂切迹处特别常见。此外，某些活动、姿势和职业与肩胛上神经的卡压有关。例如，有几个报道认为举重是肩胛上神经卡压的诱因，神经卡压可能是肩胛骨重复动作的结果，特别是上举过程中的肩外展和前伸。还有报道指外科手术过程中

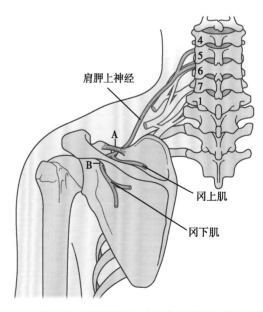

图 31-1　肩胛上神经的解剖。肩胛上神经源自臂丛神经上干。神经干在肩胛上切迹下（A）首先发出运动支支配冈上肌，随后发出感觉纤维支配肩关节。继而绕过冈盂切迹（B）支配冈下肌（Adapted from Haymaker，W.，Woodhall，B.，1953. Peripheral nerve injuries. WB Saunders, Philadelphia. With permission.）

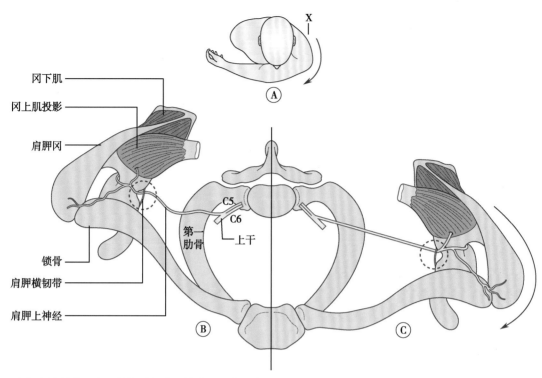

图 31-2　**肩胛上神经病**。肩胛骨的反复前伸使神经在臂丛神经上干和肩胛上切迹之间受牵拉，可能导致肩胛上神经病出现。肩胛上神经冠状位上面观：**A.** 手臂姿势；**B.** 正常体位；**C.** 手臂做图 A 的姿势时导致神经伸拉（Reprinted from Kopell，H.P.，Thompson，W.A.L.，1959. Pain and the frozen shoulder. Surg Gynecol Obstet 109，92. By permission of Surgery，Gynecology & Obstetrics，now known as the Journal of the American College of Surgeons.）

的膝 - 胸卧位会导致患者的肩胛上神经受损，因为在这个体位患者的肩胛骨伸展。值得注意的是，有些职业，包括排球手、棒球投手和舞蹈者，有罹患肩胛上神经卡压的危险。这些职业相关患者的临床和电生理表现常常提示此神经远端在冈盂切迹处受损。

此外，肩胛上神经病有时在临床上会和肩袖损伤相混淆，同时也有可能伴有肩袖损伤。两者最初可能被认为有共同的外伤病因。然而，肩胛上神经病实际上有可能源于肩袖撕裂，尤其是大且全层的撕裂。肩袖撕裂之后，冈上肌和冈下肌的肌腱向内侧回缩。这可能导致肩胛上切迹和冈盂切迹处肩胛上神经的张力增加（图 31-3）。

症状和体征取决于神经卡压的部位。卡压最常见的部位是肩胛上切迹，疼痛可以很明显。有解剖和临床证据显示肩关节的大多数深感觉纤维（包括痛觉纤维）来自肩胛上神经。疼痛的典型表现是深部钻蚀样痛，沿肩胛骨上部向肩部放射，但通常不会更远。肩关节运动特别是内收伸直上臂时疼痛可能加重。这个动作导致肩胛骨前牵，增加了臂丛上干和肩胛上切迹之间神经的牵拉。肩胛上切迹偶有压痛。肩外展（冈上肌）和外旋（冈

下肌）乏力，患者可能不一定会感知到这些动作的受累，因为还有其他肌肉同样参与完成这两个动作。可见肌肉萎缩，尤其是冈下肌上方仅有部分被斜方肌覆盖，其萎缩更易辨识（图 31-4）。

如果卡压发生在更远端的冈盂切迹，症状多局限于冈下肌的萎缩和无力。因为支配肩关节的深感觉纤维已在更近端分出，所以通常没有肩痛。

肩胛上神经病常与以下几种疾病相混淆：颈神经根病、肩袖损伤、其他骨科疾病以及神经痛性肌萎缩症。与肩胛上神经病不同，C5～C6 神经根病可有自颈向肩和上臂的放射痛，伴上臂及前臂外侧和拇指异样感觉，肱二头肌和肱桡肌腱反射通常减弱或消失。高位颈神经根病（如 C3 或 C4）可有与肩胛上神经病相似的疼痛分布，但不伴明显的肩部和上臂乏力。

临床上，肩关节的其他骨科病况可能难以与肩胛上神经病相区分。前者尽管不出现肌无力，但疼痛往往会阻碍其肌肉充分激活；前者有肩胛上切迹之外的其他部位压痛，后者少见；肩部的被动运动，除前伸外，其他运动会加重前者的疼痛，但后者则少有受累。

最后，神经痛性肌萎缩常表现为严重的上臂近

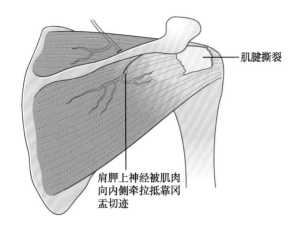

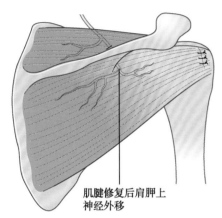

肌腱撕裂

肩胛上神经被肌肉
向内侧牵拉抵靠冈
盂切迹

肌腱修复后肩胛上
神经外移

图31-3 肩胛上神经病与肩袖撕裂。上:严重的肩袖撕裂（累及冈上肌和冈下肌肌腱）后,肌肉向内侧回缩,将肩胛上神经牵引拉向冈盂切迹。下:肌腱修补之后,牵引力消失（Adapted with permission of Elsevier, from: Costouros, J.G., Porramatikul, M., Lie, D.T., Warner, J.J.P., 2007. Reversal of suprascapular neuropathy following arthroscopic repair of massive supraspinatus and infraspinatus rotator cuff tears. Arthroscopy 23, 1152-1161.）

端和肩部疼痛及随之而来的无力(见第30章)。某些病例以肩胛上神经受累为主要表现,但进一步的临床与电生理评估往往显示更广泛的多神经受累。

电诊断

电诊断的目的是明确肩胛上神经支配肌肉的异常情况,同时排除颈神经根病和臂丛神经病,或除外其他近端神经受累。肩胛上神经的感觉纤维不分布于皮肤,因此无相应的感觉神经检查的方法。不过,由于肩胛上神经源自臂丛上干,所以应该检查通过上干的感觉神经,用来排除更广泛的臂丛神经病变。这些神经包括:前臂外侧皮神经、正中神经和桡神经的感觉支,特别是要在拇指记录。即便是在患侧检查正常的情况下,对比检查健侧也常常有助于发现轻微异常。这些感觉检查的任何异常都提示存在更广泛的臂丛神经病。当然,正中神经的异样感觉也可能是存在叠加的腕部的正中神经病,这需要更进一步的检查。

可进行运动传导检查,Erb点刺激,单极针电极于冈上肌或冈下肌记录,也可两者同时记录(表31-1)。表面电极不适用,特别是在被斜方肌覆盖的冈上肌记录时。参考电极置于肩关节远侧。测量CMAP波幅与潜伏期。与对侧比较波幅可估算出轴突丢失数量。不过,就定位病变而言,这项检查通常不会比常规肌电图检查更有价值。这类卡压性神经病典型的病理生理表现是轴突丢失。尽管运动传导检查可显示波幅降低和潜伏期轻度延长,但并不因此而获得比针肌电图更有用的信息。轴突丢失的表现在肌电图中更容易显现,而运动传导检查存在技术困难:即使高电流刺激Erb点,也难以达到超强刺激。

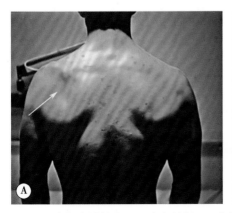

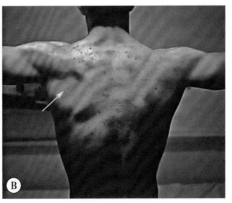

图31-4 肩胛上神经病。A.肩部放松;**B.**肩外展。注意左侧肩胛下部明显萎缩(黄色箭头)。肩胛上神经病导致肩外展和外旋力弱,无任何皮肤感觉减退

表 31-1　主要上肢神经运动潜伏期（Erb 点刺激）

神经	肌肉	潜伏期 /ms	
		正常上限	距离 /cm*
腋神经	三角肌	4.9	15～21
肌皮神经	肱二头肌	5.7	23～29
肩胛上神经	冈上肌	3.7	7～12
肩胛上神经	冈下肌	4.3	10～15

* 用卡尺测量距离。
* 腋神经和肌皮神经还可在腋部刺激，标准的运动潜伏期≤3.3ms。腋部和 Erb 点刺激均有技术上的困难。在症状局限于一侧的患者中，与对侧进行潜伏期和波幅的对比更优于使用表中的正常值。
Source: Kraft, G.H., 1972. Axillary, musculocutaneous, and suprascapular nerve latency studies. Arch Phys Med Rehabil 53, 382; and Currier, D.P., 1971. Motor conduction velocity of axillary nerve. Phys Ther 51, 503.

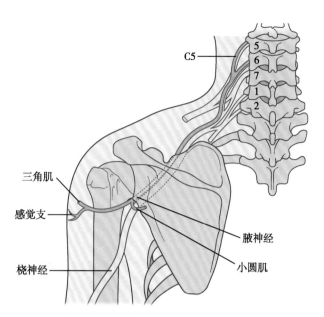

图 31-5　**腋神经的解剖**。腋神经源自臂丛后束，支配小圆肌和三角肌以及肩外侧皮肤感觉（Adapted from Haymaker, W., Woodhall, B., 1953. Peripheral nerve injuries. WB Saunders, Philadelphia. With permission.）

冈下肌和冈上肌都需要进行针肌电图检查。检查时要仔细确认针电极不在浅层的斜方肌内，耸肩时无 MUAP 激活可确认针电极不在斜方肌内。病变位于肩胛上切迹时冈上肌和冈下肌均异常、病变位于冈盂切迹时仅冈下肌异常。两块肌肉中任何一块出现异常时，都要检查其他 C5～C6 神经根支配的肌肉（如三角肌、肱二头肌、肱桡肌）以及颈椎旁肌，以排除颈神经根病或更广泛的臂丛神经病变。

腋神经病

解剖

腋神经随着桡神经起自臂丛神经后束（图 31-5），主要由 C5～C6 神经纤维组成，经过臂丛神经上干由后束发出，穿过四边孔（由肱骨、大圆肌、小圆肌和肱三头肌长头合围而成）离开腋窝（图 31-6）。神经干在四边孔后方通常分为两个主支。后支总是发出运动纤维支配小圆肌，随后形成终末支——上臂外侧皮神经（即腋感觉神经）。小圆肌的作用是帮助肩部外旋而三角肌是肩部外展的主要肌肉。腋感觉神经支配肩外侧一块椭圆形区域。前支进入三角肌筋膜深面，支配三角肌中部和前部，并发出深感觉支到达肩关节。三角肌的后部绝大多数是由后支支配，但也存在一些变异：一些由前支支配，另一些由前支和后支共同支配。

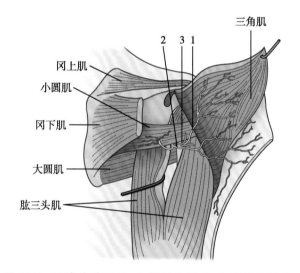

图 31-6　**四边孔后面观**。1. 腋神经前支；2. 腋神经后支；3. 旋动脉（From Paladini, D., Dellantonio, R., Cinti, A., et al., 1996. Axillary neuropathy in volleyball players: report of two cases and literature review. J Neurol Neurosurg Psychiatry 60, 345-347. With permission.）

临床

腋神经病通常由创伤引起，特别是肩关节脱位和肱骨骨折。此外，运动员在参与接触性运动时受伤，特别是三角肌前外侧受到直接打击时，可以导致腋神经病。与肩胛上神经病类似，已有职业排球手患腋神经病的报道。罕见的特殊病例报道是腋神经在四边孔内受到卡压。四边孔综合征是腋神经和旋肱后动脉在四边孔内受压所致。

腋神经病患者肩部外侧上有边界清楚的圆形木感区域，同时伴有肩外展和外旋部分性无力（图31-7）。因为还有其他肌肉参与肩部的外展（冈上肌）和外旋（冈下肌），所以无力程度因人而异，且仅为部分性无力。

电诊断

电诊断的目的是明确腋神经支配肌肉的异常情况，同时排除颈神经根病和臂丛神经病，或除外其他近端神经受累。尽管腋神经有支配皮肤的感觉支，但遗憾的是不能进行常规的感觉传导检查。腋神经源自臂丛后束和上干，因此应该检查通过后束或上干的感觉神经，以便排除更广泛的臂丛神经病变。这些神经包括：前臂外侧皮神经、正中神经和桡神经的感觉支——特别是要在拇指记录。即使是在患侧检查正常的情况下，与健侧进行对比检查也有助于发现轻度病变。这些感觉检查的任何异常都提示存在更广泛的臂丛神经病。

腋神经的运动传导可检查。腋部和Erb点刺激，单极针电极或表面电极在三角肌记录（表31-1），表面参考电极置于远侧的三角肌肌腱。要用卡尺测量距离以计算传导速度。CMAP波幅既要患侧与健侧对比（估算轴突丢失数目），又要患侧腋部与Erb点对比（查找传导阻滞）。然而，这个检查在技术上可能难以执行，尤其是超强刺激不易获得，所以最好通过患侧健侧对比来评估轴突丢失。对于轴突丢失的病变，运动传导测定通常不会比常规针肌电图获得更多的病变定位信息。

在腋神经病中，针肌电图用于检查腋神经支配的三角肌和小圆肌，确定是否存在失神经支配或神经再支配，或两者兼而有之。三角肌的三个部分都易于检查，小圆肌检查起来则困难得多。如有异常发现，则有必要检查其他由臂丛神经上干和后束支配的肌肉，以便确认在腋神经支配肌肉检查到的异常不是更广泛的臂丛神经病或颈神经根病的一部分。需要重点检查的肌肉包括肱二头肌、冈上肌、冈下肌、肱三头肌和肱桡肌。另外，颈椎旁肌的检查有助于排除C5～C6神经根病。

肌皮神经病

解剖

肌皮神经由臂丛神经外侧束直接发出（图31-8），在上臂穿过喙肱肌，在肱二头肌和肱肌之间的深筋膜中下行。它支配所有三块屈肘肌肉，包括肱二头肌、肱肌和喙肱肌。肱肌通常还接受近旁桡神经的支配，但这在临床上无关紧要。在肘部附近，肌皮神经深入至臂筋膜，行于肱肌之上。至肘以下，延续为纯感觉的终末支，称肌皮神经感觉支或前臂外侧皮神经，行于前臂皮下并分成两条终支支配前臂外侧半的皮肤。

临床

单独的肌皮神经病变很少见。有报道剧烈的体育活动（如举重、赛艇、橄榄球）、外科手术和睡眠时压迫导致非创伤性肌皮神经病。有一个例报告称患者用肩膀搬运物体，同时手臂上举屈曲以固定物体，反复多次后导致肌皮神经病（称"地毯搬运者瘫"）。另一个例报告是肱骨软骨骨瘤压迫肌皮神经。

肌皮神经病更常见于较为广泛的肩部和上臂

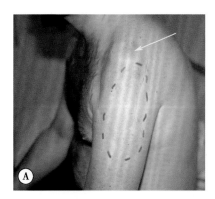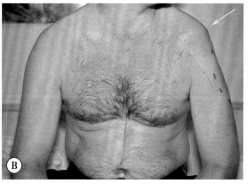

图31-7 肱骨骨折后腋神经病的患者。A. 侧面观；**B.** 前面观。腋神经病导致外侧肩胛带萎缩（黄色箭头），肩外展和外旋乏力，肩外侧椭圆形区域感觉缺失（蓝色虚线椭圆）

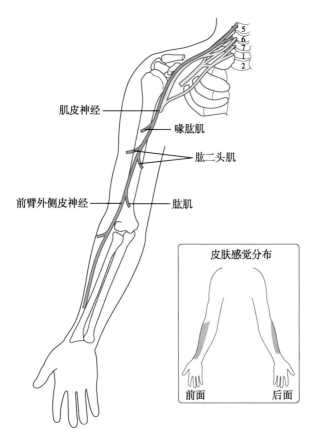

图 31-8   肌皮神经的解剖。肌皮神经源自臂丛外侧束，支配肱二头、肱肌和喙肱肌。神经下行至肘后部形成纯感觉终末支支配前臂外侧皮肤感觉（Reprinted from Haymaker, W., Woodhall, B., 1953. Peripheral nerve injuries. WB Saunders, Philadelphia. With permission.）

外伤，特别是肱骨近端骨折的时候。肌皮神经病在临床上表现为屈肘无力、肱二头肌反射消失和前臂外侧浅感觉缺失。

更为常见的病变是肌皮神经远端感觉神经受卡压。这种卡压通常发生在肘部肱二头肌肌腱或深筋膜与肱肌之间。典型的表现是：手臂伸直并旋前时（该姿势导致神经在肘部所受压力增加），患者主诉疼痛或异样感觉加重，或二者兼而有之。与运动相关的肘部过伸，如网球，也会导致肌皮感觉神经病变。这些病例的体检表现为感觉改变，肌力和反射均正常，肘部可能有压痛。

电诊断

电生理检查的目的是明确肌皮神经为单独受累，并排除臂丛神经病和颈神经根病，或除外其他近端神经受累。最重要的神经传导检查是前臂外侧皮神经的感觉检查。这个神经的感觉电位很容易引出：肘部肱二头肌肌腱外侧刺激，记录在远端

12cm 处的前臂外侧皮神经上。当症状局限于一侧时与健侧对比有用。近端或远端的肌皮神经病都会导致前臂外侧皮神经的感觉动作电位（SNAP）异常。发现异样感觉电位后应检查其他神经的感觉电位，特别是那些感觉纤维同样源自臂丛外侧束或上干的神经（如正中神经、桡神经）。这些神经中发现异常提示更广泛的臂丛病。如之前提到的，和无症状侧对比有用，特别是检查在正常值下限时。

与腋神经运动传导检查类似，肌皮神经的近端运动传导检查可在腋部和 Erb 点刺激，单极针电极或表面电极在肱二头肌记录（表 31-1），表面参考电极置于肱二头肌肌腱。通过与对侧 CMAP 波幅对比评估轴突丢失数目；通过腋部和 Erb 点 CMAP 波幅的对比来寻找传导阻滞。传导速度可以计算但需要用卡尺精确地测量距离。运动检查在技术上比感觉检查更困难，特别是达到超强刺激尤其难以获得。评估轴突丢失的程度最好用患侧与健侧作对比。与腋神经病和肩胛上神经病类似，肌皮神经病通常也是轴突丢失的病变。因此，运动传导检查一般不会比做针肌电图获得更多的定位诊断信息。

肌皮神经病损在远端（肘部）时，其针肌电图是正常的；在近端病变，肱二头肌肌电图显示失神经支配或 / 和神经再支配，并伴 MUAP 募集减少。也可以检查肱肌和喙肱肌，但会比肱二头肌困难而且也不会提供额外信息。如果在肱二头肌发现异常，则有必要检查其他由臂丛神经上干和外侧束支配的肌肉，以便确认这个异常不是更广泛的臂丛神经病或颈神经根病的一部分，特别是在前臂外侧皮神经 SNAP 正常的情况下。需要重点检查的肌肉包括：旋前圆肌与桡侧腕屈肌（外侧束）、三角肌与肱桡肌以及冈上肌与冈下肌（上干）。此外，还需检查颈椎旁肌以排除 C5～C6 神经根病。

胸长神经病

解剖

胸长神经在臂丛的起始之前直接起自 C5～C6～C7 神经根（图 31-9），神经下行仅支配一块肌肉——前锯肌。前锯肌起于前 8～10 胸肋骨，进入肩胛骨肋缘。从解剖学上讲，前锯肌上半部神经纤维由 C5～C6 神经根提供，下半部则由 C7 神经

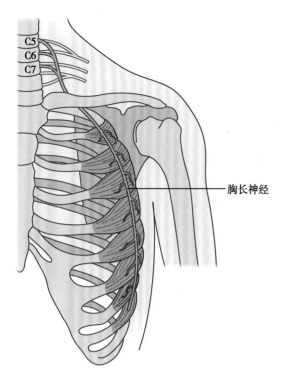

胸长神经

图 31-9　胸长神经的解剖。胸长神经直接起自 C5、C6 和 C7 神经根在臂丛的起始近端，下行支配前锯肌，无皮神经支配（Reprinted from Fisher，M.，1993. Other mononeuropathies of the upper extremity. In：Brown，W.F.，Bolton，C.F.（Eds.），Clinical lectromyography，second ed.Butterworth，Boston，p. 271. With permission.）

根提供。上半部主要负责肩胛骨的前伸，下半部则主要负责肩胛骨的稳定。前伸是指肩胛骨沿胸廓向前运动。

临床

　　胸长神经麻痹可以作为累及到颈神经根的更广泛的外伤性病变的一部分出现。尽管有报道指出胸长神经麻痹是由于外力压迫和牵拉所致，但更多还是因神经痛性肌萎缩（见第 30 章）所致。实际上，在一些痛性肌萎缩中，仅有胸长神经受累。患者描述剧烈的肩部疼痛持续数天至数周，疼痛缓解后出现肩部活动困难。前锯肌无力或萎缩导致特征性的"翼状肩胛"（图 31-10）。手臂过度前伸时翼状最为明显。前锯肌的作用是将肩胛骨拉向前拉向肋骨。其无力可导致肩胛骨下端移位靠近脊柱。由于前锯肌是肩部的稳定肌，当它无力时，肩部的其他肌肉（如三角肌、冈上肌、冈下肌）也有可能表现出"似乎"无力。不过，如果检查者用手压住被检查者肩胛骨检查这些肌肉，这些"无力"就基本上会消失。肌电图特别有助于鉴别肩部的真正的

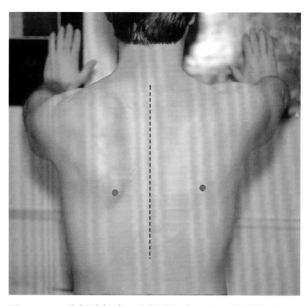

图 31-10　胸长神经病。胸长神经病可出现单独的前锯肌无力，而前锯肌无力则导致"翼状肩胛"。手臂过度前伸时翼状最明显。前锯肌的正常作用是将肩胛骨拉向前，其力弱后会导致肩胛骨移位靠近中线。本图中，两个红色圆点分别是两侧肩胛骨最高点的标记，注意左侧肩胛骨偏移，较右侧更近于中线

神经病性的无力与肩部固定差和功能性无力。由于胸长神经不含皮肤感觉纤维，所以在单独的胸长神经病变时，不会出现局部感觉改变或木感。

电诊断

　　胸长神经麻痹的电诊断是具有挑战性的。没有可靠的方法进行神经传导检查。尽管可以在 Erb 点刺激、用单极针电极记录，但这种方法很少用于实践，而且还有导致气胸的风险。为寻找更广泛臂丛神经病变的证据，应该做感觉神经传导检查，特别是那些行经臂丛神经上干、中干的神经以及与胸长神经同神经根支配的神经的感觉传导检查，包括前臂外侧皮神经、正中神经和桡神经感觉支。

　　电诊断依赖于针肌电图。胸长神经麻痹时，异常情况局限于前锯肌。但是，前锯肌很难检查。它可以在肩胛下角之下被检查到，但更多的是在胸部正中腋中线处进针。要注意，在肋骨上进针而非插入肋间隙，后者有刺破胸膜和气胸的风险。

　　应该检查其他 C5～C6～C7 支配的上肢肌肉（如肱二头肌、三角肌、冈上肌、冈下肌、肱三头肌、旋前圆肌）以排除颈神经根病、臂丛神经病或其他近端神经受累。此外，还应检查颈椎旁肌以便排除更近端的根病。

副神经病

解剖

副神经是不含皮肤感觉纤维的纯运动神经，由 C1～C4 神经节段发出（图 31-11）。神经（前根纤维）上行穿过枕骨大孔（入颅），然后经颈静脉孔返回（出颅）。它首先发出运动纤维支配胸锁乳突肌，然后经颈后三角表面行至并支配斜方肌。斜方肌的后部是副神经最易损伤的位置。也有一些来自颈丛的纤维直接支配上斜方肌。

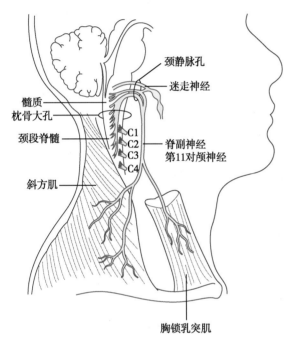

图 31-11　副神经的解剖。 副神经起源自 C1～C4 神经根，上行穿过枕骨大孔后经颈静脉孔下行返回。它首先支配胸锁乳突肌，然后经颈后三角表面行至并支配斜方肌；不支配皮肤感觉（From Spence，A.，1982. Basic human anatomy, second ed. Benjamin Cummings, San Francisco. With permission.）

临床

副神经麻痹通常出现在颈后三角区域，导致单独的斜方肌无力。它可以因牵拉或外部压迫发生，但最常见的是发生在局部外科手术之后。导致副神经损伤的最常见手术是颈部淋巴结活检，据报道其发生率为 3%～10%。斜方肌是肩膀的主要上提肌肉：上部纤维上提肩胛骨并上旋肩胛骨侧角；中部纤维内收并回缩肩胛骨；下部纤维下拉和下旋肩胛骨。

远端的副神经麻痹引起斜方肌无力和萎缩，从而导致肩下垂（图 31-12）。失去稳定的肩胛骨因上肢的重量而被下拉，同时还会因为不能对抗前锯肌的力量而被外移。在此姿势中，肱骨头不能与关节窝恰当衔接，致使肩外展功能受损。可见轻度翼状肩胛，特别是在试图肩外展时。实际上正常的斜方肌对于肩部稳固性和基本上所有围绕肩部的动作来说都是必需的。肩部因斜方肌无力而失去稳定后，它的其他动作同时也会出现明显的无力。因此，将副神经病临床误诊为臂丛神经病或其他近端神经病，除了主要的肩部骨科疾病之外，在临床上并不少见。实际上，副神经病的患者往往需要几个月才能得到正确的诊断。疼痛和异样感觉可能出现，这使诊断更加混淆。可能的原因推测是肩下垂导致的臂丛神经受牵拉或血管（腋动脉）受压，出现疼痛和异样感觉（图 31-13）。

在较少见的副神经的近端病变，可出现胸锁乳突肌无力加斜方肌无力，表现为屈颈力弱以及头颈转向对侧。

电诊断

副神经很容易检查，特别是在和其他上肢近端神经比较的时候。这个神经还可以用于常规重

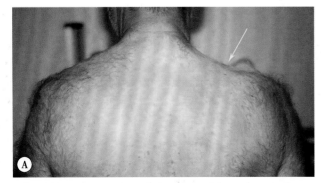

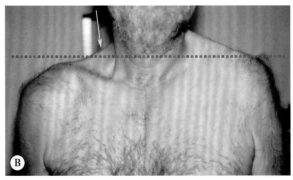

图 31-12　远端副神经病。A. 背面观；**B.** 前面观。副神经最常见的损伤位置是在神经表浅的颈后三角附近。此处病变导致肩下垂（注意红色虚线）和斜方肌萎缩（黄色箭头），但胸锁乳突肌不受累。注意患者明显的右侧斜方肌萎缩

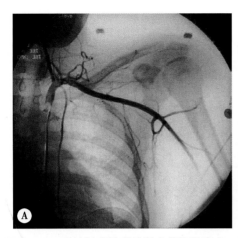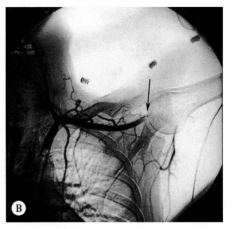

图31-13 副神经病继发神经血管性胸廓出口综合征。副神经病所致的肩下垂可牵拉臂丛神经，少数情况下还会在胸廓出口处直接压迫血管。**A.** 副神经病和肩下垂患者腋动脉造影显示左臂内收时腋血流正常；**B.** 左臂外展90°时腋动脉完全闭塞（From Al-Shekhlee, A., Katirji, B., 2003. Spinal accessory neuropathy, droopy shoulder, and thoracic outlet syndrome. Muscle Nerve 28, 383-385. With permission.）

复神经电刺激检查。运动检查可在上斜方肌进行记录，作用电极置于肌腹、参考电极置于远端的肩关节。刺激点就在胸锁乳突肌中点后侧，此处神经表浅，低电流强度即可被刺激兴奋。与Erb点相反，此处超强刺激易得。

　　上斜方肌的CMAP应与对侧相比较。这个检查的主要作用是测量远端的CMAP波幅并与对侧比较，并据此估计轴突丢失数目。胸锁乳突肌后部是唯一容易刺激的部位，更近端的副神经检查则不易进行。

　　副神经不含感觉纤维，因此没有相应的感觉传导检查。不过，对于源自肩部固定不佳而无力的患者，故应检查来自臂丛神经上干的感觉神经。这些检查（包括前臂外侧皮神经、桡神经和正中神经的SNAP）应该双侧进行，这样有助于排除更广泛的上臂丛神经病变。

　　针肌电图可用于评价斜方肌（上、中、下部）及胸锁乳突肌。在斜方肌进行肌电图检查时一定要小心，如果斜方肌萎缩严重，针电极容易在检查者未察觉的情况下穿透该肌肉，使得实际检查的是其下方的肌肉（如冈上肌、菱形肌）。确认针电极在斜方肌内的最好方法是让患者耸肩同时观察MUAP是否激活。如果不重视这个潜在问题，则有可能错误地检查斜方肌下方正常的肌肉，得出肌电图正常的结论。而实际上，如果能正确地检查，斜方肌的肌电图是明显异常的。

　　其他近端肌肉，特别是控制肩部活动的肌肉，应该与副神经支配的肌肉一同进行肌电图检查。

因为副神经病可以导致明显的肩关节活动肌力下降，所以确定其他肩胛带肌肉肌电图正常是必要的。最低限度要检查冈上肌、冈下肌、三角肌和菱形肌。最后，与所有其他近端神经病相似，颈椎旁肌检查有助于排除神经根病。

病例分析

病例31-1

病史和体检

　　男，33岁，左肩后部进行性萎缩。在过去一年里，患者注意到左肩后部区域深部疼痛随后肩胛部慢性进行性萎缩。患者经常在健身馆举重，他意识到自己左肩上举和外旋的力量减弱，没有急性痛或感觉缺失史，之前无疼痛或无力发作。无类似家族史。

　　体检显示左侧肩胛区后下部明显萎缩，除此之外，患者肌肉强健。肌力测试中，肩外旋中度力弱，仅提示翼状肩。肩外展及其他上肢肌肉正常。反射和感觉无异常。

总结

　　病史是男性举重者注意到自己隐匿性起病的左肩胛下部肌肉萎缩伴肩部外旋力弱。肩后部有疼痛，但无颈痛和感觉缺失。神经系统检查值得注意的是左侧肩胛区后下部明显萎缩伴中等程度左肩外旋力弱和轻度翼状肩胛征。肌力、腱反射、感觉均无异常。

病例 31-1　神经传导检查

刺激神经	刺激点	记录点	波幅 运动 /mV；感觉 /μV			潜伏期 /ms			传导速度 /（m/s）		
			RT	LT	NL	RT	LT	NL	RT	LT	NL
肩胛上神经（m）	Erb's 点	冈下肌	10.2	0.4		3.2	3.6	≤4.2			
正中神经（s）	腕	拇指	23	24	≥10	3.2	3.1	≤3.5	52	54	≥50
桡神经（s）	前臂	拇指	24	20	≥15	2.3	2.3	≤2.9	56	57	≥50
前臂外侧皮神经（s）	肘	前臂外侧	19	20	≥10	2.3	2.4	≤3.0	65	63	≥55

m=运动检查；s=感觉检查；RT=右侧；LT=左侧；NL=正常值。

注意：所有感觉潜伏期都是峰潜伏期，所有感觉传导速度都是以起始潜伏期计算。

病例 31-1　肌电图

肌肉	插入电位	自发电位		自主 MUAP		形态		
		纤颤电位	束颤电位	激活	募集	时限	波幅	多相电位
左侧冈上肌	↑	+2	0	NL	↓↓	+2	+1	+1
左侧冈下肌	↑	+3	0	NL	↓↓	+2	+2	+2
左侧三角肌中间部	NL	0	0	NL	NL	NL	NL	NL
左侧肱二头肌	NL	0	0	NL	NL	NL	NL	NL
左侧肱桡肌	NL	0	0	NL	NL	NL	NL	NL
左侧 C5 椎旁肌	NL	0	0	NL	NL	NL	NL	NL
左侧 C6 椎旁肌	NL	0	0	NL	NL	NL	NL	NL
左侧 C7 椎旁肌	NL	0	0	NL	NL	NL	NL	NL

↑=增加；↓↓=中度减少；NL=正常。

　　注意运动和感觉神经传导检查专门针对 C5～C6 脊髓节段进行了评估，因为此病例在临床上表现为这些节段受累。肩部无力的鉴别诊断在于以下疾病之间：颈神经根病、臂丛神经上干或外侧束或后束病变，和来自臂丛神经上干或外侧束或后束的某个单神经的病变。

　　因此，神经传导不是进行常规的正中神经、尺神经运动和感觉神经传导检查，而是进行双侧肩胛上神经运动传导检查：Erb 点刺激、冈下肌（萎缩区域）记录。同时进行双侧桡神经—拇指、正中神经—拇指、前臂外侧皮神经 SNAP 检查。所有这些传导检查都是用于评估 C5～C6 脊髓节段，包括臂丛神经上干或外侧束或后束。左侧冈下肌上记录的 CMAP 波幅明显降低、潜伏期正常。降低的 CMAP 波幅伴正常的远端潜伏期提示轴突丢失。请注意正中神经感觉传导检查是在腕部刺激、拇指记录，尽管按一般习惯是在示指记录。这是因为支配拇指的感觉神经来自 C6 脊髓节段而示指的

来自 C6～C7 节段。感觉传导检查正常且双侧对称。正常的 SNAP 提示这不是臂丛病损。左侧冈上肌、冈下肌针肌电图检查见大量纤颤电位，高、宽、多相的 MUAP 募集减少。C5～C6 肌节的其他肌肉包括三角肌内侧头、肱二头肌、肱桡肌以及上颈段椎旁肌的肌电图均完全正常。其他由 C5～C6 神经根支配的肌肉以及椎旁肌的正常肌电图提示不是神经根病。

　　总之，左侧冈下肌 CMAP 波幅明显降低伴局限于左侧冈下肌、冈上肌的活动性失神经支配和神经再支配，其余检查均正常。病变似乎仅局限于肩胛上神经。低波幅 CMAP 和纤颤电位出现在一个病程一年的患者身上，提示病变是轴突性的且程度严重。神经再支配的 MUAP 提示病变是慢性的。

　　印象：电诊断证据符合左侧肩胛上切迹处肩胛上神经慢性轴突病变，冈上肌、冈下肌均受累。

这个病例提出了几个重要问题。

最可能的临床诊断是什么?

最可能的临床诊断是肩胛上神经在肩胛上切迹处卡压,因为冈上肌、冈下肌均受累,且患者有深部肩痛,很有可能是支配肩关节、肩锁关节的深感觉支受累之后的疼痛。最可能的病因是与举重相关的长期重复性肩胛骨运动。患者随后行肩胛上切迹探查术,术中将神经在切迹处松解。患者随后感觉肩部疼痛减轻,一年之后,冈上肌和冈下肌的肌肉体积和肌力几乎完全恢复。

为什么感觉神经动作电位正常?

请注意,尽管正常的 SNAP 可能提示病变是在背根神经节近端,或神经近端段脱髓鞘,但在这特定的病例中,这些感觉神经支配的区域内没有木感或者感觉缺失。因此,这些正常的 SNAP 只是提示病变在这些被检感觉神经分布之外,即便是它们都来自相同的脊髓节段(C5~C6)。记住,肩胛上神经没有相对应的皮肤感觉神经。

◐ 病例 31-2

病史和体检

男,25 岁,滑雪时摔倒。左侧肩部、颈部严重外伤,左侧肱骨中段骨折、错位。骨折已复位固定 8 周。去除固定后,他进行了几个月的强化物理治疗,但左侧肩部活动困难依然存在。日常活动不受累,但不能正常参与篮球活动。此外,他对左肩部肌肉的肌腹减小感到担心。

体检发现左侧肩带外侧明显萎缩。肌力测试显示左侧肩外展和外旋轻度一中度力弱。除此之外肌力正常、腱反射正常。感觉检查中发现左侧上臂近端外侧有一边界清楚的感觉减退区域。

总结

病史是年轻男性在滑雪时摔倒,导致左侧严重的颈、肩、上臂的外伤,和肱骨中段骨折和错位。两个月后去除固定,发现左侧肩周肌肉体积减少,难以参与篮球比赛。神经系统检查值得注意的是左外侧肩带明显萎缩、肩外展和外旋力弱及左上臂近端外侧感觉减退。其余神经系统检查,包括肌力、腱反射、感觉均正常。

注意,和前一个病例一样,运动和感觉神经传导检查专门针对 C5~C6 脊髓节段进行了评估,因为此病例也是在临床上表现为这些节段受累。肩部外展和外旋无力的鉴别诊断在于以下疾病之间:颈神经根病、臂丛神经上干或外侧束或后束病变和来自臂丛神经上干或外侧束或后束的某个神经的单独病变。因此,运动传导检查限于双侧刺激腋神经、三角肌(肌肉萎缩区域)记录。感觉传导检查包括记录双侧桡神经及正中神经—拇指、前臂外侧皮神经的 SNAP。所有这些传导检查都是用于评估 C5~C6 脊髓节段,包括臂丛神经上干或外侧束或后束。左侧三角肌上记录的 CMAP 波幅明显降低、远端潜伏期正常。降低的 CMAP 波幅伴正常的远端伏期提示轴突丢失。请注意,与前一个病例一样,正中神经感觉传导检查是在腕部刺激、拇指记录,这是因为支配拇指的感觉神经来自 C6 脊髓节段而示指(一般习惯上在此指记录)的则来自 C6~C7 节段,不是与本病例相关。感觉传导检查正常且双侧对称。正常的 SNAP 提示不是臂丛神经病变。左侧三角肌、小圆肌针肌电图检查见大量纤颤电位,高、宽、多相的 MUAP 募集减少。C5、C6 或 C5 和 C6 支配的其他肌肉包括冈下肌、肱二头肌、肱桡肌、肱三头肌以及上颈段椎旁肌的肌电图均完全正常。这些肌肉包括椎旁肌

病例 31-2 神经传导检查

刺激神经	刺激点	记录点	波幅 运动 /mV;感觉 /μV			潜伏期 /ms			传导速度 /(m/s)		
			RT	LT	NL	RT	LT	NL	RT	LT	NL
腋神经(m)	腋	三角肌	10.2	0.4		2.5	2.8	≤3.3			
	Erb's 点	三角肌	10.1	0.3		4.2	5.0		62	46	≥50
正中神经(s)	腕	拇指	33	34	≥10	3.1	3.0	≤3.5	53	55	≥50
桡神经(s)	前臂	拇指	29	25	≥15	2.4	2.4	≤2.9	55	56	≥50
前臂外侧皮神经(s)	肘	前臂外侧	17	19	≥10	2.2	2.3	≤3.0	64	62	≥55

m=运动检查;s=感觉检查;RT=右侧;LT=左侧;NL=正常值。
注意:所有感觉潜伏期都是峰潜伏期,所有感觉传导速度都是以起始潜伏期计算。

病例 31-2　肌电图

| 肌肉 | 插入电位 | 自发电位 | | 自主 MUAP | | 形态 | | |
		纤颤电位	束颤电位	激活	募集	时限	波幅	多相电位
左侧三角肌	↑	+2	0	NL	↓↓	+2	+1	+1
左侧小圆肌	↑	+3	0	NL	↓↓	+2	+2	+2
左侧冈下肌	NL	0	0	NL	NL	NL	NL	NL
左侧肱二头肌	NL	0	0	NL	NL	NL	NL	NL
左侧肱桡肌	NL	0	0	NL	NL	NL	NL	NL
左侧肱三头肌	NL	0	0	NL	NL	NL	NL	NL
左侧 C5 椎旁肌	NL	0	0	NL	NL	NL	NL	NL
左侧 C6 椎旁肌	NL	0	0	NL	NL	NL	NL	NL
左侧 C7 椎旁肌	NL	0	0	NL	NL	NL	NL	NL

↑＝增加；↓↓＝中度减少；NL＝正常。

检查正常而同肌节的三角肌和小圆肌异常，提示这不是神经根病。

　　总之，左侧三角肌 CMAP 波幅明显降低伴局限于左侧三角肌和小圆肌的活动性失神经支配和神经再支配，其余同肌节的肌肉包括颈椎旁肌的针肌电图检查和所有 SNAP 均正常。病变似乎仅局限于腋神经。低波幅 CMAP 和纤颤电位出现在一个症状持续数月的患者身上，表示病变是轴突性的且程度严重。神经再支配的 MUAP 提示是慢性病变。

　　印象：电诊断证据符合左侧腋神经慢性轴突病变。

　　这个病例提出了几个重要问题。

病损最可能的病因是什么？

　　该患者病损最可能的病因是继发于肱骨中段骨折和错位的腋神经损伤。腋神经病最常由外伤，特别是肩关节脱位和肱骨骨折引起。

可以绝对肯定没有颈神经根病或臂丛神经病变吗？

　　电诊断异常局限于三角肌和小圆肌。虽然不能绝对确定病变仅限于腋神经，但考虑到肱骨中段骨折的临床病史和肩外展、外旋力弱以及上臂外侧感觉缺失的临床表现，这是最有可能的诊断。可以考虑臂丛神经或颈神经根损伤，主要累及了腋神经纤维这种可能性，但从临床表现和电生理发现上看都不太可能。

　　　　　　　　　　（黎　鸣　朱　愈　译）

推荐阅读

Akgun, K., Aktas, I., Uluc, K., 2008. Conservative treatment for late-diagnosed spinal accessory nerve injury. Am J Phys Med Rehabil 87, 1015–1021.

Basset, F., Nunley, J.A., 1982. Compression of the musculocutaneous nerve at the elbow. J Bone Joint Surg 7, 1050.

Berry, H., Bril, V., 1982. Axillary nerve palsy following blunt trauma to the shoulder region: a clinical and electrophysiological review. J Neurol Neurosurg Psychiatry 45, 1027.

Bertelli, J.A., Ghizoni, M.F., 2005. Long thoracic nerve: anatomy and functional assessment. J Bone Joint Surg Am 87, 993–998.

Boykin, R.E., Friedman, D.J., Higgins, L.D., et al., 2010. Current concepts review: suprascapular neuropathy. J Bone Joint Surg Am 92, 2348–2364.

Callahan, J.D., Scully, T.B., Shapiro, S.A., et al., 1991. Suprascapular nerve entrapment. A series of 27 cases. J Neurosurg 74, 893.

Camp, J.S., Birch, R., 2011. Injuries to the spinal accessory nerve: a lesson to surgeons. J Bone Joint Surg Br 93, 62–67.

Currier, D.P., 1971. Motor conduction velocity of axillary nerve. Phys Ther 51, 503.

Dawson, D.M., Hallett, M., Millender, L.H., 1990. Entrapment neuropathies, second ed. Little, Brown, Boston.

Ferretti, A., Cerullo, G., Russo, G., 1987. Suprascapular neuropathy in volleyball players. J Bone Joint Surg Am 69, 260.

Fisher, M., 1993. Other mononeuropathies of the upper extremity. In: Brown, W.F., Bolton, C.F. (Eds.), Clinical electromyography, second ed. Butterworth, Boston, p. 271.

Ganzhorn, R.W., Hocker, J.T., Horowitz, M., et al., 1981. Suprascapular nerve entrapment. A case report. J Bone Joint Surg 63A, 492.

Hadley, M.N., Sonntag, V.K.H., Pittman, H.W., 1986. Suprascapular nerve entrapment. A summary of seven cases. J Neurosurg 843.

Kopell, H.P., Thompson, W.A.L., 1963. Suprascapular nerve. In: Peripheral entrapment neuropathies. Williams & Wilkins, Baltimore, p. 130.

Kopell, H.P., Thompson, W.A.L., 1959. Pain and the frozen shoulder. Surg Gynecol Obstet 109, 92.

Kraft, G.H., 1972. Axillary, musculocutaneous, and suprascapular nerve latency studies. Arch Phys Med Rehabil 53, 382.

Liveson, J.A., Bronson, M.J., Pollack, M.A., 1991. Suprascapular nerve lesions at the spinoglenoid notch: report of three cases and review of the literature. J Neurol Neurosurg Psychiatry 54, 241.

McKowen, H.C., Voorhies, R.M., 1987. Axillary nerve entrapment in the quadrilateral space. Case report. J Neurosurg 66, 932.

Mondelli, M., Cioni, R., Federico, A., 1998. Rare mononeuropathies of the upper limb in bodybuilders. Muscle Nerve 21, 809–812.

Oh, S.J., 1993. Clinical Electromyography: nerve conduction studies, second ed. Williams & Wilkins, Baltimore.

Perlmutter, G.S., 1999. Axillary nerve injury. Clin Orthop Rel Res 368, 28–36.

Sander, H.W., Quinto, C.M., Elinzano, H., et al., 1997. Carpet carrier's palsy: musculocutaneous neuropathy. Neurology 48, 1731–1732.

32 腰骶丛病

所有主要的下肢神经起源于 L1～S3 神经根前支形成的腰骶丛。腰骶丛的病变很罕见，但有病变发生时会出现与神经根病相似的典型的下肢疼痛、感觉缺失和无力等一系列症状。根据神经丛病变的部位，会出现不同的症状。这通常依靠肌电图检查者来区分到底是腰骶丛还是神经根的病变。分清到底是神经丛还是神经根的病变对于明确鉴别诊断和指导进一步的评估至关重要。

解剖

解剖上，腰骶丛通常分为上腰丛和下腰骶丛（图 32-1）。

腰丛神经

腰丛由 L1～L4 神经根组成，位于腹膜后腰大肌背面。腰丛上发出许多重要神经。

股神经

L2～L3～L4 神经根的前支分成前后两束。这三节段的后束形成股神经，穿过骨盆在腹股沟韧带的深面进入大腿。股神经的肌支支配髂腰肌（屈髋关节），耻骨肌，缝匠肌和股四头肌（伸膝关节）。皮支支配小腿内侧（隐神经）及大腿前内侧（股内侧、中间皮神经）皮肤感觉。

闭孔神经

L2～L3～L4 神经根前支的前束组成闭孔神经。闭孔神经沿骨盆下降，经坐骨大孔穿出骨盆。闭孔神经支配的肌肉有股内收肌群（长收肌、短收肌、大收肌和股薄肌），并支配相应区域的皮肤感觉。

髂腹下神经和髂腹股沟神经

这两条伴行神经源自 L1 神经根，它们关系像

胸肋间神经。两者都跨过髂嵴支配闭孔横肌和闭孔内肌。并且髂腹下神经支配腹壁下部带状皮肤的感觉。而髂腹股沟神经支配较低部位的皮肤感觉：①腹股沟部皮肤感觉；②位于股内侧股管区域的小块皮肤；③男性阴囊或女性阴唇上部皮肤。

生殖股神经

这条细小的神经根由 L1 和 L2 神经根分支组成。它沿骨盆下降，在内侧腹股沟韧带处分为生殖支和股支。生殖支支配男性的提睾肌，以及男性阴囊下部或女性阴唇下部的皮肤。而股支支配股三角区域的皮肤。

股外侧皮神经

股外侧皮神经是一条纯感觉的神经，源自 L2～L3 神经根。它横向的穿出腰肌，然后斜向前方在腹股沟韧带的深面穿过髂前上棘。在髂前上棘和腹股沟韧带处，神经易病损和压迫。腹股沟韧带与股外侧皮神经从筋膜穿出的点之间的平均距离为 10.7cm，范围为 10～12cm。在这一点处，神经通常会分成前后支，支配大腿外侧和大腿前方卵圆形皮肤区域的感觉。在个体之间，根据神经穿过髂前上棘和腹股沟韧带的关系，存在显著的解剖学变异（图 32-2）。

下腰骶丛神经

下腰骶丛主要由 L5～S3 神经根组成，并有部分 L4 神经根纤维的参与。L4 神经根的这部分神经纤维与 L5 神经根一起形成腰骶干（图 32-3），腰骶干下行在盆腔出口加入骶神经丛。腰骶丛分支组成了下肢的主要神经。

坐骨神经

下腰骶丛的大多数神经纤维参与坐骨神经组

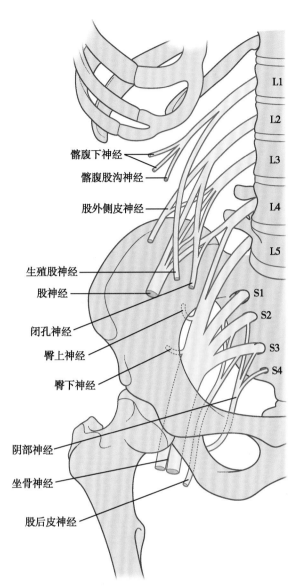

图 32-1 腰骶丛神经解剖。腰骶丛在解剖上分为上腰丛和下腰骶丛。髂腹下神经，髂腹股沟神经，股外侧皮神经，生殖股神经，股神经和闭孔神经是源自腰丛的主要神经。坐骨神经，臀上神经，臀下神经，股后皮神经和阴部神经均源于下腰骶丛(From Hollinshead，W.H.，1969. Anatomy for surgeons，volume 2: the back and limbs. Harper & Row，with permission，New York.)

成，L4～S3 神经根均参与坐骨神经组成。坐骨神经经坐骨大孔离开骨盆，位于梨状肌下方，支配的屈膝肌(腘绳肌：半膜肌，半腱肌和股二头肌的长、短头)，大收肌的外侧和腓神经以及胫神经支配的所有肌肉。并且它支配膝以下的整个小腿皮肤，除了由隐神经支配的小腿内侧皮肤。

臀上神经

臀上神经起自 L4～L5～S1 神经根(图 32-4)，离开坐骨大孔后支配阔筋膜张肌、臀中肌和臀小

肌(髋关节的外展和内旋)。这条神经通常没有感觉成分。

臀下神经

臀下神经起自 L5～S1～S2 神经根(图 32-4)，支配臀大肌，起到伸髋关节的作用。

股后皮神经

股后皮神经直接起自 S2 神经根(图 32-4)，并有 S1 和 S3 神经根纤维成分参与。它与坐骨神经伴行离开骨盆，支配臀下部和大腿后方皮肤感觉。因为邻近坐骨神经，坐骨神经的外伤很容易累及股后皮神经。

临床

根据解剖上的分类，我们临床上把腰骶丛病变分为上腰丛和下腰骶丛病变。腰丛神经病主要累及 L2～L4 神经纤维，导致股四头肌、髂腰肌和股内侧肌群(股神经和闭孔神经)肌力减弱。膝反射通常减弱或消失。如果有疼痛，通常位于骨盆并放射到大腿前侧。感觉缺失和异常感觉位于大腿外侧、前部和内侧，并会扩展到小腿内侧(图 32-5)。

下腰骶丛的病变主要累及 L4～S3 神经纤维。患者在骨盆有深部钻痛，可以放射到大腿后部和小腿的外侧及后方。踝反射会减弱或消失。感觉的症状和体征可以出现在大腿后部、小腿后外侧和足部(图 32-6)。近端的肌力减弱表现为髋后伸(臀大肌)，外展和内旋(臀中肌和阔筋膜张肌)。腿部的肌力减弱出现在腘绳肌，并包括所有腓神经和胫神经支配的肌肉。在腰骶丛病中，腓神经纤维先受累。类似于在坐骨神经和 L5 神经根病变中，腓神经也最易受累。因此，患者会出现足下垂和足背、小腿外侧皮肤感觉阻碍。在一些病例中，肌无力和木感的形式对于临床上排除孤立的腓总神经病变是不可能的，因此电生理诊断就尤为重要。

病因

就像神经根病，腰骶丛病的病因分为结构性的和非结构性的病变(框 32-1)。结构性的病变包括骨盆肿瘤，血肿，动脉瘤，子宫内膜异位和外伤。非结构性腰骶丛病的病因中最常见的是糖尿病。就如所知的糖尿病性神经病或神经丛病，糖尿病性肌萎缩都常累及腰丛。腰骶丛病可发生于辐射引起的非结

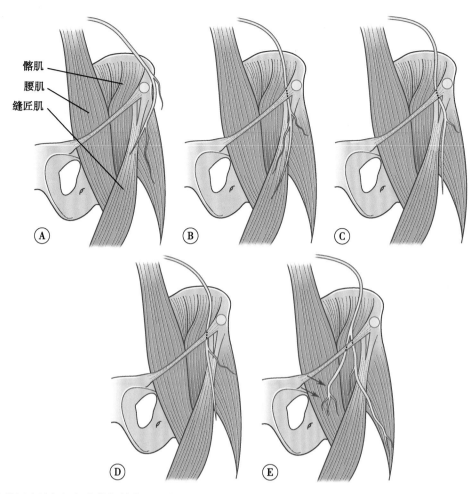

图 32-2   **股外侧皮神经行程中的解剖变异**。在 104 例尸体的神经解剖研究中，辨识了神经行程中的五种不同变化：**A.** 在髂前上棘后方跨过髂翼（4%）；**B.** 在髂前上棘前方，位于缝匠肌起点的浅层，但在腹股沟韧带之中（27%）；**C.** 在髂前上棘内侧，从缝匠肌肌腱起始部位穿过（23%）；**D.** 缝匠肌起点的内侧，位于缝匠肌肌腱和髂腰肌深筋膜之间，从腹股沟韧带的深面通过（26%）；**E.** 最靠内侧和位于松散的结缔组织中，在腹股沟韧带深面，髂腰肌的浅筋膜表面（20%）。在 E 型中，内侧支支配的皮肤区域通常是生殖股神经的股支支配的，这代表了又一种解剖变异。**蓝色圆圈**：髂前上棘。**黄线**：股外侧皮神经。**蓝色箭头**：神经纤维通常来自生殖股神经的股支，但在这种变异中来自股外侧皮神经。肌肉名字写在 A 型图中（Adapted with permission from Aszmann，O.C.，Dellon，E.S.，Dellon，A.L.，1997. Anatomical course of the lateral femoral cutaneous nerve and its susceptibility to compression and injury. Plast Reconstr Surg 100，600-604.）

构性病变，通常是在既往放射治疗盆腔、腹部或脊柱肿瘤的背景下。腰骶丛病在骨盆或骨科手术中也会损伤，尤其是使用了拉钩。其他非结构性腰骶丛病的病因还有炎症、血管栓塞和产后损伤。

常见的腰骶丛病

后腹膜血肿

后腹膜血肿常见于使用抗凝剂后的并发症，包括使用低分子量肝素（如依诺肝素）、未分级肝素或华法林，但也见于血友病或主动脉瘤破裂。

血肿位于腰肌内，并压迫腰丛（图 32-7）。患者出现明显的急性疼痛，并通常保持屈髋和轻度外旋的姿势。尽管整个腰丛受压，但主要的神经病学异常出现在股神经区域，有屈髋、伸膝的肌力减弱以及膝反射的减弱或消失。但详细的检查可以发现神经病学功能异常区域超出了股神经支配范围，可以有闭孔神经或股外侧皮神经区域病变，或两者都有。

肿瘤和其他肿块损伤

腰骶丛结构性病变的原因包括肿瘤的局部浸润，大多数来自膀胱、子宫颈、子宫、卵巢、前列腺、结肠和直肠。另外淋巴瘤和白血病会直接浸润神经,甚至影像学上没有局灶病变的证据。有报道髂内动脉或髂总动脉的动脉瘤或假性动脉瘤压迫腰骶丛。腰骶丛病同样发生在有子宫内膜异位症的妇女,是神经丛上有异常组织的结果。这些病变更容易累及下腰骶丛神经。不同于子宫内膜异位症,其产生间断的症状,所有其他的病变都是慢性的进展性的。通常有明显的疼痛伴腿部的放射痛。临床上这些病变很难甚至是不可能与腰骶神经根病鉴别。

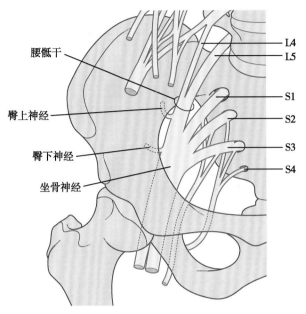

图 32-3 **腰骶干:产后腰骶丛病的病变部位。**腰骶干由 L5 和 L4 神经根组成,沿骨盆下降,与骶丛神经汇合。紧靠骶骨部位,神经纤维直接暴露,易受压迫。这是在产后腰骶神经丛压迫最常见的部位(Adapted from Haymaker, W., Woodhall, B., 1953. Peripheral nerve injuries. WB Saunders, Philadelphia, with permission.)

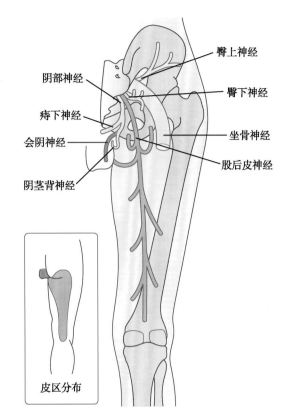

图 32-4 **下腰骶丛主要神经的解剖。**插图:股后侧皮神经的皮区分布(From Haymaker, W., Woodhall, B., 1953. Peripheral nerve injuries. WB Saunders, Philadelphia.)

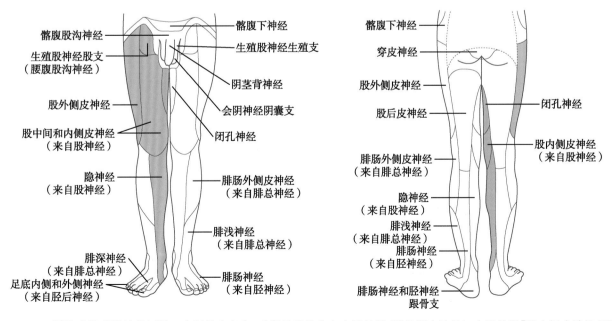

图 32-5 **腰丛病的感觉异常区域。**在腰丛病变中,感觉异常发生在大腿外侧(股外侧皮神经),大腿前侧[股中间皮神经(股神经)],大腿内侧[生殖股神经股支,股内侧皮神经(股神经分支)和闭孔神经]并可能向小腿内侧[隐神经(股神经)]延伸(Adapted from Haymaker, W., Woodhall, B., 1953. Peripheral nerve injuries. WB Saunders, Philadelphia.)

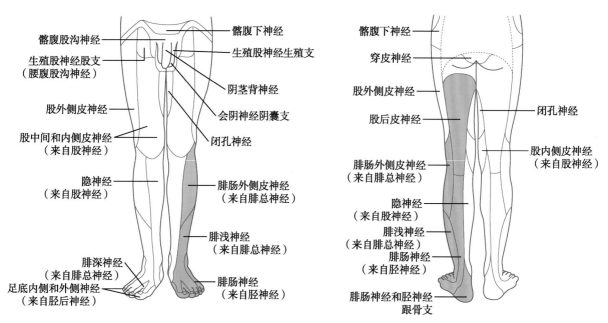

图 32-6　下腰骶丛病的感觉异常区域。在下腰骶丛的病变中，感觉异常发生在大腿后侧（股后侧皮神经）和小腿后外侧以及足部（腓神经和胫神经）（Adapted from Haymaker，W.，Woodhall，B.，1953. Peripheral nerve injuries. WB Saunders，Philadelphia.）

框 32-1　腰骶神经丛病的病因
结构性
腹膜后血肿（抗凝药，血友病）
骨盆或腹部肿瘤
血管瘤（髂总动脉或髂内动脉）
子宫内膜异位
非结构性
炎症（盆腔炎）
梗死
产后
糖尿病（糖尿病肌萎缩）
放射
术后（牵引器损伤）

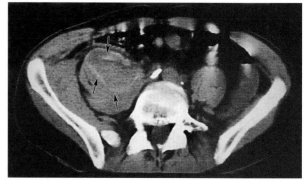

图 32-7　后腹膜血肿。骨盆 CT 横断面扫描显示血肿（箭头）。腰丛病可能是出血进入腹膜后间隙导致的，最常见于抗凝治疗的并发症或与血友病或其他凝血功能障碍有关。这些血肿通常位于腰肌，压迫了下方的腰丛（From Lindner，A.，Zierz，S.，2001. Retroperitoneal hemorrhage. N Engl J Med 344，348. With permission.）

（特发性腰骶）神经丛炎

　　特发性腰骶神经丛炎发生于腰骶丛，但是比上肢的臂丛神经炎（目前合适的名称为神经痛性肌萎缩）远为少见。特发性腰骶丛炎的病因还不完全清楚，但可能是炎症，通常在几周之前有免疫激发事件，例如着凉、感冒或预防接种。在一些病例中，并没有明确的激发事件。患者马上发生严重的深部疼痛，在骨盆或下肢。虽然特征性疼痛持续 1～2 周，如特发性的臂丛神经炎，在一些患者疼痛会导致功能障碍，将持续数月。因为神经丛炎会累及上丛和下丛，会出现很多不同类型的肌无力和感觉缺失。

　　典型的临床表现是持续数周的急性、严重的疼痛，肌无力恢复需要数月甚至数年。相对于单相的病程，有的患者会出现进展性的病程。一些患者出现进展性、疼痛的腰骶丛病，常有血沉升高。激素和免疫抑制剂可以改善这些患者症状。这些病例可能表现为局限的血管神经炎。

产后神经丛病

　　由于怀孕和分娩对腰骶丛的压迫性损伤，出现产后腰骶丛病，这常常被认识不足和误诊。在文献中，此病又被称为孕妇腓神经麻痹、孕妇生产麻痹、产妇神经炎和孕妇生产麻痹。尽管大部分大量病例的报道指出此病的发病率很高，达1/2 600，但许多表现轻的病例临床上被忽视了。

病变的机制被认为是胎儿的头部压迫了下方的骨盆和腰骶丛神经（图32-8）。产后神经丛病是腰骶干受压所致。腰骶干是由L4和L5神经根的神经纤维汇合组成，沿骨盆下降，与骶丛神经汇合。当腰骶干经过骨盆出口处时，神经纤维直接暴露（不再受腰肌的保护）于骶髂关节附近的骶翼。在这个部位，神经最暴露，最易受压。臀上神经的起始部分就在这附近，同样也会受压。形成坐骨神经分支的腓神经纤维大多位于后方，最接近髂骨，因此它们比形成胫神经的纤维更容易受累。所以腓神经纤维总是先被累及，一些妇女就出现了产后的足下垂，这经常会被误诊为是腓骨颈处的腓神经麻痹。

分娩以后即刻，或几天之内，就会出现肌无力。除了腓神经支配的肌肉无力外，体检还会发现有轻度的屈膝（腘绳肌）、髋的内收、后伸和内旋（臀肌和阔筋膜张肌）的肌力减弱，这说明病变范围明显超出了腓神经支配区域。感觉障碍最明显的是在足背和小腿外侧，但在足底、小腿后方和大腿处也可能会有异常。

以下为病变的好发因素：第一次怀孕、母体骨盆过小伴胎头过大（头盆不称）、母亲瘦小（身高低于1.52m）和产程延长或难产。有既往史的妇女容易再出现产后神经丛病。虽然有极少数患者的肌无力会长期存在，但大多数的预后乐观。病变机制可能是压迫导致神经缺血和神经机械性的变形，最后引起神经的脱髓鞘，甚至是轴突丢失。由于没有神经鞘膜的撕裂、剪切或断裂，所以即使是轴突的病变，也能够完全复原。典型病变的恢复分为两个阶段，第一阶段是在最初的几天或几周内，相对快速的脱髓鞘纤维髓鞘再生。第二阶段是相对稳定和缓慢的轴突再生和神经再支配，通常长达数月，甚至数年。

糖尿病性肌萎缩

疼痛性的腰骶丛病可发生于糖尿病患者。在文献中，此病又被称为以下各种名称，包括糖尿病性近端神经病、Bruns-Garland综合征、糖尿病性多发性单神经炎、糖尿病性多发性神经根病和糖尿病性肌萎缩。术语列表中最近添加的是糖尿病性腰骶神经根神经病（DLSRPN）。糖尿病性肌萎缩常累及上腰丛和神经根。因此，糖尿病性肌萎缩实际上是根丛疾病。在神经病理学上，病因似乎是微血管炎导致神经的缺血。轻度的或者长期稳定的糖尿病患者，通常是2型糖尿病，可能出现此病。典型的症状是在骨盆或大腿前部出现严重的，难以忍受的深部疼痛，可以持续数周（平均在6周左右）。通常难以行动。当疼痛逐渐缓解后，患者

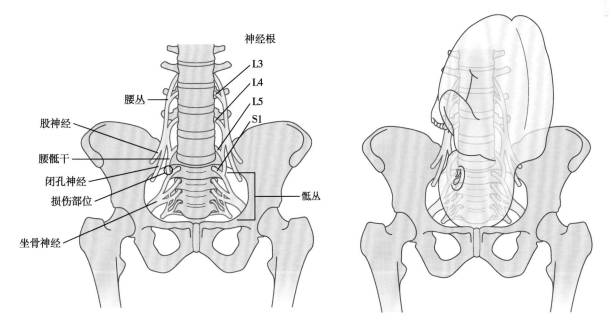

图32-8 产后腰骶丛病。 产后腰骶丛病本质是腰骶干的L4和L5神经纤维受压。当腰骶干通过骨盆出口，神经纤维显露，易于受压。病变机制是胎儿头部压迫了下发的骨盆和腰骶干（From Katirji，B.，Wilbourn，A.J.，Scarberry，S.L.，et al.，2002. Intrapartum maternal lumbosacral plexopathy：foot drop during labor due to lumbosacral trunk lesion. Muscle Nerve 26，340-347. With permission.）

依然有明显的、与疼痛程度不相应的肌无力。糖尿病性肌萎缩通常累及的神经有股神经和闭孔神经，出现大腿前方及内侧明显的肌无力。腓神经也可能被累及。在患侧的膝反射通常减弱或消失。除了这些显著的疼痛、肌萎缩、肌无力，在 L2～L4 支配区域还可能有很轻微的感觉缺失。同时通常伴有体重减轻，其原因则没有很好的解释。糖尿病性肌萎缩的患者经常合并有糖尿病性多发神经病，这些患者也会有肢体远端的感觉障碍和反射的消失。

　　大多数病例的糖尿病性肌萎缩是单侧的。少数病例在数周或数月之内，另一侧也会出现同样的病变。预后通常是好的，但是一个相当长期的过程，从数月到 1～2 年不等。

放射性神经丛病

　　与放射性臂丛病相似，放射性病变也会导致腰骶丛病，常见于多年前有肿瘤放疗史的患者。放射性腰骶丛病进展缓慢，通常几乎无疼痛症状。根据放射的部位，不同部位的神经丛会被累及。特征性的改变有肌束震颤和肌颤搐，可以是临床上，但更多是肌电图上发现。临床上，肌颤搐是细纹的，波动的或蠕动的肌肉运动。要注意的是，肌颤搐不会在肿瘤直接浸润神经丛的患者中发现，它是放射性病变的重要标志。

股外侧皮神经病（Meralgia 麻痹）

　　股外侧皮神经是 L2～L3 神经根的直接分支，沿骨盆上缘行走，经腹股沟韧带下发支配大腿前外侧一块的卵圆形皮肤（图 32-9）。在股外侧皮神经经过腹股沟韧带处最容易受卡压。严格来说，股外侧皮神经卡压不是腰骶丛的病变，之所以归于这一章是因为病变发生的部位和临床表现。卡压产生的临床症状称为 Meralgia 麻痹，是大腿前外侧皮肤出现疼痛的、烧灼样的和木的感觉。由于该神经没有肌支，所以不会有肌肉萎缩，无力和反射消失。肥胖的、穿较紧的内裤或外裤的，糖尿病的患者容易出现神经的卡压。某些病例与汽车安全带有关。此外，在神经区域内的手术可能损伤股外侧皮神经，例如取髂骨植骨手术，全髋关节置换术，血管旁路手术，子宫全切术和剖宫产。虽然大多数的病例是在腹股沟韧带处的卡压，但也有少数是由于肿瘤或其他占位性病变压迫了较近段的腰丛神经。

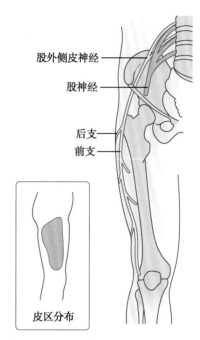

图 32-9　股外侧皮神经的解剖（Adapted from Haymaker, W., Woodhall, B., 1953. Peripheral nerve injuries. WB Saunders, Philadelphia. With permission.）

电生理评估

　　神经传导和肌电图检查的作用是定位病变的神经丛，排除临床上有可能和神经丛病混淆的神经根病和各种单神经病（如股神经和坐骨神经）。通常要进行双下肢的检查，包括双侧的神经传导和针肌电图。总的来说，感觉神经传导和椎旁肌的针肌电图对区分神经丛病和神经根病最有价值。感觉神经传导的异常，可以排除神经根的病变。在另一方面，如果椎旁肌有失神经电位或运动单位动作电位（MUAP）的异常，说明病变位于神经丛的近端，是在神经根部位。除了定位病变部位之外，肌电图还可以对疾病的严重程度或病程长短进行评估，以及对一些不常见的自发电位进行分析，如肌颤搐，有特异性的诊断意义。

神经传导检查

　　腰骶丛病的神经传导评估列在框 32-2。常规胫神经和腓神经的运动电位传导应该进行双侧检查，记录分别位于趾短伸肌和𧿹展肌，也要检查相应的 F 反应。腓神经的运动传导检查要仔细，在足下垂的患者中，在腓骨颈处寻找腓神经麻痹的证据（传导减慢或传导阻滞）。下腰骶丛病变导致轴突病变，在病变侧的腓神经和胫神经的复合肌肉动作电位（CMAP）波幅可能降低。在腰丛病中，常规检查：

1. 胫神经运动检查,记录于踇展肌,刺激于内踝和腘窝;双侧检查。
2. 腓神经运动检查,记录于趾短伸肌,刺激于踝关节,腓骨颈下和腘窝外侧;双侧检查。单独足下垂和临床表现局限于腓神经支配区域的患者,要在胫骨前肌记录,分别刺激腓骨颈下方和腘窝外侧,这样可以提高检查出腓骨颈部位传导阻滞或传导减慢的结果。
3. 腓肠神经感觉检查,刺激于小腿后方,记录于踝关节后方;双侧检查。
4. 腓浅神经感觉检查,刺激于小腿外侧,记录于踝关节外侧;双侧检查。
5. 胫神经和腓神经F反应;双侧检查。
6. H反射;双侧检查。

疑似腰丛神经病或股外侧皮神经病的进一步检查：

- 隐神经感觉检查,刺激于小腿内侧,记录于踝关节内侧;双侧检查。
- 股神经运动检查,刺激于腹股沟韧带处的股神经,记录于股直肌;双侧检查。
- 股外侧皮神经感觉检查,刺激于髂前上棘内侧,记录于大腿前方;双侧检查。

特殊情况：如果症状是双侧的,检查上肢以排除多发神经病。

股神经运动传导也要双侧检查,以估计轴突缺失的数量。同样如果缺失的是传导最快的神经纤维,会有轻度潜伏期延长和轻度的传导速度减慢。如果只有上腰丛的病变,常规胫神经和腓神经的运动传导检查可以完全正常。

晚反应可以提示近端的病变。下腰骶丛病中,胫神经和腓神经的F反应在有症状的一侧会比无症状的一侧延长。同样在受累及的一侧,H反射会延长或不容易引出。当然,在一侧发现延长或消失的H反射和F反应还不能区别坐骨神经病、腰骶丛病或神经根病,但远端传导正常可以提示病变位于近端。

感觉神经传导对诊断神经丛病至关重要。在可疑的下腰骶丛病中,腓浅神经和腓肠神经的感觉传导都要检查;可疑的腰丛病要检查隐神经感觉传导。感觉神经动作电位(SNAP)的波幅要仔细地双侧比较。SNAP波幅的降低提示病变可能位于背根神经节或神经丛及其远端周围神经,但不会是神经根。

在少数情况下,需要进行股外侧皮神经的感觉传导检查。这些检查使用表面电极有时很困难,尤其是肥胖患者。股外侧皮神经的刺激电极位于髂前上棘内侧1cm处(腹股沟韧带上方),记录电极位于髂前上棘和髌骨外侧连线远端的12cm处(图32-10)。如果没有记录到反应,应先将刺激电极略微向内侧移动,然后向外侧移动,注意到股外侧皮神经与髂前上棘相关的解剖变异。然而,在大多数个体中,神经位于髂前上棘内侧0~2cm处。极少情况下,神经可能位于髂前上棘内侧5~8.5cm。如果通过移动刺激电极无法记录到反应,则还应尝试将记录电极向初始位置平移。神经通常位于髂前上棘和髌骨外侧之间连线的内侧2cm处。在很多正常人中也很难检查到反应,因此在一侧病变的患者中,检查结果可与无症状的对侧比较。双侧比较波幅差距在50%以上(波幅高的一侧比波幅低的)为异常。最好先检查无症状的一侧。显然,在肥胖患者(注意,肥胖是这种情况的风险因素),这项检查在技术上更困难。如果在无症状侧不能检查出电位反应,则在有症状的一侧再检查就少有意义了。在单独的股外侧皮神经卡压或上腰丛病变患者中,可以发现异常的传导电位。

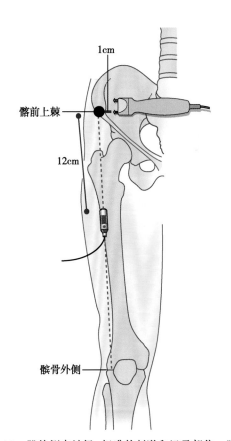

图 32-10　股外侧皮神经：标准的刺激和记录部位。股外侧皮神经可位于髂前上棘内侧1cm处刺激。记录电极位于髂前上棘和髌骨外侧连线远端的12cm处。详见文本(Adapted from Haymaker, W., Woodhall, B., 1953. Peripheral nerve injuries. WB Saunders, Philadelphia. With permission.)

肌电图检查步骤

单靠神经传导检查不能诊断腰骶丛病。尽管异常感觉神经传导可以提示病变位于背根神经节或其远端，但不能区分是单神经病还是神经丛病（如坐骨神经病 vs 下腰骶丛病，股神经病 vs 腰丛病）。这只能靠针肌电图进行鉴别（框 32-3）。与肌电图评估疑似神经根病一样，需要进行详细的检查，要检查肢体近端和远端不同神经支配的，不同神经根支配的肌肉。在单神经病变中，异常发现局限在一根神经；而神经丛病变有多根神经累及。

腰骶丛病的针肌电图检查中，一些肌肉有特殊意义，例如臀肌、股内收肌和椎旁肌。臀肌可以鉴别坐骨神经病和下腰骶丛病，当臀肌一旦发现异常，提示病变位于神经丛或更近端，因此可以排除坐骨神经病。同样在鉴别股神经病和腰丛病时，股内收肌（由闭孔神经支配）的异常提示病变位于神经丛或更近端，因此可以排除股神经病。

最后，在鉴别是神经丛还是神经根的病变中，椎旁肌极其重要。椎旁肌的异常说明病变位于神经根。但是椎旁肌没有检查到异常也不能一定排除神经根病变。一些神经根病患者，椎旁肌的肌电图可以正常。需要强调的观点是，肌电图只能将病变定位在发现病变的最近端的肌肉代表的节段或该节段以上。在腰骶丛病中，看见异常感觉传导和椎旁肌正常的肌电图是最完美的结果。

框 32-3 腰骶丛病肌电图检查方案

1. 至少检查两块腓神经支配肌肉（例如胫骨前肌，踇长伸肌，腓骨长肌）
2. 至少检查两块胫神经支配肌肉（例如腓肠肌内侧头、胫骨后肌、趾长屈肌）
3. 在大腿至少检查一块坐骨神经支配肌肉（例如股二头肌）
4. 至少检查一块臀上神经支配肌肉（例如臀中肌，阔筋膜张肌）
5. 检查臀下神经支配肌肉（例如臀大肌）
6. 至少检查两块股神经支配肌肉（例如股直肌，髂肌）
7. 至少检查一块闭孔神经支配肌肉（例如股内收肌群中的一块）
8. 检查椎旁肌：L2，L3，L4，L5，S1

特殊情况：
- 如果运动单位动作电位的异常处于临界状态或模棱两可的，需要与对侧比较。
- 如果症状是双侧的，要考虑检查一个上肢以排除多发神经病。

典型的上腰丛病的电生理检查结果是正常的胫神经和腓神经运动传导和正常的 F 反应及 H 反射。腓浅神经和腓肠神经的感觉传导正常，但隐神经的感觉传导在患侧减小或消失。如果还伴有轴突缺失，患侧股神经的运动传导波幅降低。针肌电图在以下神经支配的肌肉中发现失神经电位和神经再支配电位：①股神经；②闭孔神经；但椎旁肌正常。一些患者的腓神经和臀上神经有 L4 神经根纤维参与，所以它们支配的肌肉（如胫骨前肌、臀中肌）也可能有异常。

典型的下腰骶丛病的电生理检查结果是患侧的胫神经和腓神经运动传导波幅较对侧降低，潜伏期正常或轻度延长，以及传导速度正常或轻度减慢。同样患侧的胫神经和腓神经的 F 反应及 H 反射延长或消失。患侧的腓浅神经和腓肠神经的感觉神经传导波幅降低或消失，而对侧正常。针肌电图在以下神经支配的肌肉中发现失神经电位和神经再支配电位：①大腿的坐骨神经；②腓神经；③胫神经；④臀上神经和臀下神经；但不累及椎旁肌。

腰骶丛放射性病变的患者，肌电图可见肌颤搐电位。肌颤搐电位是自发的，成组重复发放的 MUAP，是放射性病变的特异表现。单个的束颤电位常伴肌颤搐电位。在浅表肌肉，肌颤搐在临床上可以看见肌肉波纹样蠕动。但是肌颤搐在针肌电图中更容易发现，因为可以检查到深层肌肉。

在股外侧皮神经卡压的患者中，针肌电图完全正常，因为这是纯感觉神经，不支配肌肉。然而，在可疑的股外侧皮神经病变中，重要的是排除腰丛病和 L2 神经根病。因此，髂肌、股内收肌以及较少情况下股四头肌要重点检查。

肌电图检查在腰骶丛病中的局限性

腰骶丛病进行神经传导和针肌电图检查的首要作用是定位病变的部位，其次评估疾病的严重程度。但是在一些情况下有明显的局限性。

双侧腰骶丛病与多发神经病较难鉴别

尽管大多数的腰骶丛病是单侧的，但还是有一些是双侧的，多见于由肿瘤，放射性病变和糖尿病引起的。在这些病例中，腰骶丛病与多发神经病较难鉴别。运动和感觉神经传导的检查双侧都是异常的。针肌电图检查可以在双侧腿部肌肉发现失神经电位或神经再支配电位，同时椎旁肌正常。

在这种情况下，检查上肢可以提供很多信息。在大多数的多发神经病中，上肢远端的神经传导和肌电图检查可以发现某些异常，除非是非常轻微得多发神经病。肌电图在髋部近端的肌肉（如臀肌、髂腰肌、内收肌）发现异常会有帮助。因为在典型的长度依赖性，袜子-手套样病变的多发神经病中，近端肌肉很少出现异常。确实，当多发神经病侵犯大腿时，不论在临床上还是在电生理检查中，上肢也应该明显受累。

椎旁肌肌电图的正常不能除外神经根病

尽管我们认为椎旁肌在神经根病中是异常的，在神经丛病中是正常的，但并不是所有情况都是这样。在神经根病中，也有许多椎旁肌是正常的（许多文献报道中约占 50%）。这可能是由于神经纤维束未受累及，取样误差或椎旁肌不能放松导致检查困难。并且失神经支配和神经再生都首先发生在最近端肌肉。因此如果椎旁肌神经再生早于下肢肌肉，则其肌电图可以完全正常，而下肢肌肉还表现出失神经电位，从而表现相似神经丛病。如果出现这种情况，只有异常的 SNAP 可以帮助我们鉴别神经根病和神经丛病。

如果病变是急性的，检查也可以是正常的

疼痛的腰骶丛病患者在疾病早期就会来作检查。但是在病变第一周，神经传导还是正常的，因为没有足够的时间发生沃勒变性。同样在发病 10~14 天，肌电图也不会出现失神经电位，唯一可能的异常是在肌力减弱的肌肉发现 MUAP 募集的降低。因为在肢体远端肌肉要数周之后才会出现

纤颤电位，最好是在发生病变至少 3 周以后再让患者进行肌电图和神经传导检查，除非是患者愿意在数周之后再检查一次进行对比，看是否有新的改变。

 病例分析

病例 32-1

病史和体检

女，15 岁，有血友病史，出现右腹股沟处严重的疼痛。2 周前无明显诱因下出现疼痛，数小时中缓慢加重。体检发现患者右髋呈屈曲、外旋位。右膝反射消失。左膝反射和双侧踝反射正常。由于疼痛，右下肢的肌力检查困难。右小腿内侧皮肤有感觉减退。其余神经系统检查无殊。

总结

病史是年轻女孩，有血友病史，无明显诱因下出现右腹股沟处严重疼痛 2 周，疼痛是持续性的，在数小时中逐渐加重。神经系统检查值得注意的是右膝反射消失和右小腿内侧皮肤感觉减退。右髋呈屈曲、外旋位。由于疼痛，右下肢的肌力检查困难。

神经传导检查，右侧胫神经和腓神经的运动传导的 CMAP 波幅、潜伏期和传导速度都正常。相应的 F 反应正常。因为患者有严重的疼痛，检查受到限制；因此没有检查股神经的运动传导以及左侧的胫神经和腓神经的运动传导。进行双侧的感觉神经传导检查更为重要，这可以定位病变部

病例 32-1 神经传导检查												
			波幅			**潜伏期 /ms**			**传导速度 /(m/s)**			**F 波潜伏期 /ms**		
			运动 /mV；感觉 /μV											
刺激神经	刺激点	记录点	RT	LT	NL	RT	LT	NL	RT	LT	NL	RT	LT	NL
胫神经（m）	踝	AHB	12.0		≥4	5.1		≤5.8	44					≤56
	腘窝	AHB	10.0			13.0			50		≥41			
腓神经（m）	踝	EDB	7.6		≥2	4.1		≤6.5						≤56
	腓骨颈下	EDB	7.5			11.7			45		≥44	46		
	腘窝外侧	EDB	7.5			13.3			45		≥44			
腓神经（s）	小腿外侧	外踝	31	33	≥6	3.9	3.8	≤4.4	51	52	≥40			
腓肠神经（s）	小腿	后踝	25	20	≥6	3.7	3.8	≤4.4	54	52	≥40			
隐神经（s）	小腿内侧	内踝	NR	7	≥4		4.0	≤4.4		50	≥40			

m=运动检查；s=感觉检查；RT=右侧；LT=左侧；NL=正常值；NR=无反应；AHB=姆短展肌；EDB=趾短伸肌。
注意：所有感觉和混合神经潜伏期都是峰潜伏期，所有感觉和混合神经传导速度都是以起始潜伏期计算，报告中的 F 波潜伏期代表 F 波最短潜伏期。

病例 32-1　肌电图

| 肌肉 | 插入电位 | 自发电位 | | 自主 MUAP | | | | |
| | | 纤颤电位 | 束颤电位 | 激活 | 募集 | 形态 | | |
						时限	波幅	多相电位
右股外侧肌	↑	+2	0	无				
右胫骨前肌	NL	0	0	NL	NL	NL	NL	NL
右股内收肌	↑	+2	0	NL	↓↓	NL	NL	NL
右髂肌	↑	+2	0	NL	↓↓	NL	NL	NL
右腓肠肌内侧头	NL	0	0	NL	NL	NL	NL	NL
右足拇长伸肌	NL	0	0	NL	NL	NL	NL	NL
右 L3 椎旁肌	NL	0	0	NL	NL	NL	NL	NL
右 L4 椎旁肌	NL	0	0	NL	NL	NL	NL	NL
右 L5 椎旁肌	NL	0	0	NL	NL	NL	NL	NL

↑=增多；↓↓=中度减少；NL=正常

位是在背根神经节的远端还是近端。腓浅神经和腓肠神经的感觉传导均正常，两侧对称，符合它们支配区域的感觉正常的表现。右侧隐神经的感觉神经动作电位消失，左侧正常。右侧隐神经感觉电位的异常与神经系统体检到的感觉异常区域是符合的，并且提示已经有足够长的时间发生了沃勒变性。而且，隐神经 SNAP（股神经的感觉支）的异常说明病变位于背根神经节或其远端，位于上腰丛或股神经。

接下去进行针肌电图检查，右侧的股外侧肌、股内收肌和髂肌都发现明显的纤颤电位。股内收肌处发现异常明确说明病变在股神经支配区之外。股外侧肌没有记录到 MUAP。股内收肌和髂腰肌 MUAP 形态正常，有中度的募集减少。其余肌电图的检查都正常，包括右侧的腓肠肌内侧头，胫骨前肌，趾长伸肌和 L3～L5 椎旁肌。总之，在股神经（股外侧肌、髂肌）和闭孔神经（股内收肌）支配区域发现异常，而椎旁肌正常。

根据检查发现的异常的隐神经电位，股神经和闭孔神经支配肌肉肌电图的异常和正常的椎旁肌，我们可以将病变部位定在上腰肌节（L2～L4），背根神经节或其远端；支配股神经和闭孔神经的部位。因此，最可能的病变部位是腰丛。

印象：电生理的证据符合右侧腰丛的亚急性病变。

这个病例提出以下重要问题。

电生理诊断学如何确定病变的时程？

隐神经 SNAP 的异常说明已经发生沃勒变性。

纤颤电位、募集减少和正常的 MUAP 提示病变是亚急性的。虽然已经有足够长的时间发生沃勒变性和随之发生的失神经电位，但还没有足够时间出现神经再生的 MUAP。在急性病变，我们看见的是正常的 SNAP，募集减少的正常形态的 MUAP，没有纤颤电位。在慢性期，我们看见的是巨大的、长时限的 MUAP（神经再支配），伴或不伴有纤颤电位。

在这个病例中，最可能引起腰丛病变的病因是什么？

血友病患者出现右腹股沟处急性的疼痛，膝反射的消失，隐神经支配区域的感觉减退，提示腹膜后血肿继而压迫腰丛。电生理诊断学检查符合腰丛的病变，最可能是继发于血肿压迫。盆腔 CT 平扫证实了有腰肌血肿存在，持续数月后消退。

◎ 病例 32-2

病史和体检

女，67 岁，因可疑腰椎神经根病，做电生理诊断检查。患者有长期轻度的非胰岛素依赖性糖尿病。一个月前出现右侧髋部严重的，难以忍受的，牙痛样的疼痛，并向腿部放射。尽管卧床休息 2 周，但疼痛持续存在，在运动时疼痛加重。临床诊断为神经根病。并检查了腰骶椎的 MRI，在 L4～L5 和 L5～S1 都看见有椎间盘的膨隆。

体检发现右侧屈髋、髋内收和伸膝肌力中度减弱。右侧股四头肌有明显的萎缩。踝反射消失。左膝反射正常，右侧消失。其余的肌力和反射都是正常的。双侧小腿中部以下以及指尖有轻度针刺觉和振动觉缺失。

总结

病史是 67 岁女性有非胰岛素依赖性糖尿病。一个月前出现右侧髋部严重的，难以忍受的，牙痛样的疼痛，并向腿部放射。运动时疼痛加重，长时间的卧床没有减轻疼痛。神经系统体检在双侧上肢和下肢的远端发现明显感觉缺失。踝反射和右侧膝反射消失。右侧股四头肌、髂腰肌和股内收肌的肌力中度减弱。MRI 显示 L4～L5 和 L5～S1 的椎间盘的膨隆。

先回顾神经传导检查，除了临界的神经传导速度减慢，双侧胫神经和腓神经运动传导正常范围。右侧正中神经运动传导潜伏期轻度延长，CMAP 波幅和传导速度正常。双侧的腓浅神经和腓肠神经以及右侧的尺神经的 SNAP 波幅降低，右侧尺神经传导速度轻度减慢。右侧正中神经的 SNAP 波幅降低，潜伏期轻度延长，传导速度轻度减慢。结合腓浅神经、腓肠神经和尺神经 SNAP 波幅降低，提示多发周围神经病，这与临床检查相符，可能是继发于糖尿病。正中神经远端的运动神经传导潜伏期轻度延长，波幅减低以及 SNAP 传导速度轻度减慢；提示在腕部还有正中神经病变，尽管临床上没有腕管综合征表现。

接下去进行针肌电图检查，右侧胫骨前肌和腓肠肌内侧有轻度的慢性的神经再支配电位（波幅高，时限长的 MUAP），没有活动性的失神经电位，这些与神经传导异常结合，提示轻度的慢性的远端多发性神经病。

除了以上肌电图异常以外，右侧的股外侧肌，髂肌和股内收肌（所有近端肌肉）发现严重的活动性失神经电位，以及 MUAP 的形态基本正常伴募集减少，虽然有一些 MUAP 的时限延长、波幅增大以及多位相。纤颤电位和募集降低的正常形态的 MUAP 显著提示发生了亚急性的失神经病变，但神经再支配还没有发生。值得注意的是，右侧的阔筋膜张肌没有活动性的失神经电位，尽管 MUAP 的形态正常伴有募集轻度减少。相反的，左侧的股外侧肌和胫骨前肌的肌电图正常，提示亚急性的失神经病变局限在右下肢的近端的 L2～L4 节段支配的肌肉。这种不对称的，近端严重的失神经病变，结合双侧远端轻度的神经再生，不能用轻度的慢性的远端多发神经病来解释。

因此，主要在右侧 L2～L4 肌节区域还应该存在另一个严重的亚急性的失神经病变的疾病。在 L3～S1 支配的椎旁肌右侧发现活动的失神经电

病例 32-2 神经传导检查

刺激神经	刺激点	记录点	波幅 运动 /mV；感觉 /µV			潜伏期 /ms			传导速度 /(m/s)			F 波潜伏期 /ms		
			RT	LT	NL	RT	LT	NL	RT	LT	NL	RT	LT	NL
胫神经（m）	踝	AHB	5.4	6.1	≥4	5.8	5.7	≤5.8				57	56	≤56
	腘窝	AHB	4.8	5.4		12.7	12.6		40	40	≥41			
腓神经（m）	踝	EDB	4.2	5.2	≥2	5.7	5.4	≤6.5				58	55	≤56
	腓骨颈下	EDB	4.0	5.1		8.4	8.2		39	41	≥44			
	腘窝外侧	EDB	4.0	5.1		11.2	11.0		40	42	≥44			
腓肠神经（s）	小腿	后踝	2	3	≥6	4.2	4.1	≤4.4	43	41	≥40			
腓神经（s）	小腿外侧	外踝	4	6	≥6	3.8	3.7	≤4.4	44	42	≥40			
正中神经（m）	腕	APB	6.2		≥4	4.5		≤4.4				32		≤31
	肘窝	APB	6.1			8.2			54		≥49			
尺神经（m）	腕	ADM	7.2		≥6	3.0		≤3.3				31		≤32
	肘下	ADM	7.2			6.5			60		≥49			
	肘上	ADM	7.2			8.2			60		≥49			
正中神经（s）	腕	示指	13		≥20	3.9		≤3.5	39		≥50			
尺神经（s）	腕	小指	12		≥17	2.9		≤3.1	45		≥50			

m=运动检查；s=感觉检查；RT=右侧；LT=左侧；NL=正常值；AHB=踇短展肌；EDB=趾短伸肌；APB=拇短展肌；ADM=小指展肌。

注意：所有感觉和混合神经潜伏期都是峰潜伏期，所有感觉和混合神经传导速度都是以起始潜伏期计算，报告中的 F 波潜伏期代表 F 波最短潜伏期。

病例 32-2　肌电图

肌肉	插入电位	自发电位		自主MUAP		形态		
		纤颤电位	束颤电位	激活	募集	时限	波幅	多相电位
右胫骨前肌	NL	0	0	NL	↓	+1	+1	+1
右腓肠肌内侧头	NL	0	0	NL	↓	+1	NL	NL
右股外侧肌	↑	+3	0	NL	↓	NL/+1	NL/+1	+1
右股内收肌	↑	+2	0	NL	↓	NL/+1	NL/+1	+1
右髂肌	↑	+2	0	NL	↓	NL/+1	NL/+1	NL/+1
右阔筋膜张肌	NL	0	0	NL	↓	NL	NL	NL
右 S1 椎旁肌	↑	+1	0	NL	NL	NL	NL	NL
右 L5 椎旁肌	↑	+1	0	NL	NL	NL	NL	NL
右 L4 椎旁肌	↑	+1	0	NL	NL	NL	NL	NL
右 L3 椎旁肌	↑	+1	0	NL	NL	NL	NL	NL
左股外侧肌	NL	0	0	NL	NL	NL	NL	NL
左胫骨前肌	NL	0	0	NL	NL	NL	NL	NL
右拇短展肌	↑	0	0	NL	↓	NL/+1	NL/+1	NL/+1
右肱二头肌	NL	0	0	NL	NL	NL	NL	NL

↑＝增多；↓＝轻度减少；NL＝正常。

位说明病变累及到神经根。腓浅神经和腓肠神经的 SNAP 对于评估病变是否累及上腰丛没有关系，因为它们是来自 L5 和 S1 的神经纤维。除了神经根之外，虽然双侧隐神经的比较对于评估腰丛是否累及有所帮助，但双侧的腓浅神经和腓肠神经SNAP 波幅低的发现，事实上已经排除了无论哪侧能检查出隐神经 SNAP 的可能性。因此没有进行隐神经检查。但是临床上 1 个月严重的臀部疼痛伴有下肢放射痛结合 L2～L4 支配肌肉中度无力，右膝反射消失，卧床休息无效，以及上述电生理发现，都是糖尿病性肌萎缩的典型表现。

在右上肢，拇短展肌有轻度的失神经电位，肱二头肌正常。这些都和轻度的远端多发神经病以及腕部正中神经病吻合。

总之，在下肢以及一侧上肢发现的远端慢性病变符合广泛的感觉运动周围神经病的表现。除了周围神经病，在右侧 L2～L4 肌节还有失神经性的病变存在，并从近端一直并累及到神经根。在右腕部还有正中神经病变，没有表现出症状。我们现在可以得出电生理印象。

印象：电生理检查证据符合慢性的，广泛性的感觉运动周围神经病。并有电生理证据符合右侧 L2～L4 肌节亚急性的失神经病变，向近端累及到

神经根。还有电生理证据符合右侧腕部正中神经病变，尚未表现出临床症状。

这个病例提出以下几个重要问题。

最可能的临床诊断是什么？

最可能的临床诊断是广泛的感觉运动周围神经病（最可能继发于糖尿病），合并糖尿病性肌萎缩。病理上，这类病例的糖尿病性肌萎缩实际上是累及上腰肌节的根丛病变。这个病例还表明，当患者同时有周围神经病变和神经根病变时，电生理学不可能明确地提示神经丛部分是否有累及。

是否推荐进行椎板切除术？

回顾腰骶部 MRI，在 L4～L5 和 L5～S1 节段有两个小的中央型椎间盘膨隆，没有压迫到硬膜囊或神经根。因此，对于患者的症状，此处没有结构性的病变。神经系统的体检和电生理检查提示有腰神经根病，但找不到结构性病变的证据；这种情况在糖尿病患者中常见。在这种情况下，我们要认真考虑诊断为糖尿病性肌萎缩。在这个病例没有手术指征。

这个患者是否有腕管综合征？

根据神经传导揭示，患者腕部有正中神经病变。但是患者没有出现和电生理检查一致的症状，

临床上不能诊断为腕管综合征。基于以上发现，不推荐进行正中神经病变的治疗。

病例 32-3

病史和体征

女，36 岁，产后出现持续的足下垂。6 周前，患者孕 41 周分娩。分娩开始 1 小时后，尽管子宫颈完全打开，但产程没有进一步发展。胎儿晚期减速持续发生，因为患者较矮小（高 1.52m），诊断为头盆不称。一个女婴最后通过剖宫产分娩，Apgar 评分正常。

产后第一天，患者主诉右足的木感和无力，不伴有疼痛。右足出现完全的下垂。患者在右小腿和足外侧有针刺样的感觉。叫会诊医生，诊断为右腓骨颈处的腓神经病，可能是继发于麻醉和卧床休息。在接下去的 6 周内，症状只有轻度好转。

6 周后，神经系统检查显示完全的足下垂，肌力减弱：足和蹈趾背屈以及足外翻（1/5），足内翻（2/5），髋外展（4-/5），髋后伸（4 +/5），髋内旋（3/5）和屈膝（4/5）。屈髋和伸膝肌力是正常的。右小腿外侧和足背、足底的皮肤感觉减退。膝反射和踝反射正常，并且两侧对称。患者其余部位的肌力和感觉正常。

总结

病史是一位女性出现难产，在产程受阻后进行剖宫产分娩，在产后一天出现明显的足下垂。足下垂持续了 6 周。神经系统检查发现严重的腓神经支配肌肉的无力（足、趾的背屈和足外翻），中到重度的胫神经支配肌肉无力（足内翻和膝屈），和

轻到中度的臀神经支配肌肉无力（髋后伸、内旋）。股神经支配肌肉（髋屈和膝伸）肌力正常。在小腿外侧，足背和足底有感觉的改变。反射正常，而且两侧对称。

神经传导检查，两侧胫神经和腓神经运动传导及 F 反应均正常。在趾短展肌记录的右侧腓神经的 CAMP 波幅较左侧的低，没有证据显示在腓骨颈有传导阻滞或局部传导减慢。要注意的是如果病理性病变局限在腓神经支配肌肉，腓神经传导检查需要在胫骨前肌记录，因为如果只在趾短展肌记录，可能漏过腓骨颈有传导阻滞或病理性减慢的证据（见第 22 章）。右侧腓浅神经感觉电位消失；但腓肠神经 SNAP 正常，并与左侧比较没有差异。左侧腓浅神经感觉传导正常。

针肌电图，腓神经、胫神经和臀神经支配的数块肌肉中发现大量的纤颤电位；MUAP 的募集减少，形态基本正常，虽然一些 MUAP 有临界的时限延长和多位相。腓神经支配的肌肉病变最为严重，包括股二头肌短头。这块肌肉在足下垂患者中要重点检查，因为它是腓神经在腓骨颈近端唯一支配的肌肉，如果腓神经在腓骨颈处病变，它是正常的。腓肠肌内侧头和腰骶部椎旁肌正常。

正常的腓肠神经电位和腓肠肌内侧头针肌电图检查提示 S1 神经正常。虽然 S1 神经纤维相对正常，但腓浅感觉电位（L4～L5）异常。结合以上发现和针肌电图在胫神经、腓神经和臀神经发现的异常以及椎旁肌的正常，病损范围在背根神经节或其远端的 L4～L5 神经纤维，累及数条神经。可以把病损定位于右侧腰骶干神经。纤颤电位伴有募集减少的形态基本正常的 MUAP 显示病变是

病例 32-3　神经传导检查														
			波幅											
			运动 /mV；感觉 /μV			潜伏期 /ms			传导速度 /（m/s）			F 波潜伏期 /ms		
刺激神经	刺激点	记录点	RT	LT	NL	RT	LT	NL	RT	LT	NL	RT	LT	NL
胫神经（m）	踝	AHB	8.4	9.3	≥4	5.0	4.8	≤5.8				53	52	≤56
	腘窝	AHB	7.6	9.0		11.5	11.0		45	47	≥41			
腓神经（m）	踝	EDB	3.6	6.6	≥2	4.8	4.6	≤6.5				52	50	≤56
	腓骨颈下	EDB	3.5	6.4		9.7	9.4		48	49	≥44			
	腘窝外侧	EDB	3.5	6.3		11.8	11.4		50	50	≥44			
腓神经（s）	小腿外侧	外踝	NR	21	≥6		4.1	≤4.4		47	≥40			
腓肠神经（s）	小腿	后踝	14	15	≥6	3.9	4.0	≤4.4	50	48	≥40			

m＝运动检查；s＝感觉检查；RT＝右侧；LT＝左侧；NL＝正常值；NR＝无反应；AHB＝蹈短展肌；EDB＝趾短伸肌。

注意：所有感觉和混合神经潜伏期都是峰潜伏期，所有感觉和混合神经传导速度都是以起始潜伏期计算，报告中的 F 波潜伏期代表 F 波最短潜伏期。

病例 32-3　肌电图

| 肌肉 | 插入电位 | 自发电位 | | 自主 MUAP | | | | |
		纤颤电位	束颤电位	激活	募集	时限	波幅	多相电位
右蹞长伸肌	↑	+3	0	NL	↓↓	NL	NL	+1
右胫骨前肌	↑	+2	0	NL	↓↓	NL/+1	NL	NL/+1
右腓骨长肌	↑	+2	0	NL	↓↓	NL	NL	NL/+1
右胫骨后肌	↑	+2	0	NL	↓	NL	NL	NL
右腓肠肌内侧头	NL	0	0	NL	NL	NL	NL	NL
右股二头肌 - 短头	↑	+1	0	NL	↓	NL	NL	NL
右股外侧肌	NL	0	0	NL	NL	NL	NL	NL
右髂肌	NL	0	0	NL	NL	NL	NL	NL
右阔筋膜张肌	↑	+2	0	NL	↓↓	NL	NL	+1
右臀大肌	↑	+1	0	NL	↓	NL	NL	NL/+1
右 S1 椎旁肌	NL	0	0	NL	NL	NL	NL	NL
右 L5 椎旁肌	NL	0	0	NL	NL	NL	NL	NL
右 L4 椎旁肌	NL	0	0	NL	NL	NL	NL	NL

↑ = 增多；↓ = 轻度减少；↓↓ = 中度减少；NL = 正常。

亚急性的，因为活动的失神经电位还没有伴有神经再支配电位。我们现在可以给出电生理印象。

印象：电生理证据符合亚急性的右侧腰骶干病变。

这个病例提出以下几个重要问题。

最可能的临床诊断是什么？

根据病史、体检和电生理检查，患者符合产后腰骶丛病的诊断。临床和电生理检查都显示了腓神经纤维受损最为严重。患者在产后出现下肢的无力，最初常常考虑腓骨颈处腓神经受压引起的足下垂。但是经过更仔细地神经系统检查和电生理评价可以发现病损范围更广。神经受损的机制是胎儿的头压迫了骨盆，导致腰骶干受压。一年后的随访患者恢复正常。

如何区别是腰骶干的病变还是腰骶丛的病变？

这个病例，临床和电生理检查都提示了在 L4～L5 节段的病损，而更高的腰段和 S1～S2 节段没有病损。腓肠神经的电位是完好的，内侧腓肠肌和髂腰肌的针肌电图检查也是正常的；同时腓浅神经感觉电位消失，针肌电图检查在一些由同一肌节但不同神经支配的肌肉发现异常。这些都提示病损很有特征地位于腰骶干，而腰骶干在骨盆出口处才和骶丛汇合成腰骶丛，是在可能的受压部位的下方。腰骶干既没有 L1～L3 的神经根纤维也没有骶部神经根纤维。

是否能够完全除外 L5 神经根病？

不幸的是，答案是否定的，不能完全除外。在背根神经节近端的病变中，SNAP 几乎总是正常。唯一的例外是 L5 神经根病变中偶见异常的腓浅神经 SNAP（见第 29 章）。该病例的椎旁肌未发现异常，支持腰骶丛病变的诊断。然而，神经根病中椎旁肌也不总能发现异常。因此，即使该病例在临床上是典型的产后腰骶丛病，特别是腰骶干的病变，电生理诊断也是典型的，但可以建议在诊断中提供一个附带条件，即使不太可能，就是该电诊断印象不能完全排除一种不常见的 L5 神经根病变（伴 L5 背根神经节病变）。

（金　翔　译）

推荐阅读

Aszmann, O.C., Dellon, E.S., Dellon, A.L., 1997. Anatomical course of the lateral femoral cutaneous nerve and its susceptibility to compression and injury. Plast Reconstr Surg 100, 600–604.

Bradley, W.G., Chad, D., Verghese, J.P., et al., 1984. Painful lumbosacral plexopathy with elevated erythrocyte sedimentation rate: a treatable inflammatory syndrome. Ann Neurol 15, 457.

Donaghy, M., 1993. Lumbosacral plexus lesions. In: Dyck, P.J., et al., (Eds.), Peripheral neuropathy, vol. 2, third ed. Philadelphia, WB Saunders, p. 951.

Evans, B.A., Stevens, J.C., Dyck, P.J., 1981. Lumbosacral plexus neuropathy. Neurology 31, 1327.

Feasby, T.E., Burton, S.R., Hahn, A.F., 1992. Obstetrical lumbosacral plexus injury. Muscle Nerve 15, 937.

Haymaker, W., Woodhall, B., 1953. Peripheral nerve injuries. Philadelphia, WB Saunders.

Hollinshead, W.H., 1969. Anatomy for surgeons, volume 2: the back and limbs. New York, Harper & Row.

Katirji, B., Wilbourn, A.J., Scarberry, S.L., et al., 2002. Intrapartum maternal lumbosacral plexopathy: foot drop during labor due to lumbosacral trunk lesion. Muscle Nerve 26, 340–347.

Sander, J.E., Sharp, F.R., 1981. Lumbosacral plexus neuritis. Neurology 31, 470.

Seror, P., Seror, R., 2006. Meralgia paresthetica: clinical and electrophysiological diagnosis in 120 cases. Muscle Nerve 33, 650–654.

Shin, Y.B., Park, J.H., Kwon, D.R., et al., 2006. Variability in conduction of the lateral femoral cutaneous nerve. Muscle Nerve 33 (5), 645–649.

33 坐骨神经病

坐骨神经病在肌电图室不常见。患者的发病方式，经常类似于腓神经病。的确，在临床上，早期坐骨神经病引起的足下垂可能难以或不可能与腓骨颈腓神经病引起的足下垂相鉴别。经常需要肌电图医生做鉴别诊断。坐骨神经病的电诊断表现有重要的诊断意义，因为其鉴别诊断与其他周围神经卡压综合征明显不同。

解剖

坐骨神经起源于 L4～S3 神经根，纤维最终形成胫神经和腓神经。坐骨神经离开骨盆通过梨状肌下方的坐骨切迹（坐骨大孔），与腰骶丛的其他分支（臀下和臀上神经和股后皮神经）并行。有些个体，最终形成腓总神经的纤维在合并入坐骨神经之前穿出梨状肌。坐骨神经被臀大肌覆盖，在髋关节内后方坐骨结节与股骨大转子之间走行（图33-1）。屈膝肌，包括内侧腘绳肌（半膜肌和半腱肌）和外侧腘绳肌（股二头肌长头和短头），和大收肌外侧部都由坐骨神经支配。

在坐骨神经内，最终形成腓神经的纤维与形成胫神经的纤维通常是分开的。在大腿中部两者彼此完全分开，形成各自的神经。所有坐骨神经在大腿支配的肌肉，除了一个重要的股二头肌短头是由腓神经支配之外，其余都起源于坐骨神经的胫神经部分。基本上，股二头肌短头是腓骨颈水平以上由腓神经支配的唯一肌肉。这块肌肉在肌电图检查腓神经麻痹，坐骨神经病和其他更近端病变特别的重要。坐骨神经止于腓总神经和胫神经，除了内侧的小腿和足的感觉（隐神经感觉区）以外，它支配膝以下所有的运动和感觉。

临床

坐骨神经病由外伤，注射，骨折，或表现为急性发病的压迫引起。大多数坐骨神经病表现为进展性，亚急性。完全性坐骨神经病的患者有屈膝及踝和足趾的所有动作瘫痪。一些区域感觉缺失（图33-2），包括膝外侧（膝外侧皮神经），小腿外侧（腓浅神经），足背（腓浅神经），大踇趾蹼区（腓深神经），小腿后方和足外侧（腓肠神经），和足底（远端胫神经）。可能在近端大腿感到疼痛，向后外侧放射到小腿，但是通常不影响后背部。患侧踝反射减弱或消失。

这种完全性的病障只见于严重的病变或坐骨神经病病程的晚期。起初，最常见的临床表现相似于腓神经病。很久以来就已经认识到在大多数坐骨神经病变中腓神经纤维更易受累。因此坐骨神经病患者出现足下垂和足背和外侧小腿感觉障碍不是不常见。的确，早期坐骨神经病变几乎不可能从临床上与腓骨颈腓神经病变相鉴别（表33-1）。

体检，仔细检查非腓神经支配肌肉，特别是踝内翻（胫后肌—胫神经），足趾屈曲（趾长屈肌—胫神经），和屈膝（腘绳肌—坐骨神经）。足下垂伴上述肌肉无力提示病变超过了腓神经分布范围。同样，感觉检查，任何超过膝外侧，足外侧，或足底的感觉障碍均提示坐骨神经或胫神经或更近端的病变。单独的坐骨神经病变不累及小腿和足的内侧感觉（隐神经）大腿后方（股后皮神经）感觉。足下垂伴有任何上述区域受累的患者提示更广泛的病变，腰骶丛病变或是更近端病变。

记住这点很重要，足下垂伴小腿外侧和足背感觉障碍除了出现于坐骨神经病和腓神经病之外，还可能出现于腰骶丛病，神经根病（特别是L5），或者甚至是中枢性病变，例如额部脑脊膜瘤或大脑前动脉梗塞。

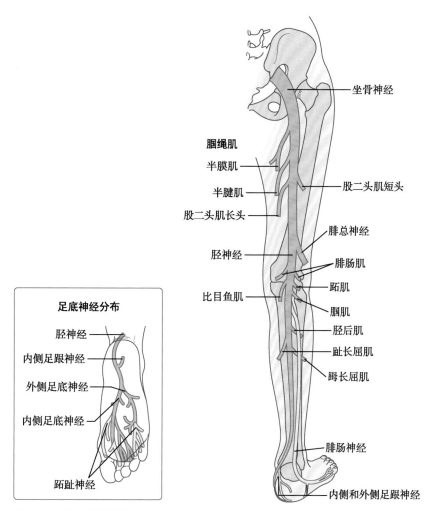

图 33-1　坐骨神经解剖（From Haymaker，W.，Woodhall，B.，1953. Peripheral nerve injuries. WB Saunders，Philadelphia. with permission.）

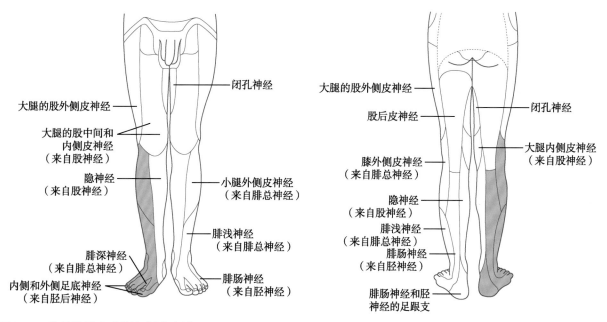

图 33-2　坐骨神经病感觉缺失区（绿色）（Adapted from Haymaker，W.，Woodhall，B.，1953. Peripheral nerve injuries. WB Saunders，Philadelphia，with permission.）

表 33-1　可疑坐骨神经病的临床鉴别因素

	腓深神经	腓总神经	坐骨神经	腰骶丛	L5
足背屈无力	X	X	X	X	X
足外翻无力		X	X	X	X
足内翻无力			X	X	X
屈膝无力			X	X	X
臀肌无力				X	X
踝反射降低			X[+]	X[+]	X[+]
大踇趾蹼感觉消失	X	X	X	X	X
足背感觉消失		X	X	X	X
小腿外侧感觉消失		X	X	X	X
膝外侧感觉消失			X	X	X
足底感觉消失			X[+]	X[+]	X[+]
大腿后方感觉消失				X[+]	X[+]
腓骨颈 Tinel 征	X	X			
髋和大腿痛			X	X	X
背痛					X
直腿抬高试验阳性					X

X = 可能出现；[+] 如果病变累也及 S1 纤维，可能出现。

病因学

坐骨神经病很不常见，所以其鉴别诊断有限（框 33-1）。因为坐骨神经走行于髋关节后方，最常见于髋或股骨骨折后出现（特别是髋后脱位）或骨折修复术后并发症。坐骨神经病作为术后并发症，可能由于拉钩或牵拉发生，也可能是甲基丙烯酸甲酯骨水泥形成突刺，于数月到数年后侵入神经，已有病例详细报告。

另一个常见原因是肿瘤（神经纤维瘤，施万细胞瘤，神经纤维肉瘤，脂肪瘤和淋巴瘤）。肿瘤累及坐骨神经通常在 CT 或 MRI 上以占位性病变清晰成像。（图 33-3）。其他罕见的肿块病变也可累及坐骨神经。增大的 Baker 囊肿可能在腘窝内压迫远端坐骨神经，其分支的胫神经和腓神经。某些不常见的血管异常，包括臀下动脉瘤，髂动脉瘤，或梨状肌附近持续的坐骨动脉和动静脉畸形，可以引起坐骨神经病。

坐骨神经病变可由外伤或穿透伤引起，例如枪击伤和刀砍伤。坐骨神经病也可能由例如麻醉，昏迷，醉酒导致的肢体固定和外部压迫的并发症引起。在医院内，可见坐骨神经的病变是由于在臀大肌注射定位错误而引起的医源性病变，特别是对于消瘦的患者。

导致多数性单神经炎综合征的疾病（见第 26 章）可能累及坐骨神经。例如，血管炎性神经病常导致近端大腿坐骨神经梗死，这里是神经缺血的分水岭区。这种情况下，坐骨神经病常急性起病伴有明显疼痛。在出现其他单神经的病之前，难以或不可能认出其基础的发病模式是多数性单神经炎。

梨状肌综合征

坐骨神经离开骨盆，在梨状肌下方或穿梨状肌走行（图 33-4）。梨状肌起源于骶骨，坐骨切迹和骶结节韧带，然后穿过坐骨大孔连接到股骨大转子。梨状肌的主要作用是使髋外旋。当髋在屈曲位，它也有部分髋外展作用。理论上，梨状肌肥大可以压迫坐骨神经（梨状肌综合征），某种程度上类似于旋前圆肌综合征中的旋前圆肌对正中神经的压迫。过去，许多"坐骨神经痛"的病例归因于梨状肌综合征。然而，大多数，即使不是全部，坐骨神经痛的病例是由于腰骶神经根病，而不是由梨状肌综合征引起的坐骨神经病。很多人认为梨状肌综合征是有争议的。只有很少的病例报道患者达到确定的梨状肌综合征标准，包括：①临床坐骨神经病；②坐骨神经病的电生理证据；③手术探查显示肥大的梨状肌内坐骨神经卡压；④手术减压后继而改善。

框 33-1　坐骨神经病病因学

髋（臀）区
　　髋关节置换术（拉钩，牵拉，甲基丙烯酸甲酯骨水泥）
　　髋脱位/骨折
　　急性，外部压迫（昏迷，麻醉，药物过量，长时间坐位）
　　臀肌筋膜间隔综合征
　　臀肌挫伤
　　臀肌注射
　　梨状肌综合征
大腿区
　　股骨骨折
　　急性，外部压迫
　　大腿后筋膜间隔综合征
　　卡压（肌束带）
　　撕裂
　　Baker 囊肿
髋或大腿区
　　枪伤
　　神经梗死
　　　　血管炎
　　　　动脉血栓
　　　　动脉搭桥术
　　　　糖尿病
　　　　放疗后
　　肿物病变
　　　　良性肿瘤
　　　　恶性癌症/淋巴瘤
　　　　子宫内膜异位
　　　　动脉瘤
　　　　动静脉畸形
　　　　持续性坐骨动脉
　　　　骨化性肌炎
　　　　脓肿

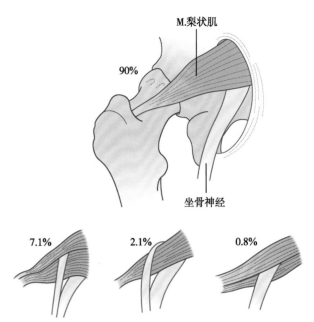

图 33-4　坐骨神经与梨状肌的解剖关系。当坐骨神经离开骨盆，最常在梨状肌下方走行。然而，也有其他不常见的解剖变异。由于坐骨神经就近于梨状肌，理论上使它处于受卡压的风险（Adapted from Beaton, L.E., Anson, B.J., 1938. The sciatic nerve and the piriformis muscle: their interrelation as possible cause of coccygodynia. J Bone J Surg 20, 686-688.）

　　临床上，当患者坐比站时疼痛更重；屈曲，内收，内旋髋症状加重；有创伤史或不寻常的体格（尤其是非常瘦）；臀部中间压痛引起疼痛和异样感觉，以上情况应该怀疑梨状肌综合征。有报道某些体检方法有助于检查疑似梨状肌综合征。以下方法中，梨状肌被拉伸或是自主收缩。疼痛从臀部向下到坐骨神经，没有下背痛，则认为符合梨状肌综合征。这些操作包括：

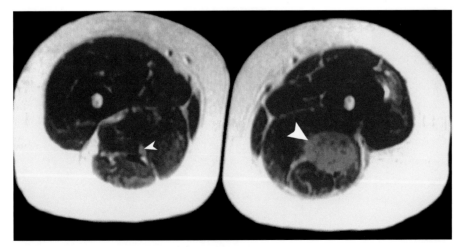

图 33-3　坐骨神经肿物病变。这名患者数月来出现缓慢进展，疼痛性坐骨神经病。中部大腿 MRI 显示左侧坐骨神经区域有一个巨大肿物（大箭头）。对侧坐骨神经正常（小箭头）。活检证明大细胞淋巴瘤浸润并扩展到了坐骨神经

- Freiberg 操作：患者仰卧位，检查者用力内旋其腿，牵拉梨状肌。
- Pace 操作：坐位，患者抗阻力外展髋，激活梨状肌
- Beatty 操作：侧卧位，患者外展髋，激活梨状肌
- FAIR（屈曲，内收，内旋）操作：患者仰卧位，检查者被动屈曲，内收，内旋髋，牵拉梨状肌。有报道该操作在梨状肌综合征的肌电图检查中也有用（见后面）。

电生理检查

电生理检查在诊断可能的坐骨神经病中起关键作用。电生理方法与临床方法相似：检查和排除相似于坐骨神经病的疾病，包括腓骨颈腓神经麻痹，腰骶丛病，腰骶神经根病（表 33-2）。

神经传导检查

坐骨神经病的神经传导检查（框 33-2）。行双侧常规腓神经和胫神经运动传导检查，分别在趾短伸肌（EDB）和踇短展肌（AHB）记录。肌电图医生做腓运动神经传导检查必须非常仔细，寻找腓骨颈腓神经麻痹的证据。为此，腓神经运动传导检查最好分别在胫前肌和趾短伸肌分别记录。伴有轴突丢失的坐骨神经病变，腓神经或胫神经复合肌肉动作电位（CMAP）波幅，患侧与正常值比较可能降低，或者更重要的是，与对侧非症状侧下肢比较降低。腓神经纤维比胫神经纤维受累比例

框 33-2　坐骨神经病推荐的神经传导检查方案

常规检查：
1. 胫神经运动传导检查，记录踇短展肌和刺激内踝和腘窝；双侧检查
2. 腓神经运动传导检查，记录趾短伸肌，刺激踝，腓骨颈下方和外侧腘窝；双侧检查。对于单纯足下垂且临床发现局限在腓神经分布区的患者，应该在胫前肌记录，在腓骨颈下方和外侧腘窝刺激，提高腓骨颈传导阻滞或局部传导速度减慢的出现率
3. 腓肠感觉传导，刺激后外侧小腿，踝后记录；双侧检查
4. 腓浅神经感觉检查，刺激外侧小腿，外踝记录；双侧检查
5. 胫神经和腓神经 F 反应；双侧检查
6. H 反射；双侧检查

特殊考虑：
　有可疑梨状肌综合征的患者，考虑对比正常解剖体位与髋 FAIR 体位的 H 反射潜伏期。

FAIR = 屈曲，内收和内旋。

表 33-2　肌电图和神经传导检查异常定位坐骨神经病变部位

	腓深神经	腓总神经	坐骨神经	腰骶丛	L5
肌电图发现					
胫前肌	X	X	X	X	X
踇长伸肌	X	X	X	X	X
腓骨长肌		X	X	X	X
胫后肌			X	X	X
趾长屈肌			X	X	X
股二头肌短头			X		
臀中肌				X	X
阔筋膜张肌				X	X
椎旁肌					X
神经传导发现					
腓神经 SNAP 异常（如果轴突性）		X	X	X	
腓肠神经 SNAP 异常（如果轴突性）			X	X	
腓神经 CMAP 低（如果轴突性）	X	X	X		X
胫神经 CMAP 低（如果轴突性）			X+	X+	X+
H 反射异常			X+	X+	X+
腓骨颈传导减慢 / 阻滞（如果脱髓鞘）	X	X			

X = 可能异常；+ 如果病变也累及 S1 纤维，可能异常；CMAP = 复合肌肉动作电位；SNAP = 感觉神经动作电位。

更多。如果最快传导轴突丢失，会有远端运动潜伏期的轻度延长和传导速度减慢，但达不到脱髓鞘范围。

应做双侧腓神经和胫神经F反应和H反射。坐骨神经病，患侧F反应可能比对侧延长。坐骨神经病变，患侧H反射可能延长或较难引出。尽管异常的晚反应可提示被检神经通路的某处发生了病变，但是延迟的或消失的F或H波并不能鉴别病变是坐骨神经病，腰骶神经丛病还是神经根病。异常的H和F波，只有在远端传导正常时才能提示病变在近端。

同样，感觉神经传导检查必须做双侧，与对侧比较腓浅神经和腓肠神经感觉传导。在坐骨神经病中，两者都应该异常，提示腓神经和胫神经都有功能障碍。然而，如前所述，腓神经纤维经常更易受累。

疑似梨状肌综合征的特殊检查

临床诊断为梨状肌综合征的患者常规的神经传导检查和针肌电图常常表现为正常。稍做改变的H反射可以作为有价值的电生理检查。据报道在梨状肌综合征中，当髋屈曲内收和内旋位时（FAIR检查）（图33-5），与正常体位对比，H反射延长。这个体位牵拉梨状肌理论上可能压迫坐骨神经。

在关于这个检查的最大的报道研究中，按临床标准提示是梨状肌综合征的患者，在髋屈曲内收内旋位（FAIR）时，H反射平均值延长了3.39ms，

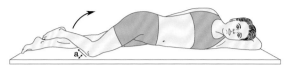

图33-5 屈曲，内收和内旋位（FAIR位）。同时把弯曲的膝盖向下压和把胫骨向上外侧移动并且调整髋臼垂直，以确保弯曲的大腿最大限度的内收和内旋。地面和弯曲的腿的角度（a）应该在20°～35°（From Fishman, L.M., Zybert, P.A., 1992. Electrophysiological evidence of piriformis syndrome. Arch Phys Med Rehabil 73, 359-364.）

相当于正常人平均值以上5.45个标准差。比较88个正常人的在髋屈曲内收内旋位与解剖体位，H反射平均值延长0.01ms，标准差0.62ms（图33-6）。然而，无症状群体为非正态分布。使用减掉3个标准差（1.86），则特异性为83%（即17%的正常对照人群会被误认为是异常）。此外，患者群的对侧肢体，即无症状侧经常也显示数值是异常，尽管不如症状侧肢体的差异明显。

笔者对FAIR（髋屈曲内收和内旋）检查没有个人经验。而其他所谓的动态神经传导检查一般没有提高卡压神经病的异常出现率（例如腕管综合征，当进行正中神经传导检查时作屈曲腕关节）。此外，H反射也会受多种变量影响，包括身体特别是头的位置。多种来自脊髓以上的节段的传入易化和抑制可以影响H反射通路，因为H反射包括脊髓。例如，Jendrassik（增强）操作一般用来"准备

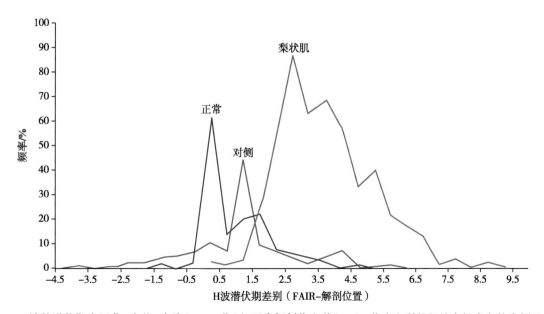

图33-6 H波的潜伏期在屈曲，内收，内旋（FAIR位）与正常解剖位之差（ms）。临床上梨状肌综合征患者的患侧及对侧腿以及正常人群的H波潜伏期在屈曲，内收，内旋位和解剖位之差的比较（From Fishman, L.M., Dombi, G.W., Michaelsen, C., et al., 2002. Piriformis syndrome: diagnosis, treatment, and outcome - a 10-year study. Arch Phys Med Rehabil 83, 295-301.）

启动"前角细胞,并在肌电图检查中用来引出 H 反射。可能是,头的位置通过激活前庭脊髓束来改变 H 反射。要点如下:屈曲内收内旋试验用于诊断疑似梨状肌综合征的患者时,先需确定其他变量保持不变,特别是手和身体位置;记住,可能出现假阳性,因为对照人群的值呈非正态分布。

肌电图方法

神经传导检查完成后,肌电图进一步定位病变和评估严重程度(框 33-3)。首先,应该检查腓深和腓浅神经支配肌(例如,胫前肌,𧿹长伸肌,腓骨长肌)。这些肌肉的异常符合腓神经,坐骨神经,腰骶丛,或 L5~S1 神经根病变。其次,应该检查小腿的胫神经支配肌,包括腓肠肌内侧头特别是胫后肌或趾长屈肌。如果除了腓神经支配肌肉外,这些肌肉中有任何异常发现,单纯腓神经病变即被排除。这时,鉴别诊断就包括胫神经和腓神经共同病变,坐骨神经病,腰骶丛病或 L5~S1 神经根病。

接着,检查腘绳肌。股二头肌短头很重要,它是腓骨颈以上唯一由坐骨神经的腓神经部分支配的肌肉。股二头肌的短头很容易检查,在膝外侧以上四指,在股二头肌长头肌腱内侧。股二头肌短头的异常可排除单独的腓骨颈处腓神经病变,而提示病变在更近端。检查完腘绳肌后,应该检查臀肌。可以检查臀下神经支配的臀大肌,以及臀上神经支配的臀中肌和阔筋膜张肌者的二者之一。如果以上任何肌肉发生异常,就排除了单独的坐骨神经病。这时,鉴别诊断就可局限于腰骶

框 33-3　推荐坐骨神经病肌电图方案

常规肌肉:
1. 至少两块腓神经支配肌肉(胫前肌,𧿹长伸肌,腓骨长肌)
2. 至少两块胫神经支配肌肉(腓肠肌内侧头,胫后肌,趾长屈肌)
3. 股二头肌短头和长头
4. 至少一块臀上神经支配肌(臀中肌,阔筋膜张肌)
5. 至少一块臀下神经支配肌(臀大肌)
6. L5 和 S1 椎旁肌
7. 至少两块非坐骨神经,非 L5-S1 支配肌(股外侧肌,髂肌,大腿收肌)以排除更广泛病变

特殊考虑:
- 如果运动单位动作电位异常情况是在临界值或模糊不定,应该做对侧对照

丛病变或 L5~S1 神经根病变。接着,必须检查 L5 和 S1 椎旁肌以寻找近端的神经根水平的异常。最后,如果针肌电图检查中发现肌肉异常在临界值或模糊不定,需与对侧比较。

重要的是强调针肌电图检查只可定位病变在最近端的异常肌肉,或者异常肌肉的近端。例如,检查腘绳肌,如果半腱肌异常半膜肌正常,检查者会倾向推测病变可能定位在坐骨神经这两点之间。然而,情况不是如此简单。从研究各种不同的卡压性神经病中知道,一些支配某些肌肉的神经束会更易受累而另一些神经束不易受累。因此,在上述例子,病变可能在神经根,而半膜肌的神经束不受累。因此,针肌电图只能报告病变在最近端肌肉及其以上水平。

坐骨神经病典型的电生理表现是与对侧对比,患侧胫神经和腓神经运动波幅降低,伴远端运动潜伏期正常或轻度异常,以及传导速度正常或轻度减慢。症状侧胫神经和腓神经 F 反应延迟或消失,H 反射也相似。腓肠神经和腓浅感觉神经波幅降低或消失,对侧非症状侧感觉电位正常。针肌电图显示在以下神经支配的肌肉中有活动的失神经或神经再支配,伴 MUAP 募集减少:①大腿的坐骨神经;②腓神经;③胫神经;但是臀肌,阔筋膜张肌和腰骶椎旁肌不受累。在神经传导和针肌电图检查中,腓神经比胫神经更易受累。

病例分析

病例 33-1

病史和体检

女,52 岁,为进一步评估持续性左足下垂而就诊。主诉 6 个月前缓慢起病。起初注意到足尖和外侧小腿有木感。不久后出现左足下垂。近 2 个月来,症状缓慢进展,直至几乎完全足下垂。最近,她注意到从髋到膝到小腿有紧绷感和疼痛。

骨科会诊医生建议膝作 MRI 检查以评估腓神经。结果未见明显异常。随后做了腰椎 MRI 查找可能引起她足下垂的 L5 神经根病。结果未见明显异常。既往病史 3 年前有左髋骨折手术史。

体检,左腿前间隔萎缩,左趾短伸肌萎缩。左下肢完全足下垂。足趾和踝背屈和踝外翻肌力均 1/5,踝内翻也无力(4/5)。此外,足趾屈曲和膝屈曲存在轻微无力。伸膝正常。髋屈曲,伸展,外

展，内收完全正常。右下肢肌力测试完全正常。上肢腱反射对称 2+，双膝、右踝腱反射 2+。左踝反射消失。足趾下垂。足尖，外侧足和小腿，外侧膝和左侧小腿后方有明显的轻触觉障碍。小腿内侧，大腿前方，大腿外侧，大腿后方，足底感觉正常。左外侧大腿术后瘢痕愈合良好。

总结

最初临床表现是足下垂伴足背和外侧小腿木感。最常见于腓骨颈腓神经病。然而，早期的坐骨神经病，腰骶丛病，或腰骶神经根病（特别是 L5）可出现类似表现形式。症状呈缓慢进展提示缓慢扩大或浸润的结构性病变。当症状进展时，患者

病例 33-1　神经传导检查

			波幅 运动 /mV；感觉 /μV			潜伏期 /ms			传导速度 /（m/s）			F 波潜伏期 /ms		
刺激神经	刺激点	记录点	RT	LT	NL	RT	LT	NL	RT	LT	NL	RT	LT	NL
腓神经（m）	踝	趾短伸肌	5.3	2.2	≥2	5.4	5.8	≤6.5				52	55	≤56
	腓骨头下	趾短伸肌	4.9	2.1		11.4	12.6		50	44	≥44			
	外侧腘窝	趾短伸肌	4.8	2.1		13.5	14.8		48	45	≥44			
腓神经（m）	腓骨头下	胫前肌	6.7	3.1	≥3	4.5	4.7							
	外侧腘窝	胫前肌	6.5	2.9		7.4	7.7		49	46	≥44			
胫神经（m）	踝	踇短展肌	6.2	3.7	≥4	4.8	5.8	≤5.8				51	56	≤56
	腘窝	踇短展肌	5.4	3.1		11.3	13.1		46	41	≥41			
腓肠神经（s）	小腿	踝后	13	6	≥6	4.1	4.3	≤4.4	50	48	≥40			
腓神经（s）	外侧小腿	踝外侧	9	NR	≥6	4.1	NR	≤4.4	52	NR	≥40			
H 反射	腘窝	比目鱼肌				29.4	NR	≤34						

m＝运动检查；s＝感觉检查；RT＝右侧；LT＝左侧；NL＝正常值；NR＝无反应。

注意：所有感觉和混合神经潜伏期都是峰潜伏期，所有感觉和混合神经传导速度都是以起始潜伏期计算，报告中的 F 波潜伏期代表 F 波最短潜伏期。

病例 33-1　肌电图

		自发电位		自主 MUAP				
							形态	
肌肉	插入电位	纤颤电位	束颤电位	激活	募集	时限	波幅	多相电位
左胫前肌	↑	+2	0	NL	↓↓	+2	+1	+2
左踇长伸肌	↑	+2	0	NL	↓↓	+2	+2	+1
左腓骨长肌	↑	+1	0	NL	↓↓	+1	+1	+1
左腓肠肌内侧头	NL	0	0	NL	NL	NL	NL	NL
左胫后肌	↑	+2	0	NL	↓↓	+2	+1	+1
左股二头肌（短头）	↑	+2	0	NL	↓	+2	+2	+1
左股二头肌（长头）	↑	0	0	NL	↓	NL/+1	NL/+1	+1
左半腱肌	NL	0	0	NL	NL	NL	NL	NL
左臀中肌	NL	0	0	NL	NL	NL	NL	NL
左臀大肌	NL	0	0	NL	NL	NL	NL	NL
左股外侧肌	NL	0	0	NL	NL	NL	NL	NL
左髂肌	NL	0	0	NL	NL	NL	NL	NL
左 L5 椎旁肌	NL	0	0	NL	NL	NL	NL	NL
左 S1 椎旁肌	NL	0	0	NL	NL	NL	NL	NL

↑＝增多；↓＝轻度减少；↓↓＝中度减少；NL＝正常。

注意到从髋到膝一直到小腿的紧绷感和疼痛。这些额外的症状很少见于腓骨颈腓神经麻痹，提示更近端的病变。MRI 扫描在容易引起足下垂的压迫部位（腓骨颈和腰椎）未见任何异常，随后有了进一步评估，最终做了肌电图检查。

神经病学体检显示腓深和腓浅神经分布区有严重的无力和萎缩（踝和足趾背屈，踝外翻）。踝内翻（胫后肌）和足趾屈曲（趾长屈肌）也无力，两者都是非腓神经支配的 L5 神经根支配的肌肉。此外，屈膝无力，是由坐骨神经支配。这些发现定位病变位于或近端于坐骨神经。进一步检查股神经，臀上神经，闭孔神经支配肌肉都正常。临床检查中这些肌肉都正常提示了不可能是更广泛的腰骶丛或神经根病变。当然，任何病变在早期都难以发现近端肢体肌肉的轻微的无力。

继续临床检查，左踝反射消失，提示病变在踝反射通路，在胫神经，坐骨神经，腰骶神经丛或腰骶神经根的某个部位。最后，感觉障碍不仅累及腓神经分布区也累及腓肠神经和膝外侧皮神经支配区。而隐神经支配的小腿内侧，股外侧皮神经支配的大腿外侧和股后皮神经支配的大腿后方感觉正常。感觉异常提示病变在坐骨神经或更近端。然而，注意不是整个坐骨神经感觉区都受累，因为足底感觉正常（由足底神经支配）。

在进行神经传导检查和肌电图之前，缓慢进展的功能障碍的临床病史与神经体检提示缓慢进展性浸润的结构性病变影响坐骨神经，腰骶丛，或腰骶神经根。先前髋关节手术史提示手术和可能的坐骨神经麻痹有关。

首先回顾神经传导检查，左下肢运动神经传导检查异常，腓神经和胫神经运动传导 CMAP 波幅都是临界低。而且，与无症状的对侧相比，可见明显不对称。胫神经远端运动潜伏期，F 反应最短潜伏期轻度延长，胫神经和腓神经传导速度轻度减慢，但是在轴突丢失范围内。注意到，腓骨颈处腓神经没有局部波幅下降或局部传导速度减慢。腓神经运动传导检查，趾短伸肌和胫前肌分别记录。腓骨颈腓神经病的某些病例中，传导阻滞和 / 或减慢仅见于记录在胫前肌。

接下来进行感觉神经传导检查，腓肠神经和腓浅神经感觉传导患侧和对侧对比是异常的。在腓浅神经未引出，但腓肠神经感觉波幅仅是临界的低值，提示腓神经纤维比胫神经纤维受累更重。最后，患侧 H 反射未引出，与临床检查踝反射消失相符。

因此，神经传导检查的结果与临床电生理密切相关。临床体检所见肌萎缩和无力与腓神经和胫神经运动传导 CMAP 波幅降低相符合。同样，临床检查感觉缺失区与感觉神经支配区 SNAP 降低相应。临床检查和电生理检查都提示腓神经纤维比胫神经纤维受累更明显。

接下来做针肌电图检查，腓浅和腓深神经支配肌有明显的活动性失神经和神经再支配。这些明显的异常与患者足下垂的临床症状相符。而腓肠肌内侧头（胫神经支配）是正常的。然而，胫后肌，另一个胫神经支配肌，显示纤颤电位和大的多相 MUAP 和募集减少。这些发现进一步提示异常分布超过了腓神经支配区，很可能由于胫神经或腓神经分别病变或者更近端病变。

接着，检查股二头肌短头。此肌在肌电图检查中特别重要，因为它是腓骨颈以上腓神经支配的唯一肌肉。这块肌肉在腓骨颈腓神经麻痹正常，但是在坐骨神经或更近端病变时可能异常。这个病例中，股二头肌短头有纤颤电位伴大的多相 MUAP 的募集减少。股二头肌长头有相似但比较不明显的发现。半腱肌正常，也由坐骨神经支配。由臀上神经和臀下神经支配的更近端的髋带肌肉未发现异常。相似地，股神经支配肌（股外侧肌和髂肌）和 L5 及 S1 椎旁肌正常。此时得出电诊断印象。

印象：电生理发现符合坐骨神经严重的病变，位于发出支配股二头肌的分支发出处或其近端。

虽然患者最初的症状表现为腓骨颈单纯的腓神经麻痹，随后的临床发现，提示更近端病变，而最终由神经传导检查和肌电图发现证实。感觉传导检查异常定位病变在背根神经节或以远，与 L5 或 S1 神经根不符。因为腓浅神经和腓肠神经感觉都是异常的，病变一定是胫神经和腓神经，坐骨神经，或腰骶丛。针肌电图发现也提示腓神经分布区以外异常，累及胫神经和远端坐骨神经。在此重点强调几个重要的问题。

病变可以在股二头肌和半腱肌之间定位吗？

最近端的异常肌肉是股二头肌（短头和长头）。这可能会使我们倾向于明确地说坐骨神经病变是在半腱肌和股二头肌之间，因为前者针肌电图正常，后者针肌电图异常，但是不能就此得出这个结论。从其他压迫性神经病可知，支配某肌肉的某个神经束可能更容易受累，而支配其他肌肉的神经束没有受累。这个病例中，尽管半腱肌未受累，但是不能排除支配半腱肌的分支更近端的坐骨神经纤维有病变。此外，虽然目前的检查与坐骨神经病变最相符，不能肯定地排除较不常见的腰骶丛病。因为腰骶丛病，臀肌可能不受累或臀肌受累还没有严重到表现出轴突丢失。

什么是最可能的临床诊断？

　　虽然既往髋关节手术提示靠近手术部位附近可能的坐骨神经病变，但是扩大性或侵袭性的肿物病变如肿瘤，具有临床表现进展缓慢的特点，这令人疑虑。当然，在这种情况下，必须考虑髋关节置换的甲基丙烯酸甲酯骨水泥形成突刺，然后缓慢侵蚀神经。结合临床病史，神经病学体检和电诊断检查分析，现在可以为影像学检查提供更合理的建议。在这个病例，随后左大腿的 MRI 显示了大腿中部坐骨神经一个巨大的增强病变。之后的病理活检提示为大细胞淋巴瘤（见图 33-3）。

（刘　芳　译）

推荐阅读

Chiao, H.C., Marks, K.E., Bauer, T.W., et al., 1987. Intraneural lipoma of the sciatic nerve. Clin Orthop 221, 267.

Cusimano, M.D., Shedden, P.M., Hudson, A.R., et al., 1992. Arteriovenous malformation of the pyriformis muscle manifesting as a sciatic nerve tumor. Neurosurgery 31, 151.

Edwards, M.S., Barbaro, N.M., Asher, S.W., et al., 1981. Delayed sciatic palsy after total hip replacement: case report. Neurosurgery 9, 61.

Eusebi, V., Bondi, A., Cancellieri, A., et al., 1990. Primary malignant lymphoma of sciatic nerve. Report of a case. Am J Surg Pathol 14, 881.

Fishman, L.M., Dombi, G.W., Michaelsen, C., et al., 2002. Piriformis syndrome: diagnosis, treatment, and outcome – a 10-year study. Arch Phys Med Rehabil 83, 295–301.

Fishman, L.M., Zybert, P.A., 1992. Electrophysiological evidence of piriformis syndrome. Arch Phys Med Rehabil 73, 359–364.

Gasecki, A.P., Ebers, G.C., Vellet, A.D., et al., 1992. Sciatic neuropathy associated with persistent sciatic artery. Arch Neurol 49, 967.

Kirschner, J.S., Foye, P.M., Cole, J.L., 2009. Piriformis syndrome, diagnosis and treatment. Muscle Nerve 40, 10–18.

Mohan, S.R., Grimley, R.P., 1987. Common iliac artery aneurysm presenting as acute sciatic nerve compression. Postgrad Med J 63, 903.

Papadopoulos, S.M., McGillicuddy, J.E., Messina, L.M., 1989. Pseudoaneurysm of the inferior gluteal artery presenting as sciatic nerve compression. Neurosurgery 24, 926.

Pillay, P.K., Hardy Jr., R.W., Wilbourn, A.J., et al., 1988. Solitary primary lymphoma of the sciatic nerve: case report. Neurosurgery 23, 370.

Sieb, J.P., Schultheiss, R., 1992. Segmental neurofibromatosis of the sciatic nerve: case report. Neurosurgery 31, 1122.

Stewart, J.D., Fishman, L.M., Schaefer, M.P., 2003. Issues & opinions: piriformis syndrome. Muscle Nerve 11, 644–649.

Stillman, M.J., Christensen, W., Payne, R., et al., 1988. Leukemic relapse presenting as sciatic nerve involvement by chloroma (granulocytic sarcoma). Cancer 62, 2047.

Yeun, E.C., Olney, R.K., So, Y.T., 1994. Sciatic neuropathy: clinical and prognostic features in 73 patients. Neurology 44, 1669.

Yuen, E.C., So, Y.T., 1999. Sciatic neuropathy. Neurol Clin 17, 617–631.

Young, J.N., Friedman, A.H., Harrelson, J.M., et al., 1991. Hemangiopericytoma of the sciatic nerve. Case report. J Neurosurg 74, 512.

34 神经肌肉接头疾病

神经肌肉接头（neuromuscular junction，NMJ）疾病属于肌电图实验室里那些最有意思和可以有成就感的疾病。这些疾病常常表现为纯运动综合征，通常最易累及近端肌、延髓肌或眼外肌，有时会和肌病混淆。运用正常神经肌肉接头的生理知识（详见第 6 章），大多数由神经肌肉接头受累所导致的异常可以通过联合神经传导检查、重复电刺激、运动试验和针肌电图检查加以鉴别。

神经肌肉接头疾病可分为免疫介导、中毒或代谢性以及先天性综合征（框 34-1），通常可以通过临床症状和电生理检查结果鉴别这些疾病（表 34-1 和表 34-2）。这些疾病都不是常见病，但在肌电图实验室里重症肌无力（myasthenia gravis，MG）和兰伯特 - 伊顿肌无力综合征（Lambert-Eaton myasthenic syndrome，LEMS）是其中最常见到的。两者都是免疫介导的疾病。在重症肌无力，自身免疫系统攻击的靶点是突触后膜，而兰伯特 - 伊顿肌无力综合征的靶点是突触前膜。每个肌电图医生必须了解这些疾病的电生理学知识，提供恰当的电诊断检查，不漏掉正确的诊断。

重症肌无力

重症肌无力是目前认识最多的神经系统自身免疫疾病，在绝大多数患者中，它是由免疫球蛋白 IgG 介导的，特异性针对神经肌肉接头烟碱乙酰胆碱（acetylcholine，ACH）受体产生的攻击所导致的。各种实验步骤已证实这些抗乙酰胆碱受体抗体是重症肌无力的致病因素：①该抗体存在于大多数重症肌无力患者的血清中；②被动转运该抗体到动物体内可发生实验性重症肌无力；③去除该抗体则病情恢复；④用 ACH 受体免疫动物，会产生抗体，并诱发出非常接近自然发病的自身免

疫性重症肌无力。

这个抗体破坏 ACH 受体和突触后膜的机制涉及几个步骤。首先，抗体与受体的结合可以直接阻断 ACH 与受体的结合。其次，由补体介导的攻击，导致 ACH 受体和后膜皱褶的破坏。最后，抗体结合会导致 ACH 受体从突触后膜的正常脱落增加（调节）。因此，虽然释放的 ACH 量子数量正常，

框 34-1 神经肌肉接头疾病

免疫介导疾病
  重症肌无力
  兰伯特 - 伊顿肌无力综合征
中毒 / 代谢性疾病
  肉毒中毒
  蛇毒中毒
  节肢动物毒素中毒（如黑寡妇蜘蛛）
  有机磷、杀虫剂中毒（如马拉硫磷、对硫磷）
  高镁血症
先天性肌无力综合征
  突触前：
    乙酰胆碱合成和包装缺陷
    胆碱乙酰转移酶基因（ChAT）
    突触囊泡缺乏
    兰伯特 - 伊顿样先天性肌无力综合征
  突触间隙：
    胆碱酯酶胶原末端缺乏
  突触后：
    乙酰胆碱受体数量不足
      缔结蛋白
  连接蛋白 DOK-7
    乙酰胆碱受体活性异常
      慢通道综合征
      快通道综合征
      肌肉钠通道异常
  其他
    网蛋白缺陷的肌无力综合征
    未分类的缺陷

表 34-1　神经肌肉接头疾病的临床特点

疾病	起病	眼部症状	球部症状	反射	自主神经症状	感觉症状	胃肠道症状
重症肌无力	亚急性	+	+	正常*	−	−	−
兰伯特 - 伊顿肌无力综合征	亚急性	+/−	+/−	减弱	+/−	+/−	−
肉毒中毒	急性	+	+	正常*	+	−	+
先天性肌无力	先天性或儿童起病	+	+/−	正常*	−	−	−

+，通常有；+/−，偶尔见到；−，通常没有。*可能出现和肌无力程度成正比的减弱。

表 34-2　神经肌肉接头疾病的电生理特点

疾病	休息时的复合肌肉动作电位波幅	递减 3Hz	递增 50Hz	单纤维肌电图	重复的复合肌肉动作电位	肌电图：纤颤电位和正锐波	肌电图：运动单位电位
重症肌无力	正常	+	−	颤抖增宽 / 阻滞	−	−	正常 /SSP
兰伯特 - 伊顿肌无力综合征	减低	+	+	颤抖增宽 / 阻滞	−	−	正常 /SSP
肉毒中毒	减低	+	+（除非严重阻滞）	颤抖增宽 / 阻滞	−	+	正常 /SSP
先天性肌无力	正常	+*	−	颤抖增宽 / 阻滞	+*	−	正常 /SSP

+，通常有；−，通常没有；+*，偶尔在某些综合征中见到；SSP：短，小，多相。

但和 ACH 受体结合的 ACH 减少了，导致终板电位变小和神经肌肉接头传递的安全系数降低。

大约有 8%～15% 临床符合重症肌无力的患者血清 ACH 受体抗体检查阴性（称为"血清阴性"的患者），然而这些患者中大约有 40%～50% 可检查到抗肌肉特异性酪氨酸激酶（muscle-specific tyrosine kinase，MuSK）抗体。MuSK 是一种表面受体，参与乙酰胆碱受体生成的聚集过程。

临床

重症肌无力患者表现为肌肉疲劳和无力。由于这个疾病局限在神经肌肉接头，因此不会有精神状态或感觉及自主神经功能的异常。其肌无力特征性地累及眼外肌、延髓肌肉或肢体近端肌肉。眼部症状是最常见的，超过 50% 的患者在发病时即出现上睑下垂和眼外肌无力，而在病程中出现上述症状的增加到 90% 以上。眼外肌无力常表现为不对称起病，一侧眼睛受累而另一侧正常。很轻微的眼外肌无力可仅表现为视物模糊或复视。肌无力性症状可与第Ⅲ、Ⅳ、Ⅵ对脑神经麻痹的表现类似，极少数情况下像核性眼肌麻痹。然而和真正的第Ⅲ对脑神经麻痹不同，重症肌无力从不影响瞳孔括约肌的功能。在疾病晚期特别是未经治

疗的病例，可以出现眼球固定的眼外肌无力。

延髓肌无力是仅次于眼外肌无力的常见症状。它可能导致吞咽、咀嚼和说话困难。患者可能出现咀嚼易疲劳和无力，在咀嚼后不能保持下巴闭拢。肌无力性的讲话带鼻音（由于软腭无力）和含糊不清（由于舌、嘴唇和面部肌肉无力），但流利度上没有任何困难。软腭无力也可能导致鼻反流（即喝水时液体从鼻子流出来）。当肌无力患者出现肢体无力，它通常是双侧对称和近端的无力。患者诉说做一些动作困难，包括从椅子上起身，上下楼梯，上抬手臂或抬起头。很罕见的，患者表现为单纯肢带型重症肌无力而没有出现眼球运动或延髓肌肉无力。这些患者最常被误诊为肌病。

和抗 ACHR 抗体阳性重症肌无力不同，抗 MuSK 抗体阳性重症肌无力的临床特征包括女性好发，球部、颈、肩及呼吸肌受累突出，严重症状发生在更为年轻的患者中（与抗 ACHR 抗体阳性重症肌无力比较）。抗 MuSK 抗体阳性重症肌无力表现为三个临床模式：①眼外肌、球部肌肉严重无力伴有舌肌和面肌萎缩；②颈、肩、呼吸肌明显无力而眼外肌几乎不受累；③和抗 ACHR 抗体阳性重症肌无力类似的模式。此外，抗 MuSK 抗体阳性重症肌无力患者常常对胆碱酯酶抑制剂不敏感或

不耐受,有些还出现恶化。

不论血清抗体阳性与否(ACHR 或 MuSK),重症肌无力特征性的临床表现是病态疲劳(即肌无力在肌肉持续使用后出现)。患者的无力症状在休息后改善或在早晨时较轻,随着时间的推移在下午或傍晚加重。尽管全身性疲劳在许多神经系统和非神经系统疾病中很常见,神经肌肉接头疾病的疲劳仅限于肌肉,并在持续使用后加重。重症肌无力患者通常不出现精神上的疲劳、劳累或思睡。

对疑似重症肌无力患者的临床体检应该针对肌力检查和证实病态疲劳。为了证实细微的力弱,通过观察患者执行功能任务如从椅子或地板上站起来或走路,比只依赖手工检查肌力要有用得多。病态疲劳可以通过以下方法证实,让患者向上注视几分钟(以确定有无上睑下垂或眼外肌无力),大声从 1 数到 100(以确定有无鼻音或口齿不清),或重复检查颈部或近端肢体肌肉(例如让其双肩外展,检查者重复向下按双臂数次,确定有无疲劳后力弱)。对上睑下垂的患者,冰袋试验非常有用。将冰袋放在额头上数几分钟以使其下面的肌肉降温。在重症肌无力患者,上睑下垂可能在冰敷后显著改善。其余的神经系统检查应该是正常的。腱反射通常保留,如果减弱,其减弱程度和肌无力程度成正比。

多数重症肌无力患者表现全身型,然而多达 15% 的患者仅局限为眼肌型。这些患者的肌无力症状始终局限在眼外肌和眼睑肌。当患者最初表现出波动性眼外肌无力时,不论是临床还是实验室检查都不可能预测哪些患者将进展为全身型,哪些患者将相对良性地局限于眼外肌受累。如果一个患者的无力在一两年后仍局限于眼外肌,那么肌无力很可能不会进展为全身型,只局限于眼外肌和眼睑肌。

除了那些特发性自身免疫性肌无力患者,自身免疫性重症肌无力还可见于其他两组患者。首先,一过性新生儿型重症肌无力可发生在患重症肌无力母亲生的新生儿中。这源于来自母体的自身抗体透过胎盘,导致新生儿出现相同的临床综合征。这个疾病通常症状轻且为自限性,在出生后的几个月,当母体自身抗体分解后症状逐渐消失。重症肌无力也可能发生在使用青霉胺的患者。其临床综合征类似于特发性重症肌无力,包括存在抗 ACHR 抗体,不同于特发性重症肌无力,大多数患者在停用青霉胺后慢慢改善。

电生理评估

和其他影响神经肌肉接头的疾病一样,重症肌无力的电生理学评价包括常规神经传导测定、重复神经刺激(RNS)、运动试验、常规针肌电图,以及在某些病例做单纤维肌电图检查(single-fiber EMG,SF-EMG)(框 34-2)。

神经传导测定

对任何一个疑似重症肌无力的患者都不能省掉常规运动和感觉神经传导测定。在上肢和下肢至少各需做一条神经的运动和感觉传导测定,但测定神经的数量往往取决于其临床表现。必须特别注意复合肌肉动作电位(CMAP)的波幅。

在重症肌无力,CMAP 波幅正常是重要的预期发现,与 LEMS 形成直接对比,其基线 CMAP 波幅

框 34-2 重症肌无力的电生理评估

1. **常规运动和感觉神经传导测定**
   最好在上、下肢各测定一条运动和感觉神经。CMAP 波幅应该正常。如果 CMAP 波幅减低或正常低限,在 10 秒运动后立刻再次刺激远端神经并测量波幅,以除外神经肌肉接头突触前传递障碍(如 Lambert-Eaton 肌无力综合征)。

2. **重复神经刺激(repetitive nerve stimulation,RNS)和运动试验**
   至少做一个近端和一个远端运动神经的低频 RNS。尽量检查力弱的肌肉。如果有显著衰减(> 10%),重复测定以确保衰减是可重复的。如果基线测定没有显著衰减,让肌肉运动 1 分钟后,在 1、2、3、4 分钟重复做 RNS 以寻找有无继发于运动后耗竭的衰减。如果有显著衰减(在基线水平或继发于运动后耗竭),在运动 10 秒后立即重复做 RNS 以寻找运动后易化(递减恢复)。

3. **针肌电图(EMG)**
   在远端和近端肌肉尤其力弱肌肉做常规针肌电图检查。中重度重症肌无力患者可能呈现不稳定或短、小、多相运动单位动作电位。募集正常或早募集。针肌电图必须排除严重的失神经或肌强直疾病,这些疾病可能表现 RNS 异常递减。

4. **单纤维肌电图(SF-EMG)**
   如果临床高度怀疑重症肌无力的患者上述检查结果都正常或不确定,在指总伸肌上做单纤维肌电图以寻找颤抖和阻滞,如有必要,可以再多查一个肌肉。最好在力弱的肌肉做检查。临床力弱肌肉的单纤维肌电图正常可以排除神经肌肉接头疾病。

CMAP, compound muscle action potential, 复合肌肉动作电位;
NMJ, neuromuscular junction, 神经肌肉接头。

通常普遍减低。只有少数重症肌无力患者（3%～15%）休息时的基线CMAP低于正常范围。

还需要给随后用于重复神经刺激检查的每一条神经做常规神经传导测定以确定其功能正常。除了原发的神经肌肉接头疾病，重复神经刺激衰减可见于各种失神经疾病（如周围神经病、运动神经元疾病、炎性肌病）和肌强直疾病。例如，尺神经重复神经刺激衰减可见于伴有失神经的严重尺神经病变，这种情况下的衰减发现并不表明是原发性神经肌肉接头疾病。

重复神经刺激

在完成常规神经传导测定之后，进行重复神经刺激检查（见第6章）。超过50%～70%的全身型重症肌无力患者重复神经刺激结果异常，但在局限眼肌型重症肌无力患者中常常正常。重复神经刺激递减反应是临床肌肉疲劳、无力的电生理表现。在正常受试者，低频重复神经刺激（3Hz）很少或不会导致CMAP波幅衰减，而在重症肌无力，CMAP衰减超过10%及以上是特征性的改变（图34-1A）。远端和近端神经都要测试。虽然远端神经刺激在技术上更容易操作，但近端神经刺激的诊断价值更高（如副神经或面神经）。这并不奇怪，因为临床上近端肌肉受累通常比远端肌肉更常见。面神经重复神经刺激检查对疑似抗MuSK抗体阳性的重症肌无力尤为重要，因为其面部肌肉发现异常衰减的可能性远高于肢体肌肉（可能反映了一些抗MuSK抗体阳性重症肌无力患者的面部和延髓肌受累严重）。

运动试验

在所有重复神经刺激检查中必须常规进行运动试验（见第6章）。如果基线重复神经刺激检查没有发现显著衰减（衰减＜10%），患者需要做1分钟运动，在接下来的3～4分钟内每间隔1分钟做一次重复神经刺激，查找有无运动后衰竭导致的CMAP衰减。在基线或运动后的任一情况下发现显著波幅衰减，患者需要做10秒最大力量等长收缩，立即接着做低频重复神经刺激，查找有无运动后易化导致的CMAP递增和衰减"修复"（图34-1）。

针肌电图

要给每个疑似神经肌肉接头疾病的患者做常规针肌电图，特别要注意力弱的肌肉。做肌电图

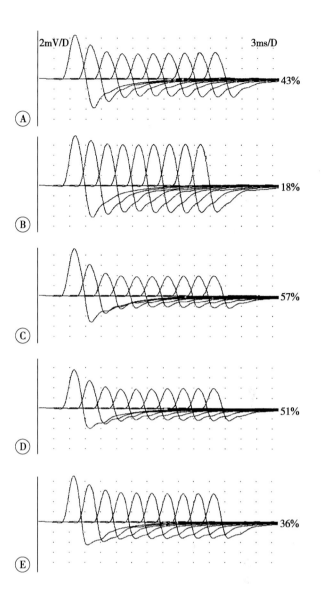

图 34-1　**重症肌无力的3Hz重复神经刺激**。在腕部刺激尺神经，第一骨间肌记录。在曲线的右侧显示最大的衰减数值。A. 基线；B. 10秒运动后即刻检查（运动后易化）；C～D. 在60秒运动后2、3分钟检查（运动后衰竭）；E. 再做10秒运动后即刻检查（运动后易化和衰减恢复）

检查有两个理由。首先，也是最重要的，排除严重的失神经疾病（如运动神经元病、多发性神经病，炎症性肌病）和肌强直疾病，因为它们的重复神经刺激也可以表现波幅递减。其次，针电极检查可以发现提示神经肌肉接头疾病的异常运动单位动作电位（MUAP）：不稳定的MUAP；类似肌病的小而短时限MUAP；或两者兼有。

单个肌纤维阻滞或者其产生动作电位的时间不同，导致每一次电冲动产生的MUAP形态发生改变，产生不稳定的MUAP（见第15章）。如果运动单位中的一些肌纤维不能产生动作电位，即发

生阻滞，从功能上这个运动单位失去了一些肌纤维，呈短小和多相波，类似肌病中见到的 MUAP。除此之外神经肌肉接头疾病的针肌电图通常是正常的。一般来说，很少会在神经肌肉接头疾病中发现纤颤电位和其他异常的自发活动，肉毒中毒是重要的例外情况（见肉毒中毒部分）。

单纤维肌电图

当一个运动轴突发生去极化，正常情况下动作电位向远端传播，或多或少在同一时间兴奋那个运动单位内的所有肌纤维（图 34-2）。同一运动单位内相邻肌纤维发生兴奋的间隔时间的变异称之为颤抖（jitter），主要反映的是突触传递时间的差异。如果神经肌肉接头被累及，终板电位达到阈值的时间延长，导致相邻肌纤维发生兴奋的时间变异大于正常。如果延长严重到一定程度，肌纤维将不能产生动作电位，导致肌纤维的阻滞。

单纤维肌电图（SF-EMG）用于测量由同一个运动单位支配的相邻肌纤维的相对发放时间，可检查出颤抖增宽和肌纤维阻滞。需要注意的是，和肌纤维阻滞相对应的临床症状是肌无力，颤抖

增宽在临床上没有症状。因此和重复神经刺激相比，单纤维肌电图的主要优势是即使没有表现临床力弱的患者，它可能显示颤抖增宽的异常。与此相反，重复神经刺激要有异常，神经肌肉接头疾病必须足够严重到阻滞（与肌无力相对应的电生理变化）也发生，产生波幅递减反应。

SF-EMG 最好由那些在这方面训练有素并且常规地做 SF-EMG 的肌电图医生来操作。这是个对患者和肌电图医生的技术要求都很高的过程。和常规肌电图相反，SF-EMG 通常只检查一或两个肌肉。前臂的指总伸肌常被选择来做检查。大多数患者能做到持久稳定地收缩这个肌肉，并且它的数值改变相对不受年龄影响。此外，检查临床受累的肌肉通常是有帮助的。一个临床力弱肌肉的单纤维肌电图检查正常可以明确排除重症肌无力的诊断。

单纤维肌电图的目的是研究来自同一个运动单位的两个相邻肌纤维，称为一个肌纤维对。通过改变肌电图仪的滤波设置及使用专用的单纤维肌电图针来实现这个检查。将低频滤波（高通）增加到 500Hz（常规针肌电图一般设 10Hz）。通过使用 500Hz 的高通滤波，远处的肌纤维电位的波幅衰减了，而来自近旁的肌纤维的那些电位被保留下来。单纤维肌电图针是一种有特殊结构的针，它的记录电极（G1）位于靠近针杆后侧的一个侧孔，记录表面积比传统的同心针电极小（图 34-3）。参考电极（G2）是针杆。这两个改动的结果是只有

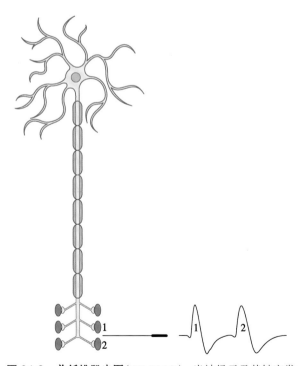

图 34-2 单纤维肌电图（SF-EMG）。当神经元及其轴突发生去极化后，这个运动单位内的所有肌纤维近乎同时发生放电。单个肌纤维放电时间的变异主要源于轴突末梢的长度和神经肌肉接头传递时间的差异。放置在两个肌纤维之间的 SF-EMG 针可以记录到同一个运动单位内两个相邻肌纤维放电时间的变异

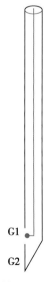

图 34-3 单纤维肌电图针。记录电极（G1）位于靠近针轴尖端的一个侧孔，记录表面积比传统的同心针电极小。参考电极（G2）是针轴

离针200~300μm以内的单个纤维肌肉动作电位能被记录到。针被放置在肌肉内，要求患者以平稳持续的方式用力。移动针直到找到单个肌纤维放电。在延迟线上把这个肌纤维动作电位作为触发，小心地移动或旋转针电极，寻找第二个与第一个电位有锁时关系的电位（表明它来源于同一个运动单位）。

近来，常规一次性同心针电极已经用于单纤维肌电图检查。标准单纤维肌电图针很昂贵，用在患者间需要手术级消毒。因此，标准单纤维肌电图针的成本以及即便经过消毒理论上仍然存在的感染风险（包括朊病毒疾病），促进了使用同心针技术的发展。一般而言，传统单纤维针和同心圆肌电图针测得的颤抖具有可比性。只有波幅达200μV且上升时间小于300μs的单纤维电位可以用于分析。如果定位到第二个有锁时关系的电位，就能测量出两个电位（一对电位）的间隔时间。通过记录肌纤维动作电位对的多次连续发放，可以计算出连续电位对间隔时间的差值。这种连续电位对间隔时间的变化称为颤抖。通过连续记录到50~100个这样的电位对，可以计算出触发电位和第二个锁时电位之间颤抖的平均值，即平均连续差值（mean consecutive difference，MCD）。多数现代肌电图仪配有自动完成MCD计算的程序。然后重复这个过程直到收集到20个独立的单纤维电位对，计算出平均MCD。把这个值和根据被检查肌肉和患者年龄相对应的正常均值进行比较（表34-3）。根据被检查肌肉和患者年龄不同，单个电位对的正常颤抖也有上限。必须有超过10%的电位对颤抖超过上限才称为异常（如20个电位对，要有2个以上的值异常）。要得出神经肌肉接头疾病的诊断，或者颤抖平均值有异常，或者有10%以上的单个电位对颤抖超过正常上限。不过在大多数神经肌肉接头疾病，两方面都会有异常。颤抖增宽与神经肌肉接头疾病是相符的（图34-4）。除了颤抖增宽，单纤维肌电图还可以见到阻滞。有锁时关系的来自同一个运动单位的两个单肌纤维电位通常会同时发放。如果触发电位稳定发放而第二个电位只间断发放，就是发生了阻滞。阻滞是神经肌肉接头疾病的另一个特征，通常只发生在颤抖明显增宽的情况下（如MCD>80~100μs）。

单纤维肌电图是证实神经肌肉接头传递疾病最敏感的检查（95%~99%全身型重症肌无力患者表现异常）。然而必须强调的是单纤维肌电图虽然非常敏感，但不特异。在神经病性和肌病性疾病中，单纤维肌电图都可以异常。虽然可能会想给每一个有疲劳无力的患者做单纤维肌电图检查，但这个检查最好留给包括重复神经刺激在内的其他测试结果都阴性或模棱两可，而高度疑似诊断重症肌无力或另一种神经肌肉接头疾病的患者。在某些局限性眼肌型重症肌无力患者，所有的测试，包括单纤维肌电图都可能是正常的。

表34-3 肌肉主动收缩的颤抖测量参考值									
肌肉	10岁	20岁	30岁	40岁	50岁	60岁	70岁	80岁	90岁
额肌	33.6/49.7	33.9/50.1	34.4/51.3	35.5/53.5	37.3/57.5	40.0/63.9	43.8/74.1		
眼轮匝肌	39.8/54.6	39.8/54.7	40.0/54.7	40.4/54.8	40.9/55.0	41.8/55.3	43.0/55.8		
口轮匝肌	34.7/52.5	34.7/52.7	34.9/53.2	35.3/54.1	36.0/55.7	37.0/58.2	38.3/61.8	40.2/67.0	42.5/74.2
舌肌	32.8/48.6	33.0/49.0	33.6/50.2	34.8/52.5	36.8/56.3	39.8/62.0	44.0/70.0		
胸锁乳突肌	29.1/45.4	29.3/45.8	29.8/46.8	30.8/48.8	32.5/52.4	34.9/58.2	38.4/62.3		
三角肌	32.9/44.4	32.9/44.5	32.9/44.5	32.9/44.6	33.0/44.8	33.0/45.1	33.1/45.6	33.2/46.1	33.3/46.9
肱二头肌	29.5/45.2	29.6/45.2	29.6/45.4	29.8/45.7	30.1/46.2	30.5/46.9	31.0/48.0		
指总伸肌	34.9/50.0	34.9/50.1	35.1/50.5	35.4/51.3	35.9/52.5	36.6/54.4	37.7/57.2	39.1/61.1	40.9/66.5
小指展肌	44.4/63.5	44.7/64.0	45.2/65.5	46.4/68.6	48.2/73.9	51.0/82.7	54.8/96.6		
股四头肌	35.9/47.9	36.0/48.0	36.5/48.2	37.5/48.5	39.0/49.1	41.3/50.0	44.6/51.2		
胫骨前肌	49.4/80.0	49.3/79.8	49.2/79.3	48.9/78.3	48.5/76.8	47.9/74.5	47.0/71.4	45.8/67.5	44.3/62.9

平均颤抖值上限的95%置信区间/单个电位对颤抖值的95%置信区（μs）。

经许可引自 Bromberg MB，Scott DM，Ad Hoc Committee of the AAEM single fiber special interest group. Single fiber EMG reference values: reformatted in tabular form. Muscle Nerve 1994；17：820-821.

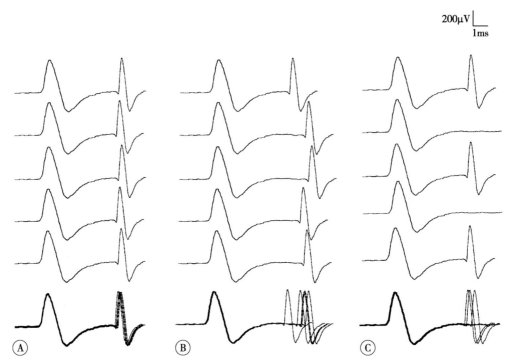

200μV

1ms

图 34-4　单纤维肌电图记录。**A.** 正常；**B.** 颤抖增宽；**C.** 阻滞。每组显示五条扫描曲线（上部）和重叠曲线（底部）。颤抖增宽和阻滞都见于神经肌肉接头疾病

兰伯特 - 伊顿肌无力综合征

兰伯特 - 伊顿肌无力综合征（LEMS）是以突触前末梢释放乙酰胆碱减少为特征的一种神经肌肉接头传递疾病。目前有确切的证据表明它和重症肌无力一样是一种免疫介导疾病。对 LEMS 的发病机制已有一定了解，大多数病例和针对突触前 P/Q 型电压门控钙通道（VGCC）IgG 抗体的产生有关。这些抗体干扰了突触前膜依赖钙离子的乙酰胆碱量子释放，继而引起突触后膜终板电位降低，导致神经肌肉接头传递失败。这个机制在动物实验中得到证实，把 LEMS 患者的 IgG 被动转移到实验动物身上，实验动物出现了与患者相同的生理和形态学改变。

临床表现

LEMS 相当少见。临床上这些患者表现为近端肌无力（尤其是下肢）和易疲劳。此外，腱反射明显减弱或消失，这在重症肌无力或肌病中不常见。可能表现自主神经症状（尤其是口干）和一过性的异常感觉。虽然并非总是如此，球部症状（睑下垂、构音障碍、吞咽困难）通常轻微，这有助于将该病与肉毒中毒和重症肌无力相鉴别。肌肉易化是特征性的临床发现。一个肌肉经过短时间（10秒）高强度运动，其力量和该肌肉参与的腱反射一过性增高。少数患者在使用钙通道阻滞剂后或麻醉后脱机失败而被诊断该疾病。

该病一般发生于 20 岁以上的成年人，多数在 40 岁以上，其中男性占 70%，女性占 30%。年龄大于 40 岁的患者风险最大，通常是男性和吸烟者。60% LEMS 患者最终被发现患小细胞肺癌（SCLC）。SCLC 表达 VGCC，VGCC 随后启动和维持自身免疫反应过程。很少数情况下 LEMS 和其他肿瘤相关。其余的患者，通常是年轻女性，有原发性自身免疫病，没有任何肿瘤的证据。这些患者有一部分也表达 VGCC 抗体。可以做 VGCC 抗体的商业化检查，尽管检查的敏感性取决于所检查的特定抗体和患者是否有潜在的癌肿或原发性自身免疫病。

电生理评估

在临床表现符合的情况下，LEMS 的电生理学现象可确定诊断（框 34-3）。单个刺激产生的乙酰胆碱量子释放减少，终板电位降低。休息时，许多终板电位达不到阈值，导致了常规运动神经传导检查时低波幅的 CMAP（图 34-5）。低频重复神经

刺激（3Hz）出现和 MG 类似的递减反应。然而，由于突触前神经末梢钙离子积聚继而乙酰胆碱量子释放增加，高频重复神经刺激（30～50Hz）或肌肉短暂（10秒）用力等长收缩会产生 CMAP 波幅显著增加（运动后易化）（图 34-6）。通常 CMAP 波幅的增幅超过 100%（计算采用 100×[（最高波幅－第一个波幅）/ 第一个波幅]）。和相当痛的高频重复神经刺激相比，更推荐短暂用力等长收缩。短暂运动指持续 10 秒的运动。已明确证实最大增幅出现在运动 10 秒后。如果运动更长时间（如 30 秒），某些患者的增幅可能达不到增加 100% 的诊断阈值。在肌电图实验室，CMAP 显著运动后易化是和临床上短暂运动后肌力及腱反射增高相对应的电生理改变。LEMS 短时运动前后的低频重复神经刺激（3Hz）令人有些困惑。在两种情况下都会有递减反应。然而，和运动前 CMAP 比较，短时运动后的基线 CMAP 明显增高（即递增反应）（图 34-7）。

LEMS 的针肌电图结果和重症肌无力的类似。插入活动正常，通常没有异常自发电位。MUAP 通常正常，偶尔它们不稳定，极少情况下呈现类似肌病 MUAP 的短、小而多相的电位。单纤维肌电图表现和重症肌无力相似的颤抖增宽或阻滞，通常无法区分这两种疾病。

LEMS 的诊断基于临床表现和能证实运动后显著易化的诊断性检查。近端肌无力患者的小细胞肺癌既往史可能提示该诊断。任何一个患者，如果神经传导显示休息时 CMAP 波幅低于正常或

框 34-3　兰伯特-伊顿肌无力综合征的电生理评估

1. **常规运动和感觉神经传导测定**
   至少做两条神经的常规运动和感觉神经传导测定，最好在上、下肢各测定一条运动和感觉神经。CMAP 波幅通常普遍减低或在临界水平，潜伏期、传导速度正常。

2. **重复神经刺激（repetitive nerve stimulation，RNS）和运动试验**
   做高频 RNS（30～50Hz）或最大力量运动 10 秒前后记录远端刺激的 CMAP，以查找易化。除非患者不能合作（如镇静状态或幼儿），运动试验（更易耐受）总是比高频 RNS 更好。任何超过 40% 的增幅都是异常的（计算采用 [100×（最高波幅－第一个波幅）/ 第一个波幅]）。大多数 LEMS 患者的增幅超过 100%。40%～100% 之间的增幅考虑可疑的突触前病变。
   和 MG 一样，至少做一个近端和一个远端运动神经的低频 RNS（见框 34-2）。低频递减在 LEMS 常见，但无法将其和 MG 区分开。

3. **针肌电图（EMG）**
   在远端和近端肌肉尤其力弱的肌肉做常规针肌电图检查。针电极检查通常正常。和 MG 一样，运动单位动作电位可能表现为不稳定或短、小、多相电位，募集正常或早募集。

4. **单纤维肌电图（在 LEMS 通常不需要做）**
   如果检查，结果和其他神经肌肉接头疾病一致（颤抖增宽和阻滞），但单纤维肌电图通常不能区分 LEMS 和其他神经肌肉接头疾病。

CMAP，复合肌肉动作电位；LEMS，兰伯特-伊顿肌无力综合征；MG，重症肌无力。

最大限度刺激尺神经诱发的小鱼际肌动作电位

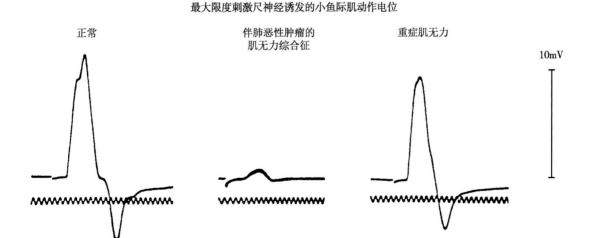

正常　　　　伴肺恶性肿瘤的肌无力综合征　　　　重症肌无力　　　　10mV

图 34-5　神经肌肉接头疾病的复合肌肉动作电位波幅。 注意重症肌无力的正常波幅（右）和兰伯特-伊顿肌无力综合征（中）比较（Reprinted from EH Lambert，et al. Myasthenic syndrome occasionally associated with bronchial neoplasm：neurophysiologic studies. In Viets HR，ed. Myasthenia gravis：the Second International Symposium. Springfield，IL：Thomas，1961：363. With permission.）

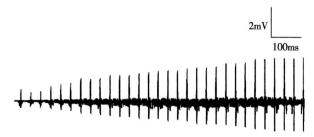

图 34-6   兰伯特 - 伊顿肌无力综合征的高频重复神经刺激
（50Hz）。注意复合肌肉动作电位波幅的显著增加（>250%）

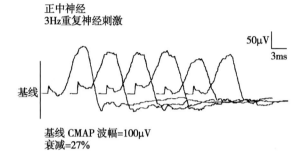

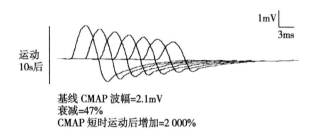

图 34-7   短时运动前后兰伯特 - 伊顿肌无力综合征的低频
重复神经刺激（3Hz）。两种情况下都见到显著衰减。然而
短时运动后的基线 CMAP 波幅比运动前 CMAP 明显增加。
在这个病例，短时运动后 CMAP 波幅增加达 2 000%

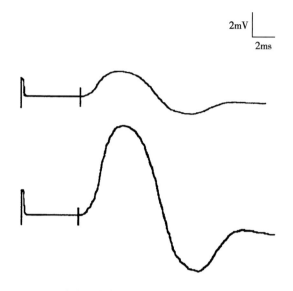

图 34-8   兰伯特 - 伊顿肌无力综合征的运动试验。在腕部
超强刺激正中神经，拇短展肌记录。上：基线状态。下：最
大力量主动运动 10 秒后即刻检查。注意复合肌肉动作电
位波幅显著增加（运动后易化）。在运动前、后测定寻找递
增，通常比 50Hz 重复神经刺激的患者耐受性更好

在临界低值而感觉反应波幅正常，都要考虑 LEMS
的诊断。尽管感觉神经电位正常，这些发现（低波
幅，神经传导速度正常）被误认为神经病变并不少
见。如果一个 LEMS 患者叠加有神经病，不论是
源于无关的原因还是作为基础的肿瘤导致的副肿
瘤性病变，LEMS 的诊断常常会被漏掉。**任何一
个休息时 CMAP 波幅低于正常或在临界低值的患
者，都要在 10 秒最大力量运动后再做远端刺激以
寻找运动后的易化**（图 34-8）。更令这个问题复杂
化的情况是，LEMS 的低频重复神经刺激会出现和
重症肌无力类似的 CMAP 衰减。许多 LEMS 患者
最初被误诊为重症肌无力，如果他们的神经传导
和重复神经刺激检查不包括运动试验。

最后，已经有重叠 LEMS 和重症肌无力综合
征患者的描述。虽然这些病例非常罕见，已证实
他们有乙酰胆碱受体抗体（重症肌无力），和可以

得出确诊的 CMAP 运动后显著易化（LEMS）的肌
电图。这些病例往往发生在有原发性自身免疫性
疾病的患者中，在有小细胞肺癌或其他肿瘤的患
者中未见报道。正如前面提到的，很多 LEMS 的
患者最初被误诊为重症肌无力。这两种疾病都可
以出现近端肌无力（伴或不伴轻度球部或眼肌无
力，或两者兼有）和低频重复刺激衰减反应。

肉毒中毒

肉毒中毒由毒性强大的、同时阻断躯体和自
主神经突触的突触前乙酰胆碱释放的肉毒梭状芽
孢杆菌外毒素引起，后果是神经肌肉接头和副交
感神经的阻滞。

临床表现

典型的肉毒中毒与食用了制作不当而产生外
毒素的食物尤其是罐装蔬菜或鱼有关。肉毒中毒
也可能发生在伤口感染后。在过去二十年里，静
脉用毒人群最常发生伤口肉毒中毒。然而，肉毒
中毒最常见的临床表现是婴儿肉毒中毒。在婴儿
肉毒中毒，细菌孢子被摄入胃肠道后出芽，产生的
毒素被吸收。肉毒杆菌的孢子在土壤中无处不在，
在新鲜农产品特别是蜂蜜中经常被发现。虽然肉
毒毒素有 8 个分型，只有 A、B、E 三型和临床疾病

关系最密切，其次是 F 型。在成人肉毒中毒，当摄入外毒素或深部伤口的毒素产生后，症状通常在 2～72 小时内出现。恶心、呕吐、腹部疼痛是常见的早期症状。跟随这些症状的是视力模糊、复视、构音障碍。接着出现迅速进展的下行性无力，通常导致弛缓性无反射的四肢瘫痪、呼吸肌受累和眼肌麻痹。50% 的患者出现瞳孔括约肌麻痹。其他副交感神经功能障碍的症状包括肠梗阻、唾液分泌减少、瞳孔调节受损（导致病初视力模糊的原因）。疾病在 1～2 周内逐渐进展，数个月中缓慢恢复。鉴别诊断需要排除的最重要疾病是重症肌无力。临床上，重症肌无力通常不会进展如此迅速，也不会有任何自主功能障碍。吉兰 - 巴雷综合征在鉴别诊断之列，但感觉主诉通常很明显。

婴儿肉毒中毒偶尔见于伴随引人关注的食物中毒或伤口中毒，症状通常为肌张力减低和运动减少、哭泣无力和便秘。

电生理

和 LEMS 类似，肉毒中毒的病理生理是突触前乙酰胆碱阻滞。同样，肉毒中毒和 LEMS 的电生理评估和发现（框 34-4）相似。感觉传导测定正常。CMAP 波幅降低而潜伏期和传导速度正常。低频重复神经刺激可出现衰减反应，在短时运动（10 秒）或高频重复神经刺激（30～50Hz）后发生特征性的反应增加。这一发现通常见于轻型或早期病例。然而增加的幅度往往没有 LEMS 那么显著，很多时候低于 100%。此外要注意的是，在严重肉毒中毒，如果乙酰胆碱释放的数量严重下降到阈值以下，即使以高频重复神经刺激或短时运动易化也产生不了阈值反应，CMAP 波幅就不会出现增加。**因此，高频重复神经刺激或短时运动后的 CMAP 波幅不增加不能完全排除肉毒中毒的诊断。**

肉毒中毒的针肌电图很有意思。常常见到标志着失神经支配的纤颤电位、正锐波（图 34-9）。肉毒杆菌毒素是一种如此强效的神经肌肉接头阻断剂，以至肌纤维实际上发生了化学性去神经。和其他神经肌肉接头疾病类似，MUAP 可能正常或类似肌病样 MUAP 的小、短时限、多相电位。募集可能表现正常或早募集或减少，取决于严重程度。如果一个运动单位的所有肌纤维被肉毒杆菌毒素阻滞，实际上就减少了运动单位的数量，发生募集减少。同样，单纤维肌电图显示颤抖增宽和阻滞，提示基础的神经肌肉接头功能障碍。

框 34-4　肉毒中毒的电生理评估

1. **常规运动和感觉神经传导测定**
   至少做两条神经的常规运动和感觉神经传导测定，最好在上、下肢各测定一条运动和感觉神经。CMAP 波幅通常普遍减低或缺失。潜伏期、传导速度正常。

2. **重复神经刺激（RNS）和运动试验**
   做高频 RNS（30～50Hz）或在最大力量运动 10 秒前后记录远端刺激的 CMAP，以查找易化。除非患者不能合作（如镇静状态或幼儿），运动试验（更易耐受）总是比高频 RNS 更好。任何超过 40% 的增幅都是异常的（计算采用 [100 ×（最高波幅 – 第一个波幅）/ 第一个波幅]）。大多数肉毒中毒患者增幅超过 100%。增幅在 40%～100% 之间考虑可疑的突触前病变。然而在严重的肉毒中毒，神经肌肉接头阻滞可能重到运动或高频 RNS 后也没有见到易化，因此 CMAP 没有增加。缺乏递增不能排除肉毒中毒的诊断。
   像重症肌无力一样，至少做一个近端和一个远端运动神经的低频（3Hz）RNS（见框 34-2）。肉毒中毒可以见到低频衰减。

3. **针肌电图（EMG）**
   在远端和近端肌肉尤其力弱肌肉做常规针肌电图检查。针极检查通常显著异常。4～5 天后常见到失神经电位（纤颤电位、正锐波）。运动单位动作电位可表现肌病样运动单位电位的不稳定或短、小、多相电位，募集可以正常，或早募集，或减少。如果一个运动单位内的所有肌纤维被毒素阻滞，实际上导致运动单位丢失和募集减少。

CMAP，复合肌肉动作电位。

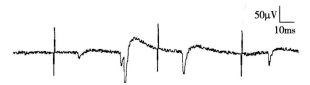

图 34-9　肉毒中毒的自发电活动。肉毒中毒时常见到失神经电位（纤颤电位和正锐波）。肉毒毒素是强效的神经肌肉接头阻断剂，导致肌纤维化学性去神经。除了肉毒中毒，其他神经肌肉接头疾病不常见到异常自发电活动

依据临床和电诊断发现通常可以把肉毒中毒和重症肌无力直接区分开。与此相反，肉毒中毒和 LEMS 的临床表现明显不同，但电诊断发现可能无法区分两者（取决于肉毒中毒时发生去神经的程度）。

先天性肌无力综合征

先天性肌无力综合征（congenital myasthenic syndromes，CMS）是一组由神经肌肉接头传递遗

传性缺陷导致的极为罕见的疾病。这些疾病不是免疫介导的，因此和血液中的自身抗体无关，对泼尼松、其他免疫抑制剂或血浆置换治疗无效。它们和由从重症肌无力母亲透过胎盘传递的自身抗体引起的一过性新生儿型重症肌无力不同。后者呈自限性，几个月后当母体自身抗体分解后自愈。

先天性肌无力综合征的症状通常在出生后不久或幼年出现。CMS 的表型跨度很大，从出生时严重肌无力、关节弯曲到晚期生活中的轻微无力。和自身免疫性肌无力相类似，眼外肌、延髓肌和近端肌肉常常受累。许多患者的临床表现稳定或缓慢进展。大多数患者是常染色体隐性遗传。

根据神经肌肉接头受累的部位把先天性肌无力综合征分为三个亚型：突触前，突触间隙，突触后。首先被证实的 CMS 缺陷是缺乏乙酰胆碱酯酶。随后发现了一些其他缺陷，包括突触前乙酰胆碱的组装和释放缺陷，突触后乙酰胆碱受体本身的缺陷。已证实几种乙酰胆碱受体的动力学异常，另一些患者则表现受体数量减少。总之，突触后型 CMS 比乙酰胆碱酯酶缺乏症更常见，后者比突触前型 CMS 更常见。

最近，CMS 基因缺陷的种数已经大大扩展，包括乙酰胆碱受体亚单位和乙酰胆碱酯酶的胶质末端缺陷，以及编码胆碱乙酰转移酶、缔结蛋白、DOK-7、肌纤维钠通道 SCN4A 基因的突变。Rapsyn 和 DOK-7 是其中受关注较多的。Rapsyn 是乙酰胆碱受体合成和聚集过程中起重要作用的突触后膜蛋白。Rapsyn 突变导致乙酰胆碱受体的数量和密度减少以及突触后膜上的皱褶减少。DOK-7 是 MuSK 活化剂，MuSK 对神经肌肉接头的形成至关重要（注意：这就是目前证实在患自身免疫性重症肌无力患者的一个亚组中表现抗体的 MuSK）。在 DOK-7 突变患者，其突触后膜明显简单化，突触后膜皱褶和凹陷更少。DOK-7 尤其 Rapsyn 的基因突变是目前相当数量 CMS 的病因。更加复杂的是，有报道称一些携带 RAPSN 或 DOK-7 突变的患者在青年发病，被误诊为血清阴性 MG。

如同它们的临床症状一样，这些综合征的电生理表现各异。单纤维肌电图结果大多异常。一些病例表现为低频重复神经刺激衰减，尽管可能需要长时运动（如 5 分钟）来诱发递减。这些有终板胆碱酯酶缺陷或突触后离子通道异常（"慢通道综合征"）的患者在常规运动神经传导测定时可能显示特别的发现：单个电刺激可以产生重复的 CMAP 电位。

要把这些综合征完全弄清楚，除了基因分析，通常需要通过肌肉活检得到神经肌肉接头的形态学和体外电生理学分析。疑似先天性肌无力综合征的患者最好要转诊到少数具备特殊专业诊断技术的中心。

病例分析

病例 34-1

病史和体检

女，22 岁，因为疲劳和全身无力转诊。两个月前，她在健身房锻炼后出现轻微的疲劳。最近她注意到她的声音在交谈几分钟后发生变化。在过去的几天里，她开始抱怨傍晚时有间歇性复视和左眼睑下垂。

体检时发现轻度左眼睑下垂，上视 1 分钟疲劳试验阳性，此外没有发现眼外肌或延髓及面肌无力。声音正常，全身的肌容积和肌张力都正常。上下肢近端肌肉包括颈部伸肌有轻微力弱。腱反射和感觉全都正常。

总结

病史是关于一个疲劳及无力累及眼外肌、延髓肌、近端肌肉的年轻女性。有些疲劳是大多数神经肌肉综合征的常见症状，也见于许多非神经系统疾病（如甲状腺功能减退、贫血）。然而，在肌肉疲劳后出现明显肌无力通常是神经肌肉接头传递疾病的征象。神经系统体检证实左侧提上睑肌无力，导致左侧上睑下垂，更重要的是，左侧上睑下垂在上视 1 分钟后加重。肌肉容积、肌张力和腱反射正常。后一点很重要，因为 LEMS 通常腱反射减低。

此外有包括颈部伸肌在内的上下肢近端肌肉轻度力弱。颈部伸肌无力具有重要的诊断启示，因为重症肌无力患者更常出现颈部伸展而非屈曲无力。肌病患者则通常出现相反的模式。因此在进一步做电诊断检查前，应该考虑这个年轻女性可能患神经肌肉接头疾病。虽然也有可能是其他纯运动综合征包括肌病、脱髓鞘运动神经病、运动神经元疾病，但基于临床发现，它们的可能性较小。

神经传导检查，首先做的是右上肢正中、尺神经的运动传导。包括 CMAP 波幅在内，这两个检

病例34-1 神经传导检查

刺激神经	刺激点	记录点	波幅 运动 /mV；感觉 /μV			潜伏期 /ms			传导速度 /（m/s）			F 波潜伏期 /ms		
			RT	LT	NL	RT	LT	NL	RT	LT	NL	RT	LT	NL
正中神经（m）	腕	APB	12.4		≥4	3.8		≤4.4				31		≤31
	肘窝	APB	12.0			8.5			57		≥49			
尺神经（m）	腕	ADM	13.2		≥6	2.8		≤3.3						≤32
	肘下	ADM	12.2			6.5			60		≥49	31		
	肘上	ADM	12.2			8.3			60		≥49			
正中神经（s）	腕	示指	33		≥20	3.1		≤3.5	54		≥50			
尺神经（s）	腕	小指	27		≥17	2.9		≤3.1	55		≥50			

重复神经刺激

刺激神经	记录点	刺激频率 /Hz	衰减	
尺神经	ADM	3	4%	
副神经脊髓根	斜方肌上部	3	15%	
副神经脊髓根	斜方肌上部 （10秒运动后）	3	0	注意：基线水平 CMAP 无变化

s＝感觉检查；m＝运动检查；RT＝右侧；LT＝左侧；NL＝正常值；APB＝拇短展肌；ADM＝小指展肌。

注意：所有感觉和混合神经潜伏期都是峰潜伏期，所有感觉和混合神经传导速度都是以起始潜伏期计算，报告中的 F 波潜伏期代表 F 波最短潜伏期。

病例34-1 肌电图

肌电图	插入电位	自发电位 纤颤电位	束颤电位	自主 MUAP 激活	募集	形态 时限	波幅	多相电位
右侧第一背侧骨间肌	NL	0	0	NL	NL	NL	NL	NL
右侧肱二头肌	NL	0	0	NL	NL*	NL	NL	NL
右侧三角肌内侧头	NL	0	0	NL	NL*	NL	NL	NL
右侧髂肌	NL	0	0	NL	NL*	NL	NL	NL
右侧胫骨前肌	NL	0	0	NL	NL*	NL	NL	NL

NL＝正常。*不稳定运动单位动作电位。

查都正常。这个发现非常重要，因为重症肌无力患者 CMAP 波幅一般正常而 LEMS 患者通常减低。远端潜伏期、传导速度和 F 反应都正常，不可能是多发性运动神经脱髓鞘病变。接下来，各神经的感觉传导测定也正常，和临床没有任何感觉异常一致。

然后做重复神经刺激。要记住重症肌无力患者力弱肌肉的低频重复神经刺激会出现衰减反应。最先选择尺神经做检查。尺神经和其他远端神经检查的主要优点是技术上容易完成。把刺激电极和记录电极固定在一定的位置，整个前臂和手用夹板固定以防止移动带来伪差。基线水平的 3Hz

重复神经刺激显示衰减 4%，这完全在 0～10% 的正常范围内。接下来选择一个更近端的神经，副神经脊髓根。在可用于常规重复神经刺激检查的近端神经中，副神经脊髓根的技术难点非常少。

用低强度电流在胸锁乳突肌后缘很容易刺激到副神经脊髓根，记录点在斜方肌上部。将肩膀轻轻向下压虽然不能达到完全固定，但可以防止大多数的运动伪差。3Hz 重复神经刺激显示波幅衰减 15%，这个衰减幅度是异常的，符合神经肌肉接头传递疾病的表现。因为这个衰减出现在休息时，合理的下一步检查是让肌肉运动 10 秒后立即重复做重复神经刺激，寻找预期的运动后易化。

在短时运动后，基线水平衰减 15% 恢复到 0，即存在短时运动后的衰减修复。

接着做针肌电图，远端、近端肌肉都做了检查。在这个病例，在近端肌肉采样最为重要，因为这些是临床力弱的部位。肌电图没有显示异常自发活动的证据，MUAP 形态和募集形式都正常。每次都必须进行规范的针肌电图检查以排除严重的失神经和肌强直疾病，因为它们在重复神经刺激也可能表现衰减反应。肌电图唯一的异常是不稳定的 MUAP，表现为一次一次发放的 MUAP 形态有些变化。这个时候我们准备得出我们的电生理印象。

印象：电生理发现符合神经肌肉接头突触后传递疾病。

在这个病例，病史、神经系统体检和随后的电生理检查符合神经肌肉接头突触后传递疾病，即重症肌无力。重症肌无力通常表现亚急性病程，主要累及眼外肌和延髓肌。电生理检查通常显示休息时运动和感觉神经传导测定正常。在基线水平，3Hz 重复神经刺激通常在支配临床力弱肌肉的近端神经上表现衰减反应。如果见到衰减，这个衰减在 10 秒运动后会减轻或恢复（运动后易化）。如果休息时没有见到衰减，在 1 分钟运动后 1、2、3、4 分钟接着分别做重复神经刺激，往往在 2~3 分钟后出现衰减反应（运动后衰竭）。这个病例带来几个重要的问题。

为什么尺神经没有出现衰减而副神经脊髓根出现衰减？

在重症肌无力，电生理检查的异常率随着更多近端神经被测定而提高。这个发现并不意外，因为重症肌无力患者更常在近端肌肉出现症状。尽管如此，做重复神经刺激一开始还是选择远端肌肉更好一些，因为在技术上更容易操作。然而在所有疑似重症肌无力的患者，如果远端神经检查正常，必须对近端神经进行检查。低频重复神经刺激衰减反应表明一些肌纤维发生阻滞，这是和重症肌无力患者的肌无力相对应的电生理改变。在临床没有累及的远端肌肉，重复神经刺激检查正常，而衰减反应会在力弱的肌肉出现，如本例中的斜方肌。

尺神经检查时怎么做可以得到更大的衰减？

在基线水平，尺神经 3Hz 重复神经刺激显示衰减 4%，这个幅度在正常范围之内。为了增加异常衰减的出现，可以在尺神经运动 1 分钟后寻找运动后衰竭，它会带来基线状态下见不到的异常衰减。在这个病例，让尺神经的记录肌肉（即小指展肌）做 1 分钟最大力量运动，再在运动后 1、2、3、4 分钟的时候分别做重复神经刺激。在神经肌肉接头疾病的患者，长时运动后 2~3 分钟通常会出现衰减反应，或使基线状态就存在的衰减加重。

这个神经传导测定和肌电图符合兰伯特 - 伊顿肌无力综合征的诊断吗？

LEMS 常常在疑似重症肌无力患者的鉴别诊断之列。针肌电图检查在重症肌无力和 LEMS 可能完全相同。主要的鉴别基于神经传导测定和重复神经刺激。这个病例的神经传导测定和重复神经刺激不符合 LEMS 的诊断。首先，LEMS 休息时 CMAP 波幅通常减低或在正常低限，而几乎所有重症肌无力患者休息时 CMAP 波幅正常，这个患者也是如此。其次，重症肌无力和 LEMS 患者的 3Hz 重复神经刺激都表现为异常衰减。然而，在短时运动或高频重复神经刺激后，LEMS 患者的 CMAP 波幅通常显著增加（这个患者没有），而重症肌无力患者通常小幅增加。

不稳定运动单位动作电位的含义是什么？

不稳定 MUAP 是不稳定的神经肌肉接头相对应的肌电图表现，常见于原发性神经肌肉接头传递疾病。由于同一运动单位内单个肌纤维产生动作电位的时间不同，不同冲动产生的 MUAP 形态可能发生改变。在更严重的神经肌肉接头疾病，一些终板电位可能达不到阈值。这种情况下个别肌纤维不能产生动作电位。因此，从这次冲动到另一次冲动，一些不稳定 MUAP 的个别相位可能出现或消失。不稳定 MUAP 见于原发性神经肌肉接头疾病（如重症肌无力、LEMS、肉毒中毒）和神经肌肉接头连接不成熟的疾病，通常发生在失神经后，如运动神经元病和多发性神经病。

当肢体很冷时衰减会有什么变化？

给疑似神经肌肉接头传递疾病的患者做电生理检查时必须严密监测肢体的温度。通常重症肌无力患者注意到他们的症状在气温低时不那么明显（注意前面讨论过冰袋实验的临床应用）。同样的，如果肢体太冷，重复神经刺激见到的衰减反应就不显著。要记录所有做重复神经刺激患者的肢体温度，并保持在 32℃ 或以上。

病例 34-2

病史和体检

女，59 岁，无力病史 8 个月转诊。其症状发生突然，2～3 个月内无力缓慢加重，随后稳定。她主诉上下楼梯和从矮凳起身困难。总的来说她觉得非常疲倦。没有木感、吞咽障碍或言语困难。她曾经看过两个神经科医生，在做了两次肌电图检查后，给的诊断是运动神经元病以及慢性吉兰-巴雷综合征。

体检：精神状态和脑神经正常。运动检查见上、下肢近端肌肉中度力弱而肌容积和肌张力正常，远端肌力正常。腱反射普遍减弱至消失。感觉检查正常。步态有些蹒跚，共济检查正常，没有发现病态易疲劳。

总结

病史和神经系统体检有些复杂。该患者的病史有无力和疲劳，但没有提示重症肌无力的眼外肌或延髓肌肉受累。事实上，她描述自己的主要问题是从椅子起身和上下楼梯困难，这两个症状都提示近端肌肉无力。由于没有相应的疼痛或感觉异常，肌病的诊断似乎最有可能。由于感觉完全正常，神经系统检查证实纯运动受累。和病史的预期相符，肌力检查证实上、下肢近端无力和相应的蹒跚步态。没有眼外肌或延髓肌无力或疲劳的表现。另外还发现腱反射普遍减弱至消失。腱反射消失通常是和轴突严重丢失或脱髓鞘相关的神经病变体征。

在接着做神经传导测定和肌电图检查之前，要考虑主要累及近端肌肉伴腱反射减低的纯运动无力的鉴别诊断。首先，最可能的诊断是肌病。其次要考虑表现单纯近端肌无力和腱反射减低的神经肌肉接头疾病。再次，某些运动神经元病主要累及近端肌肉，如在成人型脊髓肌萎缩症或肌萎缩侧索硬化的进行性脊肌萎缩变异型中见到的。最后，一些罕见的脱髓鞘性多发性神经病可能与主要累及近端肌肉的纯无力有关。

接下来进行神经传导测定，包括正中、尺、胫、腓神经的运动传导测定和 F 反应，以及正中、尺、腓肠神经的感觉传导测定。所有感觉传导测定正常，这和患者没有感觉的症状和体征相符。与此相反，所有运动传导测定异常。所检查的每条神经 CMAP 波幅都降低，同时传导速度、远端潜伏期和 F 反应正常。尽管 CMAP 波幅降低而传导速度正常通常表示轴突丢失（如神经病、神经根病、运动神经元病），CMAP 降低还可见于累及远端肌肉的肌病及伴有阻滞的神经肌肉接头传递疾病。

接下来的针肌电图评估对右侧上、下肢的近

病例 34-2　神经传导检查			波幅 运动 /mV；感觉 /μV			潜伏期 /ms			传导速度 /（m/s）			F 波潜伏期 /ms		
刺激神经	刺激点	记录点	RT	LT	NL	RT	LT	NL	RT	LT	NL	RT	LT	NL
正中神经（m）	腕	拇短展肌	2.5		≥4	3.4		≤4.4				30		≤31
	肘窝	拇短展肌	2.1			6.6			63		≥49			
尺神经（m）	腕	小指展肌	2.2		≥6	3.3		≤3.3				31		≤32
	肘下	小指展肌	2.1			6.4			65		≥49			
	肘上	小指展肌	2.2			8.0			61		≥49			
正中神经（s）	腕	示指	23		≥20	3.5		≤3.5	50		≥50			
尺神经（s）	腕	小指	17		≥17	3.1		≤3.1	50		≥50			
胫神经（m）	踝	拇展肌	1.5		≥4	5.4		≤5.8				54		≤56
	腘窝	拇展肌	1.3			11.6			48		≥41			
腓神经（m）	踝	趾短伸肌	1.0		≥2	5.4		≤6.5						≤56
	腓小头下	趾短伸肌	0.9			11.8			47		≥44			
	腘窝外侧	趾短伸肌	0.9			14.0			45		≥44			
腓肠神经（s）	小腿	踝后部	10		≥6	4.1		≤4.4	48		≥40			

m = 运动检查；s = 感觉检查；RT = 右侧；LT = 左侧；NL = 正常值。

注意：所有感觉和混合神经潜伏期都是峰潜伏期，所有感觉和混合神经传导速度都是以起始潜伏期计算，报告中的 F 波潜伏期代表 F 波最短潜伏期。

病例 34-2 肌电图

肌肉	插入电位	自发活动		自主 MUAP				
		纤颤电位	束颤电位	激活	募集	形态		
						时限	波幅	多相电位
右侧第一背侧骨间肌	NL	0	0	NL	NL	NL	NL	NL
右侧示指固有伸肌	NL	0	0	NL	NL	NL	NL	NL
右侧肱二头肌	NL	0	0	NL	NL	NL	NL	NL
右侧旋前圆肌	NL	0	0	NL	NL	NL	NL	NL
右侧肱三头肌	NL	0	0	NL	NL	NL	NL	NL
右侧三角肌中间头	NL	0	0	NL	NL	NL	NL	NL
右侧髂肌	NL	0	0	NL	NL	NL	NL	NL
右侧股外侧肌	NL	0	0	NL	NL	NL	NL	NL
右侧胫骨前肌	NL	0	0	NL	NL	NL	NL	NL
右侧腓肠肌内侧头	NL	0	0	NL	NL	NL	NL	NL
右侧 L4 脊旁肌	NL	0	0	NL	NL	NL	NL	NL
右侧 L5 脊旁肌	NL	0	0	NL	NL	NL	NL	NL

NL＝正常。

端和远端肌肉进行采样。没有见到自发单位。所有 MUAP 形态正常，激活和募集的模式都正常。这时可以进一步缩小鉴别诊断的范围。最初的鉴别诊断包括纯运动脱髓鞘性多发性神经病的可能性。远端潜伏期和传导速度正常，没有传导阻滞和时限离散，实际上排除了脱髓鞘性多发性神经病。之前还考虑过运动神经元病或纯运动轴突神经病的可能。虽然神经系统检查符合，但神经传导和肌电图发现可以排除这些疾病。在因轴突丢失引起 CMAP 波幅降低的肌肉能有正常的针肌电图结果是不可能的。即使在急性轴突丢失又没有足够时间产生纤颤电位的少见情况下，MUAP 募集应该明显减少。

这样，剩下的可能是神经肌肉接头传递疾病或肌病。肌病很少导致 CMAP 波幅降低，因为大多数肌病临床累及近端肌肉，而运动传导测定中通常用于记录的远端肌肉相对保留。然而也有一些远端型肌病（如萎缩性肌强直，肌管肌病，远端隐性遗传性肌病）可能在常规神经传导测定中显示 CMAP 波幅降低。在那些 CMAP 波幅降低和肌病有关的病例，肌电图检查应该显示符合肌病的改变，而这个病例没有。

最后，必须考虑神经肌肉接头传递疾病的可能性。从临床角度看，因为没有眼外肌或延髓肌无力，看起来重症肌无力可能性不大，虽然确实会有

罕见的肢带型重症肌无力。此外，CMAP 波幅降低，这在重症肌无力患者中是不寻常的表现。另一个可能的诊断是 LEMS。LEMS 患者表现为近端无力和腱反射减弱。在神经传导测定中，CMAP 波幅普遍特征性降低。要注意的是，虽然在肉毒中毒中见到的电生理结果会类似于这个病例的表现，但是，数月内无力缓慢进展的临床病史，没有眼或延髓的症状，这些和成人肉毒中毒是不符合的。

对这个病例合理的下一步检查是做高频重复神经刺激（30～50Hz）或短时运动（10 秒）以寻找易化。短时运动让患者以 30～50Hz 的频率有效地自主激活他/她的肌肉的运动单位动作电位，常常比 50Hz 电刺激神经更可取，因为后者相当痛苦。这个过程非常简单且检查简便。记录单个超强刺激的远端 CMAP。然后患者被要求最大力量收缩他或她的肌肉 10 秒，接着迅速放松。立即给予第二个超强刺激，测量 CMAP 波幅并和运动前的电位比较。在这个病例，接下来的检查（短时运动）在正中神经上进行。

最大力量运动 10 秒后，正中神经 CMAP 波幅增加达 300%［（10-2.5）/2.5×100］。这个显著的增加提示神经肌肉接头突触前传递疾病。这时，我们准备得出电生理检查的印象。

印象：电生理检查发现符合神经肌肉接头突触前传递疾病。

病例 34-2　后续的神经传导检查

刺激神经	刺激点	记录点	波幅 运动/mV；感觉/μV			潜伏期/ms		
			RT	LT	NL	RT	LT	NL
正中神经（m）	腕	APB	2.5	≥4		3.4		≤4.4
10秒运动后即刻								
正中神经（m）	腕	APB	10.0	≥4		3.4		≤4.4

m=运动检查；RT=右侧；LT=左侧；NL=正常值；APB=拇短展肌。

在运动试验后，检查全部完成。把病史、神经系统体检、神经传导测定、肌电图和运动试验放在一起，得出一个清晰的诊断：即 LEMS。LEMS 是一种由乙酰胆碱释放减少引起的少见的自身免疫疾病。患者通常表现为近端肌肉无力和腱反射减退或消失。诊断往往由常规运动神经传导测定得到提示，其表现为 CMAP 普遍减低或正常低限而远端潜伏期和传导速度正常。而感觉神经电位保存完好。这种模式常被不少肌电图检查者误认为是轴突丢失和很可能是多发性神经病。不把它误认为轴突性多神经病的关键是首先要认识到感觉电位是正常的。几乎没有轴突性多发性神经病的感觉神经电位正常而运动波幅降低。接下来必须考虑针肌电图和神经传导检查的相关性。如果神经传导测定显示的 CMAP 波幅降低是由轴突丢失导致的，针肌电图应该有明确失神经和神经再支配的表现。如果针肌电图没有显示失神经或神经再支配或 MUAP 募集减少，运动神经元病或任何病因引起轴突丢失的诊断都不能成立。这种病例带来几个重要的问题。

最可能的临床诊断是什么？

进一步回顾病史，患者称其有每年吸 40 包烟的病史。她还主诉过去一个月有口干症状。尽管最初她的胸部 X 线片和胸部计算机断层扫描（CT）扫描结果没有特别，6 个月后检查的胸部 CT 扫描显示了异常。病灶活检显示小细胞肺癌。当患者表现为病程亚急性的近端肌无力和反射减退或消失，必须仔细评估他或她患 LEMS 的可能性，特别是当其有吸烟史时，因为吸烟者有患小细胞肺癌的风险。尽管大多数患者合并恶性肿瘤（通常是小细胞肺癌），肿瘤表达启动自身免疫过程的电压门控钙通道抗体（VGCC），但一些 LEMS 患者由于原发自身免疫性疾病表达 VGCC 抗体。

最初考虑运动神经元病和吉兰-巴雷综合征的诊断正确吗？

我们可以看到正确的电生理检查戏剧性地改变了这个患者的诊断和后续治疗。最初诊断运动神经元病和吉兰-巴雷综合征是不正确的。上述诊断可能是基于亚急性起病、主要累及运动的综合征，伴有腱反射消失与最初的神经传导检查 CMAP 低波幅。然而，之后的神经传导检查并没有证实任何类型的脱髓鞘神经病，同样，基于后续的肌电图结果，不能证实普遍预后不良的运动神经元病。针肌电图检查缺乏失神经和神经再支配使运动神经元病的诊断不成立。

病例 34-3

病史和体检

女，40 岁，在吃晚餐后出现吞咽困难和喉咙痛。在几个小时内，她迅速出现复视和构音障碍，随后迅速出现双侧面瘫，上睑下垂和呼吸肌受累。神经系统体检显示眼球水平运动和上视明显受限。瞳孔光反射和调节反射很弱。有明显双侧面肌无力、上睑下垂、构音障碍、吞咽困难，近端肌无力比远端重。腱反射普遍消失。其余神经系统检查包括精神状态和感觉都正常。没有毒物暴露、近期旅行、蜱虫叮咬、病毒性感染或疫苗接种史。

实验室检查血液生化没有特殊异常，脑脊液检查正常。诊断考虑不典型吉兰-巴雷综合征。尽管做了两次血浆置换，她的症状仍然恶化。

总结

病史是关于一个女性患者，急性起病并迅速进展的球部及面肌、眼外肌、呼吸肌、四肢近端肌肉无力，伴有瞳孔光反射差、腱反射消失。感觉正常。没有毒物暴露、近期旅行、蜱虫叮咬、病毒性感染或疫苗接种史。快速进展性瘫痪的鉴别诊断

包括吉兰 - 巴雷综合征、重症肌无力、肉毒中毒、脊髓灰质炎、蜱瘫痪、急性间歇性卟啉病和有机磷中毒。

　　回顾其神经传导测定，左侧正中神经、尺神经、胫神经及双侧面神经 CMAP 波幅明显下降或者消失而远端潜伏期和传导速度正常。F 反应未引出。与此相反，左侧正中神经、尺神经、腓肠神经感觉电位正常。至此，神经传导测定与前一个

病例（CMAP 普遍减低而感觉电位正常）并无不同，虽然两者的临床表现截然不同：迅速进展的无力累及球部肌、面肌、眼外肌、瞳孔肌、呼吸肌。

　　正如前面的病例，感觉传导测定正常伴 CMAP 低波幅而远端潜伏期和传导速度正常，提示鉴别诊断包括肌病、运动神经元病，多发性神经根病或神经肌肉接头传递疾病。为了评估神经肌肉接头传递疾病的可能性，进一步做了重复神经刺激和

病例 34-3　神经传导检查

刺激神经	刺激点	记录点	波幅 运动 /mV；感觉 /μV			潜伏期 /ms			传导速度 /（m/s）			F 波潜伏期 /ms		
			RT	LT	NL	RT	LT	NL	RT	LT	NL	RT	LT	NL
正中神经（m）	腕	拇短展肌		0.2	≥4		3.2	≤4.4						NR	≤31
	肘窝	拇短展肌		0.18			6.8			58	≥49				
尺神经（m）	腕	小指展肌		0.30	≥6		3.1	≤3.3						NR	≤32
	肘下	小指展肌		0.28			6.8			60	≥49				
胫神经（m）	踝	拇展肌		0.15	≥4		4.6	≤5.8						NR	≤56
	腘窝	拇展肌		0.15			13.7			42	≥41				
面神经（m）	耳前	眼轮匝肌	NR	NR	≥1										
正中神经（s）	腕	示指		25	≥20		3.2	≤3.5		56	≥50				
尺神经（s）	腕	小指		17	≥17		2.4	≤3.1		58	≥50				
腓肠神经（s）	小腿	踝后部		8	≥6		3.9	≤4.4		50	≥40				

重复神经刺激

刺激神经	记录点	刺激频率 / 运动	衰减 / 增加
左侧尺神经	小指展肌	3Hz	15% 衰减
		30Hz	250% 增加
		10 秒运动试验	300% 增加
左侧正中神经	拇短展肌	10 秒运动试验	350% 增加
左侧胫神经	拇展肌	10 秒运动试验	200% 增加

s = 感觉检查；m = 运动检查；RT = 右侧；LT = 左侧；NL = 正常值；NR = 无反应。

注意：所有感觉和混合神经潜伏期都是峰潜伏期，所有感觉和混合神经传导速度都是以起始潜伏期计算，报告中的 F 波潜伏期代表 F 波最短潜伏期。

病例 34-3　肌电图

肌肉	插入电位	自发电位		自主 MUAP		形态		
		纤颤电位	束颤电位	激活	募集	时限	波幅	多相电位
右侧第一背侧骨间肌	↑	0	0	NL	早募集	-1	-1	NL/+1
右侧肱二头肌	↑	+2	0	NL	NL	-1	-1	+1
右侧三角肌中间头	↑	+1	0	NL	NL	-1	NL/-1	NL/+1
右侧髂肌	↑	+1	0	NL	早募集	-2	NL/-1	NL/+1
右侧胫骨前肌	↑	+2	0	NL	早募集	-1	-1	NL/+1
右侧腓肠肌内侧头	↑	0	0	NL	NL	-1	NL	NL

↑ = 轻度增加；NL = 正常。

运动试验。左侧尺神经 3Hz 重复神经刺激在小指展肌记录，显示衰减 15%，与此相反，30Hz 重复神经刺激出现波幅增加 250%，结果提示神经肌肉接头突触前传递疾病。10 秒运动后，尺、正中、胫神经记录的 CMAP 见到类似增加。

接着检查针肌电图，检查的所有肌肉插入电位延长，有数个肌肉见到纤颤电位。MUAP 呈小、短而多相，募集正常或早募集。针肌电图检查的发现提示发生了失神经，并有肌病性疾病表现。现在我们准备拟定电生理检查的印象。

印象：电生理检查符合神经肌肉接头突触前传递疾病伴有失神经特征。

急性起病的球部肌、面肌、眼外肌、呼吸肌、近端肌无力，加上神经传导、重复神经刺激、运动试验和针肌电图的发现，最符合肉毒中毒的诊断。随后，患者透露她尝了一些家庭腌制的桃子，但她废弃了罐头，因为它的气味令人作呕。在 24 小时内给予了三价肉毒抗毒素，第二周患者的临床症状轻微改善。从粪便提取物及罐头残留物中提取到 B 型梭状芽孢杆菌毒素，但血清中未检出毒素。

这个病例带来几个重要的问题。

她的临床和电生理结果符合重症肌无力或兰伯特 - 伊顿肌无力综合征的诊断吗？

重症肌无力可能表现为迅速起病的球部肌、眼外肌、呼吸肌和肢体无力。然而某些临床和电生理结果不符合重症肌无力。自主神经功能障碍（即瞳孔光反射差）不见于重症肌无力患者，而这例患者有。尽管低频重复神经刺激衰减反应符合重症肌无力的诊断，在短时运动或高频重复神经刺激后出现波幅显著增加以及基线 CMAP 波幅低在重症肌无力是极不寻常的。此外，尽管重症肌无力的 MUAP 可以呈短、小和早募集，但很少能见到纤颤电位。

兰伯特 - 伊顿肌无力综合征可以如在此病例见到的，CMAP 波幅低且在短时运动或高频重复神经刺激后出现波幅增加。然而，LEMS 的针肌电图检查通常完全正常，没有纤颤电位，虽然偶尔出现小而短的 MUAP 伴早募集。另外，鉴别 LEMS 和肉毒中毒主要依据临床表现而不是电生理发现。这两个疾病的临床表现明显不同。LEMS 往往表现为持续数月的近端肌无力和反射减退，而肉毒中毒通常急性起病，症状严重，肌无力累及眼外肌、球部肌和呼吸肌，常伴有突出的自主神经功能障碍。

需要考虑哪些其他的诊断？

电诊断检查有助于区分肉毒中毒和其他瘫痪性疾病，包括吉兰 - 巴雷综合征、蜱瘫痪、脊髓灰质炎、卟啉病和有机磷中毒。吉兰 - 巴雷综合征、脊髓灰质炎、蜱瘫痪、急性间歇性卟啉病都可能出现 CMAP 波幅低，但上述任何一种疾病都不会在短时运动或高频重复神经刺激后出现波幅增加。此外，吉兰 - 巴雷综合征的神经传导测定通常提示获得性脱髓鞘（如传导速度减慢、远端潜伏期延长、传导阻滞），针肌电图上 MUAP 募集减少。急性脊髓灰质炎通常表现为发热后几天内出现局灶、非对称性瘫痪。虽然急性脊髓灰质炎的 CMAP 波幅可能减低，针肌电图检出纤颤电位，但其 MUAP 募集减少。蜱瘫痪导致迅速的上行性麻痹。尽管 CMAP 波幅低伴远端潜伏期延长和传导速度轻度减慢，但短时运动后不会出现波幅增加。急性间歇性卟啉病通常伴随腹痛和精神异常。电诊断提示轴突性神经病及 MUAP 募集减少。有机磷中毒会表现严重无力，但瞳孔缩小和肌束颤动可以和肉毒中毒相鉴别。神经传导测定显示单个刺激后出现重复的 CMAP，在短时运动或高频重复神经刺激后没有波幅增加。

为什么 F 反应缺失？

如前所述，吉兰 - 巴雷综合征在可导致快速进展性瘫痪的疾病之列。在早期，神经传导测定唯一的异常可能是 F 反应延长、离散或缺失，反映神经根脱髓鞘。然而重要的是要记住，在 CMAP 波幅严重降低的神经上通常引不出 F 反应。由于 F 反应的波幅是 CMAP 波幅的 1%～5%，在 CMAP 波幅严重降低时 F 反应通常无法辨认或波幅太低以至于难以测量。因此如这个病例中，远端 CMAP 波幅非常低时，F 反应缺失不能视为近端脱髓鞘的证据。

肉毒中毒的电诊断发现如何与它的病理生理机制相联系？

肉毒中毒独特的电生理发现反映了肉毒杆菌中毒的病理生理机制。肉毒杆菌毒素与胆碱能神经突触前末梢结合，导致自主神经和运动神经末梢的乙酰胆碱量子释放减少。在神经传导测定中，CMAP 波幅普遍减低的同时远端潜伏期和传导速度正常，感觉神经电位不受累。10 秒运动或高频重复神经刺激导致乙酰胆碱量子释放增加和较高的终板电位，因此更多的肌纤维可以达到阈值，

CMAP 波幅增加。在严重肉毒中毒的病例，神经肌肉接头阻滞可能严重到短时运动或高频重复神经刺激产生的易化也无法使终板电位升高达到阈值以上。针肌电图常常见到纤颤电位，是由于神经肌肉接头阻滞如此严重，肌纤维实际上出现了肉毒毒素所致的化学性去神经支配。长远的恢复依赖于数个月后新的神经末梢芽生并形成新的神经肌肉接头。

（车春晖　译）

推荐阅读

Alseth, E.H., Maniaol, A.H., Elsais, A., et al., 2011. Investigation for RAPSN and DOK-7 mutations in a cohort of seronegative myasthenia gravis patients. Muscle Nerve 43 (4), 574–577.

Engel, A.G., 1994. Congenital myasthenic syndromes. Neurol Clin 2, 401.

Engel, A.G., 1987. Lambert–Eaton myasthenic syndrome. Ann Neurol 22, 193.

Engel, A.G., 2002. Congenital myasthenic syndromes. In: Katirji, B., Kaminski, H.J., Preston, D.C., et al., (Eds.), Neuromuscular disorders in clinical practice. Butterworth-Heinemann, Boston.

Gilchrist, J.M., 2002. Single fiber EMG. In: Katirji, B., Kaminski, H.J., Preston, D.C., et al., (Eds.), Neuromuscular disorders in clinical practice. Butterworth-Heinemann, Boston.

Hantay, D., Richard, P., Koeniga, J., et al., 2004. Congenital myasthenic syndromes. Curr Opin Neurol 17, 539–551.

Hatanaka, Y., Oh, S.J., 2008. Ten-second exercise is superior to 30-second exercise for post-exercise facilitation in diagnosing Lambert–Eaton myasthenic syndrome. Muscle Nerve 37, 572–575.

Hubbard, J.I., 1973. Microphysiology of vertebrate neuromuscular transmission. Physiol Rev 53 (Suppl), 674.

Jablecki, C., 1991. AAEM case report no. 3: myasthenia gravis. AAEM.

Jablecki, C., 1984. Lambert–Eaton myasthenic syndrome. Muscle Nerve 7, 250.

Keesey, J.C., 1989. AAEM minimonograph, no. 33: electrodiagnostic approach to defects of neuromuscular transmission. AAEM.

Kimura, J., 1989. Electrodiagnosis in diseases of nerve and muscle. FA Davis, Philadelphia.

Macdonell, R.A., Rich, J.M., Cros, D., et al., 1992. The Lambert–Eaton myasthenic syndrome: a cause of delayed recovery from general anesthesia. Arch Phys Med Rehabil 73, 98.

Milone, M., Shen, X.M., Selcen, D., et al., 2009. Myasthenic syndrome due to defects in rapsyn: clinical and molecular findings in 39 patients. Neurology 73, 228–235.

ONeill, J.H., Murray, N.M.F., Newsom-Davis, J., 1988. The Lambert–Eaton myasthenic syndrome: a review of 50 cases. Brain 111, 577.

Pasnoor, M., Wolfe, G.I., Nations, S., et al., 2010. Clinical findings in MuSK-antibody positive myasthenia gravis: a U.S. experience. Muscle Nerve 41, 370–374.

Shapiro, B.E., Soto, O., Shafquat, S., et al., 1997. Adult botulism. Muscle Nerve 20, 100.

肌 病 35

诊断肌病时，特别是遗传性肌病，基因检测是对电生理检查和肌肉活检的补充。另外，如果诊断非遗传性肌病，肌肉活检是最终确诊的手段，而不是电生理检查。但是，电生理检查，特别是针肌电图仍对诊断肌病有重要作用（图 35-1）。针肌电图可以证实肌病的存在，如果有自发电位也可以推断某些类型肌病。如，纤颤电位和正锐波提示

炎症或坏死的可能性，肌强直电位提示肌强直性肌肉疾病或周期性瘫痪（见 36 章），酸性麦芽糖酶缺乏症，肌管性肌病或某些中毒性肌病。另外，针肌电图可以鉴别临床类似肌病的疾病。

肌电图可帮助肌病患者定位活检部位。肌电图优点为可以简单地对多个肌肉和部位进行检查，也可以选择合适的肌肉活检。中度受累而不是晚

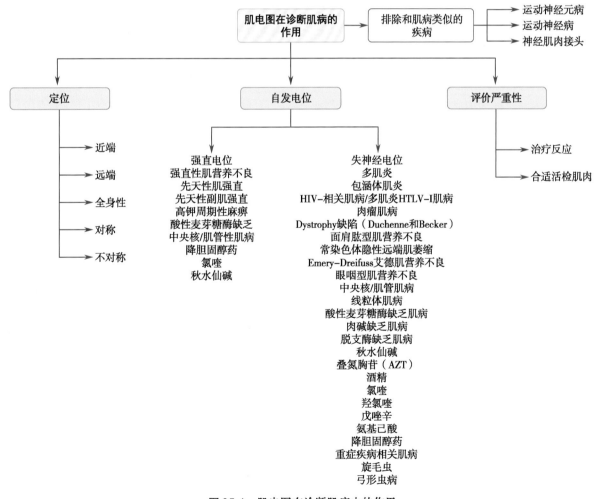

图 35-1 肌电图在诊断肌病中的作用

期阶段的肌肉是适合活检的肌肉。但是建议活检的肌肉为肌电图检查的对侧肌肉（见后）。

虽然肌电图检查对诊断肌病可能产生有价值的信息，但轻度病例可能很难诊断。某些肌病包括类固醇肌病肌电图可能轻度或正常。另外，某些神经肌肉接头疾病可能有相似的临床和电生理表现。临床细节的关注和进一步的电生理诊断，包括重复神经刺激和单纤维肌电图对鉴别肌病和神经肌肉接头病有帮助。

临床表现

肌病表现为纯运动症状而没有感觉和自主神经症状。大多数肌病，症状表现为对称而且近端肌肉明显受累。患者通常主诉从椅子上坐起困难，上下楼梯困难，上肢上抬困难。虽然大多数肌病是对称而且以近端为主，但也有特例。如，包涵体肌炎和面肩肱型肌营养不良可能不对称。肌强直性肌营养不良，远端遗传性肌病和包涵体肌炎可能选择性累及远端肌而不是近端肌。某些特殊肌病，可能累及眼外肌和延髓肌。腱反射可保留或与肌无力和萎缩成比例的减退。

诊断肌病时要明确症状是否是运动导致的。这些症状提示疲劳，运动导致的肌肉痉挛（muscle cramps）或水肿。如果患者表现为运动导致的肌肉痉挛（见后），可能出现明显的无力，水肿，严重时有肌红蛋白尿。上诉症状提示遗传性肌肉能量代谢病。需要注意的是，虽然疲劳感在肌病中常见，短时间运动后产生明显的无力不伴肌肉痉挛，提示神经肌肉病而不是肌病。此外，肌无力综合征（LEMS）和某些类型重症肌无力（MG）患者只出现近端肌无力，与肌病类似。另外，成人起病的脊肌萎缩症，包括 X 连锁延髓脊髓肌肉萎缩症，通常表现为近端肌肉无力与肌病的典型模式类似。

肌病可以分为以下类型：①肌营养不良；②炎性肌病；③内分泌相关肌病；④中毒或药物性肌病；⑤代谢性肌病；⑥先天性肌病；⑦肌病与周期性瘫痪。

肌营养不良是遗传性肌病，年幼时起病，逐渐进展，通常有特殊临床和肌活检表现。近年来，某些肌营养不良的染色体异常或特定基因产物已经被发现（如杜氏和贝氏肌营养不良）。比较常见的肌营养不良包括肌强直性肌营养不良，杜氏肌营养不良，贝氏肌营养不良，艾德肌营养不良，面肩肱型肌营养不良，眼咽型肌营养不良以及肢带型肌营养不良。

炎性肌病常与推测的免疫攻击有关，包括多发性肌炎、皮肌炎和包涵体肌炎。其他类型的炎性肌病包括寄生虫，病毒和细菌感染。

内分泌肌病常见于甲状腺和肾上腺疾病。另外，肢端肥大症和甲状旁腺病也可伴肌病。

药物引起的中毒性肌病越来越常见。常见的药物引起的中毒性肌病有：激素、酒精、秋水仙碱、齐多夫定（AZT）、氯贝丁酯，以及很多降脂药。

代谢性肌病是一类遗传性的细胞内能量生成重要酶缺陷导致的肌肉病变。他们可以表现为以下三种方式之一：①肌抽筋和肌红蛋白尿；②更广泛的神经系统症状的一部分，通常累及中枢神经系统；③临床典型的近端肌病。患者表现为肌抽筋和肌红蛋白尿，可以在糖原或脂肪代谢通路找到基因缺陷。这类患者在休息时完全正常但运动时或运动之后就出现症状。脂肪代谢通路异常的患者通常在长时间或负重运动之后出现症状（如长途徒步和登山）。糖代谢异常的患者在短时间的高强度等长运动之后出现症状。运动中可先出现肌肉疼痛和疲劳，接着出现明显的肌红蛋白尿。可能伴头痛，恶心，呕吐。肌肉出现疼痛和水肿。肌酸激酶（CK）可明显升高到几千。最常见是脂肪代谢通路中肉碱棕榈酰基转移酶（CPT）缺陷和糖代谢通路中肌磷酸化酶缺陷病（McArdle 病）。线粒体代谢缺陷的患者常表现为肌病以及其他系统异常，包括中枢神经系统。常见身材矮小，听力减退，癫痫，心脏异常，学习困难以及卒中样发作。最后，一些罕见的代谢缺陷（即，肉碱或酸性麦芽糖酶缺乏）可表现为逐渐进展的近端无力的肌病。

先天性肌病是一组肌肉活检组织化学染色（如杆状体、中央核、纤维类别比例失调、肌管性肌病）有特殊表现的肌病。典型的苏木精 - 伊红石蜡切片染色正常或无特异性。虽然大部分患者为婴儿期起病，偶有先天性肌病患者是成年期起病。临床表现无特异性，缓慢进展或静止性。通常需要肌肉活检以明确诊断。

肌病合并周期性瘫痪常见于低钾或高钾性周期性瘫痪（见第 36 章）。患者 50～60 岁出现近端肌无力。即使是从未有过无力发作的低钾周期性瘫痪患者，特别是女性，成年总是会进展为空泡性肌病。

电生理评价

神经传导检查

怀疑肌病的患者需要进行常规的神经传导检查（框35-1）。感觉神经传导正常，除非有合并存在的神经病变。因为大多数肌病选择性累及近端肌而常规运动神经传导记录在远端肌，所以运动神经传导通常正常。如果肌病严重到累及远端和近端肌或者某些更易累及远端肌的肌病，运动传导可以表现为复合肌肉动作电位（CMAP）波幅降低，但远端潜伏期和传导速度正常。

肌病必须做神经传导检查是为了除外其他类似肌病的运动神经疾病（框35-2）。除了肌病，纯运动神经疾病包括运动神经元病，多发性脱髓鞘神经病的罕见类型以及神经肌肉接头病。运动神经元病和肌病如果都累及远端肌，神经传导检查结果会很相似。此时，鉴别诊断要基于临床表现和针肌电图表现。而神经传导检查如果出现传导阻滞或时程离散，明显的远端潜伏期和传导速度的减慢，或有这些异常表现的合并发生，则可以容易地鉴别多发性脱髓鞘神经病和肌病。

神经肌肉接头病的诊断更具有挑战性。神经肌肉接头疾病可以表现为近端肌肉无力，与肌病相似。突触后膜疾病（如MG）静息时CMAP波幅通常正常。低频（3Hz）重复神经刺激表现为衰减则提示神经肌肉接头疾病（见第34章）。突触前膜病变（如LEMS）有更为特征性的神经传导检查表现：CMAP静息时波幅低，远端潜伏期和传导速度正常。短时（10秒）主动肌肉收缩后，CMAP波幅特征性地显著增加（典型的大于100%基线值）。

针肌电图步骤

诊断肌病时，针肌电图检查必须个体化，取决于患者症状的分布（框35-3）。总之，肌电图建议做上下肢近端和远端肌。椎旁肌（最近端肌肉）检查非常有用。大多数肌病影响近端肌，因此近端肌检查越多，越可能发现异常。成人起病的酸性麦芽糖酶缺乏肌病明显的病变部位可能只见于椎旁肌。

框35-1　肌病的神经传导推荐

常规检查：

1. 上肢至少一根运动和感觉神经传导检查以及相应F反应（如正中运动和感觉，正中F反应）
2. 下肢至少一根运动和感觉神经传导检查以及相应F反应（如腓神经运动和腓肠神经感觉，胫神经F反应）

特殊考虑：

- 如果CMAP波幅降低或临界，用力收缩10秒后重复刺激一次，看是否有CMAP波幅增加（大于100%）提示肌无力综合征可能。
- 如果临床有疲劳病史，必须做至少一块远端肌肉的重复神经刺激（如小指展肌记录尺神经刺激）以及一块近端肌（如副神经刺激斜方肌记录）。如果任何一块肌肉3Hz重复神经刺激出现明显衰减，则需要做更多检查，排查是否有神经肌肉接头疾病（见34章，框34-2）。

框35-2　与肌病类似的疾病

运动神经元病
　　特别是成人型脊肌萎缩症
　　X连锁延髓脊髓肌萎缩症（肯尼迪病）
　　某些进展性的肌萎缩症，肌萎缩侧索硬化的变异型
神经肌肉接头疾病
　　特别是兰伯特-伊顿肌无力综合征
　　罕见仅累及肢带肌的重症肌无力
运动神经病
　　通常脱髓鞘周围神经病（慢性炎性脱髓鞘性多发性神经病中的运动型；伴传导阻滞的多灶性运动神经病）
　　罕见例子如卟啉病神经病，近端运动纤维更易受累
　　糖尿病肌萎缩（常累及近端运动纤维，但常伴明显疼痛）
中枢神经系统病变
　　双侧大脑中动脉—前动脉分水岭的卒中

框35-3　肌病的肌电图诊断推荐

常规检查：

1. 下肢至少近远端各两块肌肉（如胫前肌，腓内肌，股外肌，髂腰肌）
2. 上肢至少近远端各两块肌肉（如第一背侧骨间肌，示指固有伸肌，肱二头肌，三角肌内侧头）
3. 至少一块椎旁肌

特别推荐：

- 检查无力肌肉。检查肌肉的数量和分布取决于无力的模式。
- 选择对侧可以活检的肌肉（三角肌，肱二头肌，股外肌，腓肠肌）
- 如果运动单位动作电位（MUAP）参数为非结论性，有以下建议：

定量MUAP分析：
采集一个肌肉内不同部位的20个MUAP。计算平均波幅和时限，与年龄相关的正常值比较。

单纤维肌电图：
如果无力肌肉的MUAP参数，募集相以及激活方式均正常，那么需要考虑神经肌肉接头病变。首先进行重复神经刺激。

进行针肌电图检查另外有两个重点。第一，不建议在针肌电图检查后立刻检查血清 CK。CK 水平可能在针肌电图检查后升高（典型 1.5 倍正常值）。第二，对于活检肌肉的选择。针肌电图非常有助于选择合适的肌肉。应该选择异常，但不是病程晚期的肌肉。通常建议活检选择针肌电图检查肌肉的对侧肌肉。因为针肌电图可能导致被活检肌肉出现短暂的炎症反应，最好不要挑选针肌电图检查过的肌肉。我们不愿根据活检针肌电图检查后的肌肉，因其出现炎症反应而诊断炎性肌病，从而给予高剂量激素治疗。

在肌病中的自发电位

纤颤电位和正锐波通常与神经病性疾病有关（如周围神经病，神经根病，运动神经元病）。但是，失神经电位也经常发生于很多肌病性疾病。可能因为肌纤维节段性炎症或坏死，使得肌纤维远端的正常部分从与运动终板连接的那部分肌纤维分离（图 35-2）。周围间质炎症反应导致的肌肉内小神经纤维末梢的梗死也被设想是炎性肌病产生失神经的原因。虽然肌病出现失神经电位提示炎性肌病，但是失神经电位也发生在一些不同的肌病中（框 35-4）。在慢性肌病中可以出现复杂重复放电电位。

肌强直电位的发现可以提供更多信息。肌强直电位是肌纤维自发放电，波幅和频率逐渐增强后再减弱。肌强直电位的形态可以是正锐波或短棘电位。因为肌强直电位也源自肌纤维，故其形态与急性失神经电位（如纤颤电位和正锐波）一样也就并不奇怪。肌强直电位与纤颤电位和正锐波

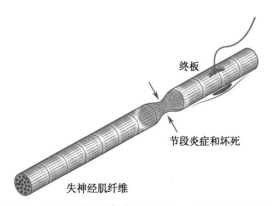

图 35-2 炎性肌病中纤颤电位的产生。活动性失神经通常与见于神经病性疾病。但是活动性失神经也经常发生于很多肌病中，特别与炎症或坏死。发生失神经可能因为局灶性炎症或坏死的肌纤维，使得肌纤维的远端正常部分与连接运动终板的这部分发生分离

终板

节段炎症和坏死

失神经肌纤维

框 35-4 伴失神经特征的肌病

炎性肌病
　多发性肌炎
　皮肌炎
　包涵体肌炎
　HIV 相关肌病 / 肌炎
　人类 T 细胞淋巴细胞病毒 -1
　肉瘤性肌病
肌营养不良
　Dystrophin 缺陷（Duchenne and Becker）
　面肩肱型肌营养不良
　常染色体隐性遗传远端肌萎缩
　艾德肌营养不良
　眼咽型肌营养不良
先天性肌病
　中央核 / 肌管肌病
　杆状体肌病
代谢性肌病
　酸性麦芽糖酶缺乏肌病
　肉碱缺乏肌病
　脱支酶缺乏肌病
中毒性肌病
　秋水仙碱、齐多夫定、酒精、氯喹、羟氯喹、戊唑辛、氨基己酸、降脂药、重症病相关肌病
坏死性肌病（非炎性，免疫介导）
淀粉样肌病
感染性肌病
　旋毛虫病
　弓形虫病

不同之处在于其频率和波幅逐渐增强和减弱。而纤颤电位和正锐波的发放频率是规则的。肌强直电位常见于强直性肌营养不良 1 型、2 型，先天性肌强直，先天性副肌强直，高钾性周期性瘫痪。也见于其他肌病，包括酸性麦芽糖酶缺乏（特别是椎旁肌），肌管性肌病（中央核），某些药物引起肌病（氯喹，秋水仙碱，降脂药），偶尔见于多发性肌炎。

最后需要认识的自发电位的类型是挛缩，挛缩状态时肌肉完全没有任何肌电活动。表面上，痛性肌抽筋和挛缩可以出现相似表现——肌肉疼痛性不自主收缩。但是，痛性肌抽筋，起源于神经病性病因，肌电图表现为自发的高频发放的运动单位动作电位（MUAP）。然而挛缩的肌肉表现为电静息。挛缩仅见于少见的代谢性肌病（如 McArdle 病，CPT 缺陷），由于能量不足不能打破肌动蛋白和肌球蛋白偶联，不能使肌肉回到放松状态。代谢性肌病如 McArdle 病，CPT 缺陷症患者主诉的"肌抽筋"，其实是挛缩。

肌病的MUAP分析

区别肌病性和神经病性通常主要根据MUAP参数分析（图35-3）。在大多数肌病中，单个肌纤维的丢失或功能障碍可以明显减小运动单位的大小（图35-4）。这种情况下，运动单位的实际数量（即，前角细胞和其轴突）并没有变化。在一些少见的非常严重的肌病中，发生一个运动单位的所有肌纤维都丢失，则导致运动单位数量的减少。

记住MUAP参数的正常范围变异很大。在某些临界范围的病例，建议至少测量20个MUAP进行与年龄相关的正常值比较。MUAP的分析可以用直观法，或者更理想地用定量法，通过观察MUAP的时限，波幅，相位以及募集相的特殊变化，通常可以诊断肌病。

MUAP时限是最重要的肌病的指标。时限是最能反映运动单位肌纤维总数量的指标，包括了与记录针电极有一定距离的肌纤维。时限不包括连接的卫星电位。肌病中，时限特征性的缩短。时限缩短的原因是随机的肌纤维丢失（图35-5）。

当然，只发现一个短小的MUAP不能诊断为肌病。因为MUAP有一个根据年龄和不同肌肉的正常范围，必须取样多个MUAP才能决定平均时限。在肌病中，虽然平均时限降低，但某些MUAP时限可能正常或者延长（图35-6）。在轻度或不明确的病例，应该做10～20个MUAP的定量肌电图分析。另外，必须记住的是短时限的MUAP在除外肌病的其他病中也可看到。任何疾病导致单个肌纤维丢失或功能障碍（如肌病，伴阻滞的神经肌肉接头病，神经末梢轴突病）而没有影响运动神经元及其主要轴突均可导致短时限MUAP（框35-5）。类似情况见于在严重失神经后早期再支配，只有某些纤维成功的再支配，导致新生的MUAP（早期再支配）是短而且小的。这一点再次强调，只有整体的解释肌电图结果，结合神经传导检查、病史以及体检，才能完成诊断。

令人意外的是，慢性肌病有时可以出现非常长时限的MUAP或常伴有卫星电位。这些发现可能由于这些肌纤维断裂或者肌纤维坏死继发失神

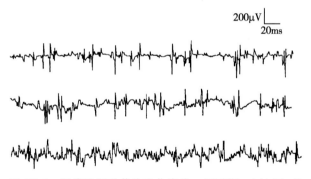

图35-3　肌病性运动单位动作电位。 短时限，小波幅，多相位MUAP伴早募集是肌病的特征性表现。轻收缩，屏幕中充满很多小、多相位MUAP，无法区分单个运动单位动作电位

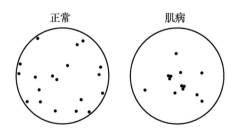

图35-4　肌病的运动单位范围。 在肌病中，因为单个肌纤维丢失导致运动单位范围缩小。有时同一个运动单位的肌纤维之间直接紧密接触，可能是由于肌纤维断裂，或是由于在有失神经特点的肌病中发生的再支配（Modified from Brown, W.F., 1984. The physiological and technical basis of electromyography. Butterworth, Boston, with permission.）

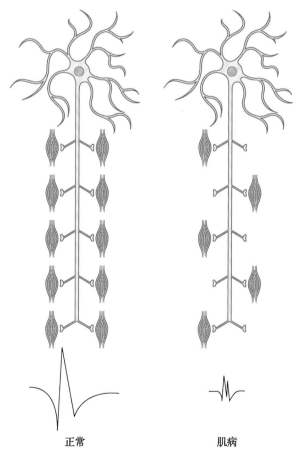

图35-5　肌病运动单位动作电位的模式。 由于单个肌纤维的丢失和功能障碍导致MUAP时限变短，波幅降低，而运动神经元及其轴突保持完整

框35-5　与短小多相电位的运动单位有关的病况

肌病
神经肌肉接头（重症肌无力，肌无力综合征）
严重失神经后再支配早期（比如新生运动单位动作电位）
周期性瘫痪（发作期）
选择性影响神经末梢轴突的疾病（副肿瘤综合征）

经后出现再支配导致侧芽支配。肌病慢性期或者晚期，单独凭借 MUAP 时限可能难以区别肌病性或神经病性改变。

　　MUAP 波幅取决于几个接近针电极的肌纤维。肌病中，波幅一般降低，但如果针电极接近断裂而再支配的纤维，波幅也可能正常或者增高。

　　肌病中 MUAP 相位增多（大于 4 个相位），但这是非特异性的发现。相位的数量主要取决于是否同步化，多相位在肌病性和神经病性疾病都可以发现。据推测，很多存活的肌纤维有功能障碍而不能像正常一样同步发放是其产生的原因。

　　肌病中一个重要的发现是早募集。在肌病中，一个运动单位的部分肌纤维丢失，导致运动单位变小，从而产生的力量变小。早募集指的是在轻收缩时即有许多 MUAP 不成比例地发放。总之，

只有当场的肌电图医生才能评价早募集。评价早募集需要了解多少力量，需要多少数量的 MUAP 发放。在肌病中，MUAP 发放的数量与发放频率（激活）是互相适合的。不适合指的是 MUAP 发放的数量与产生力量的程度之间不适合。

　　肌病中发生募集减少非常罕见。仅见于晚期肌病，当一个个的运动单位的所有肌纤维全部丢失，导致运动单位数量减少，肌电图出现募集减少。这一情况极其罕见，可出现在某些慢性肌病的某些严重受累的肌肉，如包涵体肌炎中的股四头肌。

肌病中的单纤维肌电图

　　单纤维肌电图（见第 34 章）在肌病中常表现为颤抖值和阻滞增加，特别在有异常自发电位的肌病中。这一发现强调了颤抖值和阻滞的增加，虽然对神经肌肉接头疾病很敏感，但不是特异性的。任何伴有不同程度的失神经或再支配的神经病或肌病，新生的或者死亡中的神经肌肉接头，均可导致单纤维肌电图出现异常。在鉴别肌病和神经肌肉接头病时，在神经传导和常规针肌电图正常的情况下，单纤维肌电图是最有用的。如果单纤维肌电图异常，提示神经肌肉接头病而不是原发肌肉疾病。

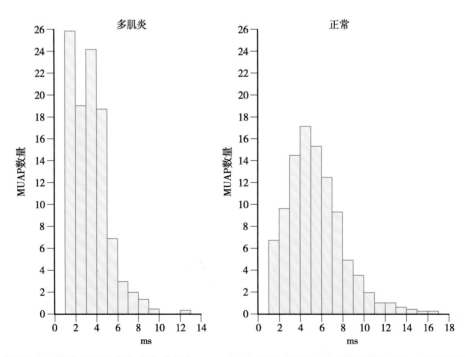

图 35-6　肌病的运动单位动作电位（MUAP）。左侧为多肌炎，右侧为正常对照。多肌炎患者中 MUAP 平均时限向左偏，时限小于正常 MUAP，虽然也有些中等以及较长时限的 MUAP（Adapted from Buchthal，F.，Pinelli，P.，1953. Muscle action potentials in polymyositis. Neurology 3，424，with permission.）

下列肌病的临床和电生理模式

多发性肌炎和皮肌炎

多发性肌炎和皮肌炎是特发性的炎性肌病。虽然很可能是自身免疫性的，但其机制并不像重症肌无力和肌无力综合征这样明确，目前的证据是非直接的。常见的症状是肌无力，可单独发生。有时可见皮疹（皮肌炎），也可能与某一些结缔组织疾病相关，或者在恶性肿瘤患者中的出现（通常隐匿）。大约20%的患者与自身免疫或结缔组织病相关（如红斑狼疮，硬皮病，类风湿关节炎，干燥综合征，混合性结缔组织病，结节性多动脉炎）。

多发性肌炎和皮肌炎的无力的发展通常呈亚急性，但也见慢性的，持续存在数月。近端肌对称受累为主。患者难以从椅子、车或澡缸中坐起；难以上举手臂超过头部。某些病例可出现吞咽困难。腱反射保留除非肌肉严重无力，肌萎缩一般为轻度或者不发生。颈部肌肉，特别屈颈肌肉容易受累。但是面肌和眼外肌不受累，可以此容易地与重症肌无力鉴别。少数患者可出现肌肉肿胀，压痛以及肌痛。另外，关节炎、关节僵硬、雷诺征可能出现，但真正的侵袭性关节炎却很少见，除非患者有结缔组织相关疾病。心脏受累见于高达40%的患者。其异常程度可以从轻度的心电图异常到心律失常，心包炎以及严重心肌病。

皮肌炎患者除了肌无力，还有特征性的皮疹。皮疹包括上眼睑出现淡紫色，青色网状皮疹。另外颊部、肩部和上胸部常有红斑。红斑，角化，粗糙对称地出现在肘、指、膝关节的伸侧面以及踝关节内侧面。甲周充血或微血管扩张很常见。慢性皮肌炎的患者，皮下钙质沉积导致皮肤溃疡和排出似白垩样物。

运动和感觉神经传导检查正常。典型针肌电图表现是自发电位（纤颤电位和正锐波以及复杂重复放电）。在急性和亚急性病例，MUAP是小的，短时限，多相位伴有早募集。在一些活检证实的PM或DM中，89%有肌电图异常，45%到74%出现纤颤电位。检查更多的肌肉会提高诊断检出率。纤颤电位最常见于椎旁肌（94%），随后是近端的肩部和髋部肌肉（64%～76%）。治疗后，纤颤电位减少或消失。在慢性多发性肌炎和皮肌炎（大于1年），50%患者MUAP会变大变宽。与小，短时限，多相位的MUAP同时出现，很少单独出现。大的MUAP通常在神经病性病变中出现，这很可能造成困惑。在这类病例，评价募集是关键。如果MUAP高大和长时限，但募集相对保持正常（即无募集减少）提示慢性肌病的可能性较大。

包涵体肌病

包涵体肌炎（IBM）是特发性炎症性肌病，临床和肌肉活检和多发性肌炎容易混淆。包涵体肌炎是大于50岁患者最常见的炎症性肌病。肌肉活检提示炎症和镶边空泡，可见细胞核内以及细胞质的包涵体。临床上，包涵体肌炎表现为慢性进展的无力。男性比女性多见（3:1）。通常60岁发病。很多患者出现症状很多年后才被确诊。除了近端肌受累外，远端肌通常也受累。某些患者，远端肌受累重于近端肌。虽然无力的分布常见是对称性的，但也会出现非对称。此病倾向累及某些肌肉，特别是股四头肌以及指深屈肌。另外，髂腰肌，胫前肌，肱二头肌和肱三头肌通常也会受累。可伴显著的肌肉萎缩，股四头肌常见。面肌和眼外肌不受累。腱反射倾向于早期就有减退或消失，特别是股四头肌反射。15%的患者会伴其他自身免疫性疾病。个别罕见的包涵体肌炎类型有家族史，股四头肌不受累，某些类型与佩吉特病和额颞叶痴呆有关。

包涵体肌炎初期常被漏诊。患者经常最初会误诊为多发性肌炎，但免疫治疗后无反应。另外，包涵体肌炎某些患者有严重的远端和近端肌肉无力和萎缩，腱反射减退，最初会误诊为运动神经元病。某些罕见包涵体肌炎患者会出现吞咽困难（某些患者在出现全身无力表现之前数年出现吞咽困难）。一些患者表现为固体物质吞咽困难，一些患者表现为液体吞咽困难和鼻反流。在这些病例中，肌病的诊断很少被考虑到。这些患者吞咽困难的机制在于咽后壁轻瘫，咽部在食道括约肌关闭前不能及时清空，导致反复地吞咽和呛咳。

可是，电生理检查结果往往使IBM的诊断变得复杂。一类特殊的患者亚群在神经传导检查上表现为轻度的感觉或感觉运动多发性周围神经病（33%～50%）。另外，针肌电图通常令人困惑。常见显著的失神经电位（纤颤电位和正锐波）。而相关的MUAP表现有三种类型：

第1类：小的、短时限MUAP，伴多相位。

第2类：小的、短时限和大的长时限MUAP，伴多相位。

第3类：正常或大的长时限MUAP伴多相位。

如之前说的，虽然典型的大的，长时限的MUAP与神经病变相关，但也见于肌病，特别是慢性肌病。另外，包涵体肌炎患者可出现早募集，正常募集或轻度减少的募集，而后者常与神经病变有关。在第2类中，同一肌肉可发现小的短时限和大的长时限MUAP。第1类的患者肌无力主要分布在近端，第2类和第3类则是以远端为主。第3类，虽然少见，但常与运动神经元病混淆（弥漫的纤颤电位，大的，长时限MUAP，募集减少）。包涵体肌炎的异质性表现使电生理诊断变得困难。很多人评论，针肌电图上神经病性改变和肌病性改变同时存在，则提示IBM的诊断。实际上，这类改变符合非常慢性的肌病，而这类肌病通常就是包涵体肌炎。

类固醇肌病

在药物引起的肌病中，类固醇肌病可能是最常见的。随着类固醇使用剂量和时期的增加，患类固醇肌病的危险性也增加。典型表现是近端肌病，腰部和髋部肌肉容易受累。运动和感觉神经传导检查正常。针肌电图通常正常除非肌病很严重。这类情况下，近端肌可发现低波幅，短时限的MUAP。需注意，异常自发电位不会出现。这一点有助于鉴别多发性肌炎和类固醇肌病。多发性肌炎患者用激素治疗，最初反应很好，之后出现进展性无力。这种情况，很难区分是多发性肌炎复发或者疗程不够还是发生类固醇肌病。作为无力的原因，如果发现大量自发电位则高度提示是多发性肌炎而不是类固醇肌病。

重症病相关肌病

重症病相关肌病（CIM）目前已被认识，在重症监护室很常见。最早报道是一例患者在气管插管后接受了静脉内大剂量激素治疗后，发生严重无力。几乎所有这类患者同时使用神经肌肉阻滞剂。最多报道的是哮喘持续状态的患者。典型的是气管插管的患者，数天同时应用肌松药以及高剂量经静脉激素治疗。当上述治疗撤药后，这些患者出现严重的肌无力或者出现脱机困难。这些患者通常表现为迟缓性无力和反射消失。远端和近端肌肉均累及，继而很快出现萎缩。常见屈颈肌无力，可发生双侧面肌无力，但是眼外肌无力很少发生。感觉通常完全不受累，这点很重要，可将重症病相关肌病鉴别于重症病相关多发性神经病

以及急性炎性脱髓鞘性多发性神经病。特别是在无力发生的早期检查时，实验室检查通常会出现肌酸激酶升高，之后肌酸激酶水平可能轻度增高或正常。

神经传导检查显示CMAP波幅降低，虽然某些患者可能出现CMAP时限延长，但没有任何证据提示脱髓鞘。传导速度和远端潜伏期正常。感觉传导检查正常，除非同时存在导致感觉电位异常的原因，如重症病相关多发性神经病。重复神经刺激检查正常。特别是在病程早期，针肌电图会出现短时限，低波幅MUAP，经常有失神经电位。虽然有严重肌无力，但募集正常或早募集。肌肉活检电镜下特征性的出现厚丝状体（肌球蛋白）丢失。总之，虽然大多数患者需要几月而不是几周康复治疗，但长期预后是好的。

这类疾病的病理生理变化不是完全清楚，但最可能的原因是使用高剂量激素结合神经肌肉阻滞剂导致毒性作用。在大多数病例，患者接受上述两种治疗措施。仅仅由于激素作用而出现肌病是罕见的。神经肌肉阻滞剂的类型很多，激素的类型和剂量也有很多变化。通常，患者用神经肌肉阻滞剂时间越长（超过24～48小时），激素用量越大和时间越长就越有可能出现该并发症。静脉注射甲强龙通常总共超过1 000mg可能会出现这一并发症。

近几年，有越来越多的证据表明CIM也会发生于系统性炎症反应综合征（SIRS）之后，后者常合并脓毒血症，多器官衰竭，烧伤，外伤和/或监护室的大的操作。在重症监护室住院超过1周的大多数患者会发生SIRS。另外，很多在重症监护室中出现CIM的患者同时会出现重症病相关多发性神经病，使临床评估和电生理评价更复杂（见第37章）。

 病例分析

病例35-1

病史和体检

女，42岁，进行性无力数月。有哮喘病史，长期小剂量口服泼尼松治疗哮喘。最初症状是上下楼梯困难，坐起困难。后出现轻度的吞咽困难。症状对称进展伴有轻微疼痛。

神经科体检提示上下肢近端肌轻度无力。屈

颈轻度无力,伸颈正常。肌肉无萎缩,肌容积和肌张力正常。未见面肌或球部无力。腱反射和感觉正常。

总结

病史提示近端肌无力,上下楼梯困难和从低矮的椅子上坐起困难特征性地提示下肢近端肌无力。体检提示上肢和下肢近端肌无力同时伴屈颈

肌无力。屈颈无力是个关键的发现,提示颈以上的部分肌受累。在某些患者可能很难鉴别上肢近端无力是由于肌病还是由累及颈 5 或颈 6 神经根的神经根病。在这种情况下,颈屈肌的检查会非常有帮助,因为他们在肌病患者通常是异常,以此可以帮助鉴别。

近端肌无力的鉴别诊断包括肌病,多发性神经根病,运动神经元病,神经肌肉接头(传递障碍)

病例 35-1　神经传导检查

刺激神经	刺激点	记录点	波幅 运动 /mV;感觉 /μV			潜伏期 /ms			传导速度 /(m/s)			F 波潜伏期 /ms		
			RT	LT	NL	RT	LT	NL	RT	LT	NL	RT	LT	NL
正中神经(m)	腕	APB	9.4		≥4	4.2		≤4.4				28		≤31
	肘窝	APB	8.9			8.5			64		≥49			
尺神经(m)	腕	ADM	8.2		≥6	2.9		≤3.3				29		≤32
	肘下	ADM	8.2			6.5			60		≥49			
	肘上	ADM	8.2			8.2			60		≥49			
正中神经(s)	腕	示指	34		≥20	3.4		≤3.5	55		≥50			
尺神经(s)	腕	小指	25		≥17	2.9		≤3.1	64		≥50			
胫神经(m)	踝	AHB	7.4		≥4	4.7		≤5.8				52		≤56
	腘窝	AHB	7.0			12.3			44		≥41			
腓总神经(m)	踝	EDB	4.2		≥2	4.8		≤6.5				51		≤56
	腓骨头下	EDB	4.0			8.4			45		≥44			
	腘窝外侧	EDB	4.0			11.2			44		≥44			
腓肠神经(s)	小腿	外踝后	24		≥6	4.2		≤4.4	47		≥40			

m=运动检查;s=感觉检查;RT=右侧;LT=左侧;NL=正常值;APB=拇短展肌;ADM=小指展肌;AHB=踇展肌;EDB=趾短伸肌。
注意:所有感觉和混合神经潜伏期都是峰潜伏期,所有感觉和混合神经传导速度都是以起始潜伏期计算,报告中的 F 波潜伏期代表 F 波最短潜伏期。

病例 35-1　肌电图

肌肉	插入电位	自发电位		自主 MUAP		形态		
		纤颤电位	束颤电位	激活	募集	时限	波幅	多相电位
右第一背侧骨肌	NL	0	0	NL	NL	NL	NL	NL
右拇短展肌	NL	0	0	NL	NL	NL	NL	NL
右示指伸肌	NL	0	0	NL	NL	NL	NL	NL
右肱二头肌	↑	+2	0	NL	早	-2	-2	+2
右旋前圆肌	↑	+1	0	NL	早	-2	-2	+2
右髂腰肌	↑	+1	0	NL	早	-2	-2	+2
右股外肌	↑	+1	0	NL	早	-1	-1	+1
右胫前肌	↑	+1	0	NL	早	-1	-1	+1
右 L5 椎旁肌	↑	+2	0	NL	早	-2	-2	+2
右 T6 椎旁肌	↑	+2	0	NL	早	-2	-2	+2

↑=增加;NL=正常。

病以及不典型运动神经脱髓鞘病。无任何感觉症状以及腱反射正常排除多发性神经根病或脱髓鞘性运动神经病。无疲劳感和眼外肌无力不太可能诊断为重症肌无力，虽然重症肌无力以及肌无力综合征仍需要考虑鉴别。长期的使用激素（泼尼松）病史可能是很重要的，因为激素是肌病的常见病因。

回顾神经传导检查发现右侧正中神经，尺神经，胫神经以及腓总神经以及 F 波都正常。所有的 CMAP 波幅，传导速度，潜伏期均正常。同样地，正中，尺，腓肠神经感觉传导正常。运动和感觉神经，F 波检查正常可有效地排除脱髓鞘性多发性神经病。另外，CMAP 波幅在休息时正常，不太可能诊断为肌无力综合征。

针肌电图的表现非常异常，表现为弥漫的纤颤电位，特别是近端肌。另外很多近端肌 MUAP 中出现许多短时限，低波幅以及多相电位伴早募集。这些短时限，低波幅多相的 MUAP 的形态伴早募集是典型的肌病 MUAP 表现。显著的纤颤电位带来额外重要的诊断信息，提示炎症或坏死性肌病。值得注意的是，纤颤电位不出现在类固醇肌病或者大多数重症肌无力或肌无力综合征中。

完成神经传导检查和针肌电图之后，电生理印象可以明确阐述。

提示：电生理证据符合近端肌病合并活动性失神经表现。

本病例引出一些重要的问题。

肌电图和神经传导检查结果与临床是否吻合？

电生理检查，病史，神经科体检之间有一些重要的联系。首先看运动神经传导检查和针肌电图之间的联系，运动神经传导相当正常，但是针肌电图异常。这种情况是因为运动神经常规地记录在远端肌肉，而大多数肌病远端肌正常。然而针肌电图可以检查近端肌，在大多数肌病中通常异常。如果 CMAP 记录在近端肌，针电极可以看到失神经电位，可能出现异常的波幅降低。常规运动神经传导检查在典型近端肌病中正常。

其次是考虑患者有长期的类固醇服用史与广泛的纤颤电位的联系。接下来要考虑的一点是明显的纤颤电位的出现，根据患者的激素用药史，虽然患者有长期使用激素史，但她的肌病不是源于激素，因为出现活动性失神经电位。这个肌电图表现提示炎性肌病，如多发性肌炎。

短时限，低波幅，多相位 MUAP 合并早募集可以排除神经病性疾病，如肌萎缩侧索硬化，成人起病脊肌萎缩症，运动神经元病以及多发性神经根病。早募集是肌病性病变的特征。单个肌纤维的丢失和功能障碍，各个运动单位产生更小的力量。因此，产生轻收缩的力量比正常需要更多的运动单位。与这病理生理相关的电生理表现是，轻收缩时肌电图出现满屏大量短时限，低波幅，多相位 MUAP。为了评价募集，需要知道产生力量的多少。所以只有肌电图医生可以清楚地评价早募集。

应该活检哪块肌肉？

肌肉活检应该在对侧的股外肌。选择对侧是为了避免由于针肌电图可能造成的轻度炎症反应，会导致误诊的可能性。随后的病理检查提示肌肉坏死，有严重的单核炎症细胞浸入，与多发性肌炎诊断符合。这一患者接受大剂量激素治疗，预后良好。

◉ 病例 35-2

病史和体检

男，75 岁，进行性行走困难 2 年。最初出现轻度行走不稳。之后发展到上楼梯困难。症状缓慢加重直到快走时或者在不平路上行走时经常跌倒。下肢没有疼痛，木感和异样感觉，无尿便障碍。无上肢无力，无视物不清，无言语或吞咽困难。

神经科体检提示脑神经正常，伸颈屈颈力正常。双侧三角肌肌力 4/5，肱二头肌和肱三头肌肌力正常。伸腕肌力 4/5，屈指 3/5，双侧正中神经和尺神经支配的手内肌 4/5。上肢肌肉体积正常，除了掌侧前臂近端轻度萎缩。双侧屈髋肌力轻度减弱。左侧伸膝明显无力（2/5），双侧足背屈无力（3/5）。左侧大腿以及双侧小腿前侧有明显萎缩。腱反射上肢和右膝 1+，踝反射以及左膝消失。双侧巴宾斯基征阴性。感觉检查包括振动，轻触觉，位置觉以及温度觉上下肢远端均正常。共济正常。跨越步态。

总结

病史和体检提示慢性进行性非对称性无力，主要累及下肢。无感觉主诉可以排除神经根病或多发性神经病。体检提示不对称性无力和萎缩，近端和远端肌都累及，但是左侧伸膝和双侧指屈累及更重。虽然腱反射减退可能见于任何原因导

病例 35-2　神经传导检查

刺激神经	刺激点	记录点	波幅 运动 /mV；感觉 /μV			潜伏期 /ms			传导速度 /(m/s)			F 波潜伏期 /ms		
			RT	LT	NL	RT	LT	NL	RT	LT	NL	RT	LT	NL
正中神经（m）	腕	APB	9.9	≥4		4.0	≤4.4						27	≤31
	肘窝	APB	9.8			7.9				51	≥49			
尺神经（m）	腕	ADM	9.5	≥6		3.3	≤3.3						29	≤32
	肘下	ADM	8.9			6.9				55	≥49			
	肘上	ADM	8.8			8.9				50	≥49			
正中神经（s）	腕	示指	25	≥20		3.4	≤3.5			54	≥50			
尺神经（s）	腕	小指	17	≥17		2.9	≤3.1			50	≥50			
胫神经（m）	踝	AHB	2.6	≥4		5.3	≤5.8						60	≤56
	腘窝	AHB	2.3			14.1				40	≥41			
腓总神经（m）	踝	EDB	1.1	≥2		5.1	≤6.5						56	≤56
	腓骨头下	EDB	0.9			14.1				38	≥44			
	腘窝外侧	EDB	0.9			16.6				40	≥44			
腓肠神经（s）	小腿	外踝后	16	≥6		3.7	≤4.4			45	≥40			

m = 运动检查；s = 感觉检查；RT = 右侧；LT = 左侧；NL = 正常值；APB = 拇短展肌；ADM = 小指展肌；AHB = 踇展肌；EDB = 趾短伸肌。
注意：所有感觉和混合神经潜伏期都是峰潜伏期，所有感觉和混合神经传导速度都是以起始潜伏期计算，报告中的 F 波潜伏期代表 F 波最短潜伏期。

病例 35-2　肌电图

肌肉	插入电位	自发电位		自主 MUAP				
		纤颤电位	束颤电位	激活	募集	形态		
						时限	波幅	多相电位
左胫前肌	CRD	+1	0	NL	早	−1	NL	+2
左腓内肌	CRD	+2	0	NL	早	−1	NL	+1
左股外肌	CRD	+2	0	NL	↓	−1/+1	NL	+1
左髂腰肌	CRD	+2	0	NL	早	−1	NL	+1
左 L5 椎旁肌	CRD	+1	0	NL	NL	−1	NL	+1
左第一背侧骨间肌	CRD	+2	0	NL	早	−1	NL	+1
左旋前圆肌	CRD	+1	0	NL	早	−1	NL	NL
左肱三头肌	↑	0	0	NL	早	−1	NL	+1
左肱二头肌	↑	+1	0	NL	早	−1	NL	+1
左三角肌	CRD	+1	0	NL	早	−1	NL	+1

CRD = 复杂重复放电；↑ = 增加；↓ = 轻度减少；NL = 正常。

致的严重的肌肉萎缩，但左侧膝反射以及踝反射消失提示可能有神经病性病变过程。

基于病史和体检，鉴别诊断包括运动神经元病，脱髓鞘性运动神经病，非对称累及近远端肌的不典型肌病。显著的非对称以及肌肉萎缩不符合神经肌肉接头疾病。

电生理检查，左侧正中神经和尺神经运动和感觉传导检查以及 F 波正常。然而，左下肢腓总神经以及胫神经波幅降低，远端潜伏期正常，传导速度轻度减慢。胫神经 F 波潜伏期轻度延长。左侧腓肠感觉神经传导检查正常。下肢运动电位波幅低但感觉正常再次提示主要是运动问题。由于没有远端潜伏期明显延长或传导速度减慢，没有传导阻滞或时程离散的证据，实际上可以排除脱髓鞘性运动神经病。综合神经传导检查，运动神经元病或者不典型肌病需要考虑。

在大多数被检肌肉中肌电图发现显著的自发电位，合并频繁的复杂重复发放电位以及纤颤电位。然而，大部分 MUAP 呈现短时限，多相位，早募集，符合肌病表现。唯一例外是，左侧股外肌显示长时限和短时限多相位 MUAP 同时存在，伴募集轻度减少。

结合神经传导和肌电图，可以得出电生理印象。

提示：电生理特征符合慢性，非对称肌病伴失神经表现。

有以下重要问题可以讨论。

复杂重复放电的意义是什么？

复杂重复放电提示病程是慢性的。此外，在其他肌肉显示小而且短时限的 MUAP 伴早募集的背景下，股外肌同时出现长时限和短时限 MUAP 也提示慢性病程，慢性肌病。虽然肌病典型特征是小的短的 MUAP，但是长时限的大的 MUAP 也可见于有失神经特点的炎性或坏死性肌病相关的慢性肌病，因其也发生了神经再支配。

最可能的临床诊断是什么？

患者最终选择右侧三角肌内侧头进行活检，这块肌肉临床受累但没有进行针肌电图检查。病理提示肌纤维的大小有明显变化，大量单核炎性细胞浸入，大量镶边空泡以及细胞质内包涵体。病理诊断为包涵体肌炎。

包涵体肌炎通常在老年患者中出现，非常缓慢进展的肌病，常累及上下肢肌肉。许多患者表现为进展性近端和远端肌无力。某些患者无力局限在远端肌。包涵体肌炎常倾向先累及某些特定肌肉，包括股四头肌，髂腰肌，胫前肌，肱二头肌，肱三头肌，前臂肌以及指深屈肌。上述肌肉中任意一块局灶性萎缩提示 IBM 的可能性。患者偶尔出现孤立的吞咽困难。

运动和感觉传导检查常正常，但是约三分之一的患者有轻度的运动和感觉传导速度减慢。如果远端肌已经因肌病而受累，CMAP 波幅可能降低。纤颤电位和复杂重复放电很常见，特别是病程长的患者。MUAP 可能短小也可能长时限。大的和小的 MUAP 可能同时存在于一块肌肉。严重受累的肌肉可能出现募集减少。这种情况发生在如果一个个运动单位中的所有的肌纤维都丢失，在实际上，导致运动单位的减少。

肌病导致的终末期肌肉，可见纤颤电位，同时伴有大的长时限 MUAP 以及募集减少。这个模式并非罕见，但时常被不正确地提示为神经病性病变，如运动神经元病。但是任何肌电图表现为大的，长时限 MUAP 伴有相对正常或轻度减少的募集应该提示慢性肌病的可能性。唯一提示疾病是肌病的电生理线索，是巨大的 MUAP 异常电位与轻度减少的募集不相适应。的确，小部分慢性包涵体肌炎患者很难在临床和电生理上与进行性脊肌萎缩（运动神经元病的一种类型）相鉴别。

（朱冬青 译）

推荐阅读

Brown, W.F., Bolton, C.F., (Eds.), 1993. Clinical electromyography, second ed. Butterworth, Boston.

Brown, W.F., 1984. The physiological and technical basis of electromyography. Butterworth, Boston.

Buchthal, F., Pinelli, P., 1953. Muscle action potentials in polymyositis. Neurology 3, 424.

Bunch, T.W., 1990. Polymyositis: a case history approach to the differential diagnosis and treatment. Mayo Clin Proc 65, 1480.

Dalakas, M.C., 1991. Polymyositis, dermatomyositis, and inclusion-body myositis. N Engl J Med 325, 1487.

Joy, J.L., Oh, S.J., Baysal, A.I., 1990. Electrophysiological spectrum of inclusion body myositis. Muscle Nerve 13, 949.

Lacomis, D., Guiliani, M.J., Van Cott, A., et al., 1996. Acute myopathy of intensive care: clinical, electromyographic, and pathological aspects. Ann Neurol 40, 645.

Lindberg, C., Persson, L.I., Bjorkander, J., et al., 1994. Inclusion body myositis: clinical, morphological, physiological and laboratory findings in 18 cases. Acta Neurol Scan 89, 123.

Ringel, S.P., Kenny, C.E., Neville, H.E., et al., 1987. Spectrum of inclusion body myositis. Arch Neurol 44, 1154.

Robinson, L.R., 1991. AAEM case report, no. 22: polymyositis. Muscle Nerve 14, 310.

Sayers, M.E., Chou, S.M., Calabrese, L.H., 1992. Inclusion body myositis: analysis of 32 cases. J Rheumatol 19, 1385.

肌强直性肌肉疾病和周期性瘫痪综合征

36

　　肌强直性肌肉疾病和周期性瘫痪综合征由一组以肌肉僵硬（stiffness）、疼痛，有时无力为特征的疾病组成，无力可以呈间歇性或持续性。经验丰富的肌电图者很能识别伴有肌强直的肌电图，所以在肌电图实验室评估这些疾病特别容易。临床上，肌强直的特征是刺激后肌肉收缩延长。叩击肌肉可以引发显示肌强直。在肌电图上，肌强直放电产生一种特别的引擎发动声响。这源于肌纤维自发性发放的频率与波幅的相互消长，产生了这种特征明显的声音（图 36-1）。肌强直电位要么是正锐波要么是短棘波的形态，这标志着其来源于肌纤维。肌强直能被机械刺激如叩击肌肉或移动肌电图针诱发，或跟随肌肉主动收缩出现。临床上，肌强直在强直性肌病和一些周期性瘫痪综合征中最常被注意到（框 36-1）。患者描述他们的肌肉在收缩后不能放松，如握手后不能松开手。此外，肌强直可能被患者体验成肌肉僵硬。

　　习惯上，肌强直性肌肉疾病被分为那些在肌活检上有营养不良改变而导致肌无力的，如强直性肌营养不良；以及那些没有营养不良改变的，如先天性肌强直和先天性副肌强直，通常肌无力并非其特征。肌强直也发生于一些周期性瘫痪综合征（包括遗传性和获得性），在一些代谢、炎症、先天性、中毒性肌肉疾病的肌电图检查中也可以见到，尽管临床上肌强直通常不明显。肌强直可以被各种药物诱发或加重。罕见情况下，在给严重去神经支配的神经做肌电图检查时会记录到肌强直放电。尽管一个单一的、短暂的肌强直放电可以见于失神经疾病，但它不会是主要的波形。神经性肌强直，一种和周围神经而不是肌肉疾病有关的罕见现象，可能导致肌肉放松延迟。然而在肌电图实验室，可以通过自发发放的是运动单位动作电位（MUAP）而不是肌纤维动作电位来将它与肌强直相鉴别。

　　遗传连锁和突变的分析已经确定了几种肌强直性肌肉疾病和周期性瘫痪综合征的分子机制，从而将这些疾病基于特定离子通道或蛋白激酶缺陷进行分类。可以根据临床、电生理和分子的发现对这些疾病进行分类（表 36-1）。一旦肌强直被临床或针肌电图所显示，电生理学评估就要针对回答一些关键问题以得出正确的诊断。为了回答这些问题，在肌电图实验室可以做多种测试以区分肌营养不良和非肌营养不良的肌强直性肌肉疾病、周期性瘫痪综合征和肌电图伴有肌强直放电的其他肌病。除了常规神经传导测定和针肌电图，肌肉冷却、运动诱发试验和重复神经刺激在这些疾病的鉴别中通常很有帮助（框 36-2）。

肌肉冷却

　　在一些肌强直疾病，肌肉冷却可用于使肌强直放电增加或诱发其他特征性异常（见先天性肌强直和先天性副肌强直部分章节）。使肌肉冷却最好用塑料袋包裹肢体，浸入冰水 10～20 分钟。在皮肤温度降低到 20℃时，在肢体远端做针肌电图以

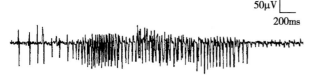

50μV |
200ms |

图 36-1　肌强直放电。肌强直放电是频率和波幅相互消长的单个肌纤维自发放电。单个肌强直放电的波形在形态学上可能是正锐波或短棘波（识别其来源于肌纤维）。肌强直放电特征性地见于强直性肌营养不良、先天性肌强直、先天性副肌强直、某些高钾型周期性瘫痪的患者。它们也可能见于某些肌肉疾病，例如酸麦芽糖酶缺乏症、多肌炎、肌管肌病、高钾型周期性瘫痪

框 36-1　肌强直和周期性瘫痪的分类

Ⅰ. 遗传性肌强直 / 周期性瘫痪
　　A. 肌营养不良性肌强直
　　　　1. 肌强直性肌营养不良症，1 和 2 型
　　B. 非肌营养不良性肌强直 / 周期性瘫痪综合征
　　　　1. 氯离子通道病
　　　　　　a. 常染色体显性遗传先天性肌强直（Thomsen）
　　　　　　b. 常染色体隐性遗传先天性肌强（Becker）
　　　　2. 钠离子通道病
　　　　　　a. 先天性副肌强直（Eulenburg）
　　　　　　b. 高钾型周期性瘫痪（±肌强直）
　　　　　　c. 钠离子通道先天性肌强直
　　　　　　d. 2 型高钾型周期性瘫痪（罕见形式）
　　C. Andersen-Tawil 综合征（无肌强直）
　　D. 1 型高钾型周期性瘫痪（钙通道，无肌强直）
　　E. 施瓦茨 - 杨佩尔综合征（注意：有证据表明 EMG 的异常放电更像神经性肌强直而不是肌纤维性肌强直）
Ⅱ. 获得性周期性瘫痪
　　A. 继发性高钾型周期性瘫痪（可能和肌强直有关），见于与以下情况有关的：
　　　　1. 肾衰竭
　　　　2. 肾上腺衰竭
　　　　3. 醛固酮减少症
　　　　4. 代谢性酸中毒

　　B. 继发性高钾型周期性瘫痪（和肌强直无关），见于与以下情况有关的：
　　　　1. 甲状腺功能亢进，尤其是亚洲成年人
　　　　2. 原发性醛固酮增多症
　　　　3. 利尿药
　　　　4. 钾摄入不足
　　　　5. 长期摄入甘草
　　　　6. 出汗丢失钾过多
　　　　7. 胃肠道或肾脏丢失钾
　　　　8. 使用糖皮质激素
Ⅲ. 肌电图表现肌强直的肌肉疾病
　　A. 代谢性：酸性麦芽糖酶缺乏
　　B. 炎症性：多肌炎
　　C. 先天性：肌管肌病
　　D. 和系统疾病有关：恶性高热
　　E. 药物导致的甲状腺功能减退
Ⅳ. 临床或肌电图上诱发或加重肌强直的药物
　　A. 氯贝丁酯
　　B. 普萘洛尔
　　C. 非诺特罗
　　D. 特布他林
　　E. 秋水仙碱
　　F. 青霉胺
　　G. 环孢霉素
　　H. 羟甲基戊二酰辅酶 A（HMG-CoA）还原酶抑制剂（降脂药）

寻找异常。注意一旦出现无力，都应该把肢体移出冰水。

运动诱发试验

　　运动诱发试验在周期性瘫痪和肌强直综合征诊断中起重要作用。短时和长时两种运动诱发试验都可以做。在这两种试验中，通过超强刺激诱发常规的远端复合肌肉动作电位（CMAP）（如在腕部刺激尺神经，小指展肌记录）。在运动开始前，数分钟内每间隔 1 分钟刺激神经一次，以确保有一个稳定的基线。

短时运动诱发试验

　　做短时运动诱发试验时，要求患者休息 5 分钟，其间每分钟记录一次 CMAP，以确保基线稳定及休息时 CMAP 没有减低。再要求患者做最大力随意收缩 5～10 秒，之后立即记录一次 CMAP。如果波幅有衰减，每 10 秒记录一次 CMAP 直到恢复到基线水平（通常 1～2 分钟）（图 36-2）。如果短时运动后出现波幅衰减，接着衰减恢复，重复相同的步骤几次，看看衰减是否继续发生或适应，这可以帮助区分一些肌强直综合征（见后面讨论）。

长时运动诱发试验

　　长时运动诱发试验的记录过程一样。要求患者休息 5 分钟，其间每分钟记录一次 CMAP，确保基线稳定以及休息时 CMAP 没有减低。在确保基线稳定后，患者被要求最大力量收缩肌肉 5 分钟，期间每 15 秒休息几秒。5 分钟运动完成后，患者完全放松。立即记录 CMAP 一次，而后接下来的 40～60 分钟里，每 1～2 分钟记录一次。在周期性瘫痪综合征，无论遗传性或获得性，长时运动后即刻的 CMAP 没有变化或稍有增加，然后在接下来的 20～60 分钟内大幅度降低（图 36-3）。

表 36-1　肌强直和周期性瘫痪的临床特征

	强直性肌营养不良症 1 型	强直性肌营养不良症 2 型	先天性肌强直：显性遗传	先天性肌强直：隐性遗传	钠通道肌强直	先天性副肌强直	高血钾性周期性麻痹	低血钾性周期性麻痹	Andersen-Tawil 综合征
发病年龄	青少年至青年	青少年至中年	婴儿期	幼儿期	儿童至青少年	婴儿期	婴儿至幼儿	青少年早期	儿童至青少年早期
遗传方式	常染色体显性	常染色体显性	常染色体显性	常染色体隐性	常染色体显性	常染色体显性	常染色体显性	常染色体显性	常染色体显性
基因缺陷	蛋白激酶，染色体 19q（DMPK 基因）	锌指蛋白 -9，染色体 3q（ZNF9 基因）	氯通道，染色体 7q（CLCN 基因）	氯通道，染色体 7q（CLCN 基因）	钠通道，染色体 17q（SCN4A 基因）	钠通道，染色体 17q（SCN4A 基因）	钠通道，染色体 17q（SCN4A 基因）	钙通道，染色体 1q（1 型）（CACNA1S 基因）钠通道，染色体 17q（2 型）（SCN4A 基因）	钾通道，染色体 17q（KCNJ2 基因）
肌强直	有	有	有	有	有	有	有	无	无
肌强直分布	远端重于近端	近端和远端	全身	全身	近端重于远端	脸，手，大腿	如有为全身	无	无
周期性瘫痪	无	无	无	某些病例	无	有	有	有	某些病例
无力持续时间	未知	未知	未知	未知	未知	数分钟至数天	数分钟至数天	数小时至数天	数小时至数天
进展性无力	是	是	否	很少	否	否	不定	是	是
肌肉外受累	有	有	无	无	无	无	无	无	有
诱发因素	无	无	寒冷	寒冷	钾，运动后延迟	寒冷、运动、禁食	寒冷、运动后休息、情绪压力、禁食、钾摄入	寒冷、运动后休息、情绪压力、碳水化合物、酒精	运动后休息、酒精
缓解因素	无	无	运动	运动	未知	温暖	碳水化合物、轻负荷运动	钾、轻负荷运动	轻负荷运动

框 36-2　肌强直和周期性瘫痪的评估流程

1. 首先做常规运动和感觉神经传导测定。通常在上、下肢做一或两个神经的运动和感觉传导测定及相应的 F 反应。肌营养不良性肌病远端 CMAP 波幅可能减低。接着做针肌电图。

2. 在规范的神经传导测定完成后做针肌电图检查。在上下肢的远端和近端肌肉做该项检查，面肌和脊旁肌也要做。仔细注意观察异常自发电活动，包括肌强直放电，复合重复放电，纤颤电位和正锐波，MUAP 电位形态和募集形式。

3. 在临床怀疑先天性副肌强直时需要将肌肉冷却。
   A. 用塑料袋包裹肢体，浸入冰水 10～20 分钟，使皮肤温度降到 20℃。移出患者的手。一旦出现无力则必须把手移离冰水。
   B. 给一条前臂远端或手肌做针极，注意异常自发电活动（如纤颤电位，肌强直放电）是否存在和自主收缩的 MUAP。
   C. 让肌肉复温到冷却前的温度并继续记录 EMG（可能要用 >1 小时）。

4. 如果步骤 1、2、3 不能得出明确的诊断，做短时运动试验。
   A. 固定手部。在腕部超强刺激尺神经，小指展肌记录。
   B. 记录休息状态 CMAP，每分钟一次连续 5 分钟，确保基线没有减低。
   C. 让患者做最大力主动收缩 5～10 秒。
   D. 立刻记录 CMAP。如果发现波幅衰减，继续记录 CMAP，每 10 秒一次直至恢复至基线水平（典型在 1～2 分钟）。
   E. 运动后衰减的病例，重复这个过程数次，看衰减是否继续发生或出现适应。

5. 如果步骤 1、2、3、4 不能得出明确的诊断，做长时间运动试验。
   A. 固定手部。在腕部超强刺激尺神经，小指展肌记录。
   B. 记录休息状态 CMAP，每分钟一次连续 5 分钟，确保基线稳定。
   C. 让患者做最大力主动收缩 2～5 分钟，每 15 秒休息 3～4 秒。
   D. 在 5 分钟运动完成后，让患者完全放松。
   E. 立刻记录 CMAP，接着在后续 40～60 分钟里每 1～2 分钟记录一次，直至 CMAP 不再衰减（这可持续 >1 小时）。衰减计算如下：（运动后最高 CMAP 波幅 − 运动后最低 CMAP 波幅）/（运动后最高 CMAP 波幅 × 100）。任何 >40% 的衰减肯定为异常。
   F. 注意在出现缓慢降低之前，运动后即刻 CMAP 可能增高。如同周期性瘫痪中见到的，这在运动前休息时 CMAP 已有下降的病例中更为常见。

6. 做 10Hz 重复神经刺激。

CMAP，复合肌肉动作电位；EMG，肌电图；MUAP，运动单位动作电位。

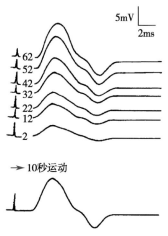

图 36-2　肌强直综合征的短时运动诱发试验。 在短暂的最大随意收缩之后，肌强直综合征的复合肌肉动作电位（CMAP）即刻出现衰减。接下来如果每 10 秒测定一次 CMAP，在 1～2 分钟后强直性肌营养不良和先天性肌强直的衰减会恢复到基线水平（**最上一条**）。左侧数字指的是运动后测量的时间（秒）。在先天性副肌强直，恢复可能明显延迟，需要 10～60 分钟（From Streib, E.W., 1987. AAEE minimonograph, no. 27: differential diagnosis of myotonic syndromes. Muscle Nerve 10, 606, with permission.）

重复神经电刺激

　　用重复神经电刺激（RNS）也可以得到和运动诱发试验相同的许多发现。在肌强直综合征，重复神经刺激出现递减并非罕见。尽管低频重复电刺激（3Hz）可以见到衰减，但在更快的频率，通常如 10Hz 更多见到。不是所有患者都有异常结果，如果有，它们不对应任何一个特别的综合征。

　　用上所有可行的电生理技术之后，通过回答几个关键问题通常能得出正确的诊断（表 36-2）：

1. 常规神经传导测定正常吗？

2. 同心针肌电图：

   A. 针肌电图有没有肌强直放电，如果有，广泛的还是局灶的？如果局灶，分布形式怎样，是近端还是远端？

   B. 肌电图检查的 MUAP 和募集形式正常与否？如果异常，它们是肌病性的或是神经病性的？

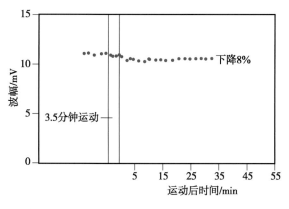

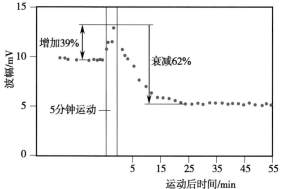

图 36-3 周期性瘫痪长时运动诱发试验的典型模式。在 3~5 分钟长时间运动后，每 1~2 分钟记录一次复合肌肉动作电位（CMAP），正常对照组的波幅没有什么变化（上图）。在周期性瘫痪综合征，运动后即刻的 CMAP 经常会增加，随后在 30~40 分钟内出现缓慢的衰减（下图）。超过 40% 的衰减肯定是异常的（Reprinted from McManis, P.G., Lambert, E.H., Daube, J.R., 1986. The exercise test in periodic paralysis. Muscle Nerve 9, 704, with permission.）

3. 肌肉冷却对针肌电图检查有影响吗？
4. 短时运动诱发试验说明了什么？
5. 长时运动诱发试验说明了什么？
6. 重复神经电刺激说明了什么？

营养不良性肌强直性肌肉疾病

强直性肌营养不良症

强直性肌营养不良症是一类最常见的肌强直性肌肉疾病。他们是一组常染色体显性遗传，以进行性面部和肢体无力、肌强直、骨骼肌外的几个器官系统受累为特征的多系统疾病。强直性肌营养不良症 1 型（DM1）是最常见的，它由位于常染色体 19q 上的肌强直蛋白激酶基因缺陷（萎缩性肌强直蛋白激酶，dystrophia myotonica-protein kinase，DMPK）所致。缺陷基因本身是肌强直基

因非编码区一个不稳定的 CTG 三核苷酸序列重复扩增。发病年龄和症状严重程度随着异常 CTG 三核苷酸重复次数的大小成比例地变化，在子代三核苷酸重复次数逐渐增加。"早现"这一现象导致在子代发病更早、病程更严重。强直性肌营养不良 2 型（DM2），也被称为近端肌强直性肌肉疾病（PROMM 综合征）和近端强直性肌营养不良（PDM），归因于常染色体 3q 上的锌指蛋白 -9（ZNF9）基因缺陷。缺陷基因本身是锌指蛋白 -9 基因 1 号内含子里一个不稳定的 CCTG 序列重复扩增。

强直性肌营养不良症 1 型
临床

DM1 患者通常在 20 岁左右出现轻度远端肌无力和肌肉放松延迟，如握手后难以松开。这个病和其他肌病不同的是，其无力和肌强直是以远端为主而不是近端。肌强直不如先天性肌强直突出。在经典的强直性肌营养不良症，患者感觉重复收缩后肌肉僵硬能改善。因此，患者经常提到重复松开和握紧手部会使每次握手的放松时间更快。在多年后进展到肌无力时，肌强直的症状通常减轻。

它独特的临床特征是双侧面肌无力、颞肌萎缩、额秃，形成苦笑面容，伴有上睑下垂、远端肌肉萎缩和无力（图 36-4）。CTG 重复序列拷贝数少的患者可能没有典型的面部外观。颈部屈曲无力也是一个早期的征象，患者可能会注意到想从枕头上抬起头存在困难，或向后倒下时速度加快。DM1 区别于许多其他肌强直疾病的是进行性远端无力以及骨骼肌外的几个器官系统受累，导致白内障、心脏传导阻滞和肺部疾病、内分泌功能障碍、睾丸萎缩、嗜睡、妇科问题，某些患者伴有轻度至中度认知障碍。和其他肌强直和周期性瘫痪综合征一样，应该警告强直性肌营养不良的患者避免使用琥珀酰胆碱和抗胆碱酯酶药物，以预防可能的麻醉并发症。

疑似强直性肌营养不良患者的临床检查要针对特殊外观的识别，如确定双侧面肌、颈屈肌、远端肌萎缩无力，紧握性和叩击性肌强直。在足底肌肉和指长伸肌最容易引出叩击性肌强直。不会有眼睑肌强直。随着疾病进展，下肢腱反射通常减弱或消失。裂隙灯检查显示后囊膜下白内障，在早期有特征性的炫彩图案。大约 10% 的病例是先天型，以出生时严重肌无力、肌张力低下和精神

表格 36-2　肌强直性和周期性麻痹疾病的电生理检查

检查	强直性肌营养不良 1 型	强直性肌营养不良 2 型	先天性肌强直：显性遗传	先天性肌强直：隐性遗传	钠离子通道肌强直	先天性副肌强直	高钾型周期性麻痹	低钾型周期性麻痹	Andersen-Tawil 综合征
神经传导测定	远端 CMAP 波幅正常或减低	正常	正常	正常	正常	正常	发作间歇期 CMAP 波幅正常；无力发作期 CMAP 波幅下降	发作间歇期 CMAP 波幅正常；无力发作期 CMAP 波幅下降	正常
针肌电图									
肌强直	++ 远端>近端	++ 远端>近端（上肢）；远端=近端（下肢）；偶见 CRD	+++ 近、远端	+++ 近、远端	++ 近、远端	++ 近、远端	++ 近、远端，尤其在发作期	无肌强直	无肌强直
运动单位电位	远端肌源性	近端肌源性	正常	通常正常或可疑肌源性	正常	正常	病程晚期呈肌源性	病程晚期呈肌源性	正常
肌肉冷却 (20℃) 对肌电图的影响	无影响	未知	可能导致肌强直放电时间延长；更容易引出	无影响	未知	28℃以下，一过性的大量纤颤电位消失；20℃以下，肌强直电消失，20℃时电静息，肌肉持续挛缩	无影响	无影响	无影响
短时运动试验	CMAP 波幅下降 2 分钟后迅速恢复；继续试验时波幅下降减小或不出现下降	尚无明确记录	CMAP 波幅下降；2 分钟后迅速恢复	CMAP 波幅大幅下降；随时间逐渐缓慢恢复	未知	温暖肌肉 CMAP 波幅正常或小幅衰减；冷却肌肉 CMAP 波幅显著下降，恢复缓慢，超过 1 小时	无变化或在发作期 CMAP 波幅短暂增高	无变化或在发作期 CMAP 波幅短暂增高	无变化
长时运动试验	运动后即刻出现 CMAP 波幅小幅衰减，超过 3 分钟恢复	未知	未知	运动后即刻出现 CMAP 波幅小幅衰减，超过 3 分钟恢复	未知	冷却肌肉运动后即刻出现中幅衰减，3 分钟时降幅最大，超过 1 小时恢复缓慢	初始大多数患者 CMAP 波幅增加（～35%）；20 到 40 分钟间 CMAP 波幅逐渐下降（～50%），1 小时后缓慢恢复	初始大多数患者 CMAP 波幅增加（～35%）；20 到 40 分钟间 CMAP 波幅逐渐下降（～50%），1 小时后缓慢恢复	初始大多数患者 CMAP 波幅增加（～35%）；20 到 40 分钟间 CMAP 波幅逐渐下降（～50%），1 小时后缓慢恢复
10Hz 重复神经刺激	衰减	尚无明确记录	衰减	大幅衰减	尚无记录	正常	正常	正常	正常

CMAP，复合肌肉动作电位；CRD，复合重复放电

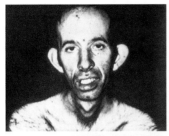
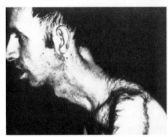
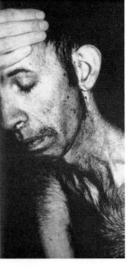

图 36-4　**强直性肌营养不良症的典型面容。**注意额秃，眼睑下垂，颞肌萎缩，瘦长脸，苦笑面容（Reprinted from Brooke, M.H., 1986. A clinician's view of neuromuscular disease. Williams & Wilkins, Baltimore, with permission.）

发育迟滞为特征。先天性肌强直儿童出生时身体松软，有典型的吸吮及吞咽困难的帐篷形上唇，经常有关节挛缩。令人惊讶的是，在出生后的第一年，临床上没有肌强直表现。先天性肌强直几乎都是母系遗传的。在许多病例，母亲可能受累程度很轻，直到婴儿出生伴有严重肌张力减低和肌病样面容时，她才被诊断出来。

肌酸激酶（CK）水平可能轻至中度升高。肌肉活检通常显示结缔组织轻度增生，肌纤维大小差异增加，Ⅰ型肌纤维萎缩，核内移增多，环形纤维，偶尔见到小的成角纤维。

DM1 的临床严重程度和 CTG 序列重复次数直接相关。正常人的拷贝数在 5～37，而 DM1 患者 CTG 序列重复次数可能达到数千。在重复次数增加非常轻微的患者中（50～100 次），大多数只有白内障，不到一半有肌肉症状。在 CTG 序列重复次数大于 100 的患者中会表现 DM1 更典型的症状和体征。

电生理评估

DM1 的电生理评估（表 36-2）包括常规神经传导测定、肌电图、肌肉冷却和运动诱发试验。

1. 常规运动和感觉神经传导测定通常正常。一般来说，在一个上、下肢各做一个运动和感觉神经传导和 F 反应就足够了。曾有报道到轻度神经病，可能继发于伴随的内分泌改变。病情严重的患者可以记录到由于是远端肌病

的低 CMAP 波幅。

2. 除了在面肌和脊旁肌取样，还至少要在一个上、下肢做同心针肌电图。大多数但并非所有的 DM1 患者会在肌电图上显示有肌强直放电。在非常轻症的病例（如重复序列拷贝数轻度增加的患者），可能很难找到肌强直放电。此外，肌强直放电在手远端、前臂伸肌、足背屈（胫骨前肌）和面部肌肉最为显著，但在近端肌肉通常不会被发现。肌强直放电的分布模式和肌无力的分布一致。DM1 的肌强直放电是典型的肌纤维动作电位消长变化（图 36-5A）。因为针插入或肌肉收缩会诱发肌强直放电，可能难以分析 MUAP。然而仔细检查会发现肌病性 MUAP（低波幅、短时限、多相）MUAP 伴早募集，通常见于前臂伸肌和胫骨前肌，和临床检查时以远端肌无力为主相符。

3. 肌肉冷却到 20℃ 对肌电图检查没有明显影响。

4. 短时运动诱发试验在运动后即刻出现 CMAP 波幅下降。接着如果每 10 秒一次记录 CMAP 直到运动后 2 分钟，CMAP 恢复到基线水平。如果重复做短时运动诱发试验，一到两个周期后衰减反应出现适应，在运动后即刻不再出现 CMAP 衰减。

5. 和短时运动诱发试验相似，10Hz 重复神经电刺激出现衰减。

当电生理检查完成后，针电极检查可以确定存在肌强直伴有肌病性 MUAP，以远端和面部肌肉为主。肌肉冷却没有影响。短时运动诱发试验显示有衰减，1～2 分钟后恢复并在更多周期后出现适应。这种异常模式强烈提示强直性肌营养不良症 1 型的诊断。要注意当患者表现强直性肌营养不良症的典型症状和体征时，肌肉冷却、运动诱发试验和重复神经电刺激不是日常工作必须做的，但这些检查在常规神经传导测定和针肌电图检查完成后诊断仍有问题的某些临床情况下可能有用。

强直性肌营养不良症 2 型
临床

DM2 和 DM1 有很多相似之处。和 DM1 一样，它是由一组包括双侧面肌无力、上睑下垂、进行性肌无力、肌强直以及数个骨骼肌外的器官系统受累的征象而被认识到的常染色体显性遗传肌肉疾病。患者一般在 40 岁之后出现进行性肌无力。然而与 DM1 不同，其无力主要累及近端肌肉，而不

是远端。肌无力模式通常包括髋部屈肌和伸肌、颈屈肌、肘伸肌、手指和拇指屈肌。在受累家庭成员的各代之间通常不会看到"早现"。和 DM1 一样，多系统受累可能包括后囊膜下白内障、额秃、睾丸萎缩、心脏传导受损。但不出现中枢神经系统受累或受累少见得多。

患者被识别出来是由于他们在握手及叩击后肌强直的临床背景下表现出近端重于远端的肌无力、轻微双侧面肌无力、上睑下垂。许多患者有独特的大腿、手臂、背部间歇性疼痛综合征。CK 水平可能轻至中度升高，肌肉活检通常显示非特异性肌病性，肌纤维大小差异增加，小的成角纤维，致密块状核，Ⅱ型肌纤维萎缩为主和核内移增多。有报道过 DM2 单纯表现 CK 水平升高（高 CK 血症）而没有其他临床和电生理异常的罕见病例。

电生理评估

见表 36-2。

1. 常规运动和感觉神经传导测定通常正常。一般来说，一侧上、下肢各做一个运动和感觉神经传导及 F 反应就足够了。

2. 至少要在一侧上、下肢及脊旁肌做同心针肌电图。和 DM1 相反，肌强直放电倾向于以衰减为主的电位（图 36-5B）。这些电位不如经典的通常和肌强直相关的消长放电有特异性。出人意料的，DM2 上肢肌强直放电的分布以远端多于近端，这和 DM1 类似。然而下肢不同。尽管远端肌肉（如胫骨前肌）也存在肌强

直放电，但在远端，其数量没有比近端（如阔肌膜张肌）明显增多。因此，DM2 近端下肢肌肉出现肌强直放电比 DM1 常见得多。和 DM1 一样，缺乏肌强直放电不能排除 DM2 的诊断。偶尔会记录到复杂重复放电。MUAP 分析显示肌病性（低波幅、短时限、多相）MUAP 伴早募集，通常见于下肢近端肌肉。当完成神经传导测定和肌电图后，针肌电图证实主要在下肢近端肌肉和上下肢远端肌肉存在肌强直放电伴肌病性 MUAP。很少与肌强直有关的疾病是肌强直放电以近端为主，伴肌病性 MUAP。罕见情况下，突出的肌强直放电、复杂重复放电、在近端肌肉的肌病性 MUAP 可见于成年型酸性麦芽糖酶缺乏症的患者中。然而在这一疾病，肌强直放电通常限于脊旁肌。肌强直放电也可见于一些多发性肌炎的病例，其异常自发活动和 MUAP 改变在近端突出得多。然而，肌强直放电只是偶尔见于多发性肌炎。同样地，先天性肌强直主要在近端肌肉发现肌强直放电，没有肌病性 MUAP 改变，但罕见的例外（即一些隐性遗传的全身性先天性肌强直）。

3. 对于这个疾病，肌肉冷却和短时、长时运动诱发试验的效应还没有很好地被描述。笔者为一个患者亲自做的在手部远端肌肉记录的短时运动诱发试验显示 CMAP 没有下降。这种阴性的发现可能反映其无力以近端为主。

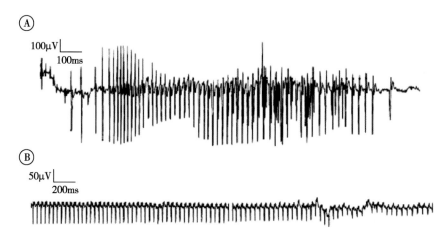

图 36-5 **肌强直放电**。**A.** DM1 患者长达 2 秒的肌强直放电，显示典型的频率和波幅消长变化，最高频率约 60Hz，最低频率约 8Hz。**B.** DM2 患者长达 4 秒的肌强直放电（两个连续的示波器扫描屏），频率和波幅逐渐下降而没有增加的成分，开始时频率最高，约 23Hz，结束时频率最低，约 19Hz（With permission from Logigian，E.L.，Ciafaloni，E.，Quinn，L.C.，et al.，2007. Severity，type，and distribution of myotonic discharges are different in type 1 and type 2 myotonic dystrophy. Muscle Nerve 35，479-485.）

非萎缩性肌强直性肌肉疾病和周期性瘫痪综合征

先天性肌强直

先天性肌强直区别于肌营养不良的是，大多数患者缺乏肌无力和没有肌肉外的异常。传统上认识到先天性肌强直有两个类型。Thomsen病，一种常染色体显性遗传的类型，于1876年由自己患病的Julius Thomsen首次描述。Thomsen描述他自己患病家系内的表型变异大，他的母亲和舅舅几乎没有症状，但是他的弟弟和妹妹症状非常严重。一种常染色体隐性遗传的全面先天性肌强直由Becker首次描述。隐性遗传类型的特点是发病年龄更迟，肌强直显著以及中度肌肉肥大。在病程晚期可能有前臂及颈肌轻微的无力和萎缩，但它仍被视为一个非肌营养不良的综合征。一些隐性遗传的先天性肌强直患者还会经历短暂性肌无力发作，在运动后可以减轻。隐性和显性遗传类型的先天性肌强直都是由位于常染色体7q上的骨骼肌氯通道蛋白-1（CLCN）基因缺陷引起的。

其他先天性肌强直的表型也有报道，和常染色体17上的骨骼肌钠通道α-亚单位（SCN4A）基因突变有关。这些非典型先天性肌强直包括钾加重的肌强直（PAM）、持久性肌强直、波动性肌强直、乙酰唑胺反应性肌强直。这个钠离子通道基因突变和导致高钾型周期性瘫痪、先天性副肌强直、罕见的高钾型周期性瘫痪的突变相同。由于这些疾病的关系更加密切，下面把这些非典型先天性肌强直和周期性瘫痪、先天性副肌强直疾病放在一起讨论。

临床

显性遗传性的发病年龄通常在婴儿期或儿童早期，隐性遗传性的发病年龄通常在儿童晚期。患者通常表现为无痛性肌强直引起肌肉僵硬，这些是非进展性的。肌肉肥大常见，继发于几乎持续的肌肉收缩状态。肌肉僵硬在休息后或寒冷时恶化，在运动后减轻。肌强直在怀孕期间、饥饿、情绪紧张后可能加重。患者通常描述经过一个热身期他们的肌肉僵硬会缓解。例如患者描述在椅子上坐了几分钟后站起困难或爬楼梯前几步困难而后改善的情况并不少见。在常染色体显性遗传性，肌肉肥大通常出现在手臂近端、大腿和小腿。

容易诱发紧握性和叩击性肌强直。显性遗传性的CK水平可能轻度升高，隐性遗传性CK水平中度升高。肌肉活检可能显示Ⅱ型肌纤维缺失。

电生理检查

见表36-2。

1. 一般来说常规运动和感觉神经传导测定正常。通常在一侧上、下肢各做一个运动和感觉神经传导和F反应就足够了。

2. 至少在一侧上、下肢和脊旁肌的同心针肌电图显示近、远端肌肉广泛分布的肌强直放电，轻微动针或肌肉收缩就容易诱发。显性遗传性的MUAP和募集模式正常，隐性遗传性可能表现轻度肌病性MUAP伴有早募集。

3. 在显性遗传性，肌肉冷却到20℃时会产生长时间的肌强直放电，这比在室温下更容易引出。

4. 短时运动诱发试验会产生运动后即刻的CMAP波幅下降，每10秒重复记录一次CMAP，在1～2分钟后波幅下降得以恢复（图36-2）。肌肉冷却对运动诱发试验没有明显的效应。这与先天性副肌强直不同（详见先天性副肌强直章节），如果肌肉被冷却，它的波幅衰减在很多分钟后非常缓慢地恢复。隐性遗传性的先天性肌强直，最初的波幅下降通常显著，恢复缓慢，随着时间推移逐渐增加。在显性遗传性，衰减是可变的且很快恢复。

5. 10Hz重复神经刺激会使2/3的隐性遗传性先天性肌强直患者出现大幅衰减（通常大于40%），相比之下在短时运动诱发试验中仅有1/3的患者出现衰减。因此，重复神经刺激可能是评价隐性遗传性先天性肌强直患者有用的辅助检查。

先天性肌强直的电诊断基于针电极检查中广泛存在的肌强直放电伴正常的运动单位电位和募集模式。于是，可用对肌肉冷却的反应、短时运动诱发试验和重复神经刺激将其与先天性副肌强直区分开。

先天性副肌强直，高钾型周期性瘫痪，钠离子通道先天性肌强直

先天性副肌强直、高钾型周期性瘫痪、钠离子通道先天性肌强直与位于染色体17q上电压门控钠通道α-亚单位（SCN4A）基因的特定突变有关。上述每种疾病都属于常染色体显性遗传病。

临床

先天性副肌强直、高钾型周期性瘫痪患者有发作性肌无力，钠离子通道先天性肌强直患者不会出现肌无力。

先天性副肌强直

先天性副肌强直由 Eulenburg 在 1886 年首次描述。患者在婴儿期表现肌肉僵硬，主要影响球部及面部、颈、手的肌肉。与反复肌肉收缩的热身期使肌肉僵硬减轻的肌强直相反，副肌强直的肌肉反复收缩或运动会引起肌肉僵硬，因此，它的命名是反常的或副肌强直。肌肉僵硬也会由寒冷暴露诱发。在大多数患者中，寒冷诱发肌肉僵硬发作，接着出现真正的无力，尤其在低温下做长时间运动时。即使加温，也可能需要花几个小时恢复肌力。首发症状常常发生于婴儿被注意到在哭之后、睡在风扇边、用冷水洗他或她的脸之后出现闭目时间延长。通常患者看起来很强壮。

高钾型周期性瘫痪

高钾型周期性瘫痪患者在幼儿期出现由运动后休息、禁食、情绪紧张、寒冷、钾摄入诱发的周期性肌无力发作。肌无力通常在早晨睡醒后出现。一些患者通过低强度运动可以阻止即将出现的发作。无力发作通常短暂，持续几分钟到几小时，一般伴腱反射减退。少数患者会经历长时间的无力。无力通常全身性，但不影响面肌和呼吸肌。发作期间钾水平通常升高，尽管在有些患者钾正常。通过摄入碳水化合物或吸入 β- 肾上腺素制剂症状可被缓解。如果有肌强直，程度可以因人而异。在一些患者，肌强直只有做肌电图时才被发现，而另一些患者在体检时就可诱发出肌强直。肌无力发作频率通常在中年时减少，一些患者在成年期出现不能缓解的逐渐进展的近端肌无力。

钠离子通道先天性肌强直

钠离子通道先天性肌强直，也称为钾诱发性肌强直（PAM），患者表现为继发于肌强直的全身僵硬发作。该疾病对钾很敏感，钾摄入后症状加重，但大多数患者在寒冷时症状没有恶化。这些患者不会出现真正的肌无力发作。肌强直可能是疼痛的，有一个独特的特点是它由运动诱发，在运动数分钟后肌强直延迟出现。已被描述的几个变异型，基于波动性肌肉僵硬的程度和性质以及它对治疗的反应，被命名的名称不同。它们的遗传方式都是常染色体显性遗传。这些变异型包括波动性肌强直，持续性肌强直和乙酰唑胺反应性肌强直。持续性肌强直是最严重的，通常和肌电图上持续的肌强直放电有关。在一些病例报告中，提到了生长迟滞和面部的畸形特征。

电生理检查

见表 36-2。

先天性副肌强直

1. 一般来说常规运动和感觉神经传导测定正常。通常在一侧上、下肢各做一个运动和感觉神经传导和 F 反应就足够了。

2. 尽管没有先天性肌强直那么容易被诱发，至少在一侧上、下肢和脊旁肌的同心针肌电图，可以在近端和远端肌肉都容易诱发出肌强直放电。肌强直可能在远端肌肉更为突出。MUAP 的波幅和时限正常，募集模式也正常。

   一旦针肌电图证实有肌强直放电，MUAP 及募集模式正常，肌肉冷却和运动试验可能有助于诊断。

3. 这个疾病的表现特征是肌肉冷却到 20℃对针肌电图会产生明显的影响。随着降温，出现一过性的大量纤颤电位，最终在低于 28℃时消失。随着肌肉进一步冷却，到 20℃以下所有的肌强直放电消失，引起肌肉的瘫痪。此时由于肌肉进入一个长时间的电静息挛缩状态，肌肉对电或机械刺激处于不应期。这个状态可能在肌肉加热至室温后持续超过一小时。要注意如果出现无力，应将手从冰水中移走。

4. 10Hz 重复神经刺激不出现衰减。

5. 短时运动诱发试验不出现衰减，在一些病例，当肌肉加热到室温时出现波幅轻度增加。然而当肌肉冷却后，短时运动会产生 CMAP 波幅大幅下降，重复测定 CMAP 直到 1 小时可以显示相当明显的延迟恢复至基线 CMAP 波幅水平（图 36-6）。这和强直性肌营养不良或氯通道先天性肌强直不同，它们的 CMAP 波幅下降在 1～2 分钟后恢复至基线水平，尽管在隐性遗传性先天性肌强直，随着时间的推移其延迟恢复逐渐改善。

高钾型周期性瘫痪

1. 一般来说，在发作间歇期做常规运动和感觉神

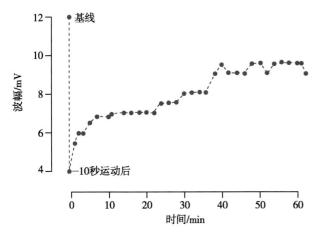

图 36-6 先天性副肌强直短时运动试验的典型表现。 在短暂最大力随意运动后，肌强直综合征患者的复合肌肉动作电位即刻出现下降。在先天性副肌强直，尤其当肌肉冷却时，恢复可能延迟很久，在 10～60 分钟之间，相比之下，强直性肌营养不良症和先天性肌强直在 1～2 分钟后恢复 (From Streib, E.W., 1987. AAEE minimonograph, no. 27: differential diagnosis of myotonic syndromes. Muscle Nerve 10, 603, with permission.)

经传导测定正常。通常在一侧上、下肢各做一个运动和感觉神经传导和 F 反应就足够了。在肌无力发作期，CMAP 波幅和无力程度成比例下降。

2. 至少一侧上、下肢和脊旁肌同心针肌电图在发作间歇期波幅时限和募集形式都正常，尽管在一些患者可能发现肌病性 MUAP。伴有肌强直的高钾型周期性瘫痪患者在肌无力发作期间肌强直放电可以增加或首次出现，他们的基线肌电图没有显示肌强直放电。肌强直放电在发作早期出现，但随着无力进展消失。在肌无力发作期间，无力肌肉的 MUAP 大小和募集数量减少。

3. 肌肉冷却对针肌电图的发现没有明显影响。
   一旦针肌电图证实肌强直放电伴正常或肌病的 MUAP，下一步要做的是运动诱发试验。

4. 短时运动诱发试验不出现衰减。

5. 长时运动诱发试验通常产生即刻的波幅增加，尤其在起始波幅低的情况下。然而 20～40 分钟后 CMAP 波幅逐渐下降约 50%，大多数降幅发生在前 20 分钟（图 36-3）。要注意的是，只固定肌肉不运动也可能产生类似的 CMAP 下降。如果休息后 CMAP 下降，那么运动可以产生一个短暂的 CMAP 增加。

钠离子通道先天性肌强直

1. 一般来说，常规运动和感觉神经传导测定正常。通常在一侧上、下肢各做一个运动和感觉神经传导和 F 反应就足够了。

2. 至少在一侧上、下肢和脊旁肌做同心针肌电图，通常显示近、远端肌肉的肌强直放电。MUAP 的波幅和时限及募集形式正常。

3. 肌肉冷却、短时和长时运动诱发试验以及重复神经刺激的影响尚不清楚。

低钾型周期性瘫痪

低钾型周期性瘫痪不是肌强直疾病。然而，其周期性发作弛缓性无力和在后期发展为持续近端肌无力的临床特征类似于前面所讨论的钠离子通道疾病。它是一种常染色体显性遗传疾病，与位于染色体 1q 上电压依赖性钙通道 α 亚单位基因的缺陷相关（CACNA1S）（低钾型周期性瘫痪 1 型）。在最近，染色体 17q 上钠通道 α 亚单位基因（SCN4A）的突变已被确定，使用低钾型周期性瘫痪 2 型这一术语对这个患者的小群体进行命名，在临床上，他们和低钾型周期性瘫痪 1 型难以区分。这两种类型都是由各自离子通道电压依赖结构域错义突变导致的。这种相似性表明由电压依赖突变产生了共同的功能缺失，这也许能解释为什么两个不同通道的不同突变都导致了低钾型周期性瘫痪。

至少有 20% 的病例不能确定基因异常。

临床

低钾型周期性瘫痪患者在青少年时期出现周期性无力发作。发作由寒冷、碳水化合物摄入、酒精、情绪紧张、运动后休息所诱发。一些患者通过轻度运动可阻止即将出现的发作。肌无力可能持续相当长时间，通常发生在睡醒时，很少累及呼吸肌。肌无力通常伴腱反射减弱。血钾水平虽然在一些病例正常，在无力发作期通常减低。除了一些患者有眼睑肌强直，临床或肌电图检查都不出现肌强直。男性无力发作比女性更频繁。对女性来说，周期性无力的受累常常很轻或完全没有，以至于她们不知道自己患有疾病。然而，不管有无周期性无力发作，所有患者在成年后总是逐渐发展为近端肌无力。肌肉活检显示空泡样肌病。

电生理评估

见表 36-2。

1. 常规运动和感觉神经传导测定一般正常。通常在一个上、下肢各做一个运动和感觉神经传导和 F 反应就足够了。在肌无力发作期，CMAP 波幅通常表现与肌无力程度成比例的下降。

2. 至少在一个上、下肢和脊旁肌做同心针肌电图，不会出现肌强直放电。在病程早期 MUAP 和募集模式通常正常。然而和高钾型周期性瘫痪一样，在肌无力发作期，无力肌肉 MUAP 的大小和募集数量减少。当患者发展到持续近端无力时，在近端肌肉可见到伴有早募集的肌病性 MUAP。我们检查了一名病程晚期伴有持续近端肌无力的老年女性，检出宽大、募集减少的 MUAP，近端肌肉比远端更为显著。因此在非常慢性的肌病，肌电图改变可以类似慢性神经病性疾病。

3. 肌肉冷却对针肌电图结果没有明显影响。

4. 短时运动诱发试验不出现衰减。

5. 长时运动诱发试验经常产生即刻的波幅增加，尤其在起始波幅低的情况下。然而在随后 20～40 分钟之间，CMAP 波幅逐渐下降约达 50%，降幅的大部分发生在前 20 分钟。应该注意的是，只要固定肌肉而不运动也可能产生类似的 CMAP 下降。如果休息时 CMAP 下降，那么运动可以产生一个短暂的 CMAP 增加。

Andersen-Tawil 综合征

Andersen-Tawil 综合征（ATS）的临床特征是周期性瘫痪、室性心律失常和面部畸形三联征。它是一个常染色体显性遗传疾病，大多数家系与位于染色体 17q 上的内向整流钾通道（KCNJ2）Kir2.1 亚单位基因突变有关，其导致内向整流钾通道功能异常。很可能有遗传异质性，因为一些患有 Andersen-Tawil 综合征的家系没有 Kir2.1 突变。这些家系可能存在其他调控 Kir2.1 基因的突变。

临床

患者在儿童期或青春期发病，表现临床三联征：周期性瘫痪、QT 间期延长和室性心律失常、特殊外貌的一部分或全部。特殊外貌包括身材矮小、高腭弓、低位耳、宽鼻、小颌畸形、眼距过宽、手指弯曲、短示指、足趾并指（图 36-7）。有些患者可能有轻度神经认知病损，他们在解决复杂问题、保持注意力和集中力、解决抽象问题方面存在困难。

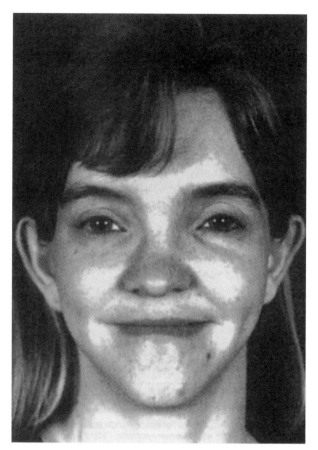

图 36-7　Andersen-Tawil 综合征的特殊面容。注意低位耳，宽鼻和眼距过宽（Reprinted from Sansone, V., Griggs, R.C., Meola, G., et al., 1997. Andersen's syndrome: a distinct periodic paralysis. Ann Neurol 42，305-312，with permission.）

可能有脊柱侧凸。发作间期的神经科体检可能发现四肢和颈屈肌无力。没有和紧握或叩击相关的肌强直。肌无力发作可能自发出现，或由运动后休息或饮酒诱发。有报道称一些患者只出现间歇性肌肉疼痛，没有肌无力发作。

与其他类型的周期性瘫痪一样，一些患者可以通过轻负荷运动使肌肉疼痛缓解。周期性瘫痪可能和低血钾、高血钾或正常血钾水平相关。QT 间期延长是心脏表现中最常见的，大约 80% 患者会出现，它可能是来自一个典型 ATS 综合征家庭的一些患者的唯一症状。在一些患者，QT 间期延长可能没有症状。然而，患者可能在没有周期性瘫痪病史的儿童期出现心脏骤停，尽管他们在以后的日子里可能发生周期性瘫痪。一些有周期性瘫痪和面部外貌特征的患者在休息时没有 QT 间期延长，尽管可能有心电图描记的其他发现，如胸导联的巨大 U 形波。

电生理评估

见表 36-2。

1. 常规运动和感觉神经传导测定一般正常。通常在一个上、下肢各做一个运动和感觉神经传导和 F 反应就足够了。在肌无力发作期，CMAP 波幅通常表现与肌无力程度成比例的下降。

2. 至少做一个上、下肢和脊旁肌的同心针肌电图，不会出现肌强直放电。MUAP 和募集模式通常是正常的。和其他一些周期性瘫痪一样，在肌无力发作期内无力肌肉 MUAP 的大小和募集数量可能减少。

3. 肌肉冷却对针肌电图结果没有明显影响。

4. 短时运动诱发试验不出现衰减。

5. 长时运动诱发试验经常产生即刻的波幅增加，尤其在起始波幅低的情况下。然而在随后 20～40 分钟之间，CMAP 波幅逐渐下降约达 50%，降幅的大部分发生在前 20 分钟。应该注意的是，只要固定肌肉而不运动也可能产生类似的 CMAP 下降。如果休息时 CMAP 下降，那么运动可以产生一个短暂的 CMAP 增加。

施瓦茨-杨佩尔综合征（软骨营养不良性肌强直）

施瓦茨-杨佩尔综合征（Schwartz-Jampel syndrome，SJS）是一种罕见的以独特外貌、骨骼畸形、肌肉僵硬为特征的遗传性肌强直样疾病。这个综合征通常是常染色体隐性遗传的，但在少数家系，遗传模式显示是一种常染色体显性遗传病。在不同的家系，SJS 与染色体 1q、1p 或 5p 相关。SJS1 型与染色体 1p 上编码串珠素（HSPG2）基因的突变有关。串珠素是存在于所有基底膜上的一种硫酸肝素蛋白多糖，参与细胞的黏附和生长因子信号传递。SJS 2 型与染色体 5p 上白血病抑制因子受体（LIFR）基因的突变有关。SJS 家系内和家系之间严重程度的变异性表明其表型可能由几个基因调控。

临床

同一 SJS 家系中患病成员的临床表现可能存在差异。患者通常有肌肉僵硬和软骨发育异常。常有以远端为主的肌无力和萎缩，可能伴以上肢近端及下肢远端为主的肌肉肥大。和肌营养不良症中见到的假肥大相反，SJS 肢体的近端肌肉是真正肥大

的。特征性的面部和外表包括身材矮小、短颈、多种面部畸形（小颌畸形、低位耳、撅嘴、眉毛突出、眼睛上斜、睑裂狭小、外斜视、小角膜）（图 36-8）。大约 20% 的患者有一定程度的认知障碍。SJS 1 型在出生或幼儿时期出现中度骨骼发育异常、肌肉肥大、僵硬和面部畸形。SJS 2 型更严重，出生时表现关节挛缩、长骨严重弯曲、明显僵硬和面咽部严重畸形，后者妨碍正常喂养，通常导致婴儿期的死亡。其他特点包括恶性高热和易患腕管综合征。

SJS 最初被描述为一个肌强直疾病。然而，有越来越多的证据表明其肌电图的异常放电不是肌强直放电，而是神经性肌强直放电。这个放电可以被箭毒阻断，强烈提示异常放电来源于周围神经。而且这个放电在切断神经后马上出现，但在华勒变性完成后完全消失，强烈提示自发放电的定位在轴突远端。

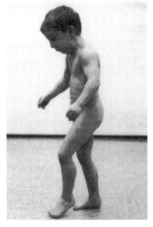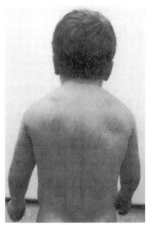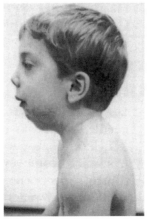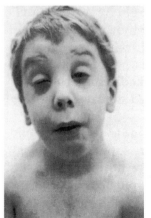

图 36-8　施瓦茨-杨佩尔综合征的特殊面容。 注意骨骼和面部异常，包括短颈、小嘴巴、小颌畸形、撅嘴、眼睛上斜、眼裂狭小、低位耳、眉毛突出。上下肢近端肌肉肥大和远端为主的广泛肌无力和萎缩也有记录（Reprinted from Spaans，F.，Theunissen，P.，Reekers，A.D.，et al.，1990. Schwartz-Jampel syndrome: I. Clinical，electromyographic，and histologic studies. Muscle Nerve 13，516-527，with permission.）

电生理评估

1. 常规运动和感觉神经传导测定一般正常。通常在一个上、下肢各做一个运动和感觉神经传导和 F 反应就足够了。

2. 至少做一个上、下肢和脊旁肌的同心针肌电图，通常显示连续放电。如上所述，放电有肌强直的特点，但仔细观察会揭示它们更像神经性肌强直（呈现运动单位电位的形态、波幅和频率逐渐下降、起始发放频率很快）。一些病例见到复杂重复放电。在其他一些病例已有描述见到肌颤搐电位。

3. 肌肉冷却、短时和长时运动诱发试验的影响尚不清楚。

SJS 的临床表现如此有特点以至于其鉴别诊断的范围很有限。联合特征性外貌、矮小症、肌肉僵硬通常可以确定诊断。

其他伴有肌强直的情况

在其他不同疾病的临床及肌电图检查中，偶尔见到肌强直和周期性瘫痪（表 36-1），这些疾病包括获得周期性瘫痪；各种代谢性、炎症性、先天性肌病；和一些与系统性疾病有关的疾病。此外，某些药物可诱发或加重肌强直。

 病例分析

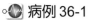 **病例 36-1**

病史和体检

男，29 岁，因轻度远端力弱和握手后难以松开来就诊。大约十年前他第一次注意到难以松手，尤其在握手、驾车或使用锤子的时候。寒冷时症状没有加重。值得注意的家族史如下：他的母亲患早期白内障，流产数次，在 40 多岁时出现非常轻微的远端肌无力；他的姨妈有轻度糖尿病；一个妹妹有偶尔肌肉僵硬的类似主诉。

体检：患者的精神状态没有特殊。脑神经检查：面部狭长，轻微双侧上睑下垂，双侧面肌无力伴颞肌萎缩，轻度额秃。眼外肌运动没有受限。可见双侧早期白内障。颈屈肌和手足远端肌肉轻度力弱。可见明显的舌肌及鱼际肌叩击性肌强直，以及明显的紧握性肌强直，在重复收缩后可以改善。双下肢远端腱反射减弱伴跖反射阳性。感觉

和共济都正常。值得注意的实验室检查是 CK 水平轻度升高（3 倍正常值），电解质和甲状腺功能正常，心电图描记结果正常。

总结

病史是一位 20 多岁的年轻人伴有轻微远端力弱和握手后松开困难。有意义的体检是，精神状态正常；双侧上睑下垂、双侧面瘫、颞肌萎缩及额秃的细长脸，早期白内障，轻度屈颈和远端力弱；下肢腱反射减弱，远端肌肉叩击性和紧握性肌强直。肌强直在重复收缩后改善。总之，远端力弱、肌强直和包括白内障在内的肌肉外症状，这些重要表现构成了肌营养不良的临床证据。值得注意的家族史是母系糖尿病和白内障。CK 水平轻度升高。在接着做电诊断检查之前，应该考虑肌营养不良性肌强直肌病的可能性（由于远端无力，最可能的诊断是 DM1）。

在神经传导测定中，右侧正中、尺、腓神经运动和 F 反应检查显示 CMAP 波幅、运动远端潜伏期、传导速度正常。右侧正中、尺、腓肠神经的感觉检查正常，这和临床体检感觉正常所预期的相符。短时运动诱发试验（在腕部刺激及小指展肌记录）显示运动后即刻的 CMAP 波幅下降，在 2 分钟后恢复。在第三次短时运动试验后，不再记录到波幅的即刻下降。这种模式不同于先天性副肌强直，其 CMAP 波幅下降可能持续存在但在 1 小时后缓慢恢复，尤其在冷却的肌肉。

针肌电图检查时，在右手远端、前臂伸肌、胫骨前肌可见肌强直放电，而更近端的肌肉和脊旁肌没有。远端肌肉的 MUAP 时限短、波幅低，并有早募集。这些发现符合肌营养不良性肌强直疾病的特征。没有见到肌肉冷却的效应。现在我们准备得出电生理检查的印象。

印象：电生理发现符合有肌强直表现和远端为主的肌病，如强直性肌营养不良 1 型。

病史、体检和实验室检查都符合强直性肌营养不良。电诊断检查证实肌病性 MUAP 和早募集的背景下，存在以远端为主的肌强直放电，符合 DM1。眼科医生会诊了这个患者，确认其存在后囊膜下白内障。DNA 测试证实患者、他的妹妹和他的母亲存在染色体 19q 上 DMPK 基因 CTG 重复序列的异常扩增。患者的重复序列扩增数量比他的母亲稍多，这可能是发病更早和症状更重的原因。

病例 36-1　神经传导检查

刺激神经	刺激点	记录点	波幅 运动 /mV；感觉 /μV			潜伏期 /ms			传导速度 /(m/s)			F 波潜伏期 /ms		
			RT	LT	NL	RT	LT	NL	RT	LT	NL	RT	LT	NL
正中神经(m)	腕	拇短展肌	10.2		≥4	3.6		≤4.4				28		≤31
	肘窝	拇短展肌	10.1			8.2			56		≥49			
尺神经(m)	腕	小指展肌	12.6		≥6	2.9		≤3.3				31		≤32
	肘下	小指展肌	12.2			6.9			58		≥49			
	肘上	小指展肌	12.1			8.4			62		≥49			
正中神经(s)	腕	示指	28		≥20	3.2		≤3.5	53		≥50			
尺神经(s)	腕	小指	24		≥17	2.8		≤3.1	51		≥50			
胫神经(m)	踝	拇展肌	6.2		≥4	5.2		≤5.8						
	腘窝	拇展肌	5.6			12.6			46		≥41			
腓肠神经(s)	小腿	踝后部	9		≥6	3.9		≤4.4	47		≥40			

短时运动诱发试验：

尺神经(m)　腕　小指展肌　第一次运动试验 CMAP 波幅与基线水平相比，即刻下降 50%，超过 2 分钟后恢复。第二个试验产生类似的结果。第三个和第四个试验在短时运动后 CMAP 波幅未出现下降。

m＝运动检查；s＝感觉检查；RT＝右侧；LT＝左侧；NL＝正常值；CMAP：复合肌肉动作电位。

注意：所有感觉和混合神经潜伏期都是峰潜伏期，所有感觉和混合神经传导速度都是以起始潜伏期计算，报告中的 F 波潜伏期代表 F 波最短潜伏期。

病例 36-1　针肌电图

肌肉	插入电位	自发电位		自主 MUAP		形态		
		纤颤电位	束颤电位	激活	募集	时限	波幅	多相电位
右侧第一背侧骨间肌	肌强直放电	0	0	NL	早募集	−1	−1	+1
右侧拇短展肌	肌强直放电	0	0	NL	早募集	−1	−1	+1
右侧指总伸肌	肌强直放电	0	0	NL	NL	NL	NL	NL
右侧肱二头肌	NL	0	0	NL	NL	NL	NL	NL
右侧三角肌内侧头	NL	0	0	NL	NL	NL	NL	NL
右侧 C7 脊旁肌	NL	0	0	NL	NL	NL	NL	NL
右侧 C8 脊旁肌	NL	0	0	NL	NL	NL	NL	NL
右侧胫骨前肌	肌强直放电	0	0	NL	早募集	−1	−1	
右侧腓肠肌内侧头	NL	0	0	NL	NL	NL	NL	NL
右侧股外侧肌	NL	0	0	NL	NL	NL	NL	NL

肌肉冷却至 20℃：对针肌电图没有影响。

NL＝正常。

病例 36-2

病史和体检

女，35 岁，因大约早在 5 岁时出现的全身肌肉僵硬就诊。肌肉僵硬在休息后或寒冷时加重，在活动如走几步后改善。值得注意的家族史如下：她的父亲和一个弟弟有相似的症状。一个姑母和几个堂亲有相似的症状。

体检：患者的精神状态无异常。脑神经检查：注意到面部有相当明显的咬肌肥大。没有球部及面肌无力或上睑下垂。用力闭眼时上眼睑闭合滞后。全身肌肉非常发达，特别是手臂近端、大腿、小腿，颈部和双侧上、下肢肌力良好。见到明显的叩击性和紧握性肌强直，但在数次收缩后减轻。腱反射普遍正常，足底反射屈性反应。感觉和共济都正常。

值得注意的实验室检查是 CK 水平正常，电解质和甲状腺功能正常。

总结

病史是一名女性表现全身肌肉僵硬，寒冷加重，重复收缩后减轻，症状可以追溯到幼儿期。神经系统检查显示没有肌无力，但眼睑、叩击性、紧握性肌强直和发达的肌肉是显而易见的。有类似受累家庭成员的明显家族史，符合常染色体显性遗传模式。总之，有肌强直证据，没有大肌群力弱或眼外肌症状。因此，在继续电诊断检查之前，应该考虑非营养不良性强直性肌病的可能性。

在神经传导测定中，左侧正中、尺、腓神经运动和 F 反应检查显示 CMAP 波幅、运动远端潜伏期、传导速度正常。如体检感觉正常所预期的，左侧正中、尺、腓肠神经的感觉检查正常。短时运动诱发试验，在腕部刺激及小指展肌记录，显示运动后即刻的 CMAP 波幅下降，在 1～2 分钟后恢复。这种模式见于强直性肌营养不良和先天性肌强直，

尽管一些隐性遗传性先天性肌强直患者可能显示随着时间推移而改善的恢复延迟。在先天性副肌强直，其 CMAP 波幅下降在 1 小时后缓慢恢复，特别是在肌肉冷却时。

针肌电图检查时，在左侧上下肢的近端和远端肌肉包括脊旁肌都记录到广泛分布的肌强直放电。MUAP 全部正常，募集模式正常。肌肉冷却对针电极检查没有影响。现在我们准备得出电生理检查的印象。

印象：电生理检查结果符合强直性肌病，没有肌营养不良表现的证据。短时运动诱发试验的反应和缺乏肌肉冷却的影响与先天性肌强直相符。

病史、体检和实验室检查与先天性肌强直相符。电诊断检查显示广泛存在和易于诱发的肌强直放电。没有见到提示肌营养不良的肌病性MUAP。肌肉冷却没有影响。因此，电生理检查结果符合无肌营养不良改变的强直性肌病，提示先天性肌强直的诊断。尽管临床病史可能提示先天性副肌强直，肌肉冷却缺乏影响可以排除这个诊断，支持先天性肌强直。此外，患者的肌肉僵硬在重复收缩后改善而不是恶化的这一事实，更倾向于诊断先天性肌强直而非先天性副肌强直。

病例 36-2　神经传导检查

刺激神经	刺激点	记录点	波幅 运动 /mV；感觉 /μV			潜伏期 /ms			传导速度 /（m/s）			F 波潜伏期 /ms		
			RT	LT	NL	RT	LT	NL	RT	LT	NL	RT	LT	NL
正中神经（m）	腕	拇短展肌	9.6		≥4	3.4		≤4.4					27	≤31
	肘窝	拇短展肌	9.4			8.1				54	≥49			
尺神经（m）	腕	小指展肌	11.3		≥6	2.6		≤3.3					31	≤32
	肘下	小指展肌	11.1			6.6				57	≥49			
	肘上	小指展肌	10.8			8.2				64	≥49			
正中神经（s）	腕	示指	24		≥20	3.4		≤3.5		54	≥50			
尺神经（s）	腕	小指	21		≥17	2.8		≤3.1		52	≥50			
胫神经（m）	踝	拇展肌	6.8		≥4	4.9		≤5.8						
	腘窝	拇展肌	5.9			11.2				50	≥41			
腓肠神经（s）	小腿	踝后部	14		≥6	3.6		≤4.4		48	≥40			

短时运动诱发试验：

尺神经（m）	腕	小指展肌	第一次运动试验 CMAP 波幅与基线水平相比，即刻下降 50%，超过 2 分钟后恢复。几次试验后，CMAP 波幅未再出现下降。

m＝运动检查；s＝感觉检查；RT＝右侧；LT＝左侧；NL＝正常值；CMAP＝复合肌肉动作电位。

注意：所有感觉和混合神经潜伏期都是峰潜伏期，所有感觉和混合神经传导速度都是以起始潜伏期计算，报告中的 F 波潜伏期代表 F 波最短潜伏期。

病例 36-2　针肌电图

肌肉	插入电位	自发电位		自主MUAP				
						形态		
		纤颤电位	束颤电位	激活	募集	时限	波幅	多相电位
左侧第一背侧骨间肌	肌强直放电	0	0	NL	NL	NL	NL	NL
左侧拇短展肌	肌强直放电	0	0	NL	NL	NL	NL	NL
左侧旋前圆肌	肌强直放电	0	0	NL	NL	NL	NL	NL
左侧食指固有伸肌	肌强直放电	0	0	NL	NL	NL	NL	NL
左侧肱二头肌	肌强直放电	0	0	NL	NL	NL	NL	NL
左侧三角肌内侧头	肌强直放电	0	0	NL	NL	NL	NL	NL
左侧C7脊旁肌	肌强直放电	0	0	NL	NL	NL	NL	NL
左侧胫骨前肌	肌强直放电	0	0	NL	NL	NL	NL	NL
左侧腓肠肌内侧头	肌强直放电	0	0	NL	NL	NL	NL	NL
左侧股外侧肌	肌强直放电	0	0	NL	NL	NL	NL	NL

肌肉冷却至20℃：对针肌电图没有影响。
NL＝正常。

病例 36-3

病史和体检

男，19岁，因幼年时期起始的发作性肌无力就诊。肌无力通常发生在早上醒来时，持续几分钟至几小时，影响上、下肢的近端和远端肌肉但从不影响呼吸肌。肌无力往往伴有双下肢疼痛。值得注意的家族史是他的父亲和一个哥哥、一个妹妹有类似的症状。一个姑母和祖父及几个堂亲有相似的症状。

体检：患者的精神状态无异常。脑神经检查：没有球部及面肌无力或上睑下垂。颈部和双侧上、下肢肌力正常。鱼际肌存在明显的叩击性肌强直。腱反射普遍正常，足底反射屈性反应。感觉和共济都正常。没有面部畸形或不寻常的外表特征。

值得注意的实验室检查是CK水平正常，电解质和甲状腺功能正常。然而，已经发现血钾水平在肌无力发作期轻微升高。

总结

病史是一名表现为发作性肌无力的年轻男性，症状可以追溯到童年早期，持久数分钟至数小时，寒冷可加重，大多数发生在睡醒时。神经系统检查显示没有力弱，但有叩击性肌强直。有类似受累家庭成员的明显家族史，符合常染色体显性遗传模式。总之一位年轻男性，有发作性肌无力和肌强直的证据，没有持续性力弱或眼外肌症状。

因此，在继续电诊断检查之前，应该考虑遗传性周期性瘫痪综合征的可能性。

在肌无力发作间歇期进行了神经传导测定。右侧正中、尺、腓神经运动和F反应检查显示CMAP波幅、运动远端潜伏期、传导速度正常。如体检感觉正常所预期的，正中、尺、腓肠神经的感觉检查正常。在腕部刺激及小指展肌记录的短时运动诱发试验，结果正常。在腕部刺激及小指展肌记录的长时运动诱发试验，提示起初CMAP波幅增加20%，随后在40分钟后下降到最低点，CMAP波幅降低55%，大约在1小时后恢复至基线水平。

针肌电图检查时，在上下肢的近端和远端肌肉记录到肌强直放电。MUAP全部正常，募集模式正常。肌肉冷却到20℃对针肌电图检查没有明显的影响。现在我们准备得出电生理检查的印象。

印象：电生理检查结果符合强直性肌病，没有肌营养不良表现的证据。长时运动诱发试验波幅下降和针肌电图显示的肌强直放电符合高钾型周期性瘫痪的诊断。

病史、神经系统检查和实验室检查结果符合高钾型周期性瘫痪。电诊断检查显示近端和远端肌肉存在肌强直放电以及MUAP正常，符合非肌营养不良的强直性肌病。此外，长时运动诱发试验显示CMAP波幅随着时间推移出现特征性的下降。尽管长时运动诱发试验不能区分高钾型周期

病例 36-3　神经传导检查

刺激神经	刺激点	记录点	波幅 运动 /mV；感觉 /μV			潜伏期 /ms			传导速度 /（m/s）			F 波潜伏期 /ms		
			RT	LT	NL	RT	LT	NL	RT	LT	NL	RT	LT	NL
正中神经（m）	腕	拇短展肌	8.4		≥4	3.4		≤4.4				28		≤31
	肘窝	拇短展肌	8.2			8.1			54		≥49			
尺神经（m）	腕	小指展肌	10.6		≥6	2.8		≤3.3				31		≤32
	肘下	小指展肌	10.4			6.8			56		≥49			
	肘上	小指展肌	10.2			8.2			64		≥49			
正中神经（s）	腕	示指	24		≥20	3.1		≤3.5	52		≥50			
尺神经（s）	腕	小指	21		≥17	2.7		≤3.1	50		≥50			
胫神经（m）	踝	拇展肌	5.1		≥4	5.2		≤5.8						
	腘窝	拇展肌	4.2			12.5			44		≥41			
腓肠神经（s）	小腿	踝后部	12		≥6	3.8		≤4.4	46		≥40			

短时运动诱发试验：

尺神经（m）	腕	小指展肌	短时运动后 CMAP 无下降。

长时运动诱发试验：

尺神经（m）	腕	小指展肌	即刻 CMAP 波幅下降 20%，随后在 40 分钟时 CMAP 下降 55%，达到最低值。60 分钟后恢复至基线水平。

m＝运动检查；s＝感觉检查；RT＝右侧；LT＝左侧；NL＝正常值；CMAP：复合肌肉动作电位。

注意：所有感觉和混合神经潜伏期都是峰潜伏期，所有感觉和混合神经传导速度都是以起始潜伏期计算，报告中的 F 波潜伏期代表 F 波最短潜伏期。

病例 36-3　肌电图

肌肉	插入电位	自发电位		自主 MUAP		形态		
		纤颤电位	束颤电位	激活	募集	时限	波幅	多相电位
右侧第一背侧骨间肌	NL	0	0	NL	NL	NL	NL	NL
右侧指总伸肌	肌强直放电	0	0	NL	NL	NL	NL	NL
右侧肱二头肌	肌强直放电	0	0	NL	NL	NL	NL	NL
右侧三角肌内侧头	肌强直放电	0	0	NL	NL	NL	NL	NL
右侧肱三头肌	肌强直放电	0	0	NL	NL	NL	NL	NL
右侧 C7 脊旁肌	肌强直放电	0	0	NL	NL	NL	NL	NL
右侧胫骨前肌	肌强直放电	0	0	NL	NL	NL	NL	NL
右侧腓肠肌内侧头	肌强直放电	0	0	NL	NL	NL	NL	NL
右侧股外侧肌	NL	0	0	NL	NL	NL	NL	NL

肌肉冷却至 20℃：对针肌电图没有影响。

NL＝正常。

性瘫痪和低钾型周期性瘫痪，但肌强直的存在指向高钾型周期性瘫痪，因为肌强直不会见于低钾型周期性瘫痪。尽管周期性瘫痪和长时运动诱发试验异常也可能提示 Andersen-Tawil 综合征，但是肌强直不是它的特征，而且这个综合征没有典型的面部特征，患者或患病家庭成员也没有任何心电图的异常。尽管周期性瘫痪也可能见于先天性副肌强直，肌肉冷却缺乏影响、短时运动诱发试验正常、长时运动诱发试验异常则排除该诊断，更支持高钾型周期性瘫痪。

（车春晖　译）

推荐阅读

Aminoff, M.J., Layzer, R.B., Satya-Murti, S., et al., 1977. The declining electrical response of muscle to repetitive nerve stimulation in myotonia. Neurology 27, 812.

Arsenault, M.E., Prévost, C., Lescault, A., et al., 2006. Clinical characteristics of myotonic dystrophy type 1 patients with small CTG expansions. Neurology 66, 1248–1250.

Brooke, M.H., 1986. A clinician's view of neuromuscular disease. Williams & Wilkins, Baltimore.

Griggs, R.C., Mendell, J.R., Miller, R.G., 1995. Evaluation and treatment of myopathies. Contemporary neurology series. FA Davis, Philadelphia.

Kuntzer, T., Flocard, F., Vial, C., et al., 2000. Exercise test in muscle channelopathies and other muscle disorders. Muscle Nerve 23 (7), 1089–1094.

Logigian, E.L., Ciafaloni, E., Quinn, L.C., et al., 2007. Severity, type, and distribution of myotonic discharges are different in type 1 and type 2 myotonic dystrophy. Muscle Nerve 35, 479–485.

Machuca-Tzili, L., Brook, D., Hilton-Jones, D., 2005. Clinical and molecular aspects of the myotonic dystrophies: a review. Muscle Nerve 32, 1–18.

McManis, P.G., Lambert, E.H., Daube, J.R., 1986. The exercise test in periodic paralysis. Muscle Nerve 9, 704.

Michel, P., Sternberg, D., Jeannet, P., et al., 2007. Comparative efficacy of repetitive nerve stimulation, exercise, and cold in differentiating myotonic disorders. Muscle Nerve 36, 643–650.

Miller, T.M., 2008. Differential diagnosis of myotonic disorders. Muscle Nerve 37, 293–299.

Ptacek, L.J., Johnson, K.J., Griggs, R.C., 1993. Genetics and physiology of the myotonic muscle disorders. N Engl J Med 18, 482.

Ricker, K., Koch, M.C., Lehmann-Horn, F., et al., 1994. Proximal myotonic myopathy: a new dominant disorder with myotonia, muscle weakness and cataracts. Neurology 44, 1448.

Shapiro, B.E., Ruff, R.L., 2002. Disorders of skeletal muscle membrane excitability: myotonia congenita, paramyotonia congenita, periodic paralysis and related syndromes. In: Katirji, B., Kaminski, H., Preston, D.C., et al., (Eds.), Neuromuscular disorders in clinical practice. Butterworth-Heinemann, Woburn, MA.

Shapiro, B.E., Brown, R.H., 2003. Myotonia and periodic paralysis. In: Samuels, M.A., Feske, S., (Eds.), Office practice of neurology, 2nd ed. Churchill Livingstone, New York.

Streib, E.W., 1987. AAEE minimonograph, no. 27: differential diagnosis of myotonic syndromes. Muscle Nerve 10, 603.

37 重症监护室中的电诊断检查

即使肌电图室设置在医院里,大多数电诊断检查在门诊中进行。然而在过去几年里,给重症监护室里的患者做电诊断检查不断增加。在 ICU 环境里,患者通常病情危重,时常合并几种严重的医疗问题。大多数患者接受气管插管和机械通气,因而不能去肌电图实验室,需要便携式检查。在 ICU 申请做电诊断的最常见适应证如下:

- 患者表现快速进展性肌无力,伴或不伴有感觉症状,常常导致呼吸功能障碍、气管插管。对这些患者,转诊医生很容易认识到患者可能有神经系统原发性疾病。然而这组患者比以下情况要少见得多。
- 患者患有严重的非神经系统疾病入住 ICU。许多人患败血症和 / 或多器官功能衰竭。大多数患者气管插管,在上呼吸机时需要镇静或使用神经肌肉接头阻滞剂(NMBA)以达到药物性肌松。当原发的疾病状况经过治疗并开始恢复,为了准备拔管停掉镇静剂和其他药物,患者开始醒来并能够配合检查。这时医务人员发现患者肢体明显无力,往往伴有肌张力减低、反射消失。
- 这种情况与前一个有重叠。当原发的疾病状况经过治疗并开始恢复,为准备拔管撤掉镇静剂和其他药物。然而,尽管心脏和肺功能显示正常,患者脱机失败。问题出现了,患者是否有神经肌肉疾病而导致无法拔管。

ICU 神经病性肌无力的鉴别诊断

导致 ICU 患者严重无力的神经系统病因包括中枢神经系统(CNS)和周围神经系统(PNS)疾病(框 37-1)。其中有些是导致患者入住 ICU 的原发性神经系统疾病,但另一些是在患者由于不相关的病况住院时发生的(框 37-2)。脑病是导致 ICU 肌无力最常见的中枢神经系统疾病诊断之一。在 ICU 里脑病往往是多因素的,继发于包括电解质和代谢紊乱、败血症和药物治疗在内的多种原因。其他中枢神经系统疾病可以表现为全身肌无力,包括卒中尤其是后循环卒中、癫痫、缺氧、蛛网膜下腔出血和感染性脑膜炎。脊髓是中枢神经系统的一部分,脊髓疾病也可以表现全身肌无力。梗死、脱髓鞘或未察觉的高位颈髓外伤可表现急性弛缓性四肢瘫痪伴腱反射减低或消失、感觉缺失。记住急性中枢神经系统疾病最初常表现为肌张力降低、腱反射减弱(即脑或脊髓休克),早期会和周围神经系统病变相仿。

在周围神经系统,严重无力可以发生于运动单位中任何部位的病变,从运动神经元(前角细胞)到运动神经、神经肌肉接头和肌肉。急性运动神经元疾病非常罕见,只发生在麻痹性脊髓灰质炎这一组疾病中。如第 28 章讨论的,脊髓灰质炎是由几种病毒包括现在列入其中的西尼罗河病毒感染导致的临床综合征。患有慢性运动神经元疾病如肌萎缩侧索硬化症(ALS)的患者,在原先的神经系统疾病没有被发现或诊断之前偶尔会入住 ICU,患者可能由于并发急性的医疗问题通常是肺炎而寻求医疗看护。典型的情景是一个延髓起病的 ALS 患者,为了寻找其语言及吞咽障碍的胃肠道、耳鼻咽喉病因做了详尽的医学评定。语言及吞咽障碍最终导致误吸及伴发肺炎,与未识别的 ALS 引起的呼吸肌无力相叠加,迅速导致呼吸障碍及需要气管插管。在 ICU 里,直到当这个患者肺炎痊愈却无法脱离呼吸机时,原先未被发现的更广泛的肌无力才变得更加清楚。

沿着运动单位往下,导致显著肌无力和呼吸障碍的最有名的急性神经病是吉兰 - 巴雷综合征

框 37-1　ICU 肌无力的神经系统疾病鉴别诊断
中枢神经系统
脑
脑病
梗死
癫痫
缺氧
蛛网膜下腔出血
脊髓
梗死
脱髓鞘
外伤
周围神经系统
前角细胞
麻痹性脊髓灰质炎
肌萎缩侧索硬化症（罕见，除非合并某种恶化因素）
神经
吉兰巴雷综合征
危重病性多发性神经病
卟啉病
毒素
神经肌肉接头
肉毒中毒
重症肌无力
持久性药源性神经肌肉接头阻滞
中毒
兰伯特 - 伊顿肌无力综合征（罕见，除非合并某种恶化因素）
肌肉
危重病性肌病
成人型酸性麦芽糖酶缺乏相关性肌病（重型）
中毒
周期性瘫痪

框 37-2　通过临床表现在重症监护室识别神经肌肉疾病
初始表现：快速进展的明显肌无力伴或不伴呼吸肌无力
脊髓灰质炎
GBS
卟啉症
重型中毒性神经病
肉毒中毒
重症肌无力（罕见，除非合并某种恶化因素）
中毒性肌病伴横纹肌溶解
周期性瘫痪（罕见呼吸肌无力）
初始表现：孤立的明显呼吸衰竭
脊髓灰质炎（不常见）
重症肌无力（不常见）
GBS（不常见）
成人型酸性麦芽糖酶缺乏性肌病
双侧膈神经病（感染后）
当患者从内 / 外科疾病恢复后发现全身无力
危重病性肌病
危重病性多发性神经病
持久性 NMJ 阻滞
当患者从内 / 外科疾病恢复后脱机失败
危重病性肌病
危重病性多发性神经病
单侧 / 双侧膈神经病（尤其在胸科手术后）
持久性 NMJ 阻滞（少见）
重症肌无力（如肺炎引发住院）
ALS（如肺炎引发住院）
LEMS（如使用钙通道阻滞剂或 NMBAs）
腓骨肌萎缩症，2C 型

ALS，肌萎缩侧索硬化；GBS，吉兰 - 巴雷综合征；LEMS，兰伯特 - 伊顿肌无力综合征；NMBAs，神经肌肉接头阻滞剂；NMJ，神经肌肉接头。

（GBS）。GBS 是一种通常为脱髓鞘的获得性运动和感觉多发性神经根神经病。其他的变异型已有描述，包括轴突型，其中一个是运动和感觉，另一个是纯运动。GBS 的病因可能是自身免疫，常常由数天或数周前的感染诱发。患者通常在数天内表现为上升性木感和无力，常同时有手指和足趾感觉异常。无力可能累及球部肌、面肌和呼吸肌。一些患者表现得更突然，在数小时内出现与之相关的早期呼吸肌无力。除了 GBS，以急性神经病变作为入住 ICU 的病因很少见。值得注意的例外包括卟啉病和一些中毒性（如砷）神经病，它们可以拟似 GBS 的临床表现。

　　在 ICU 患者中最常见的严重神经病变是危重病性多发性神经病（critical illness polyneuropathy，CIP）。CIP 通常发生在由于原发疾病最常是败血症和多器官功能衰竭而入住 ICU 的患者。和通常为脱髓鞘的 GBS 相反，CIP 是一种轴突性感觉运动神经病，被认为是全身性炎症反应综合征（systemic inflammatory response syndrome，SIRS）的一种并发症。SIRS 是一种严重的全身性反应，可以由败血症引发，但也见于其他状况包括创伤、烧伤、重要器官衰竭和 / 或作为主要疾病进程的一个结果。大多数入住 ICU 超过一周的患者被认为存在 SIRS。据认为在 SIRS，细胞和体液的重大反应改变了包括神经和肌肉的微循环在内的体内微循环。这些反应除了大量细胞因子和凝血因子的表达，还包括内皮细胞和炎症细胞及其他的一些变化。在一个前瞻性研究中，对 ICU 患者做系列的神经传导检查，发现 CIP 可以早在败血症发病的 3 天内发生。大多数患者在发生 CIP 之前患有在 ICU 患者中极为常见的脓毒性脑病（又称中毒代谢性脑病）。CIP 通常只在患者开始从原发病中恢复但被发现明显无力和感觉缺失或脱机失败时才开始受到关注。由于 CIP 导致轴突变性，恢复通常很慢且不完全，尤其在严重的病例。的确，一些病例 CIP 的临床和电生理学证据在 ICU 住院后数年仍然存在；少数患者留有严重残疾。

据报道在 ICU 患者中 CIP 很常见，可能单独出现，或者更常见的是和危重病性肌病（critical illness myopathy，CIM）相关联。事实上，这两者经常同时发生，发生率取决于对患者的临床和电生理检查有多严密，以至于有些人提倡使用危重病性多发性神经肌病这一名称来描述在 ICU 里普遍发生的神经肌肉综合征。一项对患 SIRS 的 ICU 患者的研究发现，有 50% 患者发生了神经肌肉障碍。这些患者中的 80% 同时患有 CIP 和 CIM，10% 单独患有 CIP，10% 单独患有 CIM。

除了严重的多发性神经病，一侧或双侧膈神经的单神经病可以直接导致呼吸障碍。膈神经病可能是特发性的，推测是自身免疫性和感染后，和其他单神经病如贝尔氏麻痹的病因相似。此外，少数情况下，膈神经病会以神经痛性肌萎缩的一部分发生，可单独存在或更常发生在更广泛的多数性单神经病的模式中。另一种情况，单侧或双侧膈神经病发生于胸外科手术的并发症。某些在冠状动脉搭桥手术后膈神经病的病例，可能继发于为了预防心肌缺血使用冰屑局部冷却的低温所致损伤。

下一步到神经肌肉接头，在 ICU 里需要考虑几种疾病。肉毒中毒是成人急性起病表现快速进展肌无力的神经肌肉接头疾病之一。典型表现是下行性瘫痪，常伴有胃肠道和自主神经症状。当然，许多化学和生物毒素可以快速破坏神经肌肉接头，其中包括有机磷、蜘蛛毒、"神经毒气"。

虽然重症肌无力通常在表现上睑下垂、复视、口齿不清和波动性无力的门诊患者中得出诊断，偶尔有先前未获诊断的患者出现原发急性呼吸衰竭被送进 ICU。呼吸衰竭可以由于膈肌和其他呼吸肌选择性受累而出现，或者和未被发现的 ALS 患者类似，延髓肌无力导致误吸和肺炎，随之很快出现呼吸衰竭。

在 ICU 中，兰伯特 - 伊顿肌无力综合征的患者显然不常见。首先这个病极为少见。第二，这个病通常历时数月呈亚急性发病，而且呼吸肌通常不受累。临床上它最经常和肌病相混淆。然而，少数 LEMS 患者由于择期外科手术后脱机失败而住进 ICU。在这些病例，LEMS 可能因为患者在手术中接受了钙通道阻滞剂或神经肌肉阻滞剂而得以显露。

少数患者没有任何基础的神经肌肉接头或肌肉疾病，由于手术麻醉期间所给的神经肌肉阻滞剂清除延迟而出现拔管失败。通常这些患者有肾功能不全或明显肾衰竭，因此神经肌肉阻滞剂不能有效地从体内清除。

运动单位的最后一个组成部分是肌肉。目前为止，ICU 里最常见到的肌肉疾病是危重病性肌病（CIM），也被称为急性四肢瘫痪肌病、粗肌丝肌病和重症监护肌病等许多其他的名字。CIM 最常发生在大剂量类固醇激素静脉注射联合使用神经肌肉阻滞剂的情况下。少数病例只和这两者之一有关；特殊的病例在没有使用类固醇激素或神经肌肉阻滞剂的脓毒血症和多器官衰竭患者中被报道。大多数病例在病理上见到粗肌丝肌球蛋白崩解。肌活检偶尔呈坏死性肌病。发生 CIM 的最常见临床状况之一是哮喘持续状态的患者，据估计高达 1/3 的患者会出现 CIM 的一些表现。这些患者通常插管及使用大剂量甲强龙静脉注射治疗。因为这些患者的插管通常困难，经常用神经肌肉阻滞剂作药物肌松。当哮喘好转，患者的肌张力低、腱反射低、严重无力变得明显。一旦插管，患者可能长期无法拔管。大多数患者的 CIM 在 3～6 个月后恢复。然而患 SIRS 的患者，CIM 和 CIP 常同时发生。当两种情况并存，恢复时间要长得多，并可能由于 CIP 的因素导致永久性残疾。

在 ICU 里其他肌病很少会导致呼吸停止和严重全身无力。罕见情况下重症炎症肌病（如多发性肌炎或皮肌炎）会出现严重全身无力。同样地，在 ICU 里严重中毒性肌病不常见，尽管罕见的酒精、药物或其他毒素相关横纹肌溶解症可表现严重无力。周期性瘫痪，尤其低钾型周期性瘫痪，在发作期表现严重、快速进展的肌无力，但只有极少数累及呼吸肌。最后虽然极为罕见，成人型酸性麦芽糖酶缺乏相关性肌病特征性累及呼吸肌和腹部肌肉，可以作为呼吸衰竭的一个原发的神经肌肉病因。

重症监护室里的电诊断检查：技术问题

在 ICU 里做电诊断检查有许多特殊的具挑战性的技术问题（表 37-1）。一些和患者的因素有关，其他则涉及干扰检查的中央静脉置管和电子设备。在门诊，患者良好的默契与合作是肌电图检查效率和可靠性所不可缺少的。不幸的是，在 ICU 患者中实现这些目标虽然并非不可能，却要困难得多。很多 ICU 患者患有脑病，不能配合肌电图检查。他们可能变得容易激惹，使得神经传导和针电极检查都难以完成。另一方面，插管患者常常使用苯二氮䓬类或麻醉药品镇静。有些患者可能处于使用异丙酚或巴比妥酸盐药物所致的药物性昏迷中。尽管这类患者可能不会激惹，却无法配合常规神经传导和肌电图检查。不论是激惹的患者还是被镇静的患者，在检查过程中都不能给肌电图检查者以恰当的反馈，比如在神经传导检查时他或她是否感觉到刺激。做神经传导或针肌电图自发电位检查部分的时候，这样的患者也不能把他们的肢体摆成正确的姿势。最后，在针电极检查评估运动单位动作电位（MUAP）的时候，他们也无法收缩肌肉来配合检查者。

由于这些和其他的困难（在稍后介绍），通常建议在 ICU 中由两个人一起做检查。一个人操作

肌电图仪器，另一个人调整患者肢体到合适的程度来做神经传导测定和针肌电图。

在 ICU 里可能难以接近某些解剖位置。动脉导管的存在，尤其在腕部，经常妨碍刺激远端正中和尺神经。由于肘前窝是静脉置管的一个常用部位，近端正中神经刺激可能无法完成。这可以通过向更近端的腋窝移动进行补救，在那里正中神经通常容易被刺激到。在尺神经运动传导测定中，肘前窝静脉置管的存在也可能使肘部屈曲变得困难。正如第 19 章提到的，如果不是在肘部屈曲姿势做尺神经运动传导测定，很容易发生人为的经肘部传导减慢。

插管或因脑病或镇静而无法配合的患者很难移动成一些神经传导测定和针肌电图所需的特定姿势。在神经传导测定中，腓肠神经感觉电位是最易受到影响的，因为它最好在患者向对侧翻身侧卧时检查。如果患者不能向对侧翻身侧卧或保持这个姿势，这个检查可以在患者仰卧位且下肢膝盖弯曲时进行。这就需要另一个人帮忙托住腿以保持姿势，而波形仍可能不理想。同样，胫神经 H 反射最好在患者俯卧时检查，对任何一个 ICU 患者来说基本不可能。如果有中心静脉置管，近端刺激（如腋窝、Erb 点和神经根）在 ICU 患者是相对禁忌（见第 40 章）。在针肌电图检查中，由于

表 37-1　重症监护室里的技术问题	
问题	指南 / 推荐
不配合 - 肢体不能放在合适的位置	需要另一个人帮助固定肢体
不配合 - 深度镇静	除了针肌电图检查的 MUAP 部分，完成全部检查；询问是否可以暂时减少镇静剂；一些药物如丙泊酚很容易调整
不配合 - 不能完成 10 秒运动	做 50Hz 重复神经电刺激
不配合 - 做针肌电图不能活动肌肉	选择疼痛刺激回缩时可以反射性收缩的肌肉
不能侧身做腓肠神经感觉测定	一个人握住脚让膝盖弯曲，使小腿后方可以被接近，小心不要碰到记录电极，此时另一个人操作刺激器。
不能侧身检查臀肌	检查阔肌膜张肌或臀中肌，当仰卧时它们位于大腿外侧
不能侧身做后部肩胛带肌	检查三角肌前或中部
不能侧身做脊旁肌	省略；如果实在必要，需要另一个人帮助患者侧身
不能翻身俯卧位做 H 反射	省略；如果实在必要，可以在仰卧位做
有体外起搏器	不要做任何电诊断检查 - 电击伤的风险太高
有锁骨下或颈内静脉置管	在对侧检查，如果不能，避免近端刺激（如腋窝和 Erb 点）
电噪声过多	使用同轴电缆；皮肤准备充分；合理使用导电膏；如果可以，关掉其他设备；检查者和患者不要接触到金属床。
由于置管，在腕部或肘部难以刺激到正中神经 / 尺神经	如果可以，选择对侧；在中臂而不是肘前窝刺激正中神经

患者不能向一侧翻身,某些肌肉的采样通常是非常困难或不可能的。其中最重要的肌肉包括臀部、大腿后部、肩胛带后部和脊旁肌。

在 ICU 中除了患者造成的技术问题,一些电子设备相关的技术问题也可能妨碍电诊断检查。首先,ICU 的房间通常装满许多电子设备,它们是电噪声的来源。电噪声会掩盖神经传导电位(特别是感觉电位,比运动电位小几个数量级)和针肌电图电位。其次,ICU 患者躺在带金属框架和侧栏的床上。这些床通常本身就是电子设备,马达、电线和控制装置实际上构成床的一部分。房间里有许多电子设备连接到患者(如心电、血压监测等)。许多各自配备地线的电子设备连接到患者身上,如果肌电图仪器没有维护或没有遵循适当的流程(见第 40 章),会增加电击伤的潜在风险。最后,任何穿过患者皮肤并接近心脏的导管的存在(如中心静脉置管、体外起搏器),会导致所谓的"电敏感患者"。在这种情况下,肌电图仪器极其微小的泄漏电流都会给患者带来危险,而这种小电流通常对门诊患者不会造成影响(见第 40 章)。

重症监护室里重要的电诊断学模式

基于可能导致呼吸肌或全身肌无力而需要入住 ICU 的神经病学情况(表 37-2),在 ICU 可以见到为数不多的神经传导和针肌电图的模式。每个模式提示一个特定的定位;在一些病例,这个模式可以提示进一步要做的检查。

神经传导检查

运动和感觉传导检查正常,F 反应正常

这个模式通常表示周围神经系统没有病损,肌无力的病因最可能是中枢性的。然而,这个模式也可见于几种神经肌肉疾病。要排除的最重要疾病是神经肌肉接头突触后膜病变(如重症肌无力)。神经肌肉接头突触前膜病变通常运动波幅减低,而大多数突触后膜病变运动波幅基线水平通常正常。因此,在全身肌无力的患者,常规运动和感觉传导检查正常,必须在至少一个神经做低频(3Hz)重复神经刺激以查找衰减反应。

在解释正常运动感觉神经传导检查的意义时要小心,除非病程已经至少 1 周,这个时间足够发生沃勒变性。否则,这个模式不能排除急性神经病变的过程(即前角细胞或周围神经)。

运动和感觉传导检查正常,F 反应异常

这是 GBS 最初几天内见到的特征性模式。GBS 通常是始于神经根水平的脱髓鞘多发性神经根病。随着时间的推移,它进展为脱髓鞘多发性神经根神经病。因此除了 F 反应表现为延迟、不连续、离散或缺失,一开始神经传导检查通常正常。然而在 F 反应缺失的病例,把 F 反应缺失归因成近端髓鞘脱失之前有个非常重要的限制条件。回顾 F 反应的环路,包括脊髓内的前角细胞。前角细胞容易受上面节段易化作用的影响。这就是 Jendrassik 手法有助于引出 F 反应的原因。同样,前角细胞也容易受上面节段抑制作用的影响。**因此,如果患者被深度镇静或昏迷,F 反应缺失没有临床意义,它可能是这部分人群的正常发现**。因而只有当患者清醒并警觉时,F 反应缺失可以被认为是近端脱髓鞘的一个标志。

运动反应低或缺失,感觉反应正常

虽然这个模式可见于多发性神经根病,它通常提示一个在肌肉、神经肌肉接头或运动神经元水平的纯运动疾病。这个模式在绝大多数肌病显然很少见,后者倾向于累及近端肌肉,这在常规神经传导检查中不会被记录到。即使在少见的成人型酸性麦芽糖酶缺乏症病例,远端肌肉也不受累。然而,运动反应波幅广泛降低是见于 CIM 的经典模式,其可累及近端和远端肌肉。这也是见于神经肌肉接头突触前膜病变的典型模式,如肉毒中毒和 LEMS。最后,如果神经传导测定在发病 5 天之后进行,这时有足够的时间发生沃勒变性,这个模式也见于急性前角细胞疾病,比如在麻痹性脊髓灰质炎。因为这个模式的鉴别诊断包括神经肌肉接头突触前膜病变,有必要做低频(3Hz)和高频(50Hz)重复神经刺激。如果患者能配合,则应该用短时运动试验代替很痛苦的 50Hz 电刺激(见第 6 章)。

运动和感觉反应低或缺失

出现感觉反应异常表示一定有神经病变。然而,把 ICU 里的无力归因于神经病变要谨慎,因为许多 ICU 患者患有可导致伴有神经病变的合并症,如原有的糖尿病,肾衰竭或肝衰竭。然而如果没有这些合并症,那么存在运动和感觉反应低或缺失很可能提示一个新的周围神经病变。如果传导速度和潜伏期在轴突病变的范围内,这个模式最可能提示危重病性神经病。虽然罕见,GBS 急

表 37-2　ICU 中神经病学诊断及相应的电诊断发现

疾病	运动神经传导	感觉神经传导	RNS	针 EMG 发现
脑病 / 其他神经系统疾病	正常；如果患者处于镇静或昏迷 F 反应可能缺失	正常	正常	激活减弱
ALS	轴突丢失或正常	正常	少数低频 RNS 衰减	广泛进行性失神经和神经再支配表现，MUAP 募集和激活减弱
脊髓灰质炎	轴突丢失或正常	正常	正常	最初几周 -MUAP 形态正常募集减少；随后有进行性失神经接着有再支配
GBS	脱髓鞘，尤其病程早期 F 反应缺失	最初正常，随后波幅降低、速度减慢，腓肠神经"保留"	正常	最初几周 -MUAP 形态正常募集减少；随后有进行性失神经接着有再支配
CIP	轴突丢失或无反应	轴突丢失或无反应	正常	远端受累模式的募集减少，伴或不伴失神经和再支配，取决于病程。
膈神经病	膈神经运动传导无反应或波幅减低	正常	正常	肢体正常，如果做膈肌肌电图会显示神经性病损模式。
肉毒中毒	普遍低波幅	正常	低频 RNS 衰减，高频或短时运动增加（然而缺乏增加反应不能排除肉毒中毒）	不稳定或小、短及多相 MUAP，募集正常或早募集
重症肌无力	正常	正常	低频 RNS 衰减，短时运动后衰减恢复	正常或不稳定或小、短及多相 MUAP，募集正常或早募集
LEMS	普遍低波幅	正常	低频 RNS 衰减，高频或短时运动增加	正常或不稳定或小、短及多相 MUAP，募集正常或早募集
持久性 NMJ 肉接头阻滞	普遍低波幅	正常	低频 RNS 衰减	正常或不稳定或小、短及多相 MUAP，募集正常或早募集
CIM	普遍低波幅	正常	正常	小、短及多相 MUAP，募集正常或早募集；可能有活动性失神经表现
成人型酸性麦芽糖酶缺乏性肌病	正常	正常	正常	肌强直放电和纤颤电位，小、短及多相 MUAP，局限于脊旁肌、腹肌和非常近端的肌肉
周期性瘫痪	发作期低波幅	正常	正常	正常；病程晚期出现小、短及多相 MUAP；高钾型周期性瘫痪可能出肌强直放电

ALS，肌萎缩侧索硬化症；GBS，吉兰 - 巴雷综合征；LEMS，兰伯特 - 伊顿肌无力综合征；CIP，危重病性多发性神经病；CIM，危重病性肌病；RNS，重复神经电刺激；EMG，肌电图；MUAP，运动单位动作电位。

性运动和感觉轴突神经病（AMSAN）变异型的可能性不能排除。虽然极其罕见，另一个要考虑的可能性是腓骨肌萎缩症的轴突变异型，累及肢体、膈肌、声带和肋间肌（2C 型）。少数这种患者会因为呼吸道疾病出现失代偿而需要入住 ICU。

如上所述，始终要考虑患者在原有周围神经病变的基础上叠加一个新的累及运动神经元、神经肌接头或肌肉疾病的可能性。在这种情况下，感觉电位异常可能和当前肌无力症状无关。例如，一个糖尿病患者由于新出现的视力模糊和迅速下行性瘫痪入住 ICU，神经传导检查的感觉和运动电位减低或缺失，必须考虑肉毒中毒的诊断。感觉反应异常可能继发于和该患者糖尿病相关的周围神经病。如果不考虑这个可能，不做重复神经刺激，就可能遗漏正确的诊断。最后，当在 ICU 看到感觉电位低或缺失，在有电子干扰或其他可能妨碍记录小电位的因素的状况下解释这些发现可能是困难的。在这些情况下，我们应该始终考虑患者存在原发的运动神经元、神经肌肉接头或肌肉疾病的可能，而感觉电位缺失则归因于技术因素。

在这种情况下应考虑做重复神经刺激检查。这凸显了在做电诊断检查时始终牢记患者的病史和神经系统体检的重要性。

有脱髓鞘特征的运动和感觉神经传导

脱髓鞘特征包括 F 反应明显延长或缺失,远端运动潜伏期明显延长和传导速度明显减慢。此外,传导测定中两侧不对称,特别是如果在非卡压部位有运动神经传导阻滞和 / 或时间离散,通常表示获得性脱髓鞘神经病。在这种情况下,如果病程不到 4 周,应该考虑 GBS 的急性炎性脱髓鞘多发性神经病(AIDP)亚型,如果病程超过 6~8 周,应该考虑慢性炎性脱髓鞘多发性神经病(CIDP)。如果没有传导阻滞、时间离散或明显不对称,必须小心的是可能偶然发现一个与患者入住 ICU 病因无关的遗传性脱髓鞘性周围神经病变(如腓骨肌萎缩症 I 型)。

针肌电图

运动单位动作电位形态正常,募集减少

这个模式见于急性轴突病变或伴传导阻滞的脱髓鞘病变。在严重肌无力的 ICU 患者中,这个模式符合 GBS、早期危重病性神经病或麻痹性脊髓灰质炎。对募集减少的解释要谨慎。由中枢性病因导致肌无力的患者可能出现 MUAP 激活减弱而形态正常,肌电图屏幕上出现所谓的"不完全干扰相",这个不应该和募集减少的模式混淆(见下文)。

运动单位动作电位呈再支配形态,募集减少

这个是亚急性或慢性神经病的模式,病程通常几个星期或数月。这个模式可能见于 ALS、原有多发性神经病或已经长时间住院的患者出现的 CIP。

运动单位动作电位短时限、低波幅

这个模式见于肌病,常伴有早募集形式。这个模式发生于 CIM 和其他严重的肌病。然而务必要记住的是,严重的神经肌肉接头障碍可以表现相似的模式。在这种情况下,肌纤维没有丢失但发生阻滞,使每一个运动单位的肌纤维变得更少。由于这些疾病中神经肌肉接头安全系数的变化,MUAP 经常不稳定,其电位发放的形态不同。

激活减弱

激活是让可用的 MUAP 发放更快的能力。激活是一个中枢过程。因此,激活减弱表示肌无力来源于中枢神经系统。这可以由真正的中枢病变以及镇静、疼痛、配合不佳造成。

运动单位动作电位形态、募集、激活均正常

这个模式的问题是临床和电生理明显缺乏相关性。如果一个患者确实严重无力,针肌电图检查应该异常,显示募集减少(神经病性)、激活减弱(中枢性)或提示肌病或有阻滞的神经肌肉接头病变的早募集和肌病样 MUAP。在这种情况下,重要的是重新检查患者,可能的话重新做针肌电图。如果确信这些发现是真的,应该考虑神经肌肉接头病变的可能,尤其是突触前膜病变。一些 LEMS 患者在活动肌肉后不久出现快速易化,他们的 MUAP 会显得正常。

重症监护室的神经传导和肌电图检查流程

当给 ICU 患者做检查时,电诊断检查要能解决前面讨论过的可能鉴别诊断(框 37-3)。至少要在上、下肢各做一条神经的运动传导检查和 F 反

框 37-3　ICU 的神经传导和针肌电图检查流程推荐

常规神经传导检查
1. 至少在上、下肢分别做一个运动神经传导检查及其 F 波。在下肢首选胫神经,因其 F 反应通常存在且容易诱发。
2. 至少在上、下肢分别做一个感觉神经传导检查

常规针肌电图检查
1. 下肢:至少一个远端和一个近端肌肉
2. 上肢:至少一个远端和一个近端肌肉

特别的考虑:
- 如果鉴别诊断考虑成人型酸性麦芽糖酶缺乏性肌病,必须做脊旁肌。
- 如果患者不能配合,选择疼痛刺激回缩反应中可以反射性收缩的屈肌。

重复神经电刺激
1. 至少做一个神经的常规低频(3Hz)重复神经刺激
2. 在运动反应缺失、波幅降低或低限的患者,运动 10 秒,重复相应的远端神经刺激,寻找异常递增。如果患者不能配合随意运动,至少在一个运动神经用 50Hz 刺激寻找异常递增。

在特定情况下其他有用的检查:
直接刺激肌肉
- 比较直接刺激肌肉和刺激神经得到的 CMAP 波幅(区分危重病性肌病和危重病性多发性神经病)

膈神经运动检查(双侧)
- 评估膈神经的完整性

应。在下肢，胫神经比腓神经更好，因为胫神经F反应总是容易引出。实际上，大多数认为腓神经F反应缺失的意义很小，因为它可以是正常的表现。同样的，至少要在上、下肢各做一条感觉神经传导测定。显然腓肠神经感觉电位在ICU患者是最具挑战性的。假如患者不能侧卧，如果有两个人的话，腓肠神经还是可以被检查的。当另一个人操作刺激器时，一个人握住脚让膝盖弯曲，使小腿后方能够被接近，小心不要碰到记录电极。

如果任何一个运动波幅是低的，有必要做低频重复刺激查找衰减和高频重复刺激查找递增。在能合作的患者，10秒运动是高频重复神经刺激的最好替代办法，因为后者相当痛苦。然而，如果患者因为镇静或脑病不能配合，要求做高频（50Hz）重复神经刺激排除神经肌肉接头突触前病变。给所有表现无力和感觉反应正常的患者考虑做重复神经刺激是合理的。低频（3Hz）重复神经刺激是对突触前和突触后疾病都有用的筛查。虽然据报道重复神经刺激在重症肌无力总的敏感性在50%～70%，在患神经肌肉接头病变的ICU患者中敏感性要高得多。根据定义，如果患者由于重症肌无力而严重无力，许多肌纤维应该达不到阈值和发生阻滞。任何一个有显著阻滞的重症肌无力患者，都会有异常的重复神经刺激检查。

给ICU患者做针肌电图检查的方法和儿科患者非常相似。重要的是，如谚语所说，"去有钱的地方"。如果可能的话，要选择患者能够移动的肌肉。显然，自发活动的信息可以从放松的任何肌肉得出判断。然而，中枢性、神经病性和神经肌肉接头病变间的鉴别诊断需要MUAP激活、募集及形态的评估。这只能通过检查MUAP来完成。如果患者因为镇静、脑病或严重无力而不能主动移动任何一个肌肉，那么最好选择可以反射性激活的肌肉。例如胫骨前肌作为足底挠痒或用力压甲床诱发正常回缩反应的一部分会发生激活。一般来说，屈肌肌肉更容易检查，因为作为对疼痛正常的回缩反射，它们会发生激活。

特定情况下其他有用的检查

直接刺激肌肉

CIP和CIM经常都显示运动波幅降低。因为技术原因或许多ICU患者之前就患有神经病变，在ICU可能难以获得下肢的感觉反应，神经传导检查可能无法区分CIP和CIM。在有CIM的患者，直接肌肉刺激经常不能引起肌纤维兴奋。相反地，在神经病变时，由于轴突丢失运动波幅可能降低，但基本上肌纤维是完整的。因此在神经病变情况下，肌肉能被直接刺激所激活。所以在某些情况下，用直接肌肉刺激把CIM从CIP中区分出来是可能的（图37-1）。

直接刺激肌肉是用放置于肌肉远端三分之一处的单极针刺激电极作阴极和外侧附近的皮下针电极作阳极。肌肉刺激使用时程0.1ms的刺激，从10～100mA逐渐增加电流直到感觉或看到明显的收缩。在看到收缩的部位上，离刺激电极间隔1～3cm处放置另一个皮下针电极（活动记录电极），远端几厘米处的表面电极作为参考电极。在刺激过程中，单极针刺激电极和活动记录皮下针电极的位置都可以做调整以获得低强度刺激的最理想反应。增加刺激强度直到获得最大的反应，直接肌

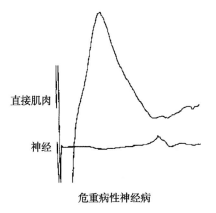
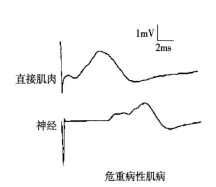

1mV
2ms

直接肌肉

神经

危重病性神经病

直接肌肉

神经

危重病性肌病

图37-1 直接刺激肌肉。 在危重病性神经病（**左**）和危重病性肌病（**右**）的患者胫骨前肌记录的复合肌肉动作电位。注意在危重病性神经病直接刺激肌肉的波幅比刺激神经得到的波幅更高，而危重病性肌病直接刺激肌肉和刺激神经的波幅之间几乎没有差别（Adapted from Rich，M.M.，Bird，S.J.，Raps，E.C.，et al.，1997. Direct muscle stimulation in acute quadriplegic myopathy. Muscle Nerve 20，665-673，获许可。）

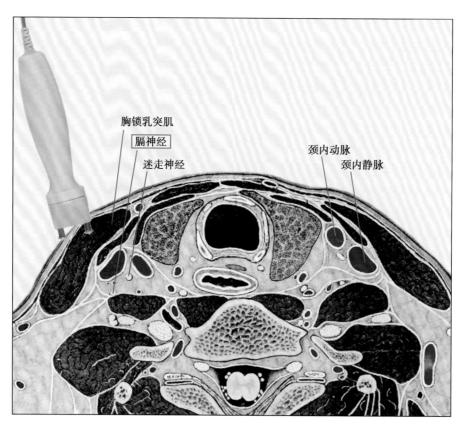

图 37-2　横断面解剖：膈神经刺激点。可以在颈部侧面胸锁乳突肌后方，也可以在胸锁乳突肌的胸骨头和锁骨头之间即锁骨上方刺激膈神经。注意膈神经在颈内静脉和颈动脉深部

肉动作电位（dmCMAP）。接下来，使用相同的记录电极设置，用常规方法刺激支配肌肉的神经，获得神经诱发复合肌肉动作电位（neCMAP）。

把 dmCMAP 与 neCMAP 做比较。在 CIM，neCMAP/dmCMAP 比值接近 1，因为两个波幅都成比例降低。在 CIP，因为和 dmCMAP 比较 neCMAP 不成比例降低，这个比率要低得多也可能是零。

膈神经运动研究

气管插管患者拔管失败的可能机制之一是一侧或两侧膈神经功能障碍。膈神经受累最常见于感染后或胸腔外科手术并发症。然而，膈神经受累也见于严重的弥漫性多发性神经病，包括 GBS 和 CIP。可以通过记录横膈运动做膈神经运动传导，作用电极置于剑突上两横指，间隔 16cm 越过前肋缘放置参考电极。在颈部一侧刺激膈神经，刺激点可以在胸锁乳突肌后方即锁骨上大约 3cm，也可以在胸锁乳突肌的胸骨头和锁骨头之间即锁骨上方（图 37-2）。遗憾的是，正常膈神经传导测定诱发的 CMAP 只有几百微伏。因此，在 ICU 常常存在的电噪声很容易掩盖这个反应。

膈神经运动反应正常可以证实膈神经的完整

性。然而这项检查的一些技术问题必须加以考虑，特别是在 ICU。首先，膈神经传导检查在肥胖个体或那些脖子粗的人常常难以完成。其次，如果患者在那个部位有体外起搏器，做这项检查是不安全的。最后，如果有中央置管，在有导管的这侧这项检查是禁忌的（见第 40 章）。

当双侧反应都正常存在或一侧正常存在而另一侧异常或缺失时这项检查的帮助最大（图 37-3）。

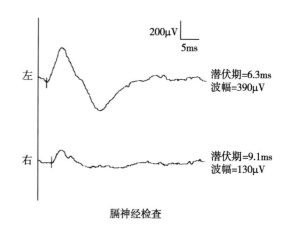

200μV
5ms

左　　　潜伏期=6.3ms
　　　　波幅=390μV

右　　　潜伏期=9.1ms
　　　　波幅=130μV

膈神经检查

图 37-3　膈神经病。一名右肺上叶切除术后右半膈抬高患者的膈神经运动检查。注意和左侧比较，右侧波幅减低、反应延迟

如果两侧反应缺失或波幅低，则很难得出一个明确结论：可能两侧反应确实都消失或减低，或两侧反应都异常是由于技术原因。

（车春晖　译）

推荐阅读

Bolton, C.F., 1996. Sepsis and the systemic inflammatory response syndrome: neuromuscular manifestations. Crit Care Med 24, 1408–1416.

Bolton, C.F., 1999. Critical illness polyneuropathy: a useful concept. Muscle Nerve 4, 419–422.

Bolton, C.F., 2005. Neuromuscular manifestations of critical illness. Muscle Nerve 32, 140–163.

Khan, J., Harrison, T.B., Rich, M.M., et al., 2006. Early development of critical illness myopathy and neuropathy in patients with severe sepsis. Neurology 67, 1421–1425.

Lacomis, D., Giuliani, M.J., Van Corr, A., et al., 1996. Acute myopathy of intensive care: clinical, electromyographic, and pathologic aspects. Ann Neurol 40, 645–654.

Lacomis, D., Smith, T.W., Chad, D.A., 1993. Acute myopathy and neuropathy in status asthmaticus: case report and literature review. Muscle Nerve 16, 84–90.

Lacomis, D., Zochodne, D.W., Bird, S.J., 2000. Critical illness myopathy. Muscle Nerve 23:1785–1788.

Resman-Gaspersc, A., Podnar, S., 2008. Phrenic nerve conduction studies: technical aspects and normative data. Muscle Nerve 37, 36–41.

Rich, M.M., Bird, S.J., Raps, E.C., et al., 1997. Direct muscle stimulation in acute quadriplegic myopathy. Muscle Nerve 20, 665–673.

Rich, M.M., Teener, J.W., Raps, E.C., et al., 1996. Muscle is electrically inexcitable in acute quadriplegic myopathy. Neurology 46, 731–736.

Segredo, V., Caldwell, J.E., Matthay, M.A., et al., 1992. Persistent paralysis in critically ill patients after long term administration of vecuronium. N Engl J Med 323, 524–528.

Zochodne, D.W., Bolton, C.F., Wells, G.A., et al., 1987. Critical illness polyneuropathy: a complication of sepsis and multiple organ failure. Brain 110, 819–841.

38 儿科肌电图

电诊断和临床检查结合在一起,在儿科神经肌肉疾病诊断中常起到关键作用。在儿科领域有许多神经肌肉疾病,多数情况下,电诊断有助于指导进一步的检查,(例如肌肉活检、基因检测),有时电诊断就可以做出明确诊断。本章不对儿科神经肌肉疾病电诊断做全面讨论(参阅推荐阅读)。虽然小儿和成年人的电诊断基本原则是一样的,但是应该记得他们之间有很大不同。其不同包括生理和非生理因素,在不同的年龄组之间变化很大。

神经肌肉疾病的诊断在儿童和成人是不同的

肌电图室收到最多的请求检查的疾病包括神经根病、多发性神经病和腕管综合征。但是在肌电图室最多的患者是成人,这些疾病也主要是见于成人年龄组。相反地,儿科的神经肌肉病是不同的。比如,卡压性神经病在成人中很常见,但在儿童中非常少见。同样的,神经根病可能是肌电图室最常见的请求检查的疾病,但在儿童中几乎没有,除非是外伤。儿科的周围神经病多数是遗传性的,在成人大部分为获得性疾病,通常为中毒、代谢、炎症或并发于其他内科疾病。与成人肌电图不同,儿科肌电图室接收到的患者,更多的是运动系统的遗传性疾病,包括前角细胞(例如脊肌萎缩症),周围神经(例如CMT),或者肌肉(例如肌营养不良)。

神经肌肉病患儿往往在临床上表现为运动发育阶段的推迟。在许多情况下凭症状和体征不能确定病因是中枢性的还是周围性的,最好的例子是软婴症,鉴别诊断包括了神经肌肉系统的全程:从大脑到肌肉。在这方面,电诊断检查经常有助于中枢性和周围性的病因鉴别,并且以此来指导有益和合理的随后检查。

发育成熟

检查儿童时,关键是要知道在各个年龄阶段的正常范围。在解释神经传导速度时尤其重要,以鉴别是正常的传导速度,还是轴突性丢失,或是脱髓鞘病损。给成人检查肌电图的工作者对诊断脱髓鞘的标准是很明了的:

- 神经传导速度低于正常值下限75%
- 远端潜伏期和晚反应潜伏期大于正常值上限的130%
- 传导阻滞,不但表示脱髓鞘并且表示是获得性的脱髓鞘

但是婴儿和低龄儿童的传导速度往往是慢的,相对于成人来说会在"脱髓鞘范围"。在多数情况下这不是由于婴幼儿的周围神经脱髓鞘,而是他们的神经还未髓鞘化。神经髓鞘化的过程取决于年龄,始于子宫内,足月初生儿,其神经传导速度可达到正常成人的一半。如此,初生儿的神经传导速度25~30m/s是正常的,1岁时达到成人正常值的75%,3~5岁髓鞘化已经完成,神经传导速度达到正常成人范围。

检查小儿时,必须参照根据年龄的正常值(表38-1和表38-2)。在检查小儿神经传导时,有个记录很有趣,我们知道,不同的中枢神经系统白质传导束在不同的时期发生髓鞘化,所以根据脑MRI扫描可以准确地知道小儿的年龄。同样的,周围神经系统中的神经纤维髓鞘化也取决于年龄。在进行感觉神经检查时常可看到双峰感觉神经动作电位(SNAP)。这个双峰形态是由于神经中的某些纤维已经完全髓鞘化(第一个峰),而其他纤维尚未完成髓鞘化而落在后面(第二个峰)。在3个月到4~6岁的小儿中常可记录到这样双峰的SNAP,这种双峰波是正常的(图38-1)。随后,当产生第二

表 38-1 儿童运动传导正常值

年龄	正中神经				腓神经			
	DML/ms	CV/(m/s)	F/ms	AMP/mV	DML/ms	CV/(m/s)	F/ms	AMP/mV
7天～1月	2.23（0.29）*	25.43（3.84）	16.12（1.5）	3.00（0.31）	2.43（0.48）	22.43（1.22）	22.07（1.46）	3.06（1.26）
1～6月	2.21（0.34）	34.35（6.61）	16.89（1.65）	7.37（3.24）	2.25（0.48）	35.18（3.96）	23.11（1.89）	5.23（2.37）
6～12月	2.13（0.19）	43.57（4.78）	17.31（1.77）	7.67（4.45）	2.31（0.62）	43.55（3.77）	25.86（1.35）	5.41（2.01）
1～2岁	2.04（0.18）	48.23（4.58）	17.44（1.29）	8.90（3.61）	2.29（0.43）	51.42（3.02）	25.98（1.95）	5.80（2.48）
2～4岁	2.18（0.43）	53.59（5.29）	17.91（1.11）	9.55（4.34）	2.62（0.75）	55.73（4.45）	29.52（2.15）	6.10（2.99）
4～6岁	2.27（0.45）	56.26（4.61）	19.44（1.51）	10.37（3.66）	3.01（0.43）	56.14（4.96）	29.98（2.68）	7.10（4.76）
6～14岁	2.73（0.44）	57.32（3.35）	23.23（2.57）	12.37（4.79）	3.25（0.51）	57.05（4.54）	34.27（4.29）	8.15（4.19）

* 平均值（SD）；DML＝远端潜伏期；CV＝传导速度；F＝F潜伏期；AMP＝波幅。

From Parano, E, Uncini, A, Devivo, D.C, Lovelace, R.E., 1993. Electrophysioloic correlates of peripheral nervous system maturation in infancy and childhood. J Child Neurol 8，336-338.

表 38-2 儿童感觉传导正常值

年龄	正中神经		腓肠神经	
	CV/(m/s)	AMP/μV	CV/(m/s)	AMP/μV
7天～1月	22.31（2.16）*	6.22（1.30）	20.26（1.55）	9.12（3.02）
1～6月	35.52（6.59）	15.86（5.18）	34.63（5.43）	11.66（3.57）
6～12月	40.31（5.23）	16.00（5.18）	38.18（5.00）	15.10（8.22）
1～2岁	46.93（5.03）	24.00（7.36）	49.73（5.53）	15.41（9.98）
2～4岁	49.51（3.34）	24.28（5.49）	52.63（2.96）	23.27（6.84）
4～6岁	51.71（5.16）	25.12（5.22）	53.83（4.34）	22.66（5.42）
6～14岁	53.84（3.26）	26.72（9.43）	53.85（4.19）	26.75（6.59）

* 平均值（SD）；CV＝传导速度；AMP＝波幅。

From Parano，E，Uncini，A，Devivo，D.C，Lovelace，R.E.，1993. Electrophysioloic correlates of peripheral nervous system maturation in infancy and childhood. J Child Neurol 8，336-338.

个峰的神经纤维完全髓鞘化之后，第二峰会左移并与第一峰合并，形成一个波。

和成人一样，F波在小儿很容易记录。虽然我们常说F波检查神经的近端，实际上是检查神经的全部长度，从刺激点到脊髓，然后回返，经过刺激点达到肌肉。所以F波潜伏期不光取决于神经传导速度和远端潜伏期，也取决于肢体的长度。婴儿和幼儿神经传导速度慢于成人，但是由于他们肢体长度很短，故肢体的长度和传导速度以相反的作用影响F波潜伏期。在婴幼儿，肢体长度的影响更重要，导致F波的潜伏期远短于成人。所以当检查F波时，一定要与年龄和身高相匹配的正常值做比较。

针肌电图检查方面，与成熟化最相关的是运动单位的大小。新生儿的运动单位比成人小得多，运动单位的范围随着年龄而增大，从出生到成人增

大1倍，主要是由于每个肌纤维体积的增加。婴儿正常运动单位动作电位（MUAP）很小，表示其运动单位体积小。在婴儿中鉴别正常的运动单位电位

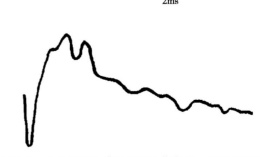

10μV

2ms

图 38-1　小儿的腓肠感觉神经动作电位。注意双峰波形。这在3个月到4～6岁的小儿中是完全正常的。这是因为不同的神经纤维在不同时期发生髓鞘化。最后，第二峰完全髓鞘化后，会左移合并于第一峰，形成一个较大的波

和肌病性病变常常很困难。所以，这再次说明了在解释儿童的电诊断发现时，包括运动单位 MUAP，一定要与根据年龄组的正常值作比较（表38-3）。

技术

为了得到可靠和精确的信息，做婴儿和儿童肌电图时，需要记住许多特别的技术要素。一个重要的因素是距离测量和它与技术错误的关系。由于儿童的肢体远短于成人，一个小的测量错误造成神经传导速度的误差，在短距离节段会大于长距离节段。例如，在成人，如果腕—肘间测得的距离是 20cm，但是比实际短 1cm（真实距离是 21cm），就造成测得的神经传导速度误差为 5%。但是在一个新生儿，如果测得的距离是 7cm，少测了 1cm，（真实距离为 8cm），测得神经传导速度误差就增加到 14%。这就强调我们在小儿中测量距离要特别小心。

在做婴幼儿检查时，要用小的电极。常用的鞍状电极，作用电极和参考电极相距 2.5cm，这对于大部分婴幼儿来说太大了（图 38-2）。除了新生儿应该用更小的电极，标准的 10mm 直径电极可适用于几乎所有的年龄段。标准的成人刺激电极对于婴幼儿来说，电极的接触面积以及阴极与阳极之间的距离都太大了。所以应该选用儿科刺激器以更准确地刺激神经（图 38-3）。

由于婴儿的肢体非常小，所以特别需要注意刺激方法。刺激强度应该越小越好，这是为了让患者容易接受，并避免近旁神经的共同刺激。由于肢体小，神经间隔很近，所以在婴幼儿更容易发生共同刺激。

针肌电图也需要注意技术问题，由于运动电位的体积很小，所以就是对最有经验的小儿肌电图医生，要鉴别正常的或肌病性的也是困难的，尤其对于婴儿。在婴儿神经病性疾病中，发生的募集减少和 MUAP 变大，观察起来比较直接和容易，故较易鉴别于正常的或肌病性 MUAP。

在婴幼儿中由于单个肌纤维体积都很小，所以鉴别纤颤电位和终板电位比较困难。与成人相比，在婴幼儿终板电位的范围相对较大，所以往往会记录到终板电位。终板电位容易与纤颤电位相混淆。应该特别注意发放是规则的还是不规则的，第一个波是负相还是正相波作为鉴别。因为纤颤电位表示活动性的去神经支配，所以将其与

表38-3　基于年龄和肌群的儿童 MUAP 平均值

年龄/岁	上肢肌肉/ms					下肢肌肉/ms					
	三角肌	肱二头肌	肱三头肌	掌肌	拇短展肌	股二头肌	胫前肌	腓肠肌	腓骨长肌	趾短伸肌	面肌
0~4	7.9~10.1	6.4~8.2	7.2~9.3	7.1~9.1	8.3~10.6	7.2~9.2	8.0~10.2	6.4~8.2	6.8~7.4	6.3~8.1	3.7~4.7
5~9	8.0~10.8	6.5~8.8	7.3~9.9	7.2~9.8	8.4~11.4	7.3~9.9	8.1~11.0	6.5~8.8	5.9~7.9	6.4~8.7	3.8~5.1
10~14	8.1~11.2	6.6~9.1	7.5~10.3	7.3~10.1	8.5~11.7	7.4~10.2	8.2~11.3	6.6~9.1	5.9~8.2	6.5~9.0	3.9~5.3
15~19	8.6~12.2	7.0~9.9	7.9~11.2	7.8~11.0	9.0~12.8	7.8~11.1	8.7~12.3	7.0~9.9	6.3~8.9	6.9~9.8	4.1~5.7
20~29	9.5~13.2	7.7~10.7	8.7~12.1	8.5~11.9	9.9~13.8	8.6~12.0	9.6~13.3	7.7~10.7	6.9~9.6	7.6~10.6	4.4~6.2
30~39	11.1~14.9	9.0~12.1	10.2~13.7	10.0~13.4	11.6~15.6	10.1~13.5	11.2~15.1	9.0~12.1	8.1~10.9	8.9~12.0	5.2~7.1
40~49	11.8~15.7	9.6~12.8	10.9~14.5	10.7~14.2	12.4~16.5	10.7~14.3	11.9~15.9	9.6~12.8	8.6~11.5	9.5~12.7	5.6~7.4
50~59	12.8~16.7	10.4~13.6	11.8~15.4	11.5~15.1	13.4~17.5	11.6~15.2	12.9~16.9	10.4~13.6	9.4~12.2	10.3~13.5	6.0~7.9
60~69	13.3~17.3	10.8~14.1	12.2~15.9	12.0~15.7	13.9~18.2	12.1~15.8	13.4~17.5	10.8~14.1	9.7~12.7	10.7~14.0	6.3~8.2
70~79	13.7~17.7	11.1~14.4	12.5~16.3	12.3~16.0	14.3~18.6	12.4~16.1	13.8~17.9	11.1~14.4	10.0~13.0	11.0~14.3	6.5~8.3

Reprinted with permission from Buchthal, F., Rosenfalck, P., 1955. Action potential parameters in different human muscles. Acta Psych Neurol Scand. Munsgaard International Publishers Ltd., Copenhagen. Denmark.

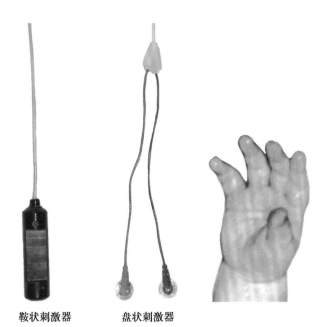

图38-2 小儿电诊断记录电极。 比较常用的鞍状电极（**左**）和10mm的记录电极（**中间**）与小儿的手（**右**）。因为小儿的肢体和肌肉都小，可以用较小的电极。标准的10mm电极可用于大部分的年龄段，包括小儿。新生儿则应用更小的电极。标准的电极例如鞍状电极，对于新生儿和小儿的手都过大

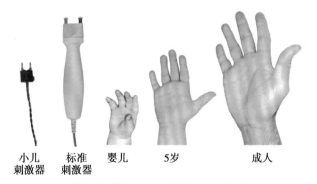

图38-3 儿科电诊断检查及刺激器。 标准刺激器适用于成人和大多数儿童。然而，对于婴幼儿，最好使用儿科大小的刺激器，以便更精确地刺激感兴趣的神经

终板电位相鉴别非常重要，特别是因为纤颤电位的发现可能导致预后很差的疾病的诊断，比如婴儿脊肌萎缩症。

如何检查小儿患者

虽然许多成人对于肌电图检查也心存忧虑，大部分人还是能接受的。在对成人检查前向患者解释，以减少其担心并与之建立良好的医患关系是个好办法。但在婴幼儿我们必须采用别的办法，减少其恐惧和建立良好关系。婴幼儿常由其家长陪同前来，应该请一位家长也在检查室，可帮助安抚小儿，医生进入房间时可把工作服先脱掉，用简单的词汇以非常关怀和帮助的口吻与患儿说话，当然检查婴儿是很困难的，因为他们并不懂，有家长在房间里是非常有效的。

为了得到患儿的配合，可以用几个方法。神经传导检查时，医生可以对患儿说电刺激就像拍一下或者像静电，最好不要说用"刺激"，因为电刺激这个词容易对患儿及家长产生负面影响。有一个非常有效的办法是，让患儿拿着刺激电极用小的刺激量，刺激医生腕部的正中神经，这样儿童可看到肌肉收缩，更重要的是让他们看到医生并没有觉得痛苦。在5～10岁的患者，我们常规地让他们先刺激肌电图医生的正中神经，常常可遇到家长也非常有兴趣知道，或者有兴趣感受这种刺激。关于针肌电图检查，永远避免用"针"这个词。没有人喜欢针，包括小儿。小儿对针是很熟悉的，因为每次见到儿科医生，他们就会接受一个或几个免疫注射。可使用电极或者"麦克风"这些词，当小孩听到是用一个非常小的麦克风放入肌肉，这样他们可以与医生一起听到肌肉的声音，小孩可能会变得有兴趣参与这个检查。

对于2～6岁的儿童做电诊断检查最为困难。婴幼儿虽然不配合，但他们并不会乱动，可以帮助固定肢体然后很快完成检查。对于极度躁动的小儿，肌电图检查是很困难的，对这些年龄段的小儿，常需使用镇静剂。

过去，经常使用温和的镇静药如水合氯醛。但是，这种镇静作用是很不充分的，被镇静的孩子通常不是在检查的过程中，而是在检查后回家的路上睡得很好。现在，在麻醉医生的监管下，用丙泊酚进行有意识的镇静，可以在使孩子尽可能不感到不舒服的情况下得到最好的检查数据。丙泊酚是一种静脉注射的镇静催眠剂，可以诱导麻醉或镇静。它的主要优势是快速催眠，通常从注射开始40秒内见效。而用其他的静脉注射麻醉剂，血脑平衡的半量时间为1～3分钟。当孩子用丙泊酚镇静时，神经传导检查和/或重复神经刺激检查可以很容易做出来。同样容易做的还有用针肌电图寻找不正常的自发电活动的检查。那么，减低丙泊酚的剂量，随着孩子从被镇静中醒来，动作单位电位又可以被分析到。

即便采用上述的措施，小儿肌电图还是非常

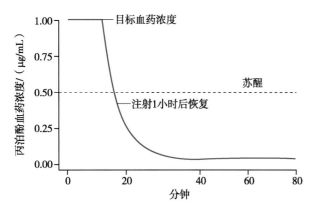

图38-4 丙泊酚血药浓度动力学。在麻醉师的指导下,可用丙泊酚成功地对接受电诊断检查的孩子进行镇静。它的主要优势是快速催眠。停止静脉注射后,丙泊酚血药浓度迅速下降,孩子在几分钟之内便可觉醒。当孩子被镇静时,神经传导、重复神经刺激、针肌电图(评估自发电活动)等检查都可以做出来。当孩子开始觉醒,便可分析 MUAP

有挑战性的。经验积累得越多,检查就越容易些。作为小儿肌电图医生,比其他情况下尤为重要的是"直奔主题"。应该根据以下几点来选择神经和肌肉:

- 哪些检查对于支持或排除诊断是最重要的
- 哪些神经检查是最快而且最容易做的
- 哪些肌肉是最容易激活而且疼痛最小

　　比如正中神经比胫神经容易触及和记录,因为在腘窝刺激时又难又痛。另外同样重要的是选择比较不痛和容易激活的肌肉来检查。比如,比较第一骨间肌和拇短展肌这两块 C8、T1 支配的上肢远端肌肉,检查第一骨间肌产生的疼痛要少许多。对于小儿要有目的地去选择比较不痛的肌肉,除非是必须检查,才会检查很痛的肌肉。还要注意选择容易激活的肌肉。不能合作的儿童,可选择对于感觉刺激产生回缩动作的肌肉,例如搔痒足底,引起胫前肌和腘绳肌收缩,因为小儿会反射性地回缩下肢。

　　做小儿肌电图最重要的规则之一是:

　　"当你能得到什么时就去得到什么"。当检查成人时,肌电图医生通常会先插针寻找插入电位和自发电位,然后把增益改为 200μV/ 格,并让患者主动收缩以观 MUAP。在小儿中,当针进入肌肉,如果看到 MUAP 在发放,不要试图让小儿放松肌肉,马上把增益改到 200μV/ 格,观察 MUAP。因为在之后你可能没有机会再看到 MUAP 了。不要使用成人中的常规方法来检查小儿。

儿科电诊断检查的目的

　　儿科电诊断检查的目的和成人是相似的。第一个目的是确定是否存在有神经肌肉疾病,对于介绍患者来做电诊断检查的医生来说,鉴别患者肌无力是中枢性的还是周围性的是最重要的问题。如果是周围性的,下一个目的,就是要确定是神经病性的、肌病性的或者是神经肌肉接头的问题。上述检查的结果可以使进一步的实验室检查更加有效和合理。如果是神经病性的,下一步就是鉴别是运动、感觉还是包括各种神经纤维。这个主要取决于 SNAP 感觉动作电位是否存在或降低。如果一个小儿肌电图发现有广泛的去神经和再支配,运动神经检查复合肌肉动作电位波幅降低,把这些发现综合起来考虑,提示为神经病性病变。如果 SNAP 是正常的,则病变最可能位于脊髓前角细胞。虽然这些发现也可能见于单纯的运动神经病,但是这在婴幼儿中可能性是极小的。另一方面,如果 SNAP 是异常的,则很可能是周围神经病,有完全不一样的鉴别诊断范围及预后。如果有周围神经病,下一个电诊断需要明确的将会是病变是否脱髓鞘性的,因为如此多的儿科周围神经病是遗传性的,也因为各种脱髓鞘性 CMT 是最常见的,所以如果神经传导速度是在脱髓鞘病变的范围是有重要意义的。当然也有一些儿科患者是获得性周围神经病,用指导成人检查的方式,我们通常可以将他们与遗传性脱髓鞘性周围神经病相鉴别(见第 26 章)。

　　总体来说,电诊断结果与最终诊断有非常好的相关性,尤其是对于神经病性疾病(即脊髓前角细胞疾病以及周围神经病)。对于儿科肌病性疾病,电诊断是很好的检查,但是不如其对于神经病性疾病,尤其在小于 2 岁的年龄组。如前文所述,正常的婴幼儿,其 MUAP 是很小的,比较难以与肌病性疾病相鉴别。此外,有些肌病尤其是先天性肌病,针肌电图检查常常不显示明确的异常,这与肌营养不良和肌炎的肌电图表现不同,后者在针肌电图检查中较易明确。人们大概会考虑在分子基因检测的当代,许多遗传性的神经肌肉疾病(例如脊肌萎缩症,许多形式的肌营养不良症和许多类型的 CMT),都可做 DNA 和其他形式的基因分析,电诊断的重要性可能不如以前。对于有典型遗传性疾病表现的婴幼儿,以上说法是正确的。在这种情况下,尤其是有明确家族史,常常可以以基因检测来肯定诊断。而不需要做电诊断检查，但这些患者是少数。在研究一个肌无力或者运动发育延迟的儿童中，电诊断检查起着主要的作用，可以引导以合理有效的步骤，对患者做系列的检查。有时根据电诊断检查结果，还可以直接做出诊断（表38-4）。例如 Dejerine-Sottas syndrome（DSS），这包括一组基因异源性的脱髓鞘神经病，常见于婴幼儿。DSS 临床表现很像 Werdnig-Hoffman（脊肌萎缩症Ⅱ型），但是 DSS 表现为人类最慢的神经传导速度，典型的低于 12m/s，通常情况下是低于 6m/s，发现如此慢的神经传导速度，即可指示诊断 DSS。之后，可以做合适的基因学检查。检查已知的 DSS 基因突变，包括 PO、MP22 和 EGR2 基因突变。

毫无疑问，小儿电诊断比成人肌电图要困难得多，然而，在了解了成熟化的过程，注意技术方面的问题，应用与检查成人不同的机制后，肌电图医生还是可以得到与检查成人同样有用的信息。

表 38-4 　儿童神经肌肉疾病的推荐方法				
		诊断检查 / 步骤		
疑似临床诊断	选项：	第一步	第二步	第三步
Duchenne-Becker 肌营养不良		DNA	MBx	
肢带型肌营养不良		DNA[1]	MBx	EMG/NCS[2]
先天性肌病		MBx	DNA	EMG/NCS[2]
Emery-Dreifuss 肌营养不良		DNA	MBx	EMG/NCS[2]
面肩肱肌营养不良		DNA	MBx	EMG/NCS[3]
强直性肌营养不良		DNA	EMG/NCS	
周期性瘫痪 / 肌强直		DNA	EMG/NCS	
代谢		MBx	DNA	EMG/NCS[3]
先天性肌病		MBx	DNA[4]	EMG/NCS[5]
皮肌炎 / 多肌炎		MRI	MBx	EMG/NCS[3]
不明确性近端无力		EMG/NCS	RMNS	MBx/DNA
脊肌萎缩症		DNA	EMG/NCS	MBx[6]
慢性炎症性脱髓鞘性多发性神经病		EMG/NCS	CSF	NBx
急性炎症性脱髓鞘性多发性神经病		CSF	EMG/NCS	
遗传性运动感觉神经病		EMG/NCS	DNA	
神经肌肉传递障碍		EMG/NCS	RMNS	Antibodies/DNA[7]

CSF＝脑脊液检查；DNA＝脱氧核糖核酸基因检测；EMG＝肌电图；MBx＝肌肉活检；MRI＝磁共振成像；NBx＝神经活检；RMNS＝重复运动神经刺激

值得注意的是，即使在分子诊断的时代，肌电图在儿童神经肌肉疾病的评估中仍然扮演着重要的角色。

1. DNA 检查现在可以用于大多数肢带型肌营养不良。此外，DNA 检查有助于确定肢带型肌营养不良的表型并排除 DMD/BMD；

2. 在不典型的散发性低肌酸激酶的病例中；

3. 可选择的；

4. 如果有检查；

5. 在某些情况下，EMG/NCS 可能是首选；

6. 如果 EMG/NCS 与 SMA 一致但 DNA 检查阴性；

7. 先天性肌无力综合征。

（From Darras，B.T.，Jones，H.R. Jr.，2000. Diagnosis of pediatric neuromuscular disorders in the era of DNA analysis. Pediatr Neurol 23，289-300，with permission.）

（冯淑艳　译）

推荐阅读

Darras, B.T., Jones, H.R., 2000. Diagnosis of pediatric neuromuscular disorders in the era of DNA analysis. Pediatr Neurol 23, 289–300.

Gabreels-Festen, A., 2002. Dejerine–Sottas syndrome grown to maturity: overview of genetic and morphological heterogeneity and follow-up of 25 patients. J Anat 200, 341–356.

Hellmann, M., von Kleist-Retzow, J.C., Haupt, W.F., et al., 2005. Diagnostic value of electromyography in children and adolescents. J Clin Neurophysiol 22 (1), 43–48.

Jones, H.R., Bolton, C.F., Harper, C.M., et al., 1996. Pediatric clinical electromyography. Lippincott Williams & Wilkins, Philadelphia.

Jones, H.R. Jr, De Vivo, D.C., Darras, B.T. (Eds.), 2003. Neuromuscular disorders of infancy, childhood, and adolescence: a clinician's approach. Butterworth Heinemann, Philadelphia.

Parano, E., Uncini, A., DeVivo, D.C., et al., 1993. Electrophysiologic correlates of peripheral nervous system maturation in infancy and childhood. J Child Neurol 8, 336–338.

Rabie, M., Jossiphov, J., Nevo, Y., 2007. Electromyography (EMG) accuracy compared to muscle biopsy in childhood. Child Neurol 22 (7), 803–808.

电诊断检查中的电学基础

39

在办公室、医院或者家里,我们被电子设备、家用电器,及其他电驱动装置所包围。尽管我们并不需要了解相关的电气和电子知识就懂得怎么使用电视、电话,或者烤面包机,但是这些实际的例子仅仅是我们作为电生理医师在电气和电子世界的冰山一角。

有人可能会问,开展常规的电诊断研究真的必须了解相关的电气和电子学的基础知识吗?尽管电子工程的学位确实不是必需的,但是这个问题的答案是肯定的。首先,也是最重要的,了解相关的电学基础知识,是安全地开展电诊断研究和防止对患者造成潜在电损伤的关键(见第40章)。其次,所有神经传导研究和针极肌电图研究所记录到的响应,都是经过放大、滤波处理后,再显示出来的微小电信号。电学和电子学知识可以帮助我们更好地理解这些电位信号代表着什么意义。最后,与上述原因同样重要的是,电学和电子学知识对于理解和纠正电诊断检查中频繁出现的各种各样的技术问题也是至关重要的(见第8章)。

电学基础

所有的原子都包含一个原子核以及围绕着原子核旋转的带负电的电子,原子核则是由带正电的质子和不带电的中子组成。大多数原子拥有一样数量的质子和电子,由于质子的吸引力,电子被束缚在其轨道中运行(即磁学中的异性相吸)。

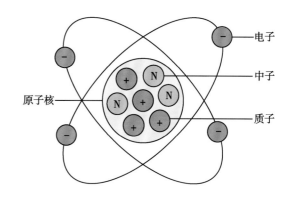

当电子离开自己轨道流向相邻的原子时,便形成了电流。那些允许电子在其内部自由迁移的材料被称为导体;相反的,那些阻止电子迁移的材料被称为绝缘体。金属是典型的导体,其中以铜为最常见。而橡胶、塑料、陶瓷则是常见的绝缘体。为了理解基础的电子电路,我们首先需要熟悉几个重要的定义:

- 库仑:标准的电量单位,大约等于 6.24×10^{18} 个电子。

- 电流:以符号 I 来表示,是实际的电子流量。单位是安培,用字母 A 来表示。1库仑的电量在1秒的时间内通过导体的某点,所产生的电流就是1安培。电流只有在存在完整回路的情况下才能产生。

- 电压:即驱动电流在导体中流动的电势。电势产生的根源是由于磁学的基础特性,即异性的带电粒子相互吸引。任何电子过剩的源(带负电的粒子)的电子都会流向电子缺少的源(带正电的粒子)。电压用符号 E 来表示。其单位是伏特,用字母 V 来表示。

- 电阻:抵抗电子流动。电阻用符号 R 来表示。电阻的测量单位是欧姆,用希腊字母 Ω 来表示。所有的材料,即便是导体,也会在一定程

度上阻碍电流的流动。一般来说，电阻会随
着导体的长度增加而增加、随着导体横截面
积的增加而减少。

电与水的类比

　　因为电流和电子不能被看见，因此将电流及
其基本定义联系起来会有一定困难。以水流来进
行类比是一个行之有效的理解电流及其特性的方
法。用水与水管的类比通常更容易掌握，并且可
以推演到电的理解上。

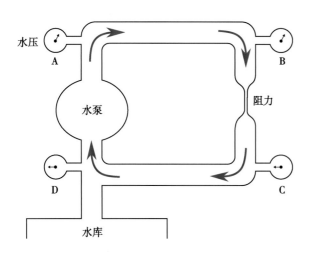

　　水可以用特定的容量来测量（比如，一公升或
者加仑）。因此，可以用一加仑的水类比一库仑的
电量（一定数量的电荷）。水的流动必须有一些外
力驱动或推动。这个力可以是重力，比如储存在
水塔中的水，或者一个水泵的机械推力。无论在
哪种情况下，水都是受到压力推动的。压力以单
位面积上力的大小来测量，一般用每平方英寸的
磅数（psi）表示。因此，水压可以类比为驱动电测
力的电压。如果两点之间的压力不同，水便会流
动（即，从水压高的地方流向水压低的地方）。同
样，如果两点之间的电压不一样，电子也会产生流
动。水流可以用单位时间内通过某一点的水量来
测量（例如，加仑每秒）。因此水的流动可以类比于
电子流动即电流，以安培来计算（1库仑的电量在1
秒的时间内通过导体的某点）。最后，水流的阻力
是由其流经的管道的物理特性所决定的。较长的
和尤其是窄直径的管道对水流的阻力较大。因此，
我们可以用管道对水流的机械阻力类比电路中的
电阻。

　　水流的大小遵循泊肃叶定律：

$$水流 = \frac{两点之间水压之间的差距}{水流的阻力}$$

　　在上图的 D 点，水的压力基本为零。水由水
泵抽上并加压，所以 A 点水压为高。水现在之所
以可以流动，是因为 A 点的水压高于 D 点的水压。
B 点的水压也为高压，因为 A 与 B 之间的管道直
径很大，水流的阻力很小。然而，在 B 与 C 之间明
显缩小的管道增大了水流的阻力。水流的阻力越
大，水流就会越小。相反，水压的差距越大，水流
越快。在 C 点，水的压力很低。但仍会比 D 点的
稍微高一点，这样水流才会从 C 点流向 D 点。如
果有额外的水，以某种形式进入这个系统中，而且
水量明显大于水泵能抽取的水量，那么这些水就
很容易被转移到水库中（类比于地，见后面章节）。

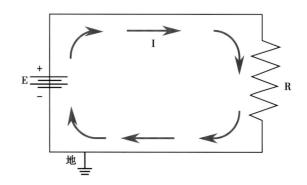

欧姆定律

　　电学中最重要的基本原理就是欧姆定律。欧
姆定律定义了一个电路之中电流、电压与电阻之
间的关系。欧姆定律是水流的泊肃叶定律的直接
类比。对于电子电路，欧姆定律的表述如下：

$$电流 = \frac{两点之间的电势差}{电阻}$$

$$I = \frac{E}{R}$$

　　上图描述了一个由一个电源（E）（电子的电势
源）连接一个电阻（R）组成的简单电路。电流的大
小由欧姆定律决定，$I = E/R$，其中，E 是电源的电压，
R 是电阻。同样，需要注意地线的连接。地线是理
想的零电势电位。大多数情况下，真正的地线是
通过物理方式连接接入大地（即通过管线入地）。

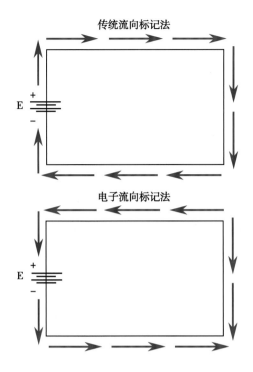

传统流向标记法

电子流向标记法

对电流的理解中有一个使人困扰的方面是弄清电流的实际流动方向。在传统的流向标记法中，电荷是从电源的正极（过剩）流向负极（缺少）。然而，电流是由电子的流动产生的，而电子是带负电荷的，所以电子的实际流动方向是从电源的负极到正极。在电子流向标记法中，电荷从负电荷多余的电源负极流向负电荷缺乏的电池正极。两种标记法都是正确的。多数的电气工程师和电气工程书中都采用传统流向标记法，本章也将采取这种方法。

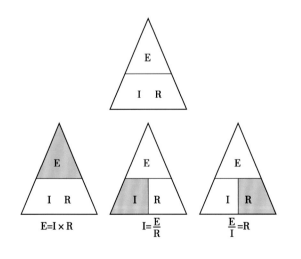

欧姆三角形图（上图）对于欧姆定律的关系的记忆是一种有帮助的辅助工具。如果一个三角形

是由在顶部的 E 和底面的 I 和 R 构成，那 E, I, R 的值很容易通过阻断需要求解的变量（图中的阴影），然后由另外两个参数的关系得出。

基尔霍夫定律

除了欧姆定律，还有其他两个重要的概念，统称为基尔霍夫定律。我们必须熟悉这两个定律，从而理解基础的电学。

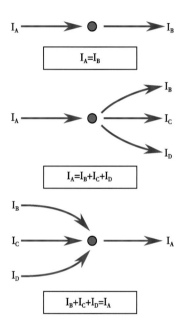

基尔霍夫电流定律指出，流经电路中任意节点的电流的代数和为零。也就是说，流入的电流的总和必须等于流出的电流的总和。这个定律实际也就是电荷守恒定律。流入一个节点的电荷数必须等于流出这个节点的电荷数。

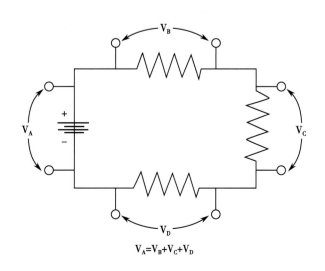

基尔霍夫电压定律指出，在一个封闭的电路，所有的电压降（即电势）的代数和等于这个电路的电源电压。上图的电源电压（V_A）串联三个电阻（B，C，D）。电流流经每一电阻都会在相应的电阻上产生电压降，分别用 V_B，V_C 和 V_D 来表示。基尔霍夫电压定律要求三个电阻的电压降之和等于电源的电压（即，$V_B + V_C + V_D = V_A$）。

简单电阻电路

串联电路

根据欧姆定律和基尔霍夫定律，我们可以对简单电阻电路的运行状态进行预测。

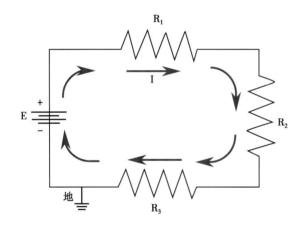

首先，以一个电源（E）连接三个电阻的简单电路为例。根据基尔霍夫定律，流经每一个电阻的电流（I）必须一致（即，流入每个节点的电流等于流出该节点的电流）。根据欧姆定律，经过每个电阻都会有电压降（$E = I \times R$）。因此，三个电阻的电压降分别为 $I \times R_1$，$I \times R_2$，和 $I \times R_3$。根据基尔霍夫电压定律，电源电压（E）等于所有三个电阻的电压降之和（$V_B + V_C + V_D$）。综合以上信息，应用简单代数：

$E = V_B + V_C + V_D$　　　　（基尔霍夫电压定律）

$E = I \times R_1 + I \times R_2 + I \times R_3$　（欧姆定律）

$E = I \times (R_1 + R_2 + R_3)$　　　（代数）

$E = I \times R$　　　　　　　（欧姆定律）

$R = R_1 + R_2 + R_3$　　　（代数，使用替代函数）

因此，串联的电阻可以直接相加计算出一个电路网络的电阻。同样以一个电源串联三个电阻为例（使用真实值）。

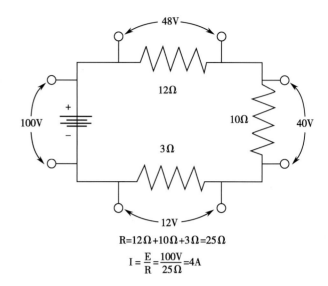

$R = 12\Omega + 10\Omega + 3\Omega = 25\Omega$

$I = \dfrac{E}{R} = \dfrac{100V}{25\Omega} = 4A$

电源的电压值是 100V。电阻的电阻值分别为 12Ω，10Ω，3Ω。因此，总的电路的电阻就是三个电阻的和（$12 + 10 + 3$）$\Omega = 25\Omega$。根据这个信息，电流很容易通过欧姆定律算出：

$$I = \frac{E}{R}$$

$$I = \frac{100V}{25\Omega} = 4A$$

知道电流的值，每个单独的电阻（48V，40V，12V）的电压降都可以通过欧姆定律（$E = I \times R$）算出。

并联电路

当电路中的电阻以并联的形式连接，在电路网络中的电阻同样可以通过欧姆定律和基尔霍夫定律算出。

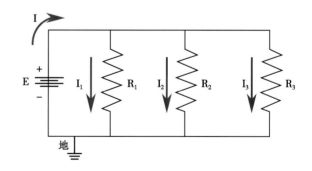

以一个电源（E）并联三个电阻的简单电路为例。根据基尔霍夫电流定律，总电流（I）等于流经各个电阻的独立电流的总和：

$$I = I_1 + I_2 + I_3$$

根据欧姆定律，每个电阻的电压降可以计算：

$$V_1 = I_1 \times R_1$$

$$V_2 = I_2 \times R_2$$

$$V_3 = I_3 \times R_3$$

根据基尔霍夫电压定律,电源电压等于任何闭路的电路的电压降。因此,三个电阻的电压都等于电源电压。

$$E = V_1 = V_2 = V_3$$

综合这些信息,我们可以解关于总电流的等式:

$$I = I_1 + I_2 + I_3$$

$$I = \frac{V_1}{R_1} + \frac{V_2}{R_2} + \frac{V_3}{R_3}$$

$$I = \frac{E}{R_1} + \frac{E}{R_2} + \frac{E}{R_3}$$

$$I = E \times \left(\frac{1}{R_1} + \frac{1}{R_2} + \frac{1}{R_3} \right)$$

现在我们可以算出总的电阻:

$$R = \frac{E}{I}$$

$$R = \frac{E}{E \times \left(\dfrac{1}{R_1} + \dfrac{1}{R_2} + \dfrac{1}{R_3} \right)}$$

$$R = \frac{1}{\dfrac{1}{R_1} + \dfrac{1}{R_2} + \dfrac{1}{R_3}}$$

因此,电阻并联减少了总电阻值,与电阻串联增加总电阻值相反。例如,三个电阻串联,每个都是100Ω,总电阻等于300Ω。然而,三个电阻并联,每个100Ω,总电阻等于33Ω。和水的类比如下:想象一个装满水的桶,水的重量会给予桶的底部一定的水压。如果在桶的底部钻一个孔,水将开始从孔中流出,水流的大小基于孔的大小(即,电阻)以及水压的大小。如果在旁边再钻一个孔(即,并联),那现在就有两个孔可以出水(在同一个水压下),因此流出桶的水量(即,电流)将增加。因此,并行的两个孔有效地减少了水流出桶的阻力。

直流电与交流电

直流电(direct current,DC)的指流动方向不变的电流。在直流电中,电子均匀地从电源通过导线流向负载(即,电气设备),然后返回电源。电池是最平常的直流电电源。

然而,**交流电**(alternating current,AC)也同样可以提供电流。在交流电中,电流遵循正弦波的形式,首先流向一个方向,然后反转。电流在1秒

中会反转极性很多次[以周期每秒(CPS)或赫兹(Hz)来衡量]。家庭和办公室墙上的插座提供的60Hz用电是最常见的交流电例子。

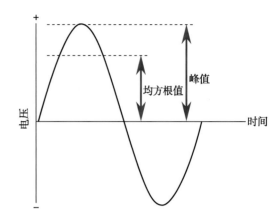

因为直流电的电压是恒定的,所以它们的测量方式是直接的。而交流电的测量相对而言就要更加复杂,因为电压和电流的数值时刻都在变化着。有很多测量交流电的方法,可以测量基线到峰的数值或者负峰到正峰的峰值。平均值的方法就没有用了,因为交流电的电流平均值实际上为零。无论如何,测量交流电的最常用方法就是均方根(RMS)法。均方根法是通过将波形分成很多小增量,每个增量的平方和所有平方的平均值可以得出;最后,这个平均值的平方根就是均方根值。因为电路的功率等于电压乘以电流,所以均方根值是测量交流电的最有效方法。

$$功率(瓦特) = E \times I$$
$$= E \times \frac{E}{R} \left(根据欧姆定理\frac{E}{R}替代I \right)$$
$$= \frac{E^2}{R}$$

因此,功率与电压的平方成正比。所以,对于相同的电阻,均方根为1伏的交流电和1伏的直流电提供的功率是一样的。对于典型的家庭或者办公室交流电,均方根电压约等于0.707乘以基线与最大值之间的电压差。因此,在美国,120V RMS相当于大约170V的基线与峰值的电压差。

一个很自然的问题就是:为什么电是交流的?电流在1秒内不断地在相反的方向来回流动让人感觉困惑与费解。然而,所有常用的发电方式产生的都是交流电。无论能源的来源是风力、水力、核能、煤炭,或者天然气,最终都是要通过旋转的机械运动(例如,风力和水力直接转动转轴;核能,

煤炭，天然气通过加热产生的水蒸气驱动涡轮转动）。将一个放置在强磁场下的线圈（环形的导体）固定在机械的转轴上，当线圈在磁场中旋转时，电就产生了，并流向附加的负载。线圈在磁场的角度和方向决定了产生的电的大小与方向。当线圈垂直于磁场方向并朝线圈正面向上移动，此时产生电流为最大的正向电流（即，正弦波的顶端）。然而，当线圈垂直于磁场并朝线圈反面向上移动，此时产生的电流为最大的反向电流（即，正弦波的底端）。当线圈平行于磁场方向时，此时没有电流产生（正弦波的零点）。磁场中旋转的线圈赋予其产生的交流电正弦波的特性。

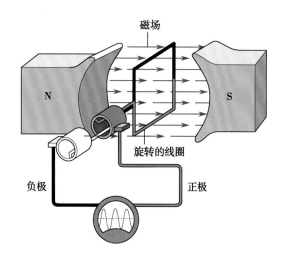

电容，电感和电抗

除了简单的电阻电路，我们需要进一步学习电容、电感和电抗的基础知识。虽然这些概念比较复杂，但它们直接关联电生理研究中的低频和高频滤波器，杂散的泄漏电流可能有对接受电生理研究的患者造成电气伤害的潜在风险（见第40章）。

尽管电容和电感在直流电路中出现，但它们与交流电路更加密切。而电抗的概念只适用于交流电路。如同下面描述，电容与电感有很多共同的基本特性，但同时也存在着明显和重要的差异。

电容

电容，用符号 C 来表示，是具有允许存储电荷的特性的电路。电容的单位是法拉，用字母 F 来表示。电容器是由一对导电板及其中间薄薄的绝缘材料（绝缘材料被称之为绝缘体）隔离层组成。当电压加上电容器的导电板两端，电子被驱使流

入一个导电板，而流出另外一个导电板。有过剩电子的导电板带负电荷，相反，缺乏电子的导电板则带正电荷。电容器存储的电荷量与加在其两端的电压成正比，由下式表达：

$$Q = C \times V$$

其中电荷 Q 的单位是库仑，电容 C 的单位是法拉，电压 V 的单位是伏特。

因为导电板中间的绝缘材料，没有实际的电流（即流动的电子）穿过导电板；但是，仍然存在"显见的流动"，这被称为电容电流。

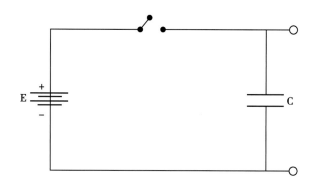

以上面一个电源连接单个电容，带简单开关的电路为例。

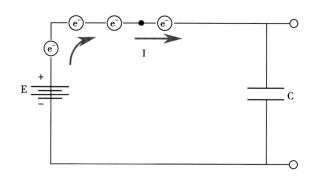

当开关闭合时，电子从电源流向电容器的导电板。电子的流动会在导线上产生实际的电流。当电子到达负极的导电板后，它们无法真正穿过导电板。

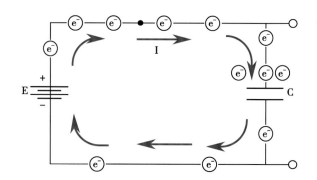

然而,在负极导电板积累电子的结果是导致对面的导电板的电子被排斥出去(在磁学中,异性相吸,同性相斥)。因此,就会有一个"显见电流"穿过电容器。这个过程会继续,直到电容器两端的电压等于电源电压。

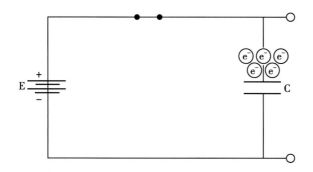

到那时,就没有更多的显见电流。电容器已经被充满电,两个导电板之间也会产生一个电场。

电容器电荷积累的速率(和由此产生的电压)是呈指数变化的,基于方程:

$$电压 = 1 - e^{-t/RC}$$

其中 t 是时间

e(自然对数基数)等于 2.718 281 828 459 045 235

R 是电路中电阻,以欧姆为单位

C 是电容,以法拉为单位

我们注意到,在上面的等式中,电路电压上升到最大值所需要的时间由电阻与电容的乘积决定。RC 就是电容电路中的时间常数。

当 $t = RC$

(电容)电压 $= 1 - e^{-1} = 0.632 = 63.2\%$

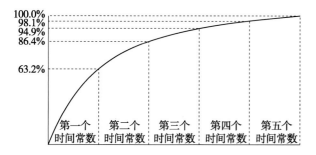

因此,时间常数(RC)定义了电容器两端的电压到达到它的最大值的 63.2% 所需要的时间。在第二个时间常数期间,电压会以剩余的 36.8% 的电压差为基础,继续上升 63.2%,或者可以直接说总共上升 86.4%。电容器两端电压要上升到最大值,需要经过五个时间常数的时间。

当电容器完全充满电后,关闭电源后会发生什么呢?相反的过程会发生,电容器会开始放电,多

余的电子会从电容器的负极导电板流出(即充电过程的相反方向)。同样,显见的电容电流会在电路的另外一端产生,并持续到电容器完全放电。电容器的放电过程是呈指数变化的,如下等式描述:

$$电压 = e^{-t/RC}$$

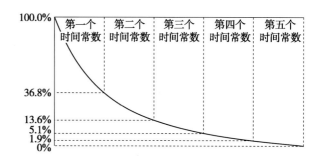

因此,一个时间常数的时间过后,电容器的电压会降低到原始值的 36.8%。同样,电容器完全放电需要大约五个时间常数的时间。

在直流电路中,当电路初始闭合,电流开始流动。然而,五个时间常数的时间过后,电容器将完全充满电,也就没有进一步的电流产生。在这个时候,电容器实际上相当于开路。理解了简单直流电路中电容器的特性有助于我们推断出交流电路下的情况。

以电流频率远高于频率 $1/RC$ 的交流电路为例。当电流最开始作用于电容电路时,由于显见或者电容电流的存在,它流动没有限制。如果交流电在电容器没有完全充满电之前反转了电流方向,一个电容或者显见电流将会流向反方向。因此,从本质上讲,高频电流电路下的电容器相当于短路。相反,如果电流的频率远低于频率 $1/RC$,电容器可以在电流方向反转前完全充满电。因此,低频电流电路下的电容器相当于开路。这些特性可用来改进低频和高频滤波器的设计(见接下来章节)。

在交流电路中,我们还注意到电容器不断地充电和放电。当电荷在电容器两端的导电板积累时,在两个导电板之间就会产生一个电场。因此,在交流电路中,电容器周围存在着一个不断扩展或者消退的电场。其他靠近这个变化电场的导体会产生电容电流。这对于理解杂散电容的概念和泄漏电流的危险是非常重要的(见接下来节)。

电感

电感是指电路中能够引起电流的任何改变的一种属性。电感用符号 L 来表示,单位是亨利(H)。

电感有点像机械惯性，必须克服它才能使用物体移动或者停止。电阻阻碍电流的流动，而电感只会阻碍电流的变化。如果电流增加，电感会试图把它降下来；相反，如果电流减少，电感会试图将它升上去。

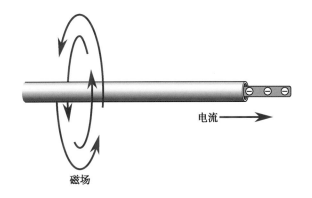

磁场

电流引发的磁场导致了电感的产生。当电流流动时，导体周围就会产生一个磁场，我们称之为电磁场。在磁场中移动导体会在导体中感应出一个电压。同样，将导体固定在一个正在扩展或者消退的磁场中，也会在导体中感应出一个电压。因此，当电流最开始在导体中流动时，一个扩展的磁场将会产生。这个扩展的磁场（即，变化的磁场）在导体中感应出一个阻碍电流流动的电压，我们称之为反电动势。这个反电动势会在电流达到一个稳定值之前造成一个时间延迟。当电流达到一个稳定值后，导体周围的磁场将会不变，不会有进一步的反向电压产生。

与电容的计算类似，电感电路中的电流呈指数变化，如下式所示：

$$电流 = 1 - e^{-t/\frac{L}{R}}$$

其中 t 是时间

e（自然对数基数）等于 2.718 281 828 459 045 235

L 是电感，单位是亨利

R 是电路中的电阻，单位是欧姆

我们注意到，在上面的等式中，电路中电流上升到最大值的时间是由电感与电阻的比值决定的。这个值（L/R）就是电感电路中的时间常数。

当 $t = L/R$

$$电压 = 1 - e^{-1} = 0.632 = 63.2\%$$

因此，时间常数定义了电流上升到它的最大值的 63.2% 所需的时间。在第二个时间常数期间，电流会以剩余的 36.8% 的值为基础，继续上升 63.2%，或者可以直接说总共上升 86.4%。电流要

上升到最大值，需要经过五个时间常数的时间。

在稳定的状态，关闭电源后会发生什么呢？相反的情况会发生，电磁场会消退，并在导体中感应出一个反电动势，阻碍电流的流动。电流的下降也呈指数变化，如下面等式描述：

$$电流 = e^{-t/\frac{L}{R}}$$

因此，一个时间常数的时间后，电流会下降到其原始值的 36.8%。同样，电流下降为零大约需要五个时间常数的时间。当电流达到稳定的状态（在这里是为零），磁场将不会变化，也不会有进一步的感应反电压产生。

在直流电路中，当电路闭合时，电流的流动最开始会受到电感的阻碍。然而，五个时间常数的时间后，电流达到稳定状态，没有进一步的感应电压产生。在这个时候，电感相当于短路。理解了简单直流电路中电感的特性有助于我们推断出交流电路下的情况。以电流频率远低于频率 $1/(L/R)$ 的交流电路为例。当电流最开始作用于电路时，它受到电感的阻碍。然而，经过五个时间常数时间后，电流达到稳定状态，没有进一步的感应电压产生。因此，对于低频电流电路，电感允许电流流动并达到其最大值。然而，在电流频率远高于频率 $1/(L/R)$ 的交流电路中，交流电在电流达到稳定状态之前已经反转。在这种情况下，电感可以有效地抑制高频电流的流入。

因此，与电容器以电场的形式存储能量类似，电感则是以磁场的形式存储能量。与电容一样，电感也是由频率决定的。如果频率较低，在正弦波极性反转之前，电流可以有更多的时间去达到其最大值。相反，如果频率很高，电流达到其最大值所能利用的时间就很少。因此，电感对高频的抑制作用大于低频；这个恰恰与电容相反。外推至极限，电感对低频相当于短路，对高频相当于开路。

在交流电路中，电流会不断地流动和反转，导体周围的磁场也会不断地扩展和消退。靠近这个变化的磁场的其他导体可能产生感应电压，这个对于我们理解杂散电感的概念和泄漏电流的危险是非常重要的（见接下来章节）。

电抗和阻抗

在纯电阻电路中，不论是直流或者是交流，阻碍电流流动的都被称为电阻。然而，在交流电路中，电流还会受到电感，电容，或者是两者的阻碍。电容

阻碍电流流动的属性是容抗,称之为 XC。电容越大,电容的容抗越小。电感阻碍电流流动的属性是感抗,称之为 XL。电感越大,电感的感抗也越大。与电阻一样,电抗的单位也是欧姆(Ω)。因此,交流电路的总电抗由感抗和容抗共同决定。很明显,根据之前的讨论,电感的感抗和电容的容抗与频率大小相关。对于电感,频率越高,感抗越大。相反,对于电容,频率越高,容抗越小。

电容的容抗和电感的感抗可以通过以下等式计算:

$$XC = \frac{1}{2\pi fC}$$

其中 f 是频率,C 是电容。

$$XL = 2\pi fL$$

其中 f 是频率,L 是电感。

最后,阻抗用字母 Z 表示,单位也是欧姆(Ω)。阻抗是表示交流电路对电流流动的总的阻碍能力,包括电阻,电容的容抗,电感的感抗。阻抗可以使用下面等式计算:

$$阻抗(Z) = \sqrt{R^2 + (XL - XC)^2}$$

因此,根据上面等式,我们可以得到阻抗的几个特性:

- 阻抗 = 电阻,在没有电容和电感的电路中
- 阻抗 = 电阻,在电容的容抗等于电感的感抗的电路中
- 电容的容抗与电感的感抗是相互直接对抗的

波形,频率分析,滤波

在神经传导和针极肌电图检查中,每一个显示波形都代表着一个经过采集、放大和滤波的微小电生理电位(即,电压)。最后一个过程是滤波,它通过防止基线漂移,减少不希望出现的电噪声来提高记录的电位的质量。为了理解滤波的过程,我们首先必须学习各种记录波形的频率谱。

傅里叶变换是一种声明任何波形都可以分解成一系列正弦波相加的结果的数学结构。这些正弦波的波幅,频率,相位都是不一样的。最直观的一个例子就是方波,其也可以通过一系列正弦波相叠加进行构造。

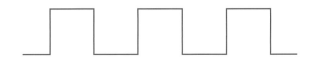

以上图 3Hz 的方波为例。

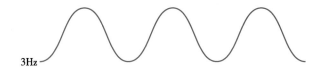

这个方波首先被近视为一个 3Hz 的正弦波。

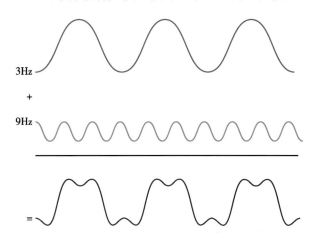

如果一个小波幅的 9Hz 正弦波叠加到 3Hz 的正弦波上面,叠加的波形更加接近于方波。

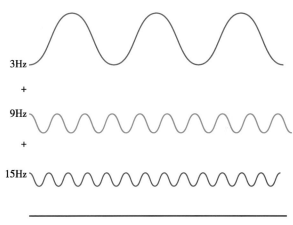

如果现在一个更小波幅的 15Hz 正弦波叠加到之前的两个正弦波上面,便会产生新的更接近于方波的合成波形。如果我们继续分析,方波的傅里叶变换可以分解为以下的等式:

$$= \sin(x) + 1/3\sin(3x) + 1/5\sin(5x) + 1/7\sin(7x)$$
$$+ 1/9\sin(9x) + 1/11\sin(11x) + \cdots$$

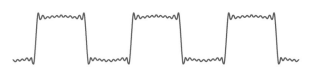

上面的波形是十个分离的正弦波叠加的傅里叶结构的结果。因此,随着更高频率和更小波幅的正弦波叠加进来,合成的波形就会越来越接近真实的方波。因此,一个3Hz的方波包含了3Hz,9Hz,15Hz,21Hz,27Hz,以及其他更高频率的正弦波成分。

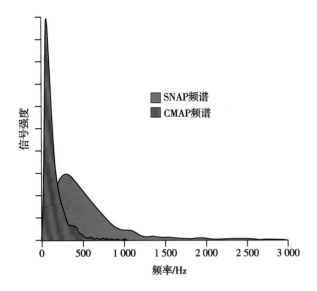

相似的分析也可以应用到常规的电诊断研究记录的波形中。上面显示了一个复合肌肉运动电位(compound muscle action potential,CMAP)与一个感觉神经运动电位(sensory nerve action potential,SNAP)相关频率成分的组成对比(Gitter and Stolov,1995)。我们注意到,相对于CMAP,SNAP拥有更多高频的成分。

理想情况下,我们希望肌电图机准确地显示我们感兴趣的放大后的生物电信号。然而,如果一个信号包含电噪声,那么记录和还原信号就会比较困难。一般来说,超低频的噪声会导致信号基线漂移污染感兴趣的信号,而超高频的噪声会模糊掩盖很多小波形(例如SNAP,纤颤电位)。因此,我们需要过滤掉不必要的低频和高频干扰,尽可能保留真实波形的频谱。

低频(高通)滤波器

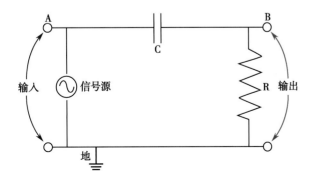

低频滤波器可以移除不需要的低频信号,同时允许高频信号通过。模拟低频滤波器由一个电容后面连接一个电阻构成。在上图和后面的图中,信号源会模拟产生一个低频波形,一个高频波形,一个方波输入电路中。我们将在A点测量输入信号(相对参考点或地),在B点测量输出信号(对参考点或地)。

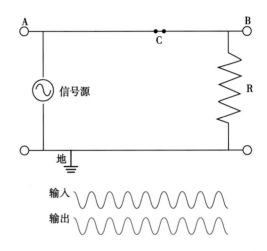

回顾之前讨论的内容,在高频交流电路中,电容器相当于短路,允许电流通过。如果交流电在电容充电前改变方向,那显见或电容电流将继续保持不变。

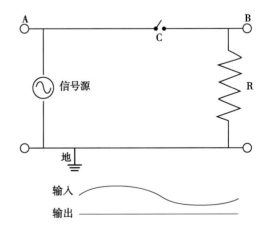

相反,对于超低频交流电路,电容器相当于开路。在这种情况下,在电流方向改变前,电容器将有足够的时间完全充满电。一旦电容器完全充满电,将不会有电流流动,不论是真实还是显见的。在这个时候,电容器相当于开路,不允许信号从A点到达B点。

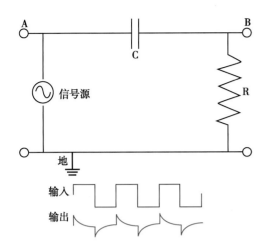

当然,绝大多数信号是低频和高频成分的混合。如果方波通过一个低频滤波器,高频部分将会通过,但是低频部分将会被过滤掉。

高频(低通)滤波器

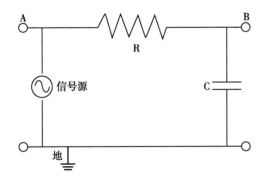

高频滤波器滤除不需要的高频信号,同时允许低频信号通过。模拟高频滤波器由一个电阻后面连接一个电容构成。

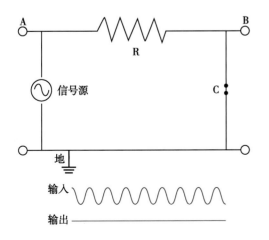

在高频交流电路中,电容实际上等效于短路,将信号直接接地。

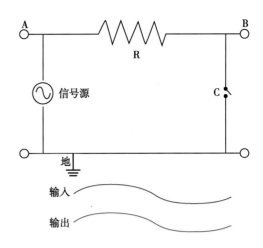

相反,在超低频交流电路,电容等效于开路。在这种情况下,在电流方向改变前,电容器将有足够的时间完全充满电。一旦电容器完全充满电,将不会有电流流动,不论是真实还是显见的。在这个时候,电容器相当于开路,允许信号波形从B点输出。

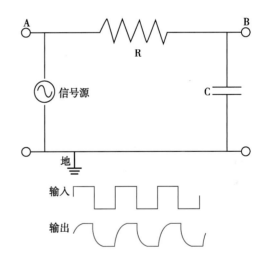

当然,绝大多数信号都有高频和低频成分。如果方波通过一个高频滤波器,低频部分将会通过,高频部分将会被过滤掉。

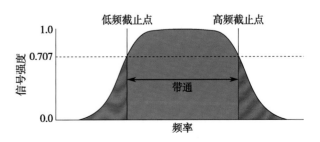

将低频和高频滤波器串联起来,就能得到一个带通范围,高于或低于截止值的频率都将被滤掉。然而,没有带通滤波能够将高于或低于截止

值的频率精准地过滤掉。频率在正常的转折频率范围内可以通过。一般情况下，对于高通和低通滤波的转折频率值定义为信号的功率降低为原来的 50% 时的频率点（即，大约是原电压的 0.707。因为功率与电压的平方成正比，$0.707^2 \approx 0.50$）。

对电诊断检查的实用意义

恭喜你。你已经阅读到这章的章末了，但你仍然会问在电诊断研究中真的需要了解基础的电气电子知识吗？答案很显然是肯定的，因为这章介绍的原理在电诊断研究中具有很多实用的意义。其中最重要的有以下几点：

- **滤波器**。我们知道，所有的波形，包括电诊断研究中记录的信号，都有自己独特的频谱。使用电子滤波器可以过滤不需要的低频和高频噪声，同时又不影响信号的主频率（即带通）。虽然滤波器过滤了多余的电噪声，但同样也会影响到信号的波形，改变波形的某些特征（高频滤波器对波幅影响较大，低频滤波器对时限影响较大）。

- **神经传导速度检查中组织的滤波作用**。皮肤及皮下组织相当于一个高频滤波器。根据这个原理，如果表面电极没有放置到神经或肌肉上面的最佳位置，波形中的很多高频成分将被滤掉。波幅主要是高频响应。SNAP 比 CMAP 含有更多高频成分。因此，如果表面电极没有放置到最佳位置，神经传导速度检查的波幅会减小，SNAP 比 CMAP 波幅减小得更厉害。如果患者有下肢水肿，即使表面电极放置在最佳位置，神经或肌肉与表面电极之间涨大的组织和水肿会造成人为的低波幅。

- **针极肌电图检查中组织的滤波作用**。在针极肌电图检查中，针电极与运动单位动作电位之间的组织相当于高频滤波器。再次提示，波幅主要是高频响应，运动单元动作电位（MUAP）波幅会显著地受到针电极与运动单位之间距离的影响。在针极肌电图检查中，当主尖峰的时限非常短、小于 500μs 时就是分析 MUAP 的最佳进针位置。这保证了针电极与运动单元的距离足够近。同样，组织作为滤波器的属性解释了为什么时限比波幅更加适合确定运动单位的大小。时限主要是低频响应。因此，作为高频（低通）滤波器的组织，使来自同

一个运动单位的远处肌纤维的低频成分也能够被记录下来。

- **环境的感应电噪声**。附近的广播或咖啡机是怎么对电诊断研究造成电干扰的呢？任何电源线都有 60Hz 的交流信号。电源线的周围产生不断扩展和消退的电磁场。如果一个导体（比如，记录电极）靠近这个电磁场，其导线将产生一个感应电压，然后这个电压将被放大，经常会造成放大器的饱和并掩盖有用的信号。

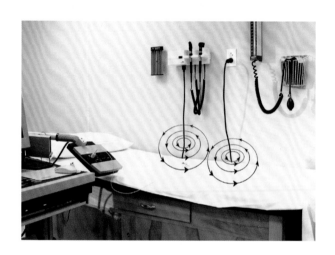

上面的照片是我们其中的一个实验室关于这个问题的一个实例。我们注意到，检眼镜挂在靠近肌电图检查床的墙上，旁边还有电源线，电源线周围会产生一个看不见的正在扩展或消退的电磁场。当记录电极放置在电磁场的附近，导线将产生感应电流。除非将电源插头从插座中拔出，否则感觉响应在这种过度电噪声的环境下将无法记录。

- **电流刺激器的线缆与记录电极不能互相交错或靠近**。当刺激器工作时，一个简短的电流将流过刺激器，并在刺激器的线缆周围产生一个先扩展后消退的电磁场。如果记录电极或者其导线靠近这个电磁场（特别是与线缆交错接触），在记录导线将很容易产生一个感应电压，导致一个较大的刺激伪迹。

- **消除电极阻抗不匹配的重要性**。不管我们怎么努力，每个肌电图检查室都会不可避免地存在着来自附近电气设备的 60Hz 电噪声干扰。然而，如果作用电极和参考电极的阻抗（包括电阻，电容的容抗和电感的感抗）恒定，那么任何的电噪声在两个电极上将产生一样的干扰电压（根据欧姆定律：电压 = 噪声电流 × 阻抗）。因为所有信号都是通过差分放大器进行

放大的，干扰电压就会相互抵消掉。我们运用了很多重要的技术来保证记录电极的阻抗匹配，例如，同轴电缆的使用，良好的皮肤处理，在电极与皮肤之间填充足量的导电膏等。

- **接地电极的重要性**。有人第一眼看到的时候会认为，参考电极与地线之间没有区别，因为两者都零电位。然而，所有的电压都是相对电位，是由电路中不同的两点决定的。因此，电路中 10V 的电位可以是一个比地（零电位）高 10V 的点与地之间的电势差。然而，10V 的电位也可以是一个比地高 20V 的点与一个比地高 10V 的点之间的电势差。因此，在大多数的电子应用领域，通常在零线或参考电极与地线之间都会有一个电位差（即一个电压）。

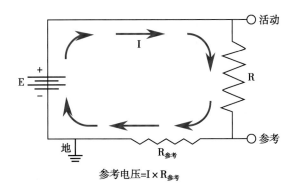

参考电压 = I × R参考

当信号被记录时，就会有电流从作用电极流向参考电极。即使参考电极是导体，也会存在着一定的电阻。因此，根据欧姆定律（$E = I \times R_{Reference}$），参考电极的头端将会产生一个小电压。因此，实际上，地的电位会比参考电极的电位低一点。如果有杂散电流在患者身上产生，地可以提供一个安全的消散电流通路，从而避免可能对患者造成的电损伤（见第 40 章）。此外，因为地的电位比参考电极低，任何杂散电流都会优先分流到地电极而非参考电极（电优先通过电阻最小的路径）。因此，电噪声就不会污染参考电极和掩盖我们感兴趣的电位。

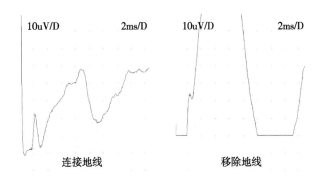

| 10uV/D | 2ms/D | 10uV/D | 2ms/D |

连接地线　　　　　　　移除地线

这是很容易在肌电图实验室里得到证实的。在上面的例子中，在一个正常人身上记录一个常规径向的感觉响应波形，第一个图是连接地线的情况，第二个图是移除地线的结果。我们注意到，当不连接地线的时候，将会叠加进来很大的 60Hz 电信号，使感觉响应波形几乎不可见。

- **泄漏电流：杂散的电容和电感**。虽然肌电图仪在设计的时候会想方设法减少泄漏电流，但仍然会有一部分泄漏电流在机器的底架从杂散的电容和电感中产生。这是因为任何包含电容的交流电路都会有扩展或消退的电场。同样，任何交流电路都会有扩展或消退的磁场。如果机器的底架含有金属（即，导体）与内部电路的电场或磁场足够近，杂散电容或电感电流就有可能产生。这些小的泄漏电流对某些脆弱的患者有着潜在的电损伤危险（见第 40 章）。对机器进行预防性的维护以及严格按照明确的协议操作可以消除这些可能的危害。

（姚　博　译）

40 电诊断检查中的电学安全和医源性并发症

一般人均能耐受电诊断检查,不会有明显的副作用。大多数的神经传导检查都使用非侵入式的表面刺激和记录电极。然而,刺激患者外周神经时,电流需要施加到患者身上。在某些情况下,该电流可能会给体内植入起搏器、心脏复律除颤器和其他类似心脏装置的患者带来一定的危险。针肌电图是一种侵入性检查,引起医源性并发症很少见。主要是气胸、出血、感染和局部损伤。此外,在神经传导检查和针肌电图检查中,患者都通过记录电极与肌电图机器连接。因此,这两个检查过程,患者都处于杂散的泄漏电流的危险中,对于电敏感的患者更是危险,这种情况在 ICU 中比较常见(见后叙)。

所有的电学设备,包括肌电图机,都需要电流才能工作。电流通过墙上插座(图 40-1)的电源线输出。在美国,典型的电插座包含三个输入:一个带有 120V 电压的 60Hz 交流电的黑色火线,一个电位接近于 0V 的白色零线,还有一个用于消除泄漏电流的绿色的地线。当电路接通,电流从火线输出,通过肌电图机后,从零线流回,根据欧姆定律(见第 39 章),电流的大小由火线与零线之间的电阻的总和决定。每条导线,包括电源线,都有一定的电阻;因此,零线上将会出现一个小电压,根据欧姆定律,其大小等于流经的电流乘以电源线的电阻(图 40-2)。这个电压会随着电源线的长度增长而增加,如果有外加的电源线延长线,电压会进一步增加。此外,机器的底架也经常会有由内部电子通过杂散电容和电感引起的小的泄漏电压(图 40-3)。因此,泄漏电流可能通过机器底架的杂散电压或者零线(参考)端输入到患者。因为地线电极更加接近真正的零电位,所以给泄漏电流提供了一条无害的释放路径。

电危险取决于泄漏电流的大小以及其是否流经心脏。很小的电流[例如 200 微安(μA)]直接作

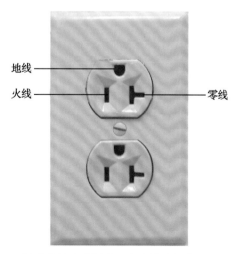

图 40-1　标准的墙上电插座。 安全的电插座必须包含三个输入:带有 120V 电压的 60Hz 交流电的黑色的火线,电位接近于零伏的白色的零线,还有用于消除泄漏电流的绿色的地线。使用包含地线的三头输入插座对于所有的肌电图的电安全是至关重要的

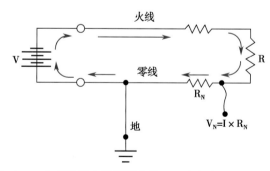

图 40-2　参考端的杂散泄漏电流。 因为每条导线,包括电源线,都有一定的电阻(R_N);因此,零线上会出现一个小电压(V_N),根据欧姆定律($V = I \times R$,其中 I 是电流),其大小等于流经的电流乘以电源线的电阻。这个电压会随着电源线的长度增长而增加,如果有外加的电源线延长线,电压会进一步增加。因此,参考电极上的电压并不为零,而成为产生流向患者的泄漏电流的可能来源

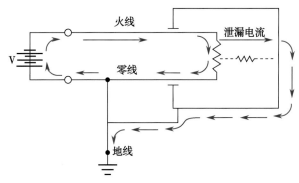

图 40-3 杂散泄漏电流：肌电图机的杂散电压。 由于内部电子作用于杂散电容和电感，肌电图机的底架经常会出现小的泄漏电压。这个泄漏电压是另一个流向患者的泄漏电流的可能来源

用于心脏可引起心室颤动，甚至死亡。然而，正常健康的人通常都会有两个重要的保护机制。首先，干燥和完整的皮肤形成一个高电阻。其次，心脏周围大量的软组织稀释了施加到身体的任何电流（例如，一个施加到两臂之间的电流，由于周围组织的稀释作用，到达心脏时只有原信号的 1/1 000）。

泄漏电流引起的电击伤的危险会在以下情况下增加。

- 电学设备故障
- 多个电学设备同时连接到患者身上
- 失去身体正常的保护机制

最后两个（多个电学设备同时连接到患者身上和身体失去正常保护机制）会导致出现"电敏感"患者，这是在 ICU 中常见的状况。

为了防止在电诊断检查过程中的电击伤的可能性，机器的常规维护很重要，一定要使用地线，当将电学设备连接患者时，一定要遵循正规的操作指南（框 40-1）。木床比铁床合适，因为木床不导电。为了减小电源浪涌的危险，必须在给患者贴电极前开机，在去掉患者的电极后再关机。设备必须由生物医学工程师定期检查，测量泄漏电流和检验接地的可靠性。通常情况下，底架与地之间的可接受的泄漏电流是小于等于 $100\mu A$，而输入与地之间的可接受的泄漏电流是小于等于 $50\mu A$。为了降低参考电极产生电压的危险，应当避免使用延长线。必须使用地线电极，以避免电流流向患者。地线电极与记录电极放在同一肢体，使泄漏电流无法经旁路流经心脏（图 40-5A）。

当患者同时连接到其他的电学设备时，完整的接地电极和合适的放置位置最重要。如果肌电

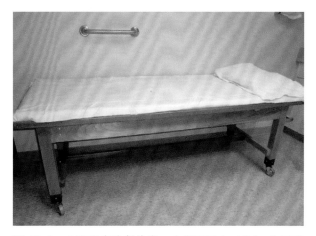

图 40-4 木床和电诊断检查。 木床不导电；因此，为了确保电诊断检查过程的安全，木检查床比铁床合适

图机的地线不起作用（即地线失效），肌电图机的杂散电流会流向另外的电学设备的地线电极。如果其通路流经过心脏，并且电流足够大，理论上可能诱发心律失常（图 40-5B）。

电击伤的危险

中心导管和电线

导致患者变为电敏感最常见的情况是皮肤的正常保护功能被静脉注射导管和电线破坏。如果这些线与心脏有实际的接触或很靠近心脏，这种危险性更增加，譬如中央静脉注射导管（图 40-6）。最危险的情况是外部电线靠近心脏或者在心脏里，譬如安置一个临时的外部心脏起搏器或者使用导丝来放置或更换中心导管操作。皮肤的电阻一般是几百万欧姆（Ω）。中央导管使皮肤的电阻下降到 300 000 欧姆（Ω）。有液体流经进入体内的导管将进一步减少皮肤的电阻。如果导管内部有导丝，电阻将下降到 70 欧姆（Ω）。外部心脏起搏器

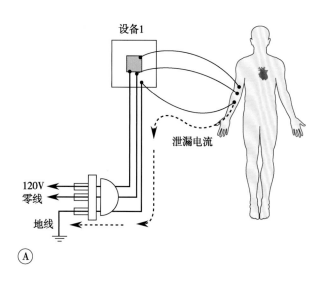

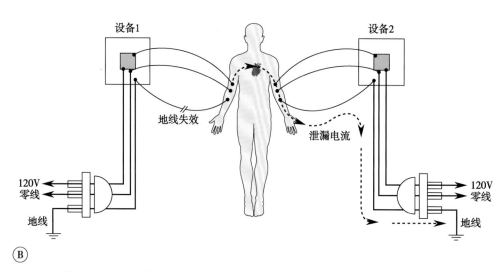

图 40-5　泄漏电流和电损伤的危险。**A.** 检查中正确的地线电极放置位置。如果有杂散电流产生，地线提供了安全的释放路径。**B.** 当患者同时连接两台电学设备，一台设备上的泄漏电流有可能流向另一台。在本例中，设备 1 的地线失效了。该设备产生的泄漏电流流向了另一台设备的地线电极。如果其通路流经心脏，并且电流足够大，将导致潜在的心律失常的危险

线基本没有电阻。在这种电阻很低的情况下，小的泄漏电压产生小的泄漏电流，称为微电流。而在皮肤完整的情况下，微电流对患者完全无害，对于电敏感的患者而言，微电流非常危险（即带有中心导管的患者、带有外部心脏起搏器线的患者等）。

因此，对带有外部电线（即外部起搏导线、导丝等）的患者不可进行电诊断检查。因为心脏的传导通路很容易受累。然而，如果做好这些预防措施，可以对带有中心线的患者做检查。首先，设备必须维护。必须使用地线电极。一般来说，如果一定要在上肢部位做检查，选择中心导管对侧的上肢检查比较可取和安全。如果必须在同侧检查，应避免在近端部位进行刺激（即，腋窝，Erb 点和神

经根）。同样，如果中心导管进入皮肤处有渗液，必须终止检查。但是，需要注意的是，对外周静脉输液的患者进行常规的神经传导检查没有禁忌。有研究特别强调，神经传导检查对于外周静脉输液的患者完全安全，无论他们是否正在注入生理盐水或其他的溶液。

植入式心脏起搏器和心律复律除颤器

带有植入式心脏起搏器和心律复律除颤器的患者相对于放置了中心线和外部电线的患者，其受到杂散泄漏电流的危险要低得多，因为这些设备安置在皮肤下面，保留了皮肤的完整性和其正常的保护机制。可植入性心脏起搏器和心律复律除颤

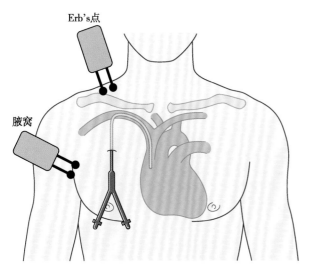

图 40-6 中心导管的电击伤危险：避免刺激的部位。 导致患者变为电敏感最常见的方式之一是皮肤的正常保护功能被接触或者很靠近心脏的静脉注射导管和电线破坏，譬如中央静脉注射导管。采取一定的预防措施，神经传导检查可以安全地在这种患者身上进行。应当避免在近端的部位进行刺激，特别是腋窝和 Erb 点

器都有电子传感和电子传输的功能。心脏起搏器主要是治疗心动过缓，而心律复律除颤器主要针对快速性心律失常，尤其是心室颤动。理论上，在神经传导检查过程中的刺激，有可能会被误认为是不正常的心律。如果刺激的脉冲持续时间大于 0.5ms，刺激频率大于 1Hz，理论上心脏起搏器可以把刺激误认为是心电信号。目前只有一个病例报道认为植入式心脏起搏器的故障与外周神经刺激有关。其他研究表明，在神经传导检查中，心脏起搏器不会受到抑制，也不会出现功能异常。关于现在常见的可植入式自动复律除颤器（IACD）会不会受到影响尚不明确。理论上，在神经传导检查过程中，可植入式自动复律除颤器会受到刺激的触发，导致心律失常。然而，并未见这方面的相关报道。一项研究直接强调对带有可植入式自动复律除颤器的患者进行神经传导的检查，即使在 Erb 点刺激也是安全的。Schoeck 等对十个带有心脏起搏器的患者和 5 个带有可植入式自动复律除颤器的患者进行了研究。发现在正中神经和腓总神经传导检查过程中，在心脏起搏器或者可植入式自动复律除颤器的心房或者心室的放大器中并没有检查到电脉冲。这些研究的刺激点包括了左侧的 Erb 点。作者强调，所有现代的心脏起搏器和可植入式自动复律除颤器都是使用嵌入心壁的双极导联（活动与参考电极用于传感，阴极和阳极用于刺

激）。25 年前的心脏起搏器是在心脏中安置一条导线，起搏器的金属体作为参考安放在胸部。而现代的心脏起搏器和可植入式自动复律除颤器则是将双极导联安置到很靠近心脏的位置，并远离皮肤表面，使得来自神经传导检查的电污染变得几乎不可能。虽然这项研究中的患者的基数比较小，但结果肯定了神经传导检查对带有心脏起搏器和可植入式自动复律除颤器的患者是安全的。

如果要对带有植入式心脏起搏器或可植入式自动复律除颤器的患者做神经传导检查，为了保障安全，推荐遵循以下几个简单的流程（框 40-2）。不要在靠近植入设备的位置进行刺激。刺激点至少要与植入设备保持 6 英寸（15.24cm）的距离。对带有中心导管的患者做神经传导检查，尽量检查对侧上肢。应避免使用高强度的刺激，刺激的脉宽应小于 0.2ms，以免使刺激被误认为是心电的 QRS 波。刺激的频率应小于 1Hz，以免理论上可能发生的肌电图刺激被误认为心电节律。因此，在检查神经肌肉接头疾病时，最好避免使用典型的重复神经刺激。

气胸

气胸是针肌电图最严重的医源性并发症。在肌电图检查过程或者检查结束后的任何时候，患者出现意外的胸痛、呼吸急促或者发绀的情况，肌电图检查者应该警惕气胸的可能性。如果症状持

框 40-2 心脏起搏器和植入心律复律除颤器的操作指南

- 不要在带有外部起搏电线的患者身上进行检查。
- 确保所有的地线电极都是有效的。
- 所有的电极，包括地线电极，都置于同一被检肢体上，尽可能保持所有电极远离心脏，不与心脏装置及其电线交叉。
- 不要在设备的附近刺激（至少间隔 6 英寸（15.24cm）的距离），避免在同侧近端部位（即腋窝，Erb 点，神经根）刺激。
- 使用时限小于 0.2ms、频率小于 1Hz 的刺激。因此，最好避免使用神经肌肉接头检查的典型的重复神经电刺激。
- 咨询心脏病专家关于对带有植入式自动心律复律除颤器的患者进行检查的建议。
- 配备实验室紧急药物，包括急救车。

From Al-Shekhlee, A., Shapiro, B.E., Preston, D.C., 2003. Iatrogenic complications and risks of nerve conduction studies and needle electromyography. Muscle Nerve 27, 517-526, with permission.

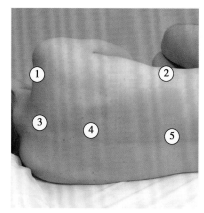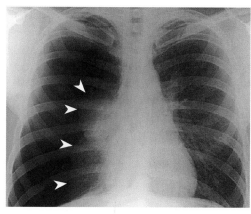

图 40-7　针肌电图和气胸的危险性。针肌电图最严重的并发症是气胸。**右图**：注意由于气胸，肺标志消失。箭头所指是右肺。**左图**：虽然很少见，但是在检查以下肌肉时，有报道发生气胸：①冈上肌；②前锯肌；③下颈椎旁肌；④菱形肌；⑤胸椎旁肌

续，立刻进行胸部 X 线检查确认诊断，马上请胸外科医生急会诊，确定是否需要胸部插管或者观察。虽然种并发症很少见，但要注意，有报道发生于检查下述肌肉时（图 40-7）。

- 膈肌。有时用膈肌的针肌电图帮助确定呼吸功能不全是否由于神经肌肉病变。由于胸膜褶与膈肌很接近，进针位置的细小误差都有可能增加胸膜穿刺和气胸的意外危险。是否检查膈肌取决于肌电图医生的经验，以及对特定患者可能获益和气胸危险之间比较的考量。因为常对呼吸系统疾病的患者要求膈肌肌电图检查。患者已有呼吸系统疾病而再做肌电图检查，就更不能耐受额外的呼吸系统并发症（气胸）。在本书第 13 章中，我们特意没有包括膈肌针肌电图。在我们看来，检查这块肌肉的风险与获益比太高，所以不列其作为常规的肌肉检查项目。

- 前锯肌。前锯肌位于肩胛骨与胸壁之间，向外侧附于肋骨。粗心地穿刺肋间肌可能使针进入胸膜腔。为了减小气胸的可能性，在检查这块肌肉时，肌电图医生应把手指放在两个相邻的肋骨间隙，然后，将针从肋骨上方直接插入肌肉。

- 冈上肌。冈上肌位于肩胛骨的冈上窝。有些人的冈上窝中部可能很浅。因此，如果在这点进针太深的话，针就有可能刺到胸膜（图 40-8）。避免检查这块肌肉，或者进针朝向冈上窝更内侧可以预防并发症的发生。检查前，首先要触诊肩峰、肩胛冈、肩胛骨脊柱缘。然后，在肩胛冈上，肩峰到肩胛骨脊柱缘 3/4 处进针。

通常，检查冈下肌可以代替冈上肌。冈下肌和冈下窝比冈上肌和上方的冈上窝要大许多。当对肩胛上神经病变进行筛查时，冈下肌是理想的检查肌肉。只有在发现冈下肌异常时，才需要检查冈上肌来鉴别病损位于冈盂切迹还是位于肩胛切迹及其上（见第 31 章）。

- 菱形肌。很少会检查菱形肌。然而，在两种情况下检查菱形肌有用：①鉴别 C5 和 C6 神经根病变（菱形肌由 C4～C5 神经根支配）；②鉴别臂丛神经上干损伤和更近端神经根病（菱形肌由比臂丛更近端的神经根直接发出的肩胛背神经支配）。因为菱形肌起于背侧棘突，止于肩胛骨内侧缘。进针太深可能穿过菱形肌和胸椎旁肌肉，导致刺到胸膜。

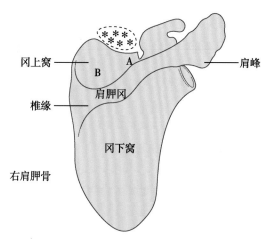

图 40-8　冈上肌和气胸的危险。冈上肌位于冈上窝。这块肌肉的针肌电图检查比较复杂，因为在冈上窝最窄的中点（**A**）附近检查容易导致气胸。如果在 A 点（标志为 * 的区域）进针的深度过深，就有穿刺胸膜的危险。在冈上窝内侧（**B**）进针检查这块肌肉较安全。

颈椎旁肌和胸椎旁肌。颈椎旁肌的检查一般用于评价颈椎神经根的病变。胸椎旁肌是评价运动神经元病变的关键肌肉之一。如果进针的位置既不太靠外侧也不太深，检查这些肌肉是安全的。考虑到胸椎旁肌的附近是胸腔中的肺，所以检查胸椎旁肌时发生并发症并不意外（图40-9）。然而，在下颈椎旁肌的针肌电图检查的过程中，或用肌电图单极针刺激颈神经根做检查时，都可能导致气胸。有些患者，尤其是体瘦，颈部长的患者，其肺组织可能达到锁骨以上（图40-10）。有报道，23例患者中有22%的患者的肺组织达到锁骨上方。

这些患者的皮肤与肺之间的平均距离为3.3cm，常用的37mm和50mm的肌电图的针可以到达这个距离。确保针极保持在椎旁肌内且接近中线，可以很容易地避免这种并发症。

出血

针肌电图一般都有良好的耐受性，很少或者没有出血。有些患者会出现轻微青肿，但在几天内会自然消除。然而，不论是采血、疫苗接种、针吸，或者肌肉的针肌电图检查，针穿刺皮肤都存在

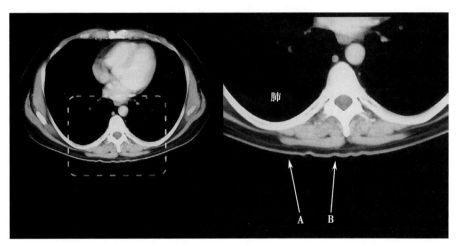

图40-9　胸椎旁肌和气胸的危险。正常人的胸中段轴位CT（**左**），放大后的胸椎旁肌的图像（**右**）。注意胸椎旁肌与肺的距离近。检查椎旁肌的正确位置是（B），稍离开中线稍向内笔直进针。如果进针的位置太靠外侧（A），进针朝外和深度过深，就有造成气胸的危险

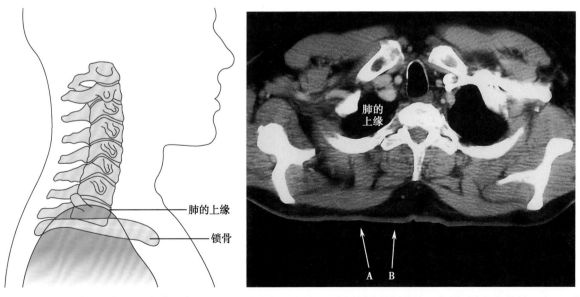

图40-10　下颈椎旁肌和气胸的危险。左：有些人，肺尖高于锁骨，肌电图针从外侧进针可能刺到该部位的肺。**右：**正常人C7～T1椎体的轴位CT。注意椎旁肌的正确检查位置是（B），在中线下椎旁肌稍内侧笔直进针。如果进针的位置太靠外侧（A），进针朝外和深度过深，就有可能造成气胸

理论上的危险,有导致出血和形成血肿的可能性。显然,如果患者具备某些危险因素(在下面的部分中讨论),其出血的机会就会增加。然而,出血可以在没有任何已知的危险因素,或检查操作不当的情况下发生。

Caress 等报道,为评估腰椎神经根病,患者做完腰椎旁肌的肌电图后,在其磁共振成像(MRI)上偶然地发现了一个大的且无症状的椎旁血肿。该患者在做完肌电图检查之后立即安排腰椎 MRI 检查是偶然事件。该患者没有进行过抗凝治疗,也没有增加出血的危险因素。这个病例之后,回顾被送往肌电图检查室的患者,发现另外四名患者在肌电图检查的同一天进行了 MRI 检查,也从影像学上证明椎旁肌血肿,推测是由于针肌电图检查造成的。所有的患者均无症状,也都没有抗凝的历史或者其他已知的出血的危险因素。

然而,在 Gertken 等最近的一个大型研究中,370 名患者做了包括椎旁肌的肌电图检查,随后在相应的脊柱节段进行了 MRI 检查(168 例是肌电图检查当天进行 MRI 检查,其余的均在 7 天之内进行)。总共对 431 个脊柱节段进行了研究。没有发现椎旁血肿,其中包括 139 名服用阿司匹林的患者,10 名服用华法林(INR 在 1.2~2.9)的患者,8 名服用氯吡格雷的患者,4 例使用肝素,伊诺肝素钠或达肝素钠的患者。

在 Lynch 等的前瞻性研究中,做完胫前肌的肌电图后,用超声检查,存在血肿。在服用华法林(INR 值在 1.5 以上)的 101 名患者中,2 名有小的亚临床型血肿。在 57 名服用氯吡格雷和或阿司匹林的患者中,1 名患者在超声下发现一个小的亚临床型血肿。在对照组 51 名没有服用华法林、阿司匹林、氯吡格雷的患者中,没有一例在超声下发现血肿。在 Boon 等最近的一项血肿发生率的前瞻性研究中,在对潜在的"高风险"肌肉(颈、胸和腰椎旁肌,胫后肌,趾长屈肌,拇长屈肌,髂腰肌)做了针肌电图检查后,用超声检查来研究血肿的发生率。总共对 205 名患者做了研究:其中 58 名服用华法林,78 名服用阿司匹林 / 氯吡格雷;对照组 70 名没有服用这些药物,每组患者至少进行了 100 块肌肉检查。在服用阿司匹林 / 氯吡格雷组中,有 1 名患者在胫后肌发现亚临床型血肿;在服用华法林组中,有 1 名患者在拇长屈肌发现亚临床型血肿(INR 2.3)。在对照组中,没有患者发现血肿。

此外,报道有 2 例,是由于肌电图针引起的邻近血管的裂伤或损伤,导致出血和随后的骨筋膜室综合征,需要紧急筋膜切开术和血肿清除术。在其中一例中,骨筋膜室综合征发生在小腿浅后室,可能是由于穿刺了小血管。另一病例中,在桡侧腕屈肌的肌电图检查中,不小心损伤了尺动脉,导致前臂骨筋膜室综合征。在这两个病例中,患者都没有进行过抗凝治疗或定期服用抗血小板的药物。

也有一些抗凝患者在针肌电图检查后有出血的报道。一名抗凝患者(INR 2.5)在小腿后侧出现血肿,并伴有胫后动脉的假性动脉瘤,在支持性治疗和停止抗凝后改善。另一例,服用华法林的患者在针肌电图的进针点附近出现一个大的皮下血肿。

出血的危险

同时存在的其他病况

某些病患增加出血的危险,增加了针肌电图检查可能的危险。血小板减少症的血小板数目减少到低于 50 000 个 /mm^3 时,会增加出血的机会,如果数目减少到低于 20 000 个 /mm^3 时,其危险性显著增加。与血小板功能障碍相关的慢性肾衰竭也会增加出血的危险。凝血障碍的患者中,后天性(如肝衰竭、弥散性血管内凝血)或遗传性(如血友病),在侵入性操作时,会有更高的出血危险。

抗凝、抗血小板药物与其他药物

类似于其他的侵入性操作,针肌电图出血的危险随着一些处方药和非处方药(OTC)的使用而增加。事实上,接受抗凝治疗或者服用抗血小板药物的患者经常被送到肌电图室做检查。静脉注射肝素或口服华法林进行抗凝治疗的出血危险最高。然而,阿司匹林、非甾体类抗炎药物(NSAID),以及其他抗血小板药物(例如,氯吡格雷)也会增加出血的危险。这些药物常用于心血管疾病和卒中的保护。阿司匹林和非甾体消炎药广泛用于许多疼痛疾病。此外,目前注意到一些常用的非处方草药(例如锯状美洲蒲葵、银杏叶、人参、大蒜、龙牙草)具有温和的抗凝作用,会增加侵入性操作和手术的出血危险。

建议

针肌电图与有出血危险的患者

目前缺乏循证医学指南来帮助肌电图医生处理那些在电诊断检查中出血危险性增加的患者。然而,对这类患者行侵入性操作发生的出血并不是常规的实践。但是，而且这种的报告少，绝不表示该并发症不会或没有发生。对于血友病、血小板减少和类似的凝血功能障碍的患者，指导患者在检查前补充凝血因子或血小板。关于服用抗血小板药物的患者，一般的共识是可以安全地进行针肌电图检查，在检查之前也不需要停止服用药物。然而，调查了 47 个获得美国专业医学教育鉴定委员会（ACGME）核准的肌电图培训基地，有19% 的肌电图室报告对服用抗血小板的药物的患者减少了部分肌肉的针肌电图检查。

由于缺乏指南，服用抗凝药物患者又存在理论上的出血危险，那些用肝素或华法林抗凝治疗的患者最容易出问题。除了前面提到的病例报道，也有其他使用了针的操作给抗凝治疗的患者带来并发症的报道。有报道在肘窝静脉穿刺时引起骨筋膜室综合征。有病例报道，在肘窝静脉穿刺后发生桡神经麻痹，可能是夹层血肿引起。然而，在这些病例中，发生出血的危险都会高于用针肌电图做检查，因为针肌电图检查时不是要求进入血管而是避开血管结构。在下肢，有报道抗凝治疗患者在进行了肌内注射后，发生了臀筋膜间室综合征和坐骨神经压迫。但是，给抗凝治疗患者的三角肌肌内注射疫苗（例如，流感疫苗）通常不发生并发症。

由于并发症的理论上的危险和担心其引发的诉讼，许多肌电图医生不为抗凝患者做针肌电图检查。对于很多的诊断，包括腕管综合征、肘部尺神经病变、周围神经病变，仅仅通过神经传导检查便可以得到有用的信息。然而，没有针电肌电图检查的话，完成诊断的信息会不全面（例如活动性或慢性失神经支配，失神经支配的程度等）。另一方面，有些疾病诊断主要依靠针肌电图发现，包括运动神经元病、肌病和神经根病。如果这些患者不做针肌电图检查，可能会失去诊断的关键依据。要记住，诊断运动神经元病和肌病，针肌电图是一种比肌肉活检创伤更小的诊断检查。在上面提到的学术性肌电图检查室的调查中，只有 21%肌电图室报告愿意检查抗凝治疗患者的所有肌肉。其他肌电图室，不检查抗凝治疗患者的部分肌组：45% 不检查头部和面部肌肉；66% 不检查椎旁肌；34% 不检查某些四肢肌肉。有些肌电图医生选择让患者在肌电图检查前停止抗凝治疗。在牙科和微创操作（例如，结肠镜检查）中，常见的做法是，建议患者在检查的前几天停止抗凝治疗，

检查结束后再重新开始。抗凝治疗的患者主要是预防血栓，特别是卒中，停止抗凝治疗的决定是复杂的。因为华法林要在服用几天以后才起效，因此会使患者在这几天之内失去保护。两种较常见的规定要进行抗凝治疗的病况是非瓣膜性心房颤动和机械心脏瓣膜，在没有抗凝治疗的情况下，卒中的危险大概是每年 3%。因此，一个不受抗凝治疗保护 5～10 天的患者，其卒中的危险在 1/2 000与 1/1 000 之间。尽管这个危险很低，但它并不是百万分之一，所以即使在这样短暂的时间内，也必须考虑停止抗凝治疗的风险 - 获益比。

一般来说，如果在抗凝患者身上做肌电图检查，最好的办法就是根据下述操作指南进行有限的针肌电图检查：

- 使用最小规格的肌电图针（例如，30 规格）。
- 将检查限于一些表浅肌肉，如果需要，延长对穿刺部位的压迫时间。
- 避免检查用手指按压不到的深部肌肉，以及在理论上如果血肿进展可导致骨筋膜室综合征的肌肉。其中最重要的是肘窝肌（即旋前圆肌和桡侧腕屈肌）、胫后肌和趾长屈肌。
- 避免检查在理论上血肿会压迫邻近神经结构的肌肉。其中最重要的是坐骨神经附近的臀肌和脊神经出口附近的椎旁肌。
- 避免检查靠近大动脉或静脉的肌肉，以避免对这些血管的误穿刺。其中最重要的是桡动脉附近的拇长屈肌、股动脉 / 静脉附近的髂肌、肱动脉附近的肘窝肌。

我们以及肌电图的同事们应用这个方法，多年来没有任何并发症发生。然而，对于所有的侵入性操作，在对电诊断检查的每一个抗凝治疗患者采取以上各种措施前，总是需要权衡获益 - 风险比。

感染

电诊断检查中使用的电极和针极，会给患者之间或者肌电图医生与患者之间带来传播感染的危险。虽然这种危险在针肌电图检查过程中更高，但皮肤的准备偶尔也可能擦伤皮肤，造成轻微的渗出或出血，导致可能污染神经传导检查的表面电极。面对人类免疫缺陷病毒（HIV）的流行，总是应该假设有可能感染，并遵守通用的预防措施。检查前后必须洗手。每次针肌电图检查过程中都有接触血液的可能，所以必须戴手套。每次神经

传导检查后，都应使用1:10配比的漂白剂或70%的异丙醇清洗表面电极。如果是可重复使用的针极(即单纤维针极)，每次用后都应像其他外科手术器械一样进行高压蒸气灭菌。需要注意，标准的高压蒸气灭菌不能消除克雅氏(Jacob-Creutzfeldt)病的感染，所以，检查完疑似该病患者后，所有可重复使用电极都应丢弃。

不经意的针刺伤是针肌电图检查过程的一种风险。所有传染性疾病包括HIV和其他感染性疾病，尤其病毒性肝炎。应向肌电图医生强调接种乙型肝炎疫苗的重要性。类似于使用任何针的预防措施，不要用另一只手重新给肌电图的针极盖上针筒套。针极在不使用时安全的放置起来，会明显降低针刺伤的危险(例如在检查不同肌肉的时间空当或向患者解释下个肌肉动作时)。在肌电图室里，我们将泡沫橡胶块粘接到肌电图机的前置放大器臂上(图40-11)。泡沫块固定住针极套筒，所以我们可以用一只手安全地将针插入针极套筒中。

幸运的是，在神经传导检查和针肌电图检查过程中，患者的感染危险似乎很低。现代的消毒方法和一次性的针极的使用，已经没有这种并发症的报道了。然而，有几种情况下针肌电图的理论上的感染危险较高。肌电图针极不应该检查感染的部位(例如皮肤溃疡)，以防止感染扩散到更深的组织。对糖尿病神经病或血管供血不足患者的脚进行针肌电图检查是否是禁忌，目前仍没定论。这些患者的医生通常会建议他们留意自己的

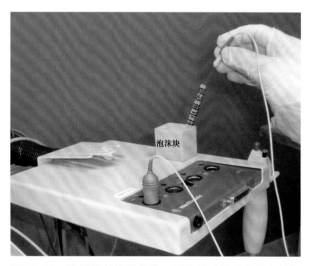

图40-11 降低针刺伤的危险。 不使用两只手来盖上针极套筒，并且在不使用时安全放置起来，可以使被针刺伤的危险明显降低。可以用的有效方法，使用一个泡沫橡胶块粘接到肌电图机的前置放大器臂上。针极套筒可以固定在泡沫块里，然后可以用一只手安全地将针重新插入套筒中

脚，避免轻微的感染，如果变为严重的感染，有可能威胁到肢体。虽然还没有因针肌电图检查而导致糖尿病患者足部感染的报道，但在对糖尿病或明显的周围血管疾病的患者的足内肌进行针肌电图检查时，一定要非常谨慎。同样，腋窝淋巴结切除术的患者(通常在乳腺癌手术中)，进行针肌电图检查相对于抽血更应警惕，同侧肢体也同样需要注意，因为在淋巴水肿和近端淋巴结数目减少的情况下，感染会迅速蔓延。虽然没有病例报道过这些患者在针肌电图检查后有感染，但对这样的患者同样需要适当地警惕。

最后，对于存在心内膜炎高风险的患者而预防性使用抗生素的问题应予以强调。美国心脏协会不推荐对进行肌电图检查的患者预防性使用抗生素，因为其危险性与采血类似。

局部损伤

针极很少会引起局部损伤。理论上，肌电图针极可以直接穿刺神经而造成神经的损伤。但据我们所知，目前没有报道这样的病例。近神经检查和局麻，有意将针穿刺在离神经非常近的地方，进入神经非常少见，没有任何后遗症。在常规的针肌电图检查中，有几个区域神经的走行靠近或者穿过被检肌肉。其中最重要的有以下几个：

- 坐骨神经和臀大肌
- 桡神经浅支和拇长屈肌
- 尺神经和指深屈肌
- 正中神经和旋前圆肌

在常规针肌电图检查中，针极偶尔会引起这些神经的异常感觉。发生这种情况时，应当立即从肌肉中拔出针，等到异常感觉完全消失后再检查另一块替代肌肉或者同一块肌肉的不同位置。

尽管至今没有肌电图针导致的神经外伤的报道，但有由其他的穿刺针导致的神经创伤的报道，最常发生在静脉穿刺等操作中。常有报道，静脉穿刺经常损伤的神经是正中神经、前臂外侧皮神经、前臂内侧皮神经和桡神经浅支。

总结

电诊断检查是能提供有用的诊断信息而风险最小的常规检查项目。不过，重要的是，肌电图医生要重视这些已知的并发症，并遵循相关的指南

以减少并发症。如同所有的诊断检查，肌电图医生需要权衡电诊断操作对患者的获益 - 风险比，做出最佳选择。

（刘　芳　朱　愈　译）

推荐阅读

AAEM guidelines in electrodiagnostic medicine, 1999. Risks in electrodiagnostic medicine. Muscle Nerve 22, S53–S58.

Al-Shekhlee, A., Shapiro, B.E., Preston, D.C., 2003. Iatrogenic complications and risks of nerve conduction studies and needle electromyography. Muscle Nerve 27, 517–526.

Bolton, C.F., 1993. Electromyographic studies in special settings. In: Brown, W.F., Bolton, C.F. (Eds.), Clinical electromyography, second ed. Butterworth-Heinemann, Stoneham, MA, pp. 770–774.

Boon, A.J., Gertken, J.T., Watson, J.C., et al, 2012. Hematoma risk after needle electromyography. Muscle Nerve 45, 9–12.

Butler, M.L., Dewan, R.W., 1984. Subcutaneous hemorrhage in a patient receiving anticoagulation therapy: an unusual EMG complication. Arch Phys Med Rehabil 65, 733–734.

Caress, J.B., Rutkove, S.B., Carlin, M., et al, 1997. Paraspinal muscle hematoma after electromyography. Neurology 47, 269–272.

Cheema, P., El-Mefty, O., Jazieh, A.R., 2001. Intraoperative haemorrhage associated with the use of extract of Saw Palmetto herb: a case report and review of literature. J Intern Med 250, 167–169.

Davison, B.L., Kosmatka, P.K., Ferlic, R.J., 1996. Acute radial nerve compression following routine venipuncture in an anticoagulated patient. Am J Orthop 25, 712–713.

Farrell, C.M., Rubin, D.I., Haidukewych, G.J., 2003. Acute compartment syndrome of the leg following diagnostic electromyography. Muscle Nerve 27, 374–377.

Gertken, J.T., Hunt, C.H., Montes Chinea, N.I., et al, 2011. Risk of hematoma following needle electromyography of the paraspinal muscles. Muscle Nerve 44, 439–440.

Gruis, K.L., Little, A.A., Zebarah, V.A., et al, 2006. Survey of electrodiagnostic laboratories regarding hemorrhagic complications from needle electromyography. Muscle Nerve 34 (3), 356–358.

Hawley, R.J., 2000. Preventing complications of electromyography. Electromyogr Clin Neurophysiol 40, 323–325.

Honet, J.E., Honet, J.C., Cascade, P., 1986. Pneumothorax after electromyographic electrode insertion in the paracervical muscles: case report and radiological analysis. Arch Phys Med Rehabil 67, 601–603.

Horowitz, S.H., 1994. Peripheral nerve injury and causalgia secondary to routine venipuncture. Neurology 44, 962–964.

LaBan, M.M., Petty, D., Hauser, A.M., et al, 1988. Peripheral nerve conduction stimulation: its effect on cardiac pacemakers. Arch Phys Med Rehabil 69, 358–362.

Lynch, S.L., Boon, A.J., Smith, J., et al, 2008. Complications of needle electromyography: hematoma risk and correlation with anticoagulation and antiplatelet therapy. Muscle Nerve 38 (4), 1225–1230.

Mellion, M.L., Buxton, A.E., Iyer, V., et al, 2010. Safety of nerve conduction studies in patients with peripheral intravenous lines. Muscle Nerve 42 (2), 189–191.

Miller, J.,1990. Pneumothorax. Complication of needle EMG of thoracic wall. N J Med 87, 653.

Nora, L.M., 1996. American Association of Electrodiagnostic Medicine guidelines in electrodiagnostic medicine: implanted cardioverters and defibrillators. Muscle Nerve 19, 1359–1360.

O'Flaherty, D., Adams, A.P., 1994. Pacemaker failure and peripheral nerve stimulation. Anaesthesia 49, 181.

O'Flaherty, D., Wardill, M., Adams, A.P., 1993. Inadvertent suppression of a fixed rate ventricular pacemaker using a peripheral nerve stimulator. Anaesthesia 48, 687–689.

Parziale, J.R., Marino, A.R., Herndon, J.H., 1988. Diagnostic peripheral nerve block resulting in compartment syndrome. Am J Phys Med Rehabil 67, 82–84.

Preston, D., Logigian, E., 1988. Iatrogenic needle-induced peroneal neuropathy in the foot. Ann Intern Med 109, 921–922.

Raj, G., Kumar, R., McKinney, W., 1995. Safety of intramuscular influenza immunization among patients receiving long-term warfarin anticoagulation therapy. Arch Intern Med 155, 1529–1531.

Reinstein, L., Twardzik, F.G., Mech, Jr., K.F., 1987. Pneumothorax: complication of needle electromyography of supraspinatus muscle. Arch Phys Med Rehabil 68, 561–562.

Roberge, R.J., McLane, M., 1999. Compartment syndrome after simple venipuncture in an anticoagulated patient. J Emerg Med 17, 647–649.

Rosioreanu, A., Dickson, A., Lypen, S., et al, 2005. Pseudoaneurysm of the calf after electromyography: sonographic and CT angiographic diagnosis. Am J Roentgenol 185, 282–283.

Sander, H.W., Quinto, C.M., Murali, R., et al, 1997. Needle cervical root stimulation may be complicated by pneumothorax. Neurology 48, 288–289.

Schoeck, A.P., Mellion, M.L., Gilchrist, J.M., et al, 2007. Safety of nerve conduction studies in patients with implanted cardiac devices. Muscle Nerve 35 (4), 521–524.

Starmer, C.F., McIntosh, H.D., Whalen, R.E., 1971. Electrical hazards and cardiovascular function. N Engl J Med 284, 181–186.

Vaienti, L., Vourtsis, S., Urzola, V., 2005. Compartment syndrome of the forearm following an electromyographic assessment. J Hand Surg Br 30 (6), 656–657.

附　　录

神经传导检查：成人正常值

上肢检查

运动检查

神经	记录位置	波幅 /mV	传导速度 /（m/s）	远端潜伏期 /ms	远端距离 /cm
正中神经	拇短展肌（APB）	≥4.0	≥49	≤4.4	7
尺神经	小指展肌（ADM）	≥6.0	≥49	≤3.3	7
尺神经	第一骨间背侧肌（FDI）	≥7.0	≥49	≤4.5	可变（8*～12*）
桡神经	食指固有伸肌（EIP）	≥2.0	≥49	≤2.9	4～6

*用测径器测量距离。

逆向感觉

神经	记录位置	波幅 /μV	传导速度 /（m/s）	远端峰值潜伏期 /ms	远端距离 /cm
正中神经	第2指	≥20	≥50	≤3.5	13
尺神经	第5指	≥17*	≥50	≤3.1	11
桡神经	鼻烟窝	≥15	≥50	≤2.9	10
手背尺侧皮神经†	第4～5指背侧区域	≥8	≥50	≤2.5	8
前臂外侧皮神经†	前臂外侧	≥10	≥55	≤3.0	12
前臂内侧皮神经†	前臂内侧	≥5	≥50	≤3.2	12

*许多学者认为60岁以上的成年人尺神经的逆向感觉传导波幅高于10μV是正常的。
†在少数常规检查中，当症状和体征局限于一侧时，双侧比较，特别是波幅，通常比正常值表有用。

手掌混合神经检查

神经	波幅 /μV	传导速度 /（m/s）	远端峰值潜伏期 /ms	距离 /cm
正中混合神经	≥50	≥50	≤2.2	8
尺神经混合神经	≥12	≥50	≤2.2	8

F 反应 *

神经	最小潜伏期 /ms
正中神经	≤31
尺神经	≤32

* 对于高和矮的患者，F 反应须高度标准化（参见第 4 章）。

正中神经和尺神经的比较检查

检查 *	潜伏期显著差异	差异 /ms[†]
正中神经混合	掌腕关节	≥0.4
尺神经混合	掌腕关节	
正中神经运动	手腕到第二蚓状肌	≥0.5
尺神经运动	手腕骨间肌	
正中神经感觉	手腕到第 4 指	≥0.5
尺神经感觉	手腕到第 4 指	
正中神经感觉	手腕到第 1 指	≥0.5
桡神经感觉	手腕到第 1 指	

* 对于每项配对检查，正中神经和尺神经的检查都使用相同的距离。
[†] 超过下限值意味着局灶性减慢，在腕管的正中神经病、guyon's 管的尺神经病的电生理诊断中是有用的。

手掌正中神经刺激检查

检查	掌腕波幅比显著差异 *
正中神经：腕到外展拇短肌 正中神经运动：手掌到外展拇短肌	>1.2
正中神经感觉：手腕到第 2 指 正中神经感觉：手掌到第 1 指	>1.6

* 超过下限值意味着一些因素影响腕管正中神经传导阻滞。

在 Erb 点刺激所得的上肢主要神经运动传导潜伏期

神经	肌肉	潜伏期 /ms	距离 /cm[†]
腋神经 *	三角肌	≤4.9	15～21
肌皮神经 *	肱二头肌	≤5.7	23～29
肩胛上神经	冈上肌	≤3.7	7～12
肩胛上神经	冈下肌	≤4.3	10～15

* 腋神经和肌皮神经的刺激点可以在腋窝且所得的典型的远端运动潜伏期上限值为 3.3ms。腋神经和 Erb 点的刺激在技术上都比较难。对于一侧有症状的患者来说，对比两侧的潜伏期和波幅优于正常值表。
[†] 用测径器测量距离。
Source: Datafrom Kraft, G.H., 1972. Axillary, musculocutaneous, and suprascapular nerve latency studies. Arch Phys Med Rehab 53, 382; and Currier, D.P., 1971. Motor conduction velocity of axillary nerve. Phys Ther 51, 503.

膈神经运动检查 *

神经	记录位置	波幅 /μV	远端潜伏期 /ms
膈神经	隔膜	597±139	6.3±0.8
		>320	<8.0

*From Markand, O.N., Kincaid, J.C., Pourmand, R.A., et al., 1984. Electrophysiologic evaluation of diaphragm by transcutaneous phrenic nerve stimulation. Neurology 34, 606-614.

膈神经运动检查：详细的正常检查*

参数	阶段	绝对值			侧差		
		均值±标准差	下限值／上限值 L/U	5th/95th	均值±标准差	均值＋2倍标准差	95th
起始潜伏期／ms	吸气	6.55±0.69	5.18/7.92	5.53/7.72	0.23±0.19	0.61	0.53
	呼气	6.59±0.67	5.25/7.92	5.58/7.72	0.40±0.36	1.9	1.11
波幅／mV	吸气	1.00±0.27	0.46/1.54	0.66/1.46	0.25±0.18	0.61	0.6
	呼气	0.71±0.19	0.33/1.10	0.50/1.06	0.14±0.10	0.35	0.33
持续时间／ms	吸气	14.99±3.14	8.70/21.28	11.18/20.25	2.14±1.72	5.57	4.71
	呼气	20.98±3.30	16.13/28.32	11.18/20.25	2.44±1.65	5.74	5.54

L/U，下限值／上限值；5th/95th，5th/95th 百分制。

*From Resman-Gaspersc，A.，Podnar，S.，2008. Phrenic nerve conduction studies: technical aspects and normative data. Muscle Nerve 37，36-41.

颅脑延髓检查

运动检查

神经	记录位置	波幅／mV	远端潜伏期／ms
面神经	鼻肌	≥1.0	≤4.2
面神经	眼轮匝肌	≥1.0	≤3.1

瞬目反射

双侧反射潜伏期	潜伏期／ms	差异／ms
R1（患侧）	≤13	≤1.2
R2（患侧）	≤41	≤5
R2（对侧）	≤44	≤7

下肢检查

运动检查

神经	记录位置	波幅／mV	传导速度／（m/s）	远端潜伏期／ms	远端距离／cm
腓神经	趾短伸肌（EDB）	≥2.0	≥44	≤6.5	9
腓神经†	胫骨前肌（TA）	≥3.0	≥44	≤6.7	5～10
胫神经	姆短展肌（AHB）	≥4.0	≥41	≤5.8	9
胫神经†	小趾展肌（ADQP）	≥3.0	≥41	≤6.3	可变*

*除非使用卡钳测量，否则难以测量。

†如果一侧有症状而另一侧没有，将波幅与一侧进行比较通常比较有用，而不是使用普通的值表。

逆向感觉

神经	记录位置	波幅 /μV	传导速度 /（m/s）	波峰潜伏期 /ms	远端距离 /cm
腓肠神经	外踝后方	≥6	≥40	≤4.4	14[†]
腓浅神经	踝关节外侧	≥6	≥40	≤4.4	14[†]
隐神经[*]	踝关节内侧 / 前侧	≥4	≥40	≤4.4	14[†]
足底内侧神经[*]	内踝	≥2	≥35	—	可变
足底外侧神经[*]	内踝	≥1	≥35	—	可变
股外侧皮神经[‡]	大腿前方	≥4		≤2.6	12

[*] 在那些无症状的正常人身上，尤其是超过 40 岁的，他们的波幅可能会很低或者引不出波幅，当波幅很低时需要叠加。
然而低波幅或未引出波幅不能算作异常。对于一侧有症状的，对侧没有的，双侧对比是非常有用的。

[†] 虽然基于 14cm 的距离得到的波峰潜伏期是正常值，但是很多人会在更短的距离处刺激更容易（典型的是 10～12cm 处）。
超强刺激通常可通过低强度的刺激来实现（如，5～25mA）。因此在 14cm 处得不到波幅或者要大的电流可以在 10～12cm 处尝试。如果能够得到一个较好的波幅，就不要用波峰潜伏期来确定这个潜伏期是否正常，但要根据起始潜伏期和所用距离来计算传导速度。

[‡] 虽然基于 12cm 的距离得到的峰值潜伏期是正常值，但是很多人会在更短的距离处刺激更容易（典型的是 10cm），在肥胖人群中很难检查。因此低波幅或未引出波幅不应该视作不正常，除非对症状局限于一侧的患者双侧对比。

Source: from Shin, Y.B., Park, J.H., Kwon, D.R., et al., 2006. Variability in conduction of the lateral femoral cutaneous nerve. Muscle Nerve 33(5), 645-649.

上述这些值波幅是均值 -2 倍标准差，波峰潜伏期是均值 +2 倍标准差。

足底混合神经检查

神经	波幅 /μV	传导速度 /（m/s）	远端峰值潜伏期 /ms	距离 /cm
足底内侧神经[*]	≥3	≥45	≤3.7	14
足底外侧神经[*]	≥3	≥45	≤3.7	14

[*] 在那些无症状的正常人身上，尤其是超过 40 岁者，他们的波幅可能会很低或者引不出波幅，当波幅很低时需要叠加。因此，低波幅或未引出波幅不能算作异常。对于一侧有症状的，对侧没有的，双侧对比是非常有用的。

晚反应[*]

神经	最小 F 潜伏期 /ms	最小 H 潜伏期 /ms
腓神经	≤56	N/A
胫神经	≤56	≤34[†]

[*] 对于高或矮的患者，F 反应和 H 反射必须根据身高标准化（见第 4 章）。

[†] 两侧比较。两侧之间的任何潜伏期差异 >1.5ms 认为是不正常。

注意：

1. 所有正常值表都有温度控制和距离标准。

2. 所有运动和感觉波幅从基线测量到负峰。

3. 所有感觉和混合神经远端潜伏期均为峰值潜伏期；然而，所有的感觉神经和混合神经传导速度都是根据起始潜伏期来计算。

4. 有些值可能需要根据身高极高极低或年龄极大极小进行调整（见第 8 章）。

5. 受影响肢体和未受影响肢体之间的比较通常是非常有用的，可能比正常值表更有用。

6. 这是一组正常值；也有其他正常值。理想的情况下，每个实验室都应该制定自己的一套正常值。

神经传导检查：儿童正常值

运动检查

年龄	正中神经				腓神经			
	DML/ms	CV/(m/s)	F/ms	AMP/mV	DML/ms	CV/(m/s)	F/ms	AMP/mV
7天~1个月	2.23(0.29)*	25.43(3.84)	16.12(1.5)	3.00(0.31)	2.43(0.48)	22.43(1.22)	22.07(1.46)	3.06(1.26)
1~6个月	2.21(0.34)	34.35(6.61)	16.89(1.65)	7.37(3.24)	2.25(0.48)	35.18(3.96)	23.11(1.89)	5.23(2.37)
6~12个月	2.13(0.19)	43.57(4.78)	17.31(1.77)	7.67(4.45)	2.31(0.62)	43.55(3.77)	25.86(1.35)	5.41(2.01)
1~2岁	2.04(0.18)	48.23(4.58)	17.44(1.29)	8.90(3.61)	2.29(0.43)	51.42(3.02)	25.98(1.95)	5.80(2.48)
2~4岁	2.18(0.43)	53.59(5.29)	17.91(1.11)	9.55(4.34)	2.62(0.75)	55.73(4.45)	29.52(2.15)	6.10(2.99)
4~6岁	2.27(0.45)	56.26(4.61)	19.44(1.51)	10.37(3.66)	3.01(0.43)	56.14(4.96)	29.98(2.68)	7.10(4.76)
6~14岁	2.73(0.44)	57.32(3.35)	23.23(2.57)	12.37(4.79)	3.25(0.51)	57.05(4.54)	34.27(4.29)	8.15(4.19)

* 均值（标准差）。DML=远端运动潜伏期；CV=传导速度；F=F潜伏期；AMP=波幅。

From Parano，E.，Uncini，A.，DeVivo，D.C.，et al.，1993. Electrophysiologic correlates of peripheral nervous system maturation in infancy and childhood. J Child Neurol 8，336-338.

逆向感觉检查

年龄	正中神经		腓肠神经	
	CV/(m/s)	AMP/μV	CV/(m/s)	AMP/μV
7天~1个月	22.31(2.16)*	6.22(1.30)	20.26(1.55)	9.12(3.02)
1~6个月	35.52(6.59)	15.86(5.18)	34.63(5.43)	11.66(3.57)
6~12个月	40.31(5.23)	16.00(5.18)	38.18(5.00)	15.10(8.22)
1~2岁	46.93(5.03)	24.00(7.36)	49.73(5.53)	15.41(9.98)
2~4岁	49.51(3.34)	24.28(5.49)	52.63(2.96)	23.27(6.84)
4~6岁	51.71(5.16)	25.12(5.22)	53.83(4.34)	22.66(5.42)
6~14岁	53.84(3.26)	26.72(9.43)	53.85(4.19)	26.75(6.59)

* 均值（标准差）；CV=传导速度；AMP=波幅。

From Parano，E.，Uncini，A.，DeVivo，D.C.，et al.，1993. Electrophysiologic correlates of peripheral nervous system maturation in infancy and childhood. J Child Neurol 8，336-338.

运动单位时限的正常值

基于年龄和肌肉群的平均运动单位动作电位持续时间

受试者年龄/岁	手臂肌群 /ms					腿部肌群 /ms					
	三角肌	肱二头肌	肱三头肌	鱼际肌	小指展肌（ADM）	股四头肌，股二头肌（Quad, BF）	腓肠肌（Gastroc）	胫骨前肌 Tib Ant	腓骨长肌 Per Long	趾短伸肌 EDB	面部肌肉
0~4	7.9~10.1	6.4~8.2	7.2~9.3	7.1~9.1	8.3~10.6	7.2~9.2	6.4~8.2	8.0~10.2	6.8~7.4	6.3~8.1	3.7~4.7
5~9	8.0~10.8	6.5~8.8	7.3~9.9	7.2~9.8	8.4~11.4	7.3~9.9	6.5~8.8	8.1~11.0	5.9~7.9	6.4~8.7	3.8~5.1
10~14	8.1~11.2	6.6~9.1	7.5~10.3	7.3~10.1	8.5~11.7	7.4~10.2	6.6~9.1	8.2~11.3	5.9~8.2	6.5~9.0	3.9~5.3
15~19	8.6~12.2	7.0~9.9	7.9~11.2	7.8~11.0	9.0~12.8	7.8~11.1	7.0~9.9	8.7~12.3	6.3~8.9	6.9~9.8	4.1~5.7
20~29	9.5~13.2	7.7~10.7	8.7~12.1	8.5~11.9	9.9~13.8	8.6~12.0	7.7~10.7	9.6~13.3	6.9~9.6	7.6~10.6	4.4~6.2
30~39	11.1~14.9	9.0~12.1	10.2~13.7	10.0~13.4	11.6~15.6	10.1~13.5	9.0~12.1	11.2~15.1	8.1~10.9	8.9~12.0	5.2~7.1
40~49	11.8~15.7	9.6~12.8	10.9~14.5	10.7~14.2	12.4~16.5	10.7~14.3	9.6~12.8	11.9~15.9	8.6~11.5	9.5~12.7	5.6~7.4
50~59	12.8~16.7	10.4~13.6	11.8~15.4	11.5~15.1	13.4~17.5	11.6~15.2	10.4~13.6	12.9~16.9	9.4~12.2	10.3~13.5	6.0~7.9
60~69	13.3~17.3	10.8~14.1	12.2~15.9	12.0~15.7	13.9~18.2	12.1~15.8	10.8~14.1	13.4~17.5	9.7~12.7	10.7~14.0	6.3~8.2
70~79	13.7~17.7	11.1~14.4	12.5~16.3	12.3~16.0	14.3~18.6	12.4~16.1	11.1~14.4	13.8~17.9	10.0~13.0	11.0~14.3	6.5~8.3

ADM, 小指展肌; BF, 股二头肌; EDB, 趾短伸肌; Gastroc, 腓肠肌; Per long, 腓骨长肌; Quad, 股四头肌; Tib Ant, 胫骨前肌。

Reprinted with permission from Buchthal. F., Rosenfalck. P., 1955. Action potential parameters in different human muscles. Acta Psych Neurol Scand. Munsgaard International Publishers Ltd. Copenhagen, Denmark.

图书在版编目（CIP）数据

肌电图与神经肌肉疾病：从临床到电生理学 /（美）
大卫·C. 普雷斯顿（David C. Preston）原著；朱冬青，
黎鸣，朱愈主译. —北京：人民卫生出版社，2021.11（2022.11 重印）
ISBN 978-7-117-31800-6

Ⅰ. ①肌… Ⅱ. ①大…②朱…③黎…④朱… Ⅲ.
①神经系统疾病－肌电图－诊断 Ⅳ. ①R741.044

中国版本图书馆 CIP 数据核字（2021）第 138250 号

| 人卫智网 | www.ipmph.com | 医学教育、学术、考试、健康，购书智慧智能综合服务平台 |
| 人卫官网 | www.pmph.com | 人卫官方资讯发布平台 |

图字：01-2015-4976 号

肌电图与神经肌肉疾病：从临床到电生理学
Jidiantu yu Shenjing Jirou Jibing:
Cong Linchuang dao Dianshenglixue

主　　译：朱冬青　黎　鸣　朱　愈
出版发行：人民卫生出版社（中继线 010-59780011）
地　　址：北京市朝阳区潘家园南里 19 号
邮　　编：100021
E - mail：pmph @ pmph.com
购书热线：010-59787592　010-59787584　010-65264830
印　　刷：北京顶佳世纪印刷有限公司
经　　销：新华书店
开　　本：889×1194　1/16　印张：38
字　　数：1124 千字
版　　次：2021 年 11 月第 1 版
印　　次：2022 年 11 月第 2 次印刷
标准书号：ISBN 978-7-117-31800-6
定　　价：498.00 元

打击盗版举报电话：010-59787491　E-mail：WQ @ pmph.com
质量问题联系电话：010-59787234　E-mail：zhiliang @ pmph.com

55检